N. Alpay, F. Oduncu

Fälle Hämatologie Onkologie

Nurcan Alpay, Fuat Oduncu

Fälle Hämatologie Onkologie

Kniffelige Verläufe für medizinische Spürnasen

1. Auflage

ELSEVIER

Elsevier GmbH, Hackerbrücke 6, 80335 München, Deutschland
Wir freuen uns über Ihr Feedback und Ihre Anregungen an books.cs.muc@elsevier.com

ISBN 978-3-437-41735-1
eISBN 978-3-437-09931-1

1. Auflage 2019

Wichtiger Hinweis für den Benutzer
Ärzte/Praktiker und Forscher müssen sich bei der Bewertung und Anwendung aller hier beschriebenen Informationen, Methoden, Wirkstoffe oder Experimente stets auf ihre eigenen Erfahrungen und Kenntnisse verlassen. Bedingt durch den schnellen Wissenszuwachs insbesondere in den medizinischen Wissenschaften sollte eine unabhängige Überprüfung von Diagnosen und Arzneimitteldosierungen erfolgen. Im größtmöglichen Umfang des Gesetzes wird von Elsevier, den Autoren, Redakteuren oder Beitragenden keinerlei Haftung in Bezug auf jegliche Verletzung und/oder Schäden an Personen oder Eigentum, im Rahmen von Produkthaftung, Fahrlässigkeit oder anderweitig, übernommen. Dies gilt gleichermaßen für jegliche Anwendung oder Bedienung der in diesem Werk aufgeführten Methoden, Produkte, Anweisungen oder Konzepte.

Für die Vollständigkeit und Auswahl der aufgeführten Medikamente übernimmt der Verlag keine Gewähr.
Geschützte Warennamen (Warenzeichen) werden in der Regel besonders kenntlich gemacht (®). Aus dem Fehlen eines solchen Hinweises kann jedoch nicht automatisch geschlossen werden, dass es sich um einen freien Warennamen handelt.

Bibliografische Information der Deutschen Nationalbibliothek
Die Deutsche Nationalbibliothek verzeichnet diese Publikation in der Deutschen Nationalbibliografie; detaillierte bibliografische Daten sind im Internet über http://www.d-nb.de/ abrufbar.

19 20 21 22 23 5 4 3 2 1

Um den Textfluss nicht zu stören, wurde bei Patienten und Berufsbezeichnungen die grammatikalisch maskuline Form gewählt. Selbstverständlich sind in diesen Fällen immer alle Geschlechter gemeint.

Planung: Uta Lux, München
Projektmanagement: Martha Kürzl-Harrison, München
Redaktion: Lisa Lorz, Bayreuth
Satz: abavo GmbH, Buchloe/Deutschland; TnQ, Chennai/Indien
Druck und Bindung: Drukarnia Dimograf Sp. z o. o., Bielsko-Biała/Polen
Umschlaggestaltung: Spiesz Design, Neu-Ulm
Titelfotografie: © psdesign1 – stock.adobe.com; © Nik0lay – istockphoto.com

Aktuelle Informationen finden Sie im Internet unter **www.elsevier.de**

Vorwort

Liebe Leserinnen und Leser,

dieses Buch hat nicht den Anspruch, ein Lehrbuch zu sein. Sie werden vergeblich nach den neuesten Studiendaten und Therapieempfehlungen suchen. Dieses Wissen muss man sich aufgrund der rasanten Entwicklungen in der Hämatologie/Onkologie durch Besuche von Kongressen, Fortbildungen sowie Literaturrecherche selbst aneignen.

Dieses Buch ist auch kein klassisches Buch über hämato-onkologische Fälle. Sie werden vergeblich die nach Tumorentitäten geordneten Fälle und deren Diagnostik und Therapie suchen. Steckbriefe zu hämatologischen und soliden Neoplasien sind in Leitlinien z. B. der DGHO systematisch geordnet zu finden und jederzeit online abrufbar.

Dieses Buch ist ein **internistisch hämato-onkologisches Fallbuch – denn:** die Innere Medizin gehört zur Hämatologie/Onkologie und umgekehrt.

Durch die didaktische Aufbereitung der Fallgeschichten erlernen Sie, wie man mithilfe einer ausführlichen Anamnese und körperlichen Untersuchung sowie einer korrekten Interpretation des „hämatologischen Standardlabors" die Differenzialdiagnosen erarbeiten und durch systematische Diagnostik zur richtigen Diagnose gelangen kann.

Darüber hinaus lernen Sie mithilfe der Fälle, wie Sie sich gezielt mit allen Befunden auseinandersetzen und Ungereimtheiten rasch erkennen können, um im Anschluss ggf. eine erneute Befunderhebung durch Spezialisten oder eine Wiederholung der Untersuchung zu veranlassen.

Durch die schrittweise Vorgehensweise und Wissensvertiefung in den Fallgeschichten und zusammenfassend in den Algorithmen haben Sie sich am Ende der Lektüre wichtige hämato-onkologische Denkmuster angeeignet und können durch Anwendung im klinischen Alltag schließlich das „hämatoonkologische Bauchgefühl" entwickeln.

München, im Frühjahr 2019
Dr. med. Nurcan Alpay
Prof. Dr. med. Dr. phil. Fuat S. Oduncu

Adressen

Dr. med. Nurcan Alpay
Klinikum der Univ.München/LMU
Med. Klinik und Poliklinik V
Ziemssenstr. 1
80336 München

Prof. Dr. med. Dr. phil. Fuat S. Oduncu
Klinikum der Univ.München/LMU
Med. Klinik und Poliklinik III
Campus Innenstadt
Ziemssenstr. 1
80336 München

Abkürzungen

ABSCT	autologous blood stem cell transplantation (autologie Blutstammzelltransplantation)
ABVD (-Schema)	Adriamycin, Bleomycin, Vinblastin, Dacarbazin
ACD	anemia of chronic disease (Anämie chronischer Erkrankungen)
ACE	angiotensin converting enzyme
AF	Atemfrequenz
AFP	Alpha-1-Fetoprotein
AI	Aorteninsuffizienz
AIDS	acquired immune deficiency syndrome
AIHA	autoimmunhämolytische Anämie
AJCC	American Joint Commitee on Cancer
AK	1) Antikörper, 2) Aortenklappe
ALL	akute lymphatische Leukämie
AML	akute myeloische Leukämie
ANA	anti-nukleäre Antikörper
AP	alkalische Phosphatase
APC	aktiviertes Protein C
ART	antiretrovirale Therapie
ASS	Acetylsalicylsäure
ASCT	autologous stem cell transplantation (autologe Stammzelltransplantation)
AT	Antithrombin
ATG	1) Antithymozytenglobulin, 2) autophagy related protein
ATP	Adenosintriphosphat
ATRA	All-trans-Retinsäure
BAL	bronchoalveoläre Lavage
BCLC	Barcelona Clinic Liver Cancer
BEACOPP (-Schema)	Bleomycin, Etoposid, Adriamycin, Cyclophosphamid, Vincristin (Oncovin®), Procarbazin, Predniso(lo)n
BEN	benigne ethnische Neutropenie
BIPAP	biphasic positive airway pressure
BPH	benigne Prostatahyperplasie
BSC	best supportive care (bestmögliche unterstützende Behandlung)
BSG	Blutkörperchensenkungsgeschwindigkeit
BWK	Brustwirbelkörper
BV	Blutvolumen
BZ	Blutzucker
CALGB	Cancer and Acute Leucaemia Group B
CCC	cholangiozelluläres Karzinom
cCT	kranielle Computertomografie
CDT	carbohydrate deficient transferrin (kohlenhydratdefizientes Transferrin)
CEUS	contrast enhanced ultrasound (kontrastmittelverstärkter Ultraschall)
CK	Kreatinkinase
CLL	chronische lymphatische Leukämie
CML	chronische myeloische Leukämie
CMML	chronische myelomonozytäre Leukämie
cMRT	kranielle Magnetresonanztomografie
CMV	Zytomegalievirus
CNL	chronische Neutrophilenleukämie
COPD	chronic obstructive pulmonary disease (chronisch-obstruktive Lungenerkrankung)
CPAP	continuous positive airway pressure
CR	complete remission (Vollremission)
CRP	C-reaktives Protein
CTA	computertomografische Angiografie
CTG	Cardiotocography (Kardiotokografie)
CUP	cancer of unknown primary origin
CVID	common variable immune deficiency (variables Immundefektsyndrom)
CVRF	cardiovascular risk factors
CX	Zervix
DES	drug eluting stent (medikamentenfreisetzender Stent)
DIC	disseminierte intravasale Gerinnung
DIP	distales Interphalangealgelenk
DITP	drug induced thrombocytopenia
DLBCL	diffuse large B-cell lymphoma (diffus großzelliges B-NHL)
DRU	digital-rektale Untersuchung
DAS	digitale Subtraktionsangiografie
DMARD	disease-modifying anti-rheumatic drug (progressionsverlangsamendes Antirheumatikum)
EA	early antigen
EBER	Epstein Barr encoding region
EBNA	EBV nuclear antigen
EBV	Epstein-Barr-Virus
EDTA	Ethylendiamintetraazetat
ECOG	Eastern Cooperative Oncology Group
EEG	Elektroenzephalografie
EF	Ejektionsfraktion
EK	Erythrozytenkonzentrat
ELN	European LeukemiaNet
EMA	Europäische Arzneimittelagentur
EPEC	enteropathogene Escherichia coli
ESMO	European Society for Medical Oncology
ESWL	extrakorporale Stoßwellenlithotripsie
ET	essentielle Thrombozythämie
EV	Erythrozytenvolumen
FDG-PET	18F-Fluordeoxyglukose-Positronenemissionstomografie
FFP	fresh frozen plasma
FISH	Fluoreszenz-in-situ-Hybridisierung
FKDS	farbkodierte Dopplersonografie
FOLFIRI (-Schema)	Folinsäure, 5-Fluorouracil, Irinotecan

FSME	Frühsommer-Meningoenzephalitis
FWI	fetal weight index
G-CSF	granulocyte-colony stimulating factor (Granulozyten-Kolonie stimulierender Faktor)
GD	Gesamtdosis
GE-Index	granuloerythrozytärer Index
GFR	glomeruläre Filtrationsrate
GMALL	German Multicenter Study Group for Adult Acute Lymphoblastic Leukemia
GM-CSF	granulocyte macrophage colony-stimulating factor
GnRH	gonadotropin releasing hormone
GOT	Glutamat-Oxalacetat-Transaminase
GPT	Glutamat-Pyruvat-Transaminase
Gy	Gray (SI-Einheit der Energiedosis ionisierender Strahlung)
HA	Herzaktionen
HAART	hochaktive antiretrovirale Therapie
HAM	high-dose cytarabine and mitoxantrone
Hb	Hämoglobin
HbF	fetales Hämoglobin
HCC	hepatozelluläres Karzinom
HCT	Hydrochlorothiazid
HCV	Hepatitis-C-Virus
HD	Hochdosistherapie
HE-Färbung	Hämatoxylin-Eosin-Färbung
HF	Herzfrequenz
HHV	humanes Herpesvirus
HIT	heparininduzierte Thrombozytopenie
HIV	human immunodeficiency virus
Hkt	Hämatokrit
HLA	human leukocyte antigen
Hp	Haptoglobin
HP	Helicobacter pylori
HPF	high-power field (Hauptgesichtsfeld = in einem Lichtmikroskop dargestellter Ausschnitt eines Präparats bei maximaler Vergrößerung)
HRCT	high-resolution computed tomography (hochauflösende Computertomografie)
HSV	Herpes-simplex-Virus
HUS	hämolytisch-urämisches Syndrom
HWS	Halswirbelsäule
i. v.	intravenös
ICR	Interkostalraum
IfSG	Infektionsschutzgesetz
IGRA	interferon gamma release assay
INH	Isonicotinsäurehydrazid
INR	international normalized ratio (Maßzahl bei der Thrombokinasezeit)
IPI	internationaler prognostischer Index
IPMN	intraduktale papillär-muzinöse Neoplasie
IPSS	International Prognostic Scoring System
ISSWM	International Scoring System for Waldenström's Macroglobulinemia
ITP	Immunthrombozytopenie
KGr	Körpergröße
KHK	koronare Herzkrankheit
KG	Körpergewicht
KM	Knochenmark
KMP	Knochenmarkpunktion
LCx	left circumflex artery, Ramus circumflexus
LDH	Laktatdehydrogenase
LGL	large granular lymphocytes
LK	Lymphknoten
LPL	lymphoplasmozytisches Lymphom
LWK	Lendenwirbelkörper
LWS	Lendenwirbelsäule
LV	linker Herzventrikel
LVEF	left ventricular ejection fraction (Ejektionsfraktion der linken Herzkammer)
MAHA	mikroangiopathische hämolytische Anämie
mAKE	mechanischer Aortenklappenersatz
MALT	mucosa associated lymphoid tissue
MBL	monoklonale B-Lymphozytose
MCH(C)	mean corpuscular hemoglobin (concentration)
MCL	1) Mantelzelllymphom, 2) Medioklavikularlinie
MCP	1) Metoclopramid, 2) Metacarpophalangealgelenk
mCRC	metastasiertes kolorektales Karzinom
MCV	mean corpuscular volume
MDS	myelodysplastisches Syndrom
MDS-MLD	MDS mit multilineärer Dysplasie
MDS-RS-MLD	MDS mit Ringsideroblasten und multilineärer Dysplasie
MGUS	monoklonale Gammopathie unklarer Signifikanz
MI	Mitralinsuffizienz
MIBG	Metaiodbenzylguanidin
MK	Mitralklappe
MMR-Impfung	Masern-Mumps-Röteln-Impfung
MPL	myeloproliferative leukemia virus
MPO	Myeloperoxidase
MPS	myeloproliferatives Syndrom
MRT	Magnetresonanztomografie
MSM	men who have sex with men
mSv	Millisievert
MTX	Methotrexat
NET	neuroendokriner Tumor
NHL	Non-Hodgkin-Lymphom
NMH	niedermolekulares Heparin
NOAK	neue orale Antikoagulanzien
NOS	not otherwise specified
NSAR	nichtsteroidale Antirheumatika
NSE	neuronspezifische Enolase
NSTEMI	non-ST-segment elevation myocardial infarction (Nicht-ST-Hebungs-Infarkt)
NYHA	New York Heart Association

ÖGD	Ösophagogastroduodenoskopie
p. m.	Punctum maximum
p. o.	per os
pAVK	periphere arterielle Verschlusskrankheit
PAS (reaction)	periodic acid Schiff (reaction)
PCI	percutaneous coronary intervention (perkutane transluminale Koronarangioplastie)
PCR	polymerase chain reaction (Polymerasekettenreaktion)
PD-Signal	Power-Doppler-Signal
PET	Positronenemissionstomografie
PF	Pulsfrequenz
PIP	proximales Interphalangealgelenk
PLR	paraneoplastische leukämoide Reaktion
PMF	primäre Myelofibrose
PNH	paroxysmale nächtliche Hämoglobinurie
POX	Peroxidase
PPI	Protonenpumpeninhibitor
PRCA	pure red cell aplasia (isolierte aplastische Anämie)
PSA	prostataspezifisches Antigen
PTCA	perkutane transluminale Koronarangioplastie
PTT	partial thromboplastin time (partielle Thromboplastinzeit)
PV	Polycythaemia vera
py	pack years (Einheit zur Beschreibung der Rauchdosis von Zigarettenrauchern)
RA	rechtes Atrium
RAEB	refractory anemia with excess of blasts (refraktäre Anämie mit Blastenexzess)
RCA	rechte Koronararterie
R-CHOP (-Schema)	Rituximab, Cyclophosphamid, Hydroxydaunomycin, Vincristin (Oncovin®), Prednison
RCMD	refraktäre Zytopenie mit multilineärer Dysplasie
R-DHAP (-Schema)	Rituximab, Dexamethason, Hochdosis-Ara-C, Cisplatin
RDW	red cell distrubution width (Erythrozytenverteilungsbreite)
RMP	Rifampicin
RPI	Retikulozyten-Produktionsindex
RV	rechter Herzventrikel
SAA	schwere aplastische Anämie
SAPV	spezialisierte ambulante Palliativversorgung
SCLC	small cell lung cancer (kleinzelliges Lungenkarzinom)
SDH	Solu-Decortin® H
SIRT	selektive interne Radiotherapie
SLE	systemischer Lupus erythematodes
SLN	sentinel lymph node (Wächterlymphknoten)
SSRI	selective serotonin reuptake inhibitor (selektive Serotonin-Wiederaufnahmehemmer)
SSW	Schwangerschaftswoche
STD	sexually transmitted diseases
STEMI	ST-segment elevation myocardial infarction (ST-Hebungsinfarkt)
ST-HUS	Shigatoxin-vermitteltes hämolytisch-urämisches Syndrom
STI	sexually transmitted infections
STIKO	Ständige Impfkommission
SUV	standard uptake value (PET-Vergleichsparameter)
SVT	Sinusvenenthrombose
SWK	Sakralwirbelkörper
TAC	transient aplastic crisis
TACE	transarterielle Chemoembolisation
TAD (-Schema)	Thioguanin, AraC, Daunorubicin
t-AML	therapy-related AML
Tbc	Tuberkulose
TBI	total body irradiation
TdT	terminale Desoxyribonukleotidyltransferase
TEE	transösophageale Echokardiografie
THT	Tuberkulin-Hauttest
TI	Trikuspidalklappeninsuffizienz
TK	Thrombozytenkonzentrat
TMA	thrombotische Mikroangiopathie, thrombotisch-mikroangiopathische Anämie
t-MDS	therapy-related myelodysplastic syndrome
TNF	Tumornekrosefaktor
TTE	transthorakale Echokardiografie
TTP	thrombotisch-thrombozytopenische Purpura
TUR-P	transurethrale Prostataresektion
TVT	tiefe Venenthrombose
UICC	Union Internationale Contre le Cancer
VCD (-Schema)	Velcade (Bortezomib), Cyclophosphamid, Dexamethason
VGPR	very good partial response (sehr gutes Teilansprechen)
VKA	Vitamin-K-Antagonisten
VL	viszerale Leishmaniose
vWF	Von-Willebrand-Faktor
vWS	Von-Willebrand-Syndrom
VZV	Varizella-Zoster-Virus
Z. n.	Zustand nach
ZVD	zentraler Venendruck
ZVK	zentraler Venenkatheter

Abbildungsnachweis

Der Verweis auf die jeweilige Abbildungsquelle befindet sich bei allen Abbildungen im Werk am Ende des Legendentextes in eckigen Klammern.

L138 Martha Kosthorst, Borken
P502 Dr. med. Nurcan Alpay, München
P503 Prof. Dr. Dr. Fuat Oduncu, München
T430 Prof. Dr. med. Dr. h.c. Thomas Ruzicka, Chefarzt der Klinik und Poliklinik für Dermatologie und Allergologie der LMU München
T984 Labor für Leukämiediagnostik. Klinikum der Universität München, Medizinische Klinik III, Campus Großhadern. PD Dr. Klaus Metzeler (Leiter des Leukämie-Labors)
T985 Klinikum der Universität München. Medizinische Klinik V. Campus Innenstadt. Prof. Dr. Ullrich Müller-Lisse (Leiter des Instituts für Klinische Radiologie)
T986 Prof. Dr. Ralf Schmidmaier, München. Klinikum der Universität München. Medizinische Klinik IV. Campus Innenstadt.
T987 Klinikum der Universität München, Medizinische Klinik V, Campus Innenstadt. Prof. Dr. Thomas Pfluger (Leiter der Nuklearmedizin)
T988 Klinikum der Universität München. Klinik und Poliklinik für Radiologie, Campus Innenstadt. Prof. Dr. med. Jens Ricke (Direktor)
T989 Klinikum der Universität München. Institut für Laboratoriumsmedizin, Campus Innenstadt. Prof. Dr. Daniel Teupser (Direktor)
T990 PD Dr. Jens Neumann. Klinikum der Universität München. Institut für Pathologie. Medizinische Fakultät
T991 Klinikum der Universität München. Medizinische Klinik II, Campus Innenstadt. Prof. Dr. Julia Mayerle (Direktorin)
T992 Klinikum der Universität München. Klinik und Poliklinik für Nuklearmedizin, Campus Innenstadt. Prof. Dr. Peter Bartenstein (Direktor)
T1003 Klinikum der Universität München, Medizinische Klinik V, Campus Innenstadt. PD Dr. Amanda Tufman (Leiterin der Pneumologie)
T1004 Klinikum der Universität München, Medizinische Klinik IV, Campus Innenstadt. Prof. Dr. M. Reincke (Direktor der Klinik)
T1005 Radiologische Praxis München-Pasing. Dr. med. Thomas Schloßbauer
V492 Abavo GmbH, Buchloe
W318 DGHO - Deutsche Gesellschaft für Hämatologie und medizinische Onkologie e. V., Berlin

Inhaltsverzeichnis

Jeder Fall ist inhaltlich nach „Diagnostik“ und „Therapie“ gegliedert.

I Knochenmarkinfiltration, Knochenmarkkarzinose
Nurcan Alpay ... 1

1 Mehr als nur Knochenmetastasen ... 3

2 Ein fataler Zufallsbefund ... 10

3 Das Herz ist es nicht! ... 15

4 Hauptsache wegbrutzeln! ... 22

5 Mir geht es doch gut! ... 29

Anhang Teil I: Knochenmarkpunktion ... 34

II Blutbildveränderungen: Anämie
Nurcan Alpay ... 43

6 Endlich schwanger!? ... 45

7 Das glückliche Ende einer Odyssee ... 50

8 Doch kein Fall für den Psychiater! ... 55

9 Immer diese Vorurteile! ... 62

10 Ein hoffnungsloser Fall? ... 67

11 Infundieren ohne nachzudenken ... 74

12 Der traumatisierte Chemiker ... 78

13 Plötzlich quietschgelb! ... 83

14 Für immer gehbehindert ... 87

15 Doch kein Mitbringsel aus Südamerika? ... 93

16 Alles unter einen Hut bringen ... 98

17 Es ist nicht alles Gold, was glänzt ... 109

Anhang Teil II: Abklärung Anämie ... 115

III Blutbildveränderungen: Thrombozytopenie
Nurcan Alpay ... 121

18 Für immer krank?! ... 123

19 Wiesn-Besuch mit ungeahnten Folgen ... 127

20 Experiment mit Folgen ... 131

21 Nasenbluten ohne Ende! ... 136

22 Eine Jugendsünde mit letalen Folgen? ... 141

23 Examensstress ... 150

24 Ach, du dicker Arm! ... 157

Anhang Teil III: Abklärung Thrombozytopenie ... 163

IV **Blutbildveränderungen: Leukozytopenie**
Nurcan Alpay ... 167

25 Joggen bis zum Umfallen ... 169

26 Das hat aber wehgetan, Frau Doktor! ... 174

Anhang Teil IV: Abklärung Leukozytopenie ... 178

V **Blutbildveränderungen: Bi- und Panzytopenie**
Nurcan Alpay ... 181

27 Auch das Tropeninstitut ist nicht unfehlbar ... 183

28 Verzwickte Symptome ... 188

29 Ein ignorierter Befund ... 195

30 Eine vergessene Kontrolle ... 200

31 Und das in diesem Alter! ... 205

32 Blaue Flecken zu gelben Augen ... 210

33 Einfach nicht zu sehen! ... 214

34 Wie lange noch zuwarten? ... 221

35 Hoffentlich stimmt die Diagnose ... 225

36 Vertrauen ist gut, Kontrolle ist besser! ... 232

37 Doch keine Bagatelle? ... 238

38 Beinahe umgebracht ... 245

39 Den Wald vor lauter Bäumen nicht sehen! ... 251

40 Hauptsache, das Leben in vollen Zügen genossen! ... 257

41 Verfixt und zugedröhnt! ... 264

42 Der eine weiß nicht, was der andere macht ... 270

43 Nur eine unerwünschte Nebenwirkung? ... 274

44 Ein Gläschen zu viel ... 282

Anhang Teil V: Abklärung Bi- und Panzytopenie ... 286

VI **Blutbildveränderungen: Leukozytose, Erythrozytose, Thrombozytose**
Nurcan Alpay ... 289

45 Die Blickdiagnose zählt ... 291

46 Vietnamesisches Essen nicht vertragen? ... 296

47 Ein hämatologischer Notfall!? ... 301

48 Alles nur infektbedingt? ... 309

49 Kostenfalle Europa ... 314

Anhang Teil VI: Abklärung Leukozytose und Thrombozytose ... 322

VII Lymphadenopathie
Nurcan Alpay ... 331

50 Radeln ist doch nicht so gesund! ... 333

51 Der Zahnarzt ist überfragt ... 340

52 Ein geduldiger Patient ... 346

53 Da soll ein Lymphknoten sein? ... 354

54 Die Flucht geht weiter ... 361

55 Der Befund kann nicht stimmen! ... 366

56 Gut gemacht, Herr Pathologe! ... 372

57 Da haben Sie mich missverstanden! ... 378

58 Klein, aber böse! ... 384

59 Alle haben sich geirrt! ... 389

Anhang Teil VII: Abklärung Lymphadenopathie ... 396

VIII Gerinnungsstörungen
Nurcan Alpay ... 405

60 Was hat das eine mit dem anderen zu tun? ... 407

Anhang Teil VIII: Abklärung Gerinnungsstörungen ... 413

IX Außergewöhnliche hämatologische und onkologische Fallverläufe
Fuat Oduncu ... 419

61 Schock: Krebs in der Schwangerschaft ... 421

62 Aufgegeben und doch überlebt ... 429

63 Chamäleon der Medizin ... 434

64 Die Hoffnung stirbt zuletzt ... 442

65 Metastasenleber – Glück im Unglück ... 453

Register ... 459

Inhaltsverzeichnis nach Krankheitsbildern

Adenokarzinom des Dickdarms 427
Akute Megakaryoblastenleukämie (AML-M7) 29
Akute monozytäre Leukämie (AML) 109
Akute myeloische Leukämie (AML), NOS 221
Akute myeloische Leukämie (AML-M3) 245
Akute myelomonozytäre Leukämie (AML-M4eo) 296
Akute Promyelozyten-Leukämie (APL) 245
Alkoholinduzierte Thrombozytopenie 127
Anämie chronischer Erkrankungen (ACD) 50
Anorexie 169
Aplastisches Syndrom 238
Atypisches HUS 150
Autoimmunhämolytische Anämie (AIHA) 83
Bartonellen-Infektion 344, 352
Benigne ethnische Neutropenie (BEN) 174
Burkitt-Lymphom 338
Chronische Hepatitis B 200
Chronische Hepatitis C 264
Diffus großzelliges B-Zell-Lymphom (DLBCL) 338
EBV-Infektion 188
EDTA-induzierte Pseudothrombozytopenie 123
Eisenmangelanämie bei Leberzirrhose 87, 282
Eisenmangelanämie bei Uterus myomatosus 45
Erworbenes Willebrand-Jürgens-Syndrom 98
Evans-Syndrom 210
Granulomatöse Lymphadenitis bei Bartonellen-Infektion 352
Haarzellleukämie 232
Heparininduzierte Thromobozytopenie (HIT) 157
Hepatozelluläres Karzinom (HCC) 141, 405
HIV-assoziierte Thrombozytopenie 131
HIV-Infektion 131, 264
Hodgkin-Lymphom in der Schwangerschaft 419
Hypoxiebedingte Erythrozytose 291
Immunthrombozytopenie (ITP) 136
Kala Azar 214
Katayama-Syndrom 314
Katzenkratzkrankheit 344, 352
Leberzellkarzinom 141, 405
Lymphknotentuberkulose 359, 387
Lymphoplasmozytisches Lymphom (LPL) 440
Maserninfektion 183
Medikamenteninduzierte Panzytopenie 270
Medulläres Schilddrüsenkarzinom 382
Megaloblastäre Anämie 251
Metastasiertes anaplastisches Schilddrüsenkarzinom 301
Metastasiertes malignes Melanom 10, 331, 451
Metastasiertes Mammakarzinom 3, 15
Metastasiertes Prostatakarzinom 376
Monoklonale Gammopathie unklarer Signifikanz (MGUS) 15
Morbus Hodgkin 67
Morbus Waldenström 440
Multiples Myelom 55
Myelodysplastisches Syndrom (MDS) 62
Myelodysplastisches Syndrom (MDS-RS-MLD) 257
NET der Appendix 344
Neuroblastom 22
Noduläres Marginalzonenlymphom 78
Non-Hodgkin-Lymphom (B-NHL) 338
Paraneoplastische leukämoide Reaktion (PLR) 301
Paroxysmale nächtliche Hämoglobinurie (PNH) 432
Parvovirus-B19-Infektion 205
Perniziöse Anämie bei Autoimmungastritis 195
Schistosomiasis 314
Sekundäre Eisenmangelanämie bei mechanischen Klappen 98
Sekundäre Myelofibrose 93
Sekundäre AML 274
Splenisches Marginalzonenlymphom 225
Syphilis (Lues) 364
Thalassaemia minor 74
Thrombotische Mikroangiopathie (TMA) 150
Toxoplasmose 370
Triple negative primäre Myelofibrose (PMF) 309
Viszerale Leishmaniose 214

I

Nurcan Alpay

Knochenmarkinfiltration, Knochenmarkkarzinose

1 Mehr als nur Knochenmetastasen ... 3

2 Ein fataler Zufallsbefund ... 10

3 Das Herz ist es nicht! ... 15

4 Hauptsache wegbrutzeln! ... 22

5 Mir geht es doch gut! ... 29

Anhang Teil I: Knochenmarkpunktion ... 34

FALL

1 Mehr als nur Knochenmetastasen

FALLBERICHT

Eine 59-jährige albanische Patientin mit **pulmonal und ossär metastasiertem Mammakarzinom** wird aus einer externen gynäkologischen Klinik zur Durchführung einer Radiatio beider Schenkelhälse bei pathologischen, instabilen Frakturen in palliativer Intention stationär übernommen. Es besteht eine absolute Bettruhe.

Bei der Patientin ist seit ca. einem Dreivierteljahr eine **leichtgradige AP-, Gamma-GT- und Transaminasenerhöhung** bekannt. Aufgrund der ossären Metastasierung wurde nach Einleitung einer antiresorptiven Therapie auch eine **Antikörpertherapie mit Trastuzumab** bei HER2-positiver Erkrankung begonnen. Nach zwei Gaben musste die Therapie aufgrund eines weiteren Anstiegs der Leberwerte bei Verdacht auf Lebertoxizität wieder beendet werden.

Vor Übernahme der Patientin hatte sich CT-morphologisch eine progrediente Metastasierung (pulmonal und ossär), vor allem im Bereich des knöchernen Beckens gezeigt. Es konnten mehrere **pathologische Frakturen im Bereich der Klavikula, der Rippen, der Wirbelkörper sowie beider Schenkelhälse** nachgewiesen werden (➤ Tab. 1.1).

Bei starken Knochenschmerzen wurde eine analgetische Therapie mit Morphin p. o. begonnen. Aufgrund einer **Anämie mit minimalen Hb-Werten von 8 g/dl** wurde die Patientin regelmäßig transfundiert, zuletzt vor Verlegung. Ferner war seit Längerem eine **leichtgradige Thrombozytopenie** bekannt. Die Kollegen vermuteten eine heparininduzierte Thrombozytopenie (HIT) oder Immunthrombozytopenie (ITP). Im Verlauf entwickelte die Patientin **Übelkeit mit Erbrechen.**

Vor der Übernahme der Patientin auf die hämatologisch-onkologische Station hatten die Kollegen aus der Gynäkologie aufgrund der Krankheitsprogression die endokrine Therapie mit Anastrozol auf Exemestan umgestellt. Weitere Medikation: Pantoprazol 1 × 40 mg, L-Thyroxin 1 × 25 µg und MST® retard 2 × 20 mg.

Die Eigenanamnese ist wegen der Sprachbarriere nur eingeschränkt möglich.

1.1 Vorbefunde

An Vorbefunden sind die in ➤ Tab. 1.1 aufgeführten onkologischen Diagnosen bekannt.

Tab. 1.1 Onkologische Diagnosen (Vorbefunde)

Erstdiagnose (ED) vor 1,5 Jahren	**Invasiv-duktales Mammakarzinom** (cT2, cN+) Hormonstatus: • Östrogenrezeptor-negativ • Progesteronrezeptor 20 % positive Zellen • HER-2/neu stark überexprimiert (ICH 3+)
1 Monat nach ED	Neoadjuvante Chemotherapie mit TAC (6 Zyklen)
6 Monate nach ED	Quadrantektomie links mit axillärer Lymphadenektomie (Level I + II) ypTx, ypN0 (0/6), ypMx Beginn einer adjuvanten endokrinen Therapie mit Anastrozol
8 Monate nach ED	Radiotherapie der linken Mamma bis 50,4 Gy mit Boost (10 Gy) sowie der Lymphabflüsse tief zervikal, supra-/infraklavikulär (GD 50,4 Gy) und axillär links (GD 50,4 Gy)

Tab. 1.1 Onkologische Diagnosen (Vorbefunde) *(Forts.)*

1,5 Jahre nach ED	CT-BWS: Nachweis einer ausgedehnten tumorösen Osteodestruktion BWK 8 mit ausgeprägter Höhenminderung und Weichteilanteil mit Infiltration der Bogenwurzel BWK 8 sowie des Proc. spinosus BWK 7 und BWK 8 und fraglicher Myeloninfiltration Tumorresektion BWK 8 und Wirbelbogen über posterolaterale Thorakotomie mit Osteosynthese durch Cage Histologie BWK-8-Metastase: **Hormonrezeptor-negativ, HER2/neu-positiv** Einleitung einer Bisphosphonat-Therapie mit Pamidronsäure (Aredia®) 90 mg i. v. alle 4 Wochen (zuletzt vor einem Monat)
21 Monate nach ED	Radiotherapie BWS 3–12 (GD 30,0 Gy) und LWK 3–5 (GD 30,0 Gy)
2 Jahre nach ED	**2 Zyklen Trastuzumab** 6 mg/kg KG, q21 bei ossär metastasiertem Mammakarzinom; **abgebrochen bei erhöhten Leberwerten (Verdacht auf Lebertoxizität)**
Vor 2 Monaten	Progrediente pulmonale und ossäre Metastasierung mit pathologischen Frakturen der Klavikula, der Rippen, der Wirbelfortsätze sowie beider Schenkelhälse mit zunehmender Schmerzsymptomatik Umstellung der endokrinen Therapie auf Exemestan 25 mg/d

1.2 Diagnostik nach Übernahme

Am Tag der Übernahme der Patientin auf die hämatologisch-onkologische Station zeigen sich die in ➤ Tab. 1.2 aufgeführten Laborwerte.

Tab. 1.2 Labor bei Übernahme auf die hämatologisch-onkologische Station

Kenngröße	Maßeinh.	Mat.	Referenzber.	
Hämatologie				
Natrium	mmol/l	PS	135–145	**138**
Kalium	mmol/l	S	3,5–5,0	**4**
Blutzucker	mg/dl	PS	70–115	**119**
Harnstoff-N	mg/dl	PS	7–23	**37**
Kreatinin	mg/dl	PS	0,5–1,0	**0,9**
GFR pro 1,73 qm (Mabb)	ml/min	PS	≥ 60,0	**> 60,0**
Harnsäure	mg/dl	PS	2,5–5,7	**8,1**
Calcium	mmol/l	PS	2,15–2,60	**2,4**
Calcium (EW-korr.)	mmol/l	PS	2,15–2,60	**2,46**
C-reakt. Prot.	mg/dl	PS	≤ 0,50	**3,12**
BSG 1 Stunde	mm	B	≤ 30	**58**
BSG 2 Stunden	mm	B		**> 120**
Eiweiß, gesamt	g/dl	PS	6,0–8,5	**7,3**
Bilirubin gesamt	mg/dl	PS	≤ 1,1	**1,2**

Tab. 1.2 Labor bei Übernahme auf die hämatologisch-onkologische Station *(Forts.)*

Kenngröße	Maßeinh.	Mat.	Referenzber.	
Hämatologie				
GOT [AST] (37°)	U/l	PS	≤ 35	**205**
GPT [ALT] (37°)	U/l	PS	≤ 35	**124**
Gamma-GT (37°)	U/l	PS	≤ 38	**1115**
Alk. Phosphatase (37°)	U/l	PS	≤ 135	**645**
LDH (37°)	U/l	PS	≤ 250	**802**
Kleines Blutbild		EB		
Leukozyten	G/l	EB	4,0–11,0	**4,4**
Erythrozyten	T/l	EB	4,20–5,10	**3,52**
Hämoglobin	g/dl	EB	12,0–16,0	**11,4**
Hämatokrit		EB	0,360–0,460	**0,322**
MCV	fl	EB	78,0–98,0	**91,6**
MCH	pg	EB	26,0–32,0	**32,4**
MCHC	g/dl	EB	32,0–36,0	**35,4**
Differenzial-BB (maschinell)		EB		**Gerät**
Segmentierte	%	EB	40–70	**67**
Lymphozyten	%	EB	25–40	**20**
Monozyten	%	EB	4–10	**11**
Eosinophile	%	EB	2–4	**2**
Basophile	%	EB	0–2	**0**
Thrombozyten	G/l	EB	150–400	**82**

Tab. 1.2 Labor bei Übernahme auf die hämatologisch-onkologische Station *(Forts.)*

Kenngröße	Maß-einh.	Mat.	Referenz-ber.	
Gerinnung (Spezial)				
Quick-Wert	%	P	70–120	**77**
INR		P	(0,8–1,2)	**1,2**
PTT	sec	P	25–42	**76**

- Im Blutbild fällt eine **Bizytopenie** mit leichtgradiger Anämie (nach Transfusion!) und Thrombozytopenie auf.
- Der Befund der klinischen Chemie zeigt **erhöhte Cholestaseparameter, Transaminasen und LDH,** außerdem eine Hyperurikämie, eine beschleunigte Blutsenkung und eine CRP-Erhöhung.

FALLBERICHT

Bei der Übernahme auf die hämatologisch-onkologische Station klagt die Patientin über starke Übelkeit und Erbrechen.

Differenzialdiagnosen Übelkeit und Erbrechen

Bei Tumorpatienten kann es aus verschiedenen Gründen zu Übelkeit und Erbrechen kommen (➤ Tab. 1.3).

Bei jedem Patienten mit einer fortgeschrittenen Tumorerkrankung und/oder Rezidiv sollte bei Übelkeit mit Erbrechen ± Kopfschmerzen, ± neurologischen Ausfällen immer an eine Hirndrucksymptomatik gedacht und zeitnah eine cCT-Untersuchung nativ durchgeführt werden. Kleinere Filiae und eine Kontrastmittelaufnahme der Meningen bei Meningeosis können besser im cMRT dargestellt werden.

CAVE

Ein Hirndruck ist ein lebensbedrohlicher Notfall und erfordert eine rasche intensive Therapie (Hirnödem! Einklemmung!).

Bei der Patientin wird bei Verdacht auf Hirndruck zunächst eine **cCT-Untersuchung** nativ veranlasst.

Befund cCT

- Dringender Verdacht auf eine **rechtshemisphärische Kleinhirnfilia.**

Tab. 1.3 Differenzialdiagnosen Übelkeit und Erbrechen

Ursache	Diagnostik	Therapie
Akute Gastroenteritis	Stuhlprobe	Symptomatische Therapie
Medikamenteninduziert (z. B. chemotherapie-, opiatbedingt)	–	Symptomatische Therapie (z. B. Antiemetikagabe)
Ösophagitis (Soor, Infektion mit CMV oder HSV)	ÖGD + Biopsie	Antivirale, antifungale Therapie
Gastritis (medikamentös-toxisch), Ulkusleiden	ÖGD + Biopsie	PPI-Therapie Ggf. HP-Eradikation
Pylorusstenose durch Obstruktion (Primärtumor, Metastase)	ÖGD + Biopsie	Passagere Entlastung durch Magensonde-Anlage, dauerhaft durch Stenteinlage, Ablauf-PEG oder Gastrojejunostomie
Raumforderung im Ösophagus oder Magen	ÖGD + Biopsie	Palliative Chemotherapie oder Operation
Hirndruck durch Blutung, Raumforderung, Meningeosis carcinomatosa, lymphomatosa oder leucaemica	cCT, cMRT, Lumbalpunktion (cave nicht bei Hirndruck!)	Steroidtherapie, Operation, Radiatio, Systemtherapie, intrathekale Chemotherapie

- Verdacht auf **multiple osteolytische Kalottenfiliae,** teilweise neu aufgetreten.
- Keine Einklemmungszeichen, kein Hirndruck. Keine frische Ischämie oder Blutung.

Um weitere, kleinere Hirnläsionen auszuschließen, wird ein cMRT vorgeschlagen, falls dies klinisch erforderlich sein sollte.

FALLBERICHT

Aufgrund der Bewegungseinschränkung mit Bettlägerigkeit der Patientin und wegen der Sprachbarriere kann keine vollständige neurologische Untersuchung durchgeführt werden. Obwohl CT-morphologisch kein Hirndruck beschrieben wird, sind die Übelkeit und das Erbrechen als Ausdruck der Kleinhirnmetastase zu interpretieren. Bei multiplen os-

1

teolytischen Kalottenfiliae ist eine Metastasierung per continuitatem anzunehmen. Auch das Vorliegen einer Meningeosis carcinomatosa ist nicht unwahrscheinlich.

Aufgrund der symptomatischen Hirnmetastasierung wird eine **antiödematöse und antiemetische Therapie** begonnen. Da multiple Kalottenfiliae vorhanden sind, stellen die Strahlentherapeuten die Indikation zur Ganzhirnbestrahlung. Auf eine cMRT-Untersuchung zur Detektion weiterer zerebraler Filiae und auf eine Lumbalpunktion wird bei fehlender therapeutischer Konsequenz bewusst verzichtet.

MERKE
Bei Patientinnen mit hoch proliferativem, Hormonrezeptor-negativem, HER2/neu-positivem Mammakarzinom und primärer pulmonaler Metastasierung im Rezidiv ist die Inzidenz erhöht, im späteren Verlauf Hirnmetastasen zu entwickeln.

Bizytopenie

Wie aus dem Laborbericht (➤ Tab. 1.2) zu entnehmen ist, leidet die Patientin unter einer substitutionspflichtigen, normozytären und normochromen Anämie und einer leichtgradigen Thrombozytopenie.

Differenzialdiagnostisch kann die Bizytopenie folgende Ursachen haben:

- Strahleninduziert (Radiatio des Beckens)
- Medikamentös-toxisch
- Reaktiv (infektbedingt: CRP-Erhöhung, Leukozytose)
- Knochenmarkkarzinose

Im maschinellen Differenzialblutbild der Patientin fallen lediglich eine Lympho- und Monozytopenie auf. Bei jeder Blutbildveränderung (isoliert, Bi- oder Panzytopenie) ist jedoch stets eine **mikroskopische Begutachtung des peripheren Blutausstrichs** erforderlich, da bei einem maschinellen Blutbild wichtige, diagnostisch relevante Veränderungen übersehen werden können.

Außerdem sollten bei jeder Anämie die **Retikulozytenzahl** bestimmt und der **RPI** berechnet werden, um zwischen hypo-, normo- und hyperregenerativer Form zu unterscheiden. Im vorliegenden Fall wurde der RPI im Vorfeld und im Verlauf nicht bestimmt. (➤ Tab. 1.4).

Im Differenzialblutbild der Patientin fallen mikroskopisch Myelozyten und Normoblasten auf. Bei

Tab. 1.4 Laboruntersuchung im Verlauf

Kenngröße	Maß-einh.	Mat.	Referenz-ber.	
Hämatologie				
Kleines Blutbild		B		
Leukozyten	G/l	B	4.0–11.0	**7,3**
Erythrozyten	T/l	B	4.20–5.10	**3,7**
Hämoglobin	g/dl	B	12.0–16.0	**11,7**
Hämatokrit		B	0.360–0.460	**0,334**
MCV	fl	B	78.0–98.0	**90,3**
MCH	pg	B	26.0–32.0	**31,6**
MCHC	g/dl	B	32.0–36.0	**34,9**
Thrombozyten	G/l	B	150–400	**63**
Differenzial-BB (mikros)		B		**Morph.**
Myelozyten	%	B		**2**
Stabkernige	%	B	≤ 4	**5**
Segmentkernige Granulozyten	%	B	40–70	**79**
Monozyten	%	B	4–10	**6**
Lymphozyten	%	B	25–40	**8**
Normoblasten	/100 Leuko	B		**1**
Anisozytose		B		**+**
Polychromasie		B		**+**

Vorhandensein einer Linksverschiebung, roter Vorstufen und evtl. Tränentropfenformen im peripheren Blutbild spricht man von einem **leukoerythroblastischen Blutbild,** das durch eine Aufhebung der Knochenmark-Blut-Schranke z. B. durch eine Knochenmarkinfiltration oder durch extramedulläre Blutbildung zu erklären und immer pathologisch ist (Ausnahme: Neugeborenenalter und erster Lebensmonat).

Definition (Knochen-)Mark-Blut-Schranke
Blasten und andere, nicht ausgereifte Zellen der Hämatopoese werden aufgrund ihrer Größe und Adhäsionseigenschaften im Knochenmark festgehalten und gelangen nicht in die Blutbahn. Eine Störung geht mit einer Ausschwemmung von Vorstufen der roten und weißen Reihe, selten auch von Megakaryozytenkernen, einem leukoerythroblastischen Blutbild, einher.

Bei Verdacht auf eine Knochenmarkkarzinose ist bei der Patientin eine **Knochenmarkpunktion** indiziert. Die Punktion gestaltet sich aufgrund der ausgeprägten diffusen osteolytischen Metastasierung mit bereits nachgewiesenen pathologischen Frakturen kompliziert. Der Knochen ist sehr weich, es liegt eine **Punctio sicca** vor, sodass Abklatschpräparate angefertigt werden. Eine Knochenstanze kann komplikationslos entnommen werden.

MERKE

Bei ausgeprägter, diffuser osteolytischer Metastasierung mit bereits nachgewiesenen pathologischen Frakturen sollte eine Knochenmarkpunktion durch einen erfahrenen Kollegen durchgeführt werden, um Organkomplikationen (z. B. Knochenperforation mit Darm- und/oder Gefäßverletzung im kleinen Becken) zu vermeiden.
Eine **Punctio sicca** liegt vor, wenn bei einer Knochenmarkpunktion kein Knochenmarkblut aspiriert werden kann. Sie kommt typischerweise bei einer primären Myelofibrose und bei der Haarzellleukämie vor. Darüber hinaus kann sie auch bei der AML, aplastischen Anämie und Knochenmarkkarzinose beobachtet werden. Bei Punctio sicca ist die Gewinnung einer Knochenstanze zwingend erforderlich.

Befund Zytomorphologie

- Es handelt sich lediglich um zwei Abklatschpräparate einer Knochenstanze. Dabei zeigen sich keine Zellen der Hämatopoese, keine Megakaryozyten.
- Es handelt sich überwiegend um peripheres Blut. Immer wieder fallen jedoch große, bizarre Zellen auf, mit weitem Zytoplasma und zum Teil unreifem Kernchromatin, an einer Stelle auch eine Dreiergruppe dieser Zellen.

Bei stark eingeschränkter Beurteilbarkeit ist eine Verdrängung, DD Knochenmarkkarzinose, DD Immunthrombozytopenie (ITP), möglich. Zur näheren Einordnung wird der Befund der Histologie geprüft und berücksichtigt (s. u.).

Befund Knochenmarkhistologie

- Es zeigt sich eine osteolytische Metastasierung durch ein Karzinom, vereinbar mit dem vorbekannten, ossär metastasierenden Mammakarzinom.
- Die Hämatopoese erscheint vollständig verdrängt.

Erhöhte Transaminasen und Cholestaseparameter

Bei der Patientin wurde bei der Diagnose des Tumorrezidivs mit ossärer Filialisierung vor einem Jahr eine leichtgradige Erhöhung der Transaminasen und Cholestaseparameter dokumentiert. Eine zielgerichtete Therapie mit Trastuzumab musste aufgrund eines weiteren Anstiegs der Transaminasen (➤ Tab. 1.1) nach zwei Gaben wieder abgesetzt werden.

Differenzialdiagnosen

Folgende Ursachen können zu den erhöhten Transaminasen und Cholestaseparametern führen:

- Medikamentös-toxisch
- Virusinfektion (z. B. Hepatitis A, B, C, CMV, EBV)
- Lebermetastasierung
- Cholangitis

Differenzialdiagnostisch kommt bei erhöhten Transaminasen und Cholestaseparametern eine Reaktivierung oder Verschlechterung einer bisher nicht bekannten, abgelaufenen oder chronisch-aktiven Virushepatitis in Frage. Deshalb sollte bei jedem Patienten vor Beginn einer immunsuppressiven Therapie eine **Hepatitis-Serologie** durchgeführt werden. Unter einer Immuntherapie (Rituximab, Steroide usw.) und/oder Chemotherapie kann es zu einer Reaktivierung einer abgelaufenen Hepatitis-B-Infektion bzw. zu einer Verschlechterung einer chronisch-aktiven Hepatitis-B/-C-Infektion kommen.

Um eine Cholestase bzw. Raumforderung auszuschließen, sollte außerdem eine **Sonografie des Abdomens** durchgeführt werden. Bei Fieber und erhöhten Cholestase- und Entzündungsparametern ist differenzialdiagnostisch auch an eine Cholangitis (z. B. obstruktiver Genese) zu denken.

Bei der Patientin wird eine **Hepatitis-Serologie** und eine **Abdomensonografie** veranlasst.

Befund Hepatitis-Serologie

- Bei der Patientin besteht Immunität für Hepatitis A.
- Serologisch gibt es keinen Hinweis auf eine akute, chronische oder abgelaufene Hepatitis-B- oder Hepatitis-C-Infektion.

1

Befund Sonografie Abdomen

- **Leber:**
  - Erhebliche Fetteinlagerungen (Steatosis II). Verdacht auf je ein kleines Hämangiom, DD fokale Mehrverfettung in Segment VII und Segment VIII. Es wird eine Verlaufskontrolle empfohlen.
  - **Echoarme Raumforderung, am ehesten eine Metastase bei bekanntem Mammakarzinom in Segment VI.**
- **Gallenwege:** Es gibt keinen Hinweis für eine intra- oder extrahepatische Cholestase. Kein Nachweis von Konkrementen.
- **Milz:** Es liegt eine geringgradige Splenomegalie vor; auffällig ist eine ungeklärte echoreiche fokale Milzläsion, DD Verkalkung, DD Metastase.
- **Rechte Niere:** ampulläres Becken.
- **Harnblase:** Ureterozele rechts.

Diagnose

Bei negativer Hepatitis-Serologie und auffälliger Raumforderung im Lebersegment VI liegt bei der Patientin am ehesten eine **Lebermetastase** vor. Aufgrund der fehlenden therapeutischen Konsequenz wird auf eine Kontrastmittelsonografie zur Diagnosesicherung verzichtet.

MERKE

Zur Detektion von Lebermetastasen bei fraglichen Raumforderungen im CT oder Ultraschall ist eine MRT-Untersuchung der Leber die Methode der Wahl, insbesondere vor geplanten Eingriffen wie lokalablativen Verfahren oder Metasektomie.

1.3 Therapie

Bei der Patientin wird eine **Monotherapie mit Trastuzumab weekly** initiiert. Hierunter sind Transaminasen, Cholestaseparameter und LDH im kurzfristigen Verlauf rückläufig (➤ Tab. 1.5). Aufgrund der parallel durchgeführten Radiatio am Becken wird wegen der zu erwartenden Hämatotoxizität vorerst nur mit Trastuzumab begonnen.

Die Patientin wird nach Beendigung der Strahlentherapie vier Wochen später nach Hause entlassen. Es besteht weiterhin absolute Bettruhe. Die Versorgung zu Hause wird durch den ambulanten Pflegedienst gewährleistet. Die Trastuzumab-Therapie wird wöchentlich ambulant fortgeführt. Drei Wochen nach der Entlassung wird die Patientin mit einem fieberhaften Infekt stationär aufgenommen. Laborchemisch zeigt sich eine Neutropenie von 0,8 G/l sowie eine CRP-Erhöhung. Röntgenologisch zeigt sich ein Infiltrat im rechten Oberlappen. Es wird eine empirische antibiotische Therapie mit Tazobactam/Piperacillin und Clarithromycin begonnen und G-CSF subkutan appliziert. Trotz maximaler konservativer Maßnahmen verschlechtert sich die respiratorische Situation. Aufgrund der infausten Gesamtsituation wird auf eine weitere Therapieeskalation verzichtet. Die Patientin verstirbt am siebten Tag nach der stationären Aufnahme. Die Pneumonie wurde am ehesten durch die wochenlange Bettlägerigkeit begünstigt. Die Neutropenie dagegen war sehr wahrscheinlich durch die Bestrahlung und Verdrängung der Hämatopoese bedingt.

Tab. 1.5 Laborverlaufskontrolle (nach Therapie unter Trastuzumab)

Kenngröße	Maßeinh.	Mat.	Richtwerte	Termin 3	Termin 2	Termin 1
Klinische Chemie						
Bilirubin gesamt	mg/dl	P	≤ 1.1	0,6	**1,2**	1,1
GOT [AST] (37°)	U/l	P	≤ 35	**52**	**60**	**64**
GPT [ALT] (37°)	U/l	P	≤ 35	**48**	30	27
Gamma-GT (37°)	U/l	P	≤ 38	**274**	**339**	**388**
Alk. Phosphatase (37°)	U/l	P	≤ 135	**157**	**220**	**262**
Lipase	U/l	P	≤ 60		17	27
LDH (37°)	U/l	P	≤ 250	**383**	**496**	**543**

CAVE

Während einer Radiatio des Mediastinums sollte wegen der erhöhten Kardiotoxizität nach Möglichkeit kein Trastuzumab gegeben werden.

Retrospektiv muss angenommen werden, dass die hepatische Filialisierung bereits seit Monaten vorlag und die Transaminasenerhöhung nicht durch die damals verabreichte Trastuzumab-Therapie (➤ Tab. 1.1) bedingt war.

Trastuzumab war zum damaligen Zeitpunkt zur Behandlung von Patienten mit HER2-positivem Brustkrebs im Frühstadium nach einer Operation, Chemotherapie (neoadjuvant oder adjuvant) und Strahlentherapie zugelassen.
Warum die Patientin bei der Erstdiagnose postoperativ kein Trastuzumab erhalten hat, konnte nicht eruiert werden.

Was wäre wenn …

- … die Hirnmetastase nicht erkannt worden wäre?
  - Die Patientin hätte bei progredienter Erkrankung früher oder später eine Zunahme des Hirndrucks und/oder neurologische Ausfälle entwickelt.
- … die Knochenmarkkarzinose nicht erkannt worden wäre?
  - Bei der Patientin bestand bereits Substitutionspflichtigkeit für Erythrozyten. Im Verlauf hätte sich durch Verdrängung der Hämatopoese auch eine schwere Thrombozyto- und Neutropenie entwickelt (Blutungszeichen, Infektionen bis hin zur Sepsis).
- … die Patientin nur die endokrine Therapie erhalten hätte?
  - Es bestand eine viszerale Metastasierung mit rascher Progredienz, sodass aufgrund der hohen Tumorlast eine systemische Immun-/Chemotherapie notwendig war. Bei inzwischen bestehender Hormonrezeptor-Negativität (Histologiebefund der BWK-8-Metastase) hätte die endokrine Therapie allein vermutlich nicht zum Erfolg geführt.

LITERATUR

Deutsche Gesellschaft für Hämatologie und Medizinische Onkologie (DGHO), AWMF. Leitlinie Mammakarzinom der Frau. Aus: www.onkopedia.com/de/onkopedia/guidelines/mammakarzinom-der-frau/@@view/html/index.html#ID0EBDAI (letzter Zugriff: 22. September 2018).

FALL

2 Ein fataler Zufallsbefund

FALLBERICHT

Eine 73-jährige Patientin stellt sich über die dermatologische Ambulanz wegen CT-morphologisch auffälliger Knochenmarkläsionen zur Durchführung einer elektiven Knochenmarkpunktion vor.

Die Patientin befindet sich seit der Diagnosestellung und Therapie eines **malignen Melanoms am Rücken** vor zweieinhalb Jahren (**TD 1,2 mm,** SLN axillär beidseits [0/2], pT2a N0 M0, Stadium IB) in regelmäßiger Nachsorge in der dermatologischen Klinik. Neben der klinischen Untersuchung wird dort alle drei Monate der Tumormarker Protein S100 bestimmt. Darüber hinaus ist ein Z. n. Whipple-Operation und adjuvanter Therapie mit Gemcitabin bei **Pankreaskarzinom** (pT3 pN1 [5/18] M0, L0, V0, pN1, Stadium IIB, G2, R0) (Erstdiagnose vor dreieinhalb Jahren) bekannt.

Weitere Vorerkrankungen: chronisches Vorhofflimmern (NOAK-Therapie), arterielle Hypertonie.

Aktuelle Medikation: Rivaroxaban 1 × 20 mg, Ramipril 1 × 5 mg.

Bei der körperlichen Untersuchung zeigt sich eine verängstigte Patientin in leicht reduziertem Allgemein- und gutem Ernährungszustand. Bis auf eine diskrete Haut- und Schleimhautblässe ist der körperliche Untersuchungsbefund unauffällig.

2.1 Vorbefunde

Bei der letzten Nachsorgeuntersuchung in der dermatologischen Klinik ist der Tumormarker Protein S100 erstmalig stark angestiegen (➤ Tab. 2.1).

Tab. 2.1 Protein-S100-Verlaufskontrollen seit Erstdiagnose (ED) (Richtwerte: ≤ 0,100)

Nachsorgetermine (nach ED alle 3 Monate)	Wert	Maßeinheit
Termin 7	**8,11**	ng/ml
Termin 6	**0,058**	µg/l
Termin 5	**0,053**	µg/l
Termin 4	**0,059**	µg/l
Termin 3	**0,055**	µg/l
Termin 2	**0,049**	µg/l
Termin 1	**0,052**	µg/l
Erstdiagnose	**0,051**	µg/l

Bei Zustand nach Pankreaskarzinom und malignem Melanom wird im nächsten Schritt eine **CT-Untersuchung vom Kopf bis Abdomen** veranlasst.

Befund CT Kopf bis Adomen

- Zur Darstellung kommt eine hochgradig **metastasensuspekte Raumforderung im linken Lungenoberlappen** mit einem Durchmesser von ca. 2,1 × 1,5 cm, die beiden kleineren intrapulmonalen Noduli im rechten und linken Oberlappen sind aufgrund der geringen Größe artdiagnostisch nicht sicher einzuordnen.
- Es zeigt sich ein hochgradig **metastasensuspekter axillärer Lymphknoten** (ca. 1,0 × 1,1 cm) links.
- Es gibt den Nachweis einer **hypodensen Leberläsion in Segment IV** (fraglich auch in Segment I), die als suspekt einzustufen ist. Es wird eine Kontrastmittelsonografie oder ein MRT der Leber empfohlen.
- Es besteht dringender Verdacht auf Markraummetastasen humeral, sakral und wohl auch femoral.

Der Kasus wird im **interdisziplinären Tumorboard** diskutiert.

Der Radiologe demonstriert die CT-Bilder, auf denen sich Leber-, Lungen- und Lymphknoten- und diffuse Markraummetastasen zeigen. Zur histologischen Sicherung wird eine Sonografie der Leber mit Biopsie und Knochenmarkpunktion empfohlen. Eine Radiatio im Bereich des Humerus ist nicht indiziert, da es sich um keine osteolytische Läsion handelt.

Die Herde in der Lunge sind peripher gelegen und somit einer Bronchoskopie nicht zugänglich. Der auffällige axilläre Lymphknoten ist zu klein, eine Biopsieentnahme bzw. Lymphknotenexstirpation daher technisch schwierig. Es wird deshalb zunächst ergänzend eine **Sonografie der Leber mit Kontrastmittelgabe** durchgeführt.

Befund Kontrastmittelsonografie Leber

- **Leber:** gut beurteilbar, Abbildungsqualität gut. Normal groß, Oberfläche: glatt, Echomuster: homogen, Gefäßstrukturen: normal. Zwei Raumforderungen in Segment IVb, in Segment I: rund, scharf abgrenzbar, echoarmer Randsaum (Halo), echogleich.
  - Referenzläsion 1 im linken Leberlappen Segment I, Größe 10 mm.
  - Referenzläsion 2 im linken Leberlappen Segment IVb, Größe 10 ×11 mm.
- **CEUS:**
  - Segment IV: arteriell homogenes Kontrastenhancement, isoechogen und zeitgleich zum übrigen Leberparenchym. Spätvenös fokales Hypoenhancement im Sinne eines Wash-out.
  - Segment I: fokales Hypoenhancement spätvenös – bei Artefakten durch Aerobilie und tiefere Position allerdings eingeschränkte Beurteilbarkeit.

Es zeigt sich ein malignes Kontrastierungsverhalten der Raumforderung in Segment IV. Der Befund ist somit vereinbar mit einer Metastase.

Die Raumforderung in Segment I ist bei Artefakten eingeschränkt beurteilbar: B-Bild-sonografisch gleicher Aspekt wie die Raumforderung in Segment IV, CEUS: Hypoenhancement spätvenös (eingeschränkte Darstellbarkeit).

Eine Punktabilität der Raumforderung in Segment IV ist unter Voraussetzung einer guten Atemkooperativität der Patientin somit technisch gegeben.

Wie im Tumorboardbeschluss empfohlen (s. o.), bestehen die Kollegen aus der dermatologischen Abteilung auf einer Knochenmarkpunktion am Beckenkamm, da die Leberraumforderung relativ klein und die Punktion nicht einfach sei. Trotz langer Diskussion mit den Kollegen darüber, dass die CT-morphologisch beschriebenen Knochenläsionen aus hämato-onkologischer Sicht besser CT-gesteuert z. B. am Humerus, Femur oder Os sacrum punktiert werden sollen, wünschen sie weiterhin die Knochenmarkpunktion an der Spina iliaca posterior superior.

Diese Entscheidung ist angesichts des unauffälligen CT-Befunds am Os ilium, insbesondere im Bereich der Spina iliaca posterior superior, kritisch zu bewerten. Zur Beurteilung von Knochenmarkveränderungen ist die CT-Untersuchung nicht geeignet. Osteolytische Knochenmetastasten können dagegen im CT sehr gut detektiert werden. Bei unklaren Läsionen ist eine weitere Bildgebung mittels MRT oder PET erforderlich.

MERKE

Eine weitere diagnostische Abklärung mittels Knochenmarkpunktion bzw. CT-gesteuerter Punktion ist **nur bei fokaler Kontrastmittelaufnahme und Knochenmarködem im MRT in der T2-Wichtung** indiziert. Auch im **PET** werden **nur aktivierte Areale mit fokaler Betonung** als pathologisch gedeutet. Eine diffuse Aktivierung des Knochenmarks hat nicht unbedingt einen Krankheitswert, da dies nach Chemotherapie oder unter G-CSF-Therapie physiologisch sein kann.

Es stellen sich häufig Patienten mit dem Zufallsbefund eines diffusen Knochenmarködems im MRT vom Becken z. B. nach Bagatelltrauma oder im Rahmen einer Abklärung von chronischen Schmerzen mit dem Verdacht auf Leukämie beim Hämatologen vor. Bei diffusen Veränderungen im MRT oder PET und unauffälligem Blut- und Differenzialblutbild ist die Durchführung einer Knochenmarkpunktion nicht indiziert. Es sollten engmaschige klinische und laborchemische Verlaufskontrollen durchgeführt werden.

2.2 Diagnostik nach Übernahme

Bei der Vorstellung in der hämatologischen Ambulanz zur elektiven Knochenmarkpunktion werden labordiagnostische Routineparameter erhoben (➤ Tab. 2.2).

Befund Labordiagnostik

- Im Blutbild zeigen sich eine **leichtgradige neutrophile Leukozytose** sowie eine **normoregenerative normochrome und normozytäre Anämie.**
- In der klinischen Chemie fallen eine **Erhöhung von AP, CRP, LDH und Blutzucker** (Patientin war nicht nüchtern!) auf.

Tab. 2.2 Routinelabor bei Erstvorstellung

Kenngröße	Maßeinh.	Mat.	Referenzber.	
Klinische Chemie				
Natrium	mmol/l	P	135–145	**137**
Kalium	mmol/l	S	3,5–5,0	**4,5**
Glukose	mg/dl	P	60–99	**163**
Harnstoff	mg/dl	P	13–49	**31**
Kreatinin	mg/dl	P	0,5–1,0	**0,8**
GFR (CKD-EPI)	ml/min	P	≥ 90	**69**
C-reakt. Prot.	mg/dl	P	≤ 0,50	**4,49**
Bilirubin gesamt	mg/dl	P	≤ 1,2	**0,5**
GOT [AST] (37°)	U/l	P	≤ 35	**21**
GPT [ALT] (37°)	U/l	P	≤ 35	**11**
Gamma-GT (37°)	U/l	P	≤ 40	**18**
Alk. Phosphatase (37°)	U/l	P	35–105	**162**
LDH (37°)	U/l	P	≤ 250	**460**
Hämatologie				
Kleines Blutbild		B		
Leukozyten	G/l	B	4,0–10,4	**12,2**
Erythrozyten	T/l	B	3,96–5,16	**3,79**
Hämoglobin	g/dl	B	11,5–15,4	**10,4**
Hämatokrit	l/l	B	0,346–0,453	**0,325**
RDW-CV	%	B	12,1–14,8	**15**
MCV	fl	B	80,0–95,5	**85,8**
Hämatologie				
MCH	pg	B	26,1–32,6	**27,4**
MCHC	g/dl	B	31,9–35,5	**32**
Thrombozyten	G/l	B	176–391	**390**
Retikulozyten	Promille	B	4–14	**36**
Retikulozyten-Produktionsindex		B		**1,6**
Normoblasten (maschinell)	/100 Leuk	B	≤ 1,0	**< 0,1**
Differenzial-BB (maschinell)		B		**Gerät**
Unreife Granulozyten (masch.)	%	B	≤ 1	**1**
Neutrophile Granulozyten	%	B	43–74	**72**
Lymphozyten	%	B	18–46	**19**
Monozyten	%	B	4–12	**7**
Eosinophile Granulozyten	%	B	≤ 5	**< 1**
Basophile Granulozyten	%	B	≤ 1	**< 1**
Neutrophile Granuloz. (abs.)	G/l	B	1,91–7,37	**8,77**
Lymphozyten (abs.)	G/l	B	1,22–3,56	**2,28**
Monozyten (abs.)	G/l	B	0,25–0,85	**0,8**
Eosinophile Granuloz. (abs.)	G/l	B	0,03–0,44	**0,06**
Basophile Granuloz. (abs.)	G/l	B	0,01–0,08	**0,09**
Gerinnung (Spezial)				
Quick-Wert	%	P	70–120	**92**
INR		P	(0,8–1,2)	**1**
PTT	sec	P	25–42	**28**

FALLBERICHT

Die Patientin berichtet, vier Wochen zuvor unter der Vollantikoagulation mit einem NOAK eine obere Gastrointestinalblutung gehabt zu haben. Eine Bluttransfusion sei nicht erforderlich gewesen. Der Hb-Wert sei daher niedriger als sonst. Sie habe keinerlei

Symptome, insbesondere keine B-Symptomatik und keine Knochenschmerzen, trotz des auffälligen CT-Befunds. Die Patientin hatte den NOAK zuletzt am Vortag, 24 Stunden vor der Punktion, eingenommen. Nach Aufklärung und Einverständnis der Patientin wird die Knochenmarkpunktion am Beckenkamm links komplikationslos durchgeführt. Die Antikoagulation kann bei unauffälliger Punktionsstelle noch am gleichen Abend fortgeführt werden.

Befund Zytomorphologie (➤ Abb. 2.1, ➤ Abb. 2.2)

- Es liegt ein altersentsprechend normozelluläres Knochenmarkaspirat vor.
- Die Hämatopoese erscheint trilineär ausreifend.
- Auffällig sind immer wieder eingestreute atypische Zellen, teils in kleinen Verbänden liegend, mit teils polymorphem Kern und deutlichen Nukleoli.

Zytomorphologisch liegt demnach eine Knochenmarkinfiltration durch ein Malignom vor. Zur näheren Einordnung wird der Befund der Histologie geprüft und berücksichtigt (s. u.).

Befund Knochenmarkhistologie

- Malignes Melanom mit fokaler Infiltration des Knochenmarks (in dem übersandten Beckenkammtrepanat etwa 20 bis 25 % Flächenanteil).
- Die Hämatopoese erscheint weitgehend intakt, trilineär ausreifend. Anhaltspunkte für eine maligne hämatologische Systemerkrankung ergeben sich nicht.
- Eine Karzinose des Knochenmarks ist nicht zu diagnostizieren.

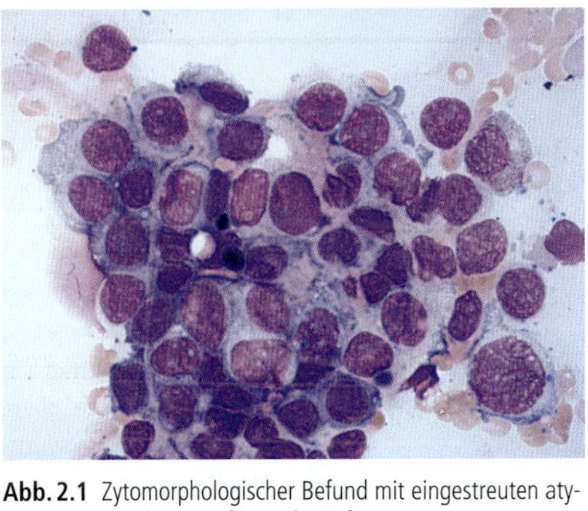

Abb. 2.1 Zytomorphologischer Befund mit eingestreuten atypischen Zellen, hier nestförmig [T984]

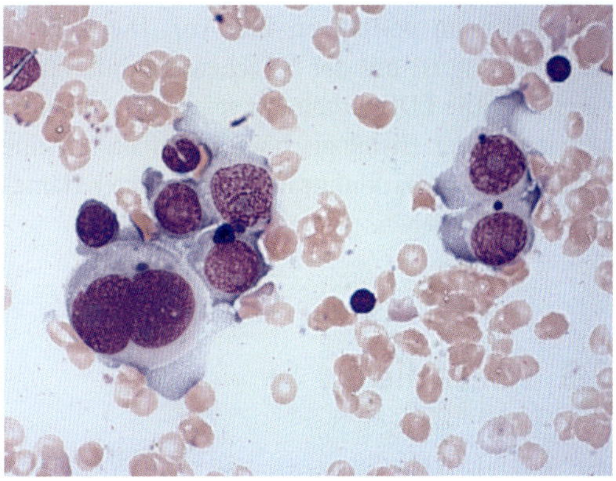

Abb. 2.2 Zytomorphologisch atypische Zellen, hier links unten doppelkernig mit prominenten Nukleoli, fast alle Zellen mit großen blauschwarzen Einschlüssen im Zytoplasma [T984]

Sicherheitshalber werden ergänzende immunhistochemische Spezialfärbungen durchgeführt.

Die konventionell-morphologische **Diagnose eines malignen Melanoms** ist auch auf immunhistochemischer Ebene vollständig abgesichert. Auf molekularpathologischer Ebene ergeben sich weder im BRAF- noch im NRAS-Gen tumorgenetische Mutationen.

Definition Knochenmarkinfiltration

Ein Tumor kann per continuitatem oder hämatogen den Knochen bzw. das Knochenmark infiltrieren. Bei Infiltration durch epitheliale Tumoren spricht man von einer **Knochenmarkkarzinose.** Die häufigsten Primärtumoren sind Prostata- (54 %), Mamma- (27 %), Magen- (19 %) und Lungenkarzinome (8 %). Auch andere epitheliale Tumoren können zu einer Knochenmarkkarzinose führen, diese sind jedoch seltener. Bei **nicht-epithelialen Tumoren** wie z. B. dem Melanom spricht man dagegen von einer **Knochenmarkinfiltration.** Eine **Knochenmarksarkomatose** liegt vor, wenn eine Knochenmarkinfiltration durch ein Sarkom bedingt ist.

Trotz ungeeigneter Punktionsstelle wurde die Diagnose einer Knochenmarkinfiltration durch ein malignes Melanom histologisch gestellt, aber nur durch Zufall, da weder klinisch, laborchemisch noch CT-morphologisch Hinweise auf eine Infiltration am Os ilium vorlagen. Die im Blutbild auffällige Anämie mit erhöhter Retikulozytenzahl ist durch die stattgehabte Blutung zu erklären. Ferner liegt lediglich eine neutrophile Leukozytose ohne Nachweis von Vorläuferzellen im peripheren Blut vor. Die isolierte AP-Erhöhung ist mit der Knochenmarkinfiltration vereinbar. Die LDH-Erhöhung spiegelt die Tumoraktivität wieder. Histologisch wird ebenfalls nur eine fokale Knochenmarkinfiltration bei intakter Hämatopoese beschrieben.

2.3 Therapie

Bei histologisch gesichertem Nachweis eines metastasierten Melanoms (Leber, Lunge, Knochen, Knochenmark, Lymphknoten) ist eine Systemtherapie indiziert. Die weitere Betreuung und Therapie übernehmen die Dermatologen. Es ist eine **Kombinationstherapie mit Nivolumab und Ipilimumab** geplant.

Das maligne Melanom ist leider eine Tumorentität, die viele Jahre und sogar Jahrzehnte nach der chirurgischen R0-Resektion des Primärtumors noch Metastasen entwickeln kann. Eine LDH-Erhöhung ist mit einer schlechten Prognose assoziiert und ist somit ein Prognosefaktor bei disseminiert metastasiertem malignem Melanom. Auch Patienten mit einer Protein-S100-Erhöhung haben eine schlechtere Prognose.

Was wäre wenn ...

- ... die Knochenmarkpunktion einen unauffälligen Befund gezeigt hätte?
  - Da die Läsionen an den Röhrenknochen durch den Radiologen als pathologisch eingestuft wurden, hätte man im nächsten Schritt eine weitere Bildgebung (z. B. MRT) und bei Bestätigung von fokalen Läsionen eine CT-gesteuerte Punktion durchgeführt.
- ... keine Knochenmarkinfiltration nachgewiesen worden wäre?
  - Bei stark erhöhtem Protein-S100-Wert ist ein Rezidiv des malignen Melanoms sehr wahrscheinlich. Als nächster Schritt hätte sich die Biopsie des Leberherds angeboten.
- ... ein Rezidiv histologisch nicht gesichert worden wäre?
  - Da auch das Rezidiv eines Pankreaskarzinoms mit ossärer, pulmonaler, hepatischer und lymphogener Metastasierung einhergehen kann, würde man nur wegen des erhöhten Protein-S100-Werts ohne histologischen Nachweis eines Melanomrezidivs keine Systemtherapie durchführen. In diesem Fall würden sich eine Biopsie eines anderen Organs (Leberbiopsie, atypische Lungenresektion) oder engmaschige bildmorphologische und Tumormarkerverlaufskontrollen anbieten. Bei progredienter/n Raumforderung/en würde man bei initial unauffälligem histologischem Befund erneut eine Biopsie anstreben.

LITERATUR

Mick CG, James T, Hill JD et al. Molecular imaging in oncology: (18)F-sodium fluoride PET imaging of osseous metastatic disease. AJR Am J Roentgenol. 2014;203(2): 263–271.

Patten RM, Shuman WP, Teefey S. Metastases from malignant melanoma to the axial skeleton: a CT study of frequency and appearance. AJR Am J Roentgenol, 1990;155(1): 109–112.

Schmid C, Marocolo D, Tombesi V et al. Bone marrow biopsy in the staging of malignant epithelial tumors. Appl Pathol 1983;1: 343–347.

FALL

3 Das Herz ist es nicht!

FALLBERICHT

Eine 69-jährige Patientin wird vom Notarzt mit seit zwei Wochen **zunehmender Verschlechterung des Allgemeinzustands und starken Schmerzen im Brustkorb, die bis in die linke Schulter und in den Rücken ausstrahlen,** in der Notaufnahme vorgestellt. Der hinzugezogene Notarzt habe der Patientin vor Ort 3 mg Morphin injiziert, das bereits zu einer Beschwerdebesserung geführt habe. Keine Dyspnoe, kein Teerstuhl, kein Bluterbrechen.

Vorerkrankungen: Z. n. PTCA und Stenting der LAD bei KHK-III, eingeschränkte LV-Funktion, prophylaktischer Zweikammer-ICD, Z. n. TVT, bekannte HIT II, Z. n. femoro-cruralem Bypass rechts bei pAVK Grad IV, CVRF: arterielle Hypertonie, Hyperlipoproteinämie, fortgeführter Nikotinabusus, familiäre Disposition, Adipositas.

Aktuelle Medikation: Spironolacton 1 × 25 mg, ASS 1 × 100 mg, Bisoprolol 1 × 2,5 mg, Enalapril 1 × 2,5 mg, Simvastatin 1 × 20 mg, L-Thyroxin 1 × 50 µg, Marcumar® nach INR.

Bei der körperlichen Untersuchung zeigt sich eine schmerzgeplagte Patientin in reduziertem Allgemein- und adipösem Ernährungszustand. Die sichtbare Haut und die Schleimhäute sind blass und sehr trocken. Das Abdomen ist ubiquitär druckschmerzhaft. Es sind Darmgeräusche vorhanden. Die Flanken sind beidseits klopfschmerzhaft. Die Untersuchung von Herz und Lunge ist unauffällig. Keine peripheren Ödeme.

3.1 Diagnostik

Befund Labordiagnostik

Bei der Vorstellung in der Notaufnahme werden Routinelaborparameter erhoben (➤ Tab. 3.1).

- Im Blutbild zeigt sich eine **hypochrome, mikrozytäre Anämie.** Ein Differenzialblutbild wurde nicht angefertigt.
- Sowohl der Ferritinwert als auch die Transferrinsättigung sind vermindert. Neben einer Hypokaliämie sind eine CRP- und Gamma-GT-Erhöhung auffällig.
- Aufgrund der Antikoagulation mit Marcumar® ist der Quick-Wert vermindert und die PTT leicht verlängert.
- Die übrigen Routineparameter liegen im Normbereich.

Tab. 3.1 Routinelabor in der Notaufnahme

Kenngröße	Maß-einh.	Mat.	Referenz-ber.	
Klinische Chemie				
Natrium	mmol/l	PS	135–145	**136**
Kalium	mmol/l	S	3,5–5,0	**3,2**
Blutzucker	mg/dl	PS	70–115	**119**
Harnstoff-N	mg/dl	PS	7–23	**14**
Kreatinin	mg/dl	PS	0,5–1,0	**1**
GFR pro 1,73 qm (Mabb)	ml/min	PS	≥ 60,0	**54,9**
Eisen	µg/dl	PS	80–180	**M 20**
Ferritin	µg/l	PS	15–160	**12**
Transferrin	g/l	PS	2,0–3,6	**3,1**
Transferrin-sättigung	%	PS	15,0–45,0	**M 4,6**
C-reakt. Prot.	mg/dl	PS	≤ 0,50	**5,16**
Eiweiß, gesamt	g/dl	PS	6,0–8,5	**7,1**
Bilirubin gesamt	mg/dl	PS	≤ 1,1	**0,3**

3

Tab. 3.1 Routinelabor in der Notaufnahme *(Forts.)*

Kenngröße	Maß-einh.	Mat.	Referenz-ber.	
Klinische Chemie				
GOT [AST] (37°)	U/l	PS	≤ 35	**34**
GPT [ALT] (37°)	U/l	PS	≤ 35	**11**
Gamma-GT (37°)	U/l	PS	≤ 38	**70**
Alk. Phosphatase (37°)	U/l	PS	≤ 135	**100**
LDH (37°)	U/l	PS	< 250	**182**
CK-Gesamt (37°)	U/l	PS	≤ 155	**58**
CK-MB-Aktivität (37°)	U/l	PS	≤ 15	**entf.**
Troponin T	ng/ml		≤ 0,010	**< 0,10**
Bikarbonat (Integra)	mmol/l	PS	23,0–29,0	**23,8**
Hämatologie				
Kleines Blutbild		EB		
Leukozyten	G/l	EB	4,0–11,0	**9,7**
Erythrozyten	T/l	EB	4,20–5,10	**3,86**
Hämoglobin	g/dl	EB	12,0–16,0	**8,9**
Hämatokrit		EB	0,360–0,460	**0,275**
MCV	fl	EB	78,0–98,0	**71,2**
MCH	pg	EB	26,0–32,0	**23**
MCHC	g/dl	EB	32,0–36,0	**32,2**
Thrombozyten	G/l	EB	150–400	**250**
Retikulozyten	/1000 Ery	EB	9–25	**25**
Gerinnung (Spezial)				
Quick-Wert	%	P	70–120	**21**
INR		P	0,8–1,2	**3,3**
PTT	sec	P	25–42	**45**
Endokrinologie, Spezialanalytik				
TSH	µU/ml	P	0,30–4,00	**2,54**

Bei der Anämie handelt es sich um eine Eisenmangelanämie. Bei fehlenden Blutungszeichen unter der Vollantikoagulation mit Marcumar® und Thrombozytenaggregationshemmung mit ASS bleibt die Genese der asymptomatischen Anämie noch unklar. Aufgrund der kardialen Vorgeschichte der Patientin werden noch in der Notaufnahme bei Verdacht auf das Vorliegen eines akuten Koronarsyndroms ein **EKG** veranlasst und die **Herzenzyme (CK, CK-MB und Troponin T)** bestimmt. Laborchemisch sind die myokardialen Nekrosemarker initial und auch in der Vier-Stunden-Verlaufskontrolle normwertig. Im 12-Kanal-EKG zeigen sich keine frischen Ischämiezeichen. Ein akutes Koronarsyndrom kann somit ausgeschlossen werden.

Zur weiteren Abklärung der thorakalen Schmerzen wird eine **Röntgen-Thoraxuntersuchung** im Liegen veranlasst.

Befund Röntgen-Thorax

- Das Herz ist global über die Norm vergrößert.
- Pulmonalvenöse Stauungszeichen.
- Randwinkelergüsse beidseits.
- Rechts basal Darstellung einer streifigen Verdichtung, DD initiales Infiltrat, DD Minderbelüftung.

FALLBERICHT

Die Patientin wird mit linksführender kardialer Dekompensation bei bekannter Herzinsuffizienz zur Rekompensation, Abklärung der Eisenmangelanämie und der thorakalen Schmerzen unklarer Genese sowie zur Initiierung einer Schmerztherapie stationär aufgenommen.

Zunächst wird eine analgetische Therapie mit Metamizol eingeleitet. Bei insuffizienter Schmerzkontrolle muss der Schmerzdienst hinzugezogen werden. Dieser erweitert die Schmerztherapie um ein Opiat. Erst nach einer raschen Dosissteigerung auf 2 × 60 mg Morphin retard oral können die Schmerzen nach einigen Tagen kontrolliert werden.

In einer ergänzend durchgeführten Röntgen-Untersuchung der BWS zeigen sich ein osteopener Knochenaspekt und der Zufallsbefund einer pathologischen Fraktur im Bereich der Klavikula links.

Mit Blick auf eventuell anstehende invasive Untersuchungen (z. B. Herzkatheter) wird bei bekannter HIT II die Vollantikoagulation von Marcumar® auf Orgaran® subkutan umgestellt.

Da die Thoraxschmerzen mit Ausstrahlung in Schulter und Rücken durch die pathologische Klavikulafraktur sehr gut zu erklären sind, wird zur weiteren diagnostischen Abklärung und zur Tumorsuche eine CT-Untersuchung von Thorax und Abdomen veranlasst.

Befund CT Thorax und Abdomen

- Nahezu im gesamten abgebildeten Bereich zeigen sich **disseminierte Osteodestruktionen, überwiegend osteolytisch.** Hierdurch bedingte Wirbelkörpereinbrüche in BWK 6, BWK 7, BWK 12, LWK 1 und LWK 3. Zusätzlich liegt eine Sternumfraktur vor, und es besteht der Verdacht auf multiple Rippenfrakturen.
- **Multiple frakturgefährdete Wirbelkörper bei Destruktionen der Wirbelkörperhinterkanten** und **Verdacht auf Einwachsen der Tumormasse in den Spinalkanal.** Es wird eine weitere Abklärung mittels MRT empfohlen.
- **Raumforderung im aortopulmonalen Fenster mit angrenzenden prominenten Lymphknoten. Zwei Rundherde apikal in den Lungen**, DD postentzündlich.
- Im Seitenvergleich zeigt sich eine unterschiedliche Verfettung des Mammaparenchyms (rechts vollständig verfettet, links Parenchymrest).
- **Verplumpte Nebenniere links mit Verdacht auf eine Raumforderung im zentralen Schenkel.**
- Ausgeprägte Koronarsklerose.

Knochenmetastasen

Bei fortgeschrittenen Tumorerkrankungen kann eine ossäre Metastasierung auftreten. Die Metastasen können Knochenschmerzen, pathologische Frakturen und eine Rückenmarkkompression bzw. eine Querschnittslähmung verursachen.

Radiologisch werden **drei verschiedene Metastasierungsformen** unterschieden: osteolytische, osteoblastische sowie osteolytische und osteoblastische Metastasierung.

Osteolytische Metastasierung

Die vermehrte Aktivierung von Osteoklasten führt zur Knochendestruktion. Dadurch besteht je nach Größe und Lage der Läsion eine erhöhte Frakturgefahr. Am häufigsten finden sich Osteolysen beim **Multiplen Myelom.**

Folgende Tumorentitäten können ebenfalls durch Osteolysen auffallen:

- Nicht-kleinzelliges Lungenkarzinom
- Nierenzellkarzinom
- Melanom
- Schilddrüsenkarzinom
- Non-Hodgkin-Lymphom
- Langerhans-Zell-Histiozytose (früher: Histiozytose X)

MERKE

Die vermehrte Aktivierung von Osteoklasten verursacht die typischen Knochenschmerzen bei osteolytischer Metastasierung. Die gesteigerte Osteoklastenaktivität führt u. a. durch die Freisetzung von Calcium aus dem Knochen darüber hinaus zu einer Hypercalcämie. Dagegen kommt eine Hypercalcämie bei rein osteoblastischer Metastasierung nicht vor.

Osteoblastische Metastasierung

Bei dieser Form liegt eine Aktivierung von Osteoblasten vor. Röntgenologisch zeigt sich durch den vermehrten Knochenanbau eine Verdichtung (Sklerosierung) des Knochens. Die Frakturgefahr ist gering. Typischerweise findet sich diese Form der Metastasierung am häufigsten beim **Prostatakarzinom.** Weitere Differenzialdiagnosen sind:

- Kleinzelliges Lungenkarzinom
- M. Hodgkin
- Karzinoidtumor
- Medulloblastom

Osteolytische und osteoblastische Metastasierung

Diese Form ist beim **Mammakarzinom,** beim Plattenepithelkarzinom und bei gastrointestinalen Tumoren zu finden.

MERKE

Eine 99mTC-Skelettszintigrafie kann eine osteoblastische Metastasierung durch vermehrte Anreicherung des Tracers indirekt nachweisen. Bei rein osteolytischen Metastasen, insbesondere bei schnell wachsenden Tumoren mit nur geringer Knochenneubildung (z. B. Multiples Myelom), kann sich der Tracer in der Läsion nicht anreichern, sodass Osteolysen in der Szintigrafie nur durch Aussparungen („cold spots") oder gar nicht dargestellt werden können. Eine Skelettszintigrafie sollte daher beim Multiplen Myelom nicht durchgeführt werden.

Da bei der Patientin der Verdacht auf ein Multiples Myelom, DD Lungenkarzinom (Nikotinabusus!) besteht, wird eine **Immunfixation im Serum, eine Bestimmung der freien Leichtketten** im Serum und Urin, des **Serumcalciums** und einiger **Tumormarker** veranlasst (➤ Tab. 3.2).

Tab. 3.2 Tumormarker, Immunfixation, Leichtketten im Serum und Urin, Serumcalcium

Kenngröße	Maßeinh.	Mat.	Referenzber.	
Klinische Chemie				
Calcium	mmol/l	PS	2,15–2,60	**2,21**
Immunologie, Proteinchemie				
CEA (Centaur)	ng/ml	PS	≤ 5,0	**8,1**
CA 19–9 (e411)	U/ml	S	≤ 37,0	**< 2,6**
CYFRA 21–1 S (Elecsys, Roche)	ng/ml	S	≤ 3,3	**75**
NSE S (Elecsys, Roche)	ng/ml	S	0,0–16,3	**55**
Immunglob. monokl. (IE)		S		**pos.**
Freie Kappa Leichtketten	mg/l	S	3,30–19,40	**12,9**
Freie Lambda Leichtketten	mg/l	S	5,7–26,3	**210**
Freie Leichtketten K/L-Ratio		S	0,26–1,65	**0,06**
Immunelpho BJ		U		**n.nwb.**
Freie Kappa Leichtketten	mg/l	U	1,3–24,2	**3,1**
Freie Lambda Leichtketten	mg/l	U	0,2–6,7	**0,8**
Freie Leichtketten K/L-Ratio		U	2,04–10,37	**3,97**
Protein-Konz. U	g/l	U	≤ 0,12	**< 0,10**

Die Immunfixation im Serum ist positiv. Es liegt eine **gering- bis mittelgradige monoklonale IgA-Lambda-Gammopathie** vor. Der Calciumwert ist normwertig. Von den Tumormarkern sind CEA nur leicht, jedoch **CYFRA21-1 und NSE stark erhöht.**

Bei positiver Immunfixation liegt mindestens eine **monoklonale Gammopathie unklarer Signifikanz (MGUS)** und der Verdacht auf ein Lungenkarzinom vor. Aufgrund der multiplen Osteolysen wird bei Verdacht auf ein symptomatisches Multiples Myelom vor Durchführung einer Bronchoskopie eine **Knochenmarkpunktion** durchgeführt.

Befund Zytomorphologie

- Es liegt ein normozelluläres Knochenmark mit gesteigerter Megakaryopoese vor.
- Zytologisch gibt es keinen Hinweis auf ein Multiples Myelom (Plasmazellen max. 5 %).
- Es zeigen sich isoliert liegende atypische Zellen (➤ Abb. 3.1, ➤ Abb. 3.2) mit zentral bis exzentrisch gelegenem, kleinem Kern mit dichtem Kernchromatin und balloniertem, „gefasertem“ bis leerem Zytoplasma von hell- bis dunkelvioletter Farbe.
- Es gibt keine Hinweise auf Zellverbände.

Es besteht der Verdacht auf eine Knochenmarkkarzinose. Einen Hinweis auf ein Multiples Myelom gibt es nicht. Bei positiver Immunfixation und Plasmazellen von max. 5 % liegt ein **MGUS** vor.

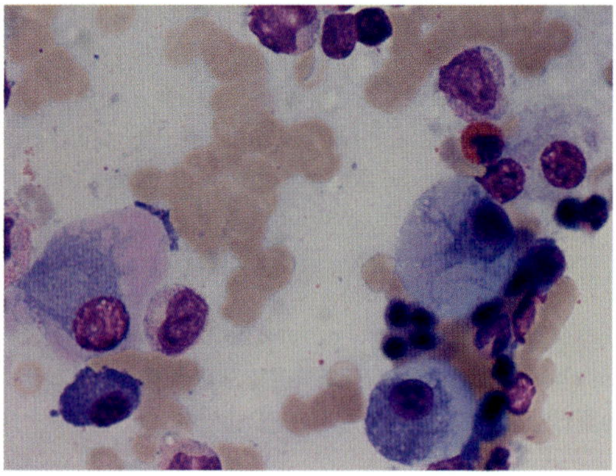

Abb. 3.1 Zytomorphologisch sind zwei große Zellen mit exzentrisch liegendem Kern und gefasertem Zytoplasma zu sehen, links unten eine Plasmazelle. [T1004]

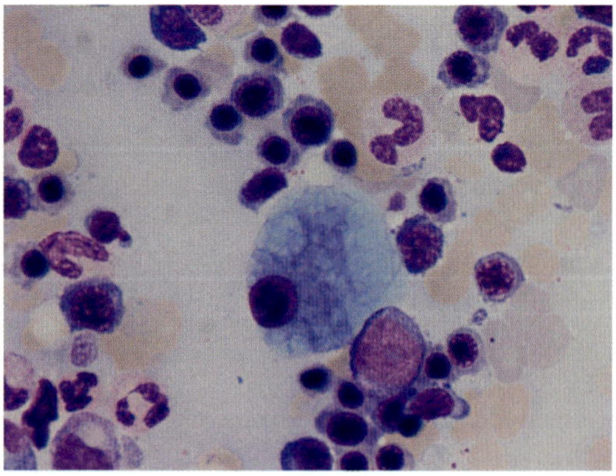

Abb. 3.2 Zytomorphologisch zeigt sich eine große Zelle in der Bildmitte mit vakuolisiertem Zytoplasma. [T1004]

Befund Durchflusszytometrie

Immunzytologisch zeigt sich lediglich eine inverse T4-/T8-Ratio ohne Hinweis auf Infiltration durch ein Multiples Myelom.

Befund Knochenmarkhistologie

- **Knochenmarkfremdes epitheliales Gewebe** nimmt zusammenhängend $^1/_6$ **der Knochenstanze** völlig ein, mit in dem Areal **umschrieben osteolytischer Verdrängung der Spongiosa.** Die mittelgroßen Karzinomzellen sind sehr zelldicht lobulär angeordnet, von Bindegewebssepten durchsetzt, zeigen Positivität gegen Keratin.
- $^4/_5$ der Knochenstanze zeigen normale Spongiosa, normales Knochenmarkstroma mit normalen Fettmarksanteilen, hier die drei Reihen der Hämatopoese quantitativ normal, untereinander gleichmäßig verteilt und ausreifend. In diesen Arealen zeigen sich Plasmazellen quantitativ im oberen Normbereich bei ca. 5 % der Zellen gleichmäßig interstitiell und typisch perikapillär verteilt, die **Plasmazellen sind mäßig klein bis mittelgroß und reif, größere Herde von Plasmazellen finden sich nicht**.
- In der Berlinerblau-Reaktion ist **keine Eisenspeicherung** nachweisbar.
- In der immunhistochemischen Analyse mit Antikörpern gegen Östrogenrezeptor, Progesteronrezeptor, CK7 und CK20 ergibt sich folgendes Ergebnis:
  - **starke nukleäre Positivität aller Karzinomzellen für den Östrogenrezeptor,**
  - schwache Positivität der Kerne von **30 % der Karzinomzellen für den Progesteronrezeptor,**
  - Negativität für CK7 sowie mäßige Positivität von einem Teil der Karzinomzellen für CK20.

Im nachgereichten Ergebnis des Hercep-Tests ergeben mehr als 10 % der Tumorzellen eine inkomplette schwache membranständige Färbung (Score 1+).

Es liegt eine Knochenstanzbiopsie mit der Knochenmetastase eines solide wachsenden Karzinoms mit starker Expression des Östrogenrezeptors und schwacher Expression des Progesteronrezeptors sowie negativem Hercep-Test vor. Der Befund entspricht der **Knochenmetastase eines Mammakarzinoms.**

MERKE

Adenokarzinomzellen können zytomorphologisch mit Plasmazellen verwechselt werden. Die Zellkerne liegen bei beiden exzentrisch, unterscheiden sich jedoch im Kernchromatin. Das Zytoplasma der Adenokarzinomzellen kann wabenartig, gefasert bis leer sein. Die Zellen kommen in der Regel in Zellverbänden vor.

Bei histologischem Nachweis einer Knochenmarkkarzinose durch ein Mammakarzinom wird die Patientin konsiliarisch in der Frauenklinik vorgestellt. Dort wird eine Mammografie und Mammasonografie durchgeführt.

Befund Mammografie

- Nahezu vollständige Involution beidseits.
- Links oben zwischen den Quadranten bei 12 Uhr findet sich eine radiäre Läsion mit Kalkeinlagerungen, einem Durchmesser von ca. 7 × 5 cm und einem Mamillenabstand von ca. 4,0 cm; hochgradig karzinomverdächtiger Befund.
- Rechts zentral (Mamillenabstand ca. 8,5 cm) findet sich ein glatt begrenzter Rundherd, DD Lymphknoten; keine eindeutigen Malignitätskriterien.

Befund Sonografie Mamma

- Rechts regelrechtes Schallreflexmuster. Der in der Mammografie beschriebene Herdbefund lässt sich sonografisch nicht eindeutig vom umliegenden Parenchym abgrenzen.
- Übereinstimmend mit dem Mammografiebefund findet sich auf der linken Seite oben zwischen den Quadranten bei 12 Uhr eine unscharf begrenzte, hypoechogene Raumforderung mit dorsaler Schallauslöschung, Durchmesser ca. 7 × 5 × 5 cm.
- Links axillär kommt sonografisch im Bereich des Tastbefunds ein ovalärer, hypoechogener Rundherd mit einem Durchmesser von ca. 6 × 3 mm, fraglicher Lymphknoten, zur Darstellung.
- ACR I beidseits, BIRADS II rechts, BIRADS V links.

Klinisch, sonografisch und mammografisch besteht der Verdacht auf ein Mammakarzinom links. Es wird zu einer histologischen Sicherung geraten.

3

FALLBERICHT

Eine Stanzbiopise zur histologischen Sicherung kann wegen der ASS-Einnahme (war zum damaligen Zeitpunkt eine Kontraindikation) der Patientin nicht sofort durchgeführt werden. Deshalb wird ein Pausieren des Medikaments und die Wiedervorstellung in einer Woche empfohlen. Trotz erhöhter Tumormarker ist ein Lungenkarzinom unwahrscheinlich. Das Metastasierungsmuster ist mit dem histologisch gesicherten Mammakarzinom vereinbar. Auf eine Bronchoskopie wird daher verzichtet.

Unter der Schmerztherapie mit Morphin entwickelt die Patientin während des stationären Aufenthalts Übelkeit ohne Erbrechen. Bei bislang noch nicht geklärter Eisenmangelanämie mit Verdacht auf eine diffuse Schleimhautblutung unter Vollantikoagulation mit Marcumar® und Thrombozytenaggregationshemmung mit ASS wird die Indikation zur Durchführung einer ÖGD gestellt. Diese wird von der Patientin nicht gewünscht. Mit einer Bluttransfusion ist sie jedoch einverstanden. Nach Transfusion von zwei Erythrozytenkonzentraten steigt der Hb-Wert adäquat auf 10,3 g/dl an. Eine Mammabiopsie wird von der Patientin ebenfalls nicht gewünscht. Um bei persistierender Übelkeit einen Hirndruck auszuschließen, wird eine CT-Untersuchung vom Schädel veranlasst.

Befund cCT

- Bei bekanntem Mammakarzinom zeigen sich multiple osteolytische Metastasen im Bereich der Schädelkalotte.
- Auffällig ist eine große kontrastmittelaufnehmende Metastase im Bereich des Clivus und der Sella (mit Destruktion der knöchernen Strukturen) mit Verdacht auf Infiltration des Hirnparenchyms.
- Eine Meningeosis im Rahmen der Grunderkrankung kann nicht sicher ausgeschlossen werden.
- Bildmorphologisch besteht der **Verdacht auf eine Metastase im Bereich der rechten Orbita.** Bei klinischer Relevanz wird eine weitere Abklärung mittels kontrastverstärktem Dünnschicht-CT oder MRT empfohlen.

Daraufhin erfolgt noch eine CT-Untersuchung der Orbita.

Befund CT Orbita

- Nachweis einer Metastase intraorbital rechts mit Osteodestruktion des Orbitadachs und Kontakt zu den Meningen.
- Es gibt keinen Hinweis auf eine Destruktion des Optikuskanals.
- Verdacht auf Meningeosis carcinomatosa.

Bei Verdacht auf eine Meningeosis carcinomatosa gestaltet sich die Lumbalpunktion, die der Neurologe durchführt, frustran. Weitere Versuche werden von der Patientin nicht mehr gewünscht.

Diagnose

In Zusammenschau der Befunde liegen bei der Patientin ein **metastasiertes Mammakarzinom** (Knochen, Lunge, Lymphknoten, Hirn, Nebenniere) und eine **monoklonale Gammopathie unklarer Signifikanz (MGUS)** vor.

3.2 Therapie

Bei frakturgefährdeten Knochenläsionen sowie zerebralen Filiae mit Verdacht auf eine Meningeosis carcinomatosa wird eine **Radiatio von HWK 1 bis BWK 1, BWK 3 bis BWK 7, BWK 10 bis LWK 1, der mediastinalen Lymphknoten sowie des Ganzhirns** durchgeführt. Nach Rücksprache mit den Strahlentherapeuten wird parallel eine **systemische Chemotherapie mit Paclitaxel mono 80 mg/m² weekly** initiiert. Nach der zweiten Gabe entwickelt die Patientin eine Leukopenie (Leukozyten minimal 1,7 G/l), sodass die dritte Gabe erst nach Normalisierung der Leukozytenzahl, zwei Wochen später, appliziert werden kann. Außerdem wird eine **Bisphosphonat-Therapie mit Pamidronsäure 90 mg** alle vier Wochen eingeleitet. Bei schlechten peripheren Venenverhältnissen ist die Implantation eines Portkatheters geplant.

Drei Tage nach Beendigung der Bestrahlung wird die Patientin in stabilem Allgemeinzustand nach Hause entlassen. Über den Sozialdienst werden ein ambulanter Pflegedienst und diverse Hilfsmittel organisiert. Eigentlich war fünf Tage nach Entlassung eine Vorstellung in der onkologischen Tagesklinik zur Fortführung der palliativen Chemotherapie geplant. Die Patientin erscheint jedoch nicht zum vereinbarten Termin. Über den Hausarzt kann in Erfahrung gebracht werden, dass die Patientin eine Fortführung der Chemotherapie nicht mehr wünsche. Sie werde vom ambulanten Palliativdienst weiterbetreut.

Was wäre wenn ...

- ... die Patientin ein positives Troponin mit oder ohne CK-Erhöhung gehabt hätte?
  - Bei bekannter KHK und fortgeführtem Nikotinabusus hätte man die Patientin zunächst kathetert. Bei höhergradigen Stenosen hätte man das betroffene Gefäß mittels PTCA/Stenting interveniert. Eine CT-Untersuchung wäre primär nicht veranlasst worden. Man hätte vermutlich sehr viel später bei persistierenden Thorax-, Rücken- und Schulterschmerzen trotz erfolgreicher Gefäßrekanalisation eine weitere Abklärung mittels CT veranlasst.
- ... keine Knochenmarkpunktion durchgeführt worden wäre?
  - Bei positiver Immunfixation und Vorliegen von Osteolysen ist bei der Erstdiagnose einer monoklonalen Gammopathie eine Knochenmarkpunktion indiziert. Hätte man auf eine Knochenmarkpunktion in der Annahme verzichtet, dass die Osteolysen bei positiver Immunfixation mit einem Multiplen Myelom mit extramedullärer Manifestation (Nebenniere links) vereinbar sind, hätte man ohne histologische Sicherung einer Knochenmarkinfiltration durch ein Mammkarzinom keine Mammadiagnostik veranlasst. Das Mammakarzinom wäre erst im späteren Verlauf bei Nichtansprechen auf eine myelomspezifische Therapie vielleicht diagnostiziert worden.
- ... die großen auffälligen Zellen als Plasmazellen gedeutet worden wären?
  - Dann wäre der Infiltrationsgrad viel höher gewesen. Ab 10 % liegt definitionsgemäß ein Multiples Myelom vor. Da bei der Knochenmarkaspiration die Zellen angesaugt werden, kann der zytomorphologisch bestimmte Infiltrationsgrad viel höher oder niedriger als der histologische liegen. Daher ist der in der Knochenmarkhistologie bestimmte Infiltrationsgrad entscheidend.
- ... die Patientin die Chemotherapie fortgeführt hätte?
  - Bei der Patientin lag eine metastasierte Erkrankung vor. Bei einer Meningeosis carcinomatosa beträgt die Lebenserwartung ohne intrathekale Chemotherapie nur einige Monate. Eine Ganzhirnbestrahlung wirkt bei soliden Raumforderungen, führt jedoch nicht zu einer Liquorsanierung. Die Fortführung der Chemotherapie hätte das Überleben nur um einige Monate verlängert.

LITERATUR

Clohisy DR, Mantyh PW. Bone cancer pain. Cancer. 2003. 97(3 Suppl): 866–873.

Chiang AC, Massagué J. Molecular basis of metastasis. N Engl J Med. 2008. 359(26): 2814–2823.

Roodman GD. Skeletal imaging and management of bone disease. Hematology Am Soc Hematol Educ Program. 2008: 313–319.

Roudier MP, Vesselle H, True LD. Bone histology at autopsy and matched bone scintigraphy findings in patients with hormone refractory prostate cancer: the effect of bisphosphonate therapy on bone scintigraphy results. Clin Exp Metastasis. 2003;20(2): 171–180.

FALL

4 Hauptsache wegbrutzeln!

FALLBERICHT

Ein 55-jähriger Patient stellt sich zur Intensivierung der Systemtherapie bei bekanntem Plasmozytom mit progredienter Knochenkrankheit vor.

Vor eineinhalb Jahren sei aufgrund persistierender Schmerzen im Bereich der unteren BWS eine MRT-Untersuchung der Wirbelsäule extern durchgeführt worden. Kernspintomografisch habe sich eine 12 × 4 × 7 cm große Raumforderung paravertebral rechts auf Höhe BWK 5–12 gezeigt. Die histologische Sicherung habe ein mäßig differenziertes Plasmozytom ergeben. Von den niedergelassenen Kollegen (Hämato-Onkologe und Strahlentherapeut) sei bei **asekretorischem Plasmozytom** die Indikation zur Radiatio gestellt worden. Zwei Monate nach Erstvorstellung wurde eine Bestrahlung der Tumorregion ad 40 Gy und Boost ad 60 Gy über sechs Wochen durchgeführt. Ein Jahr später beklagte sich der Patient über neu aufgetretene **Schmerzen im Bereich des Beckens und des Os sacrums,** weshalb auch hier bei CT-morphologisch frakturgefährdeter Osteolyse im Acetabulum rechts seit einigen Tagen eine Bestrahlung extern erfolgt. Bei fortschreitender Erkrankung mit neu aufgetretenen ossären Läsionen wurde zwei Tage zuvor eine **Induktionstherapie mit Bortezomib und Dexamethason** bei dem niedergelassenen Hämato-Onkologen eingeleitet.

Aufgrund des Alters des Patienten kommt eine Hochdosis-Chemotherapie mit anschließender Blutstammzelltransplantation in Frage. Der Patient stellt sich daher erstmalig in der Stammzell-Transplantationsambulanz zur Planung der Stammzellapherese vor.

An relevanten Vorerkrankungen sind bekannt: arterielle Hypertonie, Gastritis, Z.n. Hepatitis vor 40 Jahren.

Aktuelle Medikation: Amlodipin 1 × 5 mg, Ramipril 1 × 5 mg, Alprazolam 1 × 0,5 mg.

Bei der körperlichen Untersuchung des Patienten imponieren Schmerzen im Bereich beider Rippenbögen und des Steißbeins. Zwischen Klavikula und M. sternocleidomastoideus links lässt sich ein ca. 2 × 3 cm großer, derber Tumor tasten. Eine weitere Lymphadenopathie und Hepatosplenomegalie bestehen nicht.

Bei der Erstvorstellung liegen keine externen Unterlagen vor. Der Patient gibt an, dass bei Diagnosestellung eine Knochenmarkpunktion durchgeführt worden sei. An den Befund könne er sich nicht erinnern, da ihm damals nichts mitgeteilt wurde.

4.1 Diagnostik

Befund Labordiagnostik

Bei der Vorstellung in der Stammzell-Transplantationsambulanz werden folgende Routineparameter erhoben (➤ Tab. 4.1).

- Im Blutbild fallen eine **leichtgradige normozytäre, normochrome Anämie** sowie eine **schwere Thrombozytopenie** auf. Im Differenzialblutbild finden sich **Normoblasten.** Eine pathologische Linksverschiebung liegt nicht vor.
- Folgende Werte sind pathologisch erhöht: **Harnstoff, GOT, Gamma-GT, LDH** und **Haptoglobin.**

Ungewöhnlich ist die schwere Thrombozytopenie ohne vorangegangene Systemtherapie. Die einmalige Bortezomib-Applikation vor zwei Tagen erklärt den niedrigen Wert nicht. Eine Radiatio am Becken kann bei unbehandelten Patienten erst verzögert nach ein bis zwei Wochen oder nach Beendigung der Bestrahlung eine Knochenmarktoxizität zur Folge

Tab. 4.1 Routinelabor bei Erstvorstellung

Kenngröße	Maß-einh.	Mat.	Referenz-ber.	
Klinische Chemie				
Natrium	mmol/l	PS	135–145	**136**
Kalium	mmol/l	S	3,5–5,0	**4,1**
Blutzucker	mg/dl	PS	70–115	**90**
Harnstoff-N	mg/dl	PS	7–23	**26**
Kreatinin	mg/dl	PS	0,5–1,2	**1**
GFR pro 1,73 qm (Mabb)	ml/min	PS	≥ 60,0	**> 60,0**
Harnsäure	mg/dl	PS	3,5–7,0	**6,5**
Calcium	mmol/l	PS	2,15–2,60	**2,27**
Calcium (EW-korr.)	mmol/l	PS	2,15–2,60	**2,47**
C-reakt. Prot.	mg/dl	PS	≤ 0,50	**< 0,10**
Eiweiß, gesamt	g/dl	PS	6,0–8,5	**6,2**
Bilirubin gesamt	mg/dl	PS	≤ 1,1	**0,7**
GOT [AST] (37°)	U/l	PS	≤ 50	**54**
Gamma-GT (37°)	U/l	PS	≤ 55	**65**
LDH (37°)	U/l	PS	< 250	**489**
Hämatologie				
Kleines Blutbild		EB		
Leukozyten	G/l	EB	4,0–11,0	**8,6**
Erythrozyten	T/l	EB	4,50–6,30	**3,96**
Hämoglobin	g/dl	EB	14,0–18,0	**12,6**
Hämatokrit		EB	0,380–0,520	**0,374**
MCV	fl	EB	78,0–98,0	**94,4**
MCH	pg	EB	26,0–32,0	**31,8**
MCHC	g/dl	EB	32,0–36,0	**33,7**
Retikulozyten	/1000 Ery	EB	9–25	**35**
Retikulozyten-Produktionsindex		EB		**2**
Thrombozyten	G/l	EB	150–400	**28**
Differenzial-BB (mikros)		EB		**Morph.**
Stabkernige	%	EB	≤ 4	**4**
Segmentkernige Granulozyten	%	EB	40–70	**85**
Eosinophile Granulozyten	%	EB	2–4	**1**
Monozyten	%	EB	4–10	**3**
Lymphozyten	%	EB	25–40	**7**
Normoblasten (mikroskopisch)	/100 Leuko	EB		**2**
Toxische Granulierung		EB		**+**
Anisozytose		EB		**+**
Polychromasie		EB		**+**
Immunologie, Proteinchemie				
Beta2-Mikroglobulin	mg/l	PS	≤ 3,0	**1,4**
Haptoglobin	mg/dl	PS	30,0–200,0	**241**

haben. Bei vorausgegangener oder fortgeführter Systemtherapie kann diese auch schon früher beobachtet werden. Bei dem Patienten wurde die Bestrahlung am Becken und Acetabulum erst einige Tage zuvor begonnen und ist noch nicht abgeschlossen worden.

MERKE

Das Becken enthält ca. 40 % des Gesamtknochenmarks (Beckenknochen 22,3 %, Os sacrum 13,9 % und beide Femurknochen 3,8 %). Eine Radiatio des Beckens kann je nach Dosis und Lokalisation eine Panzytopenie bedingen.

Noch am gleichen Tag wird zum Ausschluss eines toxischen Knochenmarkschadens und Bestimmung des Plasmazellgehalts im Knochenmark eine Knochenmarkpunktion komplikationslos durchgeführt. Es liegt anfangs eine Punctio sicca vor. Nach mehreren Versuchen kann dann doch etwas Blut aspiriert werden. Die Gewinnung einer Knochenstanze gelingt komplikationslos.

CAVE

Bei Z. n. Radiatio am Becken sollte immer die nicht bestrahlte Stelle punktiert werden, da lokalisiert eine Knochenmarkaplasie vorliegen kann.

Befund Zytomorphologie

- Eingeschränkt beurteilbares Präparat bei wenig vorhandenen Markbröckeln.

4

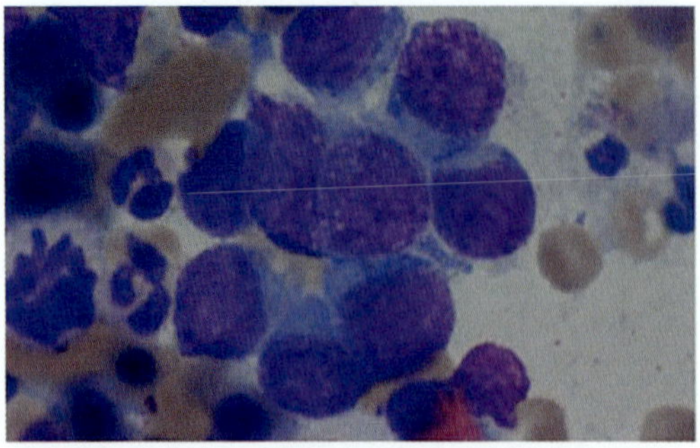

Abb. 4.1 Mehrere aneinandergelagerte, große, blastäre Zellen mit prominenten Nukleoli und basophilem Zytoplasma am äußeren Rand des Präparats [T1004]

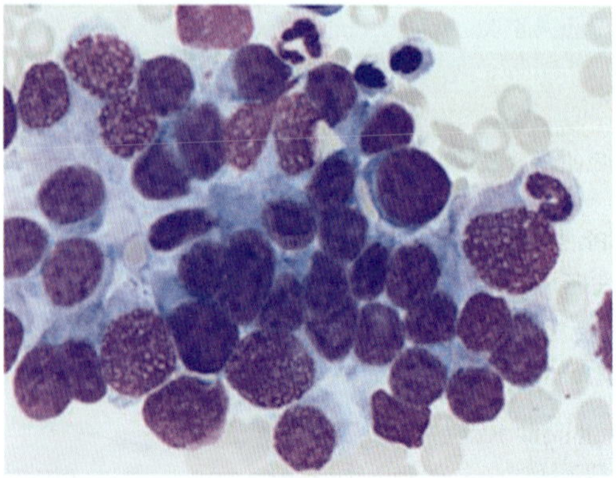

Abb. 4.2 Wiederholt Tumorzellverbände blastärer Zellen in den Randzonen des Objektträgers [T1004]

- Hyperzelluläres Knochenmark mit Vermehrung der Lymphozyten.
- Plasmazellen < 5 %.
- An den äußeren Rändern des Ausstrichs finden sich z. T. größere basophile Zellverbände aus blastären, morphologisch nicht klassifizierbaren knochenmarkfremden Zellen. Diese Tumorzellverbände sind insbesondere in einem weiteren reinen Markblutausstrich in erheblicher Anzahl nachweisbar (➤ Abb. 4.1, ➤ Abb. 4.2).

Es besteht der Verdacht auf eine Knochenmarkkarzinose.

Befund Durchflusszytometrie

Immunzytologisch zeigt sich im Knochenmark kein Anhalt für eine Infiltration durch ein Multiples Myelom oder B-NHL.

Blastäre Zellen im Knochenmark

Bei Nachweis von blastären Zellen im Knochenmark > 5 % kommt differenzialdiagnostisch eine Knochenmarkinfiltration sowohl durch hämatologische als auch durch nicht-hämatologische Neoplasien in Frage (➤ Tab. 4.2).

Nach einigen Tagen geht auch der histologische Befund des Bekenkammtrepanats ein.

Befund Knochenmarkhistologie

Mikroskopischer Befund:

- Normales Knochenmarkstroma und normale Knochenmarkzellen finden sich nur abgetrennt in ca. 5 % der Fläche, hier mit den drei ausreifenden Reihen der Hämatopoese und auch sonst

Tab. 4.2 Differenzialdiagnosen bei blastären Zellen im Knochenmark (modifiziert nach Fuchs et al. 2018)

Diagnose	Zytomorphologie	Zytochemie	Immunzytologie
Hämatologische Neoplasien			
MDS	Blasten ± Granulation	POX und Sudanschwarz B positiv	Myeloische Marker positiv
AML	Myeloische Blasten ≥ 20 % ± Granulation	POX positiv	Myeloische Marker positiv
ALL	Undifferenzierte Blasten ohne Granulation	POX negativ, TdT positiv	Lymphatische Marker (B- oder T-zellig) positiv
Anaplastisches, großzelliges Lymphom	Sehr variable blastäre Zellen, in Einzelzelllagen verteilt (DD maligne Histiozytose)	–	Zum größten Teil T-zellig, CD30 positiv
Multiples Myelom	Beim plasmoblastischen Typ sind Blasten mit stark basophilem Zytoplasma vorhanden (DD Immunoblastom)	–	CD38 positiv, CD138 positiv, CD19 negativ, intrazytoplasmatisch Immunglobuline mit Leichtkettenrestriktion

Tab. 4.2 Differenzialdiagnosen bei blastären Zellen im Knochenmark (modifiziert nach Fuchs et al. 2018) *(Forts.)*

Diagnose	Zytomorphologie	Zytochemie	Immunzytologie
Nicht-hämatologische Neoplasien			
Ewing-Sarkom	Blastäres Chromatin, multiple kleine Nukleolen, mäßig ausgeprägtes vakuolisiertes Zytoplasma	PAS positiv	Lymphatische und myeloische Marker negativ
Rhabdomyosarkom	Pleomorphe Zellen, Gruppenlagerung, Kerne in der Größe sehr schwankend, mäßig viel Zytoplasma	PAS positiv	Lymphatische und myeloische Marker negativ
Neuroblastom	Einzelzellage oder nestförmige Anordnung, eiweißartiger Hintergrundfilm auf dem Ausstrich; blastäres Kernchromatin, wenig Zytoplasma	–	Neuronspezifische Enolase (NSE) und andere neurosekretorische Marker
Maligne Histiozytose	Wenige, spärlich verteilte Zellen, auffällig große atypische Kerne, prominente Nukleolen, reichliches Zytoplasma, unterschiedlich ausgeprägte Vakuolen oder Granula	Unspezifische Esterase	Monozytäre Antigene, gelegentlich S100 positiv

vermehrter Eisenspeicherung in einer Berlinerblau-Reaktion.

- Knochenmarkfremdes Gewebe nimmt fast alle Markräume ein, unter Verdrängung von Hämatopoese und Fettgewebe.
- Die blastären Zellen sind zu ⅔ in Nestern gelagert, mit dazwischengelegenen Erythrozytenextravasaten und zarten Bindegewebsanteilen.
- Die Zellen zeigen zahlreiche Mitosen und Apoptosen.
- Immunhistochemisch zeigen die blastären Zellen starke positive Expression gegen CD 56, Chromogranin und NSE, daneben dotartig gegen Vimentin. Die Blasten bleiben negativ gegen alle übrigen immunhistochemischen Reaktionen einschließlich CD99, so auch negativ gegen S100, KL1, CK20, CEA, TTF1, gegen Keratin, gegen die Plasmazellmarker CD138 und MUM1, gegen die Lymphozytenmarker CD3, CD5, CD79a, CD20 sowie gegen TdT.

Begutachtung: Es handelt sich in der Beckenkammbiopsie um Infiltrate eines blastären Tumors mit starker Expression neuronaler Marker (NSE, CD56 und Chromogranin). Trotz des Alters des Patienten sprechen diese für ein Neuroblastom. Hierzu würden auch die mitgeteilten paravertebralen Tumorinfiltrate im Abdomen passen, da als Ausgangspunkt Paraganglien oder Nebennierenmark in Betracht kommt.

Aufgrund der **ungewöhnlichen Diagnose eines Neuroblastoms im Erwachsenenalter** werden weitere Untersuchungen (CT, MRT, MIBG-Szinitigrafie, Lumbalpunktion, NSE im Serum, Katecholamine im Urin) zum Staging durchgeführt.

MERKE

Zur Diagnosesicherung eines Neuroblastoms ist eine **Biopsie der Raumforderung** oder bei Verdacht auf eine Knochenmarkinfiltration (mindestens eine Zytopenie im Blutbild, Nachweis von Normoblasten und/oder pathologische Linksverschiebung) eine **beidseitige (!) Knochenmarkpunktion** an der Spina iliaca posterior superior **(2 × KM-Aspirat und 2 × Knochenstanze)** erforderlich. Bei Nachweis von knochenmarkfremden Zellen in mindestens einem dieser vier Präparate liegt definitionsgemäß eine Knochenmarkinfiltration durch ein Neuroblastom vor.

Falls in allen vier Präparaten keine blastären Zellen zu sehen sind, ist eine Knochenmarkinfiltration unwahrscheinlich.

Zunächst wird eine CT-Untersuchung veranlasst.

Befund CT Kopf bis Abdomen

- **cCT:** Malignitätssuspekte, meningeale Raumforderung rechts frontal (ca. 0,2 ×, 8 cm) mit Beteiligung der Kalotte, DD Subduralblutung.
- **Hals: linksseitiger malignitätssuspekter Lymphknotenbulk kranial des Venenwinkels (ca. 2,3 × 4 cm, Level 5).**
- **Thorax:**
  - Malignitätssuspekte, weichteildichte Raumforderung rechts paravertebral BWK 1 bis 3 mit Vorwölbung in den Spinalkanal.
  - **Große malignitätssuspekte, weichteildichte Raumforderung rechts paravertebral BWK 7 bis ca. BWK 11 (ca. 7,5 × 2,5 cm).**
  - Darstellung einer weiteren Raumforderung der rechten dorsolateralen Thoraxwand (ca.

1,2 cm), z. T. die Thoraxwand im ICR 9 durchbrechend.
  - Des Weiteren weichteildichte Verdickung des Zwerchfells rechts, DD Lymphknoten.
  - Insgesamt diffuse aufgelockerte Knochenbinnenstruktur der Wirbelkörper, DD Plasmozytom.
  - Darstellung mehrerer ossärer Veränderungen der Rippen.
- **Abdomen, Becken:**
  - Weichteildicht infiltriertes Os sacrum mit teilweiser Verlegung der Neuroforamina S1–S3, Acetabulum rechts sowie beider Femora.
  - Diffuse aufgelockerte Knochenstruktur.

Die CT-Untersuchung zeigt einen ausgedehnten Befall. Auch die ein Jahr zuvor bestrahlte paravertebrale Raumforderung in Höhe BWK 7–11 scheint rezidiviert oder therapierefraktär zu sein. Da im Knochenmark sowohl zytologisch als auch histologisch keine Plasmazellvermehrung festgestellt werden kann, muss die extern gestellte Diagnose „asekretorisches Plasmozytom" verifiziert werden. Der externe Befund und der Paraffinblock werden angefordert und an die Pathologie zur Zweitbefundung weitergeleitet.

Befunde Biopsie

Der **externe Pathologiebefund** lautet folgendermaßen (Material Stanzzylinder mediastinale/paravertebrale Raumforderung):

- **Mikroskopisch:**
  - Zum Teil hyalin fibrosierte Stanzzylinder mit Blutungsresiduen wiederholt mit monomorph zellreicheren Infiltraten mit runden Zellkernen, weitgehend indistinkten, zum Teil schmalen amphophilen Zytoplasmasäumen. Einzelne zweikernige Zellformen.
  - Befund: atypische monomorphe Infiltrate in hyalin fibrosiertem Weichgewebe mit ausgedehnten Blutungsresiduen in Biopsaten eines Tumors mediastinal/paravertebral rechts.
- **Nachbericht Immunhistochemie** (Vs38c, CD5, CD20, CK5, CKAE1/3, NSE, Mib1): Die atypischen Infiltrate reagieren **stark immuno-positiv mit Antikörper gegen Vs38c,** zeigen eine Proliferationsfraktion von 20–30 %. Keine Co-Expression weiterer lymphatischer Marker CD5 und CD20, keine epitheliale Markierung mit CK5, Panzytokeratin, **keine neuroendokrine Differenzierung (NSE).**
- **Abschließende Beurteilung:** atypische Infiltrate, immuno-positiv mit Antikörper gegen Vs38c, mit erhöhter Proliferationsrate (20–30 %) mediastinal und paravertebral rechts.

Der Befund spricht für ein **Infiltrat durch ein gut bis mäßig differenziertes Plasmozytom.**

MERKE

Normale Plasmazellen sind immunphänotypisch CD19+, CD138-positiv. Myelomzellen dagegen exprimieren CD79a, VS38c, CD138 und CD38. In 70 % der Fälle exprimieren Myelomzellen CD56. CD56 ist auf Plasmazellen und bei der Plasmazellleukämie nicht zu finden.
Durchflusszytometrisch werden in der Regel folgende Antigene CD38, CD138, CD45, CD56, CD19, Kappa und Lambda zur Abklärung einer monoklonalen Gammopathie verwendet.

Da die immunhistochemische Untersuchung unvollständig wirkt, wird der **Paraffinblock mit den Stanzbiopsaten der mediastinalen/paravertebralen Raumforderung** aus der externen Pathologie angefordert und vom **Pathologen der Klinik** erneut befundet:

- Ein neu angefertigtes HE-Präparat zeigt überwiegend narbig fibrosiertes Weichgewebe mit Blutungsresiduen und Infiltraten eines klein- und rundzelligen Tumors mit ebenmäßigen dunklen Kernen und nur schmalem Zytoplasmasaum.
- Ergänzend durchgeführte immunhistochemische Zusatzuntersuchungen zeigen **eine zytoplasmatische Positivität der Tumorzellen für Chromogranin, NSE und CD56.** Der Plasmazellmarker VS38c fällt auch hier, wie extern vorbeschrieben (s. o.), positiv aus. Die Färbung gegen den spezifischen Plasmazellmarker CD138 fällt dagegen negativ aus.

Begutachtung: Anteile eines undifferenzierten malignen Tumors mit neuronaler Differenzierug, der eine identische Morphologie und ein identisches immunhistochemisches Expressionsmuster zu dem Tumor im Beckenkammbiopsat zeigt.

CAVE

Der Plasmazellmarker VS38c ist nicht typenspezifisch und kommt auch bei anderen Tumorentitäten vor und sollte daher nicht allein zur histologischen Diagnosesicherung eines Plasmozytoms/Multiplen Myeloms verwendet werden.

Aufgrund der Komplexität des Falls wird außerdem eine **Exstirpation eines supraklavikulären Lymphknotens links** veranlasst.

Histologische Begutachtung: Der Befund entspricht einer Manifestation des bekannten Neuroblastoms, hier gering differenziert nach WHO. Dieser Befund wird durch die Referenzpathologie in Kiel bestätigt.

MERKE

Bei ungewöhnlichen oder unplausiblen histologischen Befunden sollte eine Begutachtung durch ein entsprechendes Referenzzentrum erfolgen.

Bei auffälligem cCT-Befund wird eine **MRT-Untersuchung von Schädel, BWS und LWS** veranlasst.

Befund MRT Schädel, BWS, LWS

- **cMRT:** Die im CT vorbeschriebene Läsion intrakraniell ist MR-morphologisch nicht sicher nachzuvollziehen. Der Markraum der Schädelkalotte dagegen zeigt sich stellenweise aufgeweitet, infiltriert, mit kontrastmittelaufnehmenden Arealen. Insgesamt Verdacht auf diffuse Markrauminfiltration, DD z. B. neoplastisch.
- **MRT BWS/LWS:**
  - Verdacht auf leptomeningeale Metastase im Bereich der Cauda equina.
  - Zartes durales Kontrastmittel-Enhancement kaudale BWS und LWS, DD metastasenverdächtig.
  - Weichgewebevermehrungen dorsal intraspinal im Bereich der mitabgebildeten oberen und mittleren BWS, DD neoplastische Raumforderung. Differenzialdiagnostisch kann bei gestörter Fettsuppression eine intraspinale Lipomatose nicht mit letzter Sicherheit abgegrenzt werden.

MERKE

Bei Verdacht auf ein Neuroblastom ist für das Staging eine Computertomografie ausreichend. Im Falle einer Raumforderung nahe am Spinalkanal sollte zum Ausschluss einer Spinalkanalinfiltration eine MRT-Untersuchung der entsprechenden Region veranlasst werden.
Zum Ausschluss von Skelettmetastasen ist bei Erstdiagnose eines Neuroblastoms die Durchführung einer Iod-123-MIBG-Ganzkörperszintigrafie erforderlich.

Befund MIBG-Szintigrafie

In der Iod-123-MIBG-Szintigrafie zeigen sich pathologische Speicherungen im Bereich des gesamten Stammskeletts einschließlich proximaler Extremitäten und Schädelkalotte. **Der Befund spricht für einen ausgedehnten Neuroblastombefall.**

Aufgrund der leptomeningealen Metastase wird eine Lumbalpunktion durchgeführt.

Befund Lumbalpunktion

Im **Liquor** ist die Zellzahl mit 15/3 Zellen diskret erhöht. **Zytologisch** zeigt sich ein nicht malignitätsverdächtiger zytologischer Befund.

CAVE

Ein einmaliger negativer Liquorbefund schließt eine Meningeosis nicht aus. Es werden mindestens drei Lumbalpunktionen in Folge gefordert. In seltenen Fällen kann bei Vorliegen einer adhärenten Meningeosis ein Tumorzellnachweis im Liquor nicht gelingen.

Bestimmung NSE im Serum, Katecholamine im Urin

Der im Serum bestimmte Tumormarker NSE ist mit 335 ng/ml (Normbereich: 0,0–16,3 ng/ml) deutlich erhöht. Da Neuroblastomzellen Katecholamine aufnehmen und metabolisieren, können die Abbauprodukte im Serum oder Urin nachgewiesen werden. Bei dem Patienten findet sich eine Dopaminerhöhung im Urin. Beide pathologisch erhöhten Marker können als Verlaufsparameter zur Beurteilung des Therapieansprechens herangezogen werden.

Diagnose

In Zusammenschau der neu erhobenen Befunde und Nachbefundung des initialen Histologiepräprats liegt ein **Neuroblastom im Stadium IV, Grad 2** nach Hughes, vor. Der Patient hat zusätzlich eine **monoklonale Gammopathie unklarer Signifikanz (MGUS).** Er hatte jedoch nie ein Plasmozytom oder Multiples Myelom.

4

4.2 Therapie

Da das Neuroblastom im Erwachsenenalter eine Rarität ist, wird der Patient analog dem Kinder-Studienprotokoll der Neuroblastom-Studie NB2004-HR der Universität Köln behandelt. Die betreuenden ärztlichen Kollegen werden durch die Kölner Pädiater unterstützt. Ein Jahr nach der Hochdosis-Chemotherapie mit autologer Stammzelltransplantation entwickelt der Patient einen Progress mit Panzytopenie bei hochgradiger Knochenmarkinfiltration und progredienter diffuser ossärer Metastasierung des gesamten Skeletts. Es wird eine palliative Chemotherapie mit Irinotecan und Temozolomid eingeleitet. Nach zwei Zyklen zeigt sich bei der erneuten Knochenmarkpunktion histologisch ein therapierefraktärer Befund mit 100-prozentiger Knochenmarkinfiltration. Bei fehlenden Therapieoptionen entscheidet sich der Patient für eine ambulante Palliativversorgung.

Was wäre wenn …

- … der Patient extern zytostatisch weiterbehandelt/bestrahlt worden wäre?
  - Wie der klinische Verlauf zeigt, hatte der Patient trotz Bestrahlung eine progrediente Tumorerkrankung. Die externen Kollegen waren leider auf das Plasmozytom fixiert. Obwohl ein Knochenmarkbefall nicht vorlag, wurde eine systemische Myelomtherapie eingeleitet. Bei ungewöhnlichen Befunden und klinischen Verläufen sollten sich nicht nur die Patienten, sondern auch die Ärzte eine Zweitmeinung einholen.
- … keine Knochenmarkpunktion durchgeführt worden wäre?
  - Das Vorhandensein von Normoblasten im peripheren Blut und mindestens einer Zytopenie sind ein Hinweis auf eine gestörte Knochenmark-Blut-Schranke. Eine Knochenmarkpunktion ist absolut indiziert. Ferner muss vor Planung einer Hochdosis-Chemotherapie mit anschließender Stammzelltransplantation das Ansprechen auf die Induktionschemotherapie mittels Knochenmarkpunktion überprüft werden. Bei nicht erfolgter Punktion und Annahme einer Hämatotoxizität unter Bestrahlung und Nebenwirkung von Bortezomib wäre der Patient weiter falsch behandelt worden.
- … der Pathologe der Klinik ebenfalls nur ein immunhistochemisches Sparprogramm durchgeführt hätte?
  - Dann hätte man vermutlich die richtige Diagnose nie stellen können. Man sollte die Untersuchungen immer mit Verstand einsetzen und interpretieren.

LITERATUR

Brodeur GM, Pritchard J, Berthold F. Revisions of the international criteria for neuroblastoma diagnosis, staging, and response to treatment. J Clin Oncol. 1993;11(8): 1466–1477.

Ellis R. The distribution of active bone marrow in the adult. Phys Med Biol, 1961;5: 255–258.

Fuchs R, Staib P, Brümmendorf T. Blasten im Knochenmark. In: Fuchs R, Staib P, Brümmendorf T. Hämatologie 2018. 28. A. Stolberg: Nora, 2018. S. 447.

Swerdlow SH, Campo E, Harris NL. World Health Organization Classification of Tumours of Haematopoietic and Lymphoid Tissues. Lyon: IARC Press, 2008.

Vik TA, Pfluger T, Kadota R. (123)I-mIBG scintigraphy in patients with known or suspected neuroblastoma: Results from a prospective multicenter trial. Pediatr Blood Cancer. 2009;52(7): 784–790.

Wörmann B, Driessen C, Einsele H. Multiples Myelom. Onkopedia (Stand Mai 2018). Aus: www.onkopedia.com/de/onkopedia/guidelines/multiples-myelom/@@view/html/index.html (letzter Zugriff: 12. Dezember 2018).

FALL

5 Mir geht es doch gut!

FALLBERICHT

Ein 62-jähriger Patient stellt sich zur Abklärung einer Panzytopenie in der hämatologischen Ambulanz vor.

Er berichtet über eine seit Jahren **progrediente Belastungsdyspnoe.** Da er in den vergangenen Monaten außerdem eine zunehmende Müdigkeit entwickelt habe, sei vor acht Wochen beim Hausarzt eine Blutuntersuchung durchgeführt worden. Im Blutbild sei eine **Panzytopenie** aufgefallen. Da er sich jedoch nicht krank fühlte, habe er zunächst seine seit Längerem geplante zweiwöchige Radtour durch Bayern gemacht und stelle sich nun zur weiteren Abklärung vor.

Der Patient habe 26 Jahre lang in einer Kunststofffabrik gearbeitet. Sein Vater sei an einem Lungenkarzinom gestorben. Weitere Blut- oder Tumorerkrankungen in der Familie seien nicht bekannt.

Vorerkrankungen: Cholezystolithiasis, Z. n. Bandscheibenvorfall C5/6.

Keine Dauermedikation. Keine Allergien bekannt. Nie-Raucher. Gelegentlicher Alkoholkonsum.

Bei der körperlichen Untersuchung zeigen sich eine sonnengebräunte Haut und blasse Schleimhäute. Eine Hepatosplenomegalie oder Lymphadenopathie liegt nicht vor.

5.1 Diagnostik

Befund Labordiagnostik

Bei der Vorstellung in der hämatologischen Ambulanz wird ein Routinelabor abenommen (➤ Tab. 5.1).

- Im Blutbild zeigt sich eine **Panzytopenie** mit Leukopenie, **hyporegenerativer normozytärer und normochromer Anämie und Thrombozytopenie.** Der Neutrophilenanteil ist mit 1 040/µl leichtgradig vermindert. Im Differenzialblutbild fällt eine Monozytose auf.
- Es zeigen sich eine Hyperglykämie, -urikämie und -ferritinämie. Der CRP- und der Bilirubinwert sind diskret erhöht.
- Die übrigen Parameter liegen im Normbereich.

Tab. 5.1 Routinelabor bei Erstvorstellung

Kenngröße	Maßeinh.	Mat.	Referenzber.	
Klinische Chemie				
Natrium	mmol/l	PS	135–145	**140**
Kalium	mmol/l	S	3,5–5,0	**4,3**
Glukose	mg/dl	PS	60–99	**131**
Harnstoff	mg/dl	PS	13–49	**26**
Kreatinin	mg/dl	PS	0,5–1,2	**0,9**
GFR (CKD-EPI)	ml/min	PS	≥ 90	**91**
Harnsäure	mg/dl	PS	3,5–7,0	**7,4**
Calcium	mmol/l	PS	2,10–2,55	**2,34**
Calcium (Eiw.-korr.)	mmol/l	PS	2,10–2,55	**2,28**
Ferritin	µg/l	PS	30–300	**1,018**
C-reakt. Prot.	mg/dl	PS	≤ 0,50	**0,97**
Eiweiß, gesamt	g/dl	PS	6,0–8,5	**8,3**
Bilirubin gesamt	mg/dl	PS	≤ 1,2	**1,3**
GOT [AST] (37°)	U/l	PS	≤ 50	**21**
GPT [ALT] (37°)	U/l	PS	≤ 50	**26**
Gamma-GT (37°)	U/l	PS	≤ 60	**25**
Alk. Phosphatase (37°)	U/l	PS	40–130	**63**
LDH (37°)	U/l	PS	< 250	**195**

5

Tab. 5.1 Routinelabor bei Erstvorstellung *(Forts.)*

Kenngröße	Maß-einh.	Mat.	Referenz-ber.	
Hämatologie				
Kleines Blutbild		EB		
Leukozyten	G/l	EB	3,9–9,8	**3,9**
Erythrozyten	T/l	EB	4,54–5,77	**2,63**
Hämoglobin	g/dl	EB	13,5–17,5	**7,4**
Hämatokrit	l/l	EB	0,396–0,506	**0,228**
RDW-CV	%	EB	12,1–14,8	**24,5**
MCV	fl	EB	80,0–95,5	**86,7**
MCH	pg	EB	27,6–32,8	**28,1**
MCHC	g/dl	EB	32,8–36,6	**32,5**
Thrombozyten	G/l	EB	146–328	M 48
Retikulozyten	Promille	EB	4–14	**17**
Retikulozyten-Hb-Äquivalent	pg	EB	32,1–38,8	**31,7**
Retikulozyten-Produktionsindex		EB		**0,4**
Differenzial-BB (maschinell)		EB		**Gerät**
Neutrophile Granulozyten	%	EB	41–71	**27**
Lymphozyten	%	EB	19–48	**31**
Monozyten	%	EB	5–15	**39**
Eosinophile Granulozyten	%	EB	1–8	**< 1**
Basophile Granulozyten	%	EB	0–1	**3**
Neutrophile Granuloz. (abs.)	G/l	EB	1,78–6,23	**1,04**
Lymphozyten (abs.)	G/l	EB	1,05–3,24	**1,21**
Monozyten (abs.)	G/l	EB	0,26–0,87	**1,53**
Eosinophile Granuloz. (abs.)	G/l	EB	0,03–0,44	**0,02**
Gerinnung (Spezial)				
Quick-Wert	%	P	70–120	**73**
INR		P	0,8–1,2	**1,2**
PTT	sec	P	25–42	**31**
Immunologie, Proteinchemie				
Beta2-Mikroglobulin	mg/l	PS	≤ 3,00	**2,64**
Haptoglobin	mg/dl	PS	30,0–200,0	**104**
Endokrinologie, Spezialanalytik				
TSH	µU/ml	P	0,27–4,20	**1,5**
Folsäure	ng/ml	PS	4,6–18,7	**18,3**
Vitamin B_{12}	pg/ml	PS	197–771	**413**

Auf den ersten Blick sieht das Labor bei dem klinisch unauffälligen Patienten nicht lebensbedrohlich aus.

MERKE

Bei Vorliegen mindestens einer Zytopenie ist neben dem maschinellen Differenzialblutbild auch die Anfertigung eines peripheren Blutausstrichs zur manuellen Zellzählung obligat.

Es wird ein manuelles Differenzialblutbild veranlasst (➤ Tab. 5.2). Mikroskopisch zeigt sich ein leukoerythroblastisches Blutbild. Bei Nachweis von mehr als 20 % Blasten besteht der Verdacht auf eine Leukämie.

Tab. 5.2 Manuelles Differenzialblutbild

Kenngröße	Maß-einh.	Mat.	Referenz-ber.	
Differenzial-BB (mikros)		**EB**		**Morph.**
Blasten	%	EB		**26**
Metamyelozyten	%	EB		**2**
Stabkernige Granulozyten	%	EB	≤ 4	**2**
Segmentkernige Granulozyten	%	EB	41–71	**32**
Basophile Granulozyten	%	EB	0–1	**1**
Monozyten	%	EB	5–15	**6**
Lymphozyten	%	EB	19–48	**26**
Kernschatten	%	EB		**5**
Normoblasten (mikroskopisch)	/100 Leuko	EB		**12**
Toxische Granulierung		EB		+
Anisozytose		EB		++
Poikilozytose		EB		+
Polychromasie		EB		+

Aufgrund des auffälligen Blutbilds mit Nachweis von Blasten im peripheren Blut ist die Durchführung einer **Knochenmarkpunktion** indiziert, die notfallmäßig noch am gleichen Tag durchgeführt wird. Trotz mehrfacher Versuche kann kein Knochenmark aspiriert werden, weshalb peripheres Blut ins Labor eingeschickt wird. Eine Knochenstanze wird parallel in die Pathologie geschickt.

Untersuchung des peripheren Bluts

- **Befund Zytomorphologie:** Es liegt eine pathologische Linksverschiebung von Metamyelozyten bis hin zum Blasten vor. Diese sind POX- und EST-negativ. Der **Blastenanteil beträgt 22 %.** Zytomorphologisch besteht der Verdacht auf eine aggressive hämatologische Neoplasie.
- **Befund Durchflusszytometrie:** Nachweis einer myeloischen Vorläuferpopulation mit Expression der Marker CD33, CD34, CD13, CD117 und HLA-DR; teilweise positiv ist Myeloperoxidase. Keine aberrante Koexpression lymphatischer Antigene, keine Expression von 7.1 (KMT2A-[MLL]).
- **Befund FISH:**
  - Kein Nachweis eines EVI1-Rearrangements, einer 7q31-Deletion, Monosomie 7, ETV6-Deletion, TP53-Deletion oder Monosomie 17.
  - Nachweis einer 5q31-Deletion in 46 von 113 Interphase-Kernen.
- **Befund Chromosomenanalyse:** Nachweis eines **komplex aberranten Karyotyps.**
- **Befund Molekulargenetik:** kein Nachweis einer NPM1-Mutation. KMT2A-PTD (MLL-PTD): nicht nachweisbar. FLT3-ITD: nicht nachweisbar. Kein Nachweis einer CEBPA-Mutation. Kein Nachweis einer IDH2- oder IDH1-Mutation.

MERKE

Laut ELN-Klassifikation von 2010 ist bei Patienten mit AML ein komplex aberranter Karyotyp mit einer ungünstigen Prognose vergesellschaftet.

Befund Knochenmarkhistologie

- Histopathologisch liegt ein technisch gelungenes, ausreichend langes und gut übersichtliches Beckenkammtrepanat mit teilweise verplumptem, recht scharf konturiertem kortikospongiösem Knochen vor.
- In den Markräumen zeigt sich eine subtotale Depletion der Fettzellen.
- Im Vordergrund des Bildes ist eine extrem gesteigerte, in irregulär großen und teilweise auch konfluierten Nestern nachweisbare Erythrozytopoese auffällig.
- Es finden sich zahlreiche, auffallend pleomorphe Megakaryozyten.
- Auffällig ist eine fokale Vermehrung mittelgroßer bis großer, blastär wirkender Zellen (etwa 20 % Flächenanteil). Hier eine starke Verdichtung der Retikulinfasern bis hin zu einer kleinherdigen Kollagenfibrose (überwiegend wie bei Grad 2 der Retikulinfibrose). Im Übrigen zeigt sich ein nur gering verdichtetes Retikulinfasernetz (wie bei Grad 1).
- Die Chloracetatesterase-Enzymhistochemie bestätigt den Eindruck einer weitgehend aufgehobenen Mikroarchitektur des Knochenmarks mit auffallender Hypoplasie und Linksverschiebung der atypischen, reifungsgestörten neutrophilen Granulozytopoese sowie einzelnen (Chloresterase-negativen) lymphoiden Aggregaten. Kaum Speichereisen.
- Immunhistochemisch zeigt sich mit einem Antikörper gegen den Transferrinrezeptor die zuvor beschriebene, extrem gesteigerte, atypisch-linksverschobene Erythrozytopoese (die Erythroblasten machen hier mehr als 50 %, stellenweise 80 bis 90 % der kernhaltigen Markzellen aus).
  - Die blastär wirkenden Zellen exprimieren das Antigen CD42b und sind demnach als Megakaryoblasten zu identifizieren. Eine diffuse Vermehrung vorwiegend kleiner, unreifer Megakaryozyten findet sich in dem gesamten Beckenkammtrepanat, jedoch sind keine megakaryozytären Cluster nachweisbar. Die Blasten exprimieren darüber hinaus das Stammzellen-assoziierte Antigen CD34.
  - Eine signifikante Vermehrung Tryptase-exprimierender Gewebsmastzellen liegt nicht vor, speziell keine kompakten Infiltrate.
  - Die Zahl der CD14-positiven monozytoiden Zellen ist in weiten Bereichen nicht signifikant erhöht.
  - Die lymphoiden Aggregate sind mischzellig und enthalten teils CD3-exprimierende T-Zellen, teils CD20-positive B-Zellen (wobei die T-Lymphozyten eindeutig dominieren).

Histologisch handelt sich um eine myeloische Neoplasie, am besten vereinbar mit einem Blastenschub bzw. einer sekundären, akuten myeloischen Leukämie (AML) bei vorbestehendem myelodysplastischem Syndrom (MDS). Die sekundäre AML zeigt eine bevorzugte megakaryoblastäre Differenzierung. Eine AML mit bidirektionaler Differenzierung (Erythrämie, Megakaryoblastenleukämie) lässt sich an dem vorliegenden Beckenkammtrepanat allein nicht ausschließen.

Diagnose

Bei dem Patienten liegt am ehesten eine **akute Megakaryoblastenleukämie** vor, DD sekundäre AML auf dem Boden eines MDS mit megakaryozytärer Differenzierung, DD bilineärer Differenzierung mit komplexem Karyotyp (t[1;22], inv [3] und t[3;3]), und 20-prozentiger Knochenmarkinfiltration.

MERKE

Für die Diagnose einer AML ist bei Ausschwemmung von mehr als 20 % Blasten in das periphere Blut die Untersuchung des peripheren Bluts in der Regel ausreichend. Eine Ausnahme bildet jedoch die akute Megakaryoblastenleukämie, die nur histologisch diagnostiziert werden kann.

Akute Megakaryoblastenleukämie (AML-M7)

Die akute Megakaryoblastenleukämie kommt sehr selten vor und macht nur 2 bis 4 % der AML-Fälle aus.

Die zytologische Diagnostik bereitet Probleme, da die Markaspiration durch eine typischerweise vorkommende Markfibrose nicht möglich ist (Punctio sicca). Die Diagnose ist daher nur histologisch möglich.

Im peripheren Blut ist ein leukoerythroblastisches Blutbild typisch. Eine Splenomegalie kommt nicht vor.

Diagnostische Kriterien

- Im Knochenmark ≥ 20 % Blasten, von denen mehr als 50 % zur megakaryozytären Reihe gehören müssen.
- Zytogenetischer Ausschluss der zytogenetischen Typen t(1;22), inv (3) und t(3;3).
- Durchflusszytometrische Identifikation der Blasten als thrombopoetische Zellen mit den Markern CD41 und CD61.

Die Prognose der akuten Megakaryoblastenleukämie ist sehr schlecht.

Wie bei der Erythroleukämie findet sich auch bei der Megakaryoblastenleukämie gelegentlich eine Trilineage-Dysplasie, weshalb diese Formen besser nach der WHO-Klassifikation (2016) als AML mit MDS-assoziierten Veränderungen klassifiziert werden sollten.

5.2 Therapie

Nach zwei Wochen stellt sich der Patient zur Befundbesprechung vor. Die Befunde der Molekulargenetik und der Chromosomenanalyse stehen zu dem Zeitpunkt noch aus. Im Beisein seiner Ehefrau werden dem Patienten Diagnose, Therapieoptionen und Prognose der akuten Megakaryoblastenleukämie mitgeteilt. Der Patient ist nicht krankheitseinsichtig und wiederholt ständig: „Mir geht es doch gut, ich habe doch erst vor Kurzem eine Radtour gemacht!" Es wird eine stationäre Aufnahme zur Therapieeinleitung empfohlen und ein Bett in einem heimatnahen Krankenhaus organisiert. Am nächsten Tag ruft der Patient an und äußert den Wunsch, die Therapie erst nach seinem Umzug in drei Monaten zu beginnen. Erneut wird ihm die Ernsthaftigkeit seiner Erkrankung und Prognose erläutert und ein zeitnaher Therapiebeginn empfohlen, womit der Patient schließlich einverstanden ist.

Da der Patient lange Jahre in einer Kunststofffabrik gearbeitet hat, wird auch ein Termin in der Arbeitsmedizin vereinbart.

Leider stellt sich der Patient erst zwei Monate später in der heimatnahen Klinik mit Verschlechterung des Blutbilds vor. Es werden zwei Erythrozyten- und ein Thrombozytenkonzentrat transfundiert. Bei erhöhtem CRP-Wert ist eine Fokussuche geplant, die jedoch vom Patienten nicht gewünscht wird. Eine Therapie der AML, die ihm dringend angeraten wird, lehnt er ab. Er werde sie erst nach dem Umzug in einem Monat durchführen lassen. Der Patient wird schließlich zwei Tage später gegen ärztlichen Rat entlassen. Es wird eine prophylaktische antibiotische Therapie mit Ciprofloxacin empfohlen. Den Termin in der Arbeitsmedizin hat der Patient nicht wahrgenommen. Über den weiteren klinischen Verlauf ist nichts bekannt.

Was wäre wenn …

- … kein manuelles Differenzialblutbild veranlasst worden wäre?
  - Ohne manuelles Differenzialblutbild hätte man die Ausschwemmung von Blasten in das periphere Blut nicht erkannt.
- … der Patient keine Knochenmarkpunktion gewünscht hätte?
  - Da im peripheren Blut mehr als 20 % Blasten nachweisbar waren, wären die Untersuchungen aus dem peripheren Blut ausreichend gewesen. Die Knochenmarkpunktion hat in diesem Fall jedoch zur genauen Subklassifikation einer sehr seltenen Form der akuten Megakaryoblastenleukämie beigetragen.
- … der Patient während seiner langjährigen Tätigkeit in einer Kunststofffabrik Kontakt mit dem Lösungsmittel Benzol gehabt hätte?
  - Bei jedem Patienten mit der Erstdiagnose einer Tumorerkrankung muss eine Berufsanamnese durchgeführt werden. Grundsätzlich können durch eine berufliche Benzol-Exposition neben der toxischen Knochenmarkdepression sämtliche maligne Erkrankungen des Bluts sowie des blutbildenden und des lymphatischen Systems hervorgerufen werden. Daher ist eine Vorstellung in der Arbeitsmedizin zwingend notwendig. Bei beruflichem Nachweis einer Benzol-Exposition bzw. -Intoxikation hätte man die AML als Berufskrankheit anerkennen lassen können.
- … der Patient, wie von ihm vorgeschlagen, erst in drei Monaten mit der Therapie beginnt?
  - Die Panzytopenie würde sich bis zur Transfusionspflichtigkeit verschlechtern. Bei progredienter Neutropenie wäre eine Infekthäufung bis hin zu einem septischen Krankheitsbild die Folge. Da die akute Megakaryoblastenleukämie eine sehr schlechte Prognose hat, kommt es auf eine rasche Therapieeinleitung an. Bei Patienten bis 65 Jahre, d. h. auch bei dem Patienten im vorliegenden Fall, kommt eine allogene Stammzelltransplantation mit kurativer Intention bei Vorhandensein eines passenden Spenders in Frage.

LITERATUR

Dastugue N, Lafage-Pochitaloff M, Pagès MP. Cytogenetic profile of childhood and adult megakaryoblastic leukemia (M7): a study of the Groupe Français de Cytogénétique Hématologique (GFCH). Blood. 2002,100(2): 618–626.

List AF, Kummet TD, Kerr DM. Acute myelofibrosis: response to recombinant human interferon alpha-2a. Leuk Res. 1990, 14(4): 321–326.

Oki Y, Kantarjian HM, Zhou X. Adult acute megakaryocytic leukemia: an analysis of 37 patients treated at M. D. Anderson Cancer Center. Blood. 2006, 107(3): 880–886.

Tallman MS, Neuberg D, Bennett JM. Acute megakaryocytic leukemia: the Eastern Cooperative Oncology Group experience. Blood. 2000, 96(7): 2405–2410.

Anhang Teil I: Knochenmarkpunktion

Indikationen

- **Zytopenie:**
  - Anämie unklarer Genese
  - Leukozytopenie und/oder Neutropenie unklarer Genese
  - Thrombozytopenie unklarer Genese ab dem 60. Lebensjahr
- **Bi- oder Panzytopenie**
- **Auffällige Zellen im peripheren Blutausstrich:**
  - Vorkommen von Blasten (→ akute Leukämie)
  - Vorkommen von Tränentropfenformen (→ Myelofibrose)
  - Leukoerythroblastisches Blutbild: pathologische Linksverschiebung und Erythroblasten (→ z. B. Knochenmarkkarzinose, extramedulläre Blutbildung, Myelofibrose)
- **Positive Immunfixation und Leichtkettenerhöhung im Serum und/oder Urin:** monoklonale Gammopathie → Multiples Myelom, M. Waldenström, Begleitphänomen bei Non-Hodgkin-Lymphomen
- **Histologischer Nachweis einer AL-Amyloidose extramedullär** (→ Multiples Myelom)
- Im Rahmen der **Ausbreitungsdiagnostik (Staging) bei Lymphomen** (Ausnahme: keine Knochenmarkpunktion bei PET-negativem Knochenmarkbefund im Initialstaging bei M. Hodgkin)
- **Splenomegalie unklarer Genese** (→ Lymphom, z. B. splenisches Marginalzonenlymphom)
- **Verdacht auf Speichererkrankung** (z. B. M. Gaucher, M. Niemann-Pick)
- **Fieber unklarer Genese**
- **Verdacht auf systemische Mastozytose**

MERKE

Eine Knochenmarkpunktion ist bei einer Eisenmangelanämie, hämolytischen Anämie, Vitamin-B_{12}-/Folsäure-Mangelanämie und bei einer Immunthrombozytopenie (ITP) bei Patienten < 60 Jahren nicht indiziert. Darüber hinaus kann bei fehlender therapeutischer Konsequenz in der palliativen Situation auf eine Knochenmarkpunktion verzichtet werden.

Kontraindikationen

Eine Knochenmarkpunktion ist bei normaler Thrombozytenzahl und -funktion sowie normwertigem Quick-Wert und PTT möglich.

Eine absolute Kontraindikation stellen dar:

- Schwere angeborene Hämophilie
- Schwere disseminierte Gerinnungsstörung (DIC)
- Tripeltherapie (s. u.)

MERKE

Eine Thrombozytopenie von < 50 000/µl stellt keine Kontraindikation dar. Bei Thrombozytenwerten < 20 000/µl sollte die Untersuchung von einem erfahrenen Arzt, bei schwierigen anatomischen Verhältnissen sogar unmittelbar nach Transfusion eines Thrombozytenkonzentrats bzw. bei schlanken Patienten in Transfusionsbereitschaft durchgeführt werden.

Thrombozytenaggregationshemmung, Antikoagulation

- **Thrombozytenaggregationshemmer:**
  - **ASS-Monotherapie:** Eine Punktion ist möglich, ein Absetzen nicht erforderlich. Aufgrund einer verlängerten Blutungszeit nach Stichinzision der Haut und Knochenmarkaspiration ist eine längere Kompression erforderlich.
  - **ADP-Agonisten-Monotherapie (Clopidogrel, Prasugrel, Ticagrelor):** Bei fehlenden Kontraindikationen bzw. ASS-Unverträglichkeit sollte fünf bis sieben Tage vor der Punktion eine Umstellung auf ASS erfolgen. Bei vitaler Indikation kann eine Punktion nach entsprechender Aufklärung des Patienten durch einen erfahrenen Hämatologen erfolgen. Um eine Nachblutung zu vermeiden, sollte die Punktionsstelle über eine Stunde komprimiert werden.
  - **ASS und ADP-Agonisten (Clopidogrel, Prasugrel, Ticagrelor):** Eine elektive Punktion unter doppelter Thrombozytenaggregationshemmung sollte wegen der erhöhten Blutungsgefahr nicht durchgeführt werden. Eine Ausnahmesituation stellt eine Panzytopenie mit hochgradigem Verdacht auf eine akute Leuk-

ämie, insbesondere die aleukämische Form dar. Eine Punktion kann nach sorgfältiger Nutzen-Risiko-Abwägung und Aufklärung des Patienten über die erhöhte Blutungsgefahr bei zusätzlicher Thrombopenie unter Transfusionsbereitschaft bzw. nach Anhebung der Thrombozytenzahl durch Transfusion eines oder mehrerer Thrombozytenkonzentrate durchgeführt werden. Um eine Nachblutung zu verhindern, muss die Kompressionsdauer nach der Punktion mindestens eine Stunde betragen. Bei Nachweis von > 20 % Blasten im peripheren Blut wird der Verzicht auf eine Knochenmarkpunktion und eine Diagnostik aus peripherem Blut empfohlen.

MERKE

Bei stabiler koronarer Herzkrankheit (seit einem Jahr kein akutes Koronarsyndrom) oder anderen Arteriosklerosemanifestationen kann bei elektiven Operationen eine orale plättchenhemmende Therapie mit ASS oder Clopidogrel perioperativ ausgesetzt werden (sieben Tage präoperativ beginnend).
Wegen des dadurch erhöhten perioperativen kardiovaskulären Ereignisrisikos sollte dies aber nur nach kritischer Risiko-Nutzen-Abwägung bezüglich der häufig nicht so relevanten Blutungsgefahren (unter Plättchenhemmern zwar Zunahme der Häufigkeit von Blutungen, aber nicht signifikant von schwereren Blutungsereignissen) erfolgen.

- **Antikoagulation mit Vitamin-K-Antagonisten (Syn. OAK = orale Antikoagulanzien, Phenprocoumon oder Warfarin):** Eine elektive Punktion ist bei Quick-Werten < 50 nicht zu empfehlen. Das orale Antikoagulans wird pausiert, außerdem werden regelmäßige Gerinnungskontrollen durchgeführt, bis der INR ansteigt. Bei einem INR-Wert > 2 wird eine Antikoagulation mit niedermolekularem Heparin (NMH), z. B. Tinzaprin 1 × täglich, begonnen. Vor geplanter Punktion kann das NMH bei normaler Nierenfunktion noch am Morgen des Vortags in voller Dosierung appliziert werden. Erst nach einer 24-stündigen Pause kann die Punktion am Folgetag durchgeführt werden. Bei unkomplizierter Punktion kann die Antikoagulation mit dem NMH in halber Dosis am Abend und voller Dosis ab dem nächsten Tag fortgeführt werden. Erst ein bis zwei Tage nach Punktion kann bei unauffälliger Punktionsstelle überlappend wieder mit dem OAK begonnen werden.
- **Antikoagulation mit NOAK (Rivaroxaban, Apixaban, Dabigatran):** Je nach Fachinformation sollte das jeweilige Präparat ein bis zwei Tage vor der Punktion pausiert werden. Bei erhöhtem Thromboserisiko kann ggf. eine passagere Applikation von NMH (z. B. Tinzaparin) in halber Dosierung am Abend nach der Punktion erfolgen. Bei ausbleibender Nachblutung am Folgetag kann die NOAK-Therapie als Monotherapie fortgeführt werden.
- **Tripeltherapie (ASS + Clopidogrel/Prasugrel/Ticagrelor + OAK oder NOAK):**
  - Unter einer Tripeltherapie versteht man eine duale Thrombozytenaggregationshemmung mit ASS und z. B. Clopidogrel sowie Antikoagulation mit OAK oder NOAK.
  - Eine Knochenmarkpunktion ist unter einer Tripeltherapie kontraindiziert! Elektive Eingriffe können erst nach Pausieren von Clopidogrel und NOAK, bei OAK-Umstellung der Antikoagulation auf NMH und Pausieren des NMH am Punktionstag (bei zweimal täglicher Applikation bereits am Vorabend pausieren), d. h. unter ASS-Monotherapie erfolgen.
  - Im Notfall, z. B. bei Verdacht auf AML oder ALL, kann nach sorgfältiger Nutzen-Risiko-Abwägung bei einer OAK-Therapie nach Anhebung des Quick-Werts durch intravenöse Gabe von Vitamin K oder PPSB unter der dualen Thrombozytenaggregationshemmung die Punktion erfolgen. Bei einer Vollantikoagulation mit NOAK sollte dieses mindestens 24 Stunden vor der Punktion pausiert werden. Erst danach kann die Punktion unter dualer Thrombozytenaggregationshemmung durchgeführt werden. Der Patient muss auf die erhöhte Blutungsgefahr explizit hingewiesen werden. Falls die Diagnose genauso gut aus dem peripheren Blut gestellt werden kann, sollte auf eine Knochenmarkpunktion verzichtet werden.

Durchführung einer Knochenmarkpunktion

Die Knochenmarkpunktion erfolgt routinemäßig am Beckenkamm, da aufgrund der anatomischen Beschaffenheit des Beckens nur hier sowohl eine Aspiration als auch eine Biopsieentnahme durchgeführt werden kann.

Früher erfolgte die Punktion am Sternum. Da das Sternum trotz guter Zugänglichkeit sowohl am Manubrium maximal 1,7 cm und am Corpus maximal 1,4 cm tief ist, kann hier lediglich eine Aspiration durchgeführt werden. Die Gefahr einer Perforation und somit Verletzung von Organen im Mediastinum (z. B. Herz, Lunge, Gefäße) ist erhöht. Die Sternalpunktion ist inzwischen obsolet!

Aufklärung: Der Patient sollte möglichst am Vortag über die Knochenmarkpunktion aufgeklärt werden. Bei einer Notfallindikation ist eine 24-stündige Bedenkzeit nicht erforderlich, der Patient kann nach erfolgter Aufklärung noch am gleichen Tag punktiert werden.

Folgende Komplikationen können bei einer Knochenmarkpunktion auftreten:

- Blutung, Infektion, allergische Reaktion (auf das Lokalanästhetikum oder andere, zusätzlich verabreichte Medikamente)
- Haut-, Weichteil-, Nervenschäden
- Organverletzung (Darm und Gefäße! Cave schwere Osteoporose oder Osteolysen am Beckenkamm, z. B. beim Multiplen Myelom)
- Atemdepression bei Sedierung z. B. mit einem Benzodiazepin

Benötigte Materialen

- Sterile Einmalhandschuhe
- Steriles Lochtuch
- Sterile Kompressen (10 × 10 cm)
- Fixomull® stretch (10 × 20 cm)
- Steriles Pflaster (10 cm × 8 cm)
- Hautdesinfektionsmittel
- Procain 2 %, 5 ml, ein bis zwei Ampullen
- Sandsack
- Ggf. Monitor mit Blutdruckmanschette und Pulsoxymetrie
- Ggf. Midazolam 5 mg/5-ml-Ampulle
- Sterile Kanülen:
  - Blaue Kanüle: 23 G × 1¼, 0,6 mm × 30 mm (für Lokalanästhesie bei schlanken Patienten)
  - Gelbe Kanüle, kurz: 19 G × 1½, 1,1 mm × 40 mm (zum Aufziehen von EDTA und Heparin)
  - Gelbe Kanüle, lang: 20 G × 2¾, 0,9 mm × 70 mm (für Lokalanästhesie bei adipösen Patienten, subkutanes Fettgewebe > 4 cm sowie nicht tastbarem Beckenkamm)
- Natrium-EDTA 1,107 %, 10 ml Lösung (Antikoagulans, flüssige Form wegen Verklumpungsgefahr bevorzugen); anstelle von EDTA auch Citrat möglich
- Mehrere sterile 10-ml- und ein bis zwei 20-ml-Spritzen
- Mehrere sterile Luer-Lock-Verschlusskappen
- Heparin 25 000 I. E./5 ml Lösung (Antikoagulans)
- Lokalanästhetikum, z. B. Procain 2 %, 5-ml-Ampulle
- Steriles Einwegskalpell, Klingenform 11
- Pathogefäß mit Formaldehydlösung neutral gepuffert
- Knochenmarkpunktionsbesteck, Safe-Cut-Biopsie-System zur Aspiration und Biopsie (Auswahl des Durchmessers und der Länge der Punktionsnadel abhängig von der Beschaffenheit des Knochens und der Weichteile ➤ Tab. I.1)

Durchführung der Punktion

Anlage eines peripheren Venenverweilkatheters (pVK): Vor jeder Punktion mit oder ohne Sedierung ist die Anlage eines pVK obligat.

Prämedikation, Sedierung des Patienten: Eine Prämedikation ist nicht notwendig. Eine Knochenmarkpunktion ist bei guter Lokalanästhesie und korrekter Technik eine erträgliche Untersuchung,

Tab. I.1 Auswahl von Durchmesser und Länge der Punktionsnadel

Alter des Patienten, Beschaffenheit des Beckenkamms und der Weichteile	Normalgewichtiger Patient Subkutanes Fettgewebe < 7–8 cm	Junger, schlanker, Patient mit „harten Knochen" Subkutanes Fettgewebe < 7–8 cm	Adipöser Patient Subkutanes Fettgewebe > 7–8 cm	Junger, adipöser Patient mit „harten Knochen" Subkutanes Fettgewebe > 7–8 cm
Durchmesser und Länge der Punktionsnadel	8 Gauge, 10 cm	11 Gauge, 10 cm	8 Gauge, 15 cm	11 Gauge, 15 cm

sodass auf eine Sedierung mit Benzodiazepinen (z. B. Midazolam) verzichtet werden sollte. Nur bei ängstlichen, durch Vorpunktionen traumatisierten Patienten kann sie unter kontinuierlicher Monitorüberwachung (Blutdruck, Herz- oder Pulsfrequenz, Sauerstoffsättigung) und schriftlicher Dokumentation der Vitalparameter nach vorheriger Aufklärung über das Risiko einer Atemdepression bei einem mindestens acht Stunden nüchternen Patienten angeboten werden. Nach erfolgter Punktion muss die Nachbeobachtung durch medizinisches Personal über vier Stunden (!) erfolgen. Auf die beeinträchtigte Reaktionsfähigkeit und Verkehrstüchtigkeit muss hingewiesen werden! Ambulante Patienten müssen deshalb abgeholt werden.

MERKE

Im Fall einer Atemdepression unter Benzodiazepinen sollte eine Sauerstoffapplikation, ggf. Maskenbeatmung (Ambubeutel mit Beatmungsmaske) gewährleistet sein. Außerden sollten ein bis zwei Ampullen des Antidots Flumazenil griffbereit im Punktionsraum liegen. Das Benzodiazepin darf nur fraktioniert (keine Bolusgabe!) intravenös appliziert und muss zusammen mit den Vitalparametern auf einem separaten Überwachungsblatt dokumentiert werden.

Auswahl der Punktionsseite und -stelle:

- Die Punktion kann prinzipiell auf beiden Seiten des Beckenkamms erfolgen.
- Da das Os ilium im Bereich der Spina iliaca posterior superior mit ca. 3 cm am breitesten ist, erfolgt die Knochenmarkentnahme vorzugsweise an dieser Stelle.
- Bei vorausgegangener Bestrahlung des Beckens sollte jedoch die nicht-bestrahlte Seite punktiert werden. Bei Patienten mit bekanntem Multiplem Myelom sollte vor Beginn der Punktion, im letzten Ganzkörper-CT bzw. -Befund, das Becken auf Vorhandensein von Osteolysen (Größe und Lage) überprüft werden. Bei großen Osteolysen im Bereich der Spina iliaca posterior superior, wird auf die Gegenseite oder an die Spina iliaca anterior superior rechts oder links ausgewichen.

Lagerung des Patienten: Die Punktion wird in der Regel in Seitenlage, selten in Bauchlage durchgeführt. Der Patient wird auf die rechte oder linke Seite gelagert. Das unten liegende Bein wird ausgestreckt, das obere angewinkelt und bis zum Bauch angezogen, sodass das Becken gut fixiert wird und nicht wegkippen kann. Es ist auf eine gerade Ausrichtung der Wirbelsäule zu achten, da eine Verdrehung des Oberkörpers nach vorn zu einer Schiefstellung des Beckens führt, die eine orthograde Punktion des Beckenkamms erschwert.

Auffinden der Punktionsstelle: Der Beckenkamm wird von der Spina iliaca anterior superior bis zur Spina iliaca posterior superior abgetastet. Dort fährt man mit zwei, am besten drei Fingern quer über die Crista, um die Mitte des Beckenkamms zu ertasten. Diese Stelle wird anschließend mit dem Fingernagel oder Kugelschreiber markiert.

MERKE

Bei adipösen Patienten, insbesondere bei ausgeprägtem subkutanem Fettgewebe (bei Frauen), sind häufig die Spina iliaca posterior superior und auch der Beckenkamm nicht palpabel. In diesem Fall kann man die Stelle bei gerader Wirbelsäule und nicht-verkipptem Becken abschätzen: 3 bis 5 cm von der Wirbelsäule und ca. 5 cm oberhalb der Rima ani. Falls Knochen in der Tiefe getastet werden kann, wird die Stelle markiert. Auch bei Nicht-Tasten des Knochens erfolgt eine Markierung der Stelle.

Lokalanästhesie: Die Punktionsstelle wird mehrfach desinfiziert und mit dem Lochtuch steril abgedeckt. Für die Lokalanästhesie werden 10 ml eines Lokalanästhetikums (z. B. Procain 2 %) in eine 10-ml-Spritze mit der kurzen, gelben Kanüle (s. o. „Benötigte Materialien“) aufgezogen. Auf die 10-ml-Spritze mit dem Lokalanästhetikum wird die blauen Kanüle (23 G) aufgesetzt. Bei adipösen Patienten benötigt man die 7 cm lange, gelbe Kanüle für die Lokalanästhesie. Zunächst wird eine Hautquaddel gesetzt und anschließend die Kanüle unter Aspiration senkrecht in die Tiefe eingeführt, bis ein Widerstand durch Knochen zu spüren ist. Da das Periost innerviert ist, kann dies für den Patienten schmerzhaft sein. Durch Setzen kleiner Einstiche in das Periost werden in diesem Areal fächerförmig (Durchmesser von 2 cm) ca. 80 Prozent des Lokalanästhetikums stets unter Aspiration injiziert. Der Rest wird beim Rückzug der Nadel ins subkutane Fettgewebe appliziert (= subkutane Lokalanästhesie). Nach der Lokalanästhesie sollte mindestens fünf bis zehn Minuten bis zum Wirkeintritt gewartet werden.

Tab. I.2 Antikoagulanzien für verschiedene diagnostische Untersuchungen (modifiziert nach Truger et al. 2017)

Diagnostische Untersuchung	EDTA	Heparin	Citrat
Zytomorphologie	+	–	+
Durchflusszytometrie	+	+	+
Zytogenetik*	–	+	–
FISH	+	+	+
Molekulargenetik	+	+	+

* Für die zytogenetische Untersuchung wird heparinisiertes Blut bzw. Knochenmarkaspirat benötigt.

Aufziehen der Antikoagulanzien: Um eine Verwechslung auszuschließen, bietet es sich an, die Antikoagulanzien in Spritzen mit unterschiedlichen Volumina (z. B. 10-ml-Spritze für EDTA und 20-ml-Spritze für Heparin) aufzuziehen. Dabei wird ca. 1 ml Antikoagulans in die jeweilige Spritze aufgezogen und gut benetzt. In ➤ Tab. I.2 sind die benötigten Antikoagulanzien für verschiedene diagnostische Methoden aufgeführt.

Durchführung der Knochenmarkaspiration

Fünf bis zehn Minuten nach der Injektion des Lokalanästhetikums wird eine Stichinzision der Haut von ca. 5 mm Länge mit dem Skalpell durchgeführt, da sonst eine Penetration der Haut mit der Punktionsnadel, die einen Außendurchmesser von 4 mm hat, nicht möglich ist. Das Skalpell muss bei der Stichinzision so tief wie möglich eingeführt werden, um Hautbrücken zu trennen. Anschließend wird die Stelle mit einer sterilen Kompresse komprimiert, bis die Hautblutung nach zwei bis vier Minuten sistiert. Unter ASS kann die Blutungszeit verlängert sein, sodass länger komprimiert werden muss.

Die Punktionsnadel wird an der Spina iliaca posterior superior (➤ Abb. I.1, ➤ Abb. I.2) angesetzt und vorsichtig vorgeschoben, bis ein Knochenwiderstand gespürt wird. Unter kontinuierlichem Druck und gleichzeitiger Drehbewegung aus dem Handgelenk wird die Punktionsnadel senkrecht in den Beckenkamm eingestochen (1). Mit der anderen Hand wird die Spina illiaca anterior superior auf der Punktionsseite fixiert. Nach ca. 0,5 cm wird die Stichrichtung um ca. 30 bis 60° (2) zur gedachten Linie der Spina iliaca anterior superior (3) geändert. Nach Eindringen in den Markraum lässt der Widerstand nach. Der Throkar wird durch Abheben des Verschlussdeckels aus der Punktionsnadel herausgezogen. Der Patient wird auf den durch den Unterdruck bei der Aspiration entstehenden einschießenden Schmerz aufmerksam gemacht. Anschließend werden eine 10-ml-Spritze mit EDTA konnektiert und zügig ca. 5 ml Knochenmarkblut aspiriert. Falls erforderlich, wird eine weitere Spritze mit EDTA aufgesetzt und Blut aus dem Knochenmark aspiriert. Erst danach kann die mit Heparin versetzte Spritze (z. B. 20-ml-Spritze, um eine Verwechslung zu vermeiden) konnektiert und ca. 5 ml Blut aspiriert werden. Zur Vermeidung einer potenziellen Heparinkontamination durch den Spitzenkonus, die zu Färbeartefakten in der Pappenheim-Färbung führen kann, muss die Aspirationszytologie mit EDTA-Zusatz als Erstes durchgeführt werden.

Tipp: Um sicherzustellen, dass das Aspirat auch Markbröckel enthält, ist die Durchführung eines „Bröckeltests" vor Fortführung der Aspiration empfehlenswert. Hierzu wird ein Tropfen auf die Innenseite der aus Kunststoff bestehenden Verpackung des Punktionsbestecks bzw. in eine Petrischale getropft und von einem Helfer geschwenkt und gekippt gehalten. Sind Markbröckel sichtbar (diese bleiben an der Unterlage haften, das Blut fließt ab), wird die Punktion fortgeführt. Ansonsten muss die Nadel noch einige Millimeter in die Tiefe vorgeschoben und ein erneuter Bröckeltest durchgeführt werden.

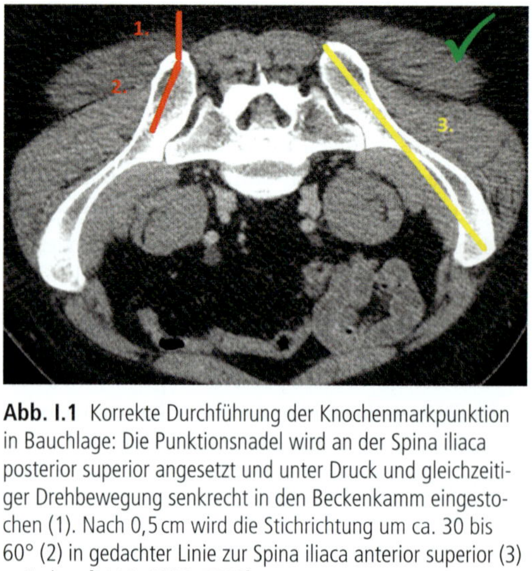

Abb. I.1 Korrekte Durchführung der Knochenmarkpunktion in Bauchlage: Die Punktionsnadel wird an der Spina iliaca posterior superior angesetzt und unter Druck und gleichzeitiger Drehbewegung senkrecht in den Beckenkamm eingestochen (1). Nach 0,5 cm wird die Stichrichtung um ca. 30 bis 60° (2) in gedachter Linie zur Spina iliaca anterior superior (3) geändert. [L138; P502; T985]

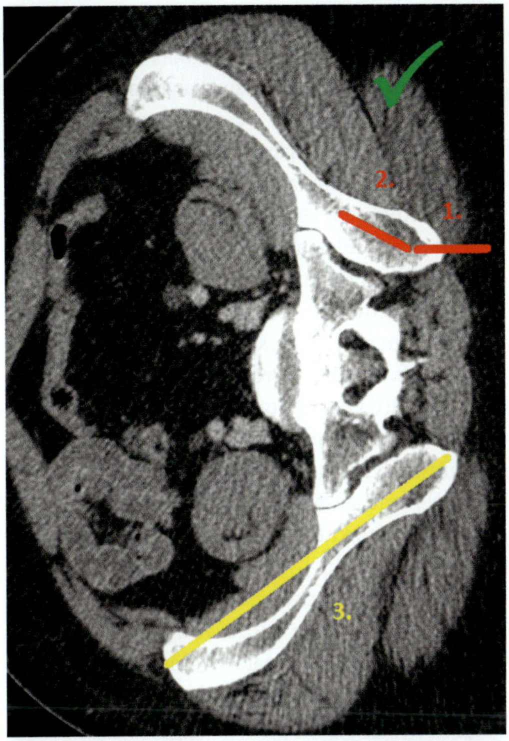

Abb. I.2 Korrekte Durchführung der Knochenmarkpunktion in Seitenlage, Ausführung ➤ Abb. I.1 [L138; P502; T985]

Im Fall einer **Punctio sicca** („trockene Punktion") oder Aspiration von geringen Mengen Knochenmarkblut ohne Markbröckel sollten noch zwei bis drei weitere Punktionsversuche an verschiedenen Stellen unternommen werden. Bei Erfolglosigkeit ist die Anfertigung eines Abrollpräparats empfehlenswert (s. u.). Am Ende des Aspirationsvorgangs wird die Punktionsnadel wieder eingeführt und zusammen mit dem Throkar entfernt. Die Einstichstelle wird sofort mit sterilen Kompressen zur Verringerung des Hämatomrisikos komprimiert. Falls im Anschluss eine Stanze entnommen werden soll, muss das Punktionsbesteck durch Hin- und Herschwenken von Blut und Blutkoageln befreit werden.

MERKE

Bei optimaler Lokalanästhesie sollte der Patient beim Berühren des Periosts kaum Schmerzen und beim Einstechen in die Kompakta lediglich einen Druck verspüren. Bei unzureichender Anästhesie des Periosts muss noch einmal eine Infiltration mit 5 bis 10 ml (z. B. Procain 2 %) erfolgen. Bei korrekter Punktionsstelle und Stichrichtung sollte nach Erreichen des Markraums der Druck nachlassen und der Patient schmerzfrei sein, da das Knochenmark im Gegensatz zum Periost kaum Nerven enthält.

Durchführung der Knochenmarkbiopsie

Die Entnahme der Knochenstanze durch weiteres Vorschieben der Punktionsnadel im Anschluss an die Punktion wird nicht empfohlen, da nach der Aspiration durch die Einblutung in das punktierte Areal die Qualität der entnommenen Stanze beschränkt und somit eine Aussage meistens nur eingeschränkt möglich ist.

Die Punktionsnadel für die Knochenmarkbiopsie wird wie bei der Aspiration am gleichen Beckenkamm ungefähr 0,5 cm von der Aspirationsstelle entfernt senkrecht eingebracht und unter kontinuierlichem Druck und Drehbewegungen vorgeschoben. Nach ca. 0,5 cm wird der Throkar entfernt und der Ersatzdeckel aufgesetzt. Nach Änderung des Stichwinkels um 30 bis 60° wird die Nadel mindestens 1 bis 1,5 cm Richtung Spina iliaca anterior superior weiter in die Tiefe eingeführt. Mit Hilfe eines Biopsatschiebers kann die Länge ausgemessen werden. Bei korrekter Punktionstechnik und orthograder Entnahme ist eine Biopsielänge von ca. 4 cm möglich (➤ Abb. I.3). Bei ausreichender Länge wird der Ersatzdeckel entfernt und der LockWire (Biopsatschneider) vorsichtig eingeführt, bis er am Griff der Punktionsnadel einrastet. Anschließend wird die komplette Punktionsnadel an Ort und Stelle zweimal um mindestens 360° um die Kanülenachse gedreht. Dabei sollte darauf geachtet werden, dass

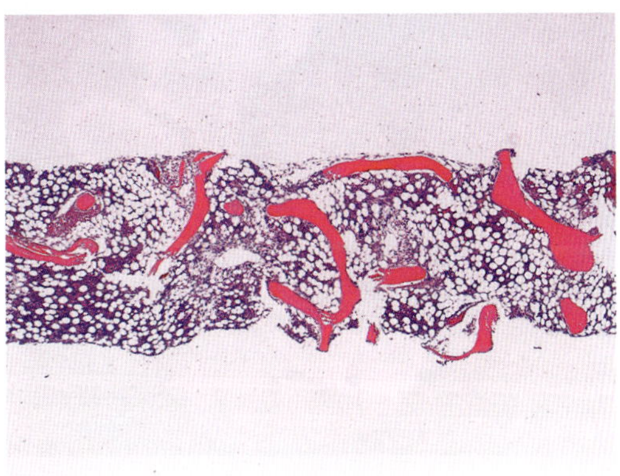

Abb. I.3 Optimales Stanzpräparat einer orthograd entnommenen, ausreichend langen Knochenstanze [T985]

sich die Kanülenposition nicht verändert und somit die Punktionsnadel nicht versehentlich ohne Herausschneiden des Biopsats herausgezogen wird. Danach wird die Nadel mit einem angemessenen Kraftaufwand leicht hin- und herbewegt, um das Biopsat vom Markraum zu trennen und die Nadel aus dem Knochen zu entfernen.

Fehlerhafte Punktionstechnik (➤ Abb. I.4)

- Falls der Patient nach Änderung der Stichrichtung kontinuierlich über Schmerzen klagt, handelt es sich um eine **tangentiale Punktion,** d. h., die Punktionsnadel wurde entlang des Periosts vorgeschoben (➤ Abb. I.4.a). **Korrektur:** Die Nadel wird zurückgezogen und der Stichwinkel reduziert.
- Falls der Patient am Anfang bei Penetration der Kompakta nur ein Druckgefühl, nach Erreichen kaum Schmerzen, jedoch bei weiterem Vorschieben der Nadel Schmerzen verspürt, spricht dies für eine Perforation (➤ Abb. I.4.b) bei senkrechter Punktion (ohne Änderung der Stichrichtung!). Dies kann eine Gefäß- oder Darmverletzung im kleinen Becken zur Folge haben. **Vermeidung:**
  - Änderung des Stichwinkels nach Durchtritt durch die Kompakta nicht vergessen.
  - Bei Auftreten von Schmerzen beim Vorschieben der Nadel in die Tiefe und Spüren eines Widerstands darf die Punktion auf keinen Fall unter schmerzhaften Bedingungen und Überwindung des Widerstands mit brachialer Gewalt fortgeführt werden! Das weitere Vorschieben wird gestoppt und ein Aspirations- bzw. Biopsieentnahmeversuch vorgenommen. Bei missglücktem Entnahmeversuch muss die Nadel herausgezogen und an einer anderen Stelle erneut punktiert werden.

Abschluss der Knochenmarkbiopsie

Die ausreichend lange Stanze wird umgehend in das Pathogefäß mit der Formaldehydlösung gegeben.

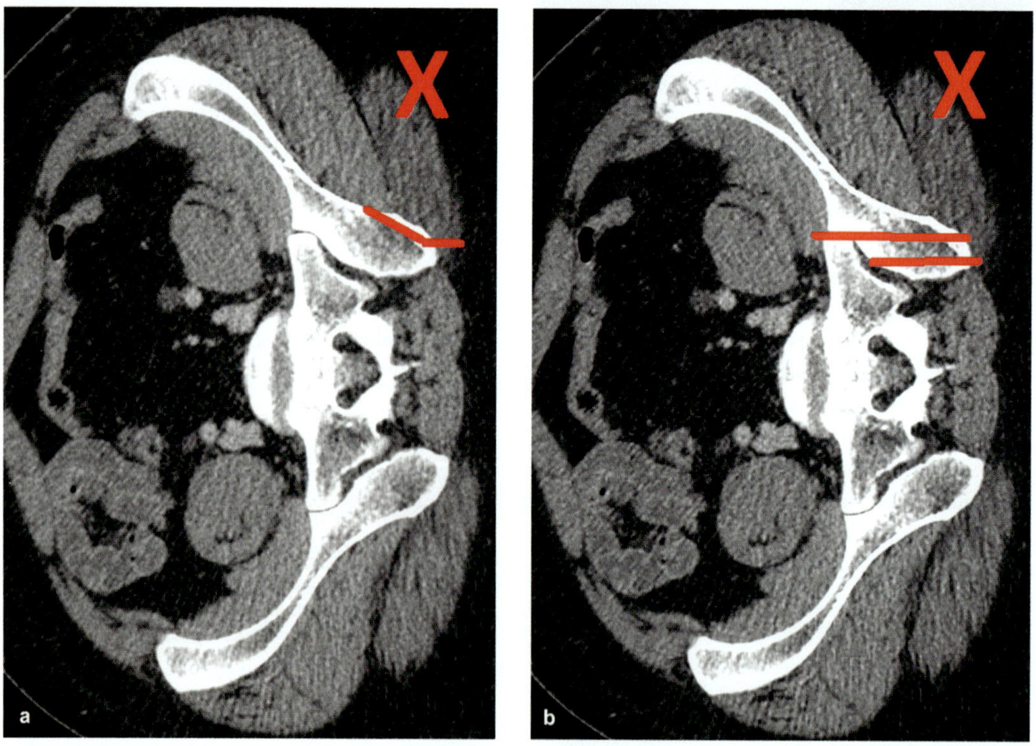

Abb. I.4 Fehlerhafte Punktionstechnik.
a) Tangentiale Punktion
b) Perforation bei senkrechter Punktion (ohne Änderung der Stichrichtung) [L138; P502; T985]

Tab. I.3 Vor- und Nachteile der Knochenmarkzytologie und -histologie

	KM-Zytologie	KM-Histologie
Vorteile	• Gute Beurteilung der Einzelzellen • Zytochemische Untersuchungen (inkl. intrazellulärer Ferritindarstellung mittels Eisenfärbung) möglich • Entnahme vitaler Zellen für Zytogenetik • Kürzere Bearbeitungszeit → Erhalt des zytomorphologischen Befunds innerhalb von Stunden • Geringer Präparationsaufwand	• Bessere Erfassung von nodulären, herdförmigen Infiltraten • Aussage bei Myelofibrose möglich • Mitbegutachtung von Knochengewebe und Stroma • Topografische Zuordnung/Knochenmarkarchitektur
Nachteile	• Fehlende Aussagemöglichkeit über Gewebestruktur des Knochenmarks und der topografischen Verteilung der Hämatopoese • Eingeschränkte Beurteilbarkeit bei Hypo- und Aplasie sowie Punctio sicca	• Eingeschränkte Beurteilbarkeit der Einzelzellen • Keine Beurteilung des intrazellularen Eisengehalts möglich: kein Aussage zu Ringsideroblasten • Deutlich längere Bearbeitungszeit (mind. eine Woche) durch aufwendige Präparation

Nach ausreichender Kompression und Sistieren der Blutung wird die Einstichstelle mit einem Pflaster versorgt. Eine Naht ist nach kleiner Stichinzision nicht notwendig. Auf das Pflaster werden noch mehrere, in der Mitte gefaltete sterile Kompressen gelegt. Mit zwei bis drei ca. 20 cm langen Fixomull®-Streifen wird ein Druckverband angelegt und die Punktionsstelle mit einem Sandsack in Rückenlage komprimiert. Nach 30 bis 60 Minuten darf der Patient bei unauffälligem Verband aufstehen. Duschen und Baden ist in den folgenden drei Tagen nur mit wasserabweisendem Pflaster möglich.

Bei einer **Punctio sicca** kann ein Abrollpräparat angefertigt werden. Hierzu werden mehrere Objektträger benötigt. Die Stanze wird auf einen Objektträger gelegt und mit Hilfe eines zweiten Objektträgers vorsichtig und ohne viel Druck auszuüben hin- und hergerollt.

In ➤ Tab. I.3 sind die Vor- und Nachteile der Knochenmarkzytologie und -histologie zussammengefasst

Am Ende der Punktion werden alle spitzen Gegenstände in einem speziellen Abwurfbehälter entsorgt und die restlichen, nicht mehr benötigen Materialien weggeworfen.

Verpackung und Versand des Probenmaterials

Auf die Spritzen werden Luer-Lock-Verschlusskappen aufgesetzt und zusätzlich mit Pflasterstreifen fixiert. Die Spritzen werden mit einem Patientenetikett versehen. Es sollte auch der Antikoagulans-Zusatz auf den jeweiligen Spritzen vermerkt werden. Da in der Regel aus Qualitätsgründen die Markausstriche im Labor durch MTAs angefertigt werden, sollten die Proben zügig ins Labor gebracht oder verschickt werden. Zusätzlich sollte die Einsendung von peripherem Blut (EDTA und Heparin) nicht vergessen werden.

Tipp: Um dem Zytomorphologen und Pathologen die Beurteilung und Befunderstellung zu erleichtern, sollten auf dem Anforderungsschein ausführliche klinische Angaben gemacht, das aktuelle Labor inklusive Blut- und Differenzialblut beigefügt und die Fragestellung präzise formuliert werden.

LITERATUR

Fuchs R, Staib P, Brümmendorf T. Knochenmark, Knochenmarkpunktion, Beckenkammbiopsie. In: Fuchs R, Staib P, Brümmendorf T. Hämatologie 2018. 28. A. Stolberg: Nora, 2018. S. 74–77.

Hoffmeister HM,·Bode C, Darius H. Unterbrechung antithrombotischer Behandlung (Bridging) bei kardialen Erkrankungen. Positionspapier. DerKardiologe; 2010(4):365–374.

Truger M, Dietzfelbinger H, Kremer M. Knochenmarkdiagnostik. In: Straka C, Dietzfelbinger H (Hrsg.). Manual Empfehlungen zur Diagnostik, Therapie und Nachsorge. Multiples Myelom. 5. A. Germering: Zuckschwerdt 2017. S. 42–49.

II

Nurcan Alpay

Blutbildveränderungen: Anämie

6 Endlich schwanger!? 45

7 Das glückliche Ende einer Odyssee 50

8 Doch kein Fall für den Psychiater! 55

9 Immer diese Vorurteile! 62

10 Ein hoffnungsloser Fall? 67

11 Infundieren ohne nachzudenken 74

12 Der traumatisierte Chemiker 78

13 Plötzlich quietschgelb! 83

14 Für immer gehbehindert 87

15 Doch kein Mitbringsel aus Südamerika? 93

16 Alles unter einen Hut bringen 98

17 Es ist nicht alles Gold, was glänzt 109

Anhang Teil II: Abklärung Anämie 115

FALL

6 Endlich schwanger!?

FALLBERICHT

Eine 38-jährige Patientin stellt sich mit Bauchumfangszunahme und neu aufgetretener Anämie zur weiteren Abklärung in der hämatologischen Ambulanz vor.

Die Patientin habe in den vergangenen Monaten einen **zunehmenden Bauchumfang** bemerkt und sich bei bisher **unerfülltem Kinderwunsch** und ausgebliebener Periode zunächst gefreut, endlich schwanger zu sein. Der durchgeführte Schwangerschaftstest aus der Drogerie sei jedoch negativ ausgefallen. Daraufhin erfolgte die Vorstellung beim Hausarzt, der eine **Anämie** feststellte. Seit eineinhalb Jahren bestehe eine rezidivierende Hypermenorrhö. Andere Blutungszeichen werden verneint. Eine B-Symptomatik liege nicht vor. Eine Lymphadenopathie sei nicht bemerkt worden.

An Vorerkrankungen ist eine Hypothyreose bekannt. Dauermedikation: L-Thyroxin 1 × 50 µg. Keine Allergien. Keine Voroperationen.

Bei der Vorstellung in der hämatologischen Ambulanz ist die Patientin beschwerdefrei. Bei der körperlichen Untersuchung fallen eine ausgeprägte Haut- und Schleimhautblässe und eine 20 × 20 cm große tastbare, harte, bis zum Bauchnabel reichende Resistenz im Unter- und Mittelbauch auf.

6.1 Diagnostik

Befund Labordiagnostik

Bei der Erstvorstellung werden die in ➤ Tab. 6.1 aufgeführten Routineparameter erhoben.

- Im Blutbild zeigt sich eine **hyporegenerative hypochrome, mikrozytäre Anämie** mit einem Hb-Wert von 10,3 g/dl. Im Differenzialblutbild fällt eine **diskrete Lymphopenie** auf.
- Der **Ferritinwert** und die **Transferrinsättigung** sind **stark vermindert,** der **RDW-Wert ist gesteigert.**
- Die übrigen Routineparameter liegen im Normbereich.

Bei der Patientin liegt eine **Eisenmangelanämie** vor.

MERKE

Da es sich bei der Eisenmangelanämie nur um ein Symptom handelt, muss die Genese geklärt werden. Eine Eisensubstitution und die Durchführung von Laborverlaufskontrollen allein reichen nicht aus.

Tab. 6.1 Routinelabor bei Erstvorstellung

Kenngröße	Maßeinh.	Mat.	Referenzber.	
Klinische Chemie				
Natrium	mmol/l	P	135–145	**142**
Kalium	mmol/l	S	3,5–5,0	**3,9**
Glukose	mg/dl	P	60–99	**98**
Harnstoff	mg/dl	P	13–49	**22**
Kreatinin	mg/dl	P	0,5–1,0	**0,9**
GFR (CKD-EPI)	ml/min	P	≥ 90	**84**
Harnsäure	mg/dl	P	2,5–5,7	**3,5**
Calcium	mmol/l	P	2,10–2,55	**2,29**
Eisen	µg/dl	P	80–180	**16**
Ferritin	µg/l	P	15–160	**2**
Transferrin	g/l	P	2,0–3,6	**3,8**
Transferrinsättigung	%	P	15,0–45,0	**3**
C-reakt. Prot.	mg/dl	P	≤ 0,50	**< 0,10**
Eiweiß, gesamt	g/dl	P	6,0–8,5	**7,1**
Bilirubin gesamt	mg/dl	P	≤ 1.2	**0,8**
GOT [AST] (37°)	U/l	P	≤ 35	**17**
GPT [ALT] (37°)	U/l	P	≤ 35	**13**
Gamma-GT (37°)	U/l	P	≤ 40	**11**

6

Tab. 6.1 Routinelabor bei Erstvorstellung *(Forts.)*

Kenngröße	Maß-einh.	Mat.	Referenz-ber.	
Klinische Chemie				
Alk. Phosphatase (37°)	U/l	P	35–105	**47**
LDH (37°)	U/l	P	≤ 250	**188**
Hämatologie				
Kleines Blutbild		B		
Leukozyten	G/l	B	4,0–10,4	**5,6**
Erythrozyten	T/l	B	3,96–5,16	**5,36**
Hämoglobin	g/dl	B	11,5–15,4	**10,3**
Hämatokrit	l/l	B	0,346–0,453	**0,342**
RDW-CV	%	B	12,1–14,8	**20,5**
MCV	fl	B	80,0–95,5	**63,8**
MCH	pg	B	26,1–32,6	**19,2**
MCHC	g/dl	B	31,9–35,5	**30,1**
Thrombozyten	G/l	B	176–391	**346**
Retikulozyten	Promille	B	4–14	**8**
Retikulozyten-Produktionsindex		B		**0,4**
Differenzial-BB (maschinell)		B		**Gerät**
Neutrophile Granulozyten	%	B	43–74	**69**
Lymphozyten	%	B	18–46	**19**
Monozyten	%	B	4–12	**9**
Eosinophile Granulozyten	%	B	0–5	**2**
Basophile Granulozyten	%	B	0–1	**1**
Neutrophile Granuloz. (abs.)	G/l	B	1,91–7,37	**3,88**
Lymphozyten (abs.)	G/l	B	1,22–3,56	**1,06**
Monozyten (abs.)	G/l	B	0,25–0,85	**0,52**
Eosinophile Granuloz. (abs.)	G/l	B	0,03–0,44	**0,11**
Gerinnung (Spezial)				
Quick-Wert	%	P	70–120	**98**
INR		P	(0,8–1,2)	**1**
PTT	sec	P	25–42	**31**
Immunologie, Proteinchemie				
Haptoglobin	mg/dl	P	30,0–200,0	**76,5**

Eisenmangelanämie

Labordiagnostik

- Für die Diagnose eines latenten Eisenmangels oder einer manifesten Eisenmangelanämie sind das Blutbild und die Bestimmung zusätzlicher Laborparameter im peripheren Blut ausreichend (➤ Tab. 6.2).
- Eine Knochenmarkpunktion ist nicht indiziert.
- Ein Ferritinwert < 12 µg/l entspricht leeren Eisenspeichern, auf die Bestimmung von Eisen, Transferrin und Transferrinsättigung kann verzichtet werden.
- Es ist zu beachten, dass Ferritin ein Akute-Phase-Protein ist und bei Werten zwischen 12–200 µg/l die Bestimmung des löslichen Transferrinrezeptors zur Detektion eines maskierten Eisenmangels erforderlich ist.
- Bei Werten > 200 µg/l und normalen Entzündungsparametern liegt kein Eisenmangel vor.

Differenzialdiagnostisch kommt eine hypochrome, mikrozytäre Anämie auch bei einer Thalassämie, Hämoglobinkrankheit (ethnischer, familiärer Hintergrund?) und bei der Anämie chronischer Erkrankungen vor.

Ein weiterer wichtiger Parameter, der von modernen Analysegeräten angegeben wird, ist der **RDW-Wert** (red blood cell distribution width = Erythrozytenverteilungsbreite). Der RDW-Wert wird in Prozent angegeben, der Normbereich liegt zwischen 11 und 15 %. Eine Erhöhung ist bei der Eisenmangelanämie typisch. Bei der Patientin im vorliegenden Fall ist der Wert mit 20,5 % erhöht.

Schweregrade

- **Prälatenter Eisenmangel** (= Speichereisenmangel):
  - Ferritin < 20 µg/l
  - MCV und MCH: normal
  - Erythrozytenmorphologie: normal
  - Hb-Wert: normal

Tab. 6.2 Wichtige Eisenparameter für die Diagnose einer Eisenmangelanämie

Parameter	Fe-Mangel
Transferrinsättigung	< 20 %
Löslicher Transferrinrezeptor	Erhöht
Ferritin (µg/l)	< 15 µg/l

- **Latenter Eisenmangel** (= eisendefiziente Erythropoese):
  - Ferritin < 20 µg/l
  - MCV und MCH: normal
  - Erythrozytenmorphologie: Anisozytose
  - Hb-Wert < 13 g/dl
- **Manifester Eisenmangel** (= Eisenmangelanämie):
  - Ferritin < 12 µg/l
  - MCV und MCH: vermindert
  - Erythrozytenmorphologie: hypochrome Erythrozyten
  - Hb-Wert < 11 g/dl

Ursachen

Die häufigste Ursache eines Eisenmangels in Industrieländern ist ein verstärkter Eisenverlust infolge einer **chronischen Blutung.** Diese kann sich im Gastrointestinal-, Respirations-, Urogenital- und im weiblichen Genitaltrakt manifestieren. Je nach Anamnese und vermuteter Blutungsquelle ist eine weitere Abklärung beim Spezialisten erforderlich.

Es gibt noch weitere Ursachen, die leicht übersehen werden können. Insbesondere durch **Blutabnahmen** (häufiges Blutspenden, diagnostische Blutentnahmen im Krankenhaus [z. B. häufige Blutgasanalysen bei Intensivpatienten], häufige Aderlässe bei Polycythaemia vera und Hämochromatose) und **unzureichende enterale Resorption** (Vegetarier/Veganer, Z. n. Gastrektomie, Malabsorption [Sprue, chronisch-entzündliche Darmerkrankungen], Helicobacter pylori) kann sich ein Eisenmangel ausbilden.

MERKE

Regelmäßige Phlebotomien z. B. bei **Polycythaemia vera** oder Hämochromatose/sekundärer Hämosiderose können aufgrund des herbeigeführten Eisenmangels ein **Restless-Legs-Syndrom** auslösen. Da eine Eisensubstitution bei der Polycythaemia vera kontraproduktiv ist, sollten regelmäßige Ferritin-Verlaufskontrollen erfolgen und die Phlebotomieintervalle, falls möglich, verlängert werden.

Abklärung der abdominellen Raumforderung

Bei einer abdominellen Raumforderung muss zunächst eine **Bildgebung** veranlasst werden. Bei jungen Patienten müssen differenzialdiagnostisch ein Lymphom, ein Weichteilsarkom, eine Metastase und insbesondere bei Frauen gynäkologische Tumoren in Betracht gezogen werden. Zunächst sollte eine Sonografie und im Verlauf zur weiteren artdiagnostischen Abklärung der Raumforderung eine CT- und ggf. MRT-Untersuchung durchgeführt werden. Abhängig von Lage, Größe und vermuteter Tumorentität kann eine sonografisch oder CT-gesteuerte Punktion oder laparaskopische Biopsientnahme zur histologischen Sicherung erfolgen.

Die Eisenmangelanämie der Patientin ist durch eine chronische Blutung bei Vorliegen einer gut- oder bösartigen Tumorerkrankung gut zu erklären.

Bei der Patientin wird eine **Abdomensonografie** durchgeführt. Sonografisch zeigt sich ein vergrößerter, bis zum Bauchnabel reichender Uterus mit einer gut begrenzten, homogenen, 18 cm großen subserösen Raumforderung.

Die Patientin wird daraufhin bei den Gynäkologen vorgestellt. Diese diagnostizieren einen **Uterus myomatosus.**

6.2 Therapie

Aufgrund des bestehenden Kinderwunsches wird mit der Patientin eine Myomenukleation besprochen und eine orale Eisensubstitutionstherapie veranlasst, um den präoperativen Hb-Wert in den Normbereich anzuheben. Im Verlauf klagt die Patientin unter der oralen Eisensubstitution über gastrointestinale Nebenwirkungen.

CAVE

Bei einer Myomenukleation kann es intraoperativ zu einem massiven Blutverlust kommen.

Da der Operationstermin bevorsteht und der Hb-Wert sich drei Wochen später noch nicht normalisiert hat, wird der Patientin präoperativ Eisen i. v., Eisencarboxymaltose 500 mg, appliziert. In der Laborverlaufskontrolle zeigen sich ein normwertiger Hb- und Ferritin-Wert, die Erythrozytenindizes sind noch leicht vermindert (➤ Tab. 6.3).

Die Therapie einer Eisenmangelanämie oder eines latenten Eisenmangels besteht in der **Gabe von ora-**

6

Tab. 6.3 Blutbildverlaufskontrolle (drei Wochen später)

Hämatologie				
Kleines Blutbild		EB		
Leukozyten	G/l	EB	4,0–10,4	**5,6**
Erythrozyten	T/l	EB	3,96–5,16	**5,05**
Hämoglobin	g/dl	EB	11,5–15,4	**12,1**
Hämatokrit	l/l	EB	0,346–0,453	**0,391**
MCV	fl	EB	80,0–95,5	**77,4**
MCH	pg	EB	26,1–32,6	**24**
MCHC	g/dl	EB	31,9–35,5	**30,9**
Thrombozyten	G/l	EB	176–391	**307**
Retikulozyten	Promille	EB	4–14	**13**

lem Eisen. Es stehen verschiedene Präparate in unterschiedlicher Darreichungsform zur Verfügung.

CAVE

Unter der oralen Eisensubstitution kommt es zu einer Schwarzfärbung des Stuhls. Im Gegensatz zum Teerstuhl ist der Stuhl nicht glänzend und der Hämoccult-Test negativ! Bei Teerstuhl und positivem Hämoccult-Test unter Eisensubstitution besteht der Verdacht auf eine gastrointestinale Blutung, die abgeklärt werden muss.

Bei Auftreten von gastrointestinalen Nebenwirkungen oder Malabsorption kann die Substitution auch parenteral erfolgen. Nach Beseitigung der primären Blutungsquelle kann ein Therapieerfolg frühestens eine Woche nach Therapiebeginn anhand eines **Retikulozytenanstiegs** dokumentiert werden. Die Eisentherapie wird bis zur Normalisierung des Hämoglobin- und des Ferritinwerts fortgeführt.

FALLBERICHT

Nach intravenöser Eisensubstitution und Normalisierung des Blutbilds wird bei der Patientin eine **laparaskopische Myomenukleation** vorgenommen. Bei dem eingeschickten OP-Präparat handelt es sich histologisch um ein **Leiomyom mit regressiven Veränderungen** (713 g; 26 × 26 × 7 cm).

Postoperativ entwickelt die Patientin ein **akutes Abdomen mit Peritonitis** bei intraoperativer Darmverletzung. Die Patientin muss mehrfach relaparatomiert und lavagiert werden. Nach Darmresektion und Anlage eines doppelläufigen Ileostomas bessert sich die Infektsituation, sodass die Patientin nach fast drei Monaten stationärem Aufenthalt entlassen werden kann. Das Stoma kann im Verlauf rückverlagert werden.

Was wäre wenn ...

- … die Patientin schwanger gewesen wäre?
  - Während der Schwangerschaft ist der Eisenbedarf erhöht. Dieser sollte über eisenhaltige Nahrungsmittel abgedeckt werden. Ein latenter Eisenmangel oder sogar eine manifeste Eisenmangelanämie (s. o.) ist in der Schwangerschaft nicht ungewöhnlich. Eine Eisenprophylaxe ohne Vorliegen eines Eisenmangels wird nicht empfohlen. Im Falle eines Eisenmangels in der Schwangerschaft hätte man die Patientin im ersten Trimenon oral oder bei symptomatischer Anämie transfundiert. Ab dem zweiten Trimenon ist neben einer oralen auch eine intravenöse Eisensubstitution möglich (siehe Fachinformationen der entsprechenden Präparate).
- … eine endoskopische Abklärung mittels ÖGD und Koloskopie durchgeführt worden wäre?
  - Die Patientin gab anamnestisch eine Hypermenorrhö und unerfüllten Kinderwunsch an. Sonografisch wurde eine Uterusraumforderung diagnostiziert. Daher war eine gynäkologische Ursache naheliegend. Nach Ausschluss einer gynäkologischen Ursache wäre erst im nächsten Schritt eine weitere gastroenterologische Abklärung indiziert gewesen.
- … eine Knochenmarkpunktion durchgeführt worden wäre?
  - Bei einer manifesten Eisenmangelanämie ist eine Knochenmarkpunktion nicht indiziert, da zur Diagnosestellung die Bestimmung der Eisenparameter im peripheren Blut genügt. Eine Knochenmarkpunktion wäre nur zur Abklärung einer weiteren Zytopenie im peripheren Blut (z. B. Leuko- und/oder Thrombozytopenie) indiziert. Bei dennoch erfolgter Knochenmarkpunktion wäre zytomorphologisch in der Eisenfärbung des Knochenmarkausstrichs ein Fehlen von Eisengranula sowohl in den kernhaltigen roten Vorstufen als auch in den Makrophagen typisch.

- … eine Hysterektomie durchgeführt worden wäre?
  – Im Nachhinein betrachtet, wäre dies aufgrund der Tumorgröße und der aufgetretenen postoperativen Komplikationen sinnvoll gewesen. Da die Patientin jedoch einen Kinderwunsch hatte und noch jung war, hatte man sich für den beschriebenen Schritt entschieden.

LITERATUR

Achebe MM, Gafter-Gvili A. How I treat anemia in pregnancy: iron, cobalamin, and folate. Blood, 2017; 129 (8): 940–949.

Froessler B, Collingwood J, Hodley NA. Intravenous ferric carboxymaltose for anaemia in pregnancy. BMC Pregnancy and Childbirth, 2014; 14:115–119.

Metzgeroth G, Hastka J. Eisenmangelanämie und Anämie der chronischen Erkrankungen. Internist, 2015; 56: 978–988.

Pritts EA, Parker WH, Olive DL. Fibroids and infertility: an updated systematic review oft he evidence. Fertil Steril, 2009; 91 (4): 1215–1223

Von Haehlin S, Ottenjan H, Anker SD. Eisenmangel Erkennen und behandeln. Internist, 2017; 58: 627–638.

ärztin habe aufgrund **erhöhter Entzündungsparameter** und **Zahnwurzelentzündungen** wiederholt **Antibiotika** verordnet. Das letzte Antibiotikum habe sie bis vor zwei Wochen eingenommen. Eine HNO-ärztliche Abklärung sei unauffällig gewesen. Wegen der Kopfschmerzen habe der niedergelassene Neurologe ein cMRT und ein EEG veranlasst. Auch hier seien keine Auffälligkeiten festgestellt worden.

Auf explizites Nachfragen erzählt die Patientin, dass sie im Verlauf auch **Schmerzen im Bereich des Nackens, Schultergürtels und Beckens entwickelt habe.** Haarekämmen sei nur schwer möglich. Eine Sehstörung habe sie nicht bemerkt. Bei der körperlichen Untersuchung fällt lediglich ein **Strömungsgeräusch über der Aorta abdominalis** auf.

Die geschilderte Klinik und die erhöhten Entzündungsparameter sind typisch für eine **Polymyalgia rheumatica** (PMR), DD **Riesenzellarteriitis** (RZA). Leider kommt es häufig vor, dass Kopf- und Muskelschmerzen bei älteren Patienten nicht richtig gedeutet, die geschilderten Symptome getrennt betrachtet und die Patienten, wie auch in diesem Fall, monatelang von einem Facharzt zum nächsten geschickt werden.

Die **Polymyalgia rheumatica** ist eine meist hochentzündliche Erkrankung des höheren Lebensalters, bei der Myalgien am Schulter- und Beckengürtel typisch ist. Sie ist gelegentlich mit einer Vaskulitis, meist als Riesenzellarteriitis, vergesellschaftet.

Anämie chronischer Erkrankungen

Bei der Anämie der Patientin handelt es sich um eine **Anämie chronischer Erkrankungen** (ACD, anemia of chronic disease), die auch als Tumor- oder Infektanämie bekannt ist. Die Genese ist multifaktoriell. Neben einer zytokinvermittelten direkten Hemmung der Erythropoese, Störung des Eisenmetabolismus, inadäquater Erythropoetinproduktion kann eine verkürzte Überlebenszeit der Erythrozyten zu einer verminderten Erythrozytensynthese führen. Im Gegensatz zur Eisenmangelanämie finden sich ein erhöhter Ferritinwert und eine normale bis leicht verminderte Transferrinsättigung (➤ Tab. 7.2). Bei der ACD ist eine **Knochenmarkpunktion in der Regel nicht erforderlich** (Ausnahme: Verdacht auf eine hämatologische Erkrankung als Ursache).

Tab. 7.2 Wichtige Parameter des Eisenmetabolismus zur Diagnose einer ACD

Parameter	ACD
Transferrinsättigung	Normal bis < 20 %
Löslicher Transferrinrezeptor	Normal
Ferritin (µg/l)	> 12 µg/l

Bei der Patientin wird keine Knochenmarkpunktion durchgeführt. Sie wird noch am gleichen Tag in der rheumatologischen Ambulanz zur weiteren Diagnostik und Einleitung einer systemischen Steroidtherapie vorgestellt. Die Therapie der Wahl einer ACD ist zunächst die Behandlung der Grunderkrankung.

MERKE

Die ACD ist charakterisiert durch eine Diskrepanz zwischen einem verminderten Serumeisenspiegel und einem normwertigen bis erhöhten Ferritinwert. Die Anämie ist häufig normochrom, kann aber auch gelegentlich hypochrom und mikrozytär sein.

Diagnose

Bei der Patientin liegt eine ACD bei Verdacht auf Polymyalgia rheumatica ± Riesenzellarteriitis vor.

7.2 Therapie

In der rheumatologischen Ambulanz wird bei der Patientin eine Sonografie des Bewegungsapparats (Schulter und Hüfte beidseits) durchgeführt. Sonografisch zeigt sich eine Tenosynovitis der linken Bizepssehne, vereinbar mit einer **Polymyalgia rheumatica.** Es wird eine **Steroidtherapie mit Prednisolon 20 mg/d** begonnen.

In der Laborverlaufskontrolle nach zwei Wochen und im weiteren Verlauf über vier Monate zeigt sich eine Normalisierung der BSG, des CRP- und Hb-Werts (➤ Tab. 7.3). Die Leukozytose ist steroidinduziert.

Tab. 7.3 Laborverlaufskontrolle (zwei Wochen später und im Verlauf)

Kenngröße	Maßeinh.	Mat.	Referenzber.	4 Monate später	2,5 Monate später	5 Wochen später	2 Wochen später
Klinische Chemie							
C-reakt. Prot.	mg/dl	PS	≤ 0,50	**0,37**	**0,78**	**0,12**	**0,25**
BSG 1 Stunde	mm	B	≤ 30	**12**	**4**	**8**	**12**
BSG 2 Stunden	mm	B	–	**26**	**16**	**12**	**36**
Hämatologie							
Kleines Blutbild		EB					
Leukozyten	G/l	EB	4,0–10,4	**15,4**	**12,6**	**12**	**10,8**
Erythrozyten	T/l	EB	3,96–5,16	**4,49**	**4,65**	**4,57**	**4,55**
Hämoglobin	g/dl	EB	11,5–15,4	**12,7**	**12,7**	**11,7**	**11,5**
Hämatokrit	l/l	EB	0,346–0,453	**0,399**	**0,393**	**0,373**	**0,363**
RDW-CV	%	EB	12,1–14,8	**16,9**	**20,6**	**20,4**	**17,2**
MCV	fl	EB	80,0–95,5	**88,9**	**84,5**	**81,6**	**79,8**
MCH	pg	EB	26,1–32,6	**28,3**	**27,3**	**25,6**	**25,3**
MCHC	g/dl	EB	31,9–35,5	**31,8**	**32,3**	**31,4**	**31,7**
Thrombozyten	G/l	EB	176–391	**318**	**255**	**229**	**355**

FALLBERICHT

Der Allgemeinzustand und die Klinik bessern sich unter der Steroidtherapie rasch. In der Laborverlaufskontrolle sind der Hb-Wert und die Blutsenkung normalisiert. Die Patientin verneint weiterhin eine Sehstörung. Aufgrund des auffälligen Auskultationsbefundes (Strömungsgeräusch über der Aorta abdominalis) bei der körperlichen Untersuchung (s. o.) wird die Diagnostik mittels Duplexsonografie der Arterien komplettiert.

Befund Duplexsonografie der Arterien

- Aa. temporales beidseits mit Halo-Phänomen, kompressionssonografisch über die Norm verdickt (0,7 mm). A. subclavia und A. axillaris beidseits mit vaskulitistypischer echoarmer Wandverdickung, hieraus resultierend hoch-, aber nicht höchstgradige Stenose in der distalen A. axillaris rechts, distal der Stenose (A. brachialis) regelrechte Wandmorphologie.
- Aortenbogen mit echoreichen atherosklerotischen Wandunregelmäßigkeiten, zudem echoarme vaskulitistypische Wandverdickung.

Sonografisch finden sich **typische Zeichen einer Riesenzellarteriitis.**

Die Prednisolon-Dosis wird umgehend auf 50 mg/d gesteigert. Die Patientin verneint weiterhin Sehstörungen. Sie wird dennoch zur augenärztlichen **Statuserhebung beim Opthalmologen** vorgestellt. Bei der augenärztlichen Untersuchung zeigt sich kein Hinweis auf eine anteriore ischämische Optikusneuropathie (AION). Der Visus ist beidseits altersentsprechend. Die Gesichtsfelduntersuchung ist unauffällig.

MERKE

Bei der **Riesenzellarteriitis** (RZA, Syn. Arteriitis temporalis, M. Horton, Arteriitis cranialis) handelt es sich um einen internistischen Notfall! Eine Fehldeutung klinischer Symptome und eine dadurch verzögerte Therapie kann zu einer irreversiblen, im schlimmsten Fall beidseitigen Erblindung des Patienten führen.

Bei **Patienten > 50 Jahre mit folgenden Symptomen sollte an eine RZA gedacht** werden:

- Neu aufgetretene diffuse Kopfschmerzen
- Sehstörungen
- Kiefer-Claudicatio
- Fieber, Nachtschweiß, Gewichtsverlust, Schlaflosigkeit, Abgeschlagenheit und Anämie
- **BKS-Beschleunigung und/oder CRP-Erhöhung**

Was wäre wenn ...

- ... auf die Anamnese nicht so großer Wert gelegt worden wäre?
  - Dann wäre die Patientin, wie vom Hausarzt gewünscht, umsonst punktiert und die Anämieabklärung mit Ausschluss einer hämatologischen Systemerkrankung abgeschlossen worden. Mit Hilfe der Anamnese und der körperlichen Untersuchung kann ein erfahrener Kliniker in der Regel in 80 Prozent der Fälle die richtige Diagnose vermuten oder sogar stellen. Im vorliegenden Fall müssen die chronologische Aufzählung der Symptome, das Aufsuchen verschiedener Spezialisten und die Entzündungsparameter den Arzt hellhörig werden lassen. Es muss angemerkt werden, dass sich die Patienten über Gelenk- und Muskelschmerzen gar nicht beklagt hatte! Im Vordergrund standen die zunehmende Verschlechterung des Allgemeinzustands und die Anämie. Die Schmerzen traten erst im Anamnesegespräch auf explizites Nachfragen zutage.
- ... eine Knochenmarkpunktion durchgeführt worden wäre?
  - Zytomorphologisch hätten sich lediglich reaktive Veränderungen gezeigt. Bei der Eisenfärbung hätte man das typische Muster mit fehlenden Eisengranula im Zytoplasma der kernhaltigen roten Vorstufen und reichlicher Eisengranulaablagerung in den Makrophagen gefunden. Eine Knochenmarkpunktion ist weder bei einer Eisenmangelanämie noch bei einer ACD indiziert. Nur bei Verdacht auf eine hämatologische Grunderkrankung – nach Ausschluss von Blutungsursachen, Substratmangel und chronischen Entzündungen – kann eine Punktion in Betracht gezogen werden. Eine Repunktion zur Abklärung eines MDS oder einer Leukämie bei einer vorausgegangenen unauffälligen Punktion ist nur bei Patienten mit Chemotherapie in der Vorgeschichte und progredienter Anämie bzw. Auftreten einer Bi- oder Panzytopenie im Verlauf sinnvoll.
- ... die Polymyalgia rheumatica bzw. Riesenzellarteriitis nicht erkannt worden wäre?
  - Die Patientin wäre weiter von Facharzt zu Facharzt gezogen und früher oder später mit ein- oder sogar beidseitiger Erblindung in eine Augenklinik notfallmäßig eingewiesen worden.
- ... eine zeitnahe Vorstellung beim Rheumatologen nicht erfolgt wäre?
  - Bei Verdacht auf Polymyalgia rheumatica ist eine Steroidtherapie zwingend und absolut indiziert. Daher hätte man noch am gleichen Tag eine Prednisolon-Therapie (unkomplizierte PMR ohne Vaskulitis: 15 mg/d; PMR mit Arteriitis, Kopfschmerz etc.: 60–250 mg/d; Arteriitis ohne sichere Augen- und Zerebralgefäßbeteiligung: 40–60 mg/d; bei Augenbeteiligung und Komplikationen: 250–500 mg [oder auch Bolus mit 1 g] i. v. über 3 Tage, anschließend Dosisreduktion auf 1 mg/kg KG) eingeleitet und die Patientin zeitnah beim Rheumatologen und Angiologen vorgestellt. Bei Komorbiditäten wie z. B. Diabetes mellitus oder arterieller Hypertonie kann auch bei niedrigen Dosen die Therapie stationär eingeleitet werden. Bei einer parenteralen hoch dosierten Bolus-Therapie muss sie sogar stationär durchgeführt werden (cave Blutzuckerentgleisung!).

LITERATUR

Manger B, Schulze-Koops H. Checkliste Rheumatologie. 4. Auflage, Thieme, 2012. S. 253–258

Ness T, Bley TA, Schmidt WA. Diagnose und Therapie der Riesenzellarteriitis. Dtsch Arztebl Int,2013; 110(21): 376–86

Weiss G, Goodnough LT. Anemia of chronic disease. N Engl J Med, 2005; 352 (10): 1011–1023

FALL

8 Doch kein Fall für den Psychiater!

FALLBERICHT

Ein 50-jähriger italienischer Patient stellt sich mit **postoperativ festgestellter Anämie** zur weiteren Abklärung vor.

Der Patient habe innerhalb der letzten vier Monate ein rasch progredientes **Karpaltunnelsyndrom** beidseits entwickelt, sodass die Feinmotorik stark eingeschränkt sei. Er könne inzwischen keinen Stift mehr halten. Eine medikamentöse Therapie mit Prednisolon (40 mg/d) und NSAR (Ibuprofen 3 × 600 mg/d) sowie Ruhigstellung des Handgelenks habe keine Besserung gebracht. Vor einer Woche sei eine Operation am Karpatunnel rechts durchgeführt worden. Bei dieser Operation wird das Retinaculum flexorum zur Entlastung des N. medianus durchtrennt. In zwei Wochen werde die linke Seite operiert. Postoperativ veranlasste der Chirurg eine Blutbildkontrolle. Hier zeigte sich ein Hb-Wert von 12,7 g/dl. Der Patient suchte auf Anraten des Chirurgen notfallmäßig die hämatologische Ambulanz zur Anämieabklärung auf. Er habe panische Angst davor, an Krebs erkrankt zu sein.

Bei der aktuellen Vorstellung ist der Patient bis auf die Probleme mit den Händen beschwerdefrei. Vor einer Woche habe er einen grippalen Infekt gehabt. Seit gestern habe er **„komische Punkte" an den Oberlidern.** Eine B-Symptomatik und Blutungszeichen werden verneint.

An Vorerkrankungen sind eine nicht behandelte arterielle Hypertonie und eine Hyperurikämie bekannt.

Dauermedikation: Ibuprofen 2 × 600 mg. Keine Allergien bekannt.

Bei der körperlichen Untersuchung fallen rötliche bis bräunliche Verfärbungen an den Oberlidern beidseits auf. Die rechte Hand ist seit der Operation verbunden. Die linke Hand ist vom Handgelenk bis zu den Fingern massiv geschwollen. Die Beweglichkeit ist eingeschränkt.

8.1 Diagnostik

Befund Labordiagnostik

Bei der Vorstellung in der hämatologischen Ambulanz wird ein Routinelabor abgenommen (➤ Tab. 8.1).

- Im Blutbild zeigt sich eine **hyporegenerative hyperchrome, normozytäre Anämie** mit einem Hb-Wert von 13,7 g/dl.
- Der **Ferritinwert** und der **Harnsäurewert** sind **erhöht.** Der Bilirubinwert ist nur diskret erhöht.
- Die übrigen Routineparameter liegen im Normbereich.

Aufgrund der diskreten Anämie bei sonst fast **unauffälligem Routinelabor** wird der Patient zunächst beruhigt. Eine Thalassaemia major kommt nicht in Frage, eine Thalassaemia minor ist dagegen aufgrund der Laborkonstellation (MCV normwertig, MCH diskret erhöht) und des Alters trotz Herkunft unwahrscheinlich. Da er über einen längeren Zeitraum NSAR und Prednisolon ohne Magenschutz eingenommen hat, wird trotz fehlender Blutungszeichen eine ÖGD zum **Ausschluss eines Ulkusleidens, DD Magenkarzinom,** durchgeführt.

Befund ÖGD

- **Ösophagus:** unauffällige Verhältnisse im eingesehenen Bereich.
- **Magen:** Im Antrum ventriculi ist an der gesamten Zirkumferenz die Schleimhaut streifenförmig gerötet.
- **Duodenum:** Im gesamten Bulbus duodeni sind mehrere oberflächliche, frisch epithelialisierte Läsionen sichtbar (max. Größe 6 mm).

8

Tab. 8.1 Routinelabor bei Erstvorstellung

Kenngröße	Maß-einh.	Mat.	Refe-renzber.	
Klinische Chemie				
Natrium	mmol/l	PS	135–145	**137**
Kalium	mmol/l	S	3,5–5,0	**4,3**
Blutzucker	mg/dl	PS	60–99	**96**
Harnstoff-N	mg/dl	PS	7–23	**11**
Kreatinin	mg/dl	PS	0,5–1,2	**1**
GFR pro 1,73 qm (Mabb)	ml/min	PS	≥ 60,0	**> 60,0**
Harnsäure	mg/dl	PS	3,5–7,0	**9**
Eisen	µg/dl	PS	80–180	**133**
Ferritin	µg/l	PS	30–300	**782**
Transferrin	g/l	PS	2,0–3,6	**2,3**
Transferrinsättigung	%	PS	15,0–45,0	**41,1**
C-reakt. Prot.	mg/dl	PS	≤ 0,50	**0,3**
BSG 1 Stunde	mm	B	≤ 20	**16**
BSG 2 Stunden	mm	B		**42**
Eiweiß, gesamt	g/dl	PS	6,0–8,5	**7,2**
Bilirubin gesamt	mg/dl	PS	≤ 1,1	**1,2**
GOT [AST] (37°)	U/l	PS	≤ 50	**28**
GPT [ALT] (37°)	U/l	PS	≤ 50	**10**
Gamma-GT (37°)	U/l	PS	≤ 60	**30**
Alk. Phosphatase (37°)	U/l	PS	40–130	**81**
LDH (37°)	U/l	PS	< 250	**210**
Hämatologie				
Kleines Blutbild		EB		
Leukozyten	G/l	EB	4,0–11,0	**10**
Erythrozyten	T/l	EB	4,50–6,30	**4,03**
Hämoglobin	g/dl	EB	14,0–18,0	**13,7**
Hämatokrit	l/l	EB	0,380–0,520	**0,393**
MCV	fl	EB	78,0–98,0	**97,4**
MCH	pg	EB	26,0–32,0	**33,9**
MCHC	g/dl	EB	32,0–36,0	**34,9**
Thrombozyten	G/l	EB	150–400	**353**
Retikulozyten-Produktionsindex		EB		**0,6**
Differenzial-BB (maschinell)		EB		**Gerät**
Segmentierte	%	EB	40–70	**58**
Hämatologie				
Lymphozyten	%	EB	25–40	**29**
Monozyten	%	EB	4–10	**11**
Eosinophile	%	EB	2–4	**1**
Basophile	%	EB	0–2	**1**
Retikulozyten	/1000 Ery	EB	9–25	**9**
Gerinnung (Spezial)				
Quick-Wert	%	P	70–120	**84**
INR		P	0,8–1,2	**1,1**
PTT	sec	P	25–42	**30**
Immunologie, Proteinchemie				
Haptoglobin	mg/dl	PS	30,0–200,0	**149**
Endokrinologie, Spezialanalytik				
Folsäure	ng/ml	PS	2,0–15,6	**6,2**
Vitamin B_{12}	pg/ml	PS	250–1100	**335**

Diagnose: Schleimhauterythem im Antrum. Abheilende flache Erosionen im Duodenum.

Weiteres Vorgehen

Einnahme von PPI in einfacher Standarddosis. Falls die Indikation zur weiteren NSAR-Einnahme besteht, wird eine Helicobacter-pylori-Eradikation empfohlen, sofern der Biopsiebefund HP-positiv ist.

In den entnommenen **Magenbiopsaten** zeigen sich histologisch eine **mäßiggradige chronische, nicht-aktive Helicobacter-pylori-Gastritis** des Antrums und mäßig chronische, gering aktive Helicobacter-pylori-Gastritis in oberflächlich erfasster foveolärer Magenschleimhaut. Es gibt keinen Anhalt für eine Dysplasie oder Malignität.

Der Befund erklärt die diskrete Anämie nicht. Es wird dennoch nach erfolgter Steroidtherapie eine **Helicobacter-pylori-Eradikationstherapie** mit Pantoprazol, Amoxicillin und Clarithromycin (damalige Standardtherapie) begonnen. Bevor der Patient nach Ausschluss einer hämatologisch-onkologischen Erkrankung mit der Empfehlung, Blutbildverlaufskontrollen beim Hausarzt durchführen zu lassen, nach Hause geschickt wird, trifft der Serumelektrophorese-Befund ein.

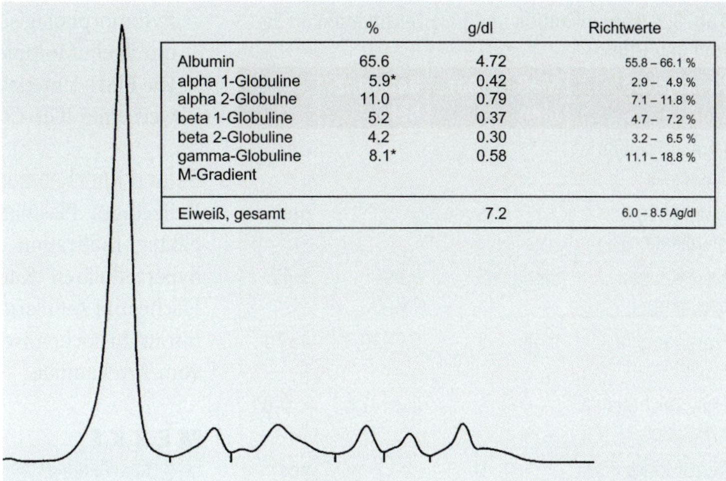

Abb. 8.1 Befund Serumelektrophorese: Hypogammaglobulinämie [T989]

Befund Serumelektrophorese (➤ Abb. 8.1)

In der Serumelektrophorese zeigt sich eine **Hypogammaglobulinämie.** Daraufhin werden die Immunglobuline quantitativ nachbestimmt (➤ Tab. 8.2).

Auch quantitativ sind die Immunglobuline massiv vermindert, insbesondere der IgM-Wert ist kaum nachweisbar. Somit liegt ein **Immundefekt** vor.

Hypogammaglobulinämie

Bei einer Hypogammaglobulinämie liegt eine Verminderung der Gammaglobulinfraktion (< 0,6 g/l) vor. Diese macht sich in der Serumelektrophorese durch eine abgeflachte Kurve bemerkbar (➤ Abb. 8.1). Es werden primäre Immundefekte (angeboren, z. B. CVID) von sekundären unterschieden. Ursachen **sekundärer Immundefekte** sind:

- **Medikamentös induziert: Steroide (!),** Rituximab, Gold, D-Penicillamin, Sulfasazalin, Thioguanine, Methotrexat, Calcineurin-Inhibitoren sowie verschiedene Antikonvulsiva.
- **Hämatologische Ursachen:** Lymphome, CLL, Multiples Myelom, primäre Amyloidose.
- Nephrotisches Syndrom.

Tab. 8.2 Immunglobuline quantitativ

Kenngröße	Maßeinh.	Mat.	Referenzber.	
IgG	mg/dl	PS	800,0–1800,0	**328**
IgA	mg/dl	PS	90,0–450,0	**20,4**
IgM	mg/dl	PS	60,0–250,0	**< 5,0**

MERKE

Steroide können vier bis sechs Stunden nach der Gabe eine **akute Lymphopenie** verursachen. Die Lymphozytenzahl kann sich 24 bis 48 Stunden nach einmaliger Gabe wieder normalisieren. Bei langfristiger Steroideinnahme kann durch eine Verminderung der B-Zellen eine **Hypogammaglobulinämie** resultieren, die sich u. U. erst Wochen bis Monate nach Absetzen des Steroids wieder normalisiert.

Da der Patient über einen längeren Zeitraum Steroide eingenommen hat, kann die **Hypogammaglobulinämie** dadurch zu erklären sein. Eine Knochenmarkpunktion ist bei einer diskreten Anämie nicht indiziert. Bevor der Patient mit der endgültigen Entwarnung, nicht an einem Tumor erkrankt zu sein, wieder an den Hausarzt verwiesen und der Arztbrief mit den Diagnosen diskrete Anämie (am ehesten postoperativ), Helicobacter-pylori-positive Gastritis und sekundärer steroidinduzierter Immundefekt geschrieben wird, **muss** eine Immunfixation und Bestimmung der freien Leichtketten im Serum und Urin zum Ausschluss einer hämatologischen Neoplasie im Rahmen der Abklärung einer Hypogammaglobulinämie durchgeführt werden (➤ Tab. 8.3).

Befund Immunfixation und freie Leichtketten im Serum und Urin

- **Serum:** hochgradige Lambda-Bence-Jones-Proteinämie mit deutlicher Verminderung der polyklonalen Immunglobuline. Differenzialdiagnos-

8

Tab. 8.3 Immunfixation und freie Leichtketten im Serum und Urin

Kenngröße	Maßeinh.	Mat.	Referenzber.	
Immun-Fixation Zusatz Ak		S		**dgf.**
Monokl. Ig (Immunfixation) S		S		**pos.**
Freie Kappa Leichtketten	mg/l	S	3,30–19,40	**1,42**
Freie Lambda Leichtketten	mg/l	S	5,7–26,3	**4570**
Freie Leichtketten K/L-Ratio		S	0,26–1,65	**< 0,01**
Bence Jones Prot. (IFIX)		U		**pos.**
Freie Kappa Leichtketten	mg/l	U	1,3–24,2	**112**
Freie Lambda Leichtketten	mg/l	U	0,2–6,7	**81305**
Freie Leichtketten K/L-Ratio		U	2,04–10,37	**< 0,01**
Protein-Konz. U	g/l	U	≤ 0,12	**35,7**
Beta2-Mikroglobulin	mg/l	PS	0,8–2,5	**5,3**

tisch kann es sich um einen sekundären Immundefekt handeln.
- **Urin:** massive Lambda-Bence-Jones-Proteinurie.

Der Tumormarker Beta2-Mikroglobulin ist ebenfalls erhöht. Bei Nachweis einer monoklonalen Gammopathie wird bei **hochgradigem Verdacht auf ein Multiples Myelom** umgehend eine **Knochenmarkpunktion** durchgeführt. Da der Patient kurz vor einer psychischen Dekompensation steht, muss die Punktion unter stationären Bedingungen und unter einer intravenösen Sedierung mit Midazolam durchgeführt werden. Nach dem anschließenden psychiatrischen Konsil auf Station wird mit einer antidepressiven Therapie begonnen.

Befund Knochenmarkzytologie und FISH

- Zytomorphologisch zeigt sich ein hyperzelluläres Knochenmark mit ausreifender trilineärer Hämatopoese. Auffällig ist eine Plasmazellvermehrung auf 46 %, stellenweise sogar dichte Infiltrate. Es sind außerdem atypische Plasmazellen zu finden. Zytomorphologisch liegt ein Knochenmarkbefall durch ein Multiples Myelom vor.
- Die FISH-Untersuchung erbringt nur den Nachweis eines IGH-CCND1-Rearrangements.

Befund Knochenmarkhistologie

Reifzelliges Plasmazellenmyelom mit diffus-kompakter Infiltration eines extrem texturgestörten, hyperzellulären Knochenmarks (bezogen auf die Fläche und Zellularität jeweils etwa 80 %). Es besteht immunhistochemisch eine Leichtkettenrestriktion vom Typ Lambda.

MERKE

Der Knochenmarkinfiltrationsgrad durch eine monoklonale Gammopathie unklarer Signifikanz (MGUS)/Multiples Myelom kann nur histologisch zuverlässig gestellt werden! Bei einem Infiltrationsgrad < 10 % liegt definitionsgemäß ein MGUS, ab 10 % ein Multiples Myelom vor.

Diagnose

Bei dem Patienten wird ein **Multiples Myelom mit Lambda-Leichtketten-Proteinämie und Bence-Jones-Proteinurie** diagnostiziert.

MERKE

Eine Hypogammaglobulinämie ist in 10 Prozent der Fälle bei Patienten mit Multiplem Myelom zu finden. Die meisten dieser Patienten haben eine Bence-Jones-Proteinämie und -Proteinurie mit sekundärem Immunglobulinmangel im Serum.

Zum Ausschluss von Osteolysen wird ein **Ganzkörper-CT** veranlasst. CT-morphologisch zeigen sich keine Osteolysen.

Da das beidseitige, therapierefraktäre und rasch progrediente Karpaltunnelsyndrom mit einer Amyloidose, bei der die Kompression des N. medianus durch extrazelluläre Ablagerung von Proteinkomplexen bedingt ist, assoziiert sein könnte, wird zunächst eine **Rektoskopie** zur Durchführung einer tiefen anterioren Rektumbiopsie veranlasst.

Histologischer Befund Rektumbiopsat

- Dickdarmschleimhaut ohne wesentlichen pathologischen Befund, speziell ohne Nachweis von Amyloid in der Kongorot-Färbung. **Größere,**

submuköse Gefäße sind in dem vorliegenden Material jedoch nicht miterfasst.
- Kein Anhalt für eine Epitheldysplasie oder Malignität.

MERKE
Zum Nachweis einer Amyloidose muss die Rektumbiopsie tief genug entnommen werden, da submuköse Gefäße nur dort zu finden sind. Amyloidablagerungen können mittels Kongorot-Färbung perivaskulär nachgewiesen werden.

Die Biopsie wurde nicht tief genug durchgeführt, der Befund ist daher nicht verwertbar. Da eine Amyloidose weder bewiesen noch ausgeschlossen werden kann, wird im nächsten Schritt eine **Biopsie von subkutanem Fett** am Bauch gewünscht, von den Chirurgen jedoch aus unerklärlichen Gründen am Oberschenkel durchgeführt.

Histologischer Befund Biopsat von subkutanem Fett am Oberschenkel

Der Befund entspricht kapillarführendem, üblichem, reifem Fettgewebe (ventraler Oberschenkel rechts, laut klinischen Angaben), an dem vorliegenden Material ohne Nachweis von Amyloidablagerungen in der Kongorot-Färbung.

MERKE
Eine Hautbiopsie ist bei unauffälliger Haut und ohne ausreichend entnommenes subkutanes Fett meistens negativ.

FALLBERICHT

Der Amyloidnachweis gelingt histologisch nicht. Eine erneute Rektumbiopsie lehnt der Patient ab. Es wird eine Therapie nach dem VCD-Schema eingeleitet. Während der Therapie ist der Patient psychisch sehr angeschlagen, da er neben der Krankheit auch private und berufliche Probleme bewältigen muss. In dieser Zeit weint er sehr viel. Die Ober- und Unterlider sind in diesen Phasen livide verfärbt, als ob der Patient beidseits ein „Veilchen“ hätte (➤ Abb. 8.2). In weniger depressiven Phasen ist der Befund rückläufig. Der Patient wird in der dermatologischen Ambulanz zur Mitbeurteilung vorgestellt. Die Kollegen führen eine Hautbiopsie am Oberlid rechts durch.

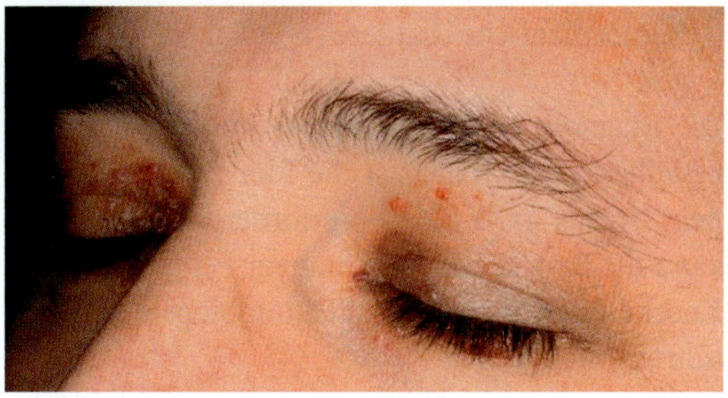

Abb. 8.2 Auffälliger Hautbefund an den Augen des Patienten: periorbitale Purpura [T430]

Histologischer Befund Hautbiopsat am Oberlid

Histologisch kann eine **Amyloidose** nachgewiesen werden.

Eine weitere Subtypisierung bei histologisch nachgewiesener Amyloidose kann in Speziallaboratorien massenspektrometrisch erfolgen.

MERKE
Periorbitale Purpura **(„raccoon-eyes“)** können ein Hinweis auf das Vorliegen einer Amyloidose sein.

Diagnose

Die Diagnose muss korrigiert werden. Bei dem Patienten liegt eine AL-Amyloidose mit Karpatunnelsyndrom beidseits bei Multiplem Myelom vom Lambda-Leichtkettentyp mit symptomatischem Organbefall (bilaterales Karpaltunnelsyndrom, raccoon-eyes) vor.

Amyloidose

Bei einer Amyloidose finden sich extrazelluläre Ablagerungen von unlöslichen Proteinfibrillen. Es werden verschiedene Formen unterschieden. Das Multiple Myelom ist mit der Leichtketten (AL)-Amyloidose assoziiert.

Die Amyloidose kann sich klinisch folgendermaßen manifestieren:
- Nephrotisches Syndrom
- Restriktive Kardiomyopathie
- Periphere Neuropathie (z. B. **bilaterales Karpaltunnelsyndrom!**)
- Hepatomegalie ± Splenomegalie und Transaminasenerhöhung
- Makroglossie und Beteiligung anderer Muskeln
- Purpura (z. B. **raccoon-eyes**)

- Hämorrhagische Diathese (z. B. Faktor-X-Mangel)

Die Diagnose einer Amyloidose muss histologisch gestellt werden. Daher ist die Biopsie des betroffenen Organs (z. B. Niere) erforderlich. Alternativ kann die Biopise von subkutanem Fettgewebe, eine Knochenmarkbiopsie oder Rektumbiopsie durchgeführt werden.

Die histologische Nachweisrate von Amyloidablagerungen beträgt in Leber und Niere jeweils 90 %, im subkutanen Fettgewebe 60 bis 80 %, im Rektumbiopsat 50 bis 70 %, im Knochenmark 50 bis 55 % und in der Haut nur 50 %.

MERKE

Eine Hypogammaglobulinämie wird bei 20 % der Patienten mit primärer Amyloidose gefunden und sollte daher stets auch bei negativer Immunfixation und normwertigen Leichtketten in die differenzialdiagnostischen Überlegungen mit einbezogen werden.

8.2 Therapie

Trotz fehlender CRAB-Kriterien und nur diskreter Anämie liegt bei dem Patienten aufgrund der Amyloidose eine symptomatische Erkrankung vor. Es wird eine Therapie mit insgesamt drei Zyklen VCD durchgeführt. Anschließend wird nach Erreichen einer partiellen Remission eine **Hochdosis-Cyclophosphamid-Therapie zur Stammzellmobilisierung** verabreicht. Nach erfolgreicher Stammzellapherese erfolgt im Verlauf eine **autologe Tandem-Stammzelltransplantation.** Der Patient erreicht schließlich eine VGPR („very good partial remission") und kommt im weiteren Verlauf regelmäßig alle drei Monate zur Nachsorge in die hämatologische Ambulanz.

Ein Jahr nach der Transplantation wird der Patient im Urlaub in der Heimat akut krank. Er wird mit massiven Beinödemen und akuter Dyspnoe aus dem Ausland stationär übernommen. Laborchemisch zeigen sich ein akutes Nierenversagen, erhöhtes Pro-BNP und wieder massiv erhöhte Lambda-Leichtketten im Serum und Urin. Echokardiografisch zeigt sich eine Herzinsuffizienz bei Verdacht auf eine kardiale Amyloidose. Im kurzfristigen Verlauf entwickelt der Patient eine Anasarka und Anurie, weshalb eine **Hämodialyse** und zeitgleich eine **Rezidivtherapie mit Lenalidomid und Dexamethason** begonnen wird. Der Patient hat wieder massive Purpura um die Augen entwickelt. Im Verlauf wird er bei respiratorischer Insuffizienz auf die Intensivstation verlegt und bald intubiert und beatmet. Trotz maximaler intensivmedizinischer Maßnahmen verstirbt der Patient infolge eines Multiorganversagens bei Pneumonie.

Was wäre wenn …

- … keine Serumelektrophorese durchgeführt worden wäre?
  - Der Patient wäre mit dem Nachweis einer Helicobacter-pylori-positiven Gastritis und der Empfehlung, eine Helicobacter-pylori-Eradikation und regelmäßige Blutbildverlaufskontrollen durchführen zu lassen, an den Hausarzt verwiesen worden. Im Verlauf wäre er sicherlich, wie die spätere Entwicklung gezeigt hat, mit einem akuten Nierenversagen und/oder Herzinsuffizienz vorstellig geworden. Dieser Fall zeigt, wie wichtig eine Serumelektrophorese zur Detektion von hämatologischen, rheumatologischen und Infektionskrankheiten ist. Sie ist aus der Routineuntersuchung eines guten Hämatologen nicht wegzudenken. Dabei ist zu beachten, dass pathologische Befunde nicht nur registriert, sondern in Zusammenschau mit dem klinischen Bild weiter abgeklärt werden müssen.
- … im Zuge der Anämiediagnostik mit der Frage, ob ein MDS vorliegt, eine Knochenmarkpunktion durchgeführt worden wäre?
  - Eine Knochenmarkpunktion ist zur Abklärung einer unklaren Anämie indiziert. In diesem Fall war die Anämie jedoch nur diskret ausgeprägt, sodass ein MDS unwahrscheinlich war. Wäre die Knochenmarkpunktion jedoch – ohne Kenntnis des pathologischen Serumelektrophoresebefunds – durchgeführt wor-

den, hätte man bei diesem Patienten die Diagnose eines Multiplen Myeloms auch so zufällig gesichert.

- ... der Amyloidnachweis histologisch nicht gelungen wäre?
  - Aufgrund des klinischen Befunds mit dem beidseitigen Karpaltunnelsyndrom und der periorbitalen Purpura kann die Diagnose einer Amyloidose klinisch gestellt werden. Da dies bei gesichertem therapiebedürftigem Multiplem Myelom keine therapeutische Konsequenz hat, würde man nach drei negativen Nachweisen eine weitere Biopsieentnahme nicht mehr forcieren. Ein Amyloidnachweis im Knochenmark wurde zum damaligen Zeitpunkt im zuständigen pathologischen Institut nicht angeboten.
- ... keine Helicobacter-pylori-Eradikationstherapie durchgeführt worden wäre?
  - Da eine steroidhaltige Chemotherapie und bei gutem Ansprechen eine Hochdosis-Chemotherapie mit anschließender autologer Stammzelltransplantation geplant war, hätte eine bestehende Helicobacter-pylori-Gastritis im Verlauf zu Komplikationen (z. B. Magenulkus, Blutung) geführt.

LITERATUR

Eder L, Bitterman H. Image in clinical medicine. Amyloid purpura, N Engl J Med. 2007;356(23): 2406.

Fedor ME, Rubinstein A Effects of long-term low-dose corticosteroid therapy on humoral immunity Ann Allergy Asthma Immunol, 2006; 97(1): 113–116.

Kyle RA, Gertz MA, Witzig TE. Review of 1027 patients with newly diagnosed multiple myeloma Mayo Clin Proc, 2003;78(1): 21–33.

Posey WC, Nelson HS, Branch B. The effects of acute corticosteroid therapy for asthma on serum immunoglobulin levels. J Allergy Clin Immunol, 1978;62(6): 340–348.

Settipane GA, Pudupakkam RK, McGowan JH. Corticosteroid effect on immunoglobulins. Allergy Clin Immunol, 1978;62(3): 162–166.

Sucker C, Hetzel GR, Grabensee B. Amyloidosis and bleeding: pathophysiology, diagnosis, and therapy. Am J Kidney Dis, 2006;47(6): 947–955.

FALL

9 Immer diese Vorurteile!

FALLBERICHT

Ein 55-jähriger polnischer Patient stellt sich zur weiteren Abklärung einer seit Monaten persistierenden, therapierefraktären Anämie vor.

Zwei Monate zuvor sei während eines stationären Aufenthalts eine **Anämie von 9,7 g/dl** aufgefallen. Der Patient hatte sich damals mit Bauchschmerzen und Diarrhö vorgestellt. Klinisch und laborchemisch wurde bei Verdacht auf eine Appendizitis rasch eine Laparotomie durchgeführt. Intraoperativ zeigte sich das Bild einer **perforierten Appendizitis** mit ausgeprägter **Peritonitis.** Es erfolgte eine ausgiebige Lavagierung und eine zehntägige antibiotische Therapie mit Ceftriaxon und Metronidazol. Der postoperative Verlauf gestaltete sich komplikationslos. Der Hb-Wert betrug bei Entlassung 8,3 g/dl. Der Hausarzt führte regelmäßige Blutbildverlaufskontrollen durch. Aufgrund eines manifesten **Eisenmangels** wurde eine orale Eisensubstitutionstherapie mit ferro sanol duodenal® 3 × 100 mg bis eine Woche vor der Erstvorstellung in der hämatologischen Ambulanz durchgeführt. Das Eisenpräparat sei gut vertragen und konsequent eingenommen worden. Der Patient habe sogar seine Ernährung umgestellt, esse gesünder und mehr Fleisch als früher. An dem Hb-Wert habe sich jedoch in den vergangenen zwei Monaten wenig geändert. Eine ÖGD und Koloskopie seien bislang nicht durchgeführt worden. Der Patient gibt bei der Erstvorstellung subjektives Wohlbefinden an. Schwindel, Dyspnoe und körperliche Schwäche werden verneint.

Es sind keine weiteren Vorerkrankungen bekannt. Keine Allergien. Kein Nikotinabusus. Er trinke jeden Abend ein Weißbier. Aktuell keine Dauermedikation.

Bei der körperlichen Untersuchung fällt lediglich eine ausgeprägte Haut- und Schleimhautblässe auf. Eine Hepatosplenomegalie liegt nicht vor.

9.1 Diagnostik

Befund Labordiagnostik

Bei der Vorstellung in der hämatologischen Ambulanz wird ein Routinelabor abgenommen (➤ Tab. 9.1).

- Im Blut- und Differenzialblutbild zeigen sich eine **hyporegenerative hyperchrome, makrozytäre Anämie** mit einem Hb-Wert von 9,8 g/dl und eine **mäßiggradige Neutropenie** bei normwertiger Leukozytenzahl. Die Thrombozytenzahl ist erhöht.
- Der **Ferritinwert** und die **Transferrinsättigung** sind **erhöht.**
- Darüber hinaus sind eine diskrete **Hyperbilirubinämie** und **Vitamin-B_{12}-Erhöhung** auffällig.
- Die übrigen Routineparameter liegen im Normbereich.

Die durchgeführte orale Eisensubstitution hat zwar zu einem Anstieg der Ferritin- und Transferrinsättigung geführt, der Hb-Wert ist jedoch nur um 1,5 g/dl auf 9,8 g/dl (Wert bei Entlassung aus der Chirurgie 8,3 g/dl) angestiegen. Der Eisenmangel kann retrospektiv durch einen Blutverlust im Rahmen der Operation zu erklären sein. Nach zwei Monaten Eisensubstitutionstherapie mit 300 mg/d ist jedoch eine Normalisierung des Hb-und des RPI-Werts zu erwarten. Eine Eisenresorptionsstörung kommt bei dem dokumentierten Ferritinanstieg auf 425 µg/l nicht in Frage.

MERKE

Nach Beseitigung der Ursache des Eisenmangels (z. B. Blutung) steigt der Hb-Wert in der Regel unter der Substitution mit 100 mg FE^{++} pro Tag um 0,1 g/d an. Ein Therapieansprechen kann anhand des Retikulozytenanstiegs sieben bis zehn Tage nach Therapiebeginn ausgemacht werden.

Differenzialdiagnosen

Da der erhöhte Ferritinwert durch die Eisensubstitution zu erklären ist, kommt auch aufgrund der erhöhten Erythrozytenindizes und normwertigem

Tab. 9.1 Routinelabor bei Erstvorstellung

Kenngröße	Maß-einh.	Mat.	Referenz-ber.	
Klinische Chemie				
Natrium	mmol/l	PS	135–145	**142**
Kalium	mmol/l	S	3,5–5,0	**4,5**
Glukose	mg/dl	PS	60–99	**98**
Harnstoff	mg/dl	PS	13–49	**48**
Kreatinin	mg/dl	PS	0,5–1,2	**0,9**
GFR (CKD-EPI)	ml/min	PS	≥ 90	**96**
Harnsäure	mg/dl	PS	3,5–7,0	**5,4**
Calcium	mmol/l	PS	2,10–2,55	**2,36**
Calcium (Eiw.-korr.)	mmol/l	PS	2,10–2,55	**2,38**
Eisen	µg/dl	PS	80–180	**191**
Ferritin	µg/l	PS	30–300	**425**
Transferrin	g/l	PS	2,0–3,6	**1,6**
Transferrinsättigung	%	PS	15,0–45,0	**83,1**
C-reakt. Prot.	mg/dl	PS	≤ 0,50	**< 0,10**
BSG 1 Stunde	mm	B	≤ 20	**16**
BSG 2 Stunden	mm	B		**42**
Eiweiß, gesamt	g/dl	PS	6,0–8,5	**7,6**
IgG	g/l	PS	7,00–16,00	**12,1**
IgA	g/l	PS	0,70–4,00	**3,54**
IgM	g/l	PS	0,40–2,30	**1,29**
Bilirubin gesamt	mg/dl	PS	≤ 1,2	**1,8**
GOT [AST] (37°)	U/l	PS	≤ 50	**18**
GPT [ALT] (37°)	U/l	PS	< 50	**25**
Gamma-GT (37°)	U/l	PS	≤ 60	**25**
Alk. Phosphatase (37°)	U/l	PS	40–130	**45**
LDH (37°)	U/l	PS	< 250	**126**
Hämatologie				
Kleines Blutbild		EB		
Leukozyten	G/l	EB	3,9–9,8	**4,1**
Erythrozyten	T/l	EB	4,54–5,77	**2,75**
Hämoglobin	g/dl	EB	13,5–17,5	**9,8**
Hämatokrit	l/l	EB	0,396–0,506	**0,282**
RDW-CV	%	EB	12,1–14,8	**16,6**
MCV	fl	EB	80,0–95,5	**102**
MCH	pg	EB	27,6–32,8	**35,6**

Tab. 9.1 Routinelabor bei Erstvorstellung *(Forts.)*

Kenngröße	Maß-einh.	Mat.	Referenz-ber.	
Hämatologie				
MCHC	g/dl	EB	32,8–36,6	**34,8**
Thrombozyten	G/l	EB	146–328	**485**
Retikulozyten	Promille	EB	4–14	**13**
Retikulozyten-Produktionsindex		EB		**0,4**
Differenzial-BB (maschinell)		EB		**Gerät**
Neutrophile Granulozyten	%	EB	41–71	**27**
Lymphozyten	%	EB	19–48	**51**
Monozyten	%	EB	5–15	**15**
Eosinophile Granulozyten	%	EB	1–8	**4**
Basophile Granulozyten	%	EB	0–1	**2**
Neutrophile Granuloz. (abs.)	G/l	EB	1,78–6,23	**1,12**
Lymphozyten (abs.)	G/l	EB	1,05–3,24	**2,11**
Monozyten (abs.)	G/l	EB	0,26–0,87	**0,63**
Eosinophile Granuloz. (abs.)	G/l	EB	0,03–0,44	**0,16**
Gerinnung (Spezial)				
Quick-Wert	%	P	70–120	**75**
INR		P	0,8–1,2	**1,2**
PTT	sec	P	25–42	**28**
Immunologie, Proteinchemie				
Haptoglobin	mg/dl	PS	30,0–200,0	**65,8**
Endokrinologie, Spezialanalytik				
Folsäure	ng/ml	PS	3,9–26,8	**4,5**
Vitamin B_{12}	pg/ml	PS	197–771	**888**

9

CRP- und BSG-Wert eine **Anämie chronischer Erkrankungen (ACD)** nicht in Frage. Bei Vorliegen einer Anämie muss stets der Retikulozytenwert bestimmt werden. Bei einem RPI-Wert > 2 bei hyperchromer makrozytärer Anämie kann differenzialdiagnostisch eine vorausgegangene **Blutung** oder eine **Hämolyse** vorliegen. Bis auf eine isolierte Bilirubinerhöhung bei normwertigen Transaminasen-

und Cholestaseparametern sind keine weiteren Hämolyseparameter (LDH und Haptoglobin) pathologisch. Daher ist das zeitgleiche Vorliegen einer Hämolyse und Eisenmangelanämie unwahrscheinlich. Vermutlich liegt bei dem Patienten ein bisher nicht bekannter **M. Meulengracht** vor.

MERKE

Bei gleichzeitigem Vorkommen einer hämolytischen Anämie (z. B. autoimmunhämolytische Anämie [AIHA]) und einer chronischen Eisenmangelanämie (z. B. blutungsbedingt) kann der Anstieg der Erythrozytenindizes und Retikulozyten moderat ausfallen oder sogar normwertig sein.

Bei **RPI-Werten < 2** muss im nächsten Schritt die **Bestimmung von Vitamin B_{12} und Folsäure** erfolgen. Bei verminderten Werten kann ein Vitamin-B_{12}- oder Folsäuremangel vorliegen. Bei dem Patienten ist der Folsäurespiegel normwertig, der Vitamin-B_{12}-Wert liegt ohne vorausgegangene Substitution über der Norm. Differenzialdiagnostisch kommen als Anämieursache ein chronischer Alkoholabusus, eine Hepatopathie, Medikamentennebenwirkung und hämatologische Erkrankungen in Frage. Bei normwertigen Leberwerten und nur oraler Eisentherapie bleiben an Differenzialdiagnosen ein chronischer Alkoholabusus und eine hämatologische Erkrankung übrig.

FALLBERICHT

Der Patient wird aufgrund seiner Herkunft genauer nach seinem Alkoholkonsum befragt. Er versichert, nicht mehr als ein Bier abends zu trinken. Alkoholexzesse kämen nie vor. Er könne sich das auch beruflich nicht leisten, da er als Paketzusteller arbeite. Dennoch werden zunächst eine **Abdomensonografie und eine Blutbildverlaufskontrolle** zwei Wochen später veranlasst.

Befunde Abdomensonografie und Blutbildverlaufskontrolle

Sonomorphologisch kommen die Leber und Milz unauffällig zur Darstellung. Der Hb-Wert beträgt bei der Verlaufskontrolle 9,5 g/dl, der RPI ist mit 0,4 weiterhin vermindert.

Nach sonomorphologischem Ausschluss einer Leberzirrhose und Splenomegalie wird die **Indikation zur Knochenmarkpunktion** gestellt.

Befund Zytomorphologie

- Altersentsprechend deutlich hyperzelluläres Mark.
- Absolut gesteigerte Granulopoese ohne Vermehrung von Blasten.
- Die Erythropoese ist absolut und relativ gesteigert und megaloblastär, zudem Kernentrundung, Kernabsprengsel, atypische Mitosen.
- In der Eisenfärbung **deutlicher Nachweis von Ringsideroblasten > 15 % (58 %).**
- Die Megakaryopoese ist ebenfalls gut vorhanden, aber reifungsgestört mit eher hypolobulierten Kernen und vereinzelt auch Megakaryozyten mit isoliert liegenden Kernen.

Zytomorphologisch liegt ein **myelodysplastisches Syndrom (MDS) vom Subtyp MDS-RS-MLD** vor.

Die FISH-Untersuchung und Zytogenetik sind unauffällig. Molekulargenetisch kann eine **SF3B1-Mutation** nachgewiesen werden.

Befund Knochenmarkhistologie

Texturgestörtes, stark hyperzelluläres Knochenmark mit hochgradig gesteigerter, **atypisch wirkender Erythrozytopoese.** Bei zytomorphologischem Nachweis einer Megaloblastose im Markausstrich und/oder einem Vitamin-B_{12}-Mangel passt das Bild durchaus zu einer megaloblastären bzw. perniziösen Anämie, ist hierfür aus morphologischer Sicht in dem übersandten Beckenkammtrepanat allein nicht beweisend. Eine maligne hämatologische Systemerkrankung kann nicht diagnostiziert werden, speziell kein erkennbarer Blastenexzess.

Der Pathologe bestätigt eine atypisch wirkende Erythropoese, kann sich aber nicht endgültig festlegen.

MERKE

Die **Diagnose MDS** wird anhand der Ergebnisse der Zytomorphologie gestellt. Während des Entkalkungsprozesses der Knochenstanze wird das Eisen gelöst, daher können Ringsideroblasten histologisch nicht nachgewiesen werden.

Bei dem Patienten wird ein **MDS mit Ringsideroblasten mit multilineärer Dysplasie** diagnostiziert. Der IPSS-R-Score beträgt 2 (niedrige Risikogruppe).

Sideroblastische Anämie

Von einer sideroblastischen (Syn. sideroachrestischen) Anämie spricht man bei Nachweis von **Ringsideroblasten im Knochenmark.** Ringsideroblasten müssen von Sideroblasten unterschieden werden:

- Ein **Sideroblast** ist definiert als ein Erythroblast, der bis zu vier Siderosomen (= blaugrün erscheindende Eisengranula in der Eisenfärbung) enthält.
- Bei **Ringsideroblasten** handelt es sich um Erythroblasten, bei denen mehr als fünf Siderosomen um den Kern aufgereiht sind und mehr als ein Drittel der Zirkumferenz einnehmen.

Ringsideroblasten kommen bei angeborenen und erworbenen Erkrankungen vor. Hier werden nur die erworbenen berücksichtigt. Die einzige hämatologische Erkrankung, bei der Ringsideroblasten zu finden sind, ist das **MDS:**

- MDS-RS-SLD: MDS mit Ringsideroblasten und unilineärer Dysplasie
- MDS-RS-MLD: MDS mit Ringsideroblasten und multilineärer Dysplasie
- MDS/MPN-RS-MLD: MDS/MPN mit Ringsideroblasten und Thrombozytose

MERKE

Bei der Diagnose MDS mit Ringsideroblasten ist der Nachweis von > 15 % Ringsideroblasten im Knochenmark (Nachweis mit der Eisenfärbung) erforderlich.
Ausnahme: Bei Nachweis einer SF3B1-Mutation ist nur noch der Nachweis von > 5 % Ringsideroblasten notwendig.

Sideroblastische Anämien, die bei den nachfolgenden **nicht-hämatologischen Ursachen** vorkommen, sind **reversibel:**

- Alkoholabusus
- Medikamente (Isonizid, Chloramphenicol, Linezolid)
- Hypothermie
- Kupfermangel

Diagnose

In Zusammenschau aller Befunde liegt bei dem Patienten ein **MDS-RS-SLD** (Niedrigrisiko) vor.

9.2 Therapie

Bei einem zwischenzeitlich bestimmten Erythropoetinwert von 134 U/l wird eine Therapie mit **Erythropoetin** eingeleitet. Diese Therapie sollte nicht länger als sechs (neun) Monate fortgeführt werden, wenn kein Hb-Anstieg dokumentiert werden kann. Es sind regelmäßige Blutbildkontrollen und eine Knochenmarkpunktion sechs Monate nach Beginn der Erythropoetin-Therapie geplant. Bei fehlendem Anstieg des Hb-Werts können bei progredienter symptomatischer Anämie Bluttransfusionen notwendig werden.

Was wäre wenn …

- … der Patient endoskopiert worden wäre?
  - Da der Patient keinerlei Blutungszeichen hatte, die Erythrozytenindizes (MCV und MCH) und Eisenparameter erhöht waren, gab es klinisch und laborchemisch keinen Hinweis für eine chronische Eisenmangelanämie. Bei dieser Laborkonstellation erübrigt sich daher die endoskopische Blutungsquellensuche. Aufgrund des Alters wäre nur die Durchführung einer Vorsorgekoloskopie im Verlauf indiziert gewesen.
- … keine Knochenmarkpunktion durchgeführt worden wäre?
  - Da es auch MDS-Formen gibt, die ein Hochrisiko darstellen, hätte man so einen Fall übersehen. Aufgrund des Alters und des sehr guten Allgemeinzustands wäre in dieser Situation eine allogene Stammzelltransplantation indiziert. Daher sollte bei jeder unklaren, symptomatischen hyporegenerativen hyperchromen, makrozytären Anämie eine Knochenmarkpunktion zum Ausschluss eines MDS durchgeführt werden.

- … der Patient nicht auf Erythropoetin ansprechen würde?
  - Falls es unter einer Erythropoetin-Therapie zu keinem Ansprechen innerhalb von sechs (neun) Monaten kommen würde, müsste die Therapie beendet werden und bei progredienter Anämie eine symptomatische Therapie mittels Bluttransfusionen erfolgen. Bei progredienter Anämie mit Verkürzung der Transfusionsintervalle oder Auftreten einer Bizytopenie oder Panzytopenie wäre im Verlauf die Durchführung einer Knochenmarkpunktion zur Reevaluation sinnvoll. Würde weiterhin ein Niedrigrisiko-MDS nachgewiesen, wäre eine Fortführung der supportiven Therapien (G-CSF und/oder Bluttransfusionen) indiziert.

LITERATUR

Gabrilove J, Paquette R, Lyons RM. Phase 2, single-arm trial to evaluate the effectiveness of darbepoetin alfa for correcting anaemia in patients with myelodysplastic syndromes. Br J Haematol. 2008;142(3): 379–393.

Malcovati L, Karimi M, Papaemmanuil E. SF3B1 mutation identifies a distinct subset of myelodysplastic syndrome with ring sideroblasts. Blood, 2015;126(2): 233–241.

Saini N, Jacobson JO, Jha S. The perils of not digging deep enough – uncovering a rare cause of acquired anemia. Am J Hematol, 2012;87(4):4 13–6.

Willekens C, Dumezy F, Boyer T. Linezolid induces ring sideroblasts. Haematologica, 2013;98(11): e138–140.

FALL

10 Ein hoffnungsloser Fall?

FALLBERICHT

Eine 71-jährige Patientin wird aufgrund einer zunehmenden Verschlechterung des Allgemeinzustands und eines ungewollten Gewichtsverlusts in die Notaufnahme eingeliefert.

Die Patientin beklagt sich über einen seit sechs Monaten persistierenden **Juckreiz.** Sie sei deshalb in dermatologischer Behandlung. Der Dermatologe habe ihr ein Medikament verschrieben (Name nicht erinnerlich), das nicht geholfen habe. Bis vor acht Tagen sei eine systemische Steroidtherapie über zwei Monate durchgeführt worden. Eine Angabe zu Namen und Dosierung des Steroids kann die Patientin nicht machen. Der **massive Gewichtsverlust** sei der Patientin erst vor zwei Wochen aufgefallen. Sie könne aktuell kaum etwas essen, da sie neuerdings eine Abneigung gegen Nahrung und ein postprandiales Völlegefühl entwickelt habe. Weitere B-Symptome wie Fieber und Nachtschweiß verneint die Patientin. Eine Lymphknotenschwellung sei nicht aufgefallen. Das **Treppensteigen sei ab der ersten Etage mit Dyspnoe verbunden.** Darüber hinaus bestehe neben **prätibialen Ödemen** eine **Nykturie** (zweimal pro Nacht).

Vor ca. sechs Wochen habe sie eine **Gürtelrose am Abdomen** links gehabt, die mit Aciclovir oral behandelt worden sei. Ansonsten sei sie bisher immer gesund gewesen. Eine ÖGD und Koloskopie seien bisher nicht durchgeführt worden. Die letzte gynäkologische Vorsorgeuntersuchung liege zehn Jahre zurück.

Keine Allergien, keine Dauermedikation. Den Angaben der Patientin zufolge besteht ein fortgeführter Nikotinabusus von ca. 20 py. Ein Alkoholabusus wird verneint.

Bei der körperlichen Untersuchung zeigt sich eine **kachektische Patientin in deutlich reduziertem Allgemeinzustand** (160 cm, 41 kg). Die Temperatur ist mit 39,5 °C erhöht. Die Patientin ist wach und orientiert, wirkt jedoch sehr **verlangsamt.** Die Haut ist sehr trocken, es zeigen sich ubiquitäre Kratzspuren. Die Untersuchung von Lunge, Herz, Abdomen und Lymphknotenstationen ist unauffällig. Ausgeprägte **Unterschenkelödeme** beidseits.

10.1 Diagnostik

Befund Labordiagnostik

In der Notaufnahme wird ein Notfalllabor abgenommen, das auf Station noch am Aufnahmetag um weitere Routineparameter ergänzt wird (➤ Tab. 10.1).

- Im Blutbild zeigt sich eine **hyporegenerative normozytäre, normochrome Anämie.** Im Differenzialblutbild ist eine **absolute Lymphopenie** (300/µl) auffällig.
- Folgende Parameter sind **erhöht: Glukose, Ferritin, CRP, indirektes Bilirubin, Gamma-GT, AP** und **Haptoglobin.**
- Auffällig ist außerdem eine ausgeprägte **Hyponatriämie, Hypokaliämie, diskrete Hypoproteinämie** und **Quick-Verminderung.**
- Die übrigen Routineparameter liegen im Normbereich. Die Serumelektrophorese ist unauffällig.

Laborchemisch kommt als Differenzialdiagnose eine hämolytische Anämie bei erhöhtem indirektem Bilirubin in Betracht. Der RPI-Wert < 1 und der erhöhte Haptoglobinwert (cave Akute-Phase-Protein) machen sie jedoch unwahrscheinlich. Der direkte und indirekte Coombs-Test ist negativ. Es kann auch eine kombinierte Anämie, bestehend aus einer Eisenmangelanämie und einer Coombs-negativen hämolytischen Anämie, in Frage kommen. Der niedrige RPI-Wert und die normwertigen Erythrozytenindizes könnten dadurch erklärt werden. Bei

Tab. 10.1 Routinelabor bei Erstvorstellung

Kenngröße	Maß-einh.	Mat.	Referenz-ber.	
Klinische Chemie				
Natrium	mmol/l	PS	135–145	M 124
Kalium	mmol/l	S	3,5–5,0	M 2,7
Blutzucker	mg/dl	PS	60–99	151
Harnstoff-N	mg/dl	PS	7–23	8
Kreatinin	mg/dl	PS	0,5–1,0	0,6
GFR pro 1,73 qm (Mabb)	ml/min	PS	≥ 60,0	> 60,0
Calcium	mmol/l	PS	2,15–2,60	2,14
Calcium (EW-korr.)	mmol/l	PS	2,15–2,60	2,39
Ferritin	µg/l	PS	15–160	1874
C-reakt. Prot.	mg/dl	PS	≤ 0,50	8,57
Procalcitonin	ng/ml	PS	≤ 0,5	0,3
Eiweiß, gesamt	g/dl	PS	6,0–8,5	5,7
Protein-Elektroph.-Befund		S		s. Sbef
Bilirubin gesamt	mg/dl	PS	≤ 1,1	2,4
Bilirubin direkt	mg/dl	PS	≤ 0,3	1
GOT [AST] (37°)	U/l	PS	≤ 35	25
GPT [ALT] (37°)	U/l	PS	≤ 35	29
Gamma-GT (37°)	U/l	PS	≤ 38	85
Alk. Phosphatase (37°)	U/l	PS	≤ 135	353
Lipase	U/l	PS	≤ 60	15
LDH (37°)	U/l	PS	< 250	152
Hämatologie				
Kleines Blutbild		EB		
Leukozyten	G/l	EB	4,0–11,0	7,8
Erythrozyten	T/l	EB	4,20–5,10	3,22
Hämoglobin	g/dl	EB	12,0–16,0	9,4
Hämatokrit		EB	0,360–0,460	0,276
MCV	fl	EB	78,0–98,0	85,7
MCH	pg	EB	26,0–32,0	29,2
MCHC	g/dl	EB	32,0–36,0	34,1
Thrombozyten	G/l	EB	150–400	> 225
Retikulozyten	/1000 Ery	EB	9–25	28
Retikulozyten-Produktionsindex		EB		0,8

Tab. 10.1 Routinelabor bei Erstvorstellung *(Forts.)*

Kenngröße	Maß-einh.	Mat.	Referenz-ber.	
Hämatologie				
Differenzial-BB (maschinell)		EB		Gerät
Segmentierte	%	EB	40–70	86
Lymphozyten	%	EB	25–40	3
Monozyten	%	EB	4–10	12
Eosinophile	%	EB	2–4	0
Basophile	%	EB	0–2	0
Gerinnung (Spezial)				
Quick-Wert	%	P	70–120	56
INR		P	0,8–1,2	1,4
PTT	sec	P	25–42	33
Immunologie, Proteinchemie				
Haptoglobin	mg/dl	PS	30,0–200,0	360
Endokrinologie, Spezialanalytik				
TSH	µU/ml	S	0,30–4,00	1,36

erhöhtem CRP-Wert können die Hyperferritinämie und Haptoglobinerhöhung durch eine Akute-Phase-Reaktion bedingt sein.

Die Patientin wird zur weiteren Diagnostik und Therapie stationär aufgenommen. Zunächst wird eine **Fokussuche** durchgeführt.

Bei der Fokussuche wird ein Nitrit-positiver Harnwegsinfekt festgestellt, der mit Ciprofloxacin oral behandelt wird. In der Röntgen-Thoraxuntersuchung zeigt sich eine deutliche Mediastinalverbreiterung rechts betont, DD prominente Aorta ascendens, DD Aneurysma, DD Lymphknoten, DD Raumforderung. Es liegen basale Pleuraergüsse beidseits vor.

Zur weiteren Abklärung der Mediastinalverbreiterung wird bei auffällig verlangsamter Patientin eine **CT-Untersuchung von Kopf bis Abdomen**, um eine intrazerebrale Raumforderung oder Blutung nicht zu übersehen, veranlasst.

Befund CT Kopf bis Abdomen

- Ausgeprägte **mediastinale Lymphadenopathie** teilweise konfluierend, teilweise unscharf abgrenzbar mit einer **maximalen Größe von 4 × 2,5 cm im dorsalen Mediastinum.**

- Im ventralen Mediastinum einzelne kleinere Lymphknoten. Darstellung eines **großen Lymphknotens, DD tumoröser Prozess, rechtsseitig hilär,** Größe 33 × 14 mm. Dabei keine Infiltration der umgebenden Strukturen. Differenzialdiagnostisch am ehesten im Rahmen einer Lymphomerkrankung.
- Zahlenmäßig vermehrte paraaortale Lymphknoten bis 1 cm.
- **Beidseits Pleuraergüsse.** Keine pulmonalen Rundherde.
- Die parenchymatösen Oberbauchorgane sind unauffällig.
- Keine Raumforderungen intrazerebral; keine frische Ischämie oder Blutung.
- Degenerative Veränderungen der Wirbelsäule mit ausgeprägten ventralen Spondylophytenbildungen im Bereich der LWS.
- **Deutlich flüssigkeitsgefüllte Dünn- und Dickdarmschlingen, bei erhaltener Dünndarmfältelung und Dickdarmhaustrierung, vereinbar mit Passageverzögerung.**

Befunde Histologie

Nach Aufklärung und Einverständnis der Patientin werden bei Verdacht auf ein Lungenkarzinom die **mediastinalen Lymphknoten transösophageal zur Histologiegewinnung punktiert.** Sowohl zytologisch als auch histologisch gibt es keinen Nachweis einer Neoplasie.

Daraufhin wird eine **transbronchiale Biopsie** mittels flexibler Bronchoskopie durchgeführt. Histologisch kann eine auffällige **neoplasieverdächtige, spindelzellige Proliferation** nachgewiesen werden. Immunhistochemisch ist der Befund weiterhin dringend verdächtig auf das Vorliegen einer malignen, in erster Linie mesenchymalen Neoplasie. Für ein Karzinom oder Lymphom ergibt sich kein verwertbarer Hinweis. Eine abschließende Klassifikation ist jedoch mit dem spärlichen Material nicht mit Sicherheit möglich.

Bei auffälliger **Lymphopenie im Differenzialblutbild** wird im Verlauf die Bestimmung der Lymphozytensubpopulation veranlasst.

Befund Lymphozytensubpopulation-Bestimmung (➤ Tab. 10.2)

Der Befund zeigt eine starke Verminderung der T-Helferzellzahl (CD4+) bei ausgeprägter Lymphopenie der T- und auch der B-Zellen.

Ursachen einer Lymphozytopenie

- **Infektionen:**
  - Bakteriell (z. B. Tuberkulose, Thyphus, Brucellose)
  - Viral (z. B. HIV, Masern, Hepatitis)
  - Pilze (z. B. Histoplasmose)
  - Parasiten (z. B. Malaria)
- **Iatrogen:**
  - Immunsuppressiva (z. B. **Steroidtherapie [!], Rituximab [!], ATG, Alemtuzumab**)
  - Chemotherapie (z. B. Fludarabin, Cladribin)
  - Stammzelltransplantation
  - TBI (total body irradiation)
- **Systemerkrankungen:**
  - Rheumatologischer Formenkreis (z. B. SLE, rheumatoide Arthritis, Sjögren-Syndrom)
  - Lymphome
  - Andere Neoplasien
  - Sarkoidose
  - Aplastische Anämie, Panzytopenie
  - Nierenversagen
  - Cushing-Syndrom
- **Andere Ursachen:** Protein-Mangelernährung, Zinkmangel, Alkoholabusus

Tab. 10.2 Bestimmung der Lymphozytensubpopulation

				Normbereich	
	Gate	[%]	Zellen/µL	[%]	Zellen/µL
T-Lymphozyten (CD3+)	LY	91,9 H	**142 L**	55,0–85,0	700–3500
T-Helferzellen (CD3+, CD4+)	LY	39,3	**61 L**	30,0–60,0	500–2500
T-Suppressorzellen (CD3+, CD8+)	LY	51,0 H	**79 L**	10,0–40,0	250–1250
T4/T8-Ratio	GT	0,8 L	1 L	1,00–3,00	1–3
B-Lymphozythen (CD19+)	LY	1,5 L	**2 L**	5,00–20,0	100–600
NK-Zellen (CD56+, CD16+, CD3-)	LY	6,5 L	**10 L**	5,00–25,0	100–850

Die Lymphopenie kann durch die vom Dermatologen durchgeführte Steroidtherapie verursacht worden sein. Dennoch wird trotz unauffälliger Serumelektrophorese bei Verdacht auf eine chronische Infektionskrankheit eine Hepatitis- und HIV-Serologie angefordert.

Befund Serologie

Es gibt keinen Hinweis auf eine Infektion mit Hepatitis B, C und HIV.

Zum Ausschluss einer Erkrankung aus dem rheumatischen Formenkreis erfolgt eine Antikörperdiagnostik und eine Bestimmung der Blutsenkung (➤ Tab. 10.3):

- Komplementfaktoren: C3 132 mg/dl (norm: 80,0–180,0) und C4 30,9 mg/dl (norm: 10,0–40,0); Rheumafaktor < 10,0 IU/ml (norm: ≤ 10,0); **ANA 1: 1920;** Doppelstrang-DNA-AkS < 5 U/ml (norm: ≤ 9).
- ANA-Differenzierung dgf.: U1 RNP-Ak (68 kd Pr) n.nwb., RNP/Sm-AK n.nwb., Sm-Ak n.nwb., SS-A-Ak n.nwb. SS-B-Ak n.nwb., Scl 70–Ak n. nwb., **Centromer-Protein-B-Ak positiv,** Jo-1-Ak n.nwb., AMA S n.nwb., Anticytoplasmatische Ak n.nwb.

Befund: Centromer-Protein B schwach positiv.

MERKE

Antikörper gegen Centromere können u. a. beim **CREST-Syndrom,** seltener bei Patienten mit Raynaud-Phänomen und anderen rheumatischen Erkrankungen nachgewiesen werden.

Das CREST-Syndrom wird zu den Kollagenosen gerechnet. Es handelt sich um eine Sonderform der progressiven systemischen Sklerodermie mit vergleichsweise milder Verlaufsform. Eine Vorstellung in der Rheumatologie ist geplant.

Zur Abklärung der Lymphopenie und Anämie wird noch eine **Knochenmarkpunktion** durchgeführt.

Befunde Zytomorphologie und Knochenmarkhistologie

Zytomorphologisch gibt es keinen Hinweis auf einen Knochenmarkbefall durch ein Lymphom, kein Hinweis auf MDS.

Die **Knochenmarkhistologie** zeigt ein leicht hyperzelluläres Beckenkammtrepanat mit hochgradigem **Verdacht auf Infiltrate eines klassischen Hodgkin-Lymphoms,** hier vom Mischtyp der Erkrankung. Immunhistochemisch gibt es keinen Anhalt für eine Knochenmarkkarzinose. Keine myeloische Neoplasie.

Tab. 10.3 Blutsenkung

BSG 1 Stunde	mm	B	≤ 30	**65**
BSG 2 Stunden	mm	B		**105**

FALLBERICHT

Bei der Patientin liegen inzwischen zwei Verdachtsdiagnosen vor. Eine rheumatologische (CREST-Syndrom) und eine hämatologische Erkrankung (Hodgkin-Lymphom). Es müssen noch weitere Untersuchungen durchgeführt werden, u. a. eine erneute Biopsieentnahme mediastinal. Der Zustand der Patientin hat sich während des zweiwöchigen stationären Aufenthalts weiter verschlechtert. Sie hat trotz antibiotischer Behandlung des Harnwegsinfekts täglich Fieberschübe bis fast 40 °C. Mehrfach entnommene Blutkulturen sind steril geblieben. Der CRP-Wert bleibt hoch. Ein weiterer Infektfokus lässt sich nicht finden. Die Patientin isst und trinkt kaum und wiegt inzwischen nur noch 35 Kilo trotz täglicher parenteraler Ernährung seit ihrer stationären Aufnahme. Als man ihr sagt, dass noch eine weitere Biopsieentnahme geplant ist, verweigert sie alle Untersuchungen und möchte zum Sterben nach Hause entlassen werden.

Daraufhin wird ein Psychiater hinzugezogen. Da die Patientin aufgrund einer Anpassungsstörung und kognitiven Störung die Bedeutung der aktuellen Erkrankung nicht erkenne und die Tragweite ihrer Entscheidung nicht erfassen könne, wird eine Betreuung angeregt. Der Sohn wird für den Aufgabenbereich Gesundheitsfürsorge bestellt. Die Verdachtsdiagnosen (CREST-Syndrom, Hodgkin-Lymphom) und die erforderlichen Untersuchungen werden dem Sohn ausführlich erläutert. Der Sohn stimmt allen Untersuchungen gegen den Willen seiner Mutter zu, damit sie wieder gesund werde.

Mit einer Woche Verzögerung kann nach Anlage eines Jetkatheters endlich die geplante starre **Bronchoskopie** zur erneuten Entnahme transbronchialer Biopsien durchgeführt werden. Postinterventionell muss die Patientin zwei Tage auf der Überwachungsstation beobachtet werden.

Befund Histologie transbronchialer Biopsate

- **Histologischer Befund:** Im Schleimhautbindegewebe, teilweise Bronchialdrüsen einschließend, ausgedehnte Infiltrate einer wohl lymphatischen, überwiegend mononukleären Neoplasie mit nur **einzelnen blastären, teilweise mehrkernigen Zellen mit zum Teil prominenten Nukleolen.** Die blastären Zellen sowie auch die mehrkernigen Tumorzellen zeigen eine **Expression von CD30,** bei fehlender Expression von CD20. Im Hintergrund reichlich CD3-positive T-Lymphozyten sowie nur vereinzelt CD20-positive B-Lymphozyten. Ein **sehr hoher Anteil der blastären Zellen (70–80 %)** exprimiert das Proliferations-assoziierte Antigen Ki67 (Klon MIB1). Die neoplastischen Zellen zeigen dagegen keine Expression von Cyclin D1, CD10, BCL6 und Keratin.
- **Immunhistochemisch** zeigen die blastären Zellen eine mäßige Expression von Pax5 und teilweise eine **kräftige nukleäre Expression in der EBER-in situ-Hybridisierung**. Sie sind dagegen negativ für CD79a, CD45, ALK-Protein, CD1a und S100-Protein.

Es liegt eine **Infiltration durch ein klassisches Hodgkin-Lymphom** vor, hier vom **Mischtyp der Erkrankung.**

Vor Beginn einer systemischen Therapie wird noch eine **PET-CT-Untersuchung** zur Stadienfestlegung durchgeführt.

Befund PET

- **Hals:** symmetrische Darstellung der zervikalen Weichteilstrukturen. Pathologisch **vergrößerter Lymphknoten (LK) supraklavikulär rechts mit malignomtypischem Stoffwechsel (1,5 × 1,5 cm; SUVmax 6,1).**
- **Thorax:** rechts paratracheal im **oberen Mediastinum vergrößerter LK mit pathologischem Stoffwechsel (SUVmax 6,4; ca. 1,5 × 1,5 cm),** ausgeprägte mediastinale **(8,4 × 4 cm infra- bis präkarinär; SUVmax 6,4)** und beidseits hiläre LK-Bulks (SUVmax links hilär 9,4; ca. 2,2 × 2,3 cm) mit pathologischem Stoffwechsel. Pleurakuppenschwielen beidseits. kein Nachweis intrapulmonaler Läsionen. **Pleuraergüsse beidseits.** Unauffällige Darstellung des Herzens und der thorakalen Gefäße.
- **Abdomen:** pathologischer Stoffwechsel kleinerer (< 1 cm) hypodenser Leberläsionen (insb. Segment VII), **pathologischer LK retrokaval rechts (SUVmax 4,8, ca 15 × 8 mm),** vergrößerte paraaortale LK mit max. Größe bis 1 cm ohne wertbare Stoffwechselsteigerung. Ansonsten unauffällige Darstellung der intraabdominellen und pelvinen Organe.
- **Skelett: disseminierte Knochenmarkinfiltration** v. a. der **proximalen Extremitäten.** Insbesondere im Bereich der **Wirbelsäule und des Beckens (z. B. exemplarisch LWK 2, 2×2 cm, SUVmax 7,4); teils angehende Osteolysen mit erhaltener Kortikalis.**

Beurteilung: Die pathologisch vergrößerten Lymphknoten mit gesteigertem Glukosemetabolismus und der Knochenmarkbefall sind vereinbar mit einem **Lymphom Stadium IV.**

MERKE

Eine Leukozytose, Thrombozytose, Lymphopenie und Hypalbuminämie können in fortgeschrittenen Stadien eines Morbus Hodgkin beobachtet werden. Selten kann auch eine Autoimmunerkrankung in Form einer Coombs-positiven hämolytischen Anämie, Autoimmunthrombopenie und -neutropenie vorkommen.

Diagnose

Bei der Patientin liegt ein **Morbus Hodgkin vom Mischtyp, Stadium IV B** (Fieber und Gewichtsverlust) mit kutanem paraneoplastischem Syndrom (Juckreiz) und paraneoplastischer Elektrolytstörung (SIADH bei Hyponatriämie) vor.

10.2 Therapie

Bei der Patientin lieg ein Morbus Hodgkin, Stadium IV B, vor. Der ECOG Performance Status beträgt 4. Die Patientin liegt im Sterben. Auf ausdrücklichen Wunsch des Sohnes wird eine **zytostatische Therapie** probiert. Die Studienzentrale in Köln empfiehlt in diesem Alter **sechs bis acht Zyklen ABVD.** Nach entlastenden Pleurapunktionen beidseits wird der erste Zyklus ABVD mit reduzierter Dosis (50 %) eingeleitet. Zwei Tage später sitzt die Patientin bei der Visite angezogen und geschminkt auf der Bettkante und möchte nach Hause entlassen werden. Der Tag 15 der Chemotherapie wird ambulant, ebenfalls mit 50-prozentiger Dosierung verabreicht. Bei SIADH (Syndrom der inadäquaten ADH-Sekretion) wird eine Trinkmengenrestriktion von 1 l/d empfohlen. Vier Wochen später zeigt sich in der Laborverlaufskontrolle eine Normalisierung der Elektrolyte (Natrium und Kalium), Entzündungsparameter, von AP, Gamma-GT und Bilirubin (➤ Tab. 10.4). Die Trinkmengenrestriktion wird wieder aufgehoben.

Tab. 10.4 Laborverlaufskontrolle (vier Wochen nach Chemotherapie)

Kenngröße	Maß-einh.	Mat.	Referenz-ber.	
Klinische Chemie				
Natrium	mmol/l	PS	135–145	**137**
Kalium	mmol/l	S	3,5–5,0	**4**
Blutzucker	mg/dl	PS	60–99	**100**
Harnstoff-N	mg/dl	PS	7–23	**14**
Kreatinin	mg/dl	PS	0,5–1,0	**0,4**
GFR pro 1,73 qm (Mabb)	ml/min	PS	≥ 60,0	**> 60,0**
Harnsäure	mg/dl	PS	2,5–5,7	**3,6**
Calcium	mmol/l	PS	2,15–2,60	**2,2**
Calcium (EW-korr.)	mmol/l	PS	2,15–2,60	**2,44**
C-reakt. Prot.	mg/dl	PS	≤ 0,50	**0,12**
Eiweiß, gesamt	g/dl	PS	6,0–8,5	**5,9**
Bilirubin gesamt	mg/dl	PS	≤ 1,1	**0,7**
GOT [AST] (37°)	U/l	PS	≤ 35	**18**
Gamma-GT (37°)	U/l	PS	≤ 38	**73**
LDH (37°)	U/l	PS	< 250	**171**
Hämatologie				
Kleines Blutbild		EB		
Leukozyten	G/l	EB	4,0–11,0	**5**
Erythrozyten	T/l	EB	4,20–5,10	**3,07**
Hämoglobin	g/dl	EB	12,0–16,0	**10,1**
Hämatokrit		EB	0,360–0,460	**0,284**

Tab. 10.4 Laborverlaufskontrolle (vier Wochen nach Chemotherapie) *(Forts.)*

Kenngröße	Maß-einh.	Mat.	Referenz-ber.	
Hämatologie				
MCV	fl	EB	78,0–98,0	**92,4**
MCH	pg	EB	26,0–32,0	**32,9**
MCHC	g/dl	EB	32,0–36,0	**35,6**
Differenzial-BB (maschinell)		EB		**Gerät**
Segmentierte	%	EB	40–70	**80**
Lymphozyten	%	EB	25–40	**11**
Monozyten	%	EB	4–10	**7**
Eosinophile	%	EB	2–4	**2**
Basophile	%	EB	0–2	**1**
Differenzial-BB (mikros)		EB		
Thrombozyten	G/l	EB	150–400	**423**
Gerinnung (Spezial)				
Quick-Wert	%	P	70–120	**100**
INR		P	0,8–1,2	**1**
PTT	sec	P	25–42	**31**

Ab dem zweiten Zyklus wir die ABVD-Dosis auf 75 % gesteigert. Die Patientin erhält insgesamt acht Zyklen. Im Abschluss-Staging (PET-CT) zeigt sich eine **komplette Remission.** Anschließend werden regelmäßige Nachsorgen in der hämatologischen Ambulanz durchgeführt.

FALLBERICHT

Vier Jahre später berichtet die Patientin über eine neu aufgetretene Raynaud-Symptomatik an beiden Händen. Es handelt sich am ehesten um eine Manifestation des bereits vor Jahren vermuteten CREST-Syndroms, weshalb eine rheumatologische Abklärung empfohlen wird, die jedoch bisher nicht wahrgenommen wurde.

Sieben Jahre nach der Erstdiagnose des Hodgkin-Lymphoms hält die Komplettremission weiter an. Die Patientin ist dankbar, noch leben zu dürfen.

Was wäre wenn …

- … die Knochenmarkpunktion nicht durchgeführt worden wäre?
  - Die ersten beiden Versuche einer endoskopischen Materialgewinnung aus der mediastinalen Raumforderung waren frustran. Erst die histologische Aufarbeitung der Knochenstanze erbrachte den Nachweis einer Knochenmarkinfiltration durch einen M. Hodgkin, woraufhin eine starre Bronchoskopie durchgeführt und so die Verdachtsdiagnose in der mediastinalen Raumforderung bestätigt werden konnte. Ohne den histologischen Nachweis einer Knochenmarkinfiltration durch einen M. Hodgkin hätte man die starre Bronchoskopie nicht durchgeführt. Die bereits moribunde Patientin wäre ohne Diagnose verstorben.
- … der Psychiater die Patientin für geschäftsfähig erklärt hätte?
  - Die Patientin hatte nach einigen Untersuchungen weitere Diagnostik und Therapie abgelehnt. Obwohl histologisch die Diagnose einer Knochenmarkinfiltration durch einen M. Hodgkin vorlag, wäre die Patientin ohne adäquate Systemtherapie an den Folgen der Tumorkachexie und Infektionen rasch verstorben.
- … beim ersten Zyklus die volle Dosis Chemotherapie appliziert worden wäre?
  - Bei der Einleitung der Chemotherapie war die Patientin moribund. Darüber hinaus hatte sie weiterhin Fieberschübe bis fast 40 °C und erhöhte Entzündungsparameter. Falls die Ursache dafür ein florider Infekt gewesen wäre und es sich nicht um ein Tumor-CRP und -Fieber gehandelt hätte, wäre die Patientin vermutlich rasch septisch geworden und infolgedessen verstorben.

LITERATUR

Castelino DJ, McNair P, Kay TW. Lymphocytopenia in a hospital population – what does it signify? Aust NZ J Med 1997;27(2): 170–174.

Cavalli SO. Rare syndromes in Hodgkin's disease. Ann Oncol, 1998; 9 Suppl 5: S109–113.

FALL

11 Infundieren ohne nachzudenken

FALLBERICHT

Eine 25-jährige Patientin stellt sich in der 31. SSW über den niedergelassenen Gynäkologen zur Abklärung einer therapierefraktären Eisenmangelanämie in der hämatologischen Ambulanz vor.

Aufgrund einer extern festgestellten **Eisenmangelanämie** werden seit der 22. SSW **zweimal wöchentlich Ferrlecit® 62,5 mg infundiert und zusätzlich oral supplementiert.** Bei der letzten sonografischen Kontrolle vor einigen Tagen habe das geschätzte fetale Gewicht nur 1 476 g betragen, dies entspricht der 7. Perzentile. Bei ausbleibendem Hb-Anstieg soll nun eine weitere hämatologische Abklärung erfolgen.

Die Essgewohnheiten der Patientin hätten sich in der Schwangerschaft nicht geändert. Sie esse weiterhin regelmäßig Fleisch, Gemüse und Obst. Sie stamme aus Bulgarien und lebe seit fünf Jahren in Deutschland.

Vorerkrankungen sind nicht bekannt. Keine Operationen.

Dauermedikation: Eisen(II)-sulfat retard 1 × 80 mg, Magnesium 1 × 1 Kapsel. Keine Allergien bekannt.

Bei der körperlichen Untersuchung zeigen sich bis auf eine diskrete Hautblässe keine Auffälligkeiten.

11.1 Diagnostik

Befund Labordiagnostik

Bei der Vorstellung in der hämatologischen Ambulanz wird bei der nicht nüchternen Patientin ein Routinelabor abgenommen (➤ Tab. 11.1).

- Im Blutbild sind eine **ausgeprägte neutrophile Leukozytose** sowie eine **normoregenerative hypochrome, mikrozytäre Anämie** auffällig. Im Differenzialblutbild zeigen sich eine Monozytose und eine diskrete Basophilie.
- In der klinischen Chemie fallen eine **Hyperferritinämie, eine diskrete Hyperglykämie** und ein **Vitamin-B_{12}-Mangel** auf.
- Die Gerinnungsparameter und die Transferrinsättigung sind normwertig.

Tab. 11.1 Routinelabor bei Erstvorstellung

Kenngröße	Maß-einh.	Mat.	Referenz-ber.	
Klinische Chemie				
Natrium	mmol/l	PS	135–145	**140**
Kalium	mmol/l	S	3,5–5,0	**4,4**
Glukose	mg/dl	PS	60–99	**108**
Harnstoff	mg/dl	PS	13–49	**13**
Kreatinin	mg/dl	PS	0,5–1,0	**0,5**
GFR (CKD-EPI)	ml/min	PS	≥ 90	**134**
Harnsäure	mg/dl	PS	2,5–5,7	**4,3**
Calcium	mmol/l	PS	2,10–2,55	**2,27**
Eisen	µg/dl	PS	80–180	**158**
Ferritin	µg/l	PS	15–160	**194**
Transferrin	g/l	PS	2,0–3,6	**2,9**
Transferrin-sättigung	%	PS	15,0–45,0	**38,7**
C-reakt. Prot.	mg/dl	PS	≤ 0,50	**0,33**
Bilirubin gesamt	mg/dl	PS	≤ 1,2	**0,5**
GOT [AST] (37°)	U/l	PS	≤ 35	**21**
GPT [ALT] (37°)	U/l	PS	≤ 35	**17**
Gamma-GT (37°)	U/l	PS	≤ 40	**9**
Alk. Phosphatase (37°)	U/l	PS	35–105	**86**
LDH (37°)	U/l	PS	< 250	**223**

Tab. 11.1 Routinelabor bei Erstvorstellung *(Forts.)*

Kenngröße	Maß-einh.	Mat.	Referenz-ber.	
Hämatologie				
Kleines Blutbild		EB		
Leukozyten	G/l	EB	4,0–10,4	**18,8**
Erythrozyten	T/l	EB	3,96–5,16	**4,34**
Hämoglobin	g/dl	EB	11,5–15,4	**9,2**
Hämatokrit	l/l	EB	0,346–0,453	**0,297**
RDW-CV	%	EB	12,1–14,8	**17,1**
MCV	fl	EB	80,0–95,5	**68,4**
MCH	pg	EB	26,1–32,6	**21,2**
MCHC	g/dl	EB	31,9–35,5	**31**
Thrombozyten	G/l	EB	176–391	**289**
Retikulozyten	Promille	EB	4–14	**55**
Retikulozyten-Produktionsindex		EB		**2,1**
Differenzial-BB (maschinell)		EB		**Gerät**
Neutrophile Granuloz. (abs.)	G/l	EB	1,91–7,37	**14,2**
Lymphozyten (abs.)	G/l	EB	1,22–3,56	**2,85**
Monozyten (abs.)	G/l	EB	0,25–0,85	**1,34**
Eosinophile Granuloz. (abs.)	G/l	EB	0,03–0,44	**0,29**
Basophile Granuloz. (abs.)	G/l	EB	0,01–0,08	**0,09**
Gerinnung (Spezial)				
Quick-Wert	%	P	70–120	**88**
INR		P	0,8–1,2	**1,1**
PTT	sec	P	25–42	**30**
Immunologie, Proteinchemie				
Haptoglobin	g/l	PS	0,30–2,00	**0,32**
Endokrinologie, Spezialanalytik				
Folsäure	ng/ml	PS	3,9–26,8	**15,3**
Vitamin B_{12}	pg/ml	PS	197–771	**< 150**
TSH	µU/ml	S	0,27–4,20	**1,82**

Unter der wochenlangen intravenösen und oralen Eisensubstitution haben sich die Eisenparameter Eisen und Transferrinsättigung normalisiert. Der Ferritinwert ist sogar leicht erhöht. Der zufällig bestimmte Vitamin-B_{12}-Spiegel ergibt einen nicht nachweisbaren Wert. Bei einem manifesten Vitamin-B_{12}-Mangel erwartet man eine hyporegenerative hyperchrome und makrozytäre Anämie. Dieses Kriterium wird bei der Patientin jedoch nicht erfüllt.

Trotz **neutrophiler Leukozytose** liegt bei fehlender Klinik und normwertigem CRP kein Hinweis auf einen Infekt vor.

MERKE

In der Schwangerschaft wird regelmäßig eine neutrophile Leukozytose beobachtet. Die Neutrophilenzahl steigt ab dem 2. Schwangerschaftsmonat an und erreicht im 2. bzw. 3. Trimester ein Plateau. Eine neutrophile Leukozytose bis 20 G/l ist physiologisch (Wert der Patientin: 18,8 G/l).

FALLBERICHT

Die aus Bulgarien stammende Patientin wird genauer befragt. Sie sei bisher immer gesund gewesen. Die erste Laborkontrolle, an die sich die Patientin erinnern kann, sei in der Schwangerschaft durchgeführt worden. Bereits zu Beginn der Schwangerschaft habe eine leichtgradige Anämie vorgelegen. Die Eltern und der Bruder seien gesund. Eine Anämie in der Verwandtschaft sei nicht bekannt. Der Ehemann sei ebenfalls Bulgare. Er komme aus dem gleichen Dorf. Sie seien jedoch nicht verwandt.

Nach Ausschluss eines Eisenmangels sollte bei Patienten mit unklarer mikrozytärer, hypochromer Anämie aus dem Mittelmeerraum, vorderen Orient oder Indien bis Südostasien an eine Thalassämie gedacht werden. Aufgrund des ethnischen Hintergrunds wird bei der Patientin daher eine **Hb-Elektrophorese** veranlasst.

Befund Hb-Elektrophorese

HbA	93,7 %	–
HbA_2	4,6 %	normal: bis 3,2 %
HbF	1,7 %	normal: Erwachsene bis 0,4 %
Pathologische Hb-Variante	negativ	

Diagnose

Die Patientin hat eine **Thalassaemia minor (= heterozygote β-Thalassämie).**

Bei der Patientin liegen ein Z. n. **Eisenmangel** bei Thalassaemia minor sowie ein **Vitamin-B_{12}-Mangel,** a. e. durch den vermehrten Verbrauch in der Schwangerschaft, vor.

Thalassaemia minor

Bei der Thalassaemia minor handelt es sich um eine heterozygote Form der β-Thalassämie. Es liegen meist keine relevanten Krankheitszeichen vor. Ein Eisenmangel oder eine Schwangerschaft können milde Anämiesymptome hervorrufen.

Der Hb-Wert ist leichtgradig vermindert, die Erythrozytenindizes MCH und MCV sind ebenfalls erniedrigt. Im peripheren Blutausstrich finden sich eine Mikrozytose, eine Hypochromasie und Targetzellen.

Bei der Interpretation der Hämoglobinanalyse kommt es auf den HbA_2- und HbF-Anteil an (➤ Tab. 11.2).

Eisen- und Folatbedarf in der Schwangerschaft

In der Schwangerschaft beträgt der Eisenbedarf durchschnittlich insgesamt 1 000 mg von der Konzeption bis zur Entbindung. Davon benötigen der Fetus und die Plazenta ca. 300–350 mg Eisen. Für die Zunahme der maternalen Erythrozytenmasse sind ca. 500 mg Eisen erforderlich. Die verbleibenden 150 mg sind durch den Blutverlust während der Schwangerschaft und insbesondere im Rahmen der Geburt zu erklären

Durch die gesteigerte Erythrozytenbildung besteht in der Schwangerschaft ein vermehrter Folsäurebedarf, weshalb bei schwangeren Frauen das Risiko für einen Folsäuremangel erhöht ist. Da ein Folsäuremangel in der frühen Embryonalphase zu einem Neuralrohrdefekt führen kann, wird eine tägliche Zufuhr von 400–800 μg Folsäure pro Tag zur Deckung des gesteigerten Bedarfs empfohlen.

Tab. 11.2 Hämoglobin-Elektrophorese-Befunde bei der β-Thalassämie

Hämoglobinform	β-Thalassaemia minor	β-Thalassamia major
HbA_2	3,5–7,5 (–10) %	Normal bis vermehrt
HbF	Bei > 50 % der Patienten erhöht auf 2–5 % (oder höher)	10–80 %

11.2 Therapie

Bei nachweisbarem Vitamin-B_{12}-Mangel wird bei der Patientin einmal wöchentlich eine **parenterale Substitution mit 1 000 μg Cyanocobalamin** unter engmaschigen Spiegelkontrollen durchgeführt. Darüber hinaus wird die intravenöse und orale Eisensubstitution beendet und eine regelmäßige Kontrolle der Ferritinwerte und der Transferrinsättiung empfohlen. Bei Wiederauftreten eines latenten Eisenmangels ist während der restlichen Schwangerschaft und anschließenden Stillzeit eine Fortführung der Eisensubstitution indiziert.

Da es sich beim Ehemann um einen Landsmann der Patientin aus Bulgarien handelt, sollte bei ihm ebenfalls eine Blutbildkontrolle und bei Vorliegen einer leichtgradigen hypochromen und mikrozytären Anämie eine weitere Abklärung erfolgen.

Was wäre wenn …

- … der Ferritinwert bei ausgebliebenem Hb-Anstieg nicht zufällig bestimmt worden wäre?
  - Eine manifeste Eisenmangelanämie wird in der Regel so lange per os oder intravenös mit Eisen substituiert, bis eine Normalisierung des Hämoglobinwerts, der Erythrozytenindizes und des Ferritinwerts dokumentiert wird. Bei Patienten mit passendem ethnischem Hintergrund und nicht bekannter Thalassämie ist es empfehlenswert, auch zwischendurch eine Ferritinbestimmung vorzunehmen, um eine Hämoglobinopathie rechtzeitig zu erkennen.
  - Bei kontinuierlicher Eisensubstitution in der Hoffnung, dass sich der Hb-Wert und die Erythrozytenindizes irgendwann bessern werden, hätte die Fortführung der intravenösen Eisensubstitution bei nicht bekannter Thalassaemia minor zu einer iatrogen bedingten, sekundären Hämosiderose geführt.

- … der Vitamin-B_{12}-Spiegel nicht bestimmt worden wäre?
  - Dann wäre es trotz Eisensubstitution zu einer Verschlechterung der Anämie gekommen. Die Erythrozytenindizes hätten zugenommen. Ein schwerer, nicht erkannter Vitamin-B_{12}-Mangel hätte schließlich zu einer normozytären und normochromen Anämie bei Thalassaemia minor geführt. Bei gesteigertem Bedarf der Vitamine Folsäure und Vitamin B_{12} in der Schwangerschaft sollte bei einer Schwangeren ab der Konzeption eine Folsäuresubstitution erfolgen und bei festgestellter Anämie eine Spiegelbestimmung dieser Vitamine und der Eisenparameter durchgeführt werden.
  - Ein Folsäuremangel in der Schwangerschaft kann zu schweren Missbildungen führen. In der Frühschwangerschaft ist das Risiko für einen Neuralrohrdefekt erhöht. Auch das Vitamin B_{12} spielt bei der Entwicklung des Nervensystems und des Gehirns eine zentrale Rolle. Schwangeren kann eine Substitution von freiverkäuflichen Multivitaminpräparaten während der gesamten Schwangerschaft empfohlen werden.
- … keine Hb-Elektrophorese durchgeführt worden wäre?
  - Dann hätte man die Thalassaemia minor bei der Patientin nicht diagnostiziert. Trotz negativer Familienanamnese und fehlender Anämiesymptomatik sollte bei Frauen mit passendem ethnischem Hintergrund und therapierefraktärer mikrozytärer, hypochromer Anämie mit Normalisierung des Ferritinwerts unter Eisensubstitution eine Hb-Elektrophorese durchgeführt werden, um eine heterozygote Form der β-Thalassämie auszuschließen. Falls es sich beim Ehemann/Partner um einen Landsmann der Schwangeren handelt, ist es empfehlenswert, auch bei diesem zunächst eine Blutbilduntersuchung und bei auffälligem Befund eine Hb-Elektrophorese zu veranlassen. Bei heterozygoten Eltern besteht bei den Nachkommen eine 25-prozentige Wahrscheinlichkeit, an der Thalassaemia major zu erkranken.
- … bei dem Neugeborenen unmittelbar nach der Geburt eine Hb-Elektrophorese durchgeführt wird?
  - Da Neugeborene einen HbF-Anteil von etwa 70 % haben und die Gamma-Ketten erst am Ende des ersten Lebensjahrs vollständig verschwinden, kann eine β-Thalassämie mittels Hb-Elektrophorese frühestens ab dem sechsten Lebensmonat diagnostiziert werden. Bei hochgradigem Verdacht auf eine Thalassaemia major sollte in den ersten sechs Lebensmonaten eine molekulargenetische Untersuchung veranlasst werden.
- … postpartal ein Vitamin-B_{12}-Mangel persistiert oder sich verschlechtert?
  - Bei persistierendem Vitamin-B_{12}-Mangel sollte nach Ausschluss alimentärer Ursachen eine diagnostische Abklärung mittels ÖGD inklusive Biopsieentnahme erfolgen, um eine durch eine Autoimmungastritits verursachte perniziöse Anämie auszuschließen.

LITERATUR

Achebe MM, Gafter-Gvili A. How I treat anemia in pregnancy: iron, cobalamin, and folate. Blood 2017; 129 (8): 940–949.

AWMF-Leitlinie Thalassämie (Stand: 30.6.2016, gültig bis 29.6.2021). Aus: www.awmf.org/uploads/tx_szleitlinien/025-017l_S1_Thalassaemie_2016-07.pdf (letzter Zugriff: 1. Dezember 2018).

Fuchs R. Anämie und Thrombozytopenie in der Schwangerschaft. Dtsch Med Wochenschr 2008;133: 528–533.

FALL

12 Der traumatisierte Chemiker

FALLBERICHT

Ein 86-jähriger Patient stellt sich mit einer zunehmenden Leistungsschwäche und Belastungsdyspnoe bei einer seit sechs Monaten bekannten transfusionspflichtigen Anämie in der hämatologischen Ambulanz vor. Es seien in den vergangenen Monaten insgesamt sechs Erythrozytenkonzentrate transfundiert worden.

Bei dem Patienten ist eine **chronische normozytäre, normochrome Anämie** bekannt. Dem sehr eigenwilligen Patienten werden bei Bedarf Erythrozytenkonzentrate entweder kurz in der Notaufnahme oder auf Station transfundiert. Anschließend verlässt er jedes Mal auf drängenden Wunsch fluchtartig die Klinik. Eine endoskopische Abklärung mittels ÖGD und Koloskopie habe der Hausarzt ambulant veranlasst. Eine Blutungsquelle habe man nicht detektieren können. Eine Röntgen-Thoraxuntersuchung sei ebenfalls unauffällig gewesen. Eine B-Symptomatik im Sinne von Fieber, Gewichtsverlust und Nachtschweiß wird verneint. Er sei schon immer schlank gewesen.

Bis auf eine **Presbyakusis** beidseits sind keine weiteren Vorerkrankungen bekannt. Der Patient habe als Chemiker gearbeitet und sich vor ca. 20 Jahren zweimal eine **Vergiftung in einer Chemiefabrik** zugezogen. Bei der ersten Intoxikation habe es sich um Blausäure gehandelt. Die zweite Intoxikation sei viel schlimmer gewesen, er habe damals gedacht, dass er sterben werde. Man habe nicht herausgefunden, um welche Chemikalie es sich handelte.

Keine Dauermedikation. Keine Allergien bekannt.

Inspektorisch fällt bei dem kachektischen Patienten eine ausgeprägte Hautblässe auf. Zu einer körperlichen Untersuchung kommt es wegen der langen Diskussion mit dem Patienten über die Differenzialdiagnosen einer chronischen Anämie, die erforderliche Untersuchung sowie die Notwendigkeit einer stationären Abklärung zunächst nicht.

12.1 Diagnostik

Befund Labordiagnostik

In der hämatologischen Ambulanz wird zunächst Blut und bei blass wirkendem Patienten auch Kreuzblut abgenommen. (➤ Tab. 12.1).

- Auffällig ist eine **hyporegenerative normozytäre, normochrome Anämie** mit einem Hb-Wert von 4,5 g/dl.
- Die **Retikulozytenzahl ist stark vermindert,** sodass der RPI-Wert nicht berechnet werden kann.
- Im Blutbild zeigt sich außerdem eine bisher nicht bekannte **Leuko- mit Neutropenie.**
- Die Blutsenkung ist beschleunigt, der CRP-Wert nur minimal, der Ferritinwert mit 607 mg/dl erhöht. Die GFR und das Gesamteiweiß sind vermindert.
- Die Folsäure liegt im Normbereich, der Vitamin-B_{12}-Spiegel ist jedoch leicht vermindert.

MERKE

Bei jeder Anämie sollte standardmäßig die Bestimmung der Retikuloyztenzahl und des RPI-Werts angefordert werden. Bei Werten < 2 liegt eine hyporegenerative Anämie vor. Eine stark verminderte bzw. nicht nachweisbare Retikulozytenzahl ist ein Indiz für eine isolierte aplastische Anämie (PRCA, pure red cell aplasia), der RPI-Wert liegt zwischen 0 und 0,5.
Eine Knochenmarkpunktion zur weiteren diagnostischen Abklärung ist erforderlich. **Ausnahme:** parvovirusinduzierte PRCA!

Tab. 12.1 Routinelabor bei Erstvorstellung

Kenngröße	Maßeinh.	Mat.	Referenzber.	
Klinische Chemie				
Natrium	mmol/l	PS	135–145	**145**
Kalium	mmol/l	S	3,5–5,0	**4**
Harnstoff	mg/dl	PS	13–49	**46**
Kreatinin	mg/dl	PS	0,5–1,2	**1,2**
GFR (CKD-EPI)	ml/min	PS	≥ 90	**53**
Ferritin	µg/l	PS	30–300	**607**
C-reakt. Prot.	mg/dl	PS	≤ 0,50	**0,51**
BSG 1 Stunde	mm	B	≤ 20	**82**
BSG 2 Stunden	mm	B		**> 120**
Eiweiß, gesamt	g/dl	PS	6,0–8,5	**5,6**
Bilirubin gesamt	mg/dl	PS	≤ 1,2	**0,4**
GOT [AST] (37°)	U/l	PS	≤ 50	**22**
GPT [ALT] (37°)	U/l	PS	≤ 50	**17**
Gamma-GT (37°)	U/l	PS	≤ 60	**20**
Alk. Phosphatase (37°)	U/l	PS	40–130	**88**
LDH (37°)	U/l	PS	< 250	**175**
Hämatologie				
Kleines Blutbild		EB		
Leukozyten	G/l	EB	3,9–9,8	**2,8**
Erythrozyten	T/l	EB	4,54–5,77	**1,38**
Hämoglobin	g/dl	EB	13,5–17,5	**4,5**
Hämatokrit	l/l	EB	0,396–0,506	**0,130**
RDW-CV	%	EB	12,1–14,8	**16,3**
MCV	fl	EB	80,0–95,5	**M 94,2**
MCH	pg	EB	27,6–32,8	**M 32,6**
MCHC	g/dl	EB	32,8–36,6	**M 34,6**
Thrombozyten	G/l	EB	146–328	**201**
Retikulozyten	Promille	EB	4–14	**1**
Retikulozyten-Hb-Äquivalent	pg	EB	32,1–38,8	**gestört**
Retikulozyten-Produktionsindex		EB		**gestört**
Differenzial-BB (maschinell)		EB		**Gerät**
Neutrophile Granulozyten	%	EB	41–71	**45**
Lymphozyten	%	EB	19–48	**41**

Tab. 12.1 Routinelabor bei Erstvorstellung *(Forts.)*

Kenngröße	Maßeinh.	Mat.	Referenzber.	
Hämatologie				
Monozyten	%	EB	5–15	**9**
Eosinophile Granulozyten	%	EB	1–8	**6**
Basophile Granulozyten	%	EB	0–1	**< 1**
Neutrophile Granuloz. (abs.)	G/l	EB	1,78–6,23	**1,24**
Lymphozyten (abs.)	G/l	EB	1,05–3,24	**1,13**
Monozyten (abs.)	G/l	EB	0,26–0,87	**0,26**
Eosinophile Granuloz. (abs.)	G/l	EB	0,03–0,44	**0,16**
Differenzial-BB (mikros)		EB		**Morph.**
Segmentkernige Granulozyten	%	EB	41–71	**53**
Eosinophile Granulozyten	%	EB	1–8	**2**
Monozyten	%	EB	5–15	**3**
Lymphozyten	%	EB	19–48	**42**
Anisozytose		EB		**+**
Poikilozytose		EB		**+**
Gerinnung (Spezial)				
Quick-Wert	%	P	70–120	**75**
INR		P	0,8–1,2	**1,2**
PTT	sec	P	25–42	**33**
Endokrinologie, Spezialanalytik				
TSH	µU/ml	S	0,27–4,20	**1,96**
Folsäure	ng/ml	PS	3,9–26,8	**14**
Vitamin B_{12}	pg/ml	PS	197–771	**173**

FALLBERICHT

Es wird eine ausführliche Berufsanamnese durchgeführt. Insbesondere wird nach Benzoleinsatz im Labor bzw. Intoxikation damit gefragt. Der Patient habe jahrelang in der Chemiefabrik seines Vaters als selbstständiger Chemiker gearbeitet. Der Einsatz von Benzol sowie der Umgang und die Intoxikation damit werden verneint. Eine Vorstellung in der Arbeitsmedizin wird nicht gewünscht.

Wegen der beruflichen Vorgeschichte und Vorliegen einer Bizytopenie wird der Patient bei Verdacht auf ein myelodysplastisches Syndrom (MDS), DD AML, zur Durchführung einer Knochenmarkpunktion und Bluttransfusion nach längerer Diskussion schließlich stationär aufgenommen. Die körperliche Untersuchung soll auf Station durchgeführt werden.

Es werden zunächst zwei Erythrozytenkonzentrate transfundiert. Die Knochenmarkpunktion wird erst nach ausreichender Bedenkzeit und auf ausdrücklichen Wunsch des Patienten in Absprache mit dem einweisenden Hausarzt am Folgetag komplikationslos durchgeführt.

Befund Zytomorphologie

- Es zeigt sich ein hypozelluläres Knochenmarkaspirat.
- Die Granulopoese ist ausreifend ohne Vermehrung von Blasten.
- Die **Erythropoese ist annähernd komplett fehlend.**
- Auch die Megakaryopoese ist deutlich vermindert.

Zytomorphologisch liegt kein Hinweis auf eine Knochenmarkinfiltration durch ein Lymphom oder eine Leukämie vor. Die periphere Anämie ist gut erklärt durch die annähernd fehlende Erythropoese. Der Befund ist vereinbar mit einem toxischen oder postinfektiösen Schaden.

Eine Durchflusszytometrie wird nicht durchgeführt.

Eine Woche später liegt der Befund der Knochenmarkhistologie vor.

Befund Knochenmarkhistologie

- Der Befund spricht zum einen für eine **B-Zellen-Neoplasie vom Typ eines indolenten Non-Hodgkin-Lymphoms** mit geringem und multifokal betontem Befall des Knochenmarks (nur etwa 5 % Flächenanteil). Eine definitive Subtypisierung des Lymphoms gelingt nicht.
- Zum anderen spricht das Bild für eine **hypozelluläre myeloische Neoplasie** mit Atypien der Megakaryozyten, grenzwertigem Blastenexzess sowie subtotaler Depletion der Erythrozytopoese.

Es liegen zum Teil diskrepante Befunde vor. Die einzige Übereinstimmung ist das komplette Fehlen der Erythropoese. Die Befunde müssen in **Zusammenschau von Klinik und Labor** interpretiert werden.

Nachträglich wird eine **durchflusszytometrische Untersuchung des Knochenmarks und des peripheren Bluts** veranlasst.

- Durchflusszytometrisch kann eine kleine Kappa-restringierte B-Zell-Population, vereinbar mit einer **monoklonalen B-Lymphozytose (MBL),** nachgewiesen werden.
- Auch im peripheren Blut wird eine kleine monoklonale B-Zell-Population (ca. 0,09 G/l) nachgewiesen.

Der Immunphänotyp ist mit einer MBL vereinbar.

> Eine monoklonale B-Lymphozytose (MBL) ist definiert durch den Nachweis von weniger als 5 000/µl monoklonaler B-Zellen im peripheren Blut über mindestens drei Monate. Klinisch, bildmorphologisch und histologisch darf kein Anhalt für eine lymphoproliferative Erkrankung (z. B. Lymphadenopathie, Hepato- und/oder Splenomegalie, Organinfiltration) bestehen.

In Zusammenschau der Befunde liegen nun eine **Aplasie der roten Reihe** und eine **Knochenmarkinfiltration durch ein indolentes B-NHL** vor. Zytomorphologisch sind die Granulopoese und die Megakaryopoese unauffällig, sodass ein MDS unwahrscheinlich ist. Die Knochenmarkhistologie eignet sich nicht zur Diagnose eines MDS, da die Zellen nicht wie bei der Zytologie einzeln beurteilt werden können.

Isolierte aplastische Anämie (PRCA)

Von einer isolierten aplastischen Anämie (früher: Erythroblastophthise) spricht man bei nahezu komplettem Fehlen der kernhaltigen roten Vorstufen im Knochenmark und unauffälliger Granulo- oder Megakaryopoese.

Zytomorphologischer Befund

Peripheres Blut	Knochenmark
Normozytäre, normochrome Anämie, Retikulozyten vermindert bis fehlend	Starke Verminderung bis vollständiges Fehlen der roten Reihe
Leukozyten und Thrombozyten normal bis leicht vermindert	Granulopoese und Megakaryopoese unauffällig

CAVE

Bei einer aplastischen Anämie sind alle drei Zellreihen vermindert.

Die PRCA wird in angeborene (Diamond-Blackfan-Anämie) und erworbene PRCA eingeteilt. Unter den erworbenen unterscheidet man primäre von sekundären Formen.

In der Hämato-Onkologie können folgende Erkrankungen, die mit einer **sekundären PRCA** assoziiert sind, von Interesse sein:

- **Lymphoproliferative Erkrankungen:** CLL, LGL-Leukämie, M. Hodgkin, NHL, angioimmunoblastisches Lymphom, Multiples Myelom, M. Waldenström, M. Castleman
- **Andere hämatologische Erkrankungen:** CML, CMML, PMF, ET, ALL
- **Autoimmunerkrankungen:** systemischer Lupus erythematodes, rheumatoide Arthritis, chronisch-entzündliche Darmerkrankung (CED)
- **Infektionen:**
  - Viral: **Parvovirus B19**, HIV, EBV, Virushepatitis (Hepatitis A, B, C und E), CMV
  - Bakteriell: Streptokkoken der Gruppe C, Mycobacterium tuberculosis, Sepsis
- **Solide Tumoren:** Thymom, Magenkarzinom, Mammakarzinom, Gallengangskarzinom, Lungenkarzinom, Schilddrüsenkarzinom, Nierenzellkarzinom, CUP
- **Andere Ursachen:** Riboflavin (Vitamin-B_2)-Mangel, Schwangerschaft

FALLBERICHT

Der Patient stellt sich nach Erhalt aller Befunde ambulant zur Befundbesprechung vor. In der Blutbildverlaufskontrolle zeigt sich ein Hb-Wert von 6,5 g/dl. Die Retikulozytenzahl liegt weiterhin bei 1 ‰ und der RPI-Wert ist nicht bestimmbar. In den bisherigen Entlassungsbriefen war der Lymphknotenstatus immer als unauffällig beschrieben worden. Bei der aktuellen körperlichen Untersuchung fallen jedoch **multiple vergrößerte Lymphknoten am Hals bis nuchal beidseits,** eine ca. 3 cm durchmessende Raumforderung rechts axillär sowie eine leichtgradige **Splenomegalie** auf.

Da der Patient bei den bisherigen Vorstellungen immer einen Rollkragenpullover getragen hatte, waren die Raumforderungen bei der Erstvorstellung nicht aufgefallen. Der Patient gibt an, dass die Lymphadenopathie seit einem Jahr bestehe. Bei der Anamnese habe er dies nicht angeben wollen um zu testen, wie gut die jungen Ärzte untersuchen würden. Er habe es bisher immer geschafft, die Lymphknoten gut zu verstecken.

Bei histologisch gesichertem Nachweis einer Knochenmarkinfiltration durch ein indolentes B-Zell-Lymphom und zervikaler und axillärer Lymphadenopathie werden eine **CT-Untersuchung von Hals bis Abdomen** zum Staging und eine **Parvovirus-Serologie** veranlasst.

Befund CT Hals bis Abdomen

- Zervikale, thorakale sowie abdominelle **Lymphadenopathie.** Der Befund ist vereinbar mit einem Lymphom.
- **Splenomegalie** mit exophytisch wachsender, hypodenser Milzläsion auf Hilushöhe von ca. 20 × 20 mm, am ehesten im Rahmen der Grunderkrankung.

Befund Parvovirus-Serologie

Parvovirus B19-IgG EIA	positiv
Parvovirus B19-IgM EIA	negativ

Es liegt ein Durchseuchungstiter für Parvovirus B19 vor.

Da eine weitere durchflusszytometrische bzw. immunhistochemische Subtypisierung des indolenten Lymphoms aus dem Knochenmark nicht möglich ist, wird der vergrößerte Lymphknoten rechts axillär exstirpiert.

Befund Histologie (Lymphknoten)

Die **histologische Aufarbeitung des Lymphknotens** erbringt den Nachweis eines indolenten malignen Non-Hodgkin-Lymphoms der B-Zell-Reihe, im Speziellen eines **nodulären Marginalzonenlymphoms.**

Diagnose

Bei dem Patienten wird ein **noduläres Marginalzonenlymphom im Stadium IV A mit PRCA im Sinne eines hämatologischen paraneoplastischen Syndroms** diagnostiziert.

12.2 Therapie

Es gibt keine Standardtherapie der isolierten aplastischen Anämie (PRCA). Neben Bluttransfusionen bei symptomatischen Patienten kann eine immunsuppressive Therapie versucht werden. Bei Assoziation mit einer hämatologischen Grunderkrankung, z. B. mit einem Lymphom, sollte diese primär behandelt werden. Bei dem Patienten wird nach vielen ausführlichen Gesprächen und mehrfachen Aufklärungen schließlich eine **kombinierte Immun-/Chemotherapie mit Rituximab und Bendamustin** eingeleitet. Nach dem ersten Zyklus sind insbesondere die zervikalen Lymphknoten nicht mehr palpabel. Nach der zweiten Gabe Rituximab bricht der Patient die Therapie ab, da er kein „Gift" infundiert bekommen möchte. Der hinzugezogene Psychiater bescheinigt die Geschäftsfähigkeit des Patienten, der nur mit Bluttransfusionen bei Bedarf einverstanden ist.

Was wäre wenn …

- … der Patient eine Knochenmarkpunktion abgelehnt hätte?
  - Bei einer unklaren normozytären, normochromen Anämie mit stark verminderter Retikulozytenzahl bis hin zu einem völligen Fehlen der Retikulozyten muss an eine isolierte aplastische Anämie (PRCA) gedacht werden. Nach Ausschluss einer Parvovirus-Infektion ist die Durchführung einer Knochenmarkpunktion zur weiteren Abklärung notwendig. Hätte der Patient die Knochenmarkpunktion abgelehnt, hätte man wie bisher Erythrozytenkonzentrate bei Bedarf transfundiert. Früher oder später hätte man das nodale Marginalzonenlymphom diagnostiziert, die erworbene PRCA jedoch nie histologisch gesichert.
- … der Patient die Therapie nicht abgebrochen hätte?
  - Dann hätte man durch die kombinierte Immun-/Chemotherapie zumindest eine partielle Remission mit Stabilisierung des Hb-Werts bis hin zur Transfusionsfreiheit erreichen können.
- … eine MDS oder eine akute Leukämie vorgelegen hätte?
  - Die Therapie eines MDS wäre je nach Risikostratifizierung ebenfalls supportiv im Sinne von Bluttransfusionen gewesen. Eine akute Leukämie hätte dagegen eine rasche und aggressivere Therapie benötigt.
- … der Patient sich in der Arbeitsmedizin vorgestellt hätte?
  - Dann hätte man bei Z. n Intoxikation mit Chemikalien in der Vorgeschichte vielleicht eine Berufskrankheit feststellen können. Daher ist die Durchführung einer Berufsanamnese bei der Erstdiagnose einer hämatologischen oder soliden Neoplasie sehr wichtig. Bei einer AML oder einem NHL sollte der Patient explizit nach einer Benzolexposition gefragt werden. Bei Verdacht auf Vorliegen einer Berufskrankheit sollte jeder Patient in der Arbeitsmedizin zur Abklärung einer benzolinduzierten hämatologischen Neoplasie vorgestellt werden.

LITERATUR

Clark DA, Dessypris EN, Krantz SB. Studies on pure red cell aplasia. XI. Results of immunosuppressive treatment of 37 patients. Blood, 1984;63(2):277–286.

Lacy MQ, Kurtin PJ, Tefferi A. Pure red cell aplasia: association with large granular lymphocyte leukemia and the prognostic value of cytogenetic abnormalities. Blood, 1996;87(7):3000–3006.

Means Jr RT.Pure red cell aplasia. Blood, 2016;128 (21): 2504–2508.

FALL

13 Plötzlich quietschgelb!

FALLBERICHT

Ein 76-jähriger Patient stellt sich mit neu aufgefallenem **schmerzlosem Haut- und Sklerenikterus** in der Notaufnahme vor.

Er berichtet über eine zunehmende **Verschlechterung des Allgemeinbefindens** in den vergangenen Wochen. Fieber, Gewichtsverlust und Nachtschweiß werden verneint. Der Stuhl sei normal gefärbt und ohne Blutbeimengung, der Urin in den vergangenen Tagen jedoch sehr dunkel. Eine Cholezystolithiasis sei nicht bekannt.

Der Patient habe nie eine Bauchoperation gehabt. Folgende Vorerkrankungen sind bekannt: Diabetes mellitus Typ 2, arterielle Hypertonie, Z. n. Gichtanfall, Prostatahyperplasie, bekannte Nierenzyste rechts, Z. n. ESWL bei Nephrolithiasis.

Aktuelle Medikation: Metformin 1 × 1 000 mg, ASS 1 × 100 mg, Valsartan 1 × 160 mg, Tamsulosin 1 × 0,4 mg.

Bei der körperlichen Untersuchung steht der Haut- und Sklerenikterus im Vordergrund. Der Allgemeinzustand ist reduziert. Keine kutanen Blutungszeichen. Leber und Milz sind nicht vergrößert tastbar. Das Murphy-Zeichen ist negativ.

13.1 Diagnostik

Befund Labordiagnostik

Bei der Vorstellung in der Notaufnahme wird ein Routinelabor abgenommen (➤ Tab. 13.1).

- Im Blutbild zeigt sich eine **hyperregenerative, makrozytäre und hyperchrome Anämie** von 10,5 g/dl, RPI 5, Retikulozyten 135. Die **Leukozytenzahl** ist **leicht erhöht.** Im Differenzialblutbild zeigt sich eine relative und absolute Monozytose von 1 353 G/l.
- In der klinischen Chemie sind pathologisch: **Erhöhung von Ferritin, LDH, Glukose, CRP, Bilirubin** und **indirektem Bilirubin.**

Tab. 13.1 Routinelabor in der Notaufnahme

Kenngröße	Maß-einh.	Mat.	Referenz-ber.	
Klinische Chemie				
Natrium	mmol/l	PS	135–145	**138**
Kalium	mmol/l	S	3,5–5,0	**4,3**
Blutzucker	mg/dl	PS	60–99	**118**
Harnstoff-N	mg/dl	PS	7–23	**21**
Kreatinin	mg/dl	PS	0,5–1,2	**0,8**
GFR pro 1,73 qm (M7)	ml/min	PS	≥ 60,0	**> 60,0**
GFR pro 1,73 qm (Mahh)	ml/min	PS	≥ 60,0	**> 60,0**
Calcium	mmol/l	PS	2,10–2,60	**2,22**
Calcium (EW-korr.)	mmol/l	PS	2,10–2,60	**2,3**
Magnesium	mmol/l	PS	0,65–1,20	**0,91**
Ferritin	µg/l	PS	30–300	**502**
C-reakt. Prot.	mg/dl	PS	≤ 0,50	**0,74**
Eiweiß, gesamt	g/dl	PS	6,0–8,5	**7,1**
Albumin	g/dl	PS	3,5–5,0	**4,8**
Bilirubin gesamt	mg/dl	PS	≤ 1,1	**8**
Bilirubin direkt	mg/dl	PS	≤ 0,3	**0,6**
GOT [AST] (37°)	U/l	PS	≤ 50	**46**
GPT [ALT] (37°)	U/l	PS	≤ 50	**22**
Gamma-GT (37°)	U/l	PS	≤ 60	**23**
Alk. Phosphatase (37°)	U/l	PS	40–130	**81**
Lipase	U/l	PS	≤ 60	**52**
LDH (37°)	U/l	PS	< 250	**534**
CK-Gesamt (37°)	U/l	PS	≤ 190	**66**
Bikarbonat (Integra)	mmol/l	PS	22,0–29,0	**24,3**

13

Tab. 13.1 Routinelabor in der Notaufnahme *(Forts.)*

Kenngröße	Maß-einh.	Mat.	Referenz-ber.	
Hämatologie				
Kleines Blutbild		EB		
Leukozyten	G/l	EB	4,0–11,0	**12,3**
Erythrozyten	T/l	EB	4,50–6,30	**2,84**
Hämoglobin	g/dl	EB	14,0–18,0	**10,5**
Hämatokrit		EB	0,380–0,520	**0,296**
MCV	fl	EB	78,0–98,0	**104**
MCH	pg	EB	26,0–32,0	**37**
MCHC	g/dl	EB	32,0–36,0	**35,5**
Thrombozyten	G/l	EB	150–400	**387**
Retikulozyten	/1000 Ery	EB	9–25	**135**
Retikulozyten-Produktionsindex		EB		**5**
Differenzial-BB (maschinell)		EB		**Gerät**
Segmentierte	%	EB	40–70	**64**
Lymphozyten	%	EB	25–40	**21**
Monozyten	%	EB	4–10	**11**
Eosinophile	%	EB	2–4	**4**
Basophile	%	EB	0–2	**1**
Gerinnung (Spezial)				
Quick-Wert	%	P	70–120	**74**
INR		P	0,8–1,2	**1,2**
PTT	sec	P	25–42	**27**
Immunologie, Proteinchemie				
Haptoglobin	mg/dl	PS	30,0–200,0	**< 10,0**
Endokrinologie, Spezialanalytik				
TSH	µU/ml	S	0,30–4,00	**1,58**
Folsäure	ng/ml	PS	2,0–15,6	**9,4**
Vitamin B_{12}	pg/ml	PS	250–1100	**391**

Noch am Aufnahmetag wird nach Entnahme eines Kreuzbluts und Anforderung eines direkten und indirekten Coombs-Tests eine **Sonografie des Abdomens** veranlasst.

Befund Sonografie Abdomen

Multiple intraluminale Steine in der Gallenblase nachweisbar. Einfache Nierenzysten beidseits. Prostatahyperplasie. Pankreaslipomatose. Kein Hinweis auf eine intra- oder extrahepatische Cholestase. Kein Nachweis einer Raumforderung im untersuchten Bereich.

Definition und Differenzialdiagnosen des schmerzlosen Ikterus

Ein schmerzloser Ikterus ist definiert als eine Gelbfärbung der Skleren und/oder Haut ohne abdominelle Schmerzsymptomatik.

Bei Vorliegen eines schmerzlosen Ikterus kommen differenzialdiagnostisch eine Hämolyse, eine Hepatitis (virus- oder medikamentös bedingt) oder eine Leberzirrhose in Frage. Bei zusätzlich bestehender B-Symptomatik und Verschlechterung des Allgemeinzustands kann es sich um eine Obstruktion der extrahepatischen Gallenwege durch eine maligne Raumforderung (Neoplasien der Gallenblase, Gallenwege oder des Pankreaskopfs) handeln. Eine Kompression der Gallenwege von außen, z. B. durch pathologisch vergrößerte Lymphknoten (z. B. Lymphom, Lymphknotenmetastasen eines soliden Tumors) ist ebenfalls möglich.

MERKE

Der klassische Ikterus muss vom **„Pseudoikterus"** unterschieden werden. Der Pseudoikterus kann durch eine Farbstoffablagerung entstehen, z. B. nach intensivem Karottengenuss. Dieser ist ebenfalls schmerzlos. Die Haut ist dabei ikterisch, die Skleren jedoch nicht!

Diagnose

Der direkte Coombs-Test fällt positiv aus, somit liegt bei dem Patienten eine **Coombs-positive hämolytische Anämie (AIHA)** mit Nachweis von Wärmeantikörpern vor. Es ist eine immunsuppressive Therapie mit Steroiden indiziert.

MERKE

Vor bzw. unmittelbar nach Einleitung einer Steroidtherapie sollte bei älteren Patienten, insbesondere bei Frauen, zur Abschätzung des Osteoporoserisikos eine Knochendichtemessung durchgeführt werden.

Befund Knochendichtemessung

Mit einem T-Wert von –0,8 Standardabweichung, bezogen auf das Normalkollektiv junger Erwachsener, handelt es sich definitionsgemäß um einen Normalbefund im Bereich des Schenkelhalses (Osteoporose laut WHO ab −2,5 SD-Abweichung). Mit einem T-Wert von −0,6 SD-Abweichungen, bezogen auf das Normalkollektiv junger Erwachsener, handelt es sich definitionsgemäß um einen Normalbefund im Bereich des gesamten proximalen Femur.

Der Patient hat somit **keine Osteoporose.** Da bei dem Patienten ein bisher mit Metformin zufriedenstellend behandelter **Diabetes mellitus Typ 2** vorliegt, ist die Therapieeinleitung mit Steroiden nur unter stationären Bedingungen mit engmaschigen Blutzuckerkontrollen und ggf. Insulinapplikation bei Bedarf möglich. Der **HbA_{1c}-Wert** beträgt vor Einleitung der Steroidtherapie < **3,5 %.**

MERKE

Steroide werden in der Regel morgens oral oder intravenös verabreicht. Sie führen zu einem verspäteten Anstieg des Blutzuckers (mittags, eher nachmittags). Daher ist eine postprandiale Blutzuckerbestimmung nach dem Mittag- und Abendessen dringend erforderlich und bei pathologisch erhöhten Werten eine Insulintherapie notwendig. Vor der Einleitung einer Steroidtherapie sollte insbesondere bei älteren Patienten eine routinemäßige HbA_{1c}-Bestimmung zur Detektion einer gestörten Glukosetoleranz (Syn. pathologische Glukosetoleranz) erfolgen.

Cave! Bei Nicht-Diabetikern mit gestörter Glukosetoleranz kann es zu einer verzögerten steroidinduzierten Blutzuckerentgleisung z. B. nach einigen Tagen oder Wochen kommen. Deshalb sollten die Patienten auch zu Hause regelmäßig nüchtern und zwei Stunden postprandial den Blutzucker kontrollieren.

HbA_{1c}-Wert

HbA_{1c} ist ein Hämoglobinderivat, das durch eine nicht-enzymatische Reaktion von Glukose mit dem N-terminalen Valin der β-Kette des Hämoglobins entsteht. Es gibt eine Korrelation zwischen dem Anteil des glykierten Hb mit der Höhe und Dauer der Blutzuckerentgleisung. Da es sich um eine irreversible Glykierung handelt, wird glykiertes Hämoglobin erst mit dem Abbau der Erythrozyten aus dem Blut eliminiert.

Die Höhe des HbA_{1c}-Werts wird durch die Erythrozytenlebensdauer beeinflusst. Folglich können bei niedrigem Zellumsatz der Erythroyzten **falsch hohe HbA_{1c}-Werte** gemessen werden, z. B. bei Vitamin-B_{12}- oder Folsäuremangel.

Falsch niedrige HbA_{1c}-Werte sind dagegen durch einen hohen Zellumsatz der Erythrozyten bedingt, wie er bei allen Hämolyseformen vorkommen kann, bei Blutverlust infolge einer Blutung oder Phlebotomie oder bei Patienten, die wegen Eisen-, Vitamin-B_{12}- und Folsäuremangel mit Erythropoetin behandelt werden.

CAVE

Für die Diagnosestellung einer pathologischen Glukosetoleranz bzw. eines unbekannten Diabetes mellitus sollte bei **Patienten mit hämolytischer Anämie,** chronischem Blutverlust, regelmäßigen Phlebotomien oder Bluttransfusionen wegen möglicher falsch niedriger Werte keine HbA_{1c}-Bestimmung durchgeführt werden. Stattdessen eignet sich die **Bestimmung des Nüchternblutzuckers** sowie die Durchführung eines **oralen Glukosetoleranztests** mit 75 g Glukose.

13.2 Therapie

Es wird eine **Therapie mit Prednisolon 1 mg/kg KG** eingeleitet. Zur Vermeidung steroidinduzierter Komplikationen erhält der Patient zusätzlich einen **PPI und Vitamin D_3.** Unmittelbar nach Beginn der Prednisolon-Therapie kommt es zu einer **Blutzuckerentgleisung,** die durch zusätzliche **regelmäßige Applikationen von Insulin detemir morgens und Actrapid bei Bedarf** beherrscht werden kann. Unter der Steroidtherapie normalisiert sich die LDH rasch, die Retikulozytenzahl ist rückläufig. Der Hb-Wert bessert sich stetig, sodass die Steroiddosis langsam reduziert werden kann.

Komplizierend entwickelt der Patient zwei Monate nach Therapiebeginn eine **Urosepsis** bei akuter Prostatitis mit Nachweis von E. coli in der Blutkultur, weshalb ein zweiwöchiger stationärer Aufenthalt erforderlich ist. Nach Abklingen der Prostatitis kommt es zu einem leichten Hb-Abfall und zu einem Wiederanstieg von LDH und Bilirubin. Die **Steroiddosierung muss wieder leicht erhöht** werden. Im weiteren Verlauf wird die Steroiddosis bei wieder ansteigendem Hb-Wert erneut reduziert und nach acht Monaten bei normwertigem, stabilem Hb-Wert und normwertigen Hämolyseparametern (➤ Tab. 13.2) abgesetzt.

13

Nach Absetzen des Steroids sind engmaschige Blutbildkontrollen notwendig, da ein erhöhtes Rezidivrisiko besteht. Eine Heilung einer AIHA mit Steroiden ist nur in 20 Prozent der Fälle zu erreichen.

Tab. 13.2 Blutbildverlaufskontrolle nach acht Monaten

Kenngröße	Maß-einh.	Mat.	Referenz-ber.	
Kleines Blutbild				
Leukozyten	G/l	EB	4,0–11,0	**5,4**
Erythrozyten	T/l	EB	4,50–6,30	**4,74**
Hämoglobin	g/dl	EB	14,0–18,0	**14,9**

Tab. 13.2 Blutbildverlaufskontrolle nach acht Monaten *(Forts.)*

Kenngröße	Maß-einh.	Mat.	Referenz-ber.	
Kleines Blutbild				
Hämatokrit		EB	0,380–0,520	**0,427**
MCV	fl	EB	78,0–98,0	**90,1**
MCH	pg	EB	26,0–32,0	**31,4**
MCHC	g/dl	EB	32,0–36,0	**34,9**
Thrombozyten	G/l	EB	150–400	**263**
Retikulozyten-Produktionsindex		EB		**0,9**

Was wäre wenn …

- … der Patient zusätzlich erhöhte Transaminasen und Cholestaseparamter gehabt hätte?
  - Bei obendrein **erhöhtem direktem Bilirubin** wäre eine Erkrankung der Leber naheliegend. In Frage kommen eine Virushepatitis, Nebenwirkungen von Medikamenten (z. B. Antibiotika!), eine alkoholische oder nicht-alkoholische Steatohepatitis oder auch eine Obstruktion durch eine Raumforderung z. B. bei Pankreaskarzinom oder Gallengangskarzinom.
  - Bei **erhöhtem indirektem Bilirubin** und erhöhten Leberwerten käme eine Hämolyse bei Alkoholabusus (z. B. Zieve-Syndrom) in Frage. Im mikroskopischen Blutausstrich sollte die Erythrozytenmorphologie genau inspiziert und nach Akanthozyten, Stomatozyten usw. gesucht werden. Darüber hinaus besteht eine Hyperlipidämie.
- … eine Knochenmarkpunktion durchgeführt worden wäre?
  - Eine Knochenmarkpunktion ist bei einer AIHA nicht indiziert und sollte nicht durchgeführt werden. Eine Knochenmarkpunktion ist ein invasiver Eingriff. Auch wenn kaum Komplikationen zu erwarten sind, sollte sie nur nach strenger Indikationsstellung durchgeführt werden. Bei einer hämolytischen Anämie wäre im Knochenmark eine gesteigerte linksverschobene Erythropoese zu erwarten.
- … man den Blutzucker unter der Steroidtherapie nicht in den Griff bekommen hätte?
  - Bei Kontraindikationen oder Unverträglichkeit gegenüber Steroiden hätte man alternativ Azathioprin oder Cyclophosphamid geben können.

LITERATUR

Lechner K, Jäger U. How I treat autoimmune hemolytic anemias in adults. Blood, 2010;116(11): 1831–1838.

Panzer S, Kronik G, Lechner K. Glycosylated hemoglobins (GHb): an index of red cell survival. Blood, 1982;59(6): 1348–1350.

Worlledge SM, Brain MC, Cooper AC. Immmunosuppressive drugs in the treatment of autoimmune haemolytic anaemia. Proc R Soc Med, 1968;61(12): 1312–1315.

FALL

14 Für immer gehbehindert

FALLBERICHT

Eine 67-jährige Patientin stellt sich zur Durchführung einer elektiven Knochenmarkpunktion bei unklarer Anämie in der hämatologischen Ambulanz vor. Sie klagt über leichten Schwindel.

Die Patientin wurde eine Woche zuvor mit Verdacht auf eine gastrointestinale Blutung über die chirurgische Ambulanz stationär aufgenommen. Der Hb-Wert betrug minimal 3,8 g/dl. Die **Anämie** war während der präoperativen **Vorbereitung einer geplanten Knie-Totalendoprothese (TEP)** rechts zufällig aufgefallen. Die Patientin gibt lediglich eine **Verschlechterung des Allgemeinzustands** in den vergangenen Monaten und zunehmende **Müdigkeit** an. Eine Ruhedyspnoe liege nicht vor. Da wegen der Knieschmerzen rechts eine massive Bewegungseinschränkung besteht, sei ihr eine Belastungsdyspnoe nicht aufgefallen. Der Stuhl sei zum Teil etwas dunkler, definitive Blutungszeichen wie Teerstuhl, Hämatochezie oder Bluterbrechen werden nicht berichtet. Die Chirurgen haben die Knieoperation verschoben und wünschen eine Knochenmarkpunktion zum Ausschluss einer Leukämie.

Keine relevanten Vorerkrankungen bekannt. Operationen: Z. n. Schulter-TEP links, Z. n. Hüft-TEP rechts und links, Z. n. Knie-TEP rechts bei Gonarthrose, Z. n. erneuter Knie-TEP rechts bei TEP-Lockerung, jetzt: Arthrofibrose des rechten Kniegelenks, aktuell: dringende Reoperation rechts geplant.

Aktuelle Medikation (seit einer Woche): L-Thyroxin 1× 75 µg, Thiamin 1 × 100 mg, Carvedilol 1 × 6,25 mg, Vitamin B_{12} 2 × 1 000 µg/Woche s. c..

Keine Allergien bekannt. Kein Nikotinabusus. Alkohol: täglich ein Viertel Liter Wein seit mehr als zehn Jahren.

14.1 Vorbefunde

Der auf Station durchgeführte Hämoccult-Test zum Ausschluss einer gastrointestinalen Blutung war positiv. Endoskopisch zeigten sich in der ÖGD **Ösophagusvarizen im Stadium II** und eine **portal-hypertensive Gastropathie.** Koloskopisch wurde eine **massive Divertikulose** festgestellt. Eine Blutungsquelle fand sich nicht. Eine anschließend durchgeführte Abdomensonografie zeigte eine bisher nicht bekannte **Leberzirrhose mit portaler Hypertension,** eine geringgradige Splenomegalie (Volumen 315 ml) sowie mäßigen Aszites im Unterbauch und perihepatisch. Nach Transfusion von insgesamt vier Erythrozytenkonzentraten wurde ein adäquater Hb-Anstieg dokumentiert.

In der Zusammenschau der Befunde wurde eine Leberzirrhose im Child-Pugh-Stadium B diagnostiziert. Serologisch konnten eine chronische Hepatitis B und C ausgeschlossen werden, sodass am ehesten eine **äthyltoxische Leberzirrhose** vorliegt. Laborchemisch zeigten sich ein unauffälliger Eisenstatus, ein normwertiger AFP-Wert und ein leicht verminderter Vitamin-B_{12}-Spiegel. Die Gastroenterologen schlossen eine Blutung als Anämieursache aus. Es wurde einmalig Vitamin B_{12} parenteral appliziert und eine Betablockertherapie mit Carvedilol zur Blutungsprimärprohylaxe eingeleitet. Der Patientin wurde die ambulante Fortführung der Vitamin-B_{12}-Substitution empfohlen.

14

14.2 Diagnostik in der hämatologischen Ambulanz

Befund Labordiagnostik

Bei der Erstvorstellung der Patientin in der hämatologischen Ambulanz wird ein Routinelabor abgenommen (➤ Tab. 14.1).

- Im Blutbild zeigt sich eine ausgeprägte **hyporegenerative, normozytäre, diskret hypochrome Anämie** mit einem Hb-Wert von 5,6 g/dl. Im Differenzialblutbild zeigen sich keine Auffälligkeiten. Der RDW-Wert ist mit 19,3 % erhöht.
- In der klinischen Chemie sind eine **Hyponatriämie, Hyperglykämie,** eine **verminderte Transferrinsättigung, diskrete CRP-Erhöhung** sowie eine **GPT-, Gamma-GT-** und **Bilirubinerhöhung** auffällig.
- Der Quick-Wert ist mit 48 % spontan vermindert, der INR-Wert beträgt 1,6, die PTT ist normwertig.
- Die übrigen Routineparameter liegen im Normbereich.

Tab. 14.1 Routinelabor bei Aufnahme

Kenngröße	Maß-einh.	Mat.	Referenz-ber.	
Klinische Chemie				
Natrium	mmol/l	PS	135–145	**133**
Kalium	mmol/l	S	3,5–5,0	**4,2**
Glukose	mg/dl	PS	60–99	**139**
Harnstoff	mg/dl	PS	13–49	**43**
Kreatinin	mg/dl	PS	0,5–1,0	**0,7**
GFR (CKD-EPI)	ml/min	PS	≥ 90	**91**
Harnsäure	mg/dl	PS	2,5–5,7	**5**
Calcium	mmol/l	PS	2,10–2,55	**2,26**
Calcium (Eiw.-korr.)	mmol/l	PS	2,10–2,55	**2,32**
Eisen	µg/dl	PS	80–180	**26**
Ferritin	ng/ml	PS	15–160	**59**
Transferrin	g/l	PS	2,0–3,6	**2,9**
Transferrin-sättigung	%	PS	15,0–45,0	**6,3**
C-reakt. Prot.	mg/dl	PS	≤ 0,50	**0,86**
Eiweiß, gesamt	g/dl	PS	6,0–8,5	**7,3**

Tab. 14.1 Routinelabor bei Aufnahme *(Forts.)*

Kenngröße	Maß-einh.	Mat.	Referenz-ber.	
Klinische Chemie				
Kapillarzonen-Elektroph. Befund		S		**s.Sbef**
Bilirubin gesamt	mg/dl	PS	≤ 1,2	**2**
GOT [AST] (37°)	U/l	PS	≤ 35	**39**
GPT [ALT] (37°)	U/l	PS	≤ 35	**13**
Gamma-GT (37°)	U/l	PS	≤ 40	**233**
Alk. Phosphatase (37°)	U/l	PS	35–105	**77**
LDH (37°)	U/l	PS	< 250	**238**
Hämatologie				
Kleines Blutbild		EB		
Leukozyten	G/l	EB	4,0–10,4	**9,8**
Erythrozyten	T/l	EB	3,96–5,16	**2,15**
Hämoglobin	g/dl	EB	11,5–15,4	**5,6**
Hämatokrit	l/l	EB	0,346–0,453	**0,181**
RDW-CV	%	EB	12,1–14,8	**19,3**
MCV	fl	EB	80,0–95,5	**84,2**
MCH	pg	EB	26,1–32,6	**26**
MCHC	g/dl	EB	31,9–35,5	**30,9**
Thrombozyten	G/l	EB	176–391	**178**
Retikulozyten	Promille	EB	4–14	**51**
Retikulozyten-Produktionsindex		EB		**0,9**
Differenzial-BB (maschinell)		EB		**Gerät**
Unreife Granulozyten (masch.)	%	EB	≤ 1	**1**
Neutrophile Granulozyten	%	EB	43–74	**71**
Lymphozyten	%	EB	18–46	**19**
Monozyten	%	EB	4–12	**8**
Eosinophile Granulozyten	%	EB	≤ 5	**1**
Basophile Granulozyten	%	EB	≤ 1	**1**
Neutrophile Granuloz. (abs.)	G/l	EB	1,91–7,37	**6,92**
Lymphozyten (abs.)	G/l	EB	1,22–3,56	**1,84**

Tab. 14.1 Routinelabor bei Aufnahme *(Forts.)*

Kenngröße	Maß-einh.	Mat.	Referenz-ber.	
Hämatologie				
Monozyten (abs.)	G/l	EB	0,25–0,85	**0,76**
Eosinophile Granuloz. (abs.)	G/l	EB	0,03–0,44	**0,1**
Basophile Granuloz. (abs.)	G/l	EB	0,01–0,08	**0,11**
Gerinnung (Spezial)				
Quick-Wert	%	P	70–120	**48**
INR		P	0,8–1,2	**1,6**
PTT	sec	P	25–42	**40**
Immunologie, Proteinchemie				
Haptoglobin	g/l	PS	0,30–2,00	**0,36**
Endokrinologie, Spezialanalytik				
Folsäure	ng/ml	PS	3,9–26,8	**6,1**
Vitamin B_{12}	pg/ml	PS	197–771	**249**

Trotz Transfusion von vier Erythrozytenkonzentraten eine Woche zuvor beträgt der Hb-Wert nur 5,6 g/dl. Ein Substratmangel ist nicht eindeutig ersichtlich. Bei isolierter Anämie und therapeutischer Konsequenz (bevorstehende Knieoperation) wird nach erneuter Transfusion von zwei Eryhtrozytenkonzentraten eine **Knochenmarkpunktion zum Ausschluss eines myelodysplastischen Syndroms (MDS), DD Leukämie,** komplikationslos ambulant durchgeführt. Eine Nachblutung wird bei einem Quick-Wert von 48 % nicht beobachtet.

MERKE

Bei Patienten mit portaler Hypertension bei Leberzirrhose liegt der Ziel-Hb-Wert zwischen 8 und 10 g/dl.

Befund Zytomorphologie

- Altersentsprechend zeigt sich ein deutlich hyperzelluläres Knochenmark mit trilineär ausreifender Hämatopoese.
- In der **Erythropoese** sind **dysplastische Veränderungen** zu sehen (Kernabsprengsel, Doppelkernigkeit, z. T. megaloblastär), jedoch unter 10 %. Ringsideroblasten finden sich nicht, **kein Nachweis von Speichereisen** (Gale Score 0).
- Die **Megakaryopoese** hat **signifikante Dysplasien** (hypolobulierte Kerne).
- Die **Granulopoese** zeigt ebenfalls **signifikante Dysplasien.**
- Die Blasten sind mit 2 % nicht vermehrt.

Zytomorphologisch ist der **Befund vereinbar mit einem MDS,** speziell vom **Typ MDS-MLD.** Eine sichere Abgrenzung von reaktiven Veränderungen im Rahmen der bekannten Vorerkrankungen ist aber nicht möglich.

- **FISH-Befund:** kein Nachweis einer 5q31-Deletion bzw. einer Monosomie 5.
- **Befund Zytogenetik:** 46, XX.
- **Befund Molekulargenetik:** kein Nachweis von Mutationen.

Befund Knochenmarkhistologie

Histopathologisches Gutachten: texturgestörtes, teilweise hyperzelluläres Knochenmark mit erythropoetischer Hyperplasie (bei im Wesentlichen intakter, vollständig trilineär ausreifender Blutbildung). Reaktive Befundkonstellation durchaus vereinbar mit einem Hypersplenie-Syndrom. Es ergeben sich, auch auf immunhistochemischer Ebene, keine Anhaltspunkte für eine maligne hämatologische Systemerkrankung, speziell für einen Blastenexzess.

In der zwischenzeitlich vorliegenden **Serumelektrophorese** zeigt sich eine **polyklonale Gammopathie** (➤ Abb. 14.1).

MERKE

Eine polyklonale Gammopathie ist bei einer Leberzirrhose häufig zu finden. Durch das Einwandern bakterieller Antigene über die Portalvene in das lymphatische Gewebe wird die Filterfunktion der Leber umgangen. Dadurch wird die Antikörperproduktion durch Plasmazellen verstärkt. Eine IgG-Erhöhung kann auf das Vorliegen einer Autoimmunhepatitis hindeuten. Eine IgM-Erhöhung ist in 90 bis 95 Prozent der Fälle bei einer primär biliären Zirrhose zu finden.

Veränderungen der Erythropoese bei chronischem Alkoholabusus

Bei der Patientin liegt eine Leberzirrhose, am ehesten äthyltoxischer Genese vor. Beim chronischen Alkoholabusus ist die Genese der Anämie **multifaktoriell:**

- Durch die direkte toxische Wirkung des Alkohols sind im Knochenmark häufig **vakuolisierte Proerythroblasten** zu finden. Diese Vakuolen treten bereits fünf bis sieben Tage nach exzessivem Al-

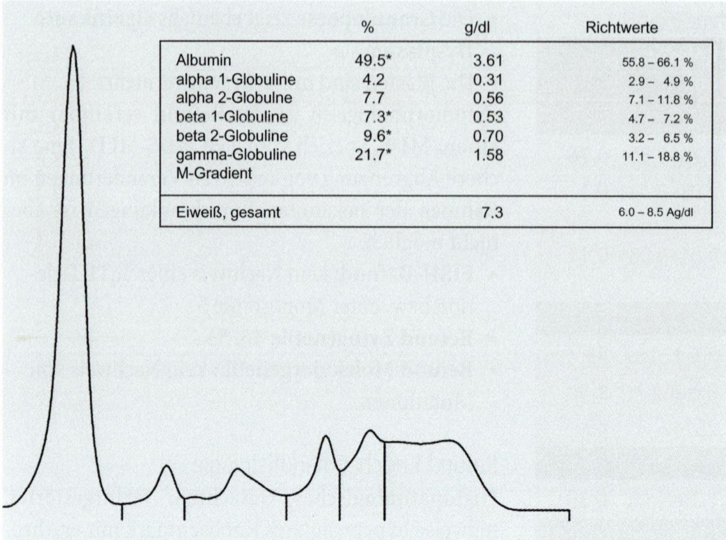

	%	g/dl	Richtwerte
Albumin	49.5*	3.61	55.8 – 66.1 %
alpha 1-Globuline	4.2	0.31	2.9 – 4.9 %
alpha 2-Globulne	7.7	0.56	7.1 – 11.8 %
beta 1-Globuline	7.3*	0.53	4.7 – 7.2 %
beta 2-Globuline	9.6*	0.70	3.2 – 6.5 %
gamma-Globuline	21.7*	1.58	11.1 – 18.8 %
M-Gradient			
Eiweiß, gesamt		7.3	6.0 – 8.5 Ag/dl

Abb. 14.1 Befund Serumelektrophorese: polyklonale Gammopathie [V492]

koholkonsum auf und verschwinden drei bis sieben Tage nach Abstinenz, können jedoch auch bis zu zwei Wochen persistieren. Bei schweren Alkoholikern finden sich auch Siderosomen in den Erythroblasten, die auch als **Ringsideroblasten** bezeichnet werden. Diese sind bei einem Drittel der Alkoholkranken zu finden und verschwinden ca. fünf bis zehn Tage nach Abstinenz.

- Indirekt kann sich aufgrund der Mangelernährung und Resorptionsstörung ein **Folsäuremangel** entwickeln, der zu einer megaloblastären Anämie mit Panzytopenie führen kann.
- Im peripheren Blut finden sich vergrößerte Erythrozyten, die auch **Makrozyten** genannt werden. Der MCV ist erhöht. Die Makrozytose ist reversibel, sie verschwindet zwei bis vier Monate nach Abstinenz.

Ferner können bei chronischem Alkoholabusus **verschiedene Hämolyseformen** auftreten:

- **Hämolyse mit Stomatozyten:** Bei Auftreten von > 5 % **Stomatozyten** im peripheren Blutausstrich muss an einen **chronischen Alkoholabusus** gedacht werden. Diese Form kommt bei mehr als 25 Prozent der Alkoholiker vor. Eine Hyperlipidämie ist nicht zu finden.
- **Hämolyse mit Akanthozytenbildung:** Akanthozyten entstehen durch eine exzessive Cholesterinaufnahme in die Zellmembran, wodurch sich die Erythrozytenform ändert. Akantozyten finden sich in drei Prozent der Fälle.
- **Hypophosphatämieinduzierte Hämolyse:** Eine Hypophosphatämie ist häufig bei Alkoholikern infolge der vermehrten Phosphatausscheidung im Urin zu finden. Phosphat ist in ATP enthalten. Ein Phosphatmangel bewirkt eine Instabilität der Erythrozytenmembran, woraus eine Hämolyse resultiert.

Von einem **Zieve-Syndrom** spricht man bei Vorliegen einer **hämolytischen Anämie mit Hypercholesterinämie** bei Patienten mit Leberzirrhose und fortgeführtem Alkoholabusus.

Differenzialdiagnosen

Bei der Patientin wird eine akute Leukämie im Knochenmark ausgeschlossen. Bezüglich der Diagnose eines MDS gibt es diskrepante Befunde. Obwohl die Diagnose zytologisch gestellt wird, liegt hier ein komplexer Fall vor.

Im Knochenmark kann zytomorphologisch kein Speichereisen nachgewiesen werden, der Gale Score ist Null. Das bedeutet, dass eine **chronische Eisenmangelanämie** vorliegen muss. Dazu passen auch die verminderte Transferrinsättigung und der diskret verminderte MCV. Der normwertige Ferritinwert kann durch die erfolgte Transfusion von vier Blutkonserven zu erklären sein.

MERKE

Ein Erythrozytenkonzentrat enthält 250 mg Eisen vom Spender.

Darüber hinaus zeigen sich megaloblastäre Veränderungen der roten Reihe. In allen Reihen sind dysplastische Veränderungen zu sehen. Diese sind am ehesten mit einem **Vitamin-B_{12}-Mangel** vereinbar.

14.3 Therapie

Ein MDS ist unwahrscheinlich. Bei persistierender Anämie nach Vitamin-B_{12}-Substitution kann nach drei bis sechs Monaten eine erneute Knochenmarkpunktion zur Verlaufskontrolle erfolgen.

Die **Substitutionstherapie mit Vitamin B_{12}** soll fortgeführt werden. Bei leerem Eisenspeicher im Knochenmark wird eine **Eisensubstitutionstherapie** empfohlen.

FALLBERICHT

Die Patientin stellt sich drei Monate später wieder in der präoperativen Sprechstunde zur OP-Planung der Knie-TEP-Revision vor. In der präoperativen Laborkontrolle zeigt sich wieder ein niedriger Hb-Wert von 4,2 g/dl. Die Patientin gibt subjektives Wohlbefinden an und versteht die Aufregung nicht. Blutungszeichen werden verneint. Sie habe in den vergangenen drei Monaten keine Medikamente eingenommen. Der Alkoholkonsum wird unverändert fortgeführt.

Befund Laborverlaufskontrolle

- Im Blutbild (➤ Tab. 14.2) zeigt sich eine **schwere hyporegenerative, hypochrome, mikrozytäre Anämie.** Im Vergleich zu den Vorwerten vor drei Monaten sind die Erythrozytenindizes deutlich vermindert. Leuko- und Thrombozyten sind weiterhin normwertig.
- Der **Ferritinspiegel liegt im unteren Normbereich,** die Transferrinsättigung ist deutlich vermindert.
- Folsäure und Vitamin B_{12} sind noch normwertig.
- Der Quick-Wert ist weiterhin vermindert.

MERKE

Alkoholische Getränke, insbesondere Wein, enthalten viel Eisen, weshalb der Ferritinwert bei einer Eisenmangelanämie noch normwertig sein kann. Bier dagegen enthält viel Folsäure, sodass bei übermäßigem Konsum ein Folsäuremangel unwahrscheinlich ist.

Tab. 14.2 Laborverlaufskontrolle (drei Monate später)

Kenngröße	Maßeinh.	Mat.	Referenzber.	
Klinische Chemie				
Eisen	µg/dl	S	60–180	9
Ferritin	ng/ml	S	15–150	15
Transferrin	g/l	S	2,0–3,6	3,2
Transferrinsättigung	%	S	16–45	2
Hämatologie				
Kleines Blutbild		EB		
Leukozyten	G/l	EB	4,00–10,40	5,42
Erythrozyten	T/l	EB	3,96–5,16	2,29
Hämoglobin	g/dl	EB	11,5–15,4	4,2
Hämatokrit	l/l	EB	0,346–0,453	0,143
MCV	fl	EB	80,0–95,5	62,4
MCH	pg	EB	26,1–32,6	18,3
MCHC	g/dl	EB	31,9–35,5	29,4
Thrombozyten	G/l	EB	176–391	208
Retikulozyten	Promille	EB	4–14	15
Retikulozyten-Hb-Äquivalent	pg	EB	32,1–38,8	14,1
Retikulozyten-Produktionsindex		EB		0,2
Normoblasten (maschinell)	/100 Leu	EB	≤ 1,0	< 0,1
RDW-CV	%	EB	12,1–14,8	20
PDW	fl	EB	10–15	13
MPV	fl	EB	9,2–12,5	10,6
Gerinnung (Spezial)				
Quick-Wert	%	CP	70–120	44
INR		CP	0,8–1,2	1,7
aPTT Lupus-sensitiv	sec	CP	25–42	36
Endokrinologie, Spezialanalytik				
Folsäure	ng/ml	S	3,9–26,8	6,2
Vitamin B_{12}	pg/ml	S	197–771	235

Bei bekannter Leberzirrhose mit portaler Hypertension wird bei Verdacht auf eine obere gastrointestinale Blutung notfallmäßig erneut eine ÖGD durchgeführt.

Befund ÖGD

Große axiale Hernie, Refluxösophagitis Grad A, Ösophagusvarizen Grad II, abheilende erhabene Erosion im Magen, Verdacht auf portal-hypertensive Gastropathie. Es werden Biopsien aus dem Antrum und Korpus entnommen. Weiteres Vorgehen: PPI in doppelter Standarddosis für vier Wochen. Falls der histologische Befund Helicobacter-pylori-positiv ist, soll eine Eradikationstherapie durchgeführt werden.

Histologisch zeigen sich eine leichte chronische Antrumgastritis mit mäßiggradiger foveolärer Hyperplasie und gesteigerter Epithelregeneration, passend zu Veränderungen nach abgeheilter Erosion/Ulzeration, und eine leicht chronische Korpusgastritis. Helicobacter pylori kann nicht nachgewiesen werden.

Diagnose

Die inzwischen demaskierte **Eisenmangelanämie** ist am ehesten durch eine **chronische Magenschleimhautblutung bei portal-hypertensiver Gastropathie bei Leberzirrhose, äthyltoxischer Genese,** zu erklären.

Fortsetzung der Therapie

Es werden erneut **zwei Erythrozytenkonzentrate transfundiert.** Der Hb-Wert steigt auf 6,8 g/dl an. Zur Gerinnungsoptimierung wird **eine Ampulle Vitamin K intravenös** appliziert. Aufgrund des gastroskopischen Befunds wird eine **PPI-Therapie** in doppelter Standarddosis eingeleitet. Darüber hinaus werden **Eisen, Vitamin B_{12} und Folsäure substituiert** und eine ambulante Fortführung dringend angeraten. Ein Alkoholentzug wird empfohlen. Die geplante Knie-TEP-Revision wird bis auf Weiteres verschoben.

Was wäre wenn …

- … die Knochenmarkpunktion nicht durchgeführt worden wäre?
  - Auf die Knochenmarkpunktion hätte bei fortgeführtem Alkoholabusus und bekannter Leberzirrhose mit portaler Hypertension verzichtet werden können. Sie wurde nur auf expliziten Wunsch des Chirurgen zum Ausschluss einer hämatologischen Erkrankung durchgeführt.
- … die Patientin nicht mit Folsäure und Vitamin B_{12} substituiert worden wäre?
  - Eine alleinige Eisensubstitution würde nicht zu einem Anstieg des Hämoglobinwerts führen, da die Ursache einer Anämie bei Alkoholkranken multifaktoriell ist. Eine Malnutrition kann zu einem Vitaminmangel führen. Alkohol hemmt im Jejunum die Folsäureabsorption aus der Nahrung. Daher sollten beide Vitamine bei nachgewiesenem Mangel oder niedrig normalen Werten und Vorliegen einer Anämie bei chronischem Alkoholabusus substituiert werden.
- … die Patientin trotz Anämie operiert worden wäre?
  - Bei der Knie-TEP kann es zu einem enormen Blutverlust mit intra- bzw. postoperativen hämodynamischen Komplikationen kommen. Bei der Patientin lag der Hb-Wert < 5 g/dl und der Quick-Wert < 50 % bei Leberzirrhose im Child-Pugh-Stadium B, sodass ein hohes Operationsrisiko bestand.
- … die Patientin mit dem Trinken aufhören würde?
  - Obwohl eine Leberzirrhose irreversibel ist, würde die Patientin von einer strikten Alkoholkarenz profitieren. Aus hämatologischer Sicht würde zum einen der direkte toxische Effekt auf die Blutzellen wegfallen. Zum anderen würde sich die Malnutrition bessern, sodass ggf. keine Transfusionspflicht für Erythrozytenkonzentrate bestehen würde.

LITERATUR

Ballard, Harold S. The hematological complications of alcoholism. Alcohol Health & Research World, 1997; 21 (1): 42–52.

Qamar AA, Grace ND, Groszmann RJ. Incidence, prevalence, and clinical significance of abnormal hematologic indices in compensated cirrhosis. Clin Gastroenterol Hepatol, 2009;7(6):689–695.

Triger DR, Wright R. Hyperglobulinaemia in liver disease. Lancet, 1973;1(7818):1494–1496.

FALL

15 Doch kein Mitbringsel aus Südamerika?

FALLBERICHT

Ein 62-jähriger Patient wird mit **subfebrilen Temperaturen** und **Nachtschweiß** zur weiteren Abklärung stationär aufgenommen.

Der Patient war aus beruflichen Gründen viel zwischen China und Südamerika unterwegs. Er habe sich zuletzt in Südamerika eine Bronchitis zugezogen, seitdem gehe es ihm schlecht. Gewichtsverlust und Pruritus werden verneint. Er habe seit Jahren **rezidivierende Sinusitiden und Bronchitiden.**

Aufgrund der häufigen Auslandsaufenthalte besteht Impfschutz gegen Hepatitis A und B, FSME, Tetanus, Diphtherie, Poliomyelitis und Typhus. An Vorerkrankungen ist seit 30 Jahren ein M. Bechterew bekannt.

Keine Dauermedikation, keine Allergien. Ein Nikotinabusus liegt nicht vor, dafür jedoch täglicher Weinkonsum.

Bei der körperlichen Untersuchung fällt eine **Splenomegalie** auf, die ca. zwei Querfinger unter dem linken Rippenbogen palpabel ist.

15.1 Diagnostik

Bei der stationären Aufnahme des Patienten werden die labordiagnostischen Routineparameter und auf Wunsch des Patienten (privat versichert) auch einige Tumormarker zum Screening erhoben (➤ Tab. 15.1).

Befund Labordiagnostik

- Im Blutbild zeigt sich eine **normozytäre, normochrome Anämie** von 10 g/dl.
- Im peripheren Blutausstrich finden sich **Vorstufen der Granulopoese** bis hin zum Blasten im Sinne einer **pathologischen Linksverschiebung** sowie Vorstufen der Erythropoese (Normoblasten) und Megakaryopoese (thrombozytäre Vorstufen). Neben einer **Thrombozyten-Anisozytose** und **thrombozytären Vorstufen** sind auch **Normoblasten** auffällig.
- In der klinischen Chemie/Gerinnung sind folgende Parameter pathologisch: diskrete Hyperbilirubinämie und CRP-Erhöhung, **massive LDH-Erhöhung, isolierte Gamma-GT-Erhöhung** und diskrete Quick-Verminderung.

Tab. 15.1 Routinelabor bei Aufnahme

Kenngröße	Maßeinh.	Mat.	Referenzber.	
Klinische Chemie				
Natrium	mmol/l	PS	135–145	**137**
Kalium	mmol/l	S	3,5–5,0	**3,9**
Harnstoff-N	mg/dl	PS	7–23	**12**
Kreatinin	mg/dl	PS	0,5–1,2	**0,8**
GFR pro 1,73 qm (M7)	ml/min	PS	≥ 60,0	**> 60,0**
Calcium	mmol/l	PS	2,15–2,60	**2,23**
Ferritin	µg/l	PS	30–300	**229**
C-reakt. Prot.	mg/dl	PS	≤ 0,50	**0,82**
BSG 1 Stunde	mm	B	≤ 20	**12**
BSG 2 Stunden	mm	B		**28**
Eiweiß, gesamt	g/dl	PS	6,0–8,5	**6,8**
Albumin	g/dl	PS	3,5–5,0	**4,2**
% Albumin	%	PS	55,0–73,0	**62**
Bilirubin gesamt	mg/dl	PS	≤ 1,1	**1,3**
GOT [AST] (37°)	U/l	PS	≤ 50	**34**
GPT [ALT] (37°)	U/l	PS	≤ 50	**24**
Gamma-GT (37°)	U/l	PS	≤ 55	**97**

15

Tab. 15.1 Routinelabor bei Aufnahme *(Forts.)*

Kenngröße	Maßeinh.	Mat.	Referenzber.	
Klinische Chemie				
Alk. Phosphatase (37°)	U/l	PS	≤ 135	**81**
LDH (37°)	U/l	PS	< 250	**676**
CK-Gesamt (37°)	U/l	PS	≤ 180	**68**
Hämatologie				
Kleines Blutbild		EB		
Leukozyten	G/l	EB	4,0–11,0	**8,7**
Erythrozyten	T/l	EB	4,50–6,30	**3,43**
Hämoglobin	g/dl	EB	14,0–18,0	**10**
Hämatokrit		EB	0,380–0,520	**0,31**
MCV	fl	EB	78,0–98,0	**90,4**
MCH	pg	EB	26,0–32,0	**29,2**
MCHC	g/dl	EB	32,0–36,0	**32,3**
Thrombozyten	G/l	EB	150–400	**372**
Retikulozyten	/1000 Ery	EB	9–25	**42**
Differenzial-BB (mikros)		EB		**Morph.**
Blasten	%	EB		**1**
Metamyelozyten	%	EB		**3**
Stabkernige	%	EB	≤ 4	**3**
Segmentkernige Granulozyten	%	EB	40–70	**80**
Basophile Granulozyten	%	EB	0–2	**1**
Monozyten	%	EB	4–10	**2**
Lymphozyten	%	EB	25–40	**10**
Normoblasten (mikroskopisch)	/100 Leuko	EB		**3**
Thrombozytäre Vorstufen	/100 Leuko	EB		**1**
Anisozytose		EB		**+**
Polychromasie		EB		**++**
Basophile Tüpfelung		EB		**+**
Thrombozyten-Anisozytose		EB		**+**
Malarianachweis		EB		**dgf.**
Gerinnung (Spezial)				
Quick-Wert	%	P	70–120	**68**
INR		P	0,8–1,2	**1,2**
PTT	sec	P	25–42	**33**
Immunologie, Proteinchemie				
PSA (Elecsys)	ng/ml	PS	≤ 4,00	**0,24**
Freies PSA (Elecsys)	ng/ml	PS		**0,06**
Freies PSA %	%	PS	23,0–100,0	**23,8**
CEA (Centaur)	ng/ml	PS	≤ 5,0	**1,3**
Beta2-Mikroglobulin	mg/l	PS	≤ 3,0	**2,5**
Haptoglobin	mg/dl	PS	30,0–200,0	**86,1**
Endokrinologie, Spezialanalytik				
TSH	µU/ml	S	0,30–4,00	**1,3**
Folsäure	ng/ml	PS	2,0–15,6	**11,1**
Vitamin B_{12}	pg/ml	PS	250–1100	**750**

MERKE

Die im Serum gemessene **Gamma-GT** stammt aus der Leber, sodass sie diagnostisch ein für die Leber und Gallenwege spezifisches Enzym ist. Eine isolierte Erhöhung (bei dem Patienten 97 U/l) kann bei chronischem Alkoholkonsum, bei der auch MCV und CDT (keine Standardbestimmung) erhöht sein können, oder bei der Einnahme bestimmter Medikamente beobachtet werden. Die Verminderung des Quick-Werts kann für das Vorliegen einer Leberzirrhose sprechen.

Zum Ausschluss einer infektiösen Genese oder zirrhosebedingten (Weintrinker!) Ursache der Splenomegalie werden serologische Untersuchungen, ein Malaria-Schnelltest und eine Abdomensonografie veranlasst.

Der **Malaria-Test** ist dreimal negativ. Die **Hepatitis- und die HIV-Serologie** sind unauffällig. Weitere Infektionen mit CMV, EBV, Toxoplasmose, Bartonellen, Brucellen und Typhus können ebenfalls serologisch ausgeschlossen werden.

Befund Abdomensonografie: grenzwertig große Leber, eine Parenchymverkalkung, keine fokalen Läsionen abgrenzbar. **Mittelgradige Splenomegalie**

(Organgröße: 168 mm × 135 mm × 68 mm, **Vol. 808 ml**). Pankreaslipomatose. Aortenkalk. Prostataverkalkung.

MERKE

Eine gering vergrößerte Milz ist bei der körperlichen Untersuchung erst ab einem Volumen > 300 g palpabel.

Ursachen für eine Spenomegalie

Erkrankung	Häufigkeit
Lebererkrankung (z. B. Leberzirrhose)	33 %
Hämatologische Erkrankung (z. B. Lymphom, MPN)	27 %
Infektion (z. B. AIDS, Endokarditis)	23 %
Autoimmunerkrankung	8 %
Primäre Milzerkrankung (Milzvenenthrombose)	4 %
Andere Ursachen	5 %

Die Schweregrade der Splenomegalie sind in ➤ Tab. 15.2 zusammengefasst.

Der Nachweis von Vorstufen der Granulo- und Eryhtropoese im peripheren Blut ist immer pathologisch, auch wenn der prozentuale Anteil wie in diesem Fall bei ein bis drei Prozent liegt, und weist auf eine gestörte Knochenmark-Blut-Schranke hin. Definitionsgemäß liegt ein **leukoerythroblastisches Blutbild vor.** Diese Veränderungen erfordern eine zeitnahe Knochenmarkpunktion.

Tab. 15.2 Schweregrade einer Splenomegalie (Fuchs, Staib und Brümmendorf 2018)

Ausmaß der Milzvergrößerung			
Milzgröße	Milz cm/li. Rippenbogen	Gewicht/g	Grundleiden
Normal	0	100–200	–
Unter li. Rippenbogen	bis 4	gering vermehrt	Infektionen
Mäßig	4–8	500–2 000	Portale Hypertension, chronische hämolytische Anämie, infektiöse Mononukleose
Massiv	> 8	> 2 000	CML, primäre Myelofibrose, Polycythaemia vera, maligne Lymphome, chronische Malaria, Kala-Azar

Weiteres Vorgehen

Zunächst wird bei dem Patienten das periphere Blut im Labor erneut mikroskopisch und durchflusszytometrisch untersucht.

- **Befund peripherer Blutausstrich:** nur vereinzelt Kugelzellen, aber viele Mikrozyten, Stomatozyten (möglicher Hinweis auf eine Leberschädigung/-zirrhose) und viele Erythrozyten mit basophiler Tüpfelung. Zahlreiche Makrothrombozyten (= Riesenthrombozyten).
- **Befund Durchflusszytometrie:** Im peripheren Blut finden sich 2 % CD34-positive Zellen, demzufolge ist der Nachweis myeloischer blastärer Zellen (2 %) im peripheren Blut möglich. Der Befund entspricht einer Linksverschiebung im peripheren Blut, DD reaktiv, DD MDS.

Anschließend erfolgt eine komplikationslose **Knochenmarkpunktion.** Da eine Punctio sicca vorliegt, kann nur ein Abklatschpräparat angefertigt werden.

Befund Zytomorphologie

Es zeigt sich ein Abklatschpräparat, dabei überwiegend Blut, einige Vorläuferzellen des Knochenmarks, keine auffällige Blastenvermehrung, eine spezifische Befundung ist nicht möglich.

Befund Knochenmarkhistologie

- Das Fettgewebe ist gering vermindert.
- Die Erythropoese ist quantitativ normal und normoblastär ausreifend.
- Die Granulopoese ist gering vermehrt und überwiegend neutrophil ausreifend, herdförmig gering vermehrt basophile Granulozyten.
- Die **Megakaryopoese ist mittelvermehrt,** mittelatypisch **herdförmig in Clustern** mit bis zu 12 Megakaryozyten im Verband gelagert, gering atypisch ausreifend bei zu 1/10 Riesenformen mit hyperlobuliertem Kern.
- Sinusektasie, vermehrt intrasinusoidale Hämatopoese. In der Silberfärbung in 2/3 der Markareale zarte Retikulinfibrose bei ausgeprägter Sinuswandfibrose.
- Normale Eisenspeicherung.

15

Diagnose

Histologisch liegt eine myeloproliferative Erkrankung im Sinne eines noch gering ausgeprägten Osteomyelosklerose-Myelofibrose-Syndroms auf dem Boden einer essentiellen Thrombozythämie vor.

Bei dem Patienten wird ein myeloproliferatives Syndrom (MPS), am ehesten im Sinne einer **primären Myelofibrose (MF)** diagnostiziert. Bei Anämie, Splenomegalie und leukoerythroblastischem Blutbild liegt ein intermediäres Stadium vor. Eine Thrombozytose ist aus der Vorgeschichte nicht bekannt, sodass eine essentielle Thrombozythämie nicht in Frage kommt.

Es wird eine **molekulargenetische Untersuchung** veranlasst. Eine JAK-2-Mutation kann im peripheren Blut nicht nachgewiesen werden.

MERKE

Die Megakaryozyten sind bei der essentiellen Thrombozythämie groß, mit hyperlobulierten Zellkernen ohne Reifungsstörung. Bei der Polycythaemia vera finden sich Riesenformen mit Pleomorphie auch ohne Reifungsstörung. Dagegen finden sich bei der primäre Myelofibrose dichte Cluster (Nesterbildungen) von **reifungsgestörten Megakaryozyten mit hypolobulierten** und hyperchromatischen Zellkernen.

Primäre Myelofibrose (PMF)

Die primäre Myelofibrose wird zu den myeloproliferativen Neoplasien gerechnet. Sie ist charakterisiert durch die Hyperplasie der Megakaryozyten im Knochenmark. Bei fortschreitender Erkrankung kommt es durch vermehrte Retikulinfaserbildung zur Verdrängung der Blutbildung aus dem Knochenmark. Die Blutbildung findet dann extramedullär in der Regel in der Milz und Leber **(= extramedulläre Blutbildung)** statt. Die extramedulläre Blutbildung kann in nahezu jedem Organ vorkommen und sich folgendermaßen manifestieren: Splenomegalie, Hepatomegalie, Lymphadenopathie, Pleuraerguss, Perikarderguss, Aszites.

Es werden drei klinische Stadien der PMF unterschieden:

- **Frühstadium:**
  - Nur Thrombozytose > 400 G/l
  - Unauffälliges Blut- und Differenzialblutbild
  - Keine Splenomegalie
  - Myelofibrosegrad 0–1
- **Intermediäres Stadium:**
  - Leukoerythroblastisches Blutbild
  - Anämie (Hb 10–12 g/dl)
  - Splenomegalie
  - Myelofibrosegrad 1–2
- **Fortgeschrittenes Stadium:**
  - Ausgeprägtes leukoerythroblastisches Blutbild
  - Symptomatische Anämie (Hb < 10 g/dl)
  - Splenomegalie bis ins kleine Becken
  - Thrombopenie
  - Myelofibrosegrad 2–3

CAVE

Die Begriffe primäre Myelofibrose (PMF) und Osteomyelosklerose dürfen nicht verwechselt werden. Die **Osteomyelosklerose** ist durch eine Faserauskleidung der Markräume und appositionelles Knochenwachstum mit Verdickung der Trabekel und Einengung der Markräume charakterisiert. Sie kommt im Spätstadium vor und ist im Gegensatz zur PMF irreversibel.

Aus einer Polycythaemia vera oder essentiellen Thrombozythämie kann sich im Verlauf eine **primäre Myelofibrose** entwickeln. Bei Auftreten einer Anämie, leukoerythroblastischem Blutbild, LDH-Anstieg, größenprogredienter Splenomegalie und B-Symptomen sollte eine Knochenmarkpunktion durchgeführt werden. Entscheidend ist die Gewinnung der Knochenstanze zur histologischen Beurteilung des Fibrosegrad.

MERKE

Bei Verdacht auf eine myeloproliferative Neoplasie (MPN) ist die Durchführung einer molekulargenetischen Analyse aus dem peripheren Blut/Knochenmark obligatorisch. Es werden folgende Mutationen in der Reihenfolge JAK2 V617F → JAK2 Exon 12 → CALR → MPL getestet. Da das präfibrotische Stadium einer PMF wie bei einer CML mit einer Thrombozytose einhergehen kann, muss auch eine BCR-ABL-Mutationsanalyse durchgeführt werden, um eine CML nicht zu übersehen.

15.2 Therapie

Bei dem Patienten liegt am ehesten ein intermediäres Stadium einer sekundären Myelofibrose (MF) vor. Zum damaligen Zeitpunkt war nur die JAK2-Mutation bekannt, sodass die anderen Mutationen nicht getestet werden konnten. Bei zunehmender Anämie wird zunächst eine **Erythropoetin-Therapie** begonnen. Bei progredienten konstitutionellen Symptomen und Zunahme der Splenomegalie im weiteren Verlauf wird eine Therapie mit dem JAK2-Inhibitor **Ruxolitinib** durchgeführt.

Was wäre wenn …

- … der Patient im peripheren Blut kein leukoerythroblastisches Blutbild gehabt hätte?
  - Dann wäre angesichts regelmäßiger Auslandsaufenthalte des Patienten eine Infektion wahrscheinlicher gewesen. Da die durchgeführten mikrobiologischen Untersuchungen unauffällig waren, hätte man den Patienten an das Tropeninstitut verwiesen, um z. B. eine Schistosomiasis auszuschließen.
- … der Patient keine B-Symptome, ein unauffälliges Differenzialblutbild und keine Splenomegalie gehabt hätte?
  - Eine isolierte Anämie ohne Blutungszeichen kann bei einigen hämatologischen Erkrankungen (z. B. MDS, Multiples Myelom, Lymphom) vorkommen. Eine Knochenmarkpunktion wäre die Untersuchungsmethode der Wahl.
- … im Knochenmark eine hämatologische Systemerkrankung ausgeschlossen worden wäre?
  - Bei sonografisch grenzwertig großer Leber, Splenomegalie, isolierter Gamma-GT-Erhöhung, Nachweis von Stomatozyten im peripheren Blutausstrich und täglichem Weinkonsum käme eine Leberzirrhose mit Hypersplenie in Frage. Zur weiteren nicht-invasiven Abklärung kann eine Elastografie der Leber (FibroScan®) durchgeführt werden. Bei unklarem Befund kann ggf. eine Leberblindpunktion zum Ausschluss einer Leberfibrose/-zirrhose erforderlich werden.

LITERATUR

Arber DA, Orazi A, Hasserjian R. The 2016 revision to the World Health Organization classification of myeloid neoplasms and acute leukemia. Blood. 2016;127(20): 2391–2405.

Fuchs R, Staib P, Brümmendorf T. Pathologische Megakaryozytenformen. In: Fuchs R, Staib P, Brümmendorf T. Hämatologie 2018. 28. A. Stolberg: Nora, 2018. S. 370.

Fuchs R, Staib P, Brümmendorf T. Primäre Myelofibrose. In: Fuchs R, Staib P, Brümmendorf T. Hämatologie 2018. 28. A. Stolberg: Nora, 2018. S. 372–380.

O'Reilly RA. Splenomegaly in 2,505 patients at a large university medical center from 1913 to 1995. 1963 to 1995: 449 patients. West J Med, 1998;169(2): 88–97.

FALL

16 Alles unter einen Hut bringen

FALLBERICHT

Ein 47-jähriger griechischer Patient stellt sich mit zunehmender Verschlechterung des Allgemeinzustands und Belastungsdyspnoe in der Notaufnahme vor.

Die Anamnese gestaltet sich aufgrund der Sprachbarriere schwierig. Mit Hilfe eines Dolmetschers kann in Erfahrung gebracht werden, dass der Patient an **Übelkeit und schwarzem Stuhlgang** leidet. Vor einem Jahr habe er die **orale Antikoagulation mit Marcumar® bei mechanischem Klappenersatz selbstständig abgesetzt.**

Vorerkrankungen: Z. n. mechanischem Aorten- und Trikuspidalklappenersatz bei Klappenendokarditis vor neun Jahren. Z. n. Schrittmacherimplantation postoperativ bei AV-Block III, Z. n. Aggregatwechsel vor einem Jahr.

Aktuelle Medikation: keine. Keine Allergien bekannt.

Bei der körperlichen Untersuchung fallen eine ausgeprägte Haut- und Schleimhautblässe auf. Bei der Untersuchung des Herzens lässt sich ein mechanisches Klicken über der Aorten- und Trikuspidalklappe auskultieren. Die rektal-digitale Untersuchung ist unauffällig, der durchgeführte Hämoccult-Test negativ.

16.1 Diagnostik

Befund Labordiagnostik

Bei der stationären Aufnahme werden labordiagnostische Routineparameter erhoben (➤ Tab. 16.1).

- Im Blutbild sind eine **diskrete Leukopenie** und eine **massive hyporegenerative hypochrome, mikrozytäre Anämie** auffällig. Im Differenzialblutbild zeigt sich eine isolierte mäßiggradige Lymphopenie.
- Die Eisenparameter **Ferritin, Eisen und Transferrinsättigung sind alle vermindert.** Neben einer diskreten Hyperglykämie fallen auch eine isolierte Troponin-T-Erhöhung und eine GFR-Verminderung auf.
- Darüber hinaus zeigt sich ein Spontan-Quick von 60 %, die PTT ist normwertig.

Tab. 16.1 Routinelabor bei stationärer Aufnahme

Kenngröße	Maßeinh.	Mat.	Referenzber.	
Klinische Chemie				
Natrium	mmol/l	S	135–145	**137**
Kalium	mmol/l	S	3,5–5,1	**4,1**
Glukose	mg/dl	S	60–99	**100**
Harnstoff	mg/dl	S	17–49	**25**
Kreatinin (Jaffé)	mg/dl	S	0,5–1,2	**1,1**
GFR (CKD-EPI)	ml/min	S	≥ 90	**79**
Calcium	mmol/l	S	2,15–2,50	**2,18**
Calcium (Eiw.-korr.)	mmol/l	S	2,15–2,50	**2,26**
Eisen	µg/dl	S	70–180	**11**
Ferritin	ng/ml	S	30–400	**5**
Transferrin	g/l	S	2,0–3,6	**3,7**
Transferrinsättigung	%	S	16–45	**2**
CRP	mg/dl	S	≤ 0,5	**0,3**
Eiweiß, gesamt	g/dl	S	6,4–8,4	**7,1**
Albumin	g/dl	S	3,5–5,2	**4,2**
Bilirubin, gesamt	mg/dl	S	≤ 1,2	**0,6**
Bilirubin, direktes	mg/dl	S	≤ 0,2	**entf.**

Tab. 16.1 Routinelabor bei stationärer Aufnahme *(Forts.)*

Kenngröße	Maß-einh.	Mat.	Referenz-ber.	
Klinische Chemie				
GOT [AST] (37°)	U/l	S	≤ 49	**25**
GPT [ALT] (37°)	U/l	S	≤ 49	**22**
Gamma-GT (37°)	U/l	S	≤ 59	**31**
Alk. Phosphatase (37°)	U/l	S	40–130	**63**
LDH (37°)	U/l	S	≤ 249	**207**
CK-Gesamt (37°)	U/l	S	≤ 189	**90**
CK-MB-Aktivität (37°)	U/l	S	≤ 24	**entf.**
Troponin T (hs)	ng/ml	S	≤ 0,014	**0,024**
Hämatologie				
Kleines Blutbild		EB		
Leukozyten	G/l	EB	3,90–9,80	**3,84**
Erythrozyten	T/l	EB	4,54–5,77	**3,34**
Hämoglobin	g/dl	EB	13,5–17,5	**5,8**
Hämatokrit	l/l	EB	0,396 0,506	**0,203**
MCV	fl	EB	80,0–95,5	**60,8**
MCH	pg	EB	27,6–32,8	**17,4**
MCHC	g/dl	EB	32,8–36,6	**28,6**
Thrombozyten	G/l	EB	146–328	**280**
Retikulozyten	Promille	EB	4–14	**19**
Retikulozyten-Hb-Äquivalent	pg	EB	32,1–38,8	**14,1**
Retikulozyten-Produktionsindex		EB		**0,4**
Normoblasten (maschinell)	/100 Leu	EB	≤ 1,0	**< 0,1**
RDW-CV	%	EB	12,1–14,8	**17,7**
PDW	fl	EB	10–16	**9**
MPV	fl	EB	9,2–12,5	**8,9**
Differenzial-BB (maschinell)		EB		**Gerät**
Neutrophile Granulozyten	%	EB	40–70	**67**
Lymphozyten	%	EB	19–48	**18**
Monozyten	%	EB	5–15	**13**
Eosinophile Granulozyten	%	EB	≤ 8	**1**
Basophile Granulozyten	%	EB	≤ 1	**< 1**
Neutrophile Granuloz. (abs.)	G/l	EB	1,78–6,23	**2,59**
Lymphozyten (abs.)	G/l	EB	1,05–3,24	**0,69**
Monozyten (abs.)	G/l	EB	0,26–0,87	**0,49**
Eosinophile Granuloz. (abs.)	G/l	EB	0,03–0,44	**0,04**
Basophile Granuloz. (abs.)	G/l	EB	0,01–0,08	**0,02**
Gerinnung (Spezial)				
Quick-Wert	%	CP	70–120	**60**
INR		CP	0,8–1,2	**1,3**
aPTT Lupus-sensitiv	sec	CP	25–42	**39**

Da der Patient eine manifeste symptomatische Eisenmangelanämie hat, werden umgehend zwei Erythrozytenkonzentrate transfundiert. Der Hb-Wert steigt daraufhin adäquat auf 7,5 g/dl an. Bei Z. n. mechanischem Klappenersatz wird sofort eine Vollantikoagulation mit unfraktioniertem Heparin begonnen. Um kardiale Thromben an den mechanischen Klappen auszuschließen und die Klappenfunktion zu beurteilen, werden zeitnah eine Durchleuchtung der Herzklappen und anschließend eine transthorakale und eine transösophageale Echokardiografie durchgeführt.

Beurteilung der Klappenfunktion

- **Befund Herzkatheteruntersuchung:** Fluoroskopisch zeigt sich eine gute Funktion der Aortenklappe und der Trikuspidalklappe.
- **Befund Echokardiografie:**
  - Im **TTE** dpmax 43 mmHg dpmean 26 mmHg, Vmax 3,29 m/s über AK, somit gering regredient im Vergleich zur Voruntersuchung vom Vortag (hier 4 m/s). Dpmean 6 mmHg über TK. LVEF ca. 45–50 % biplan.
  - Im **TEE** ist methodenbedingt kein sicherer Ausschluss eines Thrombus an der Aorten-

klappe bei deutlich erhöhtem Druckgradienten über der Aortenklappe möglich. Es handelt sich am ehesten um eine Öffnungsbewegung beider Leaflets. Geringe Aorteninsuffizienz als ggf. indirekter Hinweis auf thrombotische Auflagerung.

Erstaunlicherweise sind die mechanischen Herzklappen trotz seit einem Jahr nicht mehr durchgeführter Vollantikoagulation funktionstüchtig. Die Vollantikoagulation mit fraktioniertem Heparin wird PTT-gesteuert fortgeführt.

Abklärung der Eisenmangelanämie

- Bei anamnestisch angegebener Übelkeit und Meläna wird eine Blutung im Gastrointestinaltrakt vermutet und eine **ÖGD und Koloskopie** veranlasst:
  - Endoskopisch zeigen sich sowohl im oberen als auch im unteren Gastrointestinaltrakt keine Auffälligkeiten. Eine Blutungsquelle findet sich nicht.
  - Um eine Blutungsquelle im Dünndarm auszuschließen, wird ergänzend eine **Videokapselendoskopie** durchgeführt. Die Auswertung der Bilder aus dem Dünndarm zeigt einen unauffälligen Befund ohne Nachweis einer Blutungsquelle.
- **Befund Urinuntersuchung:** Die Urinuntersuchung ist mehrfach unauffällig, sodass eine Blutung aus dem Urogenitaltrakt unwahrscheinlich ist.

Daraufhin beginnen die Kardiologen mit einer **überlappenden Antikoagulation mit Marcumar®.** Bei einem INR-Wert > 2 wird die Antikoagulation mit unfraktioniertem Heparin beendet und die Therapie mit Marcumar® nach INR fortgeführt. Nach einer Woche wird die transthorakale Echokardiografie wiederholt.

Befund transthorakale Echokardiografie (eine Woche später)

- Linker Herzventrikel: normal groß bis gering dilatiert. Die LV-Wanddicke ist mittelgradig hypertrophiert. Die systolische Funktion ist gering eingeschränkt. LVEF visuell ca. 50 %.
- Aortenklappe: Z. n. mechanischem Aortenklappenersatz (mAKE), dPmax ca. 50 mmHg, geringe Aorteninsuffizienz.
- Linkes Atrium: dilatiert.
- Mitralklappe: keine Stenose, normale Bewegung. Geringe Mitralinsuffizienz.
- Rechter Herzventrikel: normal groß. Normale RV-Pumpfunktion.
- Rechtes Atrium: normal groß.
- Trikuspidalklappe: Z. n. mechanischem Trikuspidalklappenersatz (mTKE), dPmean 7 mmHg, keine relevante residuelle Trikuspidalinsuffizienz.
- Perikard: kein Perikarderguss.

FALLBERICHT

Nach mehrfacher intravenöser Substitution von Eisen(III)-Natrium-D-gluconat-Komplex à 62 mg wird die Substitutionstherapie auf 3 × 100 mg zweiwertiges Eisen oral umgestellt.

Nachdem eine Klappendysfunktion und kardiale Thromben ausgeschlossen werden konnten, wird der Patient nach Hause entlassen. Zwei Wochen später stellt er sich bei weiterhin unklarer Eisenmangelanämie zur weiteren Abklärung in der hämatologischen Ambulanz vor. Nach Auftransfusion und Eisensubstitution gehe es dem Patienten deutlich besser. Blutungszeichen werden verneint. Die Antikoagulation mit Marcumar® führe er nun konsequent fort.

Bei der Vorstellung in der hämatologischen Ambulanz wird dem Patienten Blut abgenommen (➤ Tab. 16.2).

Tab. 16.2 Laborverlaufskontrolle (zwei Wochen später in der hämatologischen Ambulanz)

Kenngröße	Maßeinh.	Mat.	Referenzber.	
Klinische Chemie				
Natrium	mmol/l	S	135–145	**138**
Kalium	mmol/l	S	3,5–5,1	**4,4**
Glukose	mg/dl	S	60–99	**96**
Harnstoff	mg/dl	S	17–49	**39**
Kreatinin (Jaffé)	mg/dl	S	0,5–1,2	**0,9**
GFR (CKD-EPI)	ml/min	S	≥ 90	**102**
Eisen	µg/dl	S	70–180	**19**
Ferritin	ng/ml	S	30–400	**37**
Transferrin	g/l	S	2,0–3,6	**3,7**
Transferrinsättigung	%	S	16–45	**4**

Tab. 16.2 Laborverlaufskontrolle (zwei Wochen später in der hämatologischen Ambulanz) *(Forts.)*

Kenngröße	Maßeinh.	Mat.	Referenzber.	
Klinische Chemie				
CRP	mg/dl	S	≤ 0,5	**0,1**
BSG 1 Stunde	mm	B	≤ 15	**14**
BSG 2 Stunden	mm	B		**42**
Eiweiß, gesamt	g/dl	S	6,4–8,4	**8,5**
Kapillarzonen-Elektroph. Befund		S		**s.Sbef**
Hämatologie				
Kleines Blutbild		EB		
Leukozyten	G/l	EB	3,90–9,80	**6,03**
Erythrozyten	T/l	EB	4,54–5,77	**4,25**
Hämoglobin	g/dl	EB	13,5–17,5	**8,4**
Hämatokrit	l/l	EB	0,396–0,506	**0,29**
MCV	fl	EB	80,0–95,5	**68,2**
MCH	pg	EB	27,6–32,8	**19,8**
MCHC	g/dl	EB	32,8–36,6	**29**
Thrombozyten	G/l	EB	146–328	**265**
Retikulozyten	Promille	EB	4–14	**19**
Retikulozyten-Produktionsindex		EB		**0,7**
RDW-CV	%	EB	12,1–14,8	**26,1**
PDW	fl	EB	10–16	**9**
MPV	fl	EB	9,2–12,5	**8,9**
Differenzial-BB (maschinell)		EB		**Gerät**
Neutrophile Granuloz. (abs.)	G/l	EB	1,78–6,23	**3,98**
Lymphozyten (abs.)	G/l	EB	1,05–3,24	**1,34**
Monozyten (abs.)	G/l	EB	0,26–0,87	**0,54**
Eosinophile Granuloz. (abs.)	G/l	EB	0,03–0,44	**0,12**
Basophile Granuloz. (abs.)	G/l	EB	0,01–0,08	**0,03**
Transferrin-rezeptor	mg/l	S	0,760–1,760	**4,75**

Befund Labordiagnostik in der hämatologischen Ambulanz (➤ Tab. 16.2)

- Es zeigt sich weiterhin eine **hyporegenerative hypochrome, mikrozytäre Anämie** mit einem Hb-Wert von 8,4 g/dl.
- Die **Transferrinsättigung** ist weiterhin **vermindert.** Der lösliche Transferrinrezeptor ist erhöht, der Ferritinwert ist jetzt normwertig.

Die verminderten Erythrozytenindizes und Eisenparameter sind durch die Eisenmangelanämie zu erklären. Ungewöhnlich ist jedoch, dass der Hb-Wert trotz Transfusion von zwei Erythrozytenkonzentraten, intravenöser und maximal dosierter oraler Eisensubstitution nach zwei Wochen nur auf 8,4 g/dl angestiegen ist. Daher muss noch nach einer weiteren Ursache gesucht werden. Aufgrund des Migrationshintergrunds könnte eine bisher nicht bekannte Thalassaemia minor vorliegen, wodurch der niedrige Hämoglobinwert und die verminderten Erythrozytenindizes gut zu erklären wären. Deshalb wird eine **Hämoglobinelektrophorese** in einem externen Labor veranlasst.

Befund Hämoglobinanalyse

HbA	97,5 %	
HbA2	2,5 %	normal bis 3,2 %
HbF	negativ	normal: Erwachsene bis 0,4 %
Pathologische Hb-Variante		negativ

DNA-Analysen: Normalbefunde der α- und β-Globingene.

Die Untersuchungen zeigen ein normales Hämoglobin. Es gibt keinen Hinweis auf eine Hämoglobinopathie. Sowohl die pathologischen Hb-Varianten als auch die β-Thalassämien und α-Thalassämien wurden mittels Genanalyse ausgeschlossen.

Somit liegt eine **alleinige Eisenmangelanämie unklarer Genese** mit zögerlichem Ansprechen auf orale und intravenöse Eisensubstitution vor. Es werden 500 mg Ferinject® intravenös appliziert und die orale Substitution in unveränderter Dosierung fortgeführt. Im Labor fällt ein nicht nachweisbares Haptoglobin auf, das routinemaßig bestimmt wurde. Die übrigen Hämolyseparameter LDH, Bilirubin und Retikulozyten sind nicht erhöht. Der direkte und der indirekte Coombs-Test sind negativ.

Haptoglobin

Die Haptoglobinsynthese findet in der Leber statt. Haptoglobin (Hp) ist sowohl ein Transport- als auch ein Akute-Phase-Protein.

Durch Bindung an freies Hämoglobin (Hb) entsteht ein Hp-Hb-Komplex. Dieser wird zur Leber transportiert, wo das Hämoglobin innerhalb von acht Minuten aus der Zirkulation entfernt wird. Die Halbwertszeit des freien Hp beträgt drei bis vier Tage.

Interpretation

- Erniedrigte Hp-Werte sind bei einer Hämolyse oder Synthesestörung zu finden.
- Erhöhte Werte kommen bei akuten Entzündungen, Tumoren, Cholestase, nephrotischem Syndrom und Zellnekrosen vor.
- Falsch normale Werte sind bei gleichzeitigem Vorliegen von Hämolyse und Entzündung anzutreffen.

MERKE

Haptoglobin ist **der sensitivste Parameter für eine intravasale Hämolyse**. Bei extravasaler Hämolyse ist eine Haptoglobinverminderung nur bei hämolytischen Krisen zu beobachten.

Blutbildverlaufskontrolle

Bei Verdacht auf eine intravasale Hämolyse wird bei dem Patienten noch ein weiterer wichtiger Hämolyseparameter (freies Hämoglobin im Plasma) bestimmt (➤ Tab. 16.3).

Nach fortgeführter oraler Eisensubstitution und einmaliger intravenöser Applikation von 500 mg dreiwertigem Eisen zeigt sich im Verlauf ein **weiterer Hb-Anstieg auf 11,4 g/dl.** Die Erythrozytenindizes MCV und MCH sind noch leicht erniedrigt. **Haptoglobin ist weiterhin nicht nachweisbar.** Die Anämie ist noch hyporegenerativ. Auffällig ist die Erhöhung des freien Hämoglobins im Plasma.

Unter Marcumar® zeigt sich ein supratherapeutischer INR-Wert, die PTT ist verlängert. Marcumar® wird daraufhin für zwei Tage pausiert und anschließend unter engmaschigen INR-Kontrollen fortgeführt.

Freies Hämoglobin

Intravasal freigesetztes Hämoglobin bindet an Haptoglobin. Der Hp-Hb-Komplex wird sehr schnell aus der Zirkulation eliminiert. Wird bei einer schweren Hämolyse die Hp-Bindungskapazität überschritten, ist freies Hämoglobin im Plasma nachweisbar.

Erhöhte Werte kommen bei schweren intravasalen Hämolysen vor:

- Transfusionszwischenfall
- Paroxysmale nächtliche Hämoglobinurie (PNH)
- Hämoglobinopathie
- Glukose-6-Phosphat-Dehydrogenase-Mangel, Pyruvatkinase-Mangel
- Autoimmunhämolyse

Tab. 16.3 Blutbildverlaufskontrolle (sechs Wochen nach Erstvorstellung in der Notaufnahme)

Kenngröße	Maßeinh.	Mat.	Referenzber.	
Hämatologie				
Kleines Blutbild		EB		
Leukozyten	G/l	EB	3,90–9,80	**5,87**
Erythrozyten	T/l	EB	4,54–5,77	**4,64**
Hämoglobin	g/dl	EB	13,5–17,5	**11,4**
Hämatokrit	l/l	EB	0,396–0,506	**0,361**
MCV	fl	EB	80,0–95,5	**77,8**
MCH	pg	EB	27,6–32,8	**24,6**
MCHC	g/dl	EB	32,8–36,6	**31,6**
Thrombozyten	G/l	EB	146–328	**232**
Retikulozyten	Promille	EB	4–14	**14**
Retikulozyten-Hb-Äquivalent	pg	EB	32,1–38,8	**28,3**
Retikulozyten-Produktionsindex		EB		**0,8**
Freies Hämoglobin	mg/dl	CP	≤ 2	**38,3**
Gerinnung (Spezial)				
Quick-Wert	%	CP	70–120	**16**
INR		CP	0,8–1,2	**4,3**
aPTT Lupus-sensitiv	sec	CP	25–42	**77**
Immunologie, Proteinchemie				
Haptoglobin	g/l	S	0,30–2,00	**< 0,10**

CAVE

Freies Hämoglobin oder Häm im Blutkreislauf kann eine Nierenfunktionsverschlechterung bis hin zum Nierenversagen, eine DIC oder ein erhöhtes Thromboserisiko verursachen.

FALLBERICHT

In der Zusammenschau aller Befunde ist der Eisenmangel des Patienten sekundär durch eine chronische **intravasale Hämolyse** bedingt. Da der Patient über zwei mechanische Klappen verfügt, liegt der Verdacht auf ein Erythrozytenfragmentations-Syndrom infolge von Scherkräften an der Aortenklappe nahe. Daraufhin werden mehrfach Fragmentozyten im peripheren Blutausstrich bestimmt. Diese sind nur einmalig bis zu 1 Promille und im weiteren Verlauf zu keiner Zeit nachweisbar. Eine Bestimmung von freiem Hämoglobin im Urin mittels Berlinerblau-Färbung ist im hiesigen Labor nicht möglich, da diese Untersuchung nicht angeboten wird. Zur Abklärung einer intravasalen Hämolyse werden noch weitere Untersuchungen veranlasst. Durchflusszytometrisch kann eine paroxysmale nächtliche Hämoglobinurie (PNH) ausgeschlossen werden. Im Urin ist kein Hämosiderin nachweisbar. Molekularbiologisch zeigt sich keine Glukose-6-Phosphat-Dehydrogenase (G6PD)-Defizienz. Die Ursache der intravasalen Hämolyse bleibt weiterhin unklar, erklärt aber den zögerlichen Hb-Anstieg unter maximaler Eisensubstitution.

MERKE

Hämosiderin ist ein Eisen-Protein-Komplex, ein wasserunlösliches Pigment, das im retikulo-endothelialen System und bei Hämosiderose auch in parenchymatösen Organen abgelagert wird. Ein Nachweis gelingt durch die Berlinerblau-Reaktion. Die Bestimmung im Urin wird bei Verdacht auf PNH durchgeführt.

Hämolytische Anämie bei mechanischen Herzklappen

Eine intravasale Hämolyse bei Herzklappen ist nur leicht ausgeprägt und verläuft subklinisch. Laborchemisch kann gelegentlich eine LDH-Erhöhung vorliegen.

Eine Hämolyse tritt eher bei mechanischen als bei biologischen Klappen auf. Eine schwere Hämolyse ist bei den neuen Generationen mechanischer Klappen in weniger als ein Prozent der Fälle aufgrund einer paravalvulären Regurgitation zu finden. Besonders schwere Hämolysen werden bei ausgeprägten Strömungsanomalien gefunden. Dies kann bei Defekten oder schlecht eingesetzten Klappen, insbesondere bei Regurgitation der Fall sein.

Klinische Symptome

- Anämie
- Ikterus
- Dunkler Urin
- Herzinsuffizienz
- Neu aufgetretenes Herzgeräusch

Typische Laborkonstellation

- Bilirubin- und LDH-Erhöhung
- Retikulozytose (Ausnahme: bei chronischer Eisenmangelanämie normwertige Retikulozytenzahl)
- Nicht nachweisbares Haptoglobin

Dauert die Hämolyse längere Zeit an, kann sich eine **Eisenmangelanämie** entwickeln.

Diagnostik

In der TTE werden der Druckgradient über der Klappe und der Reflux bestimmt. Mittels TEE können Thromben ausgeschlossen und mechanische Mitralklappen besser beurteilt werden.

Therapie

Bei den meisten milden Hämolysen ist eine orale Folsäure- und Eisensubstitution ausreichend. Eine Klappenrevision ist nur bei einer Regurgitation durch ein paravalvuläres Leck oder Klappenversagen notwendig.

MERKE

Ein Druckgradient an der Aortenklappe mit einem Wert > 50 mmHg kann sowohl bei Klappenersatz als auch bei Nativklappen mit schweren Herzfehlern (z. B. Aortenklappenstenose) zu manifesten intravasalen Hämolysen führen.

Weiteres Vorgehen

In der **Serumelektrophorese,** die bei dem Patienten bei der Erstvorstellung in der Ambulanz durchgeführt worden war, zeigt sich der Zufallsbefund einer **polyklonalen Gammopathie** (➤ Abb. 16.1). Eine polyklonale Gammopathie kann z. B. als Folge eines chronisch-entzündlichen Prozesses oder einer Autoimmunerkrankung auftreten.

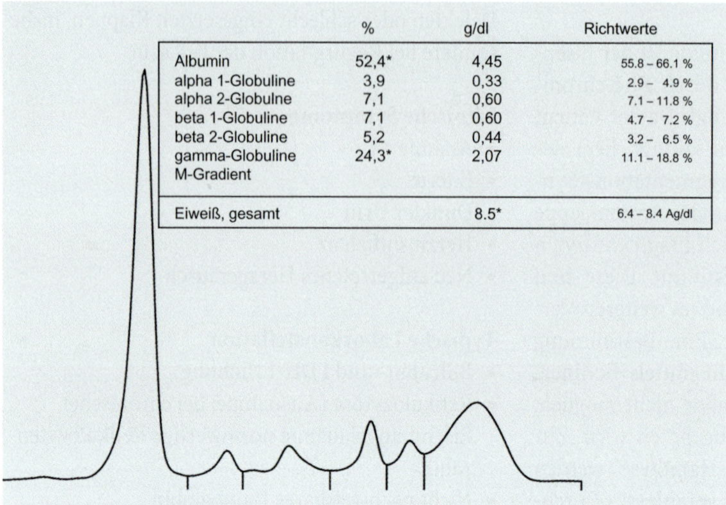

Abb. 16.1 Befund Serumelektrophorese: polyklonale Gammopathie [T989]

Da klinisch kein Anhalt für eine chronische Infektionskrankheit oder Tumorerkrankung vorliegt, werden eine **HIV- und eine Hepatitis-Serologie** veranlasst.

Befund HIV- und Hepatitis-Serologie

Anti-HIV1/2 + p24-Antigen EIA	negativ
HBs Antigen EIA	negativ
Anti-HBc EIA	negativ
Anti-HCV EIA	reaktiv

- Die serologischen Befunde erbringen keinen Hinweis auf eine frische, chronische oder abgelaufene Hepatitis-B-Infektion.
- Es gibt keinen Nachweis von HIV-Antikörpern und von HIVp24-Antigen.
- Der HCV-Suchtest ist reaktiv.

Zur weiteren Abklärung wird eine **Hepatitis-C-Viruslastbestimmung** durchgeführt:

HCV-RNA (PCR)	16 000 IU/ml

Der Test erbringt mittels quantitativer PCR den Nachweis von **HCV-RNA mit niedriger Viruslast.**

Die **Genotypisierung** weist einen **HCV-Genotyp 3a** (nach Simmonds-Nomenklatur) nach.

FALLBERICHT

Der Patient wird erneut zur Laborverlaufskontrolle einbestellt. Außerdem wird ihm das Ergebnis des Hepatitis- und HIV-Tests mitgeteilt. Der Patient kann nicht sagen, wo er sich mit Hepatitis C angesteckt haben könnte. Eine Promiskuität, intravenöser Drogenabusus und MSM werden verneint. Es wird daher vermutet, dass er sich durch die Polytransfusion im Rahmen des doppelten mechanischen Herzklappenersatzes in der Heimat infiziert haben könnte. Da der Patient keine Unterlagen über die Operation oder Laborwerte prä- und postoperativ hat, kann dies retrospektiv nicht geklärt werden. Die Anamnese ist diesbezüglich ebenfalls unergiebig. Der Fall wird an das Gesundheitsamt gemeldet.

Unter der fortgeführten oralen Eisensubstitution steigt der Hb-Wert des Patienten langsam an. Das Haptoglobin erholt sich jedoch nicht. Gelegentlich kommt es zu einem leichten LDH-Anstieg, das freie Hämoglobin ist immer wieder erhöht. Die intravasale Hämolyse persistiert.

Etwa vier Wochen nach der Erstvorstellung klagt der Patient über Schmerzen an den Fingern. Die Fingermittelgelenke, insbesondere des Mittelfingers, sind beidseits massiv geschwollen und druckdolent (➤ Abb. 16.2). Der Patient könne auch nicht arbeiten, da das linke Knie so geschwollen sei.

➤ Abb. 16.2 zeigt, dass klinisch die Zeichen von Wurstfingern erfüllt sind. Als der Patient gebeten

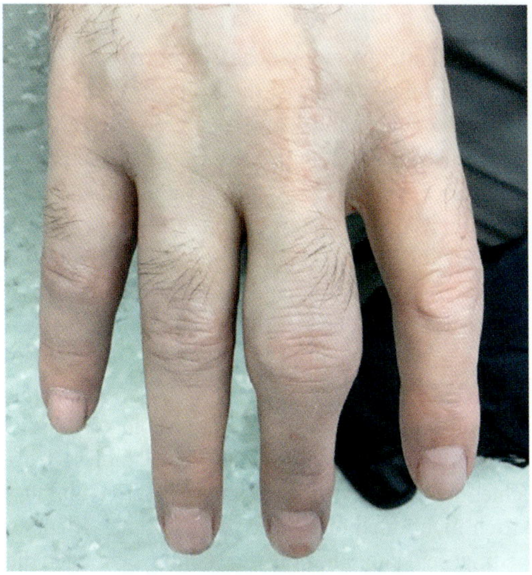

Abb. 16.2 Hand (rechts): massiv geschwollene Fingermittelgelenke, v. a. des Mittelfingers (Wurstfinger) [T1004]

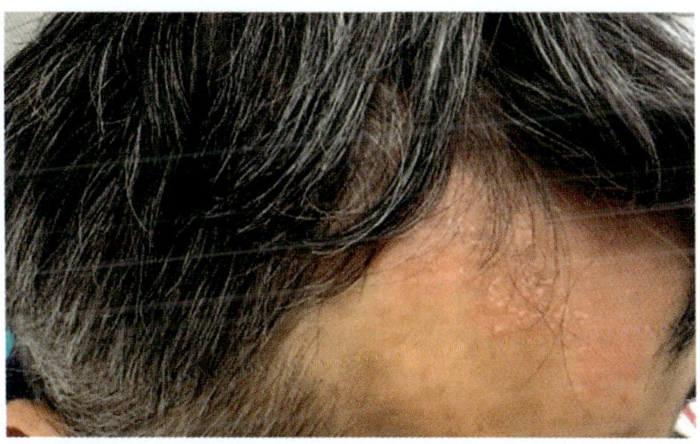

Abb. 16.3 Kopfhaut und Stirn mit disseminierten Plaques (Psoriasis) [T1004]

wird, dass Haar zur Seite zu legen, die Ärmel seines Pullovers hochzuziehen und den Unterkörper frei zu machen, zeigen sich multiple Plaques (➤ Abb. 16.3, ➤ Abb. 16.4).

Bei der Untersuchung des Knies zeigt sich eine massive Schwellung mit tanzender Patella, leichter Überwärmung, disseminierten Plaques (➤ Abb. 16.5) und Bewegungseinschränkung. Es liegen eine Psoriasis der Haut und eine massive Kniegelenksschwellung mit Erguss vor.

Nachdem von den Händen, dem linken Knie und den Füßen Röntgen-Aufnahmen gemacht wurden, wird der Patient zeitnah in der rheumatologischen Ambulanz zur Mitbeurteilung bei Verdacht auf Psoriasis-Arthritis vorgestellt.

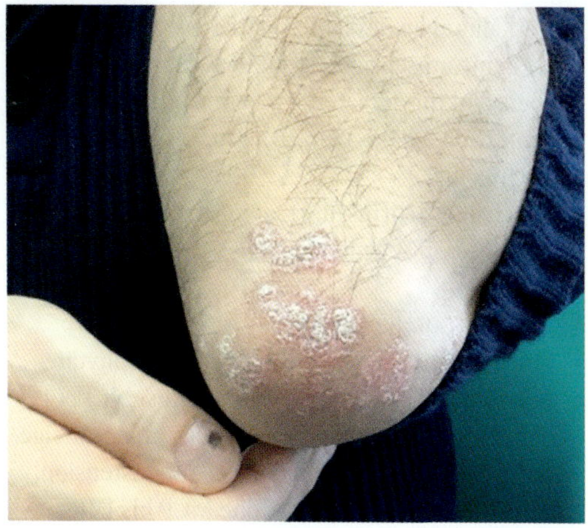

Abb. 16.4 Ellenbogen (links) mit disseminierten Plaques (Psoriasis) [T1004]

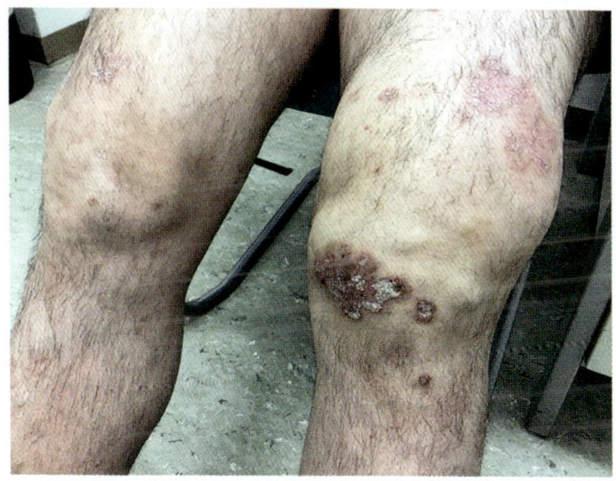

Abb. 16.5 Kniegelenkerguss links; mit disseminierten Plaques an der Patella und Oberschenkelvorderseite distal (Psoriasis) [T1004]

Befund Röntgen-Untersuchung

- **Hand in einer Ebene (beidseits):** Eine fragliche Signalzyste am rechten Processus styloideus ulnae sowie eine bilaterale gelenknahe Demineralisierung weisen möglicherweise auf eine entzündliche Gelenkerkrankung hin. Es gibt keinen Hinweis auf osteodestruktive oder osteoproliferative Prozesse.
- **Röntgen Fuß/Fußteilaufnahme in einer Ebene (beidseits):** Es gibt keine Zeichen einer entzündlichen Gelenkerkrankung.
- **Kniegelenk in zwei Ebenen (links):** Es zeigt sich eine mäßiggradige Gonarthrose und Retropatellararthrose. Ventral der Femurkondylen gibt es unklare Verdichtungen des Weichgewebes, DD

Verkalkungen des Hoffa-Fettkörpers. Es zeigt sich eine umschriebene Auflockerung der Knochenstruktur der lateralen Femurkondyle, DD Projektionsphänomen, DD Osteolyse ist unwahrscheinlicher.

Im nächsten Schritt führt der Rheumatologe eine Sonografie der Gelenke durch.

Befund Sonografie Gelenke

- **Fingergelenke beidseits:** diskrete osteophytäre Anbauten an einzelnen PIPs und DIPs. MCP, PIP- und DIP-Gelenke sowie IP1- und Daumensattelgelenk: jeweils keine signifikante Kapseldistension. Flexorensehnen D4, 5 auf Höhe MCP bis DIP-Gelenke mit echoarmem Saum und vereinzelt Power-Doppler-Signalen. Übrige Flexoren- und Extensorensehnen D1 bis D5 auf Höhe MCP bis PIP-Gelenke ohne Hinweis auf eine Tenosynovitis.
- **Kniegelenk rechts:** Erguss 2. Grades; ausgefüllt mit ausgeprägten synovialen Zotten, kein Power-Doppler-Signal, keine Baker-Zyste. Quadrizeps- und Patellasehne ohne Hinweis auf eine Tendinitis oder Enthesitis. Osteophyten am medialen Gelenkspalt.
- **Kniegelenk links:** Erguss 3. Grades mit ausgeprägten synovialen Zotten, vereinzelt Power-Doppler-Signale; keine Baker-Zyste. Quadrizeps- und Patellasehne ohne Hinweis auf eine Tendinitis oder Enthesitis. Osteophyten am medialen Gelenkspalt.

Sonografisch liegen im Bereich der Hände floride Tenosynovitiden der Flexorensehnen D4, 5 beidseits vor. Der Befund der Knie ist vereinbar mit chronischen Gonarthritiden (rechts ausgeprägter als links).

In der Zusammenschau ist der sonografische Befund mit einer **Psoriasis-Arthritis** mit chronischen Gonarthritiden und vermutlich sekundärer Arthrose sowie Beteiligung der Handgelenke beidseits vereinbar. Eine Oligoarthritis bei Hepatitis C ist zwar möglich, aber weniger wahrscheinlich. Nach Aufklärung und Einverständnis des Patienten wird eine **Kniegelenkpunktion** links durchgeführt. Dabei werden ca. 100 ml entzündlicher Erguss (3,1 G/l Leukozyten im Punktat) abpunktiert und in gleicher Sitzung 40 mg Triamcinolonacetonid injiziert.

Der Rheumatologe empfiehlt die Einleitung einer Basistherapie mit 15 mg MTX nach vorheriger Vorstellung beim Hepatologen/Infektiologen.

FALLBERICHT

Als der Patient eine Woche später zur Laborverlaufskontrolle kommt, ist die Knieschwellung deutlich besser. Er habe kaum mehr Schmerzen und könne wieder arbeiten. Die Psoriasis sei auch deutlich besser geworden.

Einige Wochen später steigen die Transaminasen stark an, die LDH ist ebenfalls erstmalig erhöht. Vier Monate nach der Erstdiagnose der Hepatitis C wird die Bestimmung der Viruslast wiederholt, diese liegt aktuell bei 200 000 Kopien/ml.

Der Fall wird mehrfach mit den Kardiologen besprochen und dabei diskutiert, ob die Hämolyse trotz fehlender Fragmentozyten im peripheren Blutausstrich nicht doch durch die mechanischen Klappen bedingt sein kann. Für die Beurteilung benötigen die Kardiologen transthorakale und -ösophageale **Verlaufsechokardiografien,** die ambulant durchgeführt werden.

Befund TTE

- Schallbarkeit: eingeschränkt.
- Linker Herzventrikel: normal groß. LV-Wand gering bis mittelgradig hypertrophiert. Gering eingeschränkte systolische Funktion. LVEF visuell ca. 45–50 %, septale Hypokinesie. Normaler transmitraler Fluss.
- Aorta ascendens: normal weit.
- Aortenklappe: Z. n. mAKE, geringe paravalvuläre Aorteninsuffizienz, **dPmax über Aortenklappe 49 mmHg.**
- Linkes Atrium: dilatiert.
- Mitralklappe: keine Stenose, normale Bewegung. Geringe Mitralinsuffizienz.
- Rechter Herzventrikel: normal groß. Normale bis gering eingeschränkte RV-Funktion.
- Rechtes Atrium: normal groß.
- Trikuspidalklappe: Z. n. mTKE, dPmean 3 mmHg, geringe Trikuspidalinsuffizienz. TI-Druckgradient nicht messbar.
- Perikard: kein Perikarderguss.

Befund TEE

- Keine Thromben im linken Atrium und im linken Vorhofohr. Vorhofseptum ohne Defekt in Atemruhelage im Farbdoppler und B-Bild. Kein Vorhofseptumaneurysma.

- Aortenklappe: Z. n. mAKE, deutliche Flussbeschleunigung über Aortenklappe, soweit beurteilbar normaler Öffnungswinkel der Klappen, geringe bis allenfalls mäßiggradige paravalvuläre Aorteninsuffizienz im Bereich des ehemals linkskoronaren Segels.
- Mitralklappe: Segel zart, gute Öffnungsbewegung, geringe Regurgitation.
- Trikuspidalklappe: Z. n. mTKE, minimale Trikuspidalinsuffizienz, leichte Flussbeschleunigung über Trikuspidalklappe.
- Pulmonalklappe: soweit darstellbar unauffällig.
- Aorta ascendens: normal weit.

Im nächsten Schritt wird von den Kardiologen noch ein Kardio-CT gewünscht. Obwohl der Patient ein Jahr lang kein Phenprocoumon eingenommen hat, können auch im CT keine Thromben festgestellt werden.

Abschließend wird bei rezidivierend dokumentierter PTT-Verlängerung bis 80–90 Sekunden bei INR-Werten zwischen 3 und 4 eine erweiterete Gerinnungsdiagnostik veranlasst (➤ Tab. 16.4).

Befund erweiterte Gerinnungsdiagnostik

Multiplate: eingeschränkte Beurteilbarkeit, TRAP-Test erniedrigt.

Tab. 16.4 Erweiterte Gerinnungsdiagnostik

Parameter	Normbereich	
		vWF:CB:152
Faktor VIII	50–150 %	181
Faktor IX	65–150 %	38
Faktor XI	65–150 %	80
Faktor XII	50–150 %	106
Faktor XIII	70–150 %	104
Fibrinogen	180–450 mg/dl	270
vWF Antigen	60–175 %	166
vWF Aktivität	60–175 %	127
vWF Risto IL	60–200 %	138
PFA Epinephrin	< 170 sek	237
PDA ADP	< 120 sek	186
MP TRAP-Test	> 70 sek	63
MP ASPI-Test	> 50 sek	53
MP ADP-Test	> 45 sek	37
MP Risto-Test	> 90 sek	82

Der Faktor IX ist deutlich vermindert. Hierbei handelt es sich em ehesten um einen erworbenen Mangel. Sehr seltene Missense-Mutationen am Faktor-IX-Propeptid bedingen eine Beeinträchtigung der Gamma-Carboxylierung des Faktors IX, sodass eine Hypersensitivität gegenüber Vitamin-K-Antagonisten (VKA) die Folge ist. Der Wert kann unterhalb des therapeutischen Bereichs mit entsprechender Blutungsneigung abfallen. Typischerweise ist unter der Vollantikoagulation mit VKA die PTT in Relation zur INR unverhältnismäßig verlängert.

Die PFA ist bei normwertigen vWF-Antigen, vWF-Aktivität und vWF-Risto deutlich verlängert. Dieser Befund spricht für ein erworbenes Von-Willebrand-Jürgens-Syndrom. Dieses ist durch die Scherkräfte an den mechanischen Herzklappen zu erklären. Zur Bestätigung der Diagnose ist eine Multimerenanalyse erforderlich. Hier würde man einen Defekt der hochmolekularen Multimere sehen.

Eine weitere Abklärung in der Gerinnungsambulanz zur Durchführung der Multimerenanalyse und ggf. Molekulargenetik wird organisiert. Der Termin wird jedoch mehrfach aufgrund der Sprachbarriere verschoben. Sichtbare Blutungszeichen im Sinne von Epistaxis, Zahnfleischbluten, Teerstuhl usw. werden trotz des pathologischen Befunds weiterhin verneint.

Diagnose

In Zusammenschau der Befunde wird bei dem Patienten eine **sekundäre Eisenmangelanämie** bei chronischer intravasaler Hämolyse bei mechanischen Klappen sowie ein **erworbenes Willebrand-Jürgens-Syndrom** diagnostiziert. Ferner besteht eine vermutlich chronische Hepatitis C, bislang ohne Zirrhosezeichen. Schließlich hat der Patient auch noch eine Psoriasis-Arthritis mit Therapieindikation bei beginnender Kniegelenkdestruktion.

16.2 Therapie

Die orale Eisentherapie wird nach Normalisierung des Hb-Werts nach vier Monaten konsequenter Einnahme pausiert. Bei chronischer mechanischer Hämolyse und erworbenem Willebrand-Jürgens-Syndrom infolge der Scherkräfte an den mechanischen Klappen wird mit den Kardiologen/Herzchirurgen mehrfach die Indikation zur Klappenrevision diskutiert. Da eine Klappenrevision aufgrund der Echokardiografiebefunde nicht indiziert und technisch bei mechanischen Klappen schwierig sei, empfehlen die Kardiologen eine **lebenslange Eisensubstitution bei Bedarf.**

Zur Behandlung der Psoriasis-Arthritis ist eine **immunsuppressive Therapie mit MTX** geplant. Vorher ist jedoch die Behandlung der Hepatitis C angezeigt. Der Patient wird daher bei den Hepatologen vorgestellt. Er kommt bei rezidivierendem Hb-Abfall um ein bis zwei Hb-Punkte weiterhin zur **intravenösen Eisensubstitution** in die hämatologische Ambulanz.

Was wäre wenn ...

- … das Haptoglobin nicht bestimmt worden wäre?
  - Die Haptoglobinbestimmung zählt bei Nicht-Hämatologen leider nicht zu den Routineuntersuchungen. Ohne die Haptoglobinbestimmung wäre man bei normwertiger LDH und normwertigem Bilirubin nie auf die Diagnose intravasale Hämolyse mit sekundärer Eisenmangelanämie gekommen.
- … die Hepatitis C nicht diagnostiziert worden wäre?
  - Eine nicht bekannte und daher unbehandelte chronische Hepatitis C hätte im Verlauf zu einer Leberzirrhose bzw. zu einem hepatozellulären Karzinom geführt. Darüber hinaus kann eine Hepatitis C eine Coombs-positive Hämolyse und Arthropathie im Sinne einer extrahepatischen Manifestation verursachen.
- … der Patient keine Hämolyse, sondern eine Thalassaemia minor und Eisenmangel gehabt hätte?
  - Bei einer Thalassaemia minor liegt eine milde Anämie vor. Trotz ausgeglichenem Eisenmangel und Normalisierung des Ferritinwerts wäre der Hb-Wert vermutlich nicht über 10–11 (12) g/dl angestiegen.
- … das geschwollene Knie nicht entdeckt und abpunktiert worden wäre?
  - Rezidivierende Kniegelenkschwellungen würden aufgrund der chronischen Entzündung zu Destruktionen am betroffenen Gelenk führen. Bei zunehmenden Gelenkveränderungen könnte im Verlauf ein Gelenkersatz notwendig werden.

LITERATUR

Kloster FE. Diagnosis and management of complications of prosthetic heart valves. Am J Cardiol. 1975 Jun;35(6): 872–85.

Neumeister B, Böhm BO. Klinikleitfaden Labordiagnostik. 5. A. München: Elsevier, 2015.

Schrezenmeier H, Heimpel H. Hämolysediagnostik und Differentialdiagnose hämolytischer Anämien. Internist 1998;39: 1273–1289.

Skoularigis J, Essop MR, Skudicky D. Frequency and severity of intravascular hemolysis after left-sided cardiac valve replacement with Medtronic Hall and St. Jude Medical prostheses, and influence of prosthetic type, position, size and number. Am J Cardiol. 1993 Mar 1;71(7): 587–91.

Vincentelli A, Susen S, Le Tourneau T. Acquired von Willebrand syndrome in aortic stenosis. N Engl J Med 2003; 349:343–349.

FALL

17 Es ist nicht alles Gold, was glänzt

FALLBERICHT

Eine 75-jährige Patientin mit kutanem B-Zell-Lymphom wird aufgrund einer symptomatischen Hypoglykämie mit einem Blutzuckerwert von 35 mg/dl bei bekanntem insulinpflichtigem Diabetes mellitus Typ 2 aus einer dermatologischen Klinik übernommen.

Die Patientin habe fünf Monate zuvor erstmals vereinzelt **centgroße, erhabene Flecken im Gesicht und Dekolleté** bemerkt. Im Verlauf hätten sich die Hautveränderungen über den gesamten Körper verbreitet. Juckreiz habe zu keiner Zeit bestanden. In der dermatologischen Klinik sei bioptisch ein **kutanes B-Zell-Lymphom** diagnostiziert und die Patientin zur Durchführung eines CT-Stagings daher erneut stationär aufgenommen worden. Da die Patientin jedoch am Aufnahmetag bei **rezidivierenden Hypogyklämien** von minimal 35 mg/dl mehrfach bewusstlos geworden war, pausierten die Kollegen das Insulin und verlegten die Patientin zur Blutzuckereinstellung in die Innere Medizin. Es ist eine Rückübernahme in die Dermatologie zur Komplettierung der Diagnostik und Einleitung einer Therapie bei kutanem B NHL geplant. Neben den Hauteffloreszenzen besteht noch eine **ausgeprägte Müdigkeit.** Eine B-Symptomatik oder Blutungszeichen werden verneint.

Vorerkrankungen: arterielle Hypertonie, insulinpflichtiger Diabetes mellitus Typ 2 mit diabetischer Retino- und Nephropathie, pAVK links mit Stenose der A. femoralis superficialis links, chronisches muskuloskelettales Schmerzsyndrom.

Dauermedikation: Carvedilol 2 × 25 mg, Candesartan 2 × 16 mg, HCT 1 ×25 mg, Amlodipin 2 × 5 mg, Moxonidin 1 × 4 mg, ASS 1 × 100 mg, Thyronajod® 1 × 75 µg, Torasemid 2 × 10 mg, Metamizol 3 × 30 gtt, Actraphane® 50/50 36-0-24 IE. Keine Allergien bekannt.

Bei der körperlichen Untersuchung fallen eine ausgeprägte Haut- und Schleimhautblässe sowie am gesamten äußeren Integument multiple, eryhthematöse, zum Teil lividfarbene, derbe, bis zu 2 cm große Knoten auf (➤ Abb. 17.1, ➤ Abb. 17.2).

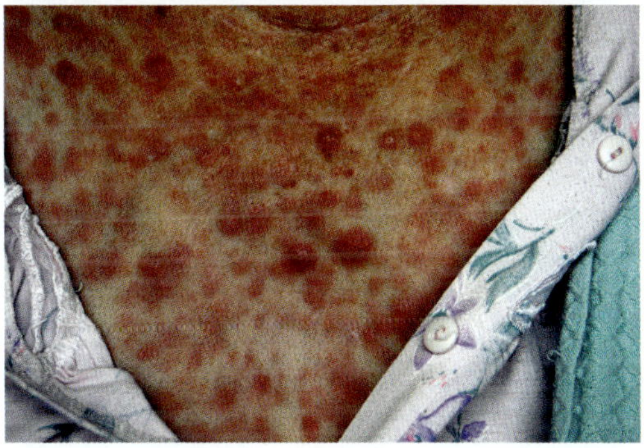

Abb. 17.1 Dekolleté mit unterschiedlich großen Knoten [T1004]

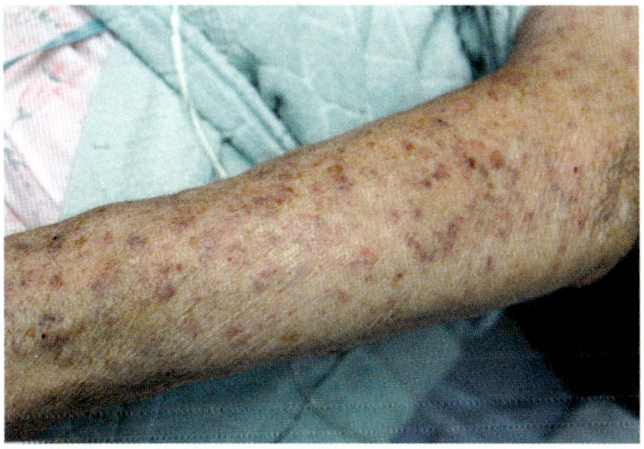

Abb. 17.2 Unterarm links mit erythematösem, z. T. lividfarbenem Exanthem [T1004]

17.1 Diagnostik

Befund Labordiagnostik

Nach Übernahme der Patientin wird ein Routinelabor abgenommen (➤ Tab. 17.1).

- Im Blutbild fällt lediglich eine **normozytäre, normochrome Anämie** auf. Im Differenzialblutbild ist die **Monozytenzahl mit 649/µl nur diskret erhöht.**
- In der klinischen Chemie zeigt sich eine Hyperglykämie und Erhöhung von Harnstoff, Kreatinin und CRP.
- Der Spontan-Quick beträgt 55 %, der INR 1,4, die PTT ist dagegen normwertig.

Tab. 17.1 Routinelabor bei Übernahme

Kenngröße	Maß-einh.	Mat.	Referenz-ber.	
Klinische Chemie				
Natrium	mmol/l	PS	135–145	**144**
Kalium	mmol/l	S	3,5–5,0	**4**
Blutzucker	mg/dl	PS	70–115	**180**
Harnstoff-N	mg/dl	PS	7–23	**33**
Kreatinin	mg/dl	PS	0,5–1,0	**1,5**
GFR pro 1,73 qm (Mabb)	ml/min	PS	≥ 60,0	**33,9**
Calcium	mmol/l	PS	2,15–2,60	**2,06**
Calcium (EW-korr.)	mmol/l	PS	2,15–2,60	**2,18**
C-reakt. Prot.	mg/dl	PS	≤ 0,50	**2,89**
Eiweiß, gesamt	g/dl	PS	6,0–8,5	**6,7**
LDH (37°)	U/l	PS	< 250	**194**
Hämatologie				
Kleines Blutbild		EB		
Leukozyten	G/l	EB	4,0–11,0	**5,9**
Erythrozyten	T/l	EB	4,20–5,10	**2,74**
Hämoglobin	g/dl	EB	12,0–16,0	**8,1**
Hämatokrit		EB	0,360–0,460	**0,232**
MCV	fl	EB	78,0–98,0	**84,4**
MCH	pg	EB	26,0–32,0	**29,5**
MCHC	g/dl	EB	32,0–36,0	**35**
Thrombozyten	G/l	EB	150–400	**150**
Differenzial-BB (mikros)		EB		**Morph.**
Hämatologie				
Retikulozyten	/1000 Ery	EB	9–25	
Myelozyten	%	EB		**4**
Stabkernige	%	EB	≤ 4	**1**
Segmentkernige Granulozyten	%	EB	40–70	**51**
Monozyten	%	EB	4–10	**11**
Lymphozyten	%	EB	25–40	**33**
Anisozytose		EB		**+**
Poikilozytose		EB		**+**
Gerinnung (Spezial)				
Quick-Wert	%	P	70–120	**55**
INR		P	0,8–1,2	**1,4**
PTT	sec	P	25–42	**36**

Am nächsten Tag werden bei der Patientin die ausstehenden Transaminasen und Cholestaseparameter bestimmt. Es zeigt sich eine **isolierte Gamma-GT-Erhöhung** (➤ Tab. 17.2).

Nach Übernahme der Patientin und Bestimmung der Laborwerte wird die Insulindosis auf 15-0-8 IE reduziert. Dadurch werden zufriedenstellende Blutzuckerwerte erreicht. Nun wird auch die geplante **CT-Untersuchung von Kopf, Thorax und Abdomen** durchgeführt, die von der externen Dermatologie gewünscht wird.

Befund CT Kopf bis Abdomen

- Intrakraniell sowie intrapulmonal und intraabdominell gibt es keinen Nachweis einer tumorsuspekten Raumforderung.
- Beidseits finden sich Pleuraergüsse.

Tab. 17.2 Bestimmung der Transaminasen und Cholestaseparameter am Folgetag

Bilirubin gesamt	mg/dl	PS	≤ 1,1	**0,3**
GOT [AST] (37°)	U/l	PS	≤ 35	**14**
GPT [ALT] (37°)	U/l	PS	≤ 35	**15**
Gamma-GT (37°)	U/l	PS	≤ 38	**64**
Alk. Phosphatase (37°)	U/l	PS	≤ 135	**63**
LDH (37°)	U/l	PS	< 250	**188**

- Es liegt eine Hepatomegalie vor.
- Es gibt keinen Nachweis einer axillären, mediastinalen oder intraabdominellen Lymphadenopathie.

Bei fehlendem Nachweis einer klinischen und CT-morphologischen Lymphadenopathie wird zur Nachvollziehbarkeit der Diagnose der externe Befund der Hautbiopsie angefordert.

Befund Histologie Hautbiopsat (linker Oberarm)

- Histologisch zeigt sich ein in der Dermis liegendes, dichtes, **weitgehend monotypisches, lymphozytäres Infiltrat,** das bis in die Subkutis hineinreicht. Grenzzone.
- Auffällig sind mittelgroße bis große, teils **blastär anmutende Lymphozyten** mit mäßig polymorphen, atypischen Zellkernen und indistinktem Zytoplasmasaum.

Es besteht somit der Verdacht auf ein kutanes B-Zell-Lymphom. Für die endgültige Beurteilung wird der immunhistochemische Befund abgewartet.

FALLBERICHT

Da die Patientin unter der reduzierten Insulindosis eine Hyperglykämie bis 400 mg/dl entwickelt, muss die Insulindosis für die nächsten Tage wieder gesteigert werden. Es werden nun 20 IE morgens und 14 IE abends verabreicht. Blutzuckerspitzen werden zusätzlich mit NovoRapid® nach Schema abgefangen.

Nach einigen Tagen liegt das endgültige dermatohistologische Gutachten vor.

Befund Immunhistochemie Hautbiopsat (linker Oberarm)

- Die Tumorzellen sind positiv für CD4, CD56, Lysozym, MT1, C7, leicht positiv für CD68.
- Negativ sind CD123 (auch in der Wiederholungsuntersuchung), MB1, CD15, CD117 CD34, TIA1, GranzymB, TdT, EBV, CD2, CD30, Bcl-2, Bcl-6, Mum1, Myeloperoxidase, CD10, CD20, CD3.

Immunhistochemisch ist der Befund gut vereinbar mit einer CD4+/CD56+ hämatodermischen Neoplasie (T-NHL).

MERKE

Mikroskopisch blastär anmutende Zellen können auf eine aggressive hämatologische Neoplasie hinweisen. Man darf sich nicht mit einem unplausiblen Befund abgeben und muss eine referenzhistologische Begutachtung bzw. Rebiopsie veranlassen.

Der endgültige histologische Befund ist nicht zufriedenstellend. Es ist geplant, im Verlegungsbrief eine Rebiopsie der Haut inklusive Referenzhistologie zu empfehlen. Vor der Rückverlegung der Patientin in die Dermatologie wird jedoch bei unklarer Anämie, DD renale Anämie, noch eine **Knochenmarkpunktion** durchgeführt.

Befund Zytomorphologie

- Im Ausstrich stellt sich ein hypozelluläres Knochenmark dar.
- Die Megakaryopoese ist vorhanden. Es finden sich vermehrt Mikromegakaryozyten.
- Die Erythropoese ist gut vorhanden mit vereinzeltem Nachweis von Dysplasiezeichen.
- Die Granulopoese ist relativ und absolut vermindert. Es ist wenig Ausreifung vorhanden. Es dominieren 70 % monoblastäre Zellen mit rundem, teilweise leicht gebuchtetem Kern und blass-basophilem Zytoplasma.
- Esterase-Färbung: deutlich positiv; Peroxidase-Färbung: keine Anfärbung.

Zytomorphologisch liegt eine Knochenmarkinfiltration durch eine akute Leukose vor, am ehesten **AML FAB M5A.**

Befund Durchflusszytometrie

- Aus dem Knochenmarkaspirat wurden die mononukleären Zellen mittels Ficoll-Dichtezentrifugation isoliert.
- 9 % der mononukleären Zellen entsprechen immunphänotypisch Lymphozyten (CD45/SS). Davon sind 79 % T-Zellen (CD3), 0 % B-Zellen (CD19), 4 % NK-Zellen (CD3-/CD56, CD16).
- Schon im Streulicht lässt sich eine **Vermehrung myelomonozytärer Zellen** nachweisen, die ca. 60 % aller Zellen ausmachen. Diese Zellen weisen eine Koexpression von CD14 (schwach), CD15, CD33, CD4 (schwach), CD64, CD163 (schwach) und HLA-DR auf und sind CD34-, CD117- sowie MPO-negativ.

Beurteilung: Es findet sich eine deutliche Infiltration des Knochenmarks durch **unreife myelomonozytäre Zellen ohne Nachweis von CD34-positiven Blasten.**

In Zusammenschau mit dem zytomorphologischen Befund besteht der hochgradige Verdacht auf eine akute (myelo-)monozytäre Leukämie FAB M4 oder M5. Nebenbefundlich zeigt sich eine kleine Population an $CD4^+$-Zellen (ca. 10 % der Lymphozyten), die kein CD7 exprimieren.

Befund Zytogenetik und Molekulargenetik

- **Zytogenetisch** liegt ein normaler weiblicher Chromosomensatz (46, XX) vor. Es findet sich kein Hinweis auf das Vorliegen klonaler numerischer oder struktureller Chromosomenaberrationen.
- **Molekulargenetisch** gibt es den Nachweis einer NPM-Mutation. Kein Nachweis einer MLL-PTD und FLT3-Mutation.

Befund Knochenmarkhistologie

Es liegt eine akute Leukämie vor, die histomorphologisch nicht sicher zuzuordnen ist, wahrscheinlich myeloisch, gut vereinbar mit einer akuten monozytären Leukämie FAB M5. Es gibt keinen Anhalt für eine Knochenmarkinfiltration durch ein malignes Lymphom.

Es wird noch eine **durchflusszytometrische Untersuchung** des peripheren Bluts ergänzt.

Befund Durchflusszytometrie (peripheres Blut)

- Im Vergleich zur immunzytologischen Untersuchung des Knochenmarks zeigt sich eine quantitativ unauffällige Population an Monozyten (ca. 8 % aller Zellen), die eine unauffällige Expression an Monozytenmarkern (CD14, CD64, CD15, CD33, CD163 und HLA-DR) aufweist.
- Die im Knochenmark nachweisbaren unreifen myelomonozytären Zellen, die einen Verlust an CD14 und CD163 aufweisen, zeigen sich im peripheren Blut nicht.

Immunzytologisch besteht somit der Verdacht auf einen aleukämischen Verlauf.

> Zum damaligen Zeitpunkt waren immunhistochemische und molekularpathologische Untersuchungen in der Hämatopathologie nicht etabliert.

MERKE

> Bei jeder unklaren, insbesondere hyporegenerativen Anämie sollte eine Knochenmarkpunktion durchgeführt werden, um ein myelodysplastisches Syndrom, eine akute Leukämie und eine Lymphominfiltration auszuschließen.

Diagnose

Bei der Patientin liegt eine akute monozytäre Leukämie mit Hautinfiltration vor, nach der neuen WHO-Klassifikation (2016) eine **AML mit NPM1-Mutation.**

FALLBERICHT

Trotz ihres fortgeschrittenen Alters und internistischer Vorerkrankungen entscheidet sich die Patientin – nach ausführlicher Besprechung aller Therapieoptionen mit ihr und ihren Familienangehörigen – für eine intensive Therapie mit kurativem Ansatz. Nachdem alle Toxizitätsuntersuchungen durchgeführt und ein zentralvenöser Katheter angelegt wurde, wird eine **Induktionstherapie nach dem HAM-Schema** eingeleitet. Klinisch bilden sich die Hautläsionen im Gesicht vollkommen zurück, am Rücken und an den Extremitäten blassen sie jedoch nur ab. Daher wird vor der zweiten Induktionstherapie sicherheitshalber eine Hautbiopsie einer noch auffälligen Läsion am Rücken veranlasst.

Histologischer Befund Hautbiopsat (Rücken): Es zeigt sich ein Haut-/Weichteilexzidat mit einer uncharakteristischen geringen chronischen Entzündung, betont im Bereich der Adnexstrukturen. Eine Manifestation einer unreifzelligen Myelose ist somit in den bisher vorliegenden konventionellen Färbungen definiert nicht erkennbar.

Ergänzend werden **immunhistochemische Untersuchungen** (CD45, MPO, CD34, Mast-Zell-Tryptase) durchgeführt. Der Befund entspricht einem **Haut-/Weichteilexzidat mit uncharakteristischen chronisch-entzündlichen Veränderungen.**

Befundinterpretation: Da blastäre Zellen mikroskopisch nicht nachweisbar und die Hauteffloreszenzen klinisch abgeblasst sind, wird dies als Therapieansprechen gedeutet. Ein Therapieansprechen allein anhand des immunhistochemischen Befunds zu bestätigen, ist in diesem Fall nicht richtig. Denn in der durchflusszytometrischen Untersuchung des Knochenmarks sind die Blasten CD34, CD117 sowie MPO negativ. Es wäre sinnvoll gewesen, dem Pathologen den durchflusszytometrischen Befund zur Verfügung zu stellen.

MERKE

Patienten mit der Diagnose einer AML mit einer NMP1-Mutation und normalem Karyotyp werden der günstigen Risikogruppe zugeordnet und haben somit eine gute Prognose.

Akute Monoblasten- und Monozyten-Leukämie (FAB M5A und B)

Eine extramedulläre Manifestation mit zeitgleichem Nachweis von Blasten im Blut oder Knochenmark ist häufig als Haut- oder Zahnfleischinfiltration zu beobachten. Sie ist bei einer Monoblasten-, Monozyten- oder myelomonozytären Leukämie anzutreffen.

Die monoblastäre bzw. monozytäre Leukämie macht 30 % aller akuten myleoischen Leukämien aus.

Im Knochenmark müssen folgende diagnostische Kriterien erfüllt werden:

- ≥ 20 % Blasten und Nachweis von Promonozyten, von denen ≥ 80 % zur monozytären Reihe gehören.
- Der Anteil der myleoischen Zellen darf nicht über 20 % liegen.

Bei der AML FAB M5 werden **zwei Subtypen** unterschieden:

- **M5A** (akute Monoblasten-Leukämie): Monoblasten ≥ 80 % der monozytären Zellen.
- **M5B** (akute Monoyzten-Leukämie): Bei den leukämischen Zellen handelt es sich um Promonozyten und Monoyzten.

MERKE

Eine Lymphadenopathie kommt bei einer AML nicht vor. Eine Hepatosplenomegalie zeigt sich in ca. 10 Prozent der Fälle. Dagegen sind eine Lymphadenopathie und eine Hepatosplenomegalie in mehr als 50 Prozent der Fälle bei einer ALL zu finden.

17.2 Therapie

Nach hämatologischer Rekonstitution wird der Patientin die **zweite Induktionstherapie nach dem TAD-9-Protokoll** verabreicht. Die Hautinfiltrate sind im Verlauf nicht mehr nachweisbar. Anschließend wird eine **Konsolidierungstherapie mit Hochdosis-Cytarabin** durchgeführt. Es wird eine klinische, zytomorphologische, histologische und molekulargenetische **Komplettemission** erreicht.

Die Patientin stellt sich in dem kommenden fünf Jahren regelmäßig zur Durchführung der Nachsorge inklusive Knochenmarkpunktion vor. Nach fünf Jahren wird die Nachsorge bei anhaltender molekulargenetischer Komplettremission beendet. Bei der letzten Nachsorge ist die Patientin 80 Jahre alt und für ihr Alter relativ fit. Die Hauteffloreszenzen sind zu keiner Zeit rezidiviert.

Was wäre wenn …

- … die Patientin keine Hypoglykämie entwickelt hätte?
  - Dann wäre die Patientin in der Dermatologie geblieben und hätte eine Therapie des kutanen T-NHL erhalten. Früher oder später hätte sich jedoch laborchemisch eine Panzytopenie oder ein leukämischer Verlauf mit LDH-Erhöhung gezeigt.
- … die Patientin wie geplant bei externer Diagnose eines T-NHL eine lokale Therapie bei kutanem Lymphom erhalten hätte?
  - Eine topische Therapie mit Steroiden und/ oder PUVA-Therapie wäre wirkungslos gewesen. Eine Leukaemia cutis bzw. ein Myeloidsarkom muss wie eine AML behandelt werden. Ein isolierter extramedullärer Befall kann ggf. bestrahlt werden.
- … eine referenzhistologische Begutachtung des Hautbiopsats erfolgt wäre?
  - Diese hätte vermutlich eine Leukaemia cutis bzw. ein Myeloidsarkom ergeben, sodass auch ohne Vorhandsein einer Zytopenie die Durchführung einer Knochenmarkpunktion indiziert gewesen wäre.
- … die Hautinfiltrate persistiert hätten?
  - Eine Persistenz von Hautinfiltraten ± Blastenpersistenz im Knochenmark würde für eine therapierefraktäre AML sprechen. Bei jünge-

ren Patienten muss in diesem Fall die Indikation einer allogenen Stammzelltransplantation geprüft werden.

- ... die Anämie als renale Anämie bei diabetischer Nephropathie interpretiert und auf eine Knochenmarkpunktion verzichtet worden wäre?
  - Eine renale Anämie kann sich bei einer chronischen Niereninsuffizienz mit einer GFR < 40 ml/min manifestieren. Diese ist hyporegenerativ, normozytär und normochrom. Der Hb-Wert kann zwischen 5 und 10 mg/dl liegen, der Erythropoetinspiegel ist vermindert. Bei der Patientin waren die Kriterien für eine renale Anämie erfüllt. Eine Erythropoetinbestimmung wird bei Patienten mit chronischer Niereninsuffizienz und Dialysepatienten aus Kostengründen nicht routinemäßig durchgeführt. Da bei der Patientin ein histologisch gesichertes Lymphom diagnostiziert wurde, war im Rahmen des Stagings eine Knochenmarkpunktion indiziert.

LITERATUR

Arber DA, Orazi A, Hasserjian R. The 2016 revision to the World Health Organization classification of myeloid neoplasms and acute leukemia. Blood. 2016;127(20):2391–2405.

Bakst RL, Tallman MS, Douer. How I treat extramedullary acute myeloid leukemia. Blood. 2011;118(14):3785–3793.

Fuchs R, Staib P, Brümmendorf T. AML ohne anderweitige Zuordnung. In: Fuchs R, Staib P, Brümmendorf T. Hämatologie 2018. 12. A. Stolberg: Nora 2018. S. 472.

Anhang Teil II: Abklärung Anämie

Definition

Eine Anämie ist definiert als Verminderung des Hämoglobinwerts, bei Frauen < 12 g/dl, bei Männern < 13 g/dl.

Laboruntersuchungen

Zur Anämieabklärung werden folgende Laborparameter benötigt:

- Blut- und Differenzialblutbild
- Peripherer Blutausstrich
- Erythrozytenindizes:
  - MCH (Farbstoffgehalt der Erythrozyten)
  - MCV (Größe der Erythrozyten)
  - MCHC (Konzentration des Hämoglobins innerhalb der Erythrozyten)
- Retikulozytenzahl, Retikulozyten-Produktionsindex (RPI)
- Ferritin, Eisen, Transferrin, Transferrinsättigung
- LDH, Bilirubin, Haptoglobin, freies Hämoglobin im Plasma
- Vitamin B_{12} und Folsäure
- Coombs-Test

Mit Hilfe des RPI-Werts und der Erythrozytenindizes MCH und MCV erfolgt die Einteilung der Anämien.

Retikulozyten-Produktionsindex (RPI)

Für die Berechnung des RPI-Werts nach folgender Formel wird der maschinell bestimmte Retikulozytenwert benötigt.

$$RPI = \frac{\text{Reti}\left[\%\right] \times \text{tatsächlicher Hämatokrit}}{\text{Shift}\left[\text{Tage}\right] \times 0{,}45\left(\text{Ideal} - \text{HKT}\right)}$$

Normalerweise benötigen Retikulozyten vier Tage zur Reifung, davon verbringen sie drei Tage im Knochenmark und nur einen Tag im peripheren Blut. Im Fall einer Anämie werden die Retikulozyten abhängig vom Hämatokritwert früher ins periphere Blut ausgeschwemmt. Die veränderte Verweildauer der Retikulozyten im peripheren Blut wird als Shift bezeichnet. Dieser Faktor (➤ Tab. II.1) muss bei der Berechnung des RPI-Werts berücksichtigt werden.

Tab. II.1 Veränderte Verweildauer der Retikulozyten im peripheren Blut (Shift) (Fuchs et al. 2018)

Hämatokrit	Shift
45 %	1 Tag
35 %	1,5 Tage
25 %	2 Tage
15 %	2,5 Tage

RPI-Bewertung

- Normalfall = 1
- Anämie mit adäquater Regeneration > 2 = hyperregenerative Anämie
- Anämie mit inadäquater Regeneration < 2 = hyporegenerative Anämie

Für die Beschreibung der Anämie sind der RPI und die Erythrozytenindizes notwendig. Beispiele:

- RPI < 2, MCH und MCV niedrig → hyporegenerative, hypochrome und mikrozytäre Anämie
- RPI 1, MCH und MVC normwertig → normoregenerative, normochrome und normozytäre Anämie
- RPI > 2, MCV normwertig bis erhöht, MCH normwertig (erhöht) → hyperregenerative, normo- bis makrozytäre, normochrome Anämie

CAVE

Der Begriff „Regeneration" wird für die Einteilung der Anämien anhand der Retikulozytenzahl im peripheren Blut verwendet. Für die Beurteilung der Hämatopoese im Knochenmark ist dagegen der Begriff „Proliferation" (z. B. hypoproliferative oder hyperproliferative Anämie) reserviert.

Algorithmus Abklärung Anämie

Befundkonstellation 1 (➤ Abb. II.1)

MERKE

Das Ausmaß der MCV- und MCH-Verminderung hängt bei der Eisenmangelanämie (➤ Abb. II.1) vom Schweregrad der Anämie ab. Eine Mikrozytose und Hypochromasie wird erst ab einem Hb-Wert < 11 g/dl beobachtet. Mit zunehmendem Schweregrad der Anämie entwickelt sich auch eine ausgeprägte Poikilozytose. Eine Knochenmarkpunktion ist bei typischer Laborkonstellation nicht indiziert.

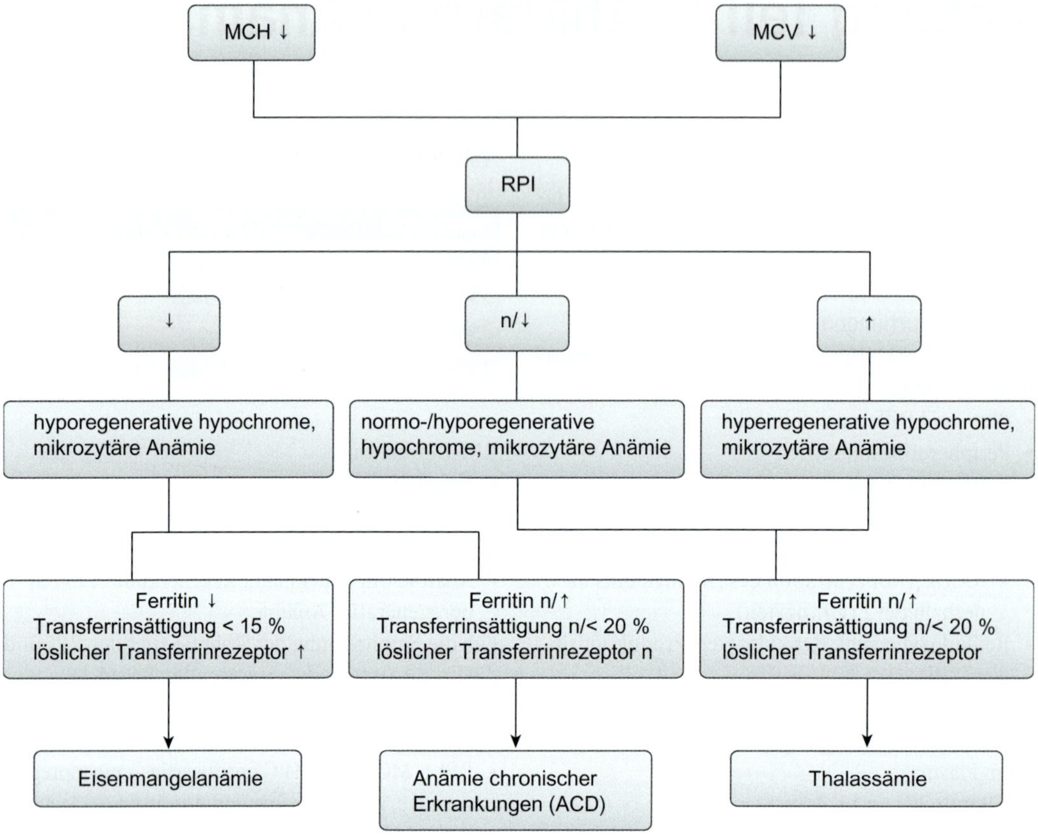

Abb. II.1 Abklärung Anämie: Befundkonstellation 1 [L138; P502]

Seltene Anämieformen:

- Hereditäre sideroblastische Anämie: Ferritin ↑, Transferrinsättigung n/↓, Nachweis von Ringsideroblasten im Knochenmark
- Anämie bei Kupfermangel: Ferritin n/↑, Transferrinsättigung ↑, Nachweis von Ringsideroblasten im Knochenmark

Befundkonstellation 2 und 3 (➤ Abb. II.2, ➤ Abb. II.3)

MERKE

Als weitere Differenzialdiagnose einer hyporegenerativen makrozytären und normo- bis hyperchromen Anämie kommt bei Patienten während und nach einer Chemotherapie eine chemoinduzierte Anämie in Frage. Diese wird im Gegensatz zur Leuko-/Neutropenie und Thrombopenie aufgrund der Erythrozytenlebensdauer von 120 Tagen erst nach einigen Monaten durch einen allmählichen Hämoglobinabfall beobachtet. Eine Bluttransfusion kann im Verlauf notwendig werden. Da es sich um eine Ausschlussdiagnose handelt, müssen Blutungszeichen klinisch und bei positiver Anamnese endoskopisch ausgeschlossen werden.

Befundkonstellation 4a (Einteilung nach Abbauort) (➤ Abb. II.4)

➤ Abb. II.4 zeigt die Ursachen für intravasale und extravasale sowie für kombinierte Formen der Anämie. Weitere Beispiele für Ursachen einer intra- und extravasalen Hämolyse sind in ➤ Tab. II.2 zusammengefasst.

MERKE

Eine Haptoglobinverminderung (➤ Abb. II.4) kann bei intra- oder extravasaler Hämolyse, ineffektiver Erythropoese, Leberinsuffizienz, Ahaptoglobinämie und Blutungen ins Gewebe vorkommen.

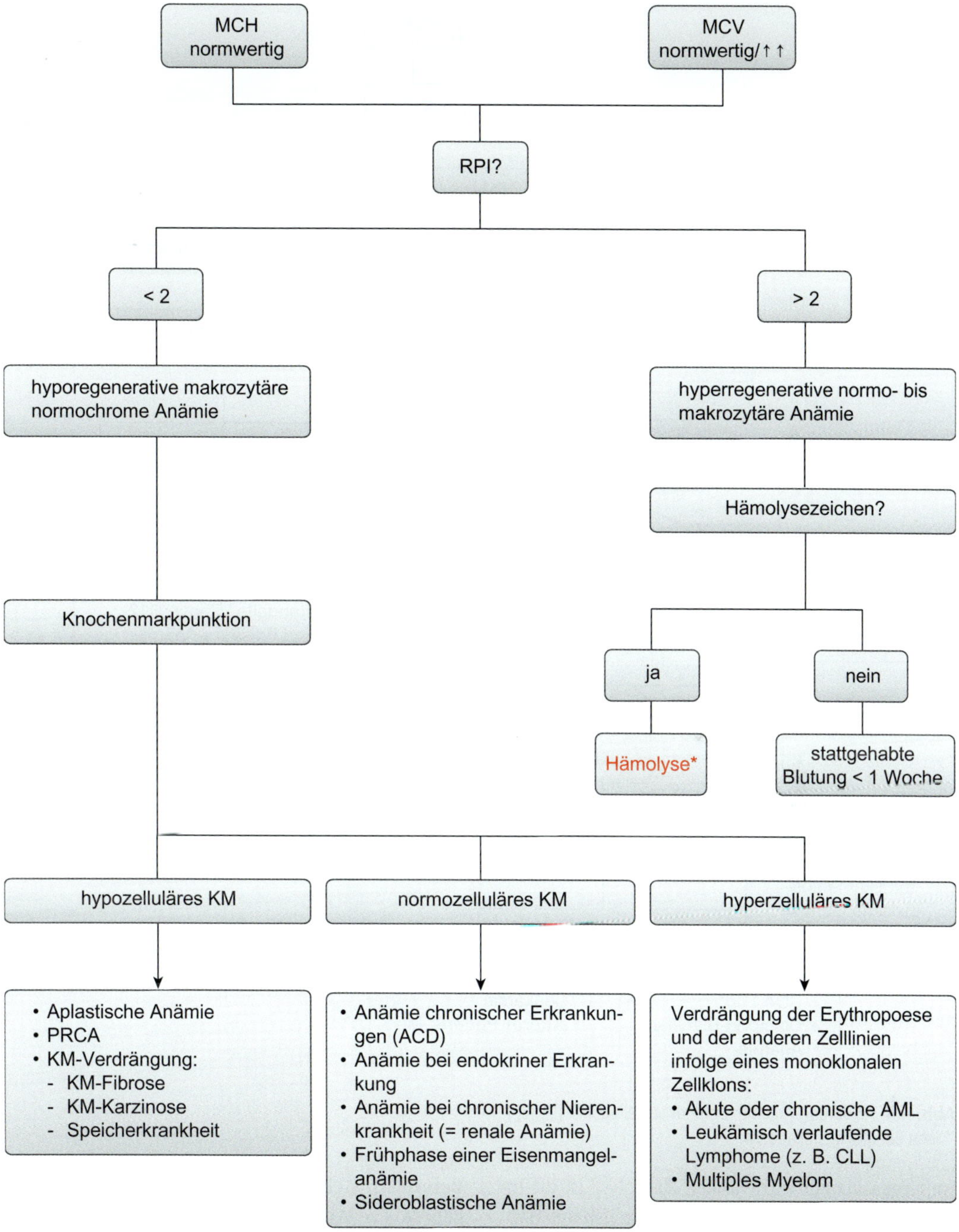

Abb. II.2 Abklärung Anämie: Befundkonstellation 2 [L138; P502]
*siehe Befundkonstellation 4

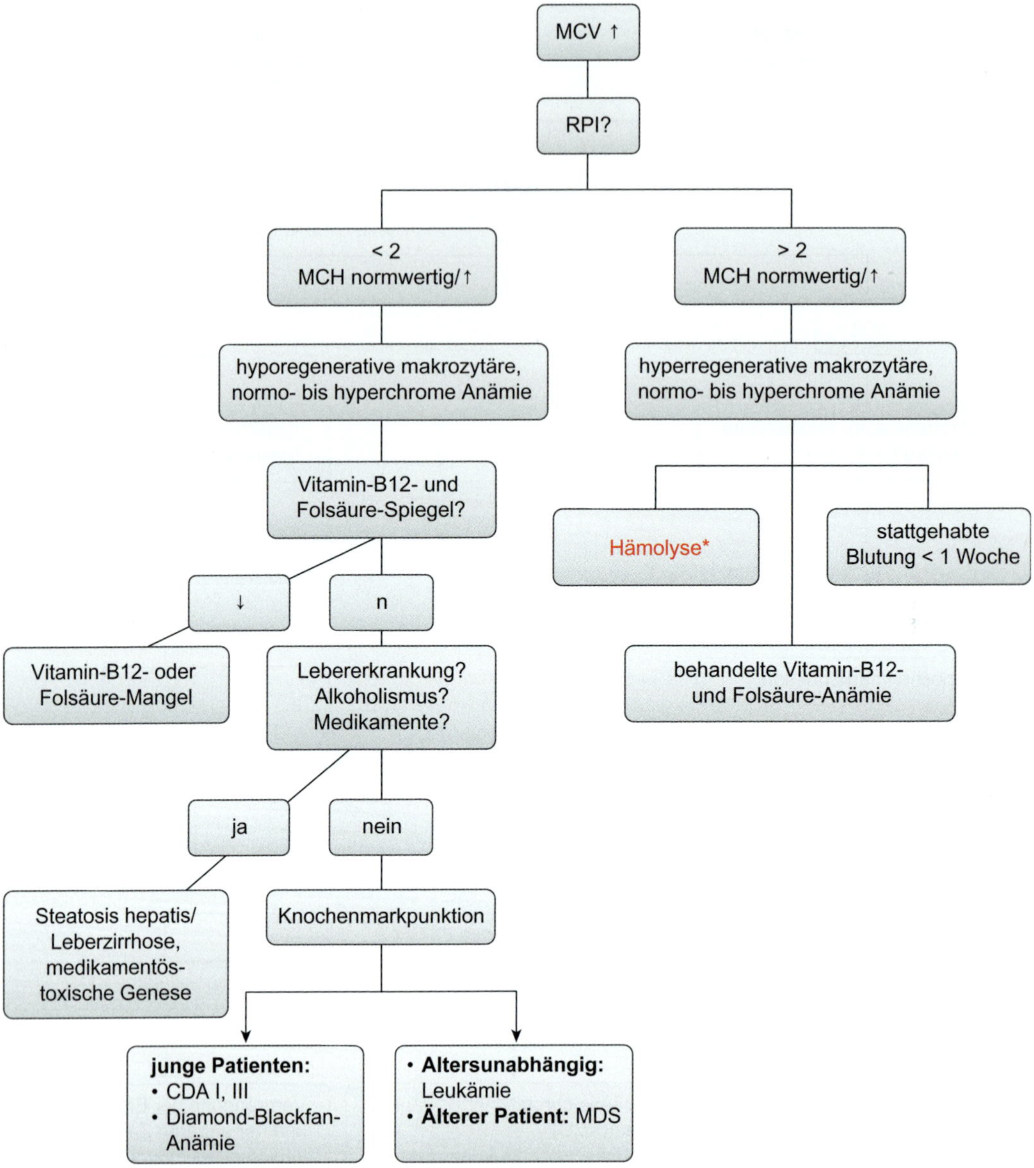

Abb. II.3 Abklärung Anämie: Befundkonstellation 3 [L138; P502]
*siehe Befundkonstellation 4

Im Gegensatz zur extravasalen Hämolyse ist die intravasale Hämolyse durch nicht nachweisbares Haptoglobin, Vorkommen von freiem Hämoglobin im Plasma, Hämosiderinurie und Hämoglobinurie charakterisiert (➤ Tab. II.3).

Befundkonstellation 4b (Einteilung nach Pathogenese) (➤ Abb. II.5)

MERKE
Bei stark gesteigerter Erythropoese im Knochenmark können auch kernhaltige Vorstufen im peripheren Blut auftreten.

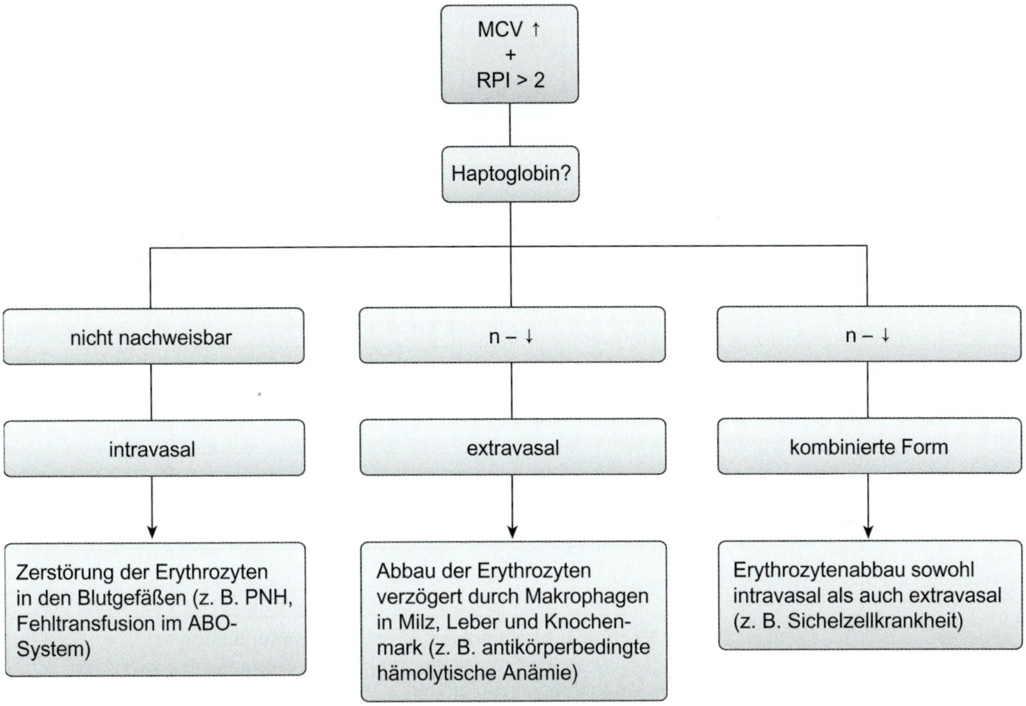

Abb. II.4 Abklärung Anämie: Befundkonstellation 4a **(Einteilung nach Abbauort)** [L138; P502]

Tab. II.2 Ursachen einer intra- und extravasalen Hämolyse (modifiziert nach Fuchs et al. 2018)

Ursachen	Intravasale Hämolyse	Extravasale Hämolyse
Hereditär	• Glukose-6-Phosphatdehydrogenase-Mangel (z. B. nach Verzehr von Favabohnen, Medikamenteneinnahme) • Sichelzellkrankheit, nur Teilkomponente (ca. 30 % intravasal, 70 % extravasal)	• Erythrozytenmembrandefekt • Enzymdefekt • Strukturelle Hämoglobinanomalie • Thalassämie
Erworben	• PNH • Transfusionszwischenfall • Immunhämolytische Krise • Vergiftung (z. B. Arsen, Schlangengift) • Hitzeeinwirkung • MAHA (als Teilkomponente)	• Immunhämolytische Anämie (meist extravasal) • Medikamente (meist extravasal) • Chemikalien • Hepatopathien • Hypophosphatämie

Tab. II.3 Charakteristika der intra- und extravasalen Hämolyse

Kriterium	Hämolysetyp	
	Intravasal	Extravasal
Retikulozyten	↑↑↑	↑↑↑
Bilirubin	↑↑	↑↑
Haptoglobin	nicht nachweisbar	n – ↓
Freies Hb im Plasma	ja	nein
Hämosiderinurie	ja	nein
Hämoglobinurie	ja	nein

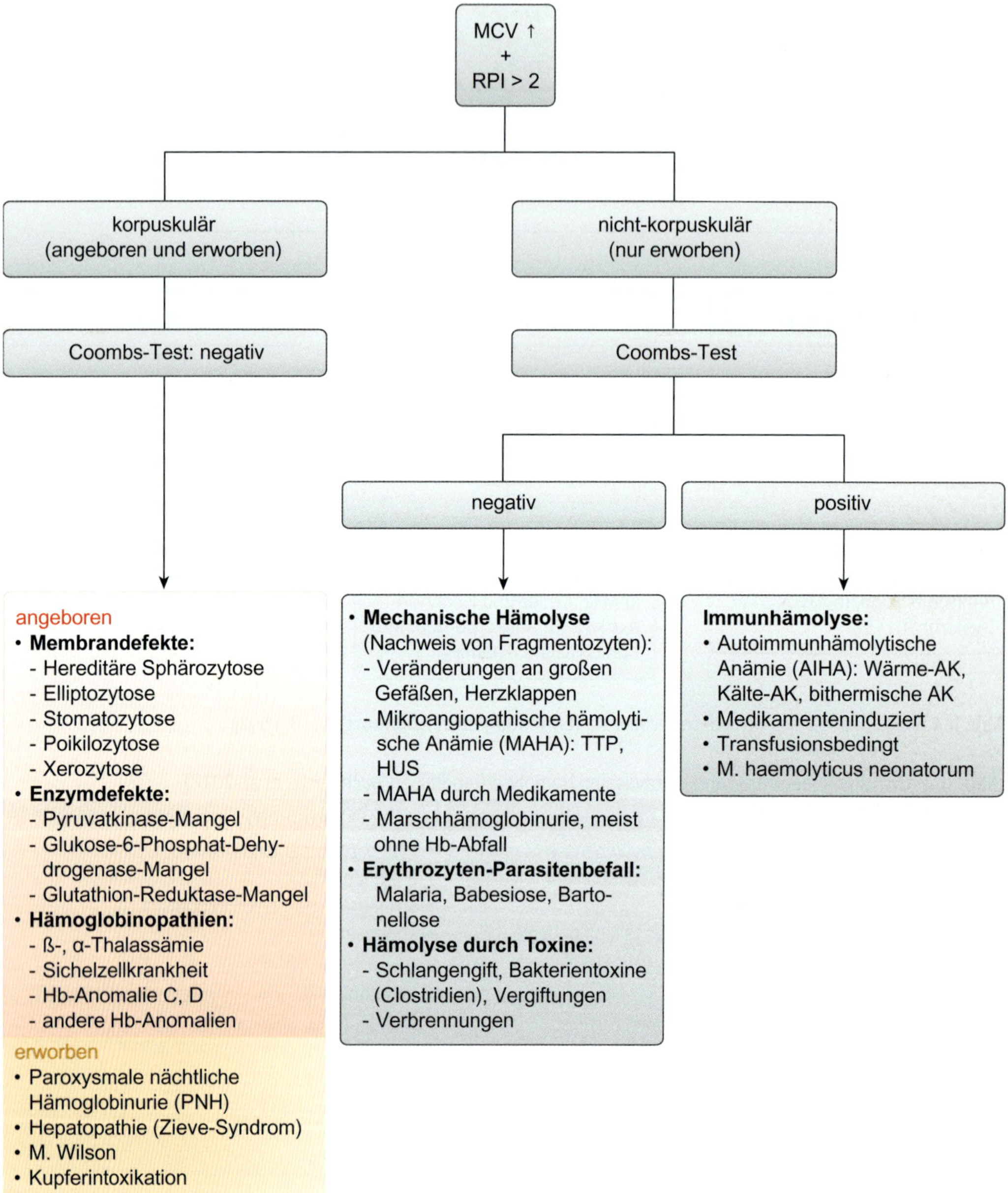

Abb. II.5 Abklärung Anämie: Befundkonstellation 4b **(Einteilung nach Pathogenese)** [L138; P502]

LITERATUR

Fuchs R, Staib P, Brümmendorf T. Hämatologie 2018. 28. A. Stolberg: Nora, 2018. S. 215–255.

III

Nurcan Alpay

Blutbildveränderungen: Thrombozytopenie

18 Für immer krank?! 123

19 Wiesn-Besuch mit ungeahnten Folgen 127

20 Experiment mit Folgen 131

21 Nasenbluten ohne Ende! 136

22 Eine Jugendsünde mit letalen Folgen? 141

23 Examensstress 150

24 Ach, du dicker Arm! 157

Anhang Teil III: Abklärung Thrombozytopenie 163

FALL

18 Für immer krank?!

FALLBERICHT

Eine 38-jährige Patientin wird vor geplanter elektiver Cholezystektomie zur Abklärung einer Thrombozytopenie vorgestellt.

Bei der Patientin sei seit 15 Jahren eine **Cholezystolithiasis** bekannt. Da in den vergangenen vier Monaten viermal hintereinander massive Gallenkoliken aufgetreten seien, wurde die Indikation zu einer Cholezystektomie gestellt. Die Patientin wurde zur Operation in einer externen chirurgischen Klinik aufgenommen. Am Aufnahmetag zeigte sich in der präoperativen Laborkontrolle eine **ausgeprägte Thrombozytopenie** von minimal 15 G/l im Citratblut. Die Operation wurde daraufhin bis auf Weiteres verschoben und der Patientin eine hämatologische Abklärung empfohlen.

Erst einen Monat zuvor sei eine **operative Versorgung einer Radiusfraktur** links mit einer Osteosynthese erfolgt. Eine Thrombozytopenie habe damals nicht vorgelegen.

Drei Jahre zuvor sei es nach einer **vaginalen Entbindung mit Vakuumextraktion** zu einer **atonen Nachblutung** bei Placenta accreta gekommen. Trotz einer notfallmäßig durchgeführten Hysterektomie habe die Patientin rezidivierende Nachblutungen entwickelt. Zur Blutstillung mussten mehrere Relaparotomien und eine Massentransfusion durchgeführt werden. Es kam zu einer Afibrinogenämie, Gerinnungsversagen, passagerem akutem Nieren-, Lungen- und Kreislaufversagen. Die Patientin habe damals für längere Zeit auf der Intensivstation gelegen.

Bei Vorstellung in der hämatologischen Ambulanz ist die Patientin beschwerdefrei. Blutungszeichen werden verneint, eine B-Symptomatik im Sinne von Fieber, Nachtschweiß und Gewichtsverlust liege nicht vor.

Es sind keine weiteren internistischen Erkrankungen bekannt. Keine Dauermedikation. Allergien: Penicillin, Opiate, Pflaster.

Der körperliche Untersuchungsbefund ist unauffällig.

18.1 Diagnostik

Nach Anamnese und körperlicher Untersuchung wird ein **Rumpel-Leede-Test** durchgeführt, um eine Blutungsneigung der Patientin abzuklären. Am Oberarm der Patientin wird eine Blutdruckmanschette angelegt und auf einen Wert aufgepumpt, der 10 mmHg über dem diastolischen Blutdruck der Patientin liegt. Nach fünf Minuten wird der Test beendet. Durch die lange Stauung kommt es zu einem vermehrten Blutaustritt aus den Gefäßen. Treten distal der Manschette **Petechien** auf, liegt ein **positives Testergebnis** vor: **Thrombozytopenie und/oder erhöhte Gefäßfragilität.** Bei unauffälliger Haut, also negativem Test, ist eine erhöhte Gefäßfragilität unwahrscheinlich.

CAVE

Der Rumpel-Leede-Test kann nicht zwischen einer thrombozytopenischen und einer vaskulitischen Blutung unterscheiden.

Bei der Patientin ist der Rumpel-Leede-Test negativ.

Daraufhin wird Blut für ein Routinelabor abgenommen (➤ Tab. 18.1).

Befund Labordiagnostik

- Im Aufnahmelabor zeigt sich eine **Thrombozytopenie** von > 20 G/l im EDTA-Blut.
- Die übrigen Routineparameter liegen im Normbereich.

18

Tab. 18.1 Routinelabor bei Erstvorstellung

Kenngröße	Maßeinh.	Mat.	Referenzber.	
Klinische Chemie				
Natrium	mmol/l	PS	135–145	**135**
Kalium	mmol/l	S	3,5–5,0	**3,6**
Harnstoff-N	mg/dl	PS	7–23	**13**
Kreatinin	mg/dl	PS	0,5–1,0	**0,6**
GFR pro 1,73 qm (Mabb)	ml/min	PS	≥ 60,0	**> 60,0**
Calcium	mmol/l	PS	2,10–2,60	**2,35**
Ferritin	µg/l	PS	15–160	**122**
C-reakt. Prot.	mg/dl	PS	≤ 0,50	**< 0,10**
Eiweiß, gesamt	g/dl	PS	6,0–8,5	**6,9**
Bilirubin gesamt	mg/dl	PS	≤ 1,1	**0,2**
GOT [AST] (37°)	U/l	PS	≤ 35	**18**
GPT [ALT] (37°)	U/l	PS	≤ 35	**13**
Gamma-GT (37°)	U/l	PS	≤ 40	**11**
Alk. Phosphatase (37°)	U/l	PS	35–105	**50**
LDH (37°)	U/l	PS	< 250	**136**
Hämatologie				
Kleines Blutbild		EB		
Leukozyten	G/l	EB	4,0–11,0	**5,6**
Erythrozyten	T/l	EB	4,20–5,10	**4,38**
Hämoglobin	g/dl	EB	12,0–16,0	**12,8**
Hämatokrit		EB	0,360–0,460	**0,377**
MCV	fl	EB	78,0–98,0	**86,1**
MCH	pg	EB	26,0–32,0	**29,2**
MCHC	g/dl	EB	32,0–36,0	**34**
Thrombozyten	G/l	EB	150–400	**> 20**
Differenzial-BB (maschinell)		EB		**Gerät**
Segmentierte	%	EB	40–70	**61**
Lymphozyten	%	EB	25–40	**31**
Monozyten	%	EB	4–10	**6**
Eosinophile	%	EB	2–4	**2**
Basophile	%	EB	0–2	**1**
Ausstrich		EB		**dgf.**
Gerinnung (Spezial)				
Quick-Wert	%	P	70–120	**87**
INR		P	0,8–1,2	**1,1**
PTT	sec	P	25–42	**32**
Immunologie, Proteinchemie				
Haptoglobin	mg/dl	PS	30,0–200,0	**77,8**

MERKE

Liegt eine Thrombozytopenie vor, sollte auch die Thrombozytenzahl im Citratblut bestimmt werden, um eine **EDTA-induzierte Pseudothrombozytopenie** auszuschließen. Darüber hinaus sollte ein peripherer Blutausstrich angefertigt und die Thrombozyten nach folgenden Kriterien beurteilt werden: Anzahl, Größe, Vorkommen von Riesenthrombozyten und Vorhandensein von Agglutinaten.

Im nächsten Schritt werden der periphere Blutausstrich mikroskopiert und die Thrombozytenzahl im Citratblut bestimmt.

Befund peripherer Blutausstrich (EDTA): Es finden sich mehrere Areale mit Thrombozytenaggregaten, die bis zu 40 bis 50 Thrombozyten enthalten.

Diagnose

Es liegt eine **EDTA-induzierte Pseudothrombozytopenie** vor.

Auch im Citratblut ist die Thrombozytenzahl vermindert und beträgt > 59 G/l (➤ Tab. 18.2). Es sind auch hier Aggregate nachweisbar.

Selten können sich Aggregate im Citrat- und Heparinblut bilden. Das Labor gibt in diesem Fall den minimalen Thrombozytenwert an. Falls jedoch eine genaue Bestimmung gewünscht ist, kann diese in einer Spezialmonovette **(S-Monovette® Thrombo-Exact)** durchgeführt werden (Die Messung wird jedoch nicht von jedem Labor angeboten).

MERKE

Bei einer schweren Thrombozytopenie ist das Blutungsrisiko erhöht. Für viele chirurgische Eingriffe werden Thrombozytenzahlen von > 50 G/l (Ausnahme: neuro- und herzchirurgische und bestimmte orthopädische Eingriffe > 100 G/l, **laparaskopische Cholezystektomie > 70 G/l**) gefordert. Das Blutungsrisiko korreliert nicht mit der Thrombozytenzahl, sondern hängt von vielen weiteren Faktoren ab (z.B. Medikamente: Thrombozytenaggregationshemmer, Antikoagulation; Begleiterkrankungen: angeborene oder erworbene Thrombozytenfunktionsstörung und Gerinnungsstörung [z.B. bei Leberzirrhose, Niereninsuffizienz]).

Tab. 18.2 Thrombozytenzahl im Citratblut				
Kenngröße	**Maßeinh.**	**Mat.**	**Referenzber.**	
Thrombozyten C	G/l	CB	150–400	> 59

FALLBERICHT

Die Patientin hat sowohl eine EDTA- als auch citratinduzierte Thrombozytopenie. Aufgrund der symptomatischen Cholezystolithiasis besteht sie auf einer zeitnahen Cholezystektomie. Die Chirurgen fordern jedoch einen Thrombozytenwert > 70 G/l als Voraussetzung dafür, dass eine laparaskopische Operation durchführbar ist.

Die Patientin stellt sich drei Tage später zur **Laborverlaufskontrolle** (➤ Tab. 18.3) vor. Diesmal liegt die Thrombozytenzahl im EDTA-Blut bei > 12 000/µl und im Citratblut bei > 132 000/µl. Erneut kommt es in beiden Monovetten zu einer Agglutinatbildung.

Da im zuständigen Labor weder eine Bestimmung der Thrombozytenzahl im Heparinblut noch in der Spezialmonovette S-Monovette® ThromboExact angeboten wird, erfolgt unmittelbar nach der Blutentnahme die Anfertigung eines **nativen peripheren Blutausstrichs** durch eine anwesende MTA. Nach Durchführung einer Pappenheim-Färbung wird das Präparat kurze Zeit später begutachtet.

Tab. 18.3 Blutbildverlaufskontrolle (drei Tage später)				
Kenngröße	**Maßeinh.**	**Mat.**	**Referenzber.**	
Hämatologie				
Kleines Blutbild		EB		
Leukozyten	G/l	EB	4,0–11,0	**6,7**
Erythrozyten	T/l	EB	4,20–5,10	**4,09**
Hämoglobin	g/dl	EB	12,0–16,0	**12**
Hämatokrit		EB	0,360–0,460	**0,362**
MCV	fl	EB	78,0–98,0	**88,3**
MCH	pg	EB	26,0–32,0	**29,3**
MCHC	g/dl	EB	32,0–36,0	**33,1**
Thrombozyten	G/l	EB	150–400	**> 12**
Thrombo-Agglutinate		EB		**dgf.**
Thrombozyten C	G/l	CB	150–400	**> 132**

MERKE

Jede Blutbildauffälligkeit muss morphologisch auf Plausibilität überprüft werden. Die Anfertigung und Begutachtung des peripheren Blutausstrichs durch einen Labormediziner bzw. Hämatologen ist zwingend erforderlich.

Befund peripherer Blutausstrich (Nativpräparat): Es liegt eine Anisozytose der Thrombozyten vor. In einem Gesichtsfeld (Okular 10 × Objektiv 100) werden 10 Thrombozyten gezählt. Dies entspricht ca. 200 000/µl Thrombozyten im zirkulierenden Blut.

MERKE

1 Thrombozyt pro Gesichtsfeld (Okular 10 × Objektiv 100) = 20 000/µl Thrombozyten im zirkulierenden Blut.

Eine weitere Möglichkeit, die Thrombozytenzahl exakt zu messen, ist die durchflusszytometrische Bestimmung der Thrombozyten mit der CD61-Markierung (teuer, keine Standarduntersuchung!).

Pseudothrombozytopenie

Bei der Patientin wird eine EDTA- und citratinduzierte Pseudothrombozytopenie festgestellt (s. o.). Eine **Pseudothrombozytopenie** ist lediglich ein In-vitro-Phänomen ohne therapeutische Konsequenz. Es gibt drei verschiedene Ursachen für dieses Phänomen:

- **Fehler bei der Laboranalytik:** fehlerhafte Blutabnahme, falsches Antikoagulansverhältnis, unsachgemäße Lagerung. Die Blutprobe sollte rasch ins Labor gebracht werden. Die Agglutination der Thrombozyten in vitro ist temperatur- und zeitabhängig. Damit lässt sich auch die große Variabilität der Thrombozytenzahl trotz mehrfacher Messungen beim gleichen Patienten erklären.
- Eine **EDTA-induzierte Pseudothrombozytopenie** kommt in ein bis zwei Prozent der Fälle vor. Das Antikoagulans führt zu einem funktionellen Entzug von Calciumionen auf der Thrombozytenoberfläche und somit zu einer Freilegung von Antigenen. Diese werden von präformierten Antikörpern gebunden, es kommt zur Agglutination. Eine Thrombozytenggregation kann aber auch selten in alternativ verwendeten Antikoagulanzien wie z. B. Citrat oder Heparin vorkommen.

- **Satelittenbildung:** Thrombozyten lagern sich in vitro an die Oberfläche von neutrophilen Granulozyten an und werden deshalb von der Maschine nicht erfasst.

18.2 Therapie

Bei unauffälliger Thrombozytenzahl im nativen Blutausstrich wird die Diagnose einer EDTA- und citratinduzierten Pseudothrombozytopenie gestellt. Da es sich lediglich um ein In-vitro-Phänomen handelt, hat diese keinen Krankheitswert. **Eine Therapie ist nicht erforderlich.** Die Patientin wird zur Operation freigegeben.

Was wäre wenn …

- … die Patientin Blutungszeichen gehabt hätte?
  - Das Vorhandensein von Thrombozytenagglutinaten im EDTA- und Citratblut mit unauffälligem nativem peripherem Blutausstrich macht eine thrombozytopeniebedingte Blutung unwahrscheinlich. Zum Ausschluss einer hämorrhagischen Diathese hätte man die Blutungszeit bestimmt und eine erweiterte Gerinnungsdiagnostik durchgeführt.
  - Bei unauffälligem Gerinnungsbefund wäre eine Blutungsquellensuche zum Ausschluss einer Gefäßanomalie, Entzündung bzw. Neoplasie erforderlich gewesen.
- … eine Knochenmarkpunktion durchgeführt worden wäre?
  - Sowohl zytologisch als auch histologisch hätte sich eine unauffällige Hämatopoese mit Vorhandensein von Megakaryozyten gezeigt. Die Knochenmarkpunktion hätte nicht zu einer Auflösung des Falls beigetragen. Eine Knochenmarkpunktion ist bei einer Pseudothrombozytopenie und isolierten Thrombozytopenie bei jungen Patienten (< 60 Jahre) nicht indiziert und sollte daher nicht durchgeführt werden.
- … der Anästhesist und der Operateur die Operation verweigert hätten?
  - In der Regel sollten die erhobenen Laborbefunde und ein negativer Rumpel-Leede-Test ausreichen. Ggf. hätte man teurere Untersuchungen wie z. B. die Messung der Thrombozytenzahl in der Spezialmonovette (S-Monovette® ThromboExact) oder durchflusszytometrisch durchgeführt.

LITERATUR

Pegels JG, Bruynes EC, Engelfriet CP. Pseudothrombocytopenia: an immunologic study on platelet antibodies dependent on ethylene diamine tetra-acetate. Blood, 1982;59(1): 157–161.

Savage RA. Pseudoleukocytosis due to EDTA-induced platelet clumping. Am J Clin Pathol, 1984;81(3): 317–322.

FALL

19 Wiesn-Besuch mit ungeahnten Folgen

FALLBERICHT

Ein 23-jähriger Patient wird über die dermatologische Klinik konsiliarisch zur Durchführung einer Knochenmarkpunktion bei neu diagnostizierter Thrombozytopenie vorgestellt.

Der Patient befindet sich seit dem Vortag wegen **superinfizierter Ekzeme an beiden Füßen** in der dermatologischen Klinik in stationärer Behandlung. Er sei früher wegen Fußpilzbefall bei einem niedergelassenen Dermatologen in regelmäßiger Behandlung gewesen. Er könne seit zwei Tagen nicht mehr laufen. Die Fußsohlen seien gerötet und schmerzhaft. Aktuell bekomme er eine topische Therapie, und die Füße werden verbunden. Im Aufnahmelabor fiel eine **Thrombozytopenie von 28 000/µl** erstmalig auf. Blutungszeichen werden verneint. Die letzte Blutentnahme, an die sich der Patient erinnern kann, sei im Grundschulalter durchgeführt worden.

Bei Vorstellung in der hämatologischen Ambulanz ist der Patient beschwerdefrei. Seit der Behandlung der Füße hätten die Schmerzen deutlich nachgelassen, und er könne wieder auftreten.

An Vorerkrankungen ist lediglich ein Asthma bronchiale bekannt.

Aktuelle Medikation: Atmadisc® bei Bedarf. Allergien: Heuschnupfen, Mucosolvan®, Tomaten, Nüsse, Katzenhaare.

Die körperliche Untersuchung ist bis auf die Füße, die verbunden sind, unauffällig. Eine Hepatosplenomegalie liegt nicht vor.

19.1 Diagnostik

Befund Labordiagnostik

Nach der körperlichen Untersuchung wird ein Routinelabor abgenommen (> Tab. 19.1).

- Im Blutbild zeigt sich eine isolierte Thrombozytopenie. Auch im Citratblut ist die Thrombozytenzahl vermindert, sodass eine **echte Thrombozytopenie** vorliegt.
- Der CRP-Wert ist diskret erhöht, die Leukozytenzahl jedoch normwertig.
- Die Serumelektrophorese ist unauffällig.
- Die übrigen Routineparameter liegen im Normbereich.

Tab. 19.1 Routinelabor bei Erstvorstellung

Kenngröße	Maßeinh.	Mat.	Referenzber.	
Klinische Chemie				
Natrium	mmol/l	PS	135–145	**140**
Kalium	mmol/l	S	3,5–5,0	**4,2**
Harnstoff-N	mg/dl	PS	7–23	**10**
Kreatinin	mg/dl	PS	0,5–1,2	**0,9**
GFR pro 1,73 qm (Mabb)	ml/min	PS	≥ 60,0	**> 60,0**
C-reakt. Prot.	mg/dl	PS	≤ 0,50	**0,81**
Eiweiß, gesamt	g/dl	PS	6,0–8,5	**6,9**
Kapillarzonen-Elektroph. Befund		S		**s.Sbef**
Bilirubin gesamt	mg/dl	PS	≤ 1,1	**0,2**
GOT [AST] (37°)	U/l	PS	≤ 50	**16**
GPT [ALT] (37°)	U/l	PS	≤ 50	**6**
Gamma-GT (37°)	U/l	PS	≤ 60	**28**
Alk. Phosphatase (37°)	U/l	PS	40–130	**82**
LDH (37°)	U/l	PS	< 250	**139**

19

Tab. 19.1 Routinelabor bei Erstvorstellung *(Forts.)*

Kenngröße	Maßeinh.	Mat.	Referenzber.	
Hämatologie				
Kleines Blutbild		EB		
Leukozyten	G/l	EB	4,0–11,0	**6,5**
Erythrozyten	T/l	EB	4,50–6,30	**5,2**
Hämoglobin	g/dl	EB	14,0–18,0	**15,9**
Hämatokrit		EB	0,380–0,520	**0,44**
MCV	fl	EB	78,0–98,0	**84,6**
MCH	pg	EB	26,0–32,0	**30,6**
MCHC	g/dl	EB	32,0–36,0	**36,1**
Thrombozyten	G/l	EB	150–400	**M 28**
Thrombo-Agglutinate		EB		**dgf.**
Thrombozyten C	G/l	CB	150–400	**M 28**

Bei isolierter Thrombozytopenie mit oder ohne Blutungszeichen ist bei jungen Patienten (< 60 Jahre) eine Knochenmarkpunktion nicht indiziert.

Differenzialdiagnostisch kommen bei diesem Patienten eine Immunthrombozytopenie (ITP), eine reaktive Thrombozytopenie oder eine medikamentös-toxisch induzierte Thrombozytopenie in Frage.

FALLBERICHT

Der Patient verneint chronische Infektionskrankheiten (HIV, Hepatitis B und C). Er konsumiere auch keine Drogen. Eine B-Symptomatik bestehe nicht. In der vergangenen Woche sei er jedoch zweimal auf dem Münchner Oktoberfest gewesen und habe jeweils fünf Maß (1 Maß = 1 l) Bier getrunken. Er trinke sonst selten Alkohol, maximal vier Bier pro Woche. Kein Nikotinabusus.

19.2 Therapie

Bei fehlenden Blutungszeichen werden tägliche Blutbildkontrollen und eine Wiedervorstellung bei weiterem Thrombozytenabfall und/oder Blutungszeichen empfohlen. Auf serologische Untersuchungen (HIV, Hepatitis usw.) wird vorerst bei fehlenden Risikofaktoren wie Promiskuität und i. v.-Drogenkonsum sowie unauffälliger Serumelektrophorese verzichtet.

Im kurzfristigen Verlauf (➤ Tab. 19.2) zeigt sich eine spontane Erholung der Thrombozytenzahl. Eine weitere Abklärung und Therapie sind nicht erforderlich. Die passagere Thrombozytopenie ist am ehesten durch den exzessiven Alkoholkonsum von insgesamt 400 g innerhalb von wenigen Tagen zu erklären.

MERKE

Der Blutalkoholgehalt eines Getränks wird nach folgender Formel berechnet:

Menge in ml × (Vol.-%/100) × 0,8 = Gramm reiner Alkohol.

Für die Berechnung sind die Angaben zur **Menge des Getränks in Milliliter (ml)** und zum **Alkoholgehalt in Volumenprozent (Vol.-%)** erforderlich.

1 Maß Bier entspricht ca. 1000 ml; Bier enthält ca. 5 Vol.-% Alkohol.

Tab. 19.2 Kurzfristige Blutbildverlaufskontrolle (Tag 0 = Vorstellung in der Ambulanz)

Kenngröße	Maßeinh.	Mat.	Referenzber.				
Hämatologie				12 Tage später	2 Tage später	1 Tag später	Tag 0
Kleines Blutbild		EB					
Leukozyten	G/l	EB	4,0–11,0	**4,8**	**6,3**	**7,2**	**6,5**
Erythrozyten	T/l	EB	4,50–6,30	**5,24**	**5,22**	**5,3**	**5,2**
Hämoglobin	g/dl	EB	14,0–18,0	**16,1**	**15,8**	**16,2**	**15,9**
Hämatokrit		EB	0,380–0,520	**0,451**	**0,469**	**0,48**	**0,44**
MCV	fl	EB	78,0–98,0	**86,1**	**89,9**	**90,6**	**84,6**
MCH	pg	EB	26,0–32,0	**30,7**	**30,4**	**30,6**	**30,6**
MCHC	g/dl	EB	32,0–36,0	**35,7**	**33,8**	**33,8**	**36,1**
Thrombozyten	G/l	EB	150–400	**126**	**78**	**37**	**M 28**

Rechenbeispiel für den Patienten (5 Maß Bier pro Wiesn-Besuch):
5 000 ml × (5 Vol.-%/100) × 0,8 = 200 g

Der Patient hat pro Wiesn-Besuch 200 g reinen Alkohol konsumiert (ingesamt 400 g). Somit liegt eine alkoholinduzierte Thrombozytopenie vor.

Alkoholinduzierte Hämatotoxizität

Alkohol hat eine direkte und indirekte toxische Wirkung auf das hämatopoetische System.

- Der **direkte toxische Effekt** kann alle blutbildenden Zellen des Knochenmarks betreffen.
- Die **indirekte Wirkung** ist durch eine durch Mangelernährung bedingte Synthese- und Funktionsstörung einiger Blutzellen zu erklären.

MERKE

Eine alkoholinduzierte Hämatotoxizität kann auch bei chronischem Alkoholkonsum von weniger als 80 g pro Tag beobachtet werden.

Die Thrombozytopenie kommt bei Alkoholkonsum häufig vor. Zu unterscheiden ist die Thrombozytopenie bei Leberzirrhotikern, die durch eine portale Hypertension mit Hypersplenismus bedingt ist, von der passageren, toxisch bedingten Thrombozytopenie.

MERKE

Die alkoholinduzierte Thrombozytopenie ist passager. Bei strikter Alkoholkarenz normalisiert sich die Thrombozytenzahl innerhalb einer Woche. Gelegentlich kann es auch zu einer Rebound-Thrombozytose kommen. Aufgrund der vermuteten direkten toxischen Wirkung auf Megakaryozyten ist das Auftreten einer Thrombozytopenie auch bei exzessivem Alkoholkonsum bei Nicht-Alkoholikern möglich. Bei Häufung der Alkoholexzesse kann eine schwere Thrombozytopenie resultieren.

Alkohol beeinträchtigt nicht nur die Thrombozytensynthese, sondern auch deren Funktion. Bei Hospitalisation von Alkoholikern bzw. Nicht-Alkoholikern nach exzessivem Alkoholkonsum wird häufig eine Thrombozytopathie mit gestörter Thrombozytenaggregation oder Gerinnungsstörung oder verlängerter Blutungszeit bei normwertiger Thrombozytenzahl beobachtet.

CAVE

Die durch frei verkäufliche Medikamente wie ASS und NSAR bedingte Verlängerung der Blutungszeit kann durch Alkohol verstärkt werden und zu lebensbedrohlichen gastrointestinalen Blutungen führen. Daher sollte man diese Medikamente chronischen Alkoholikern oder Patienten mit akuter Alkoholintoxikation nicht verabreichen und die Patienten auf diese Nebenwirkung explizit hinweisen.
Alkohol interagiert außerdem mit oralen Antikoagulanzien. Eine Therapie mit Vitamin-K-Antagonisten ist bei chronischem Alkoholabusus kontraindiziert.

Was wäre wenn …

- … der Patient geblutet hätte?
  - Bei einer Thrombozytopenie mit schweren Blutungszeichen (ab WHO III) hätte man bei Verdacht auf eine Immunthrombozytopenie (ITP) ein bis zwei Thrombozytenkonzentrate nach vorheriger Steroidgabe transfundiert und/oder Immunglobuline intravenös appliziert. Anschließend hätte man eine Steroidtherapie per os eingeleitet.
- … die von den Dermatologen gewünschte Knochenmarkpunktion durchgeführt worden wäre?
  - Im Falle einer ITP hätte man mikroskopisch eine Vermehrung der Megakaryozyten festgestellt. Die übrigen Reihen wären unauffällig gewesen. Bei der alkoholinduzierten Thrombozytopenie hätte sich eine normale bis leicht verminderte Megakaryozytenzahl gezeigt. Je nach Schweregrad und Dauer des Alkoholkonsums hätte man auch Veränderungen der anderen beiden Reihen gesehen. Vor Planung und Durchführung der Knochenmarkpunktion bei einer isolierten Thrombozytopenie, die bei jungen Patienten allerdings nicht indiziert ist, ist jedoch ein Hepatitis- und HIV-Tests unabdingbar.
- … sich die Thrombozytenzahl nicht spontan erholt hätte?
  - Nach serologischem Ausschluss einer Infektion mit HIV und Hepatitis B und C und sonografischem Ausschluss einer Leberzirrhose

und/oder Splenomegalie würde man bei fehlenden Blutungszeichen zunächst zuwarten und engmaschige Blutbildkontrollen durchführen. Bei Werten < 20–30 G/l und Blutungszeichen kann bei Vorliegen einer Immunthrombopenie eine Steroidtherapie nach Ausschluss von chronischen Entzündungen, rheumatischen Erkrankungen und Fehlen von Kontraindikationen in Betracht gezogen werden.

LITERATUR

Ballard, Harold S. The hematological complications of alcoholism. Alcohol Health & Research World, 1997; 21 (1): 42–52.

FALL

20 Experiment mit Folgen

FALLBERICHT

Ein 47-jähriger Patient stellt sich elektiv zur Abklärung einer seit zwei Monaten bestehenden Thrombozytopenie in der hämatologischen Ambulanz vor.

Vor einer geplanten Meniskusoperation sei bei dem Patienten in der präoperativen Laboruntersuchung zufällig eine **isolierte Thrombozytopenie von 70 G/l** aufgefallen. Der Wert habe den Orthopäden nicht gestört, und es sei vor zwei Monaten eine Arthroskopie am Knie links komplikationslos durchgeführt worden. Eine Nachblutung oder Kniegelenkschwellung sei postoperativ nicht aufgetreten. Als Schmerztherapie habe der Patient postoperativ 3 × 600 mg Ibuprofen über fünf Tage eingenommen. Zwei Wochen nach der Operation entwickelte der Patient **Diarrhöen,** zunächst wässrig, auch nachts, **mit einer Stuhlfrequenz von 4 x/Tag.** Im Verlauf sei die Stuhlkonsistenz zu breiig übergegangen. Trotz einer durch den Hausarzt veranlassten Darmaufbaukur persistiere die Diarrhö nun seit zwei Monaten. Infolgedessen habe er ungewollt **zehn Kilo abgenommen.** An weiteren B-Symptomen klagt er über **Nachtschweiß,** jedoch kein Fieber. Darüber hinaus bestehe auch eine progrediente **Müdigkeit und Schlappheit.** Da er zuletzt auch **Blut im Stuhl** hatte, sei in drei Tagen eine ambulante ÖGD und Koloskopie beim niedergelassenen Gastroenterologen geplant. In der zuletzt durchgeführten Blutbildverlaufskontrolle sei die Thrombozytenzahl im Citratblut mit 69 G/l weiterhin vermindert gewesen.

An relevanten Vorerkrankungen wird lediglich eine **chronische Leberwerterhöhung** genannt. Eine Leberblindpunktion vor fünf Jahren sei histopathologisch ohne richtungsweisenden Befund gewesen. Chronische Infektionserkrankungen seien nicht bekannt. Der Patient ist Ex-Raucher. Er gibt einen täglichen Alkoholkonsum von ein bis zwei Bier an. Keine Allergien. Keine Dauermedikation.

Familienanamnese: Der Vater ist mit 48 Jahren an einem Kolonkarzinom erkrankt und fünf Jahre später an AML verstorben. Die Mutter ist mit 31 Jahren an einer Hirnblutung verstorben. Er habe noch drei Geschwister, die alle gesund seien.

Bei der körperlichen Untersuchung fallen der leicht reduzierte Allgemeinzustand des Patienten und Tätowierungen am linken Oberarm und rechten Fuß auf. Eine Hepatosplenomegalie, Lymphadenopathie und Blutungszeichen finden sich nicht.

20.1 Diagnostik

Befund Labordiagnostik

Bei der Vorstellung in der hämatologischen Ambulanz werden Routinelaborparameter erhoben (➤ Tab. 20.1).

- Es zeigt sich eine Thrombozytopenie von > 102 G/l im EDTA-Blut mit Nachweis von Agglutinaten. Im Citratblut beträgt der Thrombozytenwert 86 G/l, somit liegt eine **echte leichtgradige Thrombozytopenie** vor.
- Außerdem fallen noch eine **Hyperurikämie** und eine isolierte, bekannte **GPT-Erhöhung** auf.
- Die restlichen Routineparameter liegen im Normbereich.

Im Blutbild zeigt sich eine isolierte Thrombozytopenie. Im Differenzialblutbild finden sich lymphatische Reizformen, weshalb ein **peripherer Blutausstrich** veranlasst wird. Neben einer leicht verminderten Thrombozytenzahl und -anisozytose sind zytomorphologisch **12 % atypische Lymphozyten** auffällig, die **LGL-Zellen** entsprechen.

Tab. 20.1 Routinelabor bei Erstvorstellung

Kenngröße	Maß-einh.	Mat.	Referenz-ber.	
Klinische Chemie				
Natrium	mmol/l	P	135–145	**136**
Kalium	mmol/l	S	3,5–5,0	**4,3**
Blutzucker	mg/dl	P	60–99	**94**
Harnstoff-N	mg/dl	P	7–23	**12**
Kreatinin	mg/dl	P	0,5–1,2	**0,9**
GFR pro 1,73 qm (Mabb)	ml/min	P	≥ 60,0	**> 60,0**
Harnsäure	mg/dl	P	3,5–7,0	**8**
Calcium	mmol/l	P	2,10–2,60	**2,16**
Calcium (EW-korr.)	mmol/l	P	2,10–2,60	**2,2**
Ferritin	µg/l	P	30–300	**103**
C-reakt. Prot.	mg/dl	P	≤ 0,50	**< 0,10**
BSG 1 Stunde	mm	B	≤ 15	**10**
BSG 2 Stunden	mm	B		**24**
Eiweiß, gesamt	g/dl	P	6,0–8,5	**7,4**
Bilirubin gesamt	mg/dl	P	≤ 1,1	**0,3**
GOT [AST] (37°)	U/l	P	≤ 50	**40**
GPT [ALT] (37°)	U/l	P	≤ 50	**62**
Gamma-GT (37°)	U/l	P	≤ 60	**42**
Alk. Phosphatase (37°)	U/l	P	40–130	**82**
LDH (37°)	U/l	P	≤ 250	**169**
Hämatologie				
Kleines Blutbild		B		
Leukozyten	G/l	B	4,0–11,0	**6,1**
Erythrozyten	T/l	B	4,50–6,30	**4,96**
Hämoglobin	g/dl	B	14,0–18,0	**14,3**
Hämatokrit		B	0,380–0,520	**0,412**
MCV	fl	B	78,0–98,0	**83,1**
MCH	pg	B	26,0–32,0	**28,8**
MCHC	g/dl	B	32,0–36,0	**34,7**
Thrombozyten	G/l	B	150–400	**> 102**
Thrombo-Agglutinate	G/l	B		**dgf.**
Thrombozyten C	G/l	B	150–400	**M 86**
Differenzial-BB (mikros)		B		**Morph.**
Segmentkernige Granulozyten	%	B	40–70	**59**
Eosinophile Granulozyten	%	B	2–4	**2**
Monozyten	%	B	4–10	**7**
Lymphozyten	%	B	25–40	**29**
Lymphatische Reizformen	%	B		**3**
Kernschatten		B		**+**
Thrombozyten-Anisozytose		B		**+**
Gerinnung (Spezial)				
Quick-Wert	%	P	70–120	**84**
INR		P	0,8–1,2	**1,1**
PTT	sec	P	25–42	**33**
Immunologie, Proteinchemie				
Haptoglobin	mg/dl	P	30,0–200,0	**42,7**

LGL-Zellen

LGL-Zellen (LGL = large granular lymphocytes) zählen zu den T-Lymphozyten. Im peripheren Blutausstrich kommen sie in einer Anzahl < **10 % (Normbereich: 90–590/µl)** vor und werden dann zu den **typischen Lymphozyten** gerechnet. Bei > **10 % LGL-Zellen** spricht man von **atypischen Lymphozyten.** In den meisten Fällen liegt eine reaktive Vermehrung als Begleitphänomen vor (z. B. Virus-, Tumor-, Autoimmunerkrankungen, Sarkoidose, Z. n. Stammzelltransplantation).

Erst ab einer **chronischen Erhöhung auf** > **2 G/l LGL-Zellen im peripheren Blut,** bei Ausschluss reaktiver Ursachen und Nachweis einer Knochenmarkinfiltration (in > 90 % der Fälle, Infiltrationsgrad < 50 %) liegt definitionsgemäß eine **LGL-Leukämie** vor. Darüber hinaus sind sowohl die Milz auch die Leber infiltriert. Eine Lymphadenopathie wird nicht beobachtet. Es werden zwei Formen unterschieden: T-LGL-Leukämie (85 %) und NK-LGL-Leukämie.

Bei einem prozentualen Anteil von 12 % bei diesem Patienten, was einem Absolutwert von 730 µ/l entspricht, hat die Vermehrung der LGL-Zellen am ehesten eine reaktive Genese.

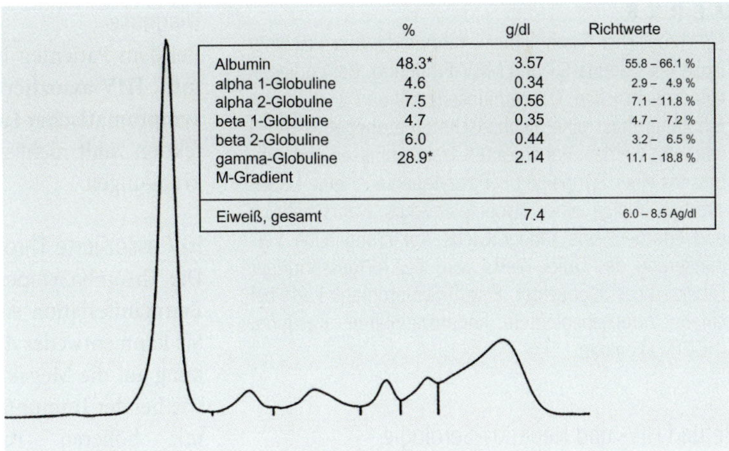

Abb. 20.1 Befund Serumelektrophorese: polyklonale Gammopathie [T989]

Das hämatologische Routinelabor bei Erstvorstellung eines Patienten sollte unabhängig von der Fragestellung auch immer eine **Serumelektrophorese** enthalten. Die Serumelektrophorese des Patienten zeigt eine **polyklonale Gammopathie** (➤ Abb. 20.1).

Die **quantitative Bestimmung der Immunglobuline** zeigt, wie aufgrund der Ergebnisse der Elektrophorese bereits vermutet, eine IgG- und IgA-Erhöhung (➤ Tab. 20.2).

Polyklonale Gammopathie

Eine breitbasige Erhöhung der Gamma-Fraktion (= Hypergammaglobulinämie) in der Serumelektrophorese findet sich bei Infektionskrankheiten, Auto immunerkrankungen oder chronischen Entzündungen. Bei chronischen Infektionen, die der Körper nicht überwinden kann, kommt es zu einer polyklonalen Vermehrung der Immunglobuline.

Sowohl die Vermehrung der LGL-Zellen als auch die polyklonale Gammopathie des Patienten deuten auf einen chronisch-entzündlichen Prozess hin. Laborchemisch sind jedoch die Leukozytenzahl und der CRP-Wert normwertig. Die Anamnese muss um die **Sozial- und Sexualanamnese** erweitert werden.

Tab. 20.2 Quantitative Immunglobulinbestimmung

Kenngröße	Maßeinh.	Mat.	Referenzber.	
IgG	mg/dl	P	800,0–1800,0	**1 833**
IgA	mg/dl	P	90,0–450,0	**779**
IgM	mg/dl	P	60,0–250,0	**114**

CAVE

Jede isolierte Thrombozytopenie sollte gründlich abgeklärt werden. Die Anamnese, der körperliche Untersuchungsbefund sowie die Interpretation pathologischer Laborwerte tragen entscheidend zur Auflösung eines Falls bei. Einen Patienten mit der Verdachtsdiagnose Immunthrombozytopenie (ITP) und engmaschiger Blutbildverlaufskontrollen nach Hause zu schicken, ist unzureichend!

FALLBERICHT

Der Patient arbeitet als Elektromonteur bei einer Automobilfirma und war in diesem Jahr in Brasilien, Spanien und in der Türkei beruflich im Einsatz. Er gehe aufgrund der Auslandsaufenthalte einmal im Jahr zum Betriebsarzt. Laut Aussage des Patienten führe man dort regelmäßige serologische Untersuchungen auf HIV und Hepatitis durch. Er sei ledig, heterosexuell und habe wechselnde Geschlechtspartnerinnen. Er führe nur geschützten Geschlechtsverkehr mit Kondomen durch.

Aufgrund der Tätowierungen, der isolierten GPT-Erhöhung, der Sexualanamnese und des laborchemischen Nachweises einer chronischen Infektion (LGL-Zellen und polyklonale Gammopathie) muss eine **HIV- und Hepatitis-Serologie** durchgeführt werden. Der Patient ist anfangs zögerlich, da er erst im vergangenen Jahr ein negatives Testergebnis gehabt habe, stimmt jedoch im Verlauf des Gesprächs einer erneuten Untersuchung zu. Der anamnestisch angegebene tägliche Bierkonsum von ein bis zwei Bier erklärt nicht die klinischen Symptome und die pathologischen Laborwerte.

20

MERKE
Ein chronischer Alkoholabusus führt in der Regel zu einer isolierten Gamma-GT und MCV-Erhöhung. Bei Vorliegen einer zusätzlichen Transaminasenerhöhung ± Bilirubinerhöhung muss eine alkoholische Steatohepatitis (ASH) vermutet werden. Bei erhöhten Transaminasen und mindestens einer Zytopenie bis Panzytopenie ist eine Leberzirrhose infolge eines Hypersplenismus wahrscheinlich und erfordert eine sonografische Abklärung. Eine Verminderung des Quick-Werts wird bei fortgeschrittener Leberzirrhose beobachtet. Eine B-Symptomatik kann bei einem zirrhosebedingten hepatozellulären Karzinom (HCC) vorkommen.

Befund HIV- und Hepatitis-Serologie

Untersuchung	Ergebnisse
Anti-HIV1/2 + Antigen EIA	reaktiv
HBs Antigen EIA	negativ
Anti-HBc EIA	negativ
Anti-HCV EIA	negativ
HIV-Immunoblot	HIV-1 positiv
HIV-1 ultrasens./RT-PCR	620 000 Kopien/ml

Der HIV-Test zeigt einen **positiven Nachweis von HIV-Antikörpern** (HIV-1: gp120: +++, gp41: ++++, p31: -, p24: +, p17: -; HIV-2: gp105: -, gp36: -). Eine Hepatitis-B- oder Hepatitis-C-Infektion liegt nicht vor. Es besteht auch keine Immunität gegen Hepatitis B.

MERKE
Eine polyklonale Gammopathie ist bei einer HIV-Infektion häufig zu finden.

Der Patient wird am Folgetag zur Durchführung eines **Immunoblots** erneut einbestellt. Dieser bestätigt die HIV-Infektion. Die Viruslast ist mit 620 000 Kopien/ml sehr hoch. Die durchflusszytometrisch ermittelte T-Helferzellzahl (CD4) liegt bei 220/μl.

Bei Verdacht auf eine infektiöse Enteritis wird die geplante ÖGD und Koloskopie abgesagt und eine **Stuhlkultur** veranlasst. Mikrobiologisch lassen sich **Giardia-lamblia-Zysten** nachweisen. Sehr wahrscheinlich hat sich der Patient die Lamblien-Infektion in Spanien oder in der Türkei zugezogen.

Diagnose

Bei dem Patienten liegt eine **akute HIV-Infektion mit HIV-assoziierter Thrombozytopenie und symptomatischer Lambliasis** vor. Die Lamblien-Infektion zählt nicht zu den AIDS-definierenden Erkrankungen.

HIV-assoziierte Thrombozytopenie

Die Thrombozytopenie kann in 10 % der Fälle die Erstmanifestation einer akuten HIV-Infektion sein. Sie kann entweder durch eine direkte toxische Wirkung auf die Megakaryozyten, antikörpervermittelt wie bei der Immunthrombozytopenie (ITP), jedoch mit höheren Thrombozytenwerten (primary HIV-associated thrombocytopenia [PHAT]), oder auch sekundär durch opportunistische Infektionen (z. B. Mycobacterium intracellulare) ausgelöst werden.

MERKE
Bei jeder unklaren isolierten Thrombozytopenie sollte eine serologische Untersuchung auf HIV, Hepatitis B und C erfolgen.

20.2 Therapie

Bei dem Patienten liegt eine HIV-Infektion mit HIV-assoziierter Thrombozytopenie vor. Aufgrund der hohen Viruslast und der verminderten CD4-Zellzahl ist eine **antiretrovirale Therapie (ART)** indiziert. Der Patient erhält das Kombinationspräparat Stribild® 150/150/200/245 mg. Nach einigen Monaten normalisiert sich die Thrombozytenzahl. Die Viruslast ist nicht mehr nachweisbar. Nach antiinfektiver **Behandlung der Lambliasis mit Metronidazol** sistieren auch die Diarrhöen. Eine B-Symptomatik besteht nicht mehr. Das Körpergewicht normalisiert sich im Verlauf.

Retrospektiv könnte sich der Patient nach erneuter dezidierter Nachfrage bei einem einmaligen ungeschützten Geschlechtsverkehr mit einem Mann (MSM = men who have sex with men) mit HIV angesteckt haben. Er sei neugierig gewesen und habe „es“ nur ausprobieren wollen.

Was wäre wenn ...

- ... der Patient mit der Diagnose Immunthrombozytopenie (ITP) und der Maßgabe, engmaschige Blutbildkontrollen beim Hausarzt durchführen zu lassen und bei weiterem Abfall der Thrombozytenzahl und/oder Blutungszeichen eine Steroidtherapie zu beginnen, nach Hause geschickt worden wäre?
  - Die HIV- und die Lamblien-Infektion hätten unter einer Steroidtherapie durch Verstärkung der Lymphopenie im Verlauf zu einer progredienten Symptomatik, z. B. Kachexie aufgrund einer Malabsorption, und weiteren opportunistischen Infektionen geführt. Eine Steroidtherapie sollte bei einer akuten bakteriellen, viralen und Pilzinfektion nicht appliziert werden. Da Thrombozytopenien bei Infektionen als Begleitphänomen auftreten können, muss zunächst die verursachende Erkrankung behandelt werden.
- ... eine Knochenmarkpunktion durchgeführt worden wäre?
  - Eine Knochenmarkpunktion bei isolierter Thrombozytopenie ist erst ab dem Alter von 60 Jahren indiziert. Nur der Nachweis von mehr als 2 000/µl LGL-Zellen im peripheren Blut hätte die Indikation zur Durchführung einer Knochenmarkpunktion bei Verdacht auf eine LGL-Leukämie gerechtfertigt. Die B-Symptomatik wäre mit einer LGL-Leukämie vereinbar gewesen. Bei einer HIV-Infektion hätte man im Knochenmark typischerweise eine Plasmazellvermehrung gesehen. Auch dysplastische Veränderungen aller drei Zellreihen wie beim MDS können beobachtet werden.
- ... die ÖGD und die Koloskopie durchgeführt worden wären?
  - Man hätte eine Raumforderung oder Blutungsquelle ausschließen und ggf. Biopsien auffälliger Areale entnehmen können. Für die Verdachtsdiagnose Lambliasis, die sich hauptsächlich im Duodenum manifestiert, bei therapierefraktären Infektionen aber auch auf den Magen und die Gallenblase übergreifen kann, gibt es keine typischen endoskopischen Befunde. Die Diagnose kann nur histologisch gestellt werden.
  - Aufgrund der akuten HIV-Infektion mit verminderter T-Helferzellzahl war eine parasitäre Durchfallerkrankung naheliegend, sodass auf die Endoskopie zunächst bewusst verzichtet werden konnte. Die Vorsorgekoloskopie sollte insbesondere aufgrund der positiven Familienanamnese nach Abklingen der Diarrhö und Beginn der ART nachgeholt werden.

LITERATUR

De Milito A, Nilsson A, Titanji K. Mechanisms of hypergammaglobulinemia and impaired antigen-specific humoral immunity in HIV-1 infection. Blood, 2004;103(6): 2180–2186.

Dispenzieri A, Gertz MA, Therneau TM. Retrospective cohort study of 148 patients with polyclonal gammopathy. Mayo Clin Proc, 2001;76(5): 476–487.

Glatt AE, Anand A. Thrombocytopenia in patients infected with human immunodeficiency virus: treatment update. Clin Infect Dis, 1995;21(2): 415–423.

Neunert C, Lim W, Crowther M, Cohen The American Society of Hematology 2011 evidence-based practice guideline for immune thrombocytopenia. Blood, 2011;117(16): 4190–4207.

Schleimhautblutung. Am Folgetag liegt der Thrombozytenwert bei 47 G/l, dies ist u. a. auf die Thrombozytengabe zurükzuführen. Der Steroideffekt setzt bei einer ITP erst verzögert ein. Am dritten Tag der Steroidtherapie beträgt die Thrombozytenzahl nur 11 G/l. Dennoch wird das Steroid auf Prednisolon oralisiert und die Dosis auf 100 mg/d reduziert.

21

MERKE

Blutungen werden nach den Kriterien der WHO in vier Schweregrade eingeteilt. Petechien und kleinere Hämatome werden als WHO I eingestuft. Eine notfallmäßige Transfusion von Thrombozyten oder Immunglobulinen ist erst ab WHO III indiziert.

21.3 Diagnostik (2)

Bei Z. n. Multiplem Myelom in der Vorgeschichte und aufgrund des Patientenalters wird zum Ausschluss eines Rezidivs, DD MDS, eines Lymphoms oder anderer hämatologischer Ursachen am Folgetag eine **Knochenmarkpunktion** durchgeführt.

MERKE

Bei Patienten, die älter als 60 Jahre sind, ist bei einer isolierten Thrombozytopenie die Durchführung einer Knochenmarkpunktion zum Ausschluss einer hämatologischen Systemerkrankung indiziert.

Befund Zytomorphologie

- Im vorliegenden Knochenmarkausstrich zeigt sich eine Hämatopoese aller drei Reihen. Die Granulopoese ist gesteigert und gut ausreifend. Die Erythropoese ist ausreichend vorhanden und ausreifend, vereinzelt finden sich megaloblastäre Kernformen. Dysplasiezeichen < 10 %.
- Die Lymphopoese erscheint unauffällig, insbesondere findet sich keine Plasmazellvemehrung.
- Die Megakaryozytendichte ist deutlich erhöht, es finden sich teils erhebliche Kern-Plasma-Reifungsstörungen. Dysplasiezeichen < 10 %.

Zytomorphologisch ist der Befund gut vereinbar mit einer Immunthrombozytopenie.

Befund Knochenmarkhistologie

- Texturgestörtes, teilweise hyperzelluläres Knochenmark mit grenzwertiger Verminderung der Megakaryozyten, somit kein für eine Immunthrombozytopenie diagnostisch richtungsweisender Befund (damit eher toxische Schädigung nach zytoreduktiver Therapie).
- Gering diffuse Vermehrung von Plasmazellen bei immunhistochemischem Hinweis auf eine Leichtkettenrestriktion vom Typ Lambda (wie bei monoklonaler Gammopathie unklarer Signifikanz). Ein Plasmazellmyelom kann histomorphologisch nicht diagnostiziert werden.

Differenzialdiagnose

Es liegen diskrepante Befunde vor. Dennoch ist bei nicht nachweisbarer Thrombozytenzahl, Vorhandensein von Blutungszeichen, normwertigen Retentionsparametern, Transaminasen/Cholestaseparametern und Gerinnung das Vorliegen einer **ITP sehr wahrscheinlich.** Die CRP-Erhöhung ist am ehesten durch die stattgehabte Blutung zu erklären, da es keinen Anhalt für einen floriden Infekt gibt. Auf die Bestimmung antithrombozytärer Antikörper wird bewusst verzichtet. Auch ist eine Virushepatitis oder HIV bei fehlenden Risikofaktoren und negativer Testung vor der autologen Stammzelltransplantation sehr unwahrscheinlich.

MERKE

Die Bestimmung von Thrombozyten-Antikörpern wird bei niedriger Sensitivität und Spezifität der Tests nicht empfohlen. Bei 40 bis 50 Prozent der Patienten mit ITP finden sich keine antithrombozytären Antikörper.

Immunthrombozytopenie (ITP)

Bei der Immunthrombozytopenie handelt es sich um eine erworbene, durch Antikörper bedingte, isolierte Thrombozytopenie. Da es sich um eine Ausschlussdiagnose handelt, muss sichergestellt werden, dass keine anderen Ursachen, die zu einer Thrombozytopenie führen, vorliegen. Insbesondere muss die ITP von der medikamenteninduzierten Thrombozytopenie unterschieden werden.

Stadieneinteilung der ITP

- Neu diagnostiziert: bis zu drei Monate nach Diagnosestellung

- Persistierend: zwischen 3 und 12 Monaten nach Diagnosestellung
- Chronisch: mehr als 12 Monate nach Diagnosestellung

Zytomorphologischer Befund

Peripheres Blut	Knochenmark
Thrombozytenzahl immer sehr niedrig, < 10 G/l	Megakaryozytenzahl meist vermehrt mit unauffälliger Morphologie, oft auch Linksverschiebung (Megakaryoblasten)
Leichtgradige Anämie infolge einer Blutung möglich, Leukozyten normal, ggf. stressbedingt gering erhöht	Erythro- und Granulopoese unauffällig, Vermehrung von Lymphoyzten und Plasmazellen als Begleitreaktion möglich

21.4 Therapie (2)

Bei ansteigenden Thrombozytenwerten > 100 G/l wird noch während des stationären Aufenthalts des Patienten die **Prednisolon-Dosis auf 80 mg/d reduziert.** Die Blutungen sistieren, es treten keine neuen Blutungszeichen auf. Die Nasentamponade kann entblockt und entfernt werden. Vor der Entlassung wird eine Blutbildverlaufskontrolle durchgeführt (➤ Tab. 21.2). Der Thrombozytenwert ist mit 253 G/l wieder normwertig. Der Patient wird mit der Diagnose ITP nach einwöchigem stationärem Aufenthalt wieder in gebessertem Allgemeinzustand nach Hause entlassen.

Das Steroid soll unter engmaschiger Blutbildkontrolle weiter ausgeschlichen und bei stabilen Thrombozytenwerten im Verlauf abgesetzt werden.

Tab. 21.2 Blutbildverlaufskontrolle (acht Tage später unter Prednisolon 80 mg/d)

Kenngröße	Maßeinh.	Mat.	Referenzber.	
Hämatologie				
Kleines Blutbild		EB		
Leukozyten	G/l	EB	4,0–11,0	**8**
Erythrozyten	T/l	EB	4,50–6,30	**4,19**
Hämoglobin	g/dl	EB	14,0–18,0	**13,2**
Hämatokrit		EB	0,380–0,520	**0,394**
MCV	fl	EB	78,0–98,0	**93,9**
MCH	pg	EB	26,0–32,0	**31,4**
MCHC	g/dl	EB	32,0–36,0	**33,5**
Thrombozyten	G/l	EB	150–400	**253**

Was wäre wenn ...

- ... die Blutung nicht sistiert hätte?
  - Bei einer nicht-sistierenden Blutung gemäß Stadium WHO II oder bei Blutungen ab WHO III wäre die Gabe von Immunglobulinen und ggf. weiteren Thrombozytenkonzentraten indiziert gewesen.
- ... zusätzlich zum Steroid Immunglobuline statt Thrombozytenkonzentraten gegeben worden wären?
  - Prinzipiell wäre das möglich gewesen. Meistens sind Immunglobuline auf Station nicht vorrätig, da sie sehr teuer sind und eine Lagerung im Kühlschrank erforderlich ist, und müssen erst über die Klinikapotheke bestellt werden. Die Gabe der Thrombozytenkonzentrate wurde auch auf Empfehlung der Augenärzte durchgeführt. Ansonsten hätte man nur eine Steroidtherapie und nur bei schweren, Hb-relevanten Blutungen Thrombozytenkonzentrate oder Immunglobuline verabreicht.
- ... der Patient notfallmäßig operiert werden müsste (z. B. Appendektomie)?
  - Bei notfallmäßigen Operationen würde man präoperativ unter Steroidschutz Thrombozytenkonzentrate transfundieren und Immunglobuline applizieren, um den Thrombozytenwert, abhängig von der Art der Operation, auf > 50–100 G/l anzuheben. Bei notfallmäßigen Punktionen bzw. invasiven Untersuchungen würde man ähnlich vorgehen.
- ... keine Knochenmarkpunktion durchgeführt worden wäre?
  - Da nur eine isolierte Thrombozytopenie mit Blutungszeichen vorlag, hätte zunächst eine

Steroidtherapie initiiert und bei Nichtansprechen im Verlauf immer noch eine Knochenmarkpunktion durchgeführt werden können.

- … der Patient auf Steroide nicht angesprochen hätte?
  - Man hätte entweder eine Therapie mit Dexamethason 40 mg über vier Tage oder eine Off-Label-Therapie mit Rituximab versucht. Inzwischen ist für die Therapie mit Thrombopoetin-Rezeptor-Agonisten eine Splenektomie nicht mehr gefordert, sodass diese ab der 2. Linie hätten eingesetzt werden können. Alternativ käme auch eine Splenektomie, falls vom Patienten gewünscht, in Frage.

LITERATUR

Cines DB, Blanchette VS. Immune thrombocytopenic purpura. N Engl J Med, 2002;346(13): 995–1008.

Heddle NM et al. SToP Study Investigators of the BEST Collaborative. A Randomized Controlled Trial Comparing Standard and Lowdose Strategies for Transfusion of Platelets (SToP) to Patients With Thrombocytopenia. Blood, 2009;113: 1564–73.

Matzdorff A et al. Leitlinie Immunthrombozytopenie (ITP) (Stand Januar 2018). Onkopedia. Aus: www.onkopedia.com/de/onkopedia/guidelines/immunthrombozytopenie-itp (letzter Zugriff: 13. Dezember 2018).

Raife TJ, Olson JD, Lentz SR. Platelet antibody testing in idiopathic thrombocytopenic purpura. Blood, 1997;89(3): 1112–1114.

FALL

22 Eine Jugendsünde mit letalen Folgen?

FALLBERICHT

Ein 65-jähriger Patient wird vom Rettungsdienst mit dem Zufallsbefund einer Thrombozytopenie (5 G/l) nachts in die Notaufnahme gebracht.

Vor fünf Tagen habe der Patient erstmalig **Petechien an den Extremitäten** bemerkt, die innerhalb kürzester Zeit zugenommen hätten. Ansonsten sei er bis auf **Müdigkeit** und **Kraftlosigkeit** beschwerdefrei. Fünf Wochen zuvor sei er aufgrund einer **Sepsis bei Malum perforans des rechten Fußes** in einer externen chirurgischen Klinik behandelt worden. Unter einer antibiotischen i.v.-Therapie mit Imipenem und Vancomycin und intensiver lokaler Wundpflege hätten sich die klinischen Symptome und Entzündungswerte gebessert, allerdings habe sich keine Heilungstendenz des Malum perforans gezeigt. In den bildgebenden Verfahren sei bereits bei der stationären Aufnahme eine **Osteomyelitis** festgestellt worden. Nach erfolgter antibiotischer Therapie sei eine Amputation im Verlauf diskutiert und der Patient bis dahin mit einem Vacoped-Schuh versorgt worden. Während des stationären Aufenthalts habe der Patient plötzlich **multiple Hauteinblutungen** an den unteren Extremitäten entwickelt. Die Thrombozytenwerte seien stets normwertig gewesen, sodass eine thrombozytopeniebedingte Blutung ausgeschlossen wurde. Bei differenzialdiagnostischem Vorliegen einer infektiös-toxischen Purpura, die am ehesten als Nebenwirkung von Apixaban (Indikation: TVT) gedeutet wurde, wurde die Antikoagulation beendet und eine **systemische Steroidtherapie** mit Prednisolon 60 mg/d begonnen. Hierunter besserte sich der Hautbefund rasch, sodass der Patient nach einem dreiwöchigen stationären Aufenthalt mit der oralen Antibiose Ciprofloxacin und Clindamycin für insgesamt zehn Tage nach Hause entlassen werden konnte. Die Steroidtherapie wurde noch vor Entlassung ausgeschlichen und abgesetzt.

Bei der aktuellen Vorstellung ist der Patient bis auf die Petechien, Müdigkeit und Kraftlosigkeit beschwerdefrei.

Vorerkrankungen: pAVK vom Unterschenkeltyp Stadium I, COPD, Z. n. Strumektomie, Adipositas, Z. n. TVT, Z. n. Appendektomie, Z. n. Nabelhernien-OP, CVRF: arterielle Hypertonie, Z. n. Nikotinabusus bis vor zwei Monaten (21 py).

Aktuelle Medikation: Pregabalin 3 × 300 mg, Metformin 1 × 500 mg, ASS 1 × 100 mg, L-Thyroxin und Jodid 1 × 175/196 µg, Citalopram 1 × 20 mg, Amitryptilin 1 × 75 mg, Omeprazol 1 × 40 mg, Metamizol 4 × 40 gtt, Fentanyl 75 µg/h TTS (alle 3 Tage), Movicol bei Bedarf, Torasemid 1 × 10 mg, Insulin glargin 1 × 22 IE zur Nacht, Insulin lispro nach Schema. Allergien: Penicillin, Dabigatran.

Bei der körperlichen Untersuchung des adipösen Patienten zeigen sich an allen Extremitäten und am Oberkörper Petechien, an den Füßen mehrere chronische Wunden und ein Malum perforans an der rechten Fußsohle sowie eine Charcot-Formation des rechten Fußes.

22.1 Diagnostik (1)

Befund Labordiagnostik

In der Notaufnahme wird ein Routinelabor abgenommen (➤ Tab. 22.1).

- Im Routinelabor zeigen sich eine **diskrete mikrozytäre, hypochrome Anämie** mit einem Hb-Wert von 11,6 g/dl, eine **Leukozytose** und eine **schwere Thrombozytopenie.** Im peripheren Blutausstrich sind keine Agglutinate vorhanden, sodass die Bestimmung der Thromboyztenzahl im Citratblut vom Labor nicht durchgeführt wird. Im Differenzialblutbild fällt eine **neutrophile Leukozytose** und **Lymphopenie** auf.

- In der klinischen Chemie sind eine **Elektrolytentgleisung** (Natrium, Kalium, Glukose und Chlorid), **CRP-, GOT-, Gamma-GT- und LDH-Erhöhung** pathologisch.
- Die übrigen Routineparameter liegen im Normbereich.

22

Tab. 22.1 Routinelabor in der Notaufnahme

Kenngröße	Maßeinh.	Mat.	Referenzber.	
Klinische Chemie				
Natrium	mmol/l	S	135–145	M 129
Kalium	mmol/l	S	3,5–5,0	5,1
Chlorid	mmol/l	S	95–110	93
Glukose	mg/dl	S	60–99	267
Kreatinin	mg/dl	S	0,5–1,2	0,8
GFR (CKD-EPI)	ml/min	S	≥ 90	103
Anorg. Phosphat	mg/dl	S	2,5–4,8	3,6
C-reakt. Prot. (hs)	mg/dl	S	≤ 0,5	5,7
Bilirubin gesamt	mg/dl	S	≤ 1,0	0,6
GOT [AST] (37°)	U/l	S	≤ 50	84
GPT [ALT] (37°)	U/l	S	≤ 50	22
Gamma-GT (37°)	U/l	S	≤ 60	203
LDH (37°)	U/l	S	< 250	779
Hämatologie				
Kleines Blutbild		EB		
Leukozyten	G/l	EB	3,90–9,80	14,4
Erythrozyten	T/l	EB	4,54–5,77	4,43
Hämoglobin	g/dl	EB	13,5–17,5	11,6
Hämatokrit	l/l	EB	0,396–0,506	0,351
MCV	fl	EB	80,0–95,5	79,2
MCH	pg	EB	27,6–32,8	26,2
MCHC	g/dl	EB	32,8–36,6	33
Thrombozyten	G/l	EB	146–328	9
Thrombozyten (Citratblut)	G/l	CB	146–328	n.dgf.
Normoblasten (maschinell)	/100 Leu	EB	≤ 1,0	< 0,1
RDW-CV	%	EB	12,1–14,8	16,4

Tab. 22.1 Routinelabor in der Notaufnahme *(Forts.)*

Kenngröße	Maßeinh.	Mat.	Referenzber.	
Hämatologie				
Differenzial-BB (mikros)		EB		**Morph.**
Stabkernige Granulozyten	%	EB	≤ 4	1
Segmentkernige Granulozyten	%	EB	41–71	84
Neutrophile Granuloz. (mikros)	G/l	EB	1,78–6,23	12,2
Eosinophile Granulozyten	%	EB	1–8	1
Monozyten	%	EB	5–15	8
Lymphozyten	%	EB	19–48	6
Anisozytose		EB		+
Poikilozytose		EB		+
Gerinnung (Spezial)				
Quick-Wert	%	CP	70–130	84
INR		P	0,8–1,2	1,1
aPTT Lupus-sensitiv	sec	CP	22–34	27

Nach Ausschluss von Fragmentozyten im peripheren Blutausstrich beginnt der Kollege in der Notaufnahme bei **Diagnose einer Immunthrombozytopenie (ITP)** mit einer **intravenösen Steroidtherapie** mit 100 mg SDH und veranlasst eine stationäre Aufnahme.

Am Folgetag wird eine **Hepatitis- und HIV-Serologie** veranlasst. Serologisch zeigen sich keine Hinweise auf eine akute, chronische oder abgelaufene Hepatitis B und C. Es gibt auch keinen Nachweis von HIV-Antikörpern und von HIVp24-Antigen.

Die zur Fokussuche durchgeführte **Röntgen-Thoraxuntersuchung** in zwei Ebenen zeigt einen altersentsprechenden Befund ohne Nachweis umschriebener Infiltrate.

Der **mikrobiologische Abstrich der offenen Stelle am rechten Fuß** ist negativ. Zum Ausschluss einer Helicobacter-pylori-Infektion wird ein **^{13}C-Atemtest** durchgeführt. Der Befund fällt negativ aus.

Zur weiteren Fokussuche und zum Ausschluss einer Raumforderung wird eine **Sonografie vom Abdomen** veranlasst.

Befund Sonografie Abdomen

- **Leber:** erhebliche Fetteinlagerungen; diffuser Parenchymschaden
- **Milz: mittelgradige Splenomegalie** (Organgröße: 140 mm × 87 mm)
- Links paramedian infraumbilical Verdacht auf Bauchwandhernie

Der Sonografiebefund ist nicht wegweisend. Auffällig sind lediglich eine Fettleber, eine Splenomegalie und Bauchwandhernie.

Unter der fortgeführten intravenösen Steroidtherapie mit 100 mg SDH, die nach drei Tagen auf Prednisolon 100 mg oralisiert wird, steigt der Thrombozytenwert nach sieben Tagen auf 139 G/l an. Die Werte von AP, Gamma-GT, GOT und LDH bleiben unverändert hoch. Auf expliziten Wunsch des Hämato-Onkologen wird aufgrund der zuletzt genannten auffälligen Werte und der Splenomegalie eine **Knochenmarkpunktion** durchgeführt, um ein Lymphom, DD MDS, auszuschließen.

MERKE

Eine ausgeprägte Splenomegalie ist bei einer ITP nicht zu finden. Liegen eine B-Symptomatik, Hepatomegalie und/ oder Lymphadenopathie vor, ist differenzialdiagnostisch an ein Lymphom, eine HIV-Infektion oder an einen systemischen Lupus erythematodes zu denken.

Befund Zytomorphologie

- In dem für das Alter leicht hyperzellulären Knochenmarkaspirat findet sich eine trilineär ausreifende Hämatopoese. Die Granulopoese und die Erythropoese sind reichlich vorhanden, vereinzelt finden sich Erythronen und doppelkernige Erythroblasten. Keine Blastenvermehrung. Megakaryozyten sind ebenfalls reichlich vorhanden, z. T. jugendliche Formen mit Kern-Plasma-Reifungsdissoziation.
- Es findet sich eine Plasmazellvermehrung auf 3 %, fokal auch etwas mehr.

Der Befund eines **zytomorphologisch hyperzellulären Knochenmarks mit reaktiven Veränderungen** ist vereinbar mit einem peripheren Verbrauch als Ursache der Thrombozytopenie.

Befund Knochenmarkhistologie

- Hyperzelluläres Knochenmark mit vollständig intakter, trilineär ausreifender Blutbildung.
- Reaktive Befundkonstellation mit Plasmozytose.

Konventionell-morphologisch gibt es keine Anhaltspunkte für eine maligne hämatologische Systemerkrankung, speziell auch keine Infiltrate eines malignen Lymphoms. Eine **signifikante megakaryozytäre Hyperplasie (wie bei typischen Fällen einer Immunthrombozytopenie [ITP]) liegt nicht vor.**

Nachbericht: Ergänzend durchgeführte **immunhistochemische Spezialfärbungen** zeigen zum einen eine geringe diffuse und interstitielle T-Lymphozytose, zum anderen eine zumindest grenzwertige Vermehrung von Megakaryozyten (damit prinzipiell vereinbar mit, jedoch nicht beweisend für eine ITP). Es ergeben sich **keine Anhaltspunkte für eine maligne hämatologische Systemerkrankung, speziell keine Infiltrate eines malignen Lymphoms.**

Der Patient wird nach Dosisreduktion des Prednisolons auf 80 mg/d mit der **Diagnose Immunthrombozytopenie (ITP)** und wöchentlicher Reduktion der Prednisolon-Dosis um 10 mg nach Hause entlassen.

FALLBERICHT

Nach einer Woche stellt sich der Patient zur Laborverlaufskontrolle in der hämatologischen Ambulanz vor. Die Thrombozyten sind auf 153 G/l angestiegen, aber auch die Cholestaseparameter sind weiter angestiegen, die LDH beträgt inzwischen 1 237 U/l. Die GPT, die bislang normwertig war, ist auf das Fünffache der Norm erhöht. Der Patient klagt trotz gebessertem Thrombozytenwert über zunehmende Müdigkeit und Kraftlosigkeit.

Es wird ein rasches Ausschleichen des Steroids (Dosis 60 mg/d) bei Z. n. Sepsis und offenen Wunden am Fuß besprochen, da die Klinik und Laborwerte nicht zu einer ITP passen.

In der routinemäßig durchgeführten **Serumelektrophorese** zeigt sich eine **polyklonale Gammopathie** (➤ Abb. 22.1).

Da die klinischen Befunde und die Laborwerte nicht zu einer ITP allein passen, besteht der hochgradige Verdacht auf ein Lymphom mit Autoimmunthrombopenie im Sinne eines paraneoplastischen Syndroms. Es wird eine **CT-Untersuchung von Hals bis Abdomen** durchgeführt.

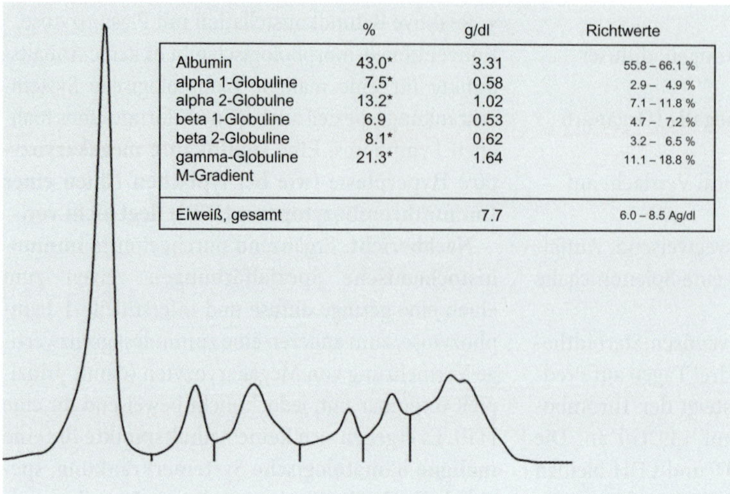

Abb. 22.1 Befund Serumelektrophorese: polyklonale Gammopathie [T989]

Befund CT Hals bis Abdomen

- Ausgedehnte inhomogene **hypodense Leberläsion im rechten Leberlappen** (➤ Abb. 22.2), weshalb eine weitere Abklärung mittels MRT mit leberspezifischem Kontrastmittel empfohlen wird.
- Kein Nachweis einer Lymphadenopathie im Untersuchungsgebiet.
- Dilatierte Pulmonalarterien bei Verdacht auf pulmonal-arterielle Hypertonie.

Bei Verdacht auf einen primären Lebertumor, DD Metastase, wird eine erneute **Sonografie der Leber mit Kontrastmittelgabe** veranlasst.

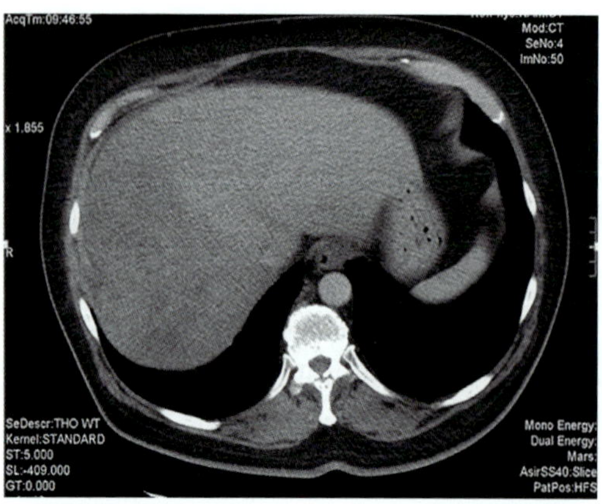

Abb. 22.2 CT Abdomen: ausgedehnte hypodense Leberläsion im rechten Leberlappen [T985]

Befund Kontrastmittelsonografie Leber

- **Leber:**
  - Vergrößert, kaudaler Leberrand abgerundet, Oberfläche: glatt, Echomuster: verdichtet, mäßige Schallabschwächung, Gefäßstrukturen: noch normal abgrenzbar, Stamm der V. porta perfundiert.
  - Im rechten Leberlappen segmentübergreifend und bis in das Segment IV reichend, zeigt sich eine **scharf abgrenzbare, inhomogene, echoarme Raumforderung** (im B-Bild nicht sicher von einem fokalen zirrhotischen Parenchymumbau zu differenzieren).
- **CEUS:** 2 Boli 2,4 ml SonoVue, 10 ml NaCl 0,9 %: kein früharterielles Hyperenhancement. Arteriell inhomogenes, aber, soweit im Schallfenster darstellbar, vollständiges Enhancement. **Spätvenös eindeutiges Hypoenhancement im Sinne eines Wash-out.**

Bei Nachweis einer malignitätssuspekten segmentübergreifenden Raumforderung des rechten Leberlappens in der Kontrastmittelsonografie der Leber wird bei Verdacht auf HCC der **Tumormarker AFP** bestimmt. Dieser ist mit **853 ng/ml massiv (Norm: ≤ 4,10) erhöht.** Auch die polyklonale Gammopathie ist mit einer chronischen Erkrankung der Leber vereinbar.

FALLBERICHT

Der Patient stellt sich erneut zur Befundbesprechung vor. Sein Zustand hat sich weiter verschlechtert. Er habe spontan Hämatome an den Extremitäten entwickelt. Dem Patienten wird der pathologische CT- und Kontrastmittelsonografie-Befund der Leber (ausgedehnte inhomogene hypodense Leberläsion im rechten Leberlappen) mitgeteilt. Der Patient räumt ein, dass er während des Studiums viel Alkohol getrunken und später eine Alkoholsucht entwickelt habe, die er vor der Familie und Kollegen sehr gut geheimhalten konnte. Seit einigen Jahren sei er trocken. Er wird über eine erforderliche Leberpunktion zur Histologiegewinnung bei Verdacht auf ein hepatozelluläres Karzinom (HCC) aufgeklärt. Da er dauerhaft ASS einnimmt, wird dieses pausiert und ein stationärer Aufnahmetermin in fünf Tagen vereinbart. Die Thrombozytenzahl beträgt 166 G/l, die Prednisolon-Dosis wird zügig weiter auf 40 mg/d reduziert.

Der Arztbrief der externen Klinik wird angefordert. Bereits vor zwei Monaten waren die Cholestaseparameter und Transaminasen massiv erhöht. Die Chirurgen hatten jedoch diese pathologischen Werte im Arztbrief nicht erwähnt. Eine sonografische oder CT-Untersuchung des Abdomens wurde nicht durchgeführt. Retrospektiv muss die große Raumforderung schon damals vorgelegen haben.

Bei der stationären Aufnahme fünf Tage später befindet sich der Patient in einem deutlich reduzierten Allgemeinzustand. Er hat massive **Beinödeme** und eine **Ruhe- sowie Belastungsdyspnoe** entwickelt und klagt über Schmerzen und Brennen im Mund.

Befund Labordiagnostik bei stationärer Wiederaufnahme

- Im Blutbild (➤ Tab. 22.2) zeigen sich eine **leichtgradige normozytäre, diskret hypochrome Anämie,** eine **leichtgradige Thrombozytopenie** mit Nachweis von Thromboyztenaggregaten und weiterhin eine **neutrophile Leukozytose,** Lymphopenie und neu aufgetretene Monozytose.
- Des Weiteren sind eine Hyperferritinämie, CRP-, Procalcitonin- und ProBNP-Erhöhung, Hypoproteinämie mit Hypalbuminämie, Hyperlactatämie und weiter angestiegener GOT, GPT, AP, Gamma-GT und LDH auffällig.

Bei der **körperlichen Untersuchung** zeigen sich als auffällige Befunde **multiple, z. T. schmerzhafte Osler-Knötchen an den Fingern** (➤ Abb. 22.3), **Erosionen im Mund** und **Beinödeme.**

Tab. 22.2 Routinelabor bei stationärer Wiederaufnahme

Kenngröße	Maßeinh.	Mat.	Referenzber.	
Klinische Chemie				
Natrium	mmol/l	PS	135–145	**136**
Kalium	mmol/l	S	3,5–5,0	**4,4**
Harnstoff	mg/dl	PS	13–49	**42**
Kreatinin	mg/dl	PS	0,5–1,2	**0,7**
GFR (CKD-EPI)	ml/min	PS	≥ 90	**100**
Calcium	mmol/l	PS	2,10–2,55	**2,09**
Calcium (Alb. korr.)	mmol/l	PS	2,10–2,55	**2,41**
Calcium (Eiw.-korr.)	mmol/l	PS	2,10–2,55	**2,38**
Anorg. Phosphat	mg/dl	PS	2,5–4,8	**2,5**
Ferritin	µg/l	PS	30–300	**500**
C-reakt. Prot.	mg/dl	PS	≤ 0,50	**3,94**
Procalcitonin	ng/ml	PS	≤ 0,5	**1,8**
BSG 1 Stunde	mm	B	≤ 20	**8**
BSG 2 Stunden	mm	B		**24**
Eiweiß, gesamt	g/dl	PS	6,0–8,5	**5,4**
Albumin	g/dl	PS	3,5–5,2	**2,7**
Bilirubin gesamt	mg/dl	PS	≤ 1,2	**1,1**
GOT [AST] (37°)	U/l	PS	≤ 50	**167**
GPT [ALT] (37°)	U/l	PS	≤ 50	**77**
Gamma-GT (37°)	U/l	PS	≤ 60	**809**
LDH (37°)	U/l	PS	< 250	**M 1344**
CK-Gesamt (37°)	U/l	PS	≤ 190	**120**
Lactat	mmol/l	NP	0,5–2,2	**3,5**
Bikarbonat	mmol/l	PS	22,0–29,0	**27,8**
Hämatologie				
Kleines Blutbild		EB		
Leukozyten	G/l	EB	3,9–9,8	**12,7**
Erythrozyten	T/l	EB	4,54–5,77	**5**
Hämoglobin	g/dl	EB	13,5–17,5	**12,8**
Hämatokrit	l/l	EB	0,396–0,506	**0,407**
RDW-CV	%	EB	12,1–14,8	**19,1**
MCV	fl	EB	80,0–95,5	**81,4**
MCH	pg	EB	27,6–32,8	**25,6**
MCHC	g/dl	EB	32,8–36,6	**31,4**
Thrombozyten	G/l	EB	146–328	**131**

22

22

Tab. 22.2 Routinelabor bei stationärer Wiederaufnahme *(Forts.)*

Kenngröße	Maßeinh.	Mat.	Referenzber.	
Hämatologie				
Thrombo-Agglutinate		EB		**dgf.**
Thrombozyten (Citratblut)	G/l	CB	146–328	**> 123**
Differenzial-BB (maschinell)		EB		**Gerät**
Unreife Granulozyten (masch.)	%	EB	0–1	**1**
Neutrophile Granulozyten	%	EB	41–71	**82**
Lymphozyten	%	EB	19–48	**8**
Monozyten	%	EB	5–15	**10**
Eosinophile Granulozyten	%	EB	1–8	**< 1**
Basophile Granulozyten	%	EB	0–1	**< 1**
Neutrophile Granuloz. (abs.)	G/l	EB	1,78–6,23	**10,4**
Lymphozyten (abs.)	G/l	EB	1,05–3,24	**0,96**
Monozyten (abs.)	G/l	EB	0,26–0,87	**1,2**
Eosinophile Granuloz. (abs.)	G/l	EB	0,03–0,44	**0,07**
Basophile Granuloz. (abs.)	G/l	EB	0,01–0,08	**0,02**
Gerinnung (Spezial)				
Quick-Wert	%	P	70–120	**77**
INR		P	0,8–1,2	**1,1**
PTT	sec	P	25–42	**33**
Fibrinogen (Clauss)	mg/dl	P	160–400	**257**
Antithrombin	%	CP	75–130	**70**
Immunologie, Proteinchemie				
Haptoglobin	mg/dl	PS	30,0–200,0	**167**
Endokrinologie, Spezialanalytik				
pro-BNP	pg/ml	PS	≤ 241,0	**1 857**

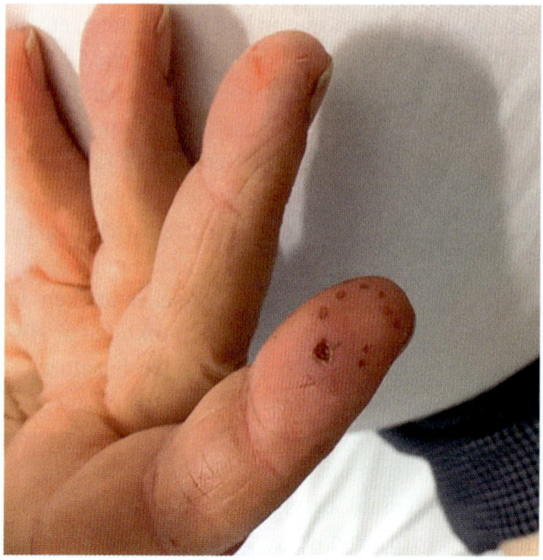

Abb. 22.3 Zeigefinger der rechten Hand mit multiplen Osler-Knötchen [T1004; T986]

Bei **Verdacht auf Endokarditis** werden eine **transösophageale Echokardiografie** veranlasst und drei Pärchen Blutkulturen an unterschiedlichen Lokalisationen abgenommen. Bei **Verdacht auf Stomatitis** wird eine **HSV-PCR im Rachenspülwasser** durchgeführt.

Befund transösophageale Echokardiografie

- Keine Thromben in LA/LAA. Gutes PW-Dopplersignal in LAA > 0,4 m/s. Vorhofseptum ohne Defekt.
- Aortenklappe: trikuspid, gute Öffnungsbewegung, keine relevante Regurgitation; im Bereich der rechtskoronaren und akoronaren **Tasche endokarditissuspekte Strukturen (max ca. 5 mm messend) nachweisbar (teils flottierend).**
- Mitralklappe: Segel verdickt, gute Öffnungsbewegung, geringe Mitralinsuffizienz, ventrikelseitig entlang des AML sowie des PML **ca. 5 mm messende Strukturen (teilweise flottierend, hochgradig endokarditissuspekt)** nachweisbar.
- Trikuspidalklappe: soweit darstellbar mit mittelgradiger Insuffizienz (hier kein Hinweis auf endokarditistypische Vegetationen).
- Atherosklerotischer Plaque im Bereich der A. ascendens.

Es besteht der Verdacht auf eine **Endokarditis der Aorten- und Mitralklappe.**

22.2 Therapie (1)

Bei echokardiografischem Nachweis von endokarditissuspekten, z. T. flottierenden Strukturen wird bei Verdacht auf Endokarditis eine **empirische antibiotische Therapie mit Flucloxacillin, Amipicillin und Gentamicin** begonnen. Als Eintrittspforte kommen am ehesten die offenen Wunden an den Füßen in Frage. Da im Rachenspülwasser HSV mit einer sehr hohen Kopienzahl nachgewiesen wird, wird bei Herpes-Stomatitis zusätzlich eine **antivirale Therapie mit Aciclovir** intravenös initiiert. Das **Prednisolon wird abgesetzt.** Alle drei Blutkulturen bleiben nach siebentägiger Bebrütung steril. Unter intensivierter diuretischer Therapie sind die Beinödeme rückläufig.

Da sich im Verlauf weder der Allgemeinzustand noch die Entzündungsparameter bessern, wird die Antibiose auf Ampicillin, Gentamicin, Vancomycin, Metronidazol und Azithromycin umgestellt.

22.3 Diagnostik (2)

Da der Patient eigentlich zur sonografiegesteuerten Leberpunktion aufgenommen wurde, wird erneut ein aufklärendes Gespräch über die Punktion geführt. Der Patient ist weiterhin einverstanden und wünscht den Eingriff. Zur Verlaufskontrolle wird vor der geplanten Leberpunktion eine kurzfristige CT-Verlaufskontrolle von Thorax und Abdomen durchgeführt.

Befund CT Thorax und Abdomen

- Diffuse **hypodense Läsionen nahezu des gesamten rechten Leberlappens** (CT-morphologisch Aussparung nur des Segments I/IVa und teilweise IVb), DD zirrhotisch, bei **Zeichen der chronischen Pfortaderthrombose rechts mit konsekutiven Umgehungskreisläufen.** Dennoch sollte bei **vergrößerten Lymphknoten** (vorwiegend peripankreatisch sowie paraaortal und interaortokaval), DD reaktiv, DD stauungsbedingt, DD maligne, auch an ein **diffuses HCC, peripheres CCC** oder an einen Befall mit Echinococcus granulosus gedacht werden. **Ausgeprägter Aszites.**
- **Große Bauchwandhernie mit prolabierendem mesenterialem Fettgewebe paraumbilikal links** mit einzelnen Verdichtungen sowie umgebender Flüssigkeit, DD Aszitesanteil, hier bauchchirurgische Vorstellung empfehlenswert, keine eindeutigen Zeichen einer Inkarzeration.
- Partiell etwas distendierte Dünn- und Dickdarmschlingen ohne eindeutig ileustypische Zeichen.
- Geringer Pleuraerguss links sowie angrenzende bilaterale Atelektasen/Konsolidierung, DD entzündlich, insbesondere rechtsseitig, ebenfalls möglich.
- Ausgeprägte atherosklerotische Veränderungen der Koronarien sowie der abgebildeten Aorta und Mesenterialgefäße.

Nach klinischer Stabilisierung des Patienten wird, eineinhalb Wochen später als geplant, die **sonografiegesteuerte Leberpunktion** komplikationslos durchgeführt.

Histologischer Befund (Leberbiopsat)

Es handelt sich um **Infiltrate eines wenig differenzierten Adenokarzinoms** mit deutlicher fibröser Stromareaktion in der Leber. Differenzialdiagnostisch kommt ein primäres cholangiozelluläres Karzinom der Leber, aber auch eine Metastase in Betracht.

Nachbericht: In immunhistochemischen Zusatzuntersuchungen (1 × CDX2, 1 × CK20, 1 × CK7, 1 × TTF1, 1 × PAX5) zeigen die Tumorzellen eine kräftige Koexpression der immunhistochemischen Marker CK20 und CK7, die Reaktion gegenüber CDX2, TTF1 und PAX fällt negativ aus.

Abschließende Begutachtung: Es handelt sich um Infiltrate eines **wenig differenzierten Adenokarzinoms** mit deutlicher fibröser Stromareaktion in der Leber. In erster Linie kommt hier eine Metastase in Betracht, wobei das Immunprofil in erster Linie für eine Metastase eines Primärtumors aus dem Ösophagus (Barrett-Karzinom), des Magens, des Pankreas oder der extrahepatischen Gallenwege spricht. Weniger wahrscheinlich ist ein primäres cholangiozelluläres Karzinom. Aufgrund der Negativität für CDX2 und des Zytokeratinprofils ist ein Primärtumor im Bereich des Dick- und Dünndarms weniger wahrscheinlich.

MERKE

Der Tumormarker AFP ist bei Patienten mit einem hepatozellulären Karzinom (HCC) oft erhöht (bei diesem Patieten massive Erhöhung mit 853 ng/ml [Norm: ≤ 4,10]). Die Höhe des Werts korreliert jedoch nicht mit dem Stadium, der Größe und Prognose des HCC. Eine Erhöhung des AFP ist typischerweise auch bei Keimzell- und Nicht-Keimzelltumoren und anderen Tumorentitäten zu finden, insbesondere bei Tumoren des Gastrointestinaltrakts.

22

Der immunhistochemische Befund spricht gegen ein HCC und favorisiert das Vorliegen einer Metastase aus dem Gastrointestinaltrakt.

Diagnose

In Zusammenschau des Immunhistochemiebefunds liegen bei dem Patienten ein **Adeno-CUP (cancer of unknown primary origin)-Syndrom** mit großer hepatischer Metastase, Zeichen der chronischen Pfortaderthrombose und Primarius am ehesten im Gastrointestinaltrakt, eine **Endokarditis der Aorten- und Mitralklappe** mit embolischen Komplikationen (Osler-Knötchen) und global kardialer Dekompensation bei persisitierender Bakteriämie unter immunsuppressiver Therapie (Steroid!) bei Z. n. Osteomyelitis und eine **HSV-Stomatitis** vor. Das ursprüngliche Symptom, die Thrombozytopenie, weshalb sich der Patient eigentlich vorgestellt hatte und behandelt wurde, ist am ehesten multifaktoriell bedingt. Aufgrund der typischen Anamnese, Klinik und des großflächigen Leberbefalls ohne weitere Lymphknoten- und Fernmetastasierung wird weiterhin, ungeachtet des Immunhistochemiebefunds, klinisch die Diagnose **HCC bei Verdacht auf Leberzirrhose mit Hypersplenismus,** DD cholangiozelluläres Karzinom, favorisiert.

22.4 Therapie (2)

Der Zustand des Patienten verschlechtert sich zunehmend, er ist inzwischen moribund. Es liegt ein ECOG-Status 4 vor. Unter der Gentamicin-, Vancomycin- und Aciclovir-Therapie hat der Patient bei diabetisch vorgeschädigter Niere ein akutes Nierenversagen mit Oligurie entwickelt. Die hydropische Dekompensation verschlimmert sich, da bei beginnender Sepsis noch ein Capillary-Leak-Syndrom hinzugekommen ist. Der Patient wird zunehmend respiratorisch insuffizient. Eine Primariussuche mittels ÖGD und Biopsieentnahme bei Verdacht auf ein Ösophagus- oder Magenkarzinom und eine Endosonografie zur Beurteilung des Pankreas und der Gallengänge bei differenzialdiagnostisch ebenfalls in Frage kommendem Pankreas- oder Gallengangskarzinom sind nicht mehr möglich. Nach einem ausführlichen Gespräch wünscht der Patient eine Verlegung auf die Palliativstation und verstirbt wenige Tage später. Eine Obduktion war nicht gewünscht.

Retrospektiv zeigt dieser Fall, dass nicht jede Thrombozytopenie eine Immunthrombozytopenie (ITP) ist. Eine Splenomegalie, erhöhte Cholestaseparameter und LDH kommen bei einer ITP nicht vor. Die Thrombozytopenie war am ehesten durch peripheren Verbrauch multifaktoriell (Hypersplenismus, Infekt, medikamentös-toxische Ursache usw.) bedingt. Der tragische klinische Verlauf zeigt, welche Folgen eine unüberlegte, hochdosierte Steroidtherapie haben kann.

Was wäre wenn …

- … keine Steroidtherapie begonnen worden wäre?
  - Bei der Immunthrombopenie handelt es sich um eine Ausschlussdiagnose. Die Kriterien dafür waren bei dem Patienten nicht erfüllt. Bei Z. n. Sepsis und Osteomyelitis und noch offenem Fuß lag eine persistierende Bakteriämie vor. Ohne zusätzliche Immunsuppression durch die Steroidtherapie hätte sich keine Septikämie mit Endokarditis entwickelt.
- … der Patient nicht langjährig alkoholkrank gewesen wäre?
  - Anamnestisch (Z. n. Alkoholabusus), klinisch, laborchemisch (Tumormarker!) und bildmorphologisch ist ein HCC die favorisierte Diagnose, obwohl dem die Pathologie mit den immunhistochemischen Ergebnissen widerspricht. Alkoholabusus ist ein Risikofaktor für die Entstehung eines HCC in einer äthyltoxischen Leberzirrhose. Das HCC kann sich aber

auch in einer nicht-zirrhotischen Leber bilden. Ohne langjährigen Alkoholabusus in der Vorgeschichte des Patienten und negativer Hepatitis-Virusserologie wäre die Entstehung eines HCC weniger wahrscheinlich gewesen.

- … der Patient keine Endokarditis gehabt hätte?
  - Da der Pathologe ein primäres Geschehen in der Leber oder in den Gallenwegen ausgeschlossen hat, hätte man eine ÖGD mit Endosonografie und Koloskopie zur Primariussuche veranlasst. Je nach Diagnose CUP-Syndrom, HCC, Metastase eines Ösophagus- oder Magenkarzinoms wäre vermutlich eine palliative Chemotherapie versus Best Supportive Care durchgeführt worden.
- … die Laborwerte früher richtig gedeutet worden wären?
  - Man hätte die Diagnose eines HCC oder einer Lebermetastasierung viel früher stellen und den Patienten in einem besseren Allgemeinzustand systemisch oder mit lokal ablativen Verfahren behandeln können.
- … man keine Knochenmarkpunktion durchgeführt hätte?
  - Dann hätte man weitere wichtige hämatologische Differenzialdiagnosen übersehen und auch die CT-Untersuchung nicht durchgeführt. Die Knochenmarkpunktion war bei isolierter Thrombozytopenie aufgrund des Alters des Patienten absolut indiziert. Differenzialdiagnostisch wäre bei einer hohen LDH und Vorhandensein mindestens einer Zytopenie zunächst eine hämatologische Erkrankung (Lymphom, Leukämie, MDS, Multiples Myelom) denkbar gewesen. Aggressive Lymphome oder akute Leukämien können zu einer diffusen Leberinfiltration führen und so eine Erhöhung der Transaminasen und Cholestaseparameter erklären.

LITERATUR

Liu X, Cheng Y, Sheng W, Lu H. Clinicopathologic features and prognostic factors in alpha-fetoprotein-producing gastric cancers: analysis of 104 cases. J Surg Oncol; 2010;102(3): 249–255.

Matzdorff A et al. Leitlinie Immunthrombozytopenie (ITP). Onkopedia. Aus: www.onkopedia.com/de/onkopedia/guidelines/immunthrombozytopenie-itp (letzter Zugriff: 13. Dezember 2018).

O'Reilly RA. Splenomegaly in 2,505 patients at a large university medical center from 1913 to 1995. 1963 to 1995: 449 patients. West J Med, 1998;169(2): 88–97.

22

FALL

23 Examensstress

FALLBERICHT

Ein 30-jähriger Jurastudent stellt sich zu Fuß mit Übelkeit und Erbrechen, Epistaxis und rascher Verschlechterung des Allgemeinzustands in der internistischen Notaufnahme vor.

Der Patient habe wegen starker **Rückenschmerzen** in den vergangenen Tagen Ibuprofen, ASS und Metamizol eingenommen. Danach seien **Übelkeit mit Erbrechen** und **rezidivierendes Nasenbluten** aufgetreten. Bei Vertiefung der Anamnese gibt der Patient eine leichte **Belastungsdyspnoe** und eine **verminderte Urinausscheidung** (< 500 ml pro Tag) bei normaler Trinkmenge seit ca. drei bis vier Tagen an. Vorher stattgehabte Infekte, insbesondere Diarrhöen sind nicht eruierbar. Auch werden Auslandsaufenthalte verneint. Außer Schmerztabletten habe der Patient in den vergangenen Tagen insgesamt drei Tabletten Zolpidem gegen seine Schlaflosigkeit im Rahmen der Prüfungsvorbereitung auf das juristische Staatsexamen eingenommen.

Es sind keine weiteren Vorerkrankungen bekannt. Keine Dauermedikation. Keine Allergien.

Bei der körperlichen Untersuchung fallen **periphere Ödeme** und **Petechien** an den unteren Extremitäten auf.

23.1 Diagnostik

Befund Labordiagnostik

Nach Durchführung der Anamnese und der körperlichen Untersuchung werden in der Notaufnahme ein Routinelabor (➤ Tab. 23.1) und eine Urinuntersuchung veranlasst.

- Im Blutbild zeigen sich eine **neutrophile Leukozytose, eine normozytäre, normochrome Anämie** und eine schwere **Thrombozytopenie.** Im Differenzialblutbild imponieren neben der Neutrophilie eine **Monozytose und Lymphopenie.**
- In der klinischen Chemie fällt eine **starke Erhöhung von Kreatinin, Harnstoff, CK und LDH** auf. Die **GFR** liegt **unter 4,8 ml/min.** Ferner sind die Transaminasen, die Gamma-GT, das Bilirubin mit indirektem Bilirubin und der CRP-Wert leichtgradig erhöht. Es zeigt sich eine leichtgradige Hyponatriämie und Bikarbonatverminderung.
- Das Haptoglobin ist nicht nachweisbar.
- Die Gerinnungsparameter sind normwertig.
- Im Urin-Stix fallen eine Proteinurie und Erythrozyturie auf.

Tab. 23.1 Routinelabor in der Notaufnahme

Kenngröße	Maß-einh.	Mat.	Referenz-ber.	
Klinische Chemie				
Natrium	mmol/l	P	135–145	M 128
Kalium	mmol/l	S	3,5–5,0	4,1
Blutzucker	mg/dl	P	70–115	103
Harnstoff-N	mg/dl	P	7–23	108
Kreatinin	mg/dl	P	0,5–1,2	12,5
GFR pro 1,73 qm (M7)	ml/min	P	≥ 60,0	5
GFR pro 1,73 qm (Mabb)	ml/min	P	≥ 60,0	< 4,8
C-reakt. Prot.	mg/dl	P	≤ 0,50	3,71
Eiweiß, gesamt	g/dl	P	6,0–8,5	7,2
Albumin	g/dl	P	3,5–5,0	4
% Albumin	%	P	55,0–73,0	55,2
Bilirubin gesamt	mg/dl	P	≤ 1,1	3,8
Bilirubin direkt	mg/dl	P	≤ 0,3	0,8

Tab. 23.1 Routinelabor in der Notaufnahme *(Forts.)*

Kenngröße	Maßeinh.	Mat.	Referenzber.	
Klinische Chemie				
GOT [AST] (37°)	U/l	P	≤ 50	**120**
GPT [ALT] (37°)	U/l	P	≤ 50	**106**
Gamma-GT (37°)	U/l	P	≤ 55	**76**
Alk. Phosphatase (37°)	U/l	P	≤ 135	**65**
Lipase	U/l	P	≤ 60	**50**
LDH (37°)	U/l	P	≤ 250	**3030**
CK-Gesamt (37°)	U/l	P	≤ 180	**1022**
Troponin T	ng/ml		≤ 0,010	**< 0,010**
Lactat	mmol/l	P	0,5–2,2	**1,1**
Bikarbonat (Integra)	mmol/l	P	23,0–29,0	**19,5**
Hämatologie				
Kleines Blutbild		B		
Leukozyten	G/l	B	4,0–11,0	**14,8**
Erythrozyten	T/l	B	4,50–6,30	**4,02**
Hämoglobin	g/dl	B	14,0–18,0	**11,8**
Hämatokrit		B	0,380–0,520	**0,333**
MCV	fl	B	78,0–98,0	**83**
MCH	pg	B	26,0–32,0	**29,4**
MCHC	g/dl	B	32,0–36,0	**35,5**
Thrombo-Agglutinate	G/l	B		**dgf.**
Differenzial-BB (mikros)		B		**Morph.**
Thrombozyten	G/l	B	150–400	**M 13**
Myelozyten	%	B		**1**
Stabkernige	%	B	≤ 4	**3**
Segmentkernige Granulozyten	%	B	40–70	**75**
Monozyten	%	B	4–10	**15**
Lymphozyten	%	B	25–40	**6**
Anisozytose		B		**+**
Poikilozytose		B		**++**
Gerinnung (Spezial)				
Quick-Wert	%	P	70–120	**114**
INR		P	0,8–1,2	**1**
PTT	sec	P	25–42	**26**

Tab. 23.1 Routinelabor in der Notaufnahme *(Forts.)*

Kenngröße	Maßeinh.	Mat.	Referenzber.	
Immunologie, Proteinchemie				
Complement C3	mg/dl	P	80,0–180,0	**146**
Komplementfaktor C4	mg/dl	P	10,0–40,0	**29,2**
Haptoglobin	mg/dl	P	30,0–200,0	**< 10,0**

MERKE

Bei Vorliegen eines akuten Nierenversagens und einer Thrombozytopenie muss immer an eine **thrombotische Mikroangiopathie** gedacht und im Blutausstrich gezielt nach **Fragmentozyten** gesucht werden.

Bei dem Patienten sind im **peripheren Blutausstrich** Fragmentozyten nachweisbar (➤ Tab. 23.2). Der Anteil ist mit 32 Promille massiv erhöht (Norm: < 3 Promille).

Tab. 23.2 Bestimmung der Fragmentozyten

Kenngröße	Maßeinh.	Mat.	Referenzber.	
Fragmentozyten quant.	Promille	B	n.nwb.	**32**

Fragmentozyten

Fragmentozyten werden auch Schistozyten oder Helmet Cells genannt. Es handelt sich um Erythrozyten mit einer **konvexseitigen normalen und einer konkavseitigen fetzenartig, dornig oder stachelig deformierten Oberfläche** (➤ Abb. 23.1).

Differenzialdiagnostisch müssen Fragmentozyten mikroskopisch sicher von **Akanthozyten** (unterschiedlich große spitze Ausziehungen **über die Zelle verteilt**) (➤ Abb. 23.1b) und **Echinozyten** (Syn. Stechapfelform; viele kurze, gleichmäßig große, **regelmäßig über die Zelloberfläche** verteilte Ausziehungen) (➤ Abb. 23.1c) unterschieden werden, da diese Unterscheidung eine relevante therapeutische Konsequenz hat.

Fragmentozyten sind im peripheren Blut nicht oder nur bis 1 Promille nachweisbar, d. h. weniger

23

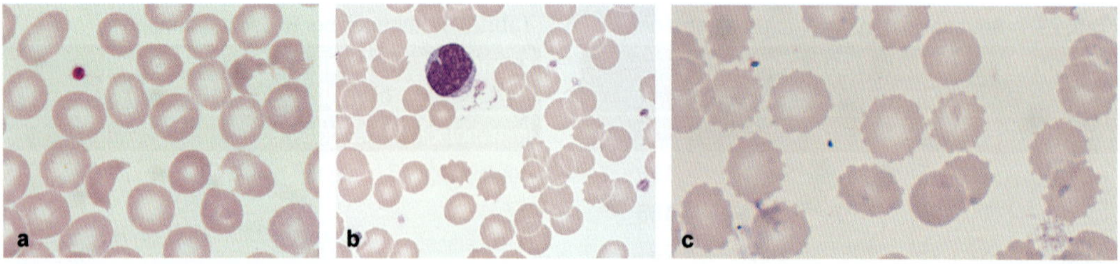

Abb. 23.1 Differenzialdiagnosen Fragmentozyten.
a) Fragmentozyt mit konvexseitig normaler und konkavseitig fetzenartig deformierter Oberfläche
b) Akanthozyt mit unterschiedlich großen, über die Zelle verteilten Ausziehungen
c) Echinozyt mit vielen kurzen, regelmäßig über die Zelloberfläche verteilten Ausziehungen (Stechapfelform) [T1004]

als 1 Fragmentozyt pro 5 Blickfelder (Objektiv × 100). Werte über 5 Promille (Wert des Patienten: 32 Promille) sind beweisend für ein Erythrozytenfragmentations-Syndrom. Bei Werten zwischen 1 und 4 Promille liegt ein Graubereich vor. Zur Interpretation müssen weitere Parameter und die Klinik herangezogen werden.

Fragmentozyten kommen bei verschiedenen, z. T. lebensbedrohlichen Erkrankungen vor: **mikroangiopathische hämolytische Anämie (MAHA), thrombotische Mikroangiopathie (TMA),** DIC (disseminated intravascular coagulation; Syn. DIG: disseminierte intravasale Gerinnung), fortgeschrittene Tumorerkrankungen und bei Patienten mit mechanischen Herzklappen.

MERKE

Bei laborchemischen Zeichen einer MAHA (Coombs-negative hämolytische Anämie + Nachweis von Fragmentozyten im peripheren Blut > 3 Promille) und PTT-Verlängerung ± Thrombozytopenie besteht der Verdacht auf DIC (z. B. im Rahmen einer Sepsis, akuten Promyelozyten-Leukämie usw.) oder TTP. Es liegt eine Notfallsituation vor!

Laborchemisch liegt bei dem Patienten eine **Hämolyse** vor. Deshalb werden die Blutgruppe bestimmt und ein Coombs-Test veranlasst.

Immunhämatologischer Befund: Blutgruppe A positiv. Direkter und indirekter Coombs-Test negativ.

FALLBERICHT

Der Patient wird mit der Diagnose einer **thrombotischen Mikroangiopathie (TMA) mit anurem Nierenversagen** umgehend auf die Intensivstation aufgenommen. Dort werden nach Anlage eines Shaldon-Katheters eine Hämodialyse, eine Plasmapherese mit je 3 l FFP und eine Steroidtherapie mit SDH 100 mg intravenös pro Tag eingeleitet. Nach viertägiger Plasmapherese bessern sich die klinischen Werte des Patienten, die Retentionsparameter sind leicht rückläufig, sodass die Plasmapherese beendet wird.

Zur Ursachenabklärung werden auf der Intensivstation weitere Untersuchungen veranlasst und auf der Normalstation vervollständigt.

Befund Virusserologie

Hepatitis- und HIV-Serologie

Anti-HIV1/2 + Antigen EIA	negativ
Anti-HCV EIA	negativ
HBs Antigen EIA	negativ
Anti-HBs EIA	positiv 14 IU/l
Anti-HBc EIA	negativ
Anti-HAV EIA	negativ

Bei dem Patienten besteht derzeit Immunität gegen Hepatitis B. Serologisch gibt es keinen Anhalt für eine akute, chronische oder abgelaufene Hepatitis A, B oder C. Es gibt keinen Nachweis von HIV-Antikörpern und von HIVp24-Antigen.

Folgende Virusserologien werden ergänzt:

Hantaan-IgG EIA	negativ
Hantaan-IgM EIA	negativ
Puumala Virus-IgG EIA	negativ
Puumala Virus-IgM EIA	negativ

Es gibt keine Anhaltspunkte für eine abgelaufene Infektion.

Befund Stuhluntersuchung

Enterohaemorrhagischer Escherichia coli-ELISA	negativ

Der mikrobiologische Befund der Stuhluntersuchung ist negativ.

Zum Ausschluss einer thrombotisch-thrombozytopenischen Purpura (TTP) wird eine Untersuchung der ADAMTS-13-Aktivität in einem externen Labor durchgeführt.

Befund ADAMTS-13-Testung

- ADAMTS13-Antikörper: 14,9 IU/ml (positiv: > 15 % IU/ml).
- ADAMTS13-Aktivität mit 84 % normal (Referenzbereich: 40–130 %).
- ADAMTS13-Antigen mit 73,4 % normal (Referenzbereich: 70–160 %).

Eine Einschränkung der ADAMTS-13-Aktivität und eine Erniedrigung des ADAMTS-13-Antigens liegen demnach nicht vor.

Befund Autoimmundiagnostik

Bei normwertigen Komplementfaktoren C3 und C4, ANA inklusive Differenzierung sowie p-ANCA und c-ANCA liegt auch keine Autoimmunerkrankung aus dem rheumatischen Formenkreis vor.

Diagnose

In Zusammenschau der laborchemischen und serologischen Befunde und bei fehlenden neurologischen Ausfällen und negativer Stuhlkultur liegt ein **atypisches hämolytisch-urämisches Syndrom (Syn. atypisches HUS)** im Sinne einer TMA vor.

Mikroangiopathische hämolytische Anämie (MAHA)

Bei der MAHA handelt es sich um eine **Coombs-negative hämolytische Anämie mit Nachweis von Fragmentozyten im peripheren Blutausstrich.** Die Hämolyseparameter LDH und indirektes Bilirubin sind erhöht und das Haptoglobin vermindert bzw. nicht nachweisbar.

Eine Gefäßabnormalität der kleinen Arteriolen und Kapillaren und intravaskuläre Fremdkörper wie mechanische Klappen können die Entstehung einer MAHA begünstigen.

Thrombotische Mikroangiopathie (TMA)

Im Gegensatz zur MAHA handelt es sich bei einer TMA um eine **MAHA plus Thrombozytopenie.** Die Abnahme der zirkulierenden Thrombozytenzahl ist durch die Ablagerung der Thrombozyten als Mikrothromben in Arteriolen und Kapillaren zu erklären.

Bei der TMA werden primäre Formen, zu denen hereditäre und erworbene Erkrankungen gerechnet werden, von den Systemerkrankungen unterschieden, die mit MAHA und Thrombozytopenie assoziiert sind:

- **Primäre TMA:**
  - **Thrombotisch-thrombozytopenische Purpura (TTP):**
    - Schwerer ADAMTS-13-Mangel (Aktivität < 10 %).
    - **Leichtgradige Niereninsuffizienz.**
    - Schwere Thrombozytopenie (< 30 G/l).
    - Es treten Manifestation an anderen Organen mit schweren Symptomen auf (z. B. ZNS, Herz, Pankreas).
    - Lunge jedoch nicht beteiligt (!).
  - **Shigatoxinvermitteltes hämolytisch-urämisches Sydrom (ST-HUS):**
    - Shigatoxin wird von Shigella dysenteriae und einigen Escherichia-coli-Serotypen (O157:H7 und O104:H4) produziert.
    - **Akutes Nierenversagen typisch (!).**
  - **Atypisches hämolytisch-urämisches Syndrom (atypisches HUS):**
    - Normwertige ADAMTS-13-Aktivität.
    - **Akutes Nierenversagen typisch (!).**
  - **Medikamentös induzierte TMA (DITMA):**
    - **Immunvermittelt:** Chinin, Gemcitabin, Oxaliplatin, Quetiapin.
    - **Dosisabhängig, medikamentös induziert:** Chemotherapeutika (Gemcitabin und Mitomycin), Immunsuppressiva (Ciclosporin und Tacrolimus), VEGF-Inhibitor (Sirolimus und Bevacizumab), Opiate (Oxycodon und Kokain).
- **Systemerkrankungen, die mit MAHA und Thrombozytopenie assoziiert sind:**
  - Schwangerschaftsassoziierte Komplikationen: Präeklampsie und HELLP-Syndrom.
  - Schwere arterielle Hypertonie.
  - Rheumatische Erkrankungen.
  - Tumorerkrankungen.
  - DIC.

- Hämatopoetische Stammzell- oder Organtransplantation.
- Infektionen (Viren: HIV, CMV, EBV, Hepatitis-Viren, Parvovirus B19; Bakterien: Gram-positive Erreger, Rickettsien, Borrelien, Brucella, Chlamydien, Clostridium difficile, Legionellen, Leptospiren, Mykobakterien; Parasiten: Malaria, Babesiose; Pilze: Aspergillen, Candida albicans, Cryptococcus neoformans, Blastomyces).
- Schwerer Vitamin-B_{12}-Mangel.

FALLBERICHT

Bei weiterhin ausbleibender Diurese wird die Hämodialyse fortgeführt und der Patient zwei Tage nach der stationären Aufnahme zügig auf die Normalstation verlegt. Eine neurologische Symptomatik bestand zu keiner Zeit. Im weiteren Verlauf entwickelt der Patient eine arterielle Hypertonie, die eine medikamentöse Therapie mit Metoprolol und Amlodipin notwendig macht. Nach Normalisierung der Thrombozytenzahl ist in den nächsten Tagen eine Nierenbiopsie geplant.

Am Morgen des fünften Tages beklagt sich der Patient über eine massive Ruhedyspnoe und Orthopnoe trotz stattgehabter Dialyse mit 3 l Entzug am Vortag. Der Patient ist zyanotisch und zugleich warm. Die Körpertemperatur beträgt 39,0 °C. In den arteriellen Blutgasen bei Raumluft zeigt sich: pH 7,5, pCO_2 36 mmHg, pO_2 29 mmHg, Bikarbonat 28 mmol/l, BE 5,5.

Bei der körperlichen Untersuchung imponieren grobblasige Rasselgeräusche über allen Lungenfeldern. Der Patient wird mit **respiratorischer Partialinsuffizienz** zeitnah **auf die Intensivstation zurückverlegt.**

Nach Entnahme von Blutkulturen und Wechsel des Shaldon-Katheters wird eine empirische antibiotische Therapie mit Tazobactam/Piperacillin begonnen und eine **Röntgen-Untersuchung der Lunge** veranlasst.

Befund Röntgen-Thorax im Liegen

- Regelrechte Shaldon-Anlage, kein Nachweis eines Pneus.
- Pulmonal-venöse Stauungszeichen.
- Auslaufende Pleuraergüsse beidseits.
- Verdichtungen beidseits basal.

Ergänzend werden noch eine native CT-Untersuchung der Lunge und anschließend eine Bronchoskopie mit BAL durchgeführt.

Befund CT Thorax (ohne KM)

- In den Lungenunterlappen beidseits Verdichtungen, DD frische entzündliche Infiltrate, DD Infarktareale.
- Global dilatiertes Herz mit pulmonal-venösen Stauungszeichen.

FALLBERICHT

Bei respiratorischer Partialinsuffizienz des Patienten erfolgt eine nicht-invasive Beatmung mittels CPAP und Sauerstoffinsufflation von 5–6 l/min. Die Hämodialyse mit 4 l Entzug führt zu einer geringfügigen subjektiven Besserung. Es wird eine Bronchoskopie mit BAL durchgeführt. In den Blutkulturen, an der Shaldon-Katheterspitze sowie in der BAL kann **Staphylococcus aureus** nachgewiesen werden. In der transösophagealen Echokardiografie zeigen sich keine Vegetationen, sodass eine Endokarditis unwahrscheinlich ist. Die Antibiose wird antibiogrammgerecht auf Clindamycin und Flucloxacin umgestellt. Die Entzündungsparameter (CRP max. 18 mg/dl, Leukozyten max. 39 G/l) sind rasch rückläufig. Da unter Flucloxacin im Verlauf ein generalisiertes allergisches Exanthem auftritt, wird dieses abgesetzt und eine Clindamycin-Monotherapie fortgeführt. Die hoch dosierte Steroidtherapie wird nach acht Tagen abgesetzt.

Die respiratorische Partialinsuffizienz war zum einen durch ein **Lungenödem** bei Hypervolämie bei anhaltender Anurie und zum anderen durch eine **bilaterale Pneumonie** bei katheterassoziierter Sepsis bedingt. Der Patient wird nach klinischer Stabilisierung in deutlich gebessertem Allgemeinzustand auf die Normalstation zurückverlegt.

Die Thrombozytenzahl normalisiert sich nach Plasmapherese und Steroidtherapie rasch, sodass bei weiterhin unauffälliger Gerinnung zur Komplettierung der Diagnostik die geplante **Nierenbiopsie,** infolge der Pneumonie verzögert, erst zwei Wochen nach Erstdiagnose des atypischen HUS durchgeführt wird. Der Kreatininwert beträgt am Tag der Biopsie 5,6 mg/dl.

Befund Histologie

Nierenstanzzylinder einer Eigenniere mit 20 erfassten, regelhaft strukturierten, intakten Glomerula sowie fokalem tubulärem Schaden mit begleitender interstitieller Entzündungsreaktion und an einer Stelle ein Gefäß mit geringer Intimafibrose.

Am vorliegenden Material gibt es keinen Nachweis von Mikrothromben, keine Nekrosen.

23.2 Therapie

Die **Hämodialyse** wird im Verlauf nur noch zweimal wöchentlich durchgeführt. Die Diurese setzt nach zweieinhalb Wochen schließlich ein, die Ausscheidung beträgt 3,5 l/Tag. Die Retentionsparameter sind weiter rückläufig. Die Hämodialyse wird sechs Tage vor der Entlassung des Patienten beendet.

Die **Antibiose** kann ebenfalls abgesetzt werden. Der Patient wird nach einem insgesamt vierwöchigen stationären Aufenthalt in einem deutlich gebesserten Allgemeinzustand mit einem Trockengewicht von 89 kg (bei Aufnahme: 106 kg!) mit folgender Medikation nach Hause entlassen: Amlodipin 1 × 5 mg, Metoprolol succinat 2 × 47,5 mg und Calciumacetat 475 mg 3 × 2. Bis auf die FFPs im Rahmen der Plasmapherese wurden keine weiteren Blutprodukte (Erythrozytenkonzentrate, Thrombozytenkonzentrate) transfundiert.

In der Laborverlaufskontrolle zwei Monate später zeigt sich ein unauffälliges Blut- und Differenzialblutbild. Die Retentionsparameter sind ebenfalls normwertig, die Diurese ist unauffällig. Der Patient konnte sein Studium abschließen und arbeitet seither als Jurist. Die Retentionsparameter sind in den vergangenen neun Jahren normwertig geblieben.

Zum damaligen Zeitpunkt war der Antikörper Eculizumab bei atypischem HUS nicht zugelassen. Aktuell würde man bei Versagen der Plasmapherese und Steroidtherapie zeitnah eine Eculizumab-Therapie beginnen.

Was wäre wenn …

- … der Arzt in der Notaufnahme die Fragmentozyten nicht bestimmt, das akute Nierenversagen als prärenal und die hämolytische Anämie und Thrombozytopenie als Evans-Syndrom gedeutet hätte?
  - Bei der thrombotischen Mikroangiopathie (TMA) handelt es sich um eine lebensbedrohliche Erkrankung. Schon bei Verdacht auf eine TMA muss sofort geklärt werden, ob notfallmäßig eine Plasmapherese und Steroidtherapie oder eine Antikörpertherapie mit Eculizumab durchgeführt werden muss. Eine Fehldiagnose bzw. Therapieverzögerung hätte für den Patienten tödlich enden können. Daher sollte jeder Internist diese Erkrankung mit ihrer typischen Laborkonstellation kennen und sofort die Bestimmung der Fragmentozyten veranlassen.
- … der Patient länger auf der Intensivstation gewesen wäre?
  - Der Patient wurde viel zu früh – unter laufender Plasmapherese und Steroidtherapie und anhaltender Anurie – auf die Normalstation verlegt. Auf der Intensivstation hätte man durch regelmäßige ZVD-Bestimmungen ein beginnendes Lungenödem rechtzeitig erkennen, eine Zwischendialyse durchführen und die Septikämie durch die Monitorüberwachung (Verschlechterung der Vitalparameter!) viel früher erkennen und behandeln können.
- … eine Knochenmarkpunktion durchgeführt worden wäre?
  - Eine Knochenmarkpunktion ist bei einer MAHA/TMA nicht indiziert. Die Diagnose kann durch typische Veränderungen im peripheren Blut gestellt werden. Bei erfolgter Punktion würde man eine ausreifende trilineäre Hämatopoese mit Hyperplasie der Erythro- und Megakaryopoese bei peripherem Verbrauch erwarten.
- … die Nierenbiopsie früher durchgeführt worden wäre?
  - Die Thromboyztenzahl hatte sich bereits am vierten Tag nach Beginn der Plasmapherese normalisiert. Eine Nierenbiopsie war eigent-

lich früher geplant gewesen, dann kam jedoch die respiratorische Verschlechterung und Pneumonie dazwischen, sodass die Nierenbiopsie erst nach zwei Wochen durchgeführt werden konnte. Histologisch würde man bei allen TMA-Formen Mikrothromben in den Nierenarteriolen und -glomeruli nachweisen können. Der unauffällige histologische Befund zeigt das gute und schnelle Therapieansprechen.

LITERATUR

Dimond A, George JN, Hastings C. Severe vitamin B-12 deficiency in a child mimicking thrombotic thrombocytopenic purpura. Pediatr Blood Cancer. 2009; 52(3): 420–422.

Fuchs R, Staib P, Brümmendorf T. Mechanische Hämolyse, TTP, HUS. In: Hämatologie 2018. 28. A. Stolberg: Nora, 2018. S. 263–267.

George JN, Nester CM. Syndromes of thrombotic microangiopathy. N Engl J Med, 2014;371(7): 654–666.

Page EE, Kremer Hovinga JA, Terrell DR. Thrombotic thrombocytopenic purpura: diagnostic criteria, clinical features, and long-term outcomes from 1995 through 2015. Blood Adv. 2017; 1 (10): 590–600.

FALL

24 Ach, du dicker Arm!

FALLBERICHT

Ein 73-jähriger Patient stellt sich mit einer seit zwei Tagen bestehenden und progredienten **schmerzhaften Schwellung der Hand und des Unterarms rechts** in der Notaufnahme vor.

Vor elf Tagen erfolgte die Implantation einer endovaskulären Aortenprothese (EVAR) bei **asymptomatischem infrarenalem Aortenaneurysma.** Postoperativ war der CRP-Wert auf 12 mg/dl angestiegen. Bei normwertiger Leukozytenzahl sowie fehlendem Fieber und Schüttelfrost wurde dies **als Postimplantationssyndrom gedeutet.** Der Patient konnte bei weiterhin fehlenden Infektzeichen am fünften postoperativen Tag entlassen werden.

Bei der aktuellen Vorstellung gibt der Patient an, dass er bis vor zwei Tagen beschwerdefrei gewesen sei. Die Miktion und der Stuhlgang seien unauffällig. Kein Fieber, keine Bauchschmerzen.

Vorerkrankungen: arterielle Hypertonie, Hyperlipoproteinämie, Nikotinabusus.

Aktuelle Medikation: ASS 1 × 100 mg, Simvastatin 1 × 20 mg. Keine Allergien bekannt.

Bei der körperlichen Untersuchung zeigen sich eine Rötung, Schwellung und Schmerzen des rechten Arms im Seitenvergleich. Die weitere Untersuchung ist unauffällig.

24.1 Diagnostik

Befund Labordiagnostik

In der Notaufnahme werden Routinelaborparameter erhoben (➤ Tab. 24.1).

- Im Blutbild zeigen sich eine **normozytäre, normochrome Anämie** und eine **schwere Thrombozytopenie** sowohl im EDTA- als auch im Citratblut. Das Differenzialblutbild und die Gerinnungsparameter sind unauffällig.
- In der klinischen Chemie sind eine Erhöhung von Glukose, Harnstoff, Kreatinin, CRP, GPT, Gamma-GT und LDH auffällig. Dagegen sind der Albumin- und der Haptoglobinwert leicht vermindert.
- Die übrigen Routineparameter liegen im Normbereich.

Tab. 24.1 Routinelabor bei stationärer Wiederaufnahme

Kenngröße	Maßeinh.	Mat.	Referenzber.	
Klinische Chemie				
Natrium	mmol/l	PS	135–145	**138**
Kalium	mmol/l	S	3,5–5,0	**3,8**
Glukose	mg/dl	PS	60–99	**127**
Harnstoff	mg/dl	PS	13–49	**66**
Kreatinin	mg/dl	PS	0,5–1,2	**1,4**
GFR (CKD-EPI)	ml/min	PS	≥ 90	**50**
Calcium	mmol/l	PS	2,10–2,55	**2,11**
Calcium (Alb.-korr.)	mmol/l	PS	2,10–2,55	**2,26**
Calcium (Eiw.-korr.)	mmol/l	PS	2,10–2,55	**2,27**
C-reakt. Prot.	mg/dl	PS	≤ 0,50	**7,37**
Eiweiß, gesamt	g/dl	PS	6,0–8,5	**6,4**
Albumin	g/dl	PS	3,5–5,2	**3,4**
Bilirubin gesamt	mg/dl	PS	≤ 1,2	**1,2**
Bilirubin direkt	mg/dl	PS	≤ 0,3	**0,5**
GOT [AST] (37°)	U/l	PS	≤ 50	**41**
GPT [ALT] (37°)	U/l	PS	≤ 50	**60**
Gamma-GT (37°)	U/l	PS	≤ 60	**112**
Alk. Phosphatase (37°)	U/l	PS	40–130	**106**

Tab. 24.1 Routinelabor bei stationärer Wiederaufnahme *(Forts.)*

Kenngröße	Maßeinh.	Mat.	Referenzber.	
Klinische Chemie				
LDH (37°)	U/l	PS	< 250	432
CK-Gesamt (37°)	U/l	PS	≤ 190	69
Lactat	mmol/l	NP	0,5–2,2	1,2
Hämatologie				
Kleines Blutbild		EB		
Leukozyten	G/l	EB	3,9–9,8	7,4
Erythrozyten	T/l	EB	4,54–5,77	3,83
Hämoglobin	g/dl	EB	13,5–17,5	10,8
Hämatokrit	l/l	EB	0,396–0,506	0,321
RDW-CV	%	EB	12,1–14,8	13,7
MCV	fl	EB	80,0–95,5	83,8
MCH	pg	EB	27,6–32,8	28,2
MCHC	g/dl	EB	32,8–36,6	33,6
Thrombozyten	G/l	EB	146–328	M 29
Thrombo-Agglutinate		EB		dgf.
Thrombozyten (Citratblut)	G/l	CB	146–328	M 28
Differenzial-BB (maschinell)		EB		Gerät
Unreife Granulozyten (masch.)	%	EB	≤ 1	2
Neutrophile Granulozyten	%	EB	41–71	69
Lymphozyten	%	EB	19–48	18
Monozyten	%	EB	5–15	10
Eosinophile Granulozyten	%	EB	≤ 8	1
Basophile Granulozyten	%	EB	≤ 1	< 1
Neutrophile Granuloz. (abs.)	G/l	EB	1,78–6,23	5,11
Lymphozyten (abs.)	G/l	EB	1,05–3,24	1,29
Monozyten (abs.)	G/l	EB	0,26–0,87	0,75
Eosinophile Granuloz. (abs.)	G/l	EB	0,03–0,44	0,09
Basophile Granuloz. (abs.)	G/l	EB	0,01–0,08	0,04

Tab. 24.1 Routinelabor bei stationärer Wiederaufnahme *(Forts.)*

Kenngröße	Maßeinh.	Mat.	Referenzber.	
Gerinnung (Spezial)				
Quick-Wert	%	P	70–120	76
INR		P	0,8–1,2	1,2
PTT	sec	P	25–42	33
Fibrinogen (Clauss)	mg/dl	P	160–400	238
Antithrombin	%	CP	75–130	101
Immunologie, Proteinchemie				
Haptoglobin	g/l	PS	0,30–2,00	0,14

Bei dieser Laborkonstellation mit erhöhtem Kreatinin, Thrombozytopenie, Anämie und Hämolysezeichen (LDH erhöht, Haptoglobin vermindert) muss an das Vorliegen einer **thrombotischen Mikroangiopathie (TMA)** gedacht und umgehend nach **Fragmentozyten im peripheren Blut** gesucht werden (➤ Tab. 24.2).

Tab. 24.2 Bestimmung der Fragmentozyten

Kenngröße	Maßeinh.	Mat.	Referenzber.	
Fragmentozyten	Promille	EB	n.nwb.	1

Die mikroskopisch bestimmte Fragmentozytenzahl beträgt nur 1 Promille und ist somit nicht relevant. Die in einem externen Labor bestimmte **ADAMTS-13-Aktivität** ist normwertig.

Befund ADAMTS-13-Testung

- ADAMTS13-Aktivität mit 73 % normal (Referenzbereich 50–110 %).
- ADAMTS13-Antigen (ELISA) mit 0,40 IU/ml normal (Referenzbereich 0,35–1,2 IU/ml).
- ADAMTS13-Inhibitor-Test (ELISA): kein Nachweis von Antikörpern.

Zum Ausschluss einer autoimmunhämolytischen Anämie wird ein Coombs-Test veranlasst. Der direkte und indirekte **Coombs-Test** sind ebenfalls **negativ.**

Eine mikroangiopathische hämolytische Anämie (MAHA) liegt somit nicht vor.

Da der Patient auch eine neu aufgetretene Armschwellung hat, wird **zum Ausschluss einer Thrombose** noch der **D-Dimer-Wert** (➤ Tab. 24.3) nach-

Tab. 24.3 Nachbestimmung D-Dimer

Kenngröße	Maßeinh.	Mat.	Referenzber.	
D-Dimer	µg/ml	CP	≤ 0,50	> 35,0

gemeldet und eine **Duplexsonografie der Armvenen** durchgeführt.

Befund Duplexsonografie der Armvenen rechts: Nachweis einer **Thrombose der V. cephalica antebrachii rechts** mit Aszension in die V. brachialis rechts bis zur rechten Axilla.

Der D-Dimer Wert ist massiv erhöht. Duplexsonografisch kann eine Thrombose gesichert werden, somit besteht nach vorausgegangener Operation/stationärem Aufenthalt mit durchgeführter Antikoagulation der **Verdacht auf eine heparininduzierte Thrombozytopenie (HIT).**

MERKE

Bei Vorliegen der folgenden Kriterien muss an eine HIT gedacht werden:

- Neu aufgetretene Thrombozytopenie (< 150 G/l).
- Abfall der Thrombozytenzahl um mehr als 50 % im Vergleich zum Vorwert, falls noch keine Thrombopenie vorliegt.
- Nachweis venöser oder arterieller Thrombosen.
- Nekrotische Hautläsionen im Bereich der Heparin-Injektionsstelle.
- Akute systemische Reaktion nach i. v.-Heparin-Bolusgabe (Fieber/Schüttelfrost, Tachykardie, Hypertonie, Dyspnoe, Herzstillstand).

Im nächsten Schritt wird ein **HIT-Schnelltest** durchgeführt.

Befund HIT-Schnelltest

Heparin/PF4 AK-Schnelltest	positiv
HIT-IL-Acustar-Assay	positiv
HIT-ELISA-Test	positiv

Die HIT-II-Diagnostik ist eindeutig positiv. Der Schnelltest ist eindeutig positiv, HIT-IL ist eindeutig positiv, HIT-Elisa ist eindeutig positiv mit hoher optischer Dichte und Hemmung nach Heparinzugabe. Es wird dringend eine alternative Antikoagulation nach klinischen Erfordernissen empfohlen.

Heparininduzierte Thrombozytopenie (HIT)

Es werden zwei Formen der heparininduzierten Thrombozytopenie unterschieden (Typ 1 und 2), von denen nur Typ 2 klinisch relevant ist.

- **HIT Typ 1:**
  - Leichtgradiger, passagerer Abfall der Thrombozytenzahl innerhalb der ersten zwei Tage nach Heparinexposition.
  - Erholung der Thrombopenie trotz fortgeführter Heparintherapie.
  - Der Thrombozytennadir beträgt minimal 100 G/l.
  - Keine Thrombose oder Embolie (!).
  - Keine Unterbrechung der Heparintherapie notwendig.
- **HIT Typ 2:**
  - Durch Antikörper gegen den Komplex aus Heparin und Plättchenfaktor 4 [PF 4] vermittelte Arzneimittelreaktion.
  - Antikörperbedingte Thromboseentstehung und dadurch Thrombozytenverbrauch mit resultierender Thrombozytopenie.
  - Sofortiges Absetzen von Heparin und Beginn einer alternativen Antikoagulation.
  - Das Risiko, an einer lebensbedrohlichen Thrombose inklusive Extremitätengangrän zu erkranken, hält bis zur Elimination des Heparins an!

MERKE

Bei einer HIT Typ 2 überwiegen venöse Thrombosen die arteriellen im Verhältnis 5:1.

FALLBERICHT

Zur weiteren Ursachenabklärung wird Kontakt mit der chirurgischen Klinik aufgenommen, in der die endovaskuläre Aortenprothese implantiert wurde. Dort werden die Laborwerte des Patienten angefordert. Es stellt sich heraus, dass der Patient am Operationstag und am ersten postoperativen Tag **unfraktioniertes Heparin** kontinuierlich mit einer Ziel-PTT von 50–60 sec erhalten hat. Der Patient hatte am Aufnahmetag einen Hb-Wert von 16,5 g/d und einen Hämatokrit von 0,489. Am Operationstag erhielt er einmalig Cefuroxim 1,5 g als Antibiotikaprophylaxe. Intraoperativ wurde ein Blutverlust von 600 ml dokumentiert. Vier Stunden nach der Operation zeigte sich im Blutbild ein Hb-Wert von 13,1 g/dl. Am vierten postoperativen Tag lag der Hb-Wert bei 11,5 g/dl und der Hämatokrit bei 0,354. Die Hämolyseparameter (LDH, Bilirubin und Haptoglobin) wurden während des stationären Aufenthalts in der Chirurgie zu keiner Zeit bestimmt.

Differenzialdiagnosen

Die Thrombozytopenie und das zeitgleiche Auftreten einer Thrombose ist durch das Vorliegen einer HIT vom Typ 2 zu erklären. Die Ursache der Coombs-negativen hämolytischen Anämie bleibt dagegen noch unklar. Die Verdachtsdiagnose einer thrombotisch-thrombozytopenischen Purpura (TTP) ist gar nicht so abwegig, da bei der TTP im Gegensatz zum hämolytisch-urämischen Syndrom (HUS) das akute Nierenversagen nicht das führende Symptom ist und daher nur mild ausgeprägt sein kann. Eine Fragmentozytenzahl von 1 Promille und eine normale ADAMTS-13 Aktivität schließen die TTP jedoch aus. Eine mechanische Hämolyse liegt bei der normwertigen Fragmentozytenzahl und einer Gefäßprothese auch nicht vor. Bei einer mechanischen Klappe wäre dies denkbar.

Aus den externen Unterlagen geht hervor, dass postoperativ ein Hb-Abfall um 3,4 Punkte (von 16,5 auf 13,1 g/d) innerhalb von vier Stunden dokumentiert wurde. Der erste postoperativ bestimmte Hämatokrit betrug 0,391. Es muss also zunächst das perioperative Erythrozytenvolumen berechnet werden, um den **plausiblen postoperativen Hämatokritwert** bestimmen zu können. Daher muss im ersten Schritt das zirkulierende Blutvolumen des Patienten berechnet werden.

Berechnung des zirkulierenden Blutvolumens (BV):

- Geschlecht: männlich
- Körpergröße (KGr) = 1,8 m
- Körpergewicht (KG) = 100 kg
- Hämatokrit präoperativ (Hkt) = 0,489
- Perioperativer Blutverlust (pvBV) = 0,6 l

Das Blutvolumen wird mit folgender Formel berechnet: $BV = a \times KGr^3 + b \times KG + c$. Die Konstanten zur Berechnung des Blutvolumens sind aus ➤ Tab. 24.4 zu entnehmen.

Daraus ergibt sich für die Berechnung des BV des Patienten:

- $BV = 0{,}3669 \times 1{,}8^3 + 0{,}03219 \times 100\,kg + 0{,}6041$
- $BV = 2{,}140 + 3{,}219 + 0{,}6041 = 5{,}963$

Tab. 24.4 Konstanten zur Berechnung des Blutvolumens

Konstante	Frauen	Männer
a	0,3561	0,3669
b	0,03308	0,03219
c	0,1833	0,6041

Das Blutvolumen des Patienten beträgt 5,963 l.

Das **Erythrozytenvolumen (EV)** wird nach folgender Formel berechnet: $EV = BV \times Hkt \times 0{,}91$. Daraus ergibt sich für die Berechnung des EV des Patienten: $EV = 5{,}963 \times 0{,}489 \times 0{,}91 = 2{,}652$.

Das Erythrozytenvolumen des Patienten beträgt 2,652 l.

CAVE

Der perioperative Blutverlust ist nicht mit dem perioperativ verlorenen Erythrozytenvolumen gleichzusetzen.

Der perioperative Blutverlust (pvBV) muss nun mit der folgenden Formel in das **perioperativ verlorene Erythrozytenvolumen (pvEV)** umgerechnet werden:

- $pvEV = pvBV \times Hkt_{präop} \times 0{,}91$
- $pvEV = 0{,}6 \times 0{,}489 \times 0{,}91 = 0{,}267$

Der Patient hat perioperativ 600 ml Vollblut verloren, das entspricht einem **Erythrozytenvolumen von 267 ml.**

Mit dem Erythrozytenvolumen kann anhand folgender Formel der **postoperative Hämatokrit** berechnet werden:

- $Hkt_{5d\,postop} = vHkt_{präop} - pvEV/(BV \times 0{,}91)$
- $Hkt_{5d\,postop} = 0{,}489 - 0{,}267/5{,}963 \times 0{,}91 = 0{,}409$

Der Hämatokritwert müsste nach dieser Berechnung am fünften postoperativen Tag bei 0,409 liegen. Der Hämatokrit des Patienten liegt jedoch am vierten postoperativen Tag bei 0,354. Das bedeutet, dass der Hämoglobinabfall von 16,5 auf 11,8 g/dl nicht allein durch den Blutverlust zu erklären ist. Am stationären Wiederaufnahmetag, d. h. am elften postoperativen Tag, beträgt der Hb-Wert nur noch 10,8 g/dl und der Hämatokrit 0,321. Laborchemisch sind die Hämolyseparameter LDH und Haptoglobin pathologisch verändert. Der Bilirubinwert ist nur diskret erhöht.

MERKE

Das Haptoglobin ist ein sehr sensitiver Hämolyseparameter. Es ist bereits ab einer Hämolyse von 20 ml sofort vermindert bis nicht nachweisbar. Das Haptoglobin kann bis drei Wochen nach Sistieren der Hämolyse nicht nachweisbar sein.

Als Ursache für die Coombs-negative hämolytische Anämie kommt die einmalige intraoperative Cefuroxim-Gabe im Sinne einer **medikamentenabhängigen immunhämolytischen Anämie** in Frage. Nach einer stattgehabten früheren Exposition reicht eine erneute Exposition aus, um eine rasche Hämolyse zu bewirken. Da Cefuroxim eine medikamentenabhängige Hämolyse verursacht, passt auch der negative Coombs-Test dazu.

Medikamenteninduzierte und medikamentenabhängige immunhämolytische Anämien

Diese beiden Formen der immunhämolytischen Anämie unterscheiden sich durch folgende Kriterien.

- **Medikamenteninduzierte autoimmunhämolytische Anämie:**
  - Extravasale Hämolyse
  - **Coombs-Test positiv**
  - **Auslösende Medikamente:** Levodopa, Methyldopa, Procainamid
  - **Therapie:** Absetzen bzw. Dosisreduktion des Medikaments, Therapieversuch mit Steroiden
- **Serologisch medikamentenabhängige autoimmunhämolytische Anämie:**
  - Intravasale Hämolyse
  - **Coombs-Test meistens negativ,** nur nach Zugabe des vermuteten Medikaments positiv (Spezialuntersuchung!)
  - **Auslösende Medikamente:** Aminopyrin, Butizid, Carbimazol, **Cephalosporine** (z. B. Cefuroxim), Chinidin, Chinin, Diclofenac, Isoniazid
  - **Therapie:** sofortiges Absetzen des verdächtigten Medikaments, Therapieversuch mit Steroiden, symptomatische Therapie

CAVE

Der Nachweis von zellassoziierten und/oder freien Antikörpern erfolgt bei medikamenteninduzierten Zytopenien wie bei anderen Autoimmunhämolysen. Jedoch sind freie Autoantikörper bei serologisch medikamentenabhängigen Zytopenien nie nachweisbar, wenn das verdächtigte Medikament nicht im Test verwendet wird. Es ist ein erster Hinweis, jedoch nicht Beweis für die Medikamentenabhängigkeit. Freie Autoantikörper, die ohne Zusatz von Medikamenten nachgewiesen wurden, schließen eine serologisch medikamentenabhängige Zytopenie als alleinige Ursache aus.

Diagnose

In Zusammenschau der Befunde liegen bei dem Patienten eine **HIT, Typ 2, mit tiefer Armvenenthrombose und Thrombophlebitis rechts,** sowie eine **Cefuroxim-induzierte Coombs-negative medikamentenabhängige autoimmunhämolytische Anämie** vor.

24.2 Therapie

Bei Verdacht auf HIT wird unmittelbar nach der stationären Aufnahme des Patienten eine therapeutische **Antikoagulation mit Argatroban** intravenös begonnen, die bis auf eine minimale Hämatochezie, em ehesten bei Hämorrhoidalblutung, ohne relevanten Hb-Abfall gut toleriert wird. Bei ausbleibendem Anstieg der Thrombozytenzahl im Verlauf wird eine **Steroidtherapie** (initial 100 mg SDH i. v.) begonnen, außerdem werden **Immunglobuline** (30 g/Tag) über insgesamt fünf Tage intravenös verabreicht. Hierunter steigt die Thrombozytenzahl allmählich an, und die Hämolyseparameter normalisieren sich, da auch bei der medikamentenabhängigen Immunhämolyse Steroide die Therapie der Wahl sind. Das Steroid wird innerhalb von zwei Wochen ausgeschlichen und abgesetzt. Der Hb-Wert steigt auf maximal 13 g/dl an. Bei einem Thrombozytenwert > 100 G/l erfolgt die **Umstellung der Antikoagulation auf Apixaban** 2 × 5 mg (Off-Label-Einsatz!).

Im stationären Verlauf entwickelt der Patient eine livide Verfärbung der Zehen sowie Hautischämien der Fußsohlen. Eine angiologische Abklärung inklusive Oszillografie ergibt keinen Anhalt für Zehenarterienverschlüsse, sodass die Verfärbung im Sinne akraler Ischämien bei disseminierter intravasaler Gerinnung (DIC) im Rahmen der HIT interpretiert wird. Es wird zusätzlich eine intravenöse **Prostavasin®-Therapie** eingeleitet. Die Thrombozytenzahl fällt diskret auf 90 G/l, was als Nebenwirkung des Prostavasin® gedeutet wird. Der Lokalbefund bes-

Tab. 24.5 Blutbildverlaufskontrolle (zwei, drei und vier Wochen nach Entlassung)

Kenngröße	Maßeinh.	Mat.	Referenzber.			
Hämatologie				Nach 4 Wochen	Nach 3 Wochen	Nach 2 Wochen
Thrombozyten	G/l	EB	146–328	**242**	**132**	**96**

sert sich hierunter, sodass die Therapie nach zehn Tagen beendet werden kann. Der Patient wird deutlich beschwerdegebessert nach fast vierwöchigem stationärem Aufenthalt nach Hause entlassen.

In der Blutbildverlaufskontrolle zwei Wochen später zeigt sich eine normwertige Thrombozytenzahl (➤ Tab. 24.5).

24

MERKE

Bei nachgewiesener HIT vom Typ 2 ist eine Reexposition sowohl mit unfraktioniertem als auch mit niedermolekularem Heparin lebenslang untersagt. Bei medikamentenabhängiger Immunhämolyse sollte bei dem Patienten auch auf eine weitere Gabe von Cefuroxim verzichtet werden.

Was wäre wenn …

- … der Patient in der Notaufnahme nur eine duplexsonografische Untersuchung ohne Laborbestimmung erhalten hätte und mit einer Vollantikoagulation mit niedermolekularem Heparin nach Hause geschickt worden wäre?
  - Das hätte fatale Folgen für den Patienten gehabt. Insbesondere in der Notaufnahme sollte bei Verdacht auf Thrombose eine Routinelaboruntersuchung (u. a. mit Kreatinin, Harnstoff, CRP, Bilirubin, LDH und Blutbild) inklusive D-Dimer-Bestimmung veranlasst werden. Bei Vorliegen einer HIT vom Typ 2 ist die Antikoagulation mit unfraktioniertem und niedermolekularem Heparin absolut kontraindiziert.
- … der Patient eine thrombotische Mikroangiopathie (TMA) gehabt hätte?
  - Bei erhöhter Fragmentozytenzahl (> 5 Promille) wären die Kriterien einer TMA erfüllt. Die Armvenenthrombose passt jedoch nicht zum klinischen Bild einer TMA, die durch Mikrothrombenbildung in Arteriolen und Kapillaren zu einer Thrombopenie führt. Diese könnte auch eine andere Ursache haben. Der Patient hatte intraoperativ einen ZVK erhalten, sodass eine Armvenenthrombose auch katheterassoziiert (z. B. Portkatheter, ZVK) auftreten kann. Bei Vorliegen einer TMA liegt eine Notfallsituation vor! Es muss eine sofortige Unterbringung des Patienten auf einer Überwachungs-/Intensivstation erfolgen und der Nephrologe hinzugezogen werden.
- … eine Coombs-positive Hämolyse, Thrombopenie und keine Thrombose vorgelegen hätte?
  - Bei einer Coombs-positiven hämolytischen Anämie muss geklärt werden, ob eine Anämie vom Wärme- oder Kältetyp vorliegt. Aufgrund der erst kürzlich zurückliegenden Operation wäre zur Thrombopenieabklärung die Durchführung eines HIT-Tests erforderlich. Bei negativem Befund und Ausschluss chronischer Infektionskrankheiten muss man eine Immunthrombozytopenie (ITP) annehmen, sodass bei der Kombination von Coombs-positiver Anämie und ITP ein Evans-Syndrom vorliegt. Das Evans-Syndrom muss aufgrund der höheren Rezidivgefahr länger mit Steroiden behandelt werden.

LITERATUR

Go RS, Winters JL, Kay NE. How I treat autoimmune hemolytic anemia. Blood, 2017; 129 (22): 2971–2979.

Gombotz H, Zacharowski K, Spahn DR. Patient Blood Management. 1. A. Stuttgart: Thieme, 2013.

Kiefel V, Müller-Eckhardt C. Medikamentös induzierte Immunhämozytopenien. Dtsch med Wschr, 1993; 118 (4): 113–118.

Lubenow N, Kempf R, Eichner A. Heparin-induced thrombocytopenia. Temporal pattern of thrombocytopenia in relation to initial use or reexposure to heparin. Chest, 2002; 122 (1): 38–42.

Schrezenmeier H, Heimpel H. Hämolysediagnostik und Differentialdiagnose hämolytischer Anämien. Internist, 1998; 39: 1273–1289.

Segel GB, Lichtman MA. Direct antiglobulin („Coombs") test-negative autoimmune hemolytic anemia: a review. Blood Cells Mol Dis. 2014; 52 (4): 152–160.

Anhang Teil III: Abklärung Thrombozytopenie

Definition

Eine Thrombozytopenie ist definiert als Verminderung der Thrombozytenzahl im peripheren Blut auf < 150 G/l.

Schweregradeinteilung

Die Thrombozytopenie wird in drei Schweregrade eingeteilt:

Thrombozytenzahl	< 150 G/l	Milde Thrombozytopenie
	50–100 G/l	Mittelschwere Thrombozytopenie
	< 50 G/l	Schwere Thrombozytopenie

Ursachen

- Verminderte Produktion im Knochenmark
- Sequestration, meist in einer vergrößerten Milz
- Vermehrter Thrombozytenverbrauch

Algorithmus Abklärung Thrombozytopenie

Nach Durchführung der Anamnese und der körperlichen Untersuchung werden die im Folgenden beschriebenen sechs Schritte zur Abklärung einer Thrombozytopenie abgearbeitet.

Thrombozytenbestimmung (Schritt 1 und 2)

In den ersten beiden Abklärungsschritten werden die Thrombozyten bestimmt (➤ Abb. III.1, ➤ Abb. III.2).

Medikamente (Schritt 3)

Der Patient muss nach der Einnahme aktueller Medikamente und Nahrungsergänzungsmittel gefragt werden. Folgende Medikamente können zu einer medikamenteninduzierten isolierten Thrombozytopenie führen (Longo und Dietel 2016):

- Abciximab, Acetaminophen, Amiadoron, Amlodipin, Ampicillin
- Carbamezepin, Ceftriaxon, Cephamandol, Chinidin, Chinin, Ciprofloxacin
- Diazepam
- Eptifibatid
- Furosemid
- Gold
- Haloperidol, Heparin
- Ibuprofen
- Lorazepam
- Mirtazapin
- Naproxen
- Oxaliplatin
- Penicillin, Phenytoin, Piperacillin
- Ranitidin, Rosiglitazon, Roxifiban
- Sulfisoxazol, Suramin
- Tirofiban, Trapilast, Trimethoprim/Sulfamehoxazol
- Vancomycin

Abklärung weiterer pathologischer Werte (Schritt 4)

Für die Thrombopenieabklärung ist die routinemäßige Bestimmung von weiteren Laborparametern erforderlich. Bei folgenden beispielhaften Laborkonstellationen handelt es sich um typische „Blickdiagnosen“:

- Kreatinin ↑, LDH ↑, Haptoglobin ↓, indir. Bilirubin ↑, Hb ↓, Fragmentozyten > 5 Promille, Coombs-Test negativ: TMA (HUS/TTP)
- LDH ↑, Haptoglobin ↓, indir. Bilirubin ↑, Hb ↓, Coombs-Test positiv: Evans-Syndrom
- Transaminasen ↑, Cholestaseparameter ↑, dir. Bilirubin ↑, polyklonale Gammopathie (Quick ↓, PTT ↑): Leberzirrhose
- Lymphopenie, polyklonale Gammopathie: akute HIV-Infektion
- Lymphopenie, polyklonale Gammopathie, CRP ↑, BSG-Beschleunigung, C3 und C4 ↓, ANAs oder Rheumafaktor positiv: SLE
- Leukozytose, CRP ↑, PCT ↑, Kreatinin ↑, Transaminasen ↑, Lactat ↑, Quick ↑, D-Dimer ↑: SIRS, Sepsis

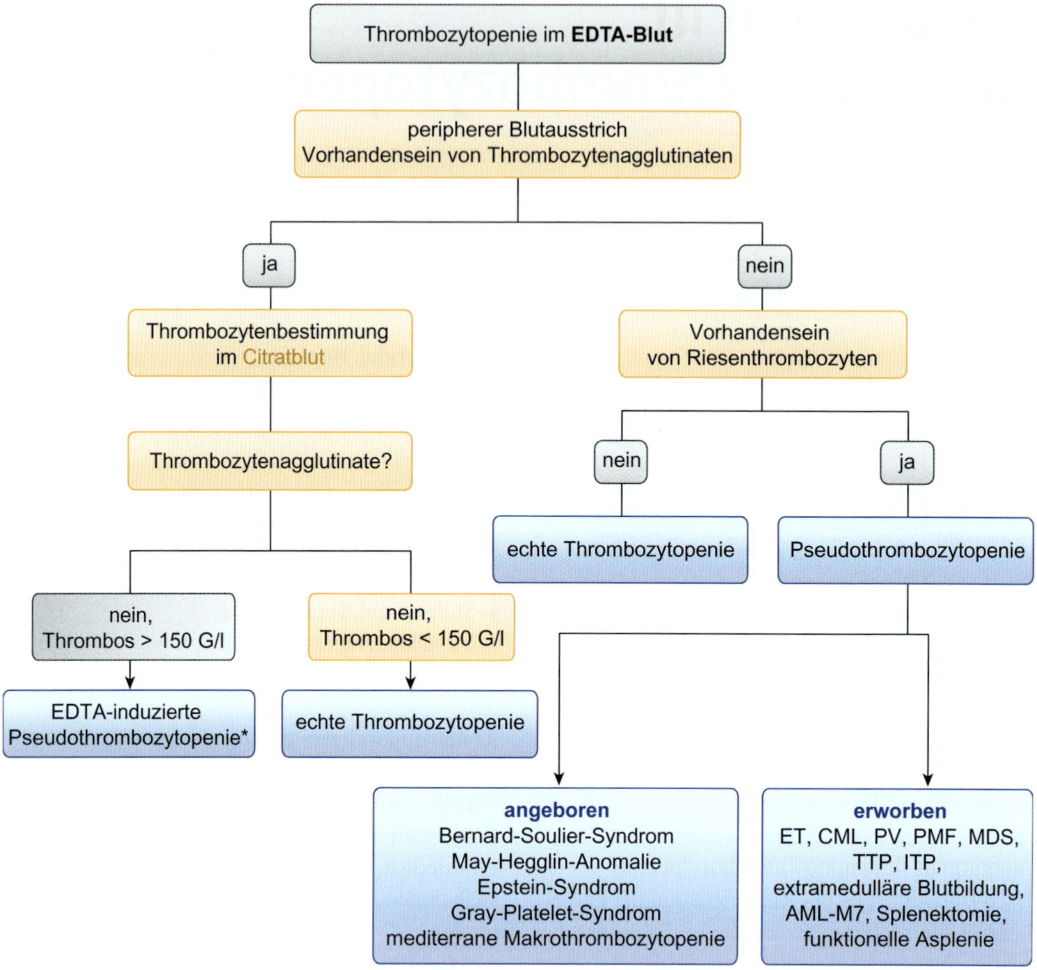

Abb. III.1 Abklärung Thrombozytopenie: Schritt 1 [L138; P502]
* Durchführung eines nativen peripheren Blutausstrichs zur quantitativen Thrombozytenzählung oder Bestimmung der Thrombozytenzahl in der Spezial-Monovette® ThromboExact

- Normoblasten, pathologische Linksverschiebung ± Hb ↓, ± Leukozyten ↓: Knochenmarkkarzinose, extramedulläre Blutbildung
- MCV ↑, CDT ↑, Gamma-GT ↑, Transaminasen ↑: chronischer Alkoholabusus

Weitere Untersuchungen (Schritt 5)

- **Virologische Untersuchungen:**
  - HIV und Hepatitis B/C → falls negativ: CMV- und EBV-Serologie
  - Ggf. weitere Serologien, anamneseabhängig (Auslandsanamnese!)
- **Abdomensonografie:**
  - Leber: Hepatomegalie, zirrhotischer Umbau → Hepatitis, Leberzirrhose
  - Milz: Splenomegalie: maligne (Lymphominfiltration, MPN [myeloproliferative Neoplasie], ALL), Hypersplenismus, Virusinfektion, Leishmaniose, bakterielle Infektionen
  - Lymphknoten: Lymphadenopathie: maligne (Lymphom, Lymphknotenmetastase), benigne (Virusinfektion, bakterieller Infekt)
  - Aszites, Pleura- und Perikarderguss → Polyserositis → rheumatische Erkrankungen (z. B. SLE)

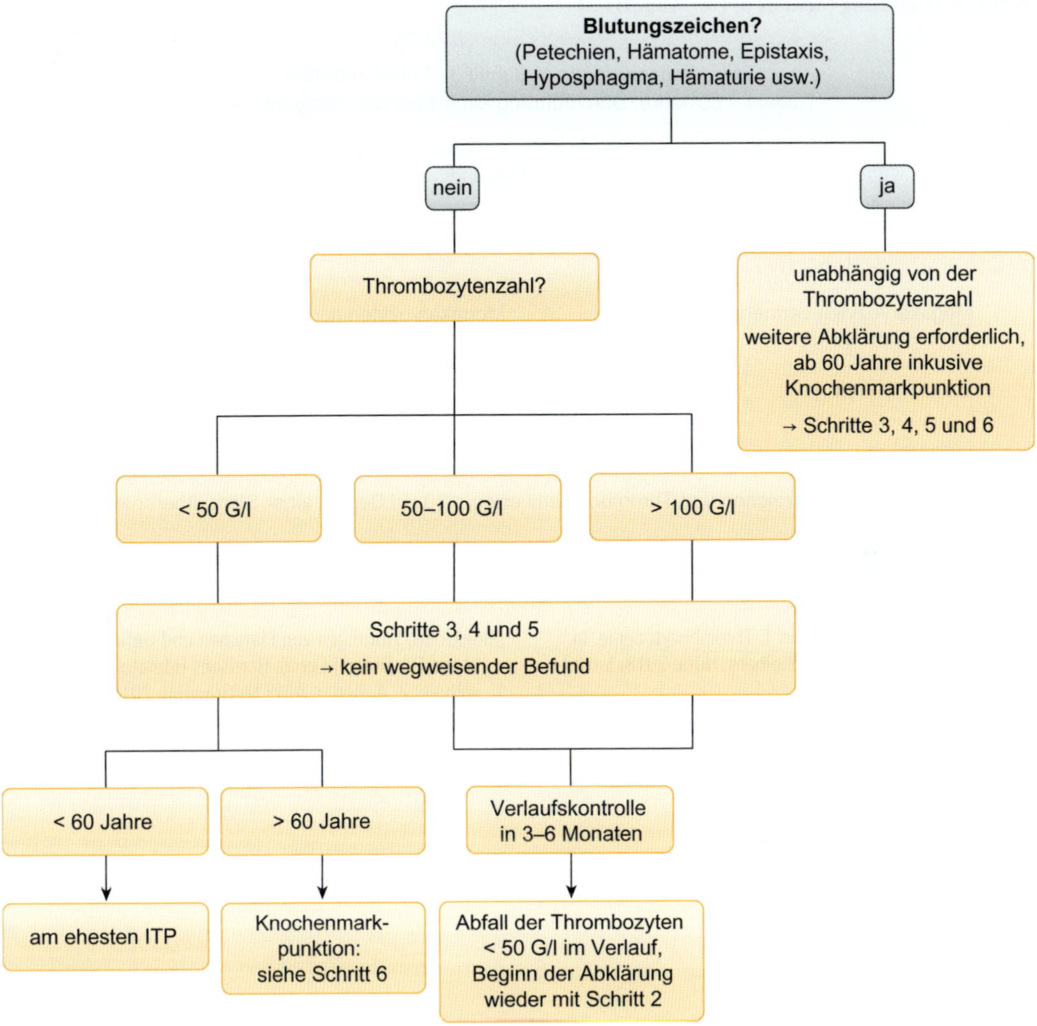

Abb. III.2 Abklärung Thrombozytopenie: Schritt 2 [L138; P502]

Weitere Abklärung (Schritt 6) (➤ Abb. III.3)

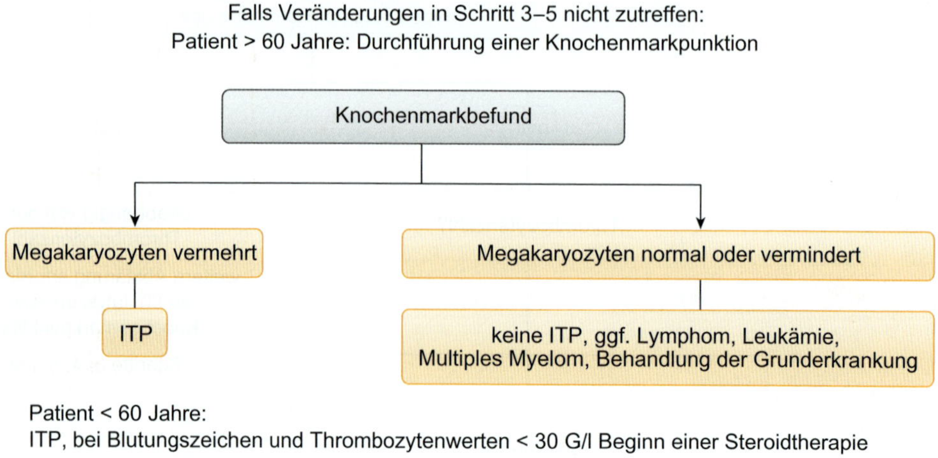

Abb. III.3 Vorgehen in Schritt 6, falls Schritt 3–5 nicht zutreffen. [L138; P502]

LITERATUR

Fuchs R, Staib P, Brümmendorf T. Thrombozytopenie. In: Hämatologie 2018. 28. A. Stolberg: Nora, 2018. S. 187–189.

Klonke BA. Störungen von Plättchen und Gefäßwand. In: Longo DL, Dietel M et al. Harrisons Hämatologie und Onkologie. 2. A. Berlin: ABW McGrawHill, 2016. S. 319.

IV

Nurcan Alpay

Blutbildveränderungen: Leukozytopenie

25 Joggen bis zum Umfallen 169

26 Das hat aber wehgetan, Frau Doktor! 174

Anhang Teil IV: Abklärung Leukozytopenie 178

FALL

25 Joggen bis zum Umfallen

FALLBERICHT

Eine 19-jährige Patientin stellt sich zur diagnostischen Abklärung einer Leukopenie in der hämatologischen Ambulanz vor.

Einen Monat zuvor sei bei einer Routinelaboruntersuchung vor Beginn eines Praktikums im medizinischen Bereich eine **Leukopenie von 2,2 G/l** aufgefallen. Die Patientin ist asymptomatisch. Eine Infektanfälligkeit bestehe nicht. Nachtschweiß und Fieber werden verneint. Die Patientin habe aufgrund einer Ernährungsumstellung **innerhalb von neun Monaten vier Kilo abgenommen.** Sie sei nun Vegetarierin.

Vorerkrankungen: Z. n. Borreliose im Alter von drei Jahren, Z. n. Parvovirus-Infektion in der Kindheit. Kein Alkohol- oder Nikotinabusus. Keine Allergien. Keine Dauermedikation.

Der körperliche Untersuchungsbefund ist bis auf den **BMI von 16,3** (173 cm, 49 kg) unauffällig. Es zeigt sich weder eine Hepatosplenomegalie noch eine Lymphadenopathie.

25.1 Diagnostik

Die Patientin nimmt zur Blutentnahme auf einem Stuhl Platz. Unmittelbar nach der Blutentnahme synkopiert sie im Sitzen, wird aber von der Pflegekraft noch rechtzeitig aufgefangen und mit Hilfe des herangeeilten Personals in ein Bett gelegt. Es werden 1 000 ml NaCl 0,9 % infundiert. Die Patientin kommt sehr rasch zu sich. Bei der Synkope handelt es sich am ehesten um eine durch die Blutabnahme ausgelöste **vasovagale Synkope.**

Befund Labordiagnostik

- Im Aufnahmelabor (➤ Tab. 25.1) zeigt sich lediglich eine **isolierte leichtgradige Leuko- und Neutropenie.**
- Die restlichen Routineparameter sind normwertig. Ein Eisen- oder Folsäure-/Vitamin-B_{12}-Mangel liegt nicht vor.

Tab. 25.1 Routinelabor bei Erstvorstellung

Kenngröße	Maß-einh.	Mat.	Referenz-ber.	
Klinische Chemie				
Natrium	mmol/l	PS	135–145	**139**
Kalium	mmol/l	S	3,5–5,0	**4,3**
Glukose	mg/dl	PS	60–99	**66**
Harnstoff	mg/dl	PS	13–49	**22**
Kreatinin	mg/dl	PS	0,5–1,0	**0,9**
GFR (CKD-EPI)	ml/min	PS		**97**
Harnsäure	mg/dl	PS	2,5–5,7	**4,2**
Calcium	mmol/l	PS	2,10–2,55	**2,52**
Calcium (Eiw.-korr.)	mmol/l	PS	2,10–2,55	**2,43**
Ferritin	µg/l	PS	15–160	**28**
C-reakt. Prot.	mg/dl	PS	≤ 0,50	**< 0,10**
Eiweiß, gesamt	g/dl	PS	6,0–8,5	**8,5**
Bilirubin gesamt	mg/dl	PS	≤ 1,2	**0,4**
GOT [AST] (37°)	U/l	PS	≤ 35	**25**
GPT [ALT] (37°)	U/l	PS	≤ 35	**18**
Gamma-GT (37°)	U/l	PS	≤ 40	**13**
Alk. Phosphatase (37°)	U/l	PS	35–105	**37**
LDH (37°)	U/l	PS	< 250	**170**
Hämatologie				
Kleines Blutbild		EB		
Leukozyten	G/l	EB	4,0–10,4	**3,5**
Erythrozyten	T/l	EB	3,96–5,16	**4,35**

25

Tab. 25.1 Routinelabor bei Erstvorstellung *(Forts.)*

Kenngröße	Maß-einh.	Mat.	Referenz-ber.	
Hämatologie				
Hämoglobin	g/dl	EB	11,5–15,4	**13,1**
Hämatokrit	l/l	EB	0,346–0,453	**0,386**
RDW-CV	%	EB	12,1–14,8	**12,4**
MCV	fl	EB	80,0–95,5	**88,7**
MCH	pg	EB	26,1–32,6	**30,1**
MCHC	g/dl	EB	31,9–35,5	**33,9**
Thrombozyten	G/l	EB	176–391	**241**
Differenzial-BB (maschinell)		EB		**Gerät**
Neutrophile Granulozyten	%	EB	43–74	**53**
Lymphozyten	%	EB	18–46	**37**
Monozyten	%	EB	4–12	**7**
Eosinophile Granulozyten	%	EB	0–5	**2**
Basophile Granulozyten	%	EB	0–1	**< 1**
Neutrophile Granuloz. (abs.)	G/l	EB	1,91–7,37	**1,85**
Lymphozyten (abs.)	G/l	EB	1,22–3,56	**1,29**
Monozyten (abs.)	G/l	EB	0,25–0,85	**0,25**
Eosinophile Granuloz. (abs.)	G/l	EB	0,03–0,44	**0,07**
Gerinnung (Spezial)				
Quick-Wert	%	P	70–120	**78**
INR		P	0,8–1,2	**1,1**
PTT	sec	P	25–42	**33**
Immunologie, Proteinchemie				
Haptoglobin	mg/dl	PS	30,0–200,0	**44,6**
Endokrinologie, Spezialanalytik				
Folsäure	ng/ml	PS	4,6–18,7	**14,4**
Vitamin B_{12}	pg/ml	PS	197–771	**414**

Bei Vertiefung der Anamnese wird die Patientin nach Kinderkrankheiten gefragt und der Impfstatus erhoben. Nach einer Tetanusimpfung im Kleinkindalter habe die Patientin laut Aussage der Mutter mit Fieber reagiert, weshalb die Eltern weitere Impfungen, insbesondere die Masern-Mumps-Röteln-Impfung (MMR-Impfung), nicht mehr durchführen ließen. Trotz fehlendem Impfschutz ist die Patientin bisher an keiner typischen Kinderkrankheit bis auf Ringelröteln erkrankt.

Differenzialdiagnosen Neutropenie

Eine milde Neutropenie kann in seltenen Fällen bei bestimmten ethnischen Gruppen als **benigne ethnische Neutropenie** beobachtet werden. Diese Form der Neutropenie hat keinen Krankheitswert. Die Neutrophilenzahl liegt > 1 000/µl.

Im Kindesalter können **kongenitale Neutropenien** beobachtet werden.

Zu den **erworbenen Neutropenien** werden infektbedingte, medikamenteninduzierte, autoimmunbedingte, vitaminmangelbedingte Neutropenien, die chronische idiopathische Neutropenie und die Neutropenie bei hämatologischen Erkrankungen gezählt.

Um bei der Patientin eine latente Virusinfektion bei fehlender Grundimmunisierung auszuschließen, werden Serologien veranlasst.

Befund Virusserologie

Mumps-IgG und IgM	negativ
EBV-VCA-IgG, EBV-EA-IgG, Anti-EB-NA-IgG und EBV-VCA-IgM	negativ
Anti-CMV-IgG, Anti-CMV-IgM	negativ
Röteln IgG und IgM	negativ
Masern IgG und IgM	negativ

Es bestehen keine Anhaltspunkte für eine frische oder abgelaufene Virusinfektion.

FALLBERICHT

Es wird eine Laborverlaufskontrolle in zwei Monaten vereinbart. Der Patientin wird außerdem die Durchführung einer MMR-Impfung nach Abklärung der bisher unklaren Neutropenie im Verlauf angeraten. Bei der Wiedervorstellung gibt die Patientin weiterhin subjektives Wohlbefinden an. Eine Woche zuvor habe sie einen leichten, kurz anhaltenden, am ehesten viralen Infekt gehabt, der inzwischen abgeklungen sei. Im Blutbild zeigt sich eine **progrediente Leuko-/Neutropenie (2,7 G/l und**

1,14 G/l). Der Hb-Wert und die Thrombozytenzahl sind weiterhin normwertig.

Auf eine Knochenmarkpunktion wird verzichtet, da differenzialdiagnostisch von einer passageren Leukopenie nach stattgehabter viraler Infektion ausgegangen wird. In der veranlassten Durchflusszytometrie des peripheren Bluts zeigt sich eine unauffällige Lymphozytenzahl ohne Hinweis auf eine leukämische Ausschwemmung durch ein T- oder B-NHL.

Vier Wochen später kommt die Patientin zur geplanten Blutentnahme. Sie wird, wie bei den Vorbesuchen auch, von ihrer Mutter begleitet. Die Patientin wirkt noch schlanker und gebrechlicher als bei der Erstvorstellung. Bei der Blutentnahme kollabiert sie erneut. Eine Synkope wird diesmal nicht beobachtet.

Die Vitalparameter sind: RR 60/28 mmHg, PF 38/min, O_2-Sättigung 100 % bei Raumluft. Der BZ-Wert liegt bei 80 mg/dl.

Die Patientin wird ins Bett gelegt und an den Überwachungsmonitor angeschlossen. Es werden insgesamt 500 ml NaCl 0,9 % infundiert. Nach eineinhalb Stunden erholt sich die Patientin, der Blutdruck beträgt 98/65 mmHg, die PF 48/min. Aufgrund der symptomatischen Bradykardie **wird ein EKG geschrieben** (➤ Abb. 25.1).

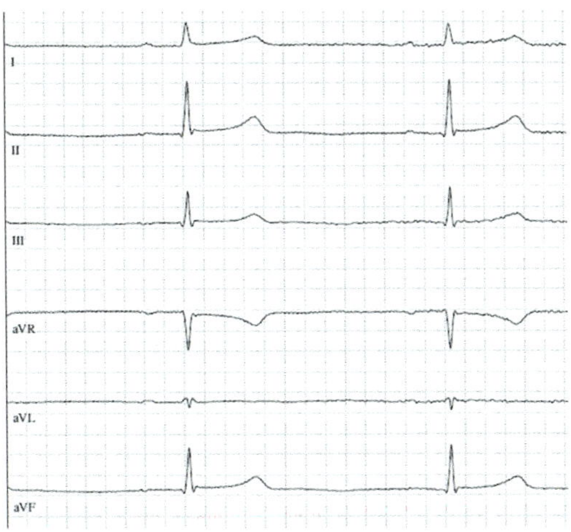

Abb. 25.1 EKG nach klinischer Besserung: Sinusrhythmus, HF 47/min, Steiltyp. PQ 188 ms, QRS 84 ms, QT/QTc 458/405 ms. Keine frischen Ischämiezeichen, kein Schenkelblock, keine Extrasystolen. Positiver Sokolow-Lyon-Index von 3,6 mV. Kein P-Mitrale. [T1004]

Tab. 25.2 Laborverlaufskontrolle (zwei und drei Monate später)

Kenngröße	Maßeinh.	Mat.	Referenzber.		
				Nach 3 Monaten	Nach 2 Monaten
Kleines Blutbild		EB			
Leukozyten	G/l	EB	4,00–10,40	2,3	2,7
Erythrozyten	T/l	EB	3,96–5,16	**4,02**	**4,16**
Hämoglobin	g/dl	EB	11,5–15,4	**12,1**	**12,5**
Hämatokrit	l/l	EB	0,346–0,453	**0,350**	**0,378**
RDW-CV	%	EB	12,1–14,8	**12,2**	**12,7**
MCV	fl	EB	80,0–95,5	**87,3**	**90,9**
MCH	pg	EB	26,1–32,6	**30,1**	**30**
MCHC	g/dl	EB	31,9–35,5	**34,6**	**33,1**
Thrombozyten	G/l	EB	176–391	**202**	**261**
Differenzial-BB (maschinell)		EB		**Gerät**	**Gerät**
Neutrophile Granulozyten	%	EB	43–74	39	42
Lymphozyten	%	EB	18–46	53	**45**
Monozyten	%	EB	4–12	**5**	**10**
Eosinophile Granulozyten	%	EB	0–5	**< 1**	**2**
Basophile Granulozyten	%	EB	0–1	2	2
Neutrophile Granuloz. (abs.)	G/l	EB	1,91–7,37	0,89	1,14
Lymphozyten (abs.)	G/l	EB	1,22–3,56	1,21	**1,24**
Monozyten (abs.)	G/l	EB	0,25–0,85	0,12	**0,27**
Eosinophile Granuloz. (abs.)	G/l	EB	0,03–0,44	0,02	**0,04**

Befund EKG: Sinusbradykardie, positiver Sokolow-Lyon-Index, weitere Kriterien für eine Linksherzhypertrophie sind nicht erfüllt.

In der **Laborverlaufskontrolle** zeigt sich eine progrediente Leuko- und Neutropenie (➤ Tab. 25.2). Zusätzlich zeigt sich eine neu aufgetretene Lympho- und Monozytopenie.

Verdachtsdiagnose

In Zusammenschau des klinischen und laborchemischen Verlaufs besteht bei der Patientin der Verdacht auf eine **Anorexia nervosa mit isolierter Leuko-/Neutropenie und Sinusbradykardie.**

Anorexia nervosa

25

Eine Anorexia nervosa führt häufig zu Blutbild- und Knochenmarkveränderungen. Es können alle drei Zellreihen betroffen sein.

- Die Anämie ist normozytär und normochrom und tritt in ca. 33 % der Fälle auf.
- Eine Leukopenie kommt ebenfalls bei 33 % der Patienten vor und kann mit einer Neutropenie und Lymphopenie einhergehen.
- Eine Thrombozytopenie mit schweren Blutungskomplikationen tritt seltener auf.
- Im Extremfall kann bei fortgeschrittener Erkrankung und niedrigem BMI von < 12 eine Panzytopenie beobachtet werden.
- Die hämatologischen Veränderungen sind nach Gewichtszunahme reversibel.

MERKE

Eine Anorexie kann durch die Mangelernährung und die Gewichtsabnahme zu Veränderungen an fast allen Organen führen.

Bei den kardialen Komplikationen einer Anorexie unterscheidet man strukturelle von funktionellen Veränderungen (➤ Tab. 25.3).

Tab. 25.3 Kardiale Komplikationen der Anorexie

Strukturell	Funktionell
Abnahme der Herzmasse und des Kammervolumens	**Bradykardie**
Mitralklappenprolaps	**Arterielle Hypotonie**
Myokardfibrose	
Perikarderguss	

FALLBERICHT

Die Patientin gibt im Gespräch unter vier Augen zu, dass sie seit der Erstvorstellung vor drei Monaten weitere vier Kilo abgenommen habe. Der BMI liegt nun bei 15. Sie sei sehr diszipliniert, stehe jeden Morgen um 5 Uhr auf und jogge drei Stunden lang. Danach frühstücke sie. Nach dem Abendessen mache sie täglich zwei Stunden Gymnastik. Sie achte sehr auf ihre Ernährung und auf ihr Gewicht. Schließlich bricht sie in Tränen aus und gibt zu, dass sie ebenfalls vermute, an Magersucht zu leiden. Sie stehe seit dem Abitur unter enormem Leistungsdruck und kompensiere dies durch ihre Gewichtskontrolle. Ein Laxanzienabusus, ein Medikamentenabusus oder induziertes Erbrechen werden verneint. Sie habe die Gewichtsabnahme durch gesteigerte körperliche Aktivität herbeigeführt. Die Mutter wird zum Gespräch dazugeholt. Sie habe schon bemerkt, dass ihre Tochter schlanker geworden sei. Auf das Vorliegen einer Anorexie wäre sie jedoch nicht gekommen, da sie beobachte, dass die Tochter regelmäßig esse.

25.2 Therapie

Die Patientin wird noch am gleichen Tag mit Verdacht auf Anorexia nervosa in der Ambulanz der psychiatrischen Klinik vorgestellt. Eine stationäre Aufnahme zur kardiologischen Abklärung ist bei der Patientin bei einem Ruhepuls von über 40/min nicht indiziert. Die Abklärung sollte ambulant erfolgen. Neben der Durchführung eines Langzeit-EKGs und einer Langzeitblutdruckmessung sollte eine transthorakale Echokardiografie durchgeführt werden.

Die Psychiaterin bestätigt die Verdachtsdiagnose Anorexia nervosa und empfiehlt der Patientin, sich in einer Fachklinik für psychische und psychosomatische Erkrankungen vorzustellen.

MERKE

Die Blutbildveränderungen bei Anorexia nervosa sind bei ausgewogener Ernährung und Gewichtszunahme reversibel. Eine Normalisierung des Blutbilds kann je nach Schweregrad der Zytopenie Wochen bis Monate in Anspruch nehmen.

Was wäre wenn …

- … sich im Verlauf auch eine Anämie und eine Thrombozytopenie entwickelt hätten?
  - Dann hätte man nach dem aktuellen Gewicht fragen und die Patientin wiegen müssen, da bei einer fortgeschrittenen Anorexie mit einem BMI von < 12 eine Panzytopenie zu erwarten ist. Diese Patienten sind aufgrund der Leukopenie infektgefährdet. Insbesondere bakterielle Infektionen werden aufgrund der fehlenden Fieberentwicklung verzögert diagnostiziert.
- … eine Knochenmarkpunktion durchgeführt worden wäre?
  - In der Knochenmarkhistologie würde sich ein normales bis hypo- bzw. aplastisches Knochenmark zeigen. Mit abnehmendem Körpergewicht nimmt auch der Zellgehalt ab, dafür nehmen Anzahl und Größe der Fettzellen zu. Im fortgeschrittenen Stadium kann sich eine irreversible Fettmarkdegeneration mit Knochenmarknekrosen entwickeln.
- … sich die Pulsfrequenz und der Blutdruck nicht erholt hätten?
  - Bei einer HF < 40/min und/oder anhaltender Hypotonie von < 80 mmHg systolisch hätte man die Patientin zur Monitorüberwachung stationär aufgenommen und eine weitere kardiologische Abklärung mittels Langzeit-EKG und Langzeitblutdruckmessung sowie transthorakaler Echokardiografie veranlasst.
  - Die Therapie der Wahl bei anhaltender Bradykardie ist die vorsichtige parenterale Ernährung, um eine Gewichtszunahme herbeizuführen.
- … die Patientin ihre Erkrankung nicht zugegeben hätte?
  - Eine Anorexia nervosa ist bei ausgeprägter Kachexie bei jungen Frauen klinisch sehr wahrscheinlich. Bei fehlender Krankheitseinsicht hätte eine psychiatrische Mitbeurteilung noch vor Ort, z. B. in der hämatologischen Ambulanz, durchgeführt werden müssen.

LITERATUR

Abella E, Feliu E, Granada I. Bone Marrow Changes in Anorexia Nervosa Are Correlated With the Amount of Weight Loss and Not With Other Clinical Findings. Am J Clin Pathol, 2002;118: 582–588.

Brown RF, Bartrop R, Beumont P. Bacterial Infections in Anorexia Nervosa: Delayed Recognition Increases Complications. Int J Eat Disord, 2005; 37 (3): 261–265.

Hütter G, Ganepola S, Hofmann WK. The Hematology of Anorexia Nervosa.; International Journal of Eating Disorders, 2009; 42(4): 293–300.

Sabel AL, Gaudiani JL, Statland B. Hematological abnormalities in severe anorexia nervosa. Ann Hematol, 2013; 92: 605–613.

25

FALL

26 Das hat aber wehgetan, Frau Doktor!

FALLBERICHT

Ein 26-jähriger Patient stellt sich mit dem Zufallsbefund einer Leuko- und Neutropenie in der hämatologischen Ambulanz zur weiteren Abklärung vor.

Die Anamnese ist aufgrund der Sprachbarriere nur eingeschränkt möglich. Der Patient lebt seit zwei Jahren als Asylsuchender in Deutschland. Er stamme aus Somalia und sei arabischstämmig. Vor vier Wochen sei er an der Bushaltestelle synkopiert. Als er zu sich kam, habe er stechende thorakale Schmerzen an der Herzspitze verspürt, weshalb er fünf Tage stationär in der Kardiologie zur Abklärung verbracht habe. Laborchemisch konnte ein akutes Koronarsyndrom (ACS) und elektrokardiografisch Herzrhythmusstörungen ausgeschlossen werden. Da die **Synkope** am späten Nachmittag im Hochsommer während des Fastens passierte, wurde sie als **vasovagal** eingestuft. Während des stationären Aufenthalts fiel im Labor zufällig eine **diskrete Leukopenie** mit einer **absoluten Neutropenie von 1 G/l** auf, weshalb eine weitere hämatologische Abklärung empfohlen wurde. Wegen **gastritischer Beschwerden** sei vor der Entlassung eine symptomatische Therapie mit einem Protonenpumpenhemmer begonnen worden.

Bei der Vorstellung in der hämatologischen Ambulanz gibt der Patient subjektives Wohlbefinden an. Die thorakalen Schmerzen hätten zwischenzeitlich sistiert. Er verstehe gar nicht, was das aktuelle Problem sei. Er habe lediglich eine leichte Gastritis, weitere Erkrankungen und Operationen werden verneint. Er habe keine Infektneigung und keine bekannten Infektionskrankheiten (HIV, Hepatitis B, C, Tuberkulose).

Allergien sind nicht bekannt. Dauermedikation: Pantoprazol 40 mg/Tag seit vier Wochen. Kein Nikotin-, Alkohol- und Drogenabusus.

Bei der körperlichen Untersuchung des schlanken Patienten zeigen sich keine Auffälligkeiten.

26.1 Diagnostik

Befund Labordiagnostik

Bei der Vorstellung in der hämatologischen Ambulanz werden Routinelaborparameter erhoben (➤ Tab. 26.1).

- Im Blut- und Differenzialblutbild zeigen sich eine **diskrete Leukopenie** mit einer **relativen und absoluten Neutropenie** von 986/µl und eine **relative Lymphozytose.** Der absolute Lymphozytenwert liegt mit 2 000/µl im Normbereich. Der MCV- und der MCH-Wert sind bei einem normwertigen Hämoglobin diskret bis leicht erhöht.
- Die übrigen Routineparameter liegen im Normbereich. Die Serumelektrophorese zeigt einen unauffälligen Befund.

Bei **mäßiggradiger Neutropenie** wird zum Ausschluss einer hämatologischen Systemerkrankung

Tab. 26.1 Routinelabor bei Erstvorstellung

Kenngröße	Maß-einh.	Mat.	Referenz-ber.	
Klinische Chemie				
Natrium	mmol/l	PS	135–145	**138**
Kalium	mmol/l	S	3,5–5,0	**4,2**
Blutzucker	mg/dl	PS	60–99	**91**
Harnstoff-N	mg/dl	PS	7–23	**9**
Kreatinin	mg/dl	PS	0,5–1,2	**0,9**
GFR pro 1,73 qm (Mabb)	ml/min	PS	≥ 60,0	**> 60,0**
C-reakt. Prot.	mg/dl	PS	≤ 0,50	**< 0,10**
Bilirubin gesamt	mg/dl	PS	≤ 1,1	**0,2**
LDH (37°)	U/l	PS	< 250	**190**
Hämatologie				
Kleines Blutbild		EB		
Leukozyten	G/l	EB	4,0–11,0	**3,4**
Erythrozyten	T/l	EB	4,50–6,30	**4,72**
Hämoglobin	g/dl	EB	14,0–18,0	**16,2**

Tab. 26.1 Routinelabor bei Erstvorstellung *(Forts.)*

Kenngröße	Maß-einh.	Mat.	Referenz-ber.	
Hämatologie				
Hämatokrit		EB	0,380–0,520	**0,467**
MCV	fl	EB	78,0–98,0	**98,9**
MCH	pg	EB	26,0–32,0	**34,3**
MCHC	g/dl	EB	32,0–36,0	**34,7**
Thrombozyten	G/l	EB	150–400	**175**
Differenzial-BB (mikros)		EB		**Morph.**
Segmentkernige Granulozyten	%	EB	40–70	**29**
Eosinophile Granulozyten	%	EB	2–4	**2**
Monozyten	%	EB	4–10	**10**
Lymphozyten	%	EB	25–40	**59**
Anisozytose		EB		**+**
Gerinnung (Spezial)				
Quick-Wert	%	P	70–120	**92**
INR		P	0,8–1,2	**1**
PTT	sec	P	25–42	**36**
Immunologie, Proteinchemie				
Beta2-Mikro-globulin	mg/l	PS	0,8–2,5	**1,3**
Haptoglobin	mg/dl	PS	30,0–200,0	**106**

am Folgetag komplikationslos eine **Knochenmarkpunktion** durchgeführt. Da der Patient vor, während und nach der Punktion über Schmerzen klagt, wird eine analgetische Therapie bei Bedarf mit Paracetamol oder Ibuprofen empfohlen. In der zwischenzeitlich veranlassten Virusserologie können eine Hepatitis B, C und eine HIV-Infektion ausgeschlossen werden.

Befund Zytomorphologie

- Im etwas hypozellulären Knochenmark zeigt sich eine ohne Dysplasien ausreifende trilineäre Hämatopoese. Keine Blastenvermehrung, keine Lymphozytose, keine knochenmarkfremden Zellen.
- Zytomorphologisch gibt es keinen Anhalt für eine hämatologische Systemerkrankung als Ursache der beschriebenen Neutropenie.

Befund Knochenmarkhistologie

- Diskret hypozelluläres Knochenmark mit Reduktion der im Wesentlichen intakt wirkenden Blutbildung. Ein aplastisches Syndrom liegt demnach nicht vor.
- Konventionell-morphologisch gibt es keine Anhaltspunkte für eine maligne hämatologische Systemerkrankung, speziell liegen keine Infiltrate einer akuten Leukämie vor.

Diagnose

Sowohl zytologisch als auch histologisch zeigt sich eine intakte trilineäre Hämatopoese. Da das Blutbild und das Differenzialblutbild ansonsten unauffällig sind, liegt bei dem asymptomatischen Patienten eine **benigne ethnische Neutropenie (BEN)** vor.

MERKE

Da der Hauptteil der neutrophilen Granulozyten im Knochenmark sessil und nur fünf Prozent im peripheren Blut anzutreffen sind, besteht bei geringfügiger Verminderung der neutrophilen Granulozyten im peripheren Blut keine erhöhte Infektionsgefahr.

Benigne ethnische Neutropenie (BEN)

Die BEN ist eine gutartige, vererbte Anomalie, die bei gesunden Menschen afrikanischer Abstammung und bei bestimmten ethnischen Gruppen (sephardische Juden, Araber, Yemeniten usw.) mit dunkler Hautfarbe beobachtet wird.

Die Neutrophilenzahl liegt in der Regel > 1 200/µl. Gelegentlich können auch Werte von < 1 000/µl vorkommen. Die absolute Lymphozytenzahl ist normwertig. Trotz erniedrigter Werte besteht kein erhöhtes Infektionsrisiko. Die Pathogenese ist bislang ungeklärt.

Bei Verdacht auf BEN bei asymptomatischen Patienten mit passendem ethnischem Hintergrund sind zwei bis drei Blutbildkontrollen alle zwei Wochen mit Nachweis stabil verminderter Neutrophilenwerte ausreichend. Eine Knochenmarkpunktion zur Diagnosestellung ist nicht erforderlich. Zytomorphologisch und histologisch zeigt sich bei dem Patienten in diesem Fall – diskret hypozellulär – ein normozelluläres Knochenmark mit intakter Hämatopoese.

Tab. 26.2 Leukozytenverlaufskontrolle (über acht Wochen)

Kenngröße	Maßeinh.	Mat.	Referenzber.			
		EB		8 Wochen später	4 Wochen später	1 Woche später
Kleines Blutbild						
Leukozyten	G/l	EB	4,0–11,0	**3,8**	**3,4**	**4,3**
Differenzial-BB (maschinell)		EB		**Gerät**	**Morph**	**Gerät**
Segmentierte	%	EB	40–70	**34**	**29**	**27**
Lymphozyten	%	EB	25–40	**56**	**59**	**62**
Monozyten	%	EB	4–10	**9**	**10**	**8**
Eosinophile	%	EB	2–4	**1**	**2**	**2**

FALLBERICHT

Der Patient stellt sich zwei Wochen später zur Befundbesprechung vor. Er klagt über persistierende Schmerzen am Beckenkamm nach erfolgter Knochenmarkpunktion. Inspektorisch zeigt sich eine unauffällige Punktionsstelle. Eine Resistenz ist nicht palpabel. Das Punktionsareal ist jedoch noch druckdolent. Zwischenzeitlich seien keine Infekte aufgetreten. Der gutartige Befund wird dem Patienten mitgeteilt, er wirkt erleichtert.

Am Besprechungstag, acht Wochen nach Erstvorstellung in der Kardiologie, wird eine abschließende Blutbildverlaufskontrolle durchgeführt. In den vergangenen acht Wochen zeigen sich stabile Leukozytenwerte mit minimal 3,4 G/l. Der absolute Neutrophilenanteil liegt zwischen 986 und 1 292/µl (➤ Tab. 26.2).

26.2 Therapie

Bei einer BEN ist keine symptomatische Therapie erforderlich. Ein erhöhtes Infektionsrisiko ist nicht zu befürchten. Bei bestehendem Zweifel an der Diagnose kann anfangs einmal pro Quartal eine Blutbildverlaufskontrolle durchgeführt werden. Bei gesicherter Diagnose sind Laborverlaufskontrollen entbehrlich.

Was wäre wenn …

- … der Patient rezidivierende Infekte oder B-Symptome gehabt hätte?
  - Man hätte weitere Untersuchungen zum Ausschluss eines primären oder sekundären Immundefekts (Immunglobuline quantitativ und qualitativ, Lymphozytensubpopulation) und/oder Virusserologien zum Ausschluss einer chronischen Infektionskrankheit (HIV und Hepatitis B und C) veranlasst.
- … keine Knochenmarkpunktion durchgeführt worden wäre?
  - Bei asymptomatischen Patienten und Zugehörigkeit zu einer bestimmten Ethnie sowie Ausschluss anderer Ursachen hätte man auf die Knochenmarkpunktion verzichten und engmaschige Blutbildverlaufskontrollen beim Hausarzt empfehlen können. Bei progredienter Leuko-/Neutropenie mit Entwicklung einer Bi- oder Panzytopenie hätte man die Knochenmarkpunktion auch im späteren Verlauf durchführen können.
- … der Patient einer anderen Ethnie angehört hätte?
  - Bei Patienten mit weißer Hautfarbe kommt eine BEN extrem selten vor. Hier ist – nach Ausschluss eines MDS, einer Leukämie, eines aplastischen Syndroms und medikamentös-toxischer Ursachen – in erster Linie an folgende Differenzialdiagnosen zu denken: kongenitale Neutropenie (Kostmann-Syndrom), zyklische Neutropenie und chronische idiopathische Neutropenie.

LITERATUR

Athens JW, Haab OP, Raab SO. Leukokinetic studies: IV. The total blood, circulating and marginal granulocyte pools and the granulocyte turnover rate in normal subjects. J Clin Invest, 1961: 40: 989–995.

Cartwright GE, Athens JW, Wintrobe MM: The kinetics of granulopoiesis in normal man. Blood, 1964: 24 (6): 780–803.

Hsieh MM, Tisdale JF, Rodgers GP. Neutrophil count in African Americans: lowering the target cutoff to initiate or resume chemotherapy? J Clin Oncol. 2010;28(10): 1633–1637.

Paz Z, Nails M, Ziv E. The genetics of benign neutropenia. Isr Med Assoc J. 2011, 13(10): 625–629.

Reich D, Nalls MA, Kao WH. Reduced neutrophil count in people of African descent is due to a regulatory variant in the Duffy antigen receptor for chemokines gene. PLoS Genet. 2009;5(1):e1000360.

Anhang Teil IV: Abklärung Leukozytopenie

Definition Leukopenie

Eine Leukopenie ist definiert als Verminderung der Leukozytenzahl unter 3,5 G/l im peripheren Blut. Die Leukozyten werden morphologisch in Granulozyten (neutrophile, eosinophile und basophile Granulozyten), Lymphozyten und Monozyten unterteilt (➤ Abb. IV.1). Bei einer Leukopenie kann isoliert eine Zellreihe betroffen sein. Für die Interpretation des Differenzialblutbilds ist immer die Absolutzahl und weniger die Relativzahl der jeweiligen Zellreihe relevant.

Abklärung Neutropenie (➤ Abb. IV.2, ➤ Tab. IV.1)

Definition Neutropenie

Die Neutropenie ist definiert als Verminderung der neutrophilen Granulozyten infolge einer ungenügenden Bildung, gestörten Ausreifung im Knochenmark und verstärktem Abbau in der Körperperipherie. Die Verdrängung der Hämatopoese kann durch eine hämatologische Neoplasie bedingt sein oder toxisch induziert nach einer Chemotherapie.

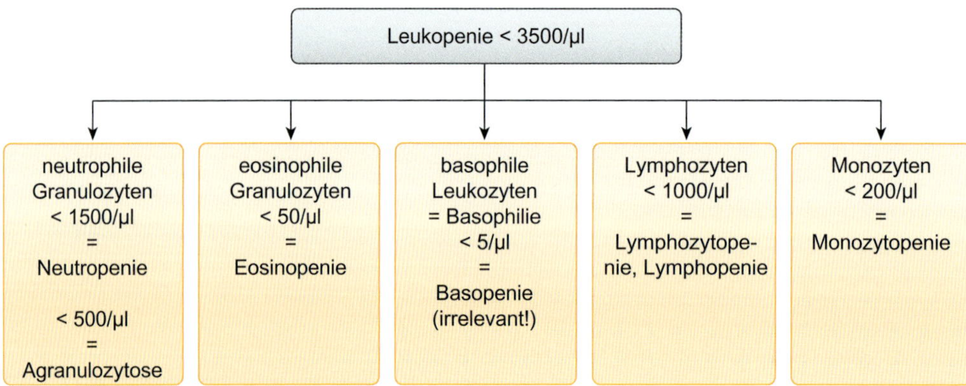

Abb. IV.1 Abklärung Leukopenie [L138; P502]

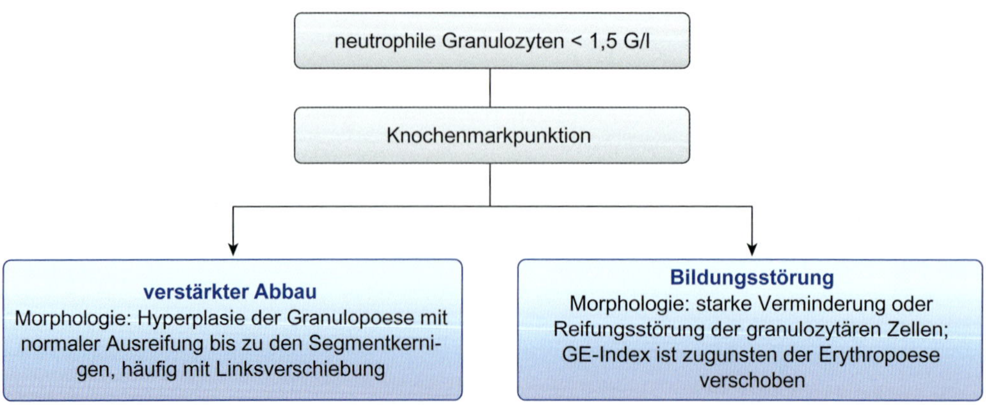

Abb. IV.2 Abklärung Neutropenie [L138; P502]

Tab. IV.1 Schweregradeinteilung nach klinischer Relevanz

Anzahl neutrophile Granulozyten	Klinische Relevanz
> 1,5 G/l	Normalwert, keine Infektneigung
1,0–1,5 G/l	Leichtgradig vermindert, keine Infektneigung
0,5–1,0 G/l	Mäßiggradig vermindert, gesteigerte Infektanfälligkeit, G-CSF-Therapie bei Bedarf, bei fieberhaftem Infekt antiinfektive Therapie erforderlich
< 0,5 G/l	Schwere Neutropenie/Agranulozytose, signifikante Steigerung der Infektneigung, G-CSF-Therapie erforderlich, bei fieberhaftem Infekt stationäre Einweisung und intravenöse empirische Breitbandantibiotikatherapie

Sonderformen

Sonderformen der Neutropenie sind die Agranulozytose und die Pure White Cell Aplasia (➤ Tab. IV.2).

- **Agranulozytose:** Eine Agranulozytose, selektive Granulozytenstörung (< 500/µl), ist durch eine toxische Einwirkung durch chemische oder physikalische Agenzien oder autoimmunbedingte Zerstörung der neutrophilen Granulozyten (z. B. Metamizol) bedingt. Der Hb-Wert und die Thrombozytenzahl sind nicht betroffen. Im Knochenmark dominieren Promyelozyten. Diese Form darf nicht mit einer Promyelozyten-Leukämie verwechselt werden, da Auer-Stäbchen und Faggot-Zellen fehlen. Das auslösende Medikament muss abgesetzt und eine antibiotische Therapie sowie eine Steroidgabe begonnen werden. Eine G-CSF-Therapie ist nicht erforderlich.
- **Pure White Cell Aplasia (Aplasie der Granulozytopoese):** In schweren Fällen können sich die Antikörper auch gegen myeloische Vorläuferzellen richten, sodass diese komplett fehlen. Eine Stimulation der Granulopoese muss durch subkutane G-CSF-Applikationen erfolgen. Eine Regeneration der Granulopoese ist ungewiss, die Prognose unklar.

Differenzialdiagnosen Neutropenie

- **Verstärkter Abbau:**
  - Hypersplenismus
  - Autoimmunerkrankungen bzw. -mechanismen: SLE, Felty-Syndrom, Medikamente
  - Beschleunigter Abbau neutrophiler Granulozyten durch Proliferation von LGL-Zellen (Large Granular Lymphocytes) infolge viraler Infektionen (z. B. Hepatitis B oder C, HIV, Influenza)
  - Pseudoneutropenie durch Verteilungsstörung

MERKE

Im Knochenmark imponiert eine Hyperplasie der Granulopoese mit normaler Ausreifung bis zu den segmentkernigen Granulozyten. Häufig kann eine Linksverschiebung beobachtet werden.

- **Bildungsstörung:**
  - Nach Zytostatika oder Radiatio (z. B. Becken)
  - Verdrängung der Hämatopoese durch eine hämatologische Neoplasie (akute/chronische Leukämien, malignes Lymphom, Multiples Myelom)
  - Myelodysplastisches Syndrom (MDS)
  - Primäre Myelofibrose (PMF)
  - Vitamin-B_{12}- oder Folsäuremangel
  - Medikamentös-toxisch
  - Knochenmarkkarzinose
  - Seltene Ursachen: zyklische Neutropenie, angeborene Neutropenie, Kostmann-Syndrom

MERKE

Im Knochenmark zeigt sich eine starke Verminderung der Granulopoese.

Tab. IV.2 Sonderformen der Neutropenie

Neutropile Granulozyten < 500/µl	Peripherer Blutausstrich	Knochenmarkzytologie
Agranulozytose	• Vollständiges Fehlen der Granulozyten • Erythrozyten- und Thrombozytenzahl unauffällig	• Granulopoese wird ausschließlich durch Promyelozyten repräsentiert, reife Entwicklungsstufen fehlen • Erythro- und Megakaryopoese sind unauffällig
Pure White Cell Aplasia		Vollständiges Fehlen der Granulopoese einschließlich der Promyelozyten und Myeloblasten

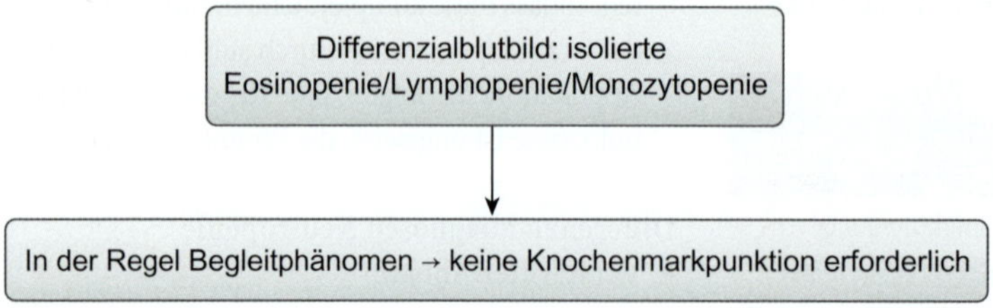

Abb. IV.3 Abklärung Eosino-, Baso-, Lympho- und Monozytopenie [L138; P502]

Abklärung Eosino-, Baso-, Lympho- und Monozytopenie (➤ Abb. IV.3)

MERKE

Eine Verminderung der basophilen Granulozyten ist aufgrund der physiologischerweise geringen Basophilenzahl klinisch nicht relevant.

Differenzialdiagnosen Eosinopenie

- Stressbedingt
- Gesteigerte ACTH-Produktion (z. B. Cushing-Syndrom)
- Glukokortikoidtherapie
- Schwere bakterielle Infektion

Differenzialdiagnosen Basopenie

- Steroidtherapie
- Hyperthyreose
- Vermehrte Ausschüttung von ACTH, Kortikosteroiden (z. B. Cushing-Syndrom)
- Reaktive neutrophile Leukozytose
- Schwangerschaft

Differenzialdiagnosen Lymphopenie

- HIV-Infektion, AIDS-Erkrankung (CD4-Zellzahl vermindert)
- Intensive Chemo- und Radiotherapie, Behandlung mit Purinanaloga
- Aktive Tuberkulose
- Fortgeschrittene Hodgkin-Erkrankung
- Therapie mit Steroiden, Antilymphozytenglobulin
- Erkrankungen aus dem rheumatologischen Formenkreis (SLE, Felty-Syndrom)
- Angeborener Immundefekt
- Nierenversagen, proteinverlierende Enteropathie
- Zinkmangel

Differenzialdiagnosen Monozytopenie

- Haarzellleukämie (zusätzlich Panzytopenie)
- Z. n. Zytostatikatherapie
- Glukokortikoidtherapie
- AIDS-Erkrankung
- Panzytopenie bei aplastischem Syndrom/akuten Leukämien
- Kollagenosen, rheumatoide Arthritis

LITERATUR

Fuchs R, Staib P, Brümmendorf T. Hämatologie 2018. 28. A. Stolberg: Nora, 2018. S. 151; 163–165.

V

Nurcan Alpay

Blutbildveränderungen: Bi- und Panzytopenie

27 Auch das Tropeninstitut ist nicht unfehlbar 183

28 Verzwickte Symptome 188

29 Ein ignorierter Befund 195

30 Eine vergessene Kontrolle 200

31 Und das in diesem Alter! 205

32 Blaue Flecken zu gelben Augen 210

33 Einfach nicht zu sehen! 214

34 Wie lange noch zuwarten? 221

35 Hoffentlich stimmt die Diagnose 225

36 Vertrauen ist gut, Kontrolle ist besser! 232

37 Doch keine Bagatelle? 238

38 Beinahe umgebracht 245

39 Den Wald vor lauter Bäumen nicht sehen! 251

40 Hauptsache, das Leben in vollen Zügen genossen! 257

41 Verfixt und zugedröhnt! 264

42 Der eine weiß nicht, was der andere macht 270

43 Nur eine unerwünschte Nebenwirkung? 274

44 Ein Gläschen zu viel 282

Anhang Teil V: Abklärung Bi- und Panzytopenie 286

FALL

27 Auch das Tropeninstitut ist nicht unfehlbar

FALLBERICHT

Ein 29-jähriger Patient stellt sich mit Fieber, Übelkeit und Erbrechen sowie zunehmender Verschlechterung des Allgemeinzustands in der internistischen Notaufnahme vor.

Der Patient sei vor zehn Tagen von einem **dreiwöchigen Urlaub in Südafrika** zurückgekehrt. Eine Malaria-Chemoprophylaxe habe er nicht eingenommen. Vor drei Tagen habe er erstmalig **Fieber bis 39 °C** entwickelt. Dann seien rasch **Übelkeit mit Erbrechen sowie Durchfälle** aufgetreten. Er habe sich vor zwei Tagen im Tropeninstitut vorgestellt. Dort sei eine Malaria ausgeschlossen worden, ein Dengue-Schnelltest sei negativ ausgefallen, ebenso eine serologische Untersuchung auf Rickettsien.

Vorerkrankungen sind nicht bekannt. Keine Dauermedikation. Keine Allergien bekannt.

Bei der körperlichen Untersuchung zeigt sich ein akut fieberhafter Patient in reduziertem Allgemeinzustand. Der Hautturgor ist vermindert. Eine Hepatosplenomegalie und Lymphadenopathie finden sich nicht.

27.1 Diagnostik

Befund Labordiagnostik

Bei der Vorstellung in der Notaufnahme werden die in ➤ Tab. 27.1 aufgeführten Laborparameter erhoben.

- Im Blutbild sind eine **leichtgradige Leukopenie** und eine **mittelgradige Thrombozytopenie** auffällig. Im Differenzialblutbild zeigen sich eine **ausgeprägte Lymphozytopenie** von 252/µl, Plasmazellen und lymphatische Reizformen, die Neutrophilenzahl ist normwertig.
- In der klinischen Chemie liegen eine Hyperferritinämie, eine diskrete Hyperlipasämie und eine Erhöhung von CRP, Transaminasen, Cholestaseparametern, Bilirubin und LDH vor.
- Die Gerinnungsparameter sind normwertig
- Im Urin zeigen sich eine Proteinurie und Ketonurie sowie Bilirubinurie.

Tab. 27.1 Aufnahmelabor in der Notaufnahme

Kenngröße	Maßeinh.	Mat.	Referenzber.	
Klinische Chemie				
Natrium	mmol/l	PS	135–145	**135**
Kalium	mmol/l	S	3,5–5,0	**3,8**
Blutzucker	mg/dl	PS	70–115	**104**
Harnstoff-N	mg/dl	PS	7–23	**8**
Kreatinin	mg/dl	PS	0,5–1,2	**1**
GFR pro 1,73 qm (Mabb)	ml/min	PS	≥ 60,0	**> 60,0**
Calcium	mmol/l	PS	2,15–2,60	**2,03**
Calcium (EW-korr.)	mmol/l	PS	2,15–2,60	**2,19**
Ferritin	µg/l	PS	30–300	**1492**
C-reakt. Prot.	mg/dl	PS	≤ 0,50	**4,3**
BSG 1 Stunde	mm	B	≤ 15	**8**
BSG 2 Stunden	mm	B		**14**
Procalcitonin	ng/ml	PS	≤ 0,5	**0,5**
Eiweiß, gesamt	g/dl	PS	6,0–8,5	**6,3**
Bilirubin gesamt	mg/dl	PS	≤ 1,1	**2,9**
GOT [AST] (37°)	U/l	PS	≤ 50	**166**
GPT [ALT] (37°)	U/l	PS	≤ 50	**230**
Gamma-GT (37°)	U/l	PS	≤ 55	**395**
Alk. Phosphatase (37°)	U/l	PS	≤ 135	**151**
Lipase	U/l	PS	≤ 60	**70**
LDH (37°)	U/l	PS	< 250	**490**
CK-Gesamt (37°)	U/l	PS	≤ 180	**76**

Tab. 27.1 Aufnahmelabor in der Notaufnahme *(Forts.)*

Kenngröße	Maßeinh.	Mat.	Referenzber.	
Klinische Chemie				
Urin-Stix		U		
U-Stix Leukozyten	Leuko/µl	U	10	**0**
U-Stix Nitrit		U	neg.	**neg.**
U-Stix pH		U	5,0–6,0	**8**
U-Stix Eiweiß	mg/dl	U	neg.	**100**
U-Stix Glukose	mg/dl	U	neg.	**neg.**
U-Stix Keton	mg/dl	U	neg.	**40**
U-Stix Urobilinogen	mg/dl	U	≤ 1,0	**1**
U-Stix Bilirubin		U	neg.	**++**
U-Stix Blut	Ery/µl	U	5	**0**
U-Stix spez. Gewicht	g/l	U	1.005–1.030	**1 010**
Urin-Sediment		U		
Leukozyten		U	≤ 10	**1–3**
Bakterien		U		**+**
Hämatologie				
Kleines Blutbild		EB		
Leukozyten	G/l	EB	4,0–11,0	**3,6**
Erythrozyten	T/l	EB	4,50–6,30	**4,66**
Hämoglobin	g/dl	EB	14,0–18,0	**14,3**
Hämatokrit		EB	0,380–0,520	**0,418**
MCV	fl	EB	78,0–98,0	**89,7**
MCH	pg	EB	26,0–32,0	**30,7**
MCHC	g/dl	EB	32,0–36,0	**34,2**
Thrombozyten	G/l	EB	150–400	**M 80**
Differenzial-BB (mikros)		EB		**Morph.**
Stabkernige	%	EB	≤ 4	**4**
Segmentkernige Granulozyten	%	EB	40–70	**74**
Eosinophile Granulozyten	%	EB	2–4	**1**
Monozyten	%	EB	4–10	**10**
Lymphozyten	%	EB	25–40	**7**
Lymphatische Reizformen	%	EB		**3**
Plasmazellen	%	EB		**1**
Gerinnung (Spezial)				
Quick-Wert	%	P	70–120	**71**
INR		P	0,8–1,2	**1,2**
PTT	sec	P	25–42	**39**
Immunologie, Proteinchemie				
Haptoglobin	mg/dl	PS	30,0–200,0	**190**
Endokrinologie, Spezialanalytik				
TSH	µU/ml	P	0,30–4,00	**1,5**

Differenzialdiagnosen: Obwohl der Hämoglobinwert des Patienten noch normwertig ist, kommt bei einer Bilirubin- und LDH-Erhöhung differenzialdiagnostisch eine Hämolyse in Frage. Da das Haptoglobin ein Akute-Phase-Protein ist, ist der Wert von 190 mg/dl bei erhöhtem CRP nicht zu verwerten. Daher wird eine Nachbestimmung des direkten Bilirubins veranlasst. Sein Wert ist mit 2,2 mg/dl deutlich erhöht. Eine Hämolyse ist somit unwahrscheinlich. Aufgrund der erhöhten Transaminasen und Cholestaseparameter muss von einer Hepatitis ausgegangen werden. Die an zwei aufeinanderfolgenden Tagen durchgeführte Malaria-Diagnostik fällt negativ aus, eine Malaria-Infektion ist somit unwahrscheinlich.

Bei **Verdacht auf Hepatitis** wird eine **Abdomensonografie** durchgeführt.

Befund Sonografie Abdomen

- Sonografisch zeigen sich eine unauffällige Lebergröße und -morphologie.
- Auffällig sind lediglich eine mittelgradige Splenomegalie (Metrik: 137 mm × 117 mm × 61 mm, Vol. 512 ml) und zwei vergrößerte Lymphknoten im Leberhilus und portokaval mit einer maximalen Größe von 20 × 6 × 15 mm.
- Ein Aszites oder ein Pleuraerguss findet sich nicht.
- Die Gallenblase ist unauffällig. Eine extra- oder intrahepatische Cholestase liegt nicht vor.

In Zusammenschau der bisherigen Befunde ist eine Virushepatitis (z. B. Hepatitis A) wegen der gastrointestinalen Symptomatik sehr wahrscheinlich. Im nächsten Schritt wird neben einer Hepatitis- auch eine HIV-Serologie veranlasst.

Befund Hepatitis- und HIV-Serologie

Anti-HCV EIA	negativ
HBs Antigen EIA	negativ
Anti-HBs EIA	negativ
Anti-HBc EIA	negativ
Anti-HAV EIA	negativ
Anti-HEV EIA	negativ
Anti-HEV IgM EIA	negativ

Serologisch gibt es keinen Anhalt für eine akute, chronische oder abgelaufene Hepatitis A, B, C oder E. Ebenso gibt es keinen Anhalt für eine HIV-Infektion.

Die mehrfach entnommenen Blutkulturpärchen und die Urinkultur bleiben steril. Zur weiteren Fokussuche wird eine **Röntgen-Thoraxuntersuchung** veranlasst, die einen altersentsprechenden Befund ohne Anhalt für einen entzündlichen Fokus im untersuchten Gebiet zeigt.

Da die bisherige Fokussuche unergiebig verlief, wurde aufgrund der anhaltenden Diarrhöen eine Stuhluntersuchung bereits bei der stationären Aufnahme veranlasst.

Befund Stuhluntersuchung

- **Mikroskopische Untersuchung auf Stuhlparasiten:** negativer parasitologischer Untersuchungsbefund für Wurmeier, Lamblien, Amöben und Kryptosporidien.
- **Stuhlkultur:**
  - Nachweis von Normalflora (+++).
  - Kein Nachweis von Clostridium difficile, Campylobacter, Salmonellen, Shigellen und Yersinien.

Der mikrobiologische Befund ist belanglos.

MERKE
Sechs Wochen vor dem Antritt einer Reise nach Südafrika sollten alle Standardimpfungen auf Aktualität überprüft und bei Bedarf aufgefrischt werden. Folgende Impfungen sind erforderlich: Tetanus, Diphtherie, Pertussis, ggf. auch gegen Polio sowie Masern, Mumps, Röteln (MMR), Influenza und Pneumokokken. Als Reiseimpfungen werden Hepatitis A und B, bei Langzeitaufenthalt oder besonderer Exposition (Selbstfahrer unter Campingbedingungen, Kontakt zu Wildtieren oder Projektarbeit im Tierschutz) auch Tollwut empfohlen.

Eine Malariaprophylaxe wird jahreszeit- und gebietsabhängig empfohlen.

FALLBERICHT

Dem Patienten geht es zunehmend schlechter. Die Fokussuche ist unergiebig geblieben. Am nächsten Tag entwickelt der Patient plötzlich eine Gesichtsschwellung, ein makulopapulöses livedo-rötliches konfluierendes Hautexanthem und eine Konjunktivitis. Er wird vorsichtshalber isoliert. In den folgenden Tagen steigen die Transaminasen (GOT max. 526 U/l, GPT 696 U/l), Cholestaseparameter (Gamma-GT 397 U/l, AP 202 U/l) und die LDH (max. 561 U/l) weiter an.

Der Impfpass wird angefordert und der Patient nach durchgemachten Kinderkrankheiten gefragt. Soweit er sich entsinnen kann, habe er alle Impfungen erhalten und sei nie krank gewesen. Die Freundin werde noch im Laufe des Tages den Impfpass vorbeibringen.

Aufgrund des neu aufgetretenen Hautexanthems werden erneut Virusserologien veranlasst.

MERKE
Folgende Infektionskrankheiten kommen in Südafrika häufig oder vermehrt vor: Bilharziose, Cholera, Dengue-Fieber, Hepatitis B, Malaria, Pest, Tollwut, Typhus.

Befund Virusserologien

Dengue-Virus-IgG	negativ
Dengue-Virus-IgM IFT	negativ
West-Nile-Virus-Ig-IFT	negativ
West-Nile-Virus-IgM IFT	negativ
Masern-IgG EIA	negativ
Masern-IgM EIA	1:160

- Es gibt keinen Nachweis für eine akute oder abgelaufene Dengue- und West-Nile-Virusinfektion.
- Es besteht der Verdacht auf eine frische Masern-Infektion

Diagnose

Bei dem Patienten wird eine **akute Masern-Infektion** festgestellt.

CAVE

Bereits der klinische Verdacht auf eine Masern- oder Mumps-Infektion muss umgehend durch den behandelnden Arzt dem Gesundheitsamt gemeldet und der Patient isoliert werden.

Masern (Morbilli)

Bei der Masern-Infektion handelt es sich um eine durch das Masern-Virus verursachte hochkontagiöse Erkrankung, die per Tröpfcheninfektion übertragen wird. Die Viren gelangen über die Bindehaut und Schleimhäute des Nasen-Rachen-Raums in das Blut. Infektiosität besteht von Beginn der Prodromalerscheinungen bis drei bis fünf Tage nach Exanthemausbruch.

Die Diagnose einer Masern-Infektion kann klinisch gestellt werden. Laborchemisch ist eine Leukopenie infolge einer Lymphopenie typisch. Das makulopapulöse Exanthem tritt zwei bis vier Tage nach Beginn des Fiebers typischerweise im Gesicht auf und breitet sich über den Körperstamm auf die Extremitäten aus. Hand- und Fußsohlen sind in der Regel ausgespart. Dem Exanthem kann ein Enanthem, auch Koplik-Flecken genannt, vorausgehen. Es handelt sich hierbei um „kalkspritzerartige“ Flecken (= zartrote, punktförmige Flecken mit weißem Zentrum) an der Wangenschleimhaut.

Persisitert das Fieber vier Tage nach Exanthemausbruch, muss eine masernassoziierte Komplikation angenommen werden.

Die Masern-Infektion wird symptomatisch behandelt. Bei schweren Verläufen kann eine intravenöse Ribavirin-Therapie in Betracht gezogen werden.

MERKE

Die STIKO empfiehlt seit dem Jahr 2010 allen Erwachsenen, die nach 1970 geboren sind und nicht bzw. in der Kindheit nur einmal gegen Masern geimpft wurden, eine Impfung gegen Masern. Die Impfung wird vor allem auch allen empfohlen, die im Gesundheitsdienst, in Gemeinschaftseinrichtungen (z. B. Kindergärten) oder in der Betreuung von Personen mit stark geschwächtem Immunsystem arbeiten. Die Impfung sollte vorzugsweise mit einem Impfstoff gegen Masern, Mumps und Röteln (MMR) erfolgen, denn auch bei Mumps und Röteln gibt es häufig Impflücken.

27.2 Therapie

Nach Ausbruch des Exanthems bessert sich der Allgemeinzustand des Patienten zunehmend, sodass er fieberfrei nach Hause entlassen werden kann. Bis

Tab. 27.2 Tägliche Blutbildverlaufskontrollen bis zur Entlassung am fünften Tag

Kenngröße	Maßeinh.	Mat.	Referenzber.					
Hämatologie				5. Tag	4. Tag	3. Tag	2. Tag	1. Tag
Kleines Blutbild		EB						
Leukozyten	G/l	EB	4,0–11,0	3,2	2,9	3,2	4	3,6
Erythrozyten	T/l	EB	4,50–6,30	4,45	4,13	4,31	4,52	4,66
Hämoglobin	g/dl	EB	14,0–18,0	14,1	13,3	13,4	13,8	14,3
Hämatokrit		EB	0,380–0,520	0,409	0,377	0,389	0,401	0,418
MCV	fl	EB	78,0–98,0	91,9	91,2	90,3	88,7	89,7
MCH	pg	EB	26,0–32,0	31,7	32,2	31,1	30,5	30,7
MCHC	g/dl	EB	32,0–36,0	34,6	35,3	34,4	34,4	34,2
Thrombozyten	G/l	EB	150–400	198	126	103	79	M 80
Differenzial-BB (maschinell)		EB		Gerät		Gerät	Gerät	
Segmentierte	%	EB	40–70	47		69	84	
Lymphozyten	%	EB	25–40	37		14	7	
Monozyten	%	EB	4–10	11		13	7	
Eosinophile	%	EB	2–4	4		4	1	
Basophile	%	EB	0–2	1		0	1	

zum Abklingen aller Symptome ist der Patient als infektiös anzusehen. Daher wird ein Arbeitsverbot ausgesprochen. Eine spezifische Therapie ist nicht notwendig. Bei schwerem Verlauf kann eine intravenös Ribavirin-Therapie erwogen werden. Alle pathologischen Laborparameter sind im kurzfristigen Verlauf rückläufig. Das Blutbild erholt sich ebenfalls rasch (➤ Tab. 27.2). Dem inzwischen vorliegenden Impfpass ist zu entnehmen, dass der Patient nie gegen Masern geimpft worden war.

Was wäre wenn ...

- ... die Reiseanamnese nicht berücksichtigt und die Masern-Serologie nicht abgenommen worden wäre?
  - Dann hätte man die Masern-Infektion übersehen, da die typischen klinischen Zeichen einer Infektion bei bisher angenommener Ausrottung dieser Krankheit vielen Ärzten nicht geläufig ist. Der Patient hatte zwar Fieber, eine Konjunktivitis und ein Hautexanthem, jedoch keine Koplik-Flecken. Eine nicht erkannte Masern-Infektion hätte bei sehr hoher Kontagiosiät fatale Folgen gehabt. Bereits der klinische Verdacht einer Infektion muss dem zuständigen Gesundheitsamt gemeldet werden. Bis auf selten vorkommende, schwere Krankheitsverläufe handelt es sich bei der Masern-Infektion um eine selbstlimitierende Virusinfektion. Bei fehlender Schutzisolation des Patienten ist insbesondere eine Ansteckung von nicht geimpften Krankenhausmitarbeitern und Patienten möglich. Gefährlich ist eine Ansteckung nicht-immunisierter Schwangerer.
- ... bei Verdacht auf ein Lymphom eine Knochenmarkpunktion durchgeführt worden wäre?
  - Eine Knochenmarkpunktion sollte nicht in der Primärdiagnostik eines Lymphoms eingesetzt werden (Ausnahme: Panzytopenie bei Verdacht auf Haarzellleukämie). Bei klinisch und bildmorphologisch auffälliger Lymphadenopathie ist zunächst eine Lymphknotenexstirpation bzw. -biopsie zur Histologiegewinnung anzustreben. Bei dem Patienten war lediglich eine isolierte Splenomegalie auffällig. Eine Lymphadenopathie wurde jedoch palpatorisch nicht festgestellt. Eine Lymphknotenexstirpation oder -biopsie war daher nicht möglich.
- ... der Patient keine Konjunktivitis und kein Hautexanthem entwickelt hätte?
  - Bei persistierendem Fieber, Splenomegalie und weiterem Anstieg der LDH hätte man weitere Infektionskrankheiten wie CMV und EBV abklären müssen. Bei negativem Befund wäre die Durchführung einer CT-Untersuchung von Hals bis Abdomen zum Ausschluss einer Lymphadenopathie bei Verdacht auf Lymphom sinnvoll gewesen.
- das Tropeninstitut die Masern-Infektion schon früher diagnostiziert hätte?
  - Das Tropeninstitut hätte den Impfpass anfordern und den Impfschutz überprüfen müssen. Bei fehlender Grundimmunisierung und angesichts der damals in den Jahren 2009 bis 2011 grassierenden Masern-Epidemie in Südafrika hätte das Tropeninstitut eine Masern-Infektion in Betracht ziehen und eine Wiedervorstellung mit dem Patienten vereinbaren müssen.

LITERATUR

Perry RT, Halsey NA. The clinical significance of measles: a review. J Infect Dis. 2004, 189 Suppl 1: S4 S16.

Robert Koch Institut. Infektionskrankheiten von A-Z, Masern (Stand Januar 2018). Aus: www.rki.de/DE/Content/InfAZ/M/Masern/Masern.html (letzter Zugriff: 3. Dezember 2018).

Robert Koch Institut. Meldepflichtige Krankheiten und Krankheitserreger. Aus: www.rki.de/DE/Content/Infekt/IfSG/Meldepflichtige_Krankheiten/Meldepflichtige Krankheiten_inhalt.html (letzter Zugriff: 3. Dezember 2018)

FALL

28 Verzwickte Symptome

FALLBERICHT

Eine 46-jährige Patientin stellt sich mit seit drei Tagen bestehendem **Fieber bis 39,5 °C, Unwohlsein** und **postprandialer Übelkeit** ohne Erbrechen in der Notaufnahme vor.

Vor zwei Wochen sei ihr ein auf die unteren Extremitäten beschränkter **Hautausschlag** („wie eine Sonnenallergie") aufgefallen, der sich vor vier Tagen plötzlich auf den ganzen Körper ausgebreitet habe. Die Patientin stellte sich daraufhin in der Hautklinik vor. **Bei Verdacht auf ein allergisches Exanthem** sei ein Antihistaminikum verschrieben worden. Hierunter sei das Exanthem rasch abgeklungen. Darüber hinaus bestehen seit zwei Wochen starke persistierende **Kopfschmerzen** und **Stuhlunregelmäßigkeiten** (Wechsel von Diarrhö und Obstipation) ohne Blutbeimengung. Die Patientin habe sich beim Hausarzt vorgestellt. Bei **Verdacht auf ein akutes Abdomen** wies dieser die Patientin ein.

Im Alter von elf Jahren sei bei der Patientin eine diagnostische Laparatomie bei Fieber und Bauchschmerzen durchgeführt worden. Es seien lediglich vergrößerte Lymphknoten aufgefallen. Unterlagen hierzu seien nicht vorhanden.

Vorerkrankungen: Z. n. Laparatomie in der Kindheit, posttraumatische Belastungsstörung nach einem Hausbrand vor einem Jahr. Gelegentlicher Alkoholkonsum, Nie-Raucherin. Allergien: ASS, Diclofenac und Penicillin.

Aktuelle Medikation: Trazodon 1 × 25 mg, Cetirizin bei Bedarf, Salbutamol p. i. bei Bedarf, Ibuprofen 800 mg bei Bedarf.

28.1 Diagnostik

Befund Labordiagnostik

In der Notaufnahme wird ein Routinelabor abgenommen (➤ Tab. 28.1).

- Im Blutbild zeigt sich eine **Bizytopenie mit Leuko- und Thrombopenie.** Der Neutrophilenanteil ist mit 1 134/µl leichtgradig vermindert.
- Die **Transaminasen, die Cholestaseparameter und der CRP-Wert sind erhöht,** das Bilirubin jedoch normwertig.
- Die übrigen Parameter liegen im Normbereich.

Tab. 28.1 Routinelabor in der Notaufnahme

Kenngröße	Maßeinh.	Mat.	Referenzber.	
Klinische Chemie				
Natrium	mmol/l	PS	135–145	**139**
Kalium	mmol/l	S	3,5–5,0	**3,7**
Glukose	mg/dl	PS	60–99	**95**
Harnstoff	mg/dl	PS	13–49	**22**
Kreatinin	mg/dl	PS	0,5–1,0	**0,9**
GFR pro 1,73 qm (Mabb)	ml/min	PS	≥ 60,0	**> 60,0**
GFR pro 1,73 qm (M7)	ml/min	PS	≥ 60,0	**> 60,0**
Harnsäure	mg/dl	PS	2,5–5,7	**4,4**
Calcium	mmol/l	PS	2,10–2,55	**2,2**
Calcium (Eiw.-korr.)	mmol/l	PS	2,10–2,55	**2,32**
C-reakt. Prot.	mg/dl	PS	≤ 0,50	**1,41**
Eiweiß, gesamt	g/dl	PS	6,0–8,5	**6,8**
Albumin	g/dl	PS	3,5–5,2	**4,1**
% Albumin	%	PS	55,8–66,1	**60,7**
Bilirubin gesamt	mg/dl	PS	≤ 1,2	**0,3**
GOT [AST] (37°)	U/l	PS	≤ 35	**67**
GPT [ALT] (37°)	U/l	PS	≤ 35	**52**

Tab. 28.1 Routinelabor in der Notaufnahme *(Forts.)*

Kenngröße	Maß-einh.	Mat.	Referenz-ber.	
Klinische Chemie				
Gamma-GT (37°)	U/l	PS	≤ 40	59
Alk. Phosphatase (37°)	U/l	PS	35–105	134
Lipase	U/l	PS	13–60	40
LDH (37°)	U/l	PS	< 250	218
CK-Gesamt (37°)	U/l	PS	≤ 170	34
Lactat	mmol/l	NP	0,5–2,2	1,1
Hämatologie				
Kleines Blutbild		EB		
Leukozyten	G/l	EB	4,0–10,4	2,7
Erythrozyten	T/l	EB	3,96–5,16	4,09
Hämoglobin	g/dl	EB	11,5–15,4	12,8
Hämatokrit		EB	0,346–0,453	0,357
MCV	fl	EB	80,0–95,5	87,3
MCH	pg	EB	26,1–32,6	31,3
MCHC	g/dl	EB	31,9–35,5	35,9
Thrombozyten	G/l	EB	176–391	> 124
Differenzial-BB (mikros)		EB		Morph.
Segmentkernige Granulozyten	%	EB	40–70	42
Eosinophile Granulozyten	%	EB	2–4	2
Monozyten	%	EB	4–10	9
Lymphozyten	%	EB	25–40	47
Anisozytose		EB		+
Thrombozyten-Agglutinate		EB		+
Gerinnung (Spezial)				
Quick-Wert	%	P	70–120	97
INR		P	0,8–1,2	1
PTT	sec	P	25–42	25
Endokrinologie, Spezialanalytik				
TSH	µU/ml	S	0,30–4,00	3,1

Der angegebene Thrombozytenwert (> 124) entspricht dem Minimalwert, da Thrombozytenagglutinate vorhanden sind (Zeichen > [!]). Der Befund könnte mit einer EDTA-induzierten Pseudothrombozytopenie vereinbar sein.

Bei **Verdacht auf Cholangitis** wird noch in der Notaufnahme eine orientierende Abdomensonografie durchgeführt. Sonografisch zeigt sich das Bild eines Subileus mit stuhl- und flüssigkeitsgefüllten Darmschlingen und mäßiger Pendelperistaltik. Die Patientin wird zur weiteren Diagnostik und Therapie stationär aufgenommen. Bei weiter ansteigenden Transaminasen und Cholestaseparamtern wird am Folgetag erneut eine Sonografie des Abdomens veranlasst.

Befund Sonografie Abdomen

Geringgradige Splenomegalie. Magen-Darm-Trakt: kein Nachweis einer morphologisch fassbaren Enteritis oder Kolitis; keine Ileus- oder Subileuszeichen.

In den kurzfristigen Laborverlaufskontrollen zeigt sich ein stetiger Anstieg der initial normwertigen LDH auf maximal 434 U/ml. Die Transaminasen und Cholestaseparameter verzehnfachen sich. Der CRP-Wert steigt auf maximal 3,4 mg/dl an. Das hohe Fieber persistiert trotz antipyretischer Medikation. Eine Fokussuche mit Blutkulturen, Urinstatus und Urinkultur ist unergiebig. Auch in der zum dritten Mal durchgeführten Abdomensonografie zeigt sich weiterhin keine intra- oder extrahepatische Cholestase. Im Bereich des Leberhilus kommt nur ein bis zu 12 mm reaktiv vergrößerter Lymphknoten zur Darstellung. Die Milz ist weiterhin vergrößert. Eine cholestatische Hepatopathie wird ausgeschlossen.

Im nächsten Schritt wird bei Verdacht auf eine akute Virushepatitis eine HIV- und Hepatitis-Serologie abgenommen.

Befund HIV- und Hepatitis-Serologie

Anti-HIV1/2 + Antigen EIA	negativ
HBs Antigen EIA	negativ
Anti-HBc EIA	negativ
Anti-HCV EIA	negativ

Serologisch gibt es keinen Hinweis auf eine frische, chronische oder abgelaufene Hepatitis-B-Infektion. Es gibt keinen Anhaltspunkt für eine HCV-Infektion. Kein Nachweis von HIV-Antikörpern und von HIVp24-Antigen.

Da eine Transaminasenerhöhung auch als Begleithepatitis bei weiteren Virusinfektionen vorkommen kann, wird bei negativer HIV- und Hepatitis-Serologie **zum Ausschluss einer infektiösen Mononukleose** umgehend eine serologische Untersuchung auf CMV und EBV veranlasst.

Befund CMV- und EBV-Serologie

Cytomegalie-IgG EIA	negativ
Cytomegalie-IgM EIA	negativ
EBV-VCA-IgG EIA	negativ
EBV-EA-IgG EIA	negativ
Anti-EBNA-IgG EIA	negativ

Es gibt keine Anhaltspunkte für eine frische oder abgelaufene Virusinfektion.

Nach serologischem Ausschluss einer Virushepatitis und persistierendem Fieber und Kopfschmerzen wird eine Meningitis vermutet. Vor Durchführung einer Lumbalpunktion werden zum Ausschluss eines Hirndrucks und/oder einer interzerebralen Raumforderung bzw. Blutung eine CT-Untersuchung des Schädels nativ durchgeführt und der neurologische Konsiliarius hinzugezogen.

Befund cCT

- Unauffällige Darstellung des Neurokraniums sowie des miterfassten Mittelgesichts.
- Mit Ausnahme atherosklerotischer Veränderungen altersentsprechende cCT.

Bei Beschwerdepersistenz wird eine weiterführende cMRT-Abklärung empfohlen.

Neurologisches Konsil

- **Anamnese:** bekannte Migräne mit meist linksseitigem Schmerz. Seit inzwischen fünf Tagen Übelkeit, Erbrechen, Licht- und Lärmempfindlichkeit mit seltenen Attacken. Akut im Rahmen des posttraumatischen Syndroms, Minderung des Allgemeinzustands mit zunehmenden Kopfschmerzen und Fieber, besonders seit ein bis zwei Wochen, sowie Hautausschlag.
- **Untersuchung:** kein fokal-neurologisches Defizit, kein Meningismus.
- **Labor:** CRP- und Transaminasen-Erhöhung.
- **Diagnose:** zunehmende chronische Kopfschmerzen. Nicht ganz der bekannten Migräne entsprechend.

Empfehlungen:

- Um eine Sinusvenenthrombose auszuschließen, sollte ergänzend eine **Computer-Tomografie-Angiografie (CTA)** durchgeführt werden.
- Bei unklarem Infekt wird eine **Lumbalpunktion** empfohlen: Zellzahl im Liquor, Gesamteiweiß und Glukose im Liquor und Serum, Liquorproteine, Borrelien, Lues, FSME, Herpes, 1 × Reserve-Liquor/Serum.
- Da bisher Metamizol und MCP keine Symptombesserung zeigen, sollte eine Umstellung auf Ibuprofen plus Pantoprazol (Magenschutz!) sowie Dimenhydrinat erfolgen. Trazodon sollte wegen der Transaminasenerhöhung pausiert werden.

FALLBERICHT

In der durchgeführten **CTA** kann eine Sinusvenenthrombose ausgeschlossen werden. Hirndruckzeichen zeigen sich weiterhin nicht. Nach Kontrastmittelapplikation im Rahmen der CT-Untersuchung entwickelt die Patientin trotz Cimetidin-Gabe in der Radiologie ein Ganzkörpererythem mit Juckreiz, weshalb auf Station einmalig 100 mg SDH intravenös appliziert wird. Hierunter kommt es zu einer raschen Beschwerdebesserung, das Exanthem verschwindet.

Im Verlauf wird die von der Neurologin gewünschte **Lumbalpunktion** komplikationslos durchgeführt. Die laborchemische Aufarbeitung zeigt keine Pleozytose, Glukose und Eiweiß liegen im Normbereich. Die weitere laborchemische und virologische Analyse des Liquors zeigt keine Schrankenstörung, keine floride Entzündungsreaktion im Liquor und keinen Hinweis auf das Vorliegen einer Immunantwort im ZNS gegen Borrelien, VZV, HSV und Lues.

Der Allgemeinzustand der Patientin verschlechtert sich zunehmend. Sie klagt über Halsschmerzen, die Halslymphknoten sind diskret vergrößert palpabel. Die Tonsillen sind inspektorisch unauffällig. Die antipyretische Therapie wird von Metamizol auf Ibuprofen umgestellt, Trazodon wird pausiert. Eine Diagnose konnte bisher nicht gestellt werden.

In der Blutbildverlaufskontrolle nach einigen Tagen (➤ Tab. 28.2) zeigt sich zwar eine Normalisierung der Leukozytenzahl bis hin zur leichtgradigen Leukozytose, jedoch mit progredienter Neutropenie von

Tab. 28.2 Blutbildverlaufskontrolle nach einigen Tagen

Kenngröße	Maßeinh.	Mat.	Referenzber.			
Hämatologie				Tag 11	Tag 8	Tag 7
Kleines Blutbild		EB				
Leukozyten	G/l	EB	4,0–10,4	**12,7**	**10,3**	**12,4**
Erythrozyten	T/l	EB	3,96–5,16	**4,32**	**4,41**	**4,51**
Hämoglobin	g/dl	EB	11,5–15,4	**13,5**	**13,8**	**13,9**
Hämatokrit		EB	0,346–0,453	**0,383**	**0,391**	**0,391**
MCV	fl	EB	80,0–95,5	**88,7**	**88,7**	**86,7**
MCH	pg	EB	26,1–32,6	**31,3**	**31,3**	**30,8**
MCHC	g/dl	EB	31,9–35,5	**35,2**	**35,3**	**35,5**
Thrombozyten	G/l	EB	176–391	**187**	**136**	**117**
Ausstrich-Präparat		EB				**dgf.**
Differenzial-BB (mikros)		EB		**Morph.**	**Morph.**	**Morph.**
Segmentkernige Granulozyten	%	EB	40–70	**6**	**21**	**30**
Monozyten	%	EB	4–10	**2**	**5**	**6**
Lymphozyten	%	EB	25–40	**48**	**58**	**44**
Lymphatische Reizformen	%	EB		**16**	**16**	**15**
Kernschatten	%	EB		**28**		**5**
Anisozytose		EB		+	+	

762/µl und Lymphozytose von 6 096/µl. Darüber hinaus fallen 16 % lymphatische Reizformen und 28 % Kernschatten auf. Die Thrombozytenzahl hat sich wieder normalisiert.

MERKE

Bei rascher Entwicklung einer Lymphozytose im peripheren Blut von > 50 % (absolut > 4 500/µl) und Vorkommen atypischer Lymphozyten im Rahmen eines (fieberhaften) Infekts muss differenzialdiagnostisch an eine infektiöse Mononukleose gedacht und der periphere Blutausstrich mikroskopiert werden.

Bei weiterhin **hochgradigem Verdacht auf eine akute EBV-Infektion** wird ein peripherer Blutausstrich veranlasst. Leider erreicht das EDTA-Röhrchen erst nach zwei Tagen das Leukämie-Labor.

Befund peripherer Blutausstrich

Im hochgradig artifiziell veränderten peripheren Blut findet sich eine Vermehrung mononukleärer Zellen sowie eine Granulozytopenie. Eine genauere Beurteilung ist aufgrund der Materialqualität nicht möglich.

CAVE

Atypische Lymphozyten können im peripheren Blut bei einer Infektion mit Toxoplasmose, Röteln, Roseola, Virushepatitis, Mumps, CMV, EBV und bei einer akuten HIV-Infektion vorkommen.

Erneute Prüfung der CMV- und EBV-Serologie

Aufgrund der Bestätigung einer Vermehrung von mononukleären Zellen im peripheren Blutausstrich wird der einige Tage zuvor eingegangene schriftliche Befund der CMV- und EBV-Serologie (s. o.) genauer inspiziert. Es fällt auf, dass zum Ausschluss einer CMV-Infektion sowohl das IgG als auch das IgM bestimmt worden und negativ ausgefallen sind. **Bei der EBV-Serologie wurden jedoch nur die jeweiligen IgG-Antikörper bestimmt.** Es wird umgehend Kontakt mit der Virologie aufgenommen. Dort wird vehement behauptet, dass ab dem Alter von 40 Jahren eine akute EBV-Infektion nicht auftritt und daher die Bestimmung des IgM routinemäßig nicht durchgeführt wird. Es wird mehr als eine halbe Stunde lang diskutiert und dargelegt, dass bei der 46-jährigen Patientin klinisch und laborchemisch der hochgradige Verdacht auf eine EBV-Infektion bestehe und bei negativen IgG-Antikörpern gegen VCA, EA und EBNA eine EBV-Infektion nicht ausgeschlossen werden könne. Widerwillig erklärt man sich in der Virologie bereit, die IgM-Bestimmung durchzuführen. Da kein Material mehr vorhanden ist, muss eine neue Blutprobe abgenommen und eingeschickt werden. Nach vier Tagen liegt endlich der Befund vor.

Befund EBV-Serologie

EBV-VCA-IgG EIA	negativ
EBV-EA-IgG EIA	grenzwertig
Anti-EBNA-IgG EIA	negativ
EBV-VCA-IgM EIA	positiv 18 AU/ml
Gesamt-IgG	n. d.
EBV-PCR	280 Geq/ml

Diagnose

Bei der Patientin liegt eine **frische EBV-Infektion** vor. Somit bestätigt sich die initiale Verdachtsdiagnose einer akuten EBV-Infektion mit Begleithepatitis und atypischem klinischem Verlauf.

MERKE

In zehn Prozent der Fälle ist eine infektiöse Mononukleose nicht EBV-assoziiert. Bei negativer EBV-Serologie sollten in angegebener Reihenfolge eine CMV-, HIV-, Hepatitis-B-, Toxoplasmose-, HHV-6- und HHV-7-Infektion ausgeschlossen werden.

EBV-Infektion

Das Epstein-Barr-Virus gehört zur Gruppe der Herpesviren und wird durch eine Tröpfcheninfektion übertragen. Die Durchseuchungsrate in der Bevölkerung beträgt 90 bis 95 Prozent. Das humanpathogene Virus besitzt einen ausgeprägten Tropismus für Epithelzellen des Oropharynx und für B-Lymphozyten.

Klinik

Die akute EBV-Infektion verursacht typischerweise die **infektiöse Mononukleose.** Die Patienten fallen durch Fieber, Pharyngitis, Lymphadenopathie, Fatigue-Symptome und eine atypische Lymphozytose im peripheren Blut auf. Diese Symptome sind in milder Form auch bei einer akuten CMV-Infektion zu finden.

Es gibt auch **atypische Verläufe** mit vielfältigen Symptomen, insbesondere fallen Patienten, die älter als 40 Jahre sind, häufiger durch Fieber, das über Wochen persistieren kann, und Ikterus auf. Eine zervikale Lymphadenopathie wird seltener beobachtet.

Häufig wird ein spontan auftretendes makulopapulöses, urtikarielles oder petechiales Exanthem beobachtet. Ein **makulopapulöses Exanthem** tritt unter einer antibiotischen **Therapie mit Ampicillin oder Amoxicillin** bei nahezu jedem Patienten auf und sollte daher vermieden werden.

Diagnostik

Die Diagnose einer akuten EBV-Infektion kann durch einen Hämatologen im peripheren Blut gestellt werden (➤ Tab. 28.3). Eine Knochenmarkpunktion ist in der Regel nicht indiziert.

In unklaren Fällen kann die Diagnose durch den **Nachweis von Epstein-Barr-Virus-spezifischen Antikörpern** gesichert werden. Es kommen drei verschiedene Antigene vor, gegen die spezifische Antikörper gebildet werden. Folgende Antikörper sind zur Befundinterpretation ausreichend (➤ Tab. 28.4):

- Anti-EA (early antigen): nur IgG
- Anti-VCA (Viruskapsidantigene): IgM und IgG
- Anti-EBNA (EBV nuclear antigen = kernassoziierte Antigene): nur IgG

Der **VCA-IgM-Antikörper** ist bei Auftreten der Symptome positiv und verschwindet nach ca. drei Monaten (cave Kreuzreaktion mit CMV-Virus!). Der VCA-IgM-Antikörper ist ein **Marker für eine akute Infektion.**

Tab. 28.3 EBV-Infektion: zytomorphologischer Befund

Peripheres Blut	Knochenmark
Leukozytose von 10–20 G/l und polymorphe lymphatische Zellen > 50 % (v. a. CD8+-zytotoxische T-Zellen = Virozyten), Kernschatten **(„buntes Blutbild")**	Reaktive Veränderungen mit Linksverschiebung der Granulopoese, Vermehrung von Lymphozyten und Plasmazellen
Selten Leuko- und Thrombozyten normal bis leicht vermindert	Keine Blastenvermehrung

Tab. 28.4 Antikörperstatus bei EBV-Infektion

Infektion	Anti-VCA IgM	Anti-VCA IgG	Anti-EBNA-IgG	Anti-EA IgG	EBV-PCR
Keine Infektion	–	–	–	–	–
Akute Infektion	+	+	–	+	+
Abgelaufene Infektion	–	+	+	+	–
Chronisch-aktive Infektion	±	+	–	+	+
EBV-Reaktivierung	±	+	+	+	+

Zeitlich verzögert wird der **VCA-IgG-Antikörper** positiv und persistiert lebenslang.

IgG-Antikörper gegen EBNA werden sechs bis zwölf Wochen nach Auftreten der ersten Symptome positiv und persistieren lebenslang. Anti-EBNA-IgG zeigt die Ausheilung der Primärinfektion und den Übergang in eine latente Phase an.

Der **IgG-EA-Antikörper** wird bei Auftreten von Symptomen nach VCA-IgM-AK positiv.

Bei positivem Anti-VCA-IgM und Fehlen typischer Symptome einer infektiösen Mononukleose handelt es sich bei dem Patienten um eine EBV-Reaktivierung.

Darüber hinaus existiert auch ein Mononukleose-Schnelltest, der **heterophile Antikörper** nachweist. Der Test erreicht jedoch erst im Adoleszenten- und Erwachsenenalter eine Sensitivität > 80 %.

CAVE

Der Schnelltest kann zu Beginn der Symptomatik falsch negativ ausfallen (1. Woche: 25 %; 2. Woche: 5–10 %; 3. Woche: 5 %).

28.2 Therapie

Unter einer **symptomatischen Therapie** mit Natriumchlorid-Infusionen, Ibuprofen, Dimenhydrinat und Pantoprazol zeigt sich bei der Patientin im Verlauf eine Beschwerdebesserung. Aufgrund einer Obstipation muss mehrfach **Lactulose** verabreicht werden. Das Fieber sistiert im Verlauf. Die Patientin kann nach zwölftägigem stationärem Aufenthalt und rückläufigen Transaminasen, Cholestaseparametern und LDH nach Hause entlassen werden. Es wird eine Fortführung der symptomatischen Therapie bei Bedarf empfohlen und körperliche Schonung sowie Sportverbot bei Splenomegalie verordnet.

28

Was wäre wenn …

- … die Patientin empirisch mit Penicillin-Derivaten (z. B. Unacid®) behandelt worden wäre?
  - Eine antibiotische Therapie mit Ampicillin bzw. Amoxicillin hätte bei einer akuten EBV-Infektion typischerweise ein makulopapulöses Exanthem verursacht. Dieses sollte bei typischer Klinik für eine infektiöse Mononukleose nicht als allergisches Exanthem fehlgedeutet werden. Bei folgenden Antibiotika wurde ebenfalls ein Exanthem beobachtet: Azithromycin, Levofloxacin, Tazobactam/Piperacillin. Daher sollte bei Verdacht auf einen Virusinfekt ohne bakterielle Superinfektion ein Antibiotikum nicht unnötigerweise verabreicht werden.
- … die Diagnose akute EBV-Infektion bei der ersten serologischen Untersuchung gestellt worden wäre?
  - Man hätte der Patientin einige Untersuchungen (zweimal Schädel-CT und einmal Lumbalpunktion) ersparen und den stationären Aufenthalt verkürzen können.
- … wenn sich die Virologie geweigert hätte, die EBV-Serologie inklusive IgM-Bestimmung zu wiederholen?
  - Obwohl das an einer Klinik mit virologischem Institut nicht gern gesehen wird, hätte man alternativ ein externes Labor mit der Untersuchung beauftragt. Dieser Fall zeigt sehr schön, dass mit alleinigem Lehrbuchwissen und durch Fehlinterpretation von Symptomen und Befunden in der Realität viele Diagnosen übersehen werden können. Erfreulicherweise hat das Labor nach diesem Fall das altersorientierte Antikörperpanel angepasst und be-

stimmt nun bei allen Patienten mit Verdacht auf EBV-Infektion die IgM-und IgG-Antikörper.

- ... eine Knochenmarkpunktion durchgeführt worden wäre?
  - Die Diagnose einer Mononukleose wird im peripheren Blut in Zusammenschau mit den klinischen Befunden gestellt. Auf eine Virusserologie kann in den meisten Fällen verzichtet werden. Bei Vorhandensein von blastär wirkenden lymphatischen Zellen kann zum Ausschluss einer ALL eine Durchflusszytometrie veranlasst werden. Trotz Auftreten von Zytopenien ist bei typischer Klinik bei jüngeren Patienten und atypischem Verlauf bei Patienten, die älter als 40 Jahre sind, eine Knochenmarkpunktion nicht indiziert. Zytomorphologisch würde man im Knochenmark nur reaktive Veränderungen mit einer Lymphozytenvermehrung erwarten. Eine Blastenvermehrung würde sich nicht zeigen.
- ... sonografisch ein Kissing-Phänomen festgestellt worden wäre?
  - Beim Kissing-Phänomen sind Leber und Milz massiv vergrößert, sodass sich beide Organe sonografisch berühren. In sehr seltenen Fällen kann es zu einer spontanen Milzruptur kommen. Daher hätte man körperliche Schonung, ggf. mit Bettruhe und Sportverbot in den ersten vier Wochen nach Diagnosestellung, dringend empfohlen.

LITERATUR

Auwaerter PG. Infectious mononucleosis in middle age. JAMA. 1999;281(5):454–459.

Axelrod P, Finestone AJ. Infectious mononucleosis in older adults. Am Fam Physician. 1990;42(6): 1599–1606.

Bruu AL, Hjetland R, Holter E. Evaluation of 12 commercial tests for detection of Epstein-Barr virus-specific and heterophile antibodies. Clin Diagn Lab Immunol. 2000;7(3): 451–456.

Ebell M. Epstein-Barr virus infectious mononucleosis. Am Fam Physician. 2004;70(7): 1279–1287.

Gaines H, von Sydow M, Pehrson PO. Clinical picture of primary HIV infection presenting as a glandular-fever-like illness. BMJ. 1988;297(6660): 1363–1368.

LeClaire AC, Martin CA, Hoven AD. Rash associated with piperacillin/tazobactam administration in infectious mononucleosis. Ann Pharmacother. 2004;38(6): 996–998.

Paily R. Quinolone drug rash in a patient with infectious mononucleosis. J Dermatol. 2000;27(6): 405–406.

Schissel DJ, Singer D, David-Bajar K. Azithromycin eruption in infectious mononucleosis: a proposed mechanism of interaction. Cutis. 2000;65(3): 163–166.

FALL

29 Ein ignorierter Befund

FALLBERICHT

Ein 73-jähriger Patient stellt sich zur Verlaufskontrolle bei bekannter **koronarer Dreigefäßerkrankung** in der kardiologischen Ambulanz vor.

Er berichtet über seit einigen Monaten progrediente **Angina-pectoris-Beschwerden** mit Ausstrahlung zwischen die Schulterblätter und in den Hals. Zudem klagt er über eine **Belastungsdyspnoe.** Die Belastbarkeit habe sich deutlich verschlechtert (NYHA II–III). Außerdem leide er unter **massiven Blähungen.** Der Patient wird zur Durchführung einer koronarinvasiven Diagnostik stationär aufgenommen.

Vorerkrankungen: Z. n. NSTEMI mit PCI der RCA und Z. n. PCI der LAD bei KHK, latente Hypothyreose, arterielle Hypertonie, Hyperlipoproteinämie, Z. n. Nikotinabusus.

Aktuelle Medikation: ASS 1 × 100 mg, Metoprolol 1 × 47,5 mg, Ramipril 1 × 5 mg, Atorvastatin 1 × 20 mg.

29.1 Diagnostik (1)

Befund Labordiagnostik

Bei der stationären Aufnahme werden Routinelaborparameter erhoben (➤ Tab. 29.1).

- Im Blutbild zeigt sich eine **Panzytopenie.** Neben einer leichtgradigen Leukozytopenie fällt eine mittelgradige Thrombozytopenie auf. Der Neutrophilenanteil ist mit 1,57 G/l und der Monozytenanteil mit 0,15 G/l leichtgradig vermindert. Die **Anämie** ist **hyperchrom und makrozytär.**
- Der RPI wurde nicht bestimmt.
- Die Triglyzeride, der Kalium- und der TSH-Wert sind leicht erhöht, der HDL-Cholesterinwert und die GFR sind leicht vermindert.
- Die Gerinnungsparameter sind normwertig.
- Die übrigen Parameter liegen im Normbereich.

Tab. 29.1 „Kardiologisches" Aufnahmelabor

Kenngröße	Maßeinh.	Mat.	Referenzber.	
Klinische Chemie				
Natrium	mmol/l	S	135–145	**137**
Kalium	mmol/l	S	3,5–5,1	**M 5,2**
Harnstoff	mg/dl	S	17–49	**29**
Kreatinin (Jaffé)	mg/dl	S	0,5–1,2	**1,1**
GFR (CKD-EPI)	ml/min	S	≥ 90	**66**
CRP	mg/dl	S	≤ 0,5	**0,3**
Cholesterin	mg/dl	S	120–240	**136**
Triglyzeride	mg/dl	S	50–200	**254**
LDL-Cholesterin	mg/dl	S		**67**
HDL-Cholesterin	mg/dl	S	35–75	**28**
Hämatologie				
Kleines Blutbild		EB		
Leukozyten	G/l	EB	3,90–9,80	**3,46**
Erythrozyten	T/l	EB	4,54–5,77	**1,85**
Hämoglobin	g/dl	EB	13,5–17,5	**7,5**
Hämatokrit	l/l	EB	0,396–0,506	**0,202**
MCV	fl	EB	80,0–95,5	**109**
MCH	pg	EB	27,6–32,8	**40,5**
MCHC	g/dl	EB	32,8–36,6	**37,1**
Thrombozyten	G/l	EB	146–328	**88**
RDW-CV	%	EB	12,1–14,8	**17**
Differenzial-BB (maschinell)		EB		**Gerät**
Neutrophile Granulozyten	%	EB	40–70	**45**
Lymphozyten	%	EB	19–48	**45**
Monozyten	%	EB	5–15	**4**
Eosinophile Granulozyten	%	EB	≤ 8	**5**

Tab. 29.1 „Kardiologisches" Aufnahmelabor *(Forts.)*

Kenngröße	Maß-einh.	Mat.	Referenz-ber.	
Hämatologie				
Basophile Granulozyten	%	EB	≤ 1	**< 1**
Neutrophile Granuloz. (abs.)	G/l	EB	1,78–6,23	**1,57**
Lymphozyten (abs.)	G/l	EB	1,05–3,24	**1,55**
Monozyten (abs.)	G/l	EB	0,26–0,87	**0,15**
Eosinophile Granuloz. (abs.)	G/l	EB	0,03–0,44	**0,18**
Gerinnung (Spezial)				
Quick-Wert	%	CP	70–120	**74**
INR		CP	0,8–1,2	**1,2**
aPTT Lupus-sensitiv	sec	CP	25–42	**27**
Endokrinologie, Spezialanalytik				
TSH	µU/ml	S	0,27–4,20	**5,94**

Tab. 29.2 Nachgeforderte Laborparameter

Kenngröße	Maß-einh.	Mat.	Referenz-ber.	
Klinische Chemie				
Bilirubin, gesamt	mg/dl	S	≤ 1,2	**1,4**
GOT [AST] (37°)	U/l	S	≤ 49	**93**
GPT [ALT] (37°)	U/l	S	≤ 49	**26**
Gamma–GT (37°)	U/l	S	≤ 59	**23**
LDH (37°)	U/l	S	≤ 249	**> 1800**
Hämatologie				
Kleines Blutbild		EB		
Retikulozyten	Promille	EB	4–14	**25**
Retikulozyten-Produktionsindex		EB		**0,5**
Immunologie, Proteinchemie				
Haptoglobin	g/l	S	0,30–2,00	**< 0,10**
Spezialanalytik				
Folsäure	ng/ml	S	3,9–26,8	**3,8**
Vitamin B_{12}	pg/ml	S	197–771	**< 150**

29

Zum Ausschluss einer Lymphadenopathie und Hepatosplenomegalie wird bei unklarer Panzytopenie zunächst eine Abdomensonografie veranlasst. **Sonografisch** fällt lediglich eine geringgradige Splenomegalie (Maße: 130 mm × 89 mm × 45 mm; Volumen: 273 ml) auf.

Aufgrund der Angina-pectoris-Beschwerden wird die Indikation zur zeitnahen Durchführung einer Herzkatheteruntersuchung gestellt. Zum Ausschluss einer Leukämie wird der Hämato-Onkologe hinzugezogen. Dieser fordert weitere Laborparameter nach (➤ Tab. 29.2):

- In der klinischen Chemie zeigen sich eine **massive LDH-Erhöhung,** eine diskrete Hyperbilirubinämie und eine isolierte GOT-Erhöhung.
- Die GPT und Cholestaseparameter sind normwertig.
- Die **Anämie ist hyporegenerativ.** Das Haptoglobin ist nicht nachweisbar.
- Der **Vitamin-B_{12}-Wert** ist massiv und der **Folsäurewert** nur diskret **vermindert.**

Die Laborbefunde sprechen für eine hyporegenerative makrozytäre, hyperchrome Anämie bei Vitamin-B_{12}-Mangel (+ Folsäuremangel). Das Blutbild verschlechtert sich in den folgenden vier Tagen weiter: Leukoyzten 2,63 G/l, Hb 6,8 g/dl, Thrombozyten 52 G/l. Da die Kardiologen vor einer eventuellen Stentimplantation mit erforderlicher dualer Thrombozytenaggregationshemmung für mindestens sechs Monate den **sicheren Ausschluss einer akuten Leukämie** wünschen, wird eine **Knochenmarkpunktion** durchgeführt.

MERKE

Eine Knochenmarkpunktion ist bei einer typischen Befundkonstellation für eine megaloblastäre Anämie nicht notwendig. Die Diagnose gilt als hämatologisch gesichert, wenn nach Vitamin-B_{12}- oder Folsäuresubstitution ein Retikulozytenanstieg dokumentiert werden kann.

Befund Zytomorphologie

Das Knochenmarkaspirat ist hyperzellulär und zeigt eine gesteigerte Erythro- und Granulopoese. Es finden sich **deutliche megaloblastäre Veränderungen** sowie **Riesen-Stabkernige.**

Zytomorphologisch passt der Befund gut zu einem **Vitamin-B_{12}- und/oder Folsäuremangel.** Es gibt keinen Hinweis auf eine hämatologische Neoplasie.

Befund Knochenmarkhistologie

In der Knochenmarkhistologie wird dagegen die Diagnose einer myeloischen Neoplasie ohne Blastenexzess gestellt. Der histomorphologische Befund passt am besten zu einem **myelodysplastischen Syndrom,** hier mit multilineärer Dysplasie (MDS-MLD).

Trotz diskrepanter Befunde wird von einer megaloblastären Anämie ausgegangen. Die histologisch beschriebenen Dysplasiezeichen können auch bei ineffektiver Hämatopoese wie bei einem Vitamin-B_{12}-Mangel vorkommen. Ein MDS ist weniger wahrscheinlich. Bei ausbleibender Blutbildregeneration müsste eine erneute Knochenmarkpunktion im kurzfristigen Verlauf durchgeführt werden.

29.2 Therapie (1)

Es werden zwei **Erythrozytenkonzentrate** transfundiert und eine **Vitamin-B_{12}-, Folsäure- und Eisensubstitution** eingeleitet. Einige Tage später kann bei deutlicher Besserung des Blutbilds die geplante Koronarangiografie durchgeführt werden. Es zeigt sich eine hochgradige Stenose der proximalen und medialen LAD sowie eine 75-prozentige Stenose der medialen RCA. In gleicher Sitzung wird die langstreckige Stenose der proximalen und medialen LAD mittels PTCA/Stenting (zwei drug eluting stents) versorgt. Nach Stentimplantation ist eine duale Thrombozytenaggregationshemmung mit ASS und Clopidogrel für insgesamt sechs Monate notwendig.

Tab. 29.3 Laborverlaufskontrolle (vier Wochen später)

Kenngröße	Maßeinh.	Mat.	Referenzber.	
LDH (37°)	U/l	S	≤ 249	**222**
Hämatologie				
Kleines Blutbild		EB		
Leukozyten	G/l	EB	3,90–9,80	**6,43**
Erythrozyten	T/l	EB	4,54–5,77	**4,68**
Hämoglobin	g/dl	EB	13,5–17,5	**13,5**
Hämatokrit	l/l	EB	0,396–0,506	**0,412**
MCV	fl	EB	80,0–95,5	**88**
MCH	pg	EB	27,6–32,8	**28,8**
MCHC	g/dl	EB	32,8–36,6	**32,8**
Thrombozyten	G/l	EB	146–328	**195**
Retikulozyten	Promille	EB	4–14	**9**
Retikulozyten-Produktionsindex		EB		**0,7**
Immunologie, Proteinchemie				
Haptoglobin	g/l	S	0,30–2,00	**0,54**

Der Patient wird zur weiteren Diagnostik und Therapiefortführung an die hämatologische Ambulanz angebunden. Nach vier Wochen Substitutionstherapie zeigt sich eine rasche Blutbildnormalisierung (➤ Tab. 29.3). Der LDH-Wert liegt ebenfalls wieder im Normbereich.

FALLBERICHT

Bei der Vorstellung in der hämatolgoischen Ambulanz gibt der Patient subjektives Wohlbefinden an. Eine Belastungsdypnoe und Angina-pectoris-Beschwerden liegen nicht mehr vor.

Der Patient wird genauer zu Vorerkrankungen befragt. Er berichtet, dass sechs Monate zuvor beim Hausarzt zufällig eine leichtgradige Anämie aufgefallen sei. Daraufhin sei eine Vorstellung beim Gastroenterologen zur ambulanten Durchführung einer ÖGD erfolgt.

29.3 Diagnostik (2)

Zunächst werden die externen Befunde angefordert.

Befund externe ÖGD

- Bis zum unteren Duodenalknie kein Ulkus, keine Duodenitis, im Duodenum descendens winzige, weißliche Stippchen. Differenzialdiagnostisch kann es sich um Lymphangiektasien handeln.
- Im proximalen Korpus vorderwandseitig ein 0,7 cm großer, gelblicher submuköser verschieblicher Polyp, beim Betasten mit der Zange eher derb, intakte Schleimhautoberfläche. Probeexzision-Entnahme. Galliger Succus im Antrum. Leicht klaffender Hiatus bei 41 cm ab Zahnreihe.
- Keine Refluxläsionen des Ösophagus, keine Stenose, kein Soor.

Histologisch zeigt sich in den Biopsaten der Korpus- und Fundusschleimhaut eine mäßiggradige chronische Korpus-/Fundus-Gastritis ohne Aktivitätszeichen mit mäßiggradiger Atrophie des Drüsenkörpers, **passend zu einer Typ-A-Gastritis.**

In der sechs Monate zuvor beim Hausarzt durchgeführten Laboruntersuchung waren folgende Werte pathologisch: Hb 11,5 g/dl, MCV 112 fl, MCH 40 pg, LDH 423 U/l. Die Leukozyten und Thrombozyten waren normwertig.

Es besteht der Verdacht auf eine perniziöse Anämie bei Autoimmungastritis. Deshalb werden die Antikörper gegen Parietalzellen und Intrinsic Factor und in einem externen Labor der Gastrinwert bestimmt. Der Nachweis von **Parietalzell- und Intrinsic-Factor-Antikörpern** fällt **positiv** aus. Der **Gastrinspiegel** ist mit **328 ng/l erhöht** (Normbereich: 13–115 ng/l).

Aus den Befunden geht hervor, dass bei dem Patienten seit mindestens einem halben Jahr eine **hyperchrome, makrozytäre Anämie** bekannt ist. Mit dem histologischen Nachweis einer **Autoimmungastritis** hätte die Vitamin-B_{12}-Therapie vor dem Eintreten einer Panzytopenie mit symptomatischer Anämie durch den Hausarzt eingeleitet werden müssen!

MERKE

Antikörper gegen Parietalzellen des Magens können u. a. bei Patienten mit perniziöser Anämie (80–90 %), atrophischer Gastritis (20–30 %) und Polyendokrinopathien (70–80 %) nachgewiesen werden. Die Spezifität ist jedoch, bei hoher Sensitivität, gering. Antikörper gegen Intrinsic Factor besitzen dagegen eine hohe Spezifität, aber geringere Sensitivität (in ca. 50–60 % positiv bei perniziöser Anämie). Der Nachweis beider Antikörper sowie einer Hypergastrinämie können bei histologisch nachgewiesener Autoimmungastritis die Diagnose bestätigen.

Autoimmungastritis, perniziöse Anämie

Bei der Autoimmungastritis (Syn. Typ-A-Gastritis) liegt eine autoimmunbedingte chronische Entzündung, Drüsenkörperatrophie und epitheliale Metaplasie des Magenkorpus und -fundus vor. Durch den Untergang der Parietalzellen entwickelt sich eine Hypo- bis Achlorhydrie mit inadäquater Bildung des Intrinsic Factors. Dies führt wiederum über eine Vitamin-B_{12}-Malabsorption zur Manifestation einer perniziösen Anämie.

Die Hypochlorhydrie hat auch eine Hypergastrinämie durch übermäßige Gastrinproduktion und eine Eisenmangelanämie durch gestörte Eisenresorption zur Folge. Die Eisenmangelanämie kann sich viel früher als die pernizöse Anämie manifestieren.

Die Autoimmungastritis stellt eine Präkanzerose dar. Das Risiko bei fortschreitender Erkrankung, einen neuroendokrinen Tumor oder ein Adenokarzinom des Magens zu entwickeln, ist erhöht. Es sollten jährliche endoskopische Vorsorgeuntersuchungen mittels ÖGD und ggf. Biopsieentnahme durchgeführt werden.

Diagnose

Bei dem Patienten liegt eine **perniziöse Anämie bei Autoimmungastritis** vor.

29.4 Therapie (2)

Bei dem Patienten muss lebenslang regelmäßig alle vier Wochen eine parenterale **Vitamin-B_{12}-Substitution** intramuskulär, intravenös oder tief subkutan erfolgen. Bei gutem Anstieg und stabil hohen Werten sind auch längere Intervalle von sechs, acht oder zwölf Wochen möglich. Darüber hinaus sollten regelmäßige Ferritin- und Folsäurekontrollen durchgeführt und bei nachgewiesenem Mangel ausgeglichen werden. Bei Z. n. Stentimplantation mit dualer Thrombozytenaggregationshemmung kann die endoskopische Kontrolle mit Biopsieentnahme frühestens in sechs Monaten, nach Absetzen von Clopidogrel erfolgen.

Was wäre wenn …

- … der Patient keine Bluttransfusion erhalten hätte?
  - Da der Patient einen minimalen Hb-Wert von 6,8 g/dl und anhaltende Angina-pectoris-Beschwerden bei bekannter KHK hatte, hätten diese ohne rasche Anhebung des Hb-Werts weiter persistiert. Eine Bluttransfusion führt zu einem schnelleren Hb-Anstieg als die alleinige Substitution von Vitamin B_{12} und sollte bei symptomatischen Patienten daher in Erwägung gezogen werden.
- … keine Knochenmarkpunktion durchgeführt worden wäre?
  - Da die Diagnose einer perniziösen Anämie laborchemisch gestellt wird und eine Knochenmarkpunktion nicht erforderlich ist, wäre das in Ordnung gewesen. Nur bei unzureichendem Ansprechen auf eine adäquate Substitution kann eine Knochenmarkpunktion zum Ausschluss eines MDS oder einer Erythroleukämie (AML-M6) durchgeführt werden.
- … nur Vitamin B_{12} substituiert worden wäre?
  - Die Vitamin-B_{12}-Substitution führt zu einer gesteigerten Erythropoese, für die auch Eisen und Folsäure benötigt werden. Daher würde eine alleinige Substitutionstherapie mit Vitamin B_{12} zu einem Eisenmangel und zu einer Verstärkung des bestehenden Folsäuremangels führen.

LITERATUR

Leshin M. Polyglandular autoimmune syndromes. Am J Med Sci, 1985;290(2): 77–88.

Neumann WL et al. Autoimmune atrophic gastritis-pathogenesis, pathology and management. Nat Rev Gastroenterol Hepatol, 2013;10(9): 529–41.

Nilsson-Ehle H, Landahl S, Lindstedt G. Low serum cobalamin levels in a population study of 70- and 75-year-old subjects. Gastrointestinal causes and hematological effects. Dig Dis Sci. 1989;34(5): 716–723.

Park JY, Lam-Himlin D, Vemulapalli R. Review of autoimmune metaplastic atrophic gastritis. Gastrointest Endosc, 2013; 77(2): 284–92.

Pittman ME, Voltaggio L, Bhaijee F. Autoimmune Metaplastic Atrophic Gastritis: Recognizing Precursor Lesions for Appropriate Patient Evaluation. Am J Surg Pathol, 2015; 39(12): 1611–1620.

FALL

30 Eine vergessene Kontrolle

FALLBERICHT

Ein 41-jähriger Patient stellt sich über die neurologische Ambulanz zur Abklärung einer **chronischen Leuko- und Thrombozytopenie** vor.

Vor einem Jahr sei beim Urologen im Rahmen der Abklärung einer Erektionsstörung zufällig ein erhöhtes Prolaktin festgestellt worden, weshalb sich der Patient in der endokrinologischen Ambulanz vorgestellt habe. Dort wurde die **Hyperprolaktinämie** bestätigt. Nach kernspintomografischem Ausschluss eines Hypophysenadenoms wurde eine Therapie mit Dostinex® begonnen. Bei dem Patienten sei seit Jahren außerdem eine **Angststörung** bekannt, die zum damaligen Zeitpunkt mit Paroxetin (SSRI) behandelt worden sei. Unter der Kombination beider Medikamente habe er eine zunehmende Müdigkeit entwickelt, weshalb beide Medikamente im Verlauf abgesetzt wurden. Der Patient stellte sich in regelmäßigen Abständen in der endokrinologischen Ambulanz zur Laborverlaufskontrolle vor. Die Hyperprolaktinämie wurde schließlich als psychopharmakainduziert gedeutet. Im Verlauf beklagte er sich über **progrediente, rezidivierende Kopfschmerzen.** Bei Verdacht auf einen spannungs- und medikamenteninduzierten Kopfschmerz wurde von der Neurologin eine Therapie mit Amitriptylin zur Nacht empfohlen.

Seit über einem Jahre wird eine **chronische Leukozyto- und Thrombozytopenie** dokumentiert. Eine Abklärung sei bislang jedoch nicht erfolgt. Bis auf die rezidivierenden Kopfschmerzen sei der Patient beschwerdefrei. Eine B-Symptomatik liege nicht vor. Eine Lymphadenopathie sei nicht aufgefallen. Eine Infektionskrankheit wie Hepatitis oder HIV schließt der Patient aus. Ein erst vor sechs Monaten durchgeführter HIV-Test sei negativ gewesen. Vor acht Jahren sei er **zweimal gegen Hepatitis B geimpft** worden. Die letzte Auffrischimpfung sei vor fünf Jahren beim Hausarzt erfolgt.

Der Patient stammt aus Togo und lebt seit 20 Jahren in Deutschland. Die Familienanamnese ist unauffällig. Im letzten und vorletzten Jahr sei er nicht im Ausland gewesen. Nie-Raucher, selten Alkoholkonsum, kein Drogenabusus, keine Allergien bekannt.

Aktuelle Medikation: Amitriptylin 1 × 5 gtt (= 10 mg).

Die körperliche Untersuchung ist unauffällig.

30.1 Diagnostik

Befund Labordiagnostik

Bei der Vorstellung in der hämatologischen Ambulanz wird ein Routinelabor abgenommen (➤ Tab. 30.1).

- Im Blutbild zeigt sich eine **diskrete Leukozytopenie.** Die absolute Neutrophilenzahl ist normwertig. Die **Thrombozytenzahl** ist mit 158 G/l **niedrig normal.**
- Die übrigen Routineparameter sind unauffällig.

Tab. 30.1 Routinelabor bei Erstvorstellung

Kenngröße	Maßeinh.	Mat.	Referenzber.	
Klinische Chemie				
Natrium	mmol/l	PS	135–145	**143**
Kalium	mmol/l	S	3,5–5,0	**4,2**
Glukose	mg/dl	PS	60–99	**96**
Harnstoff	mg/dl	PS	13–49	**48**
Kreatinin	mg/dl	PS	0,5–1,2	**0,9**
GFR (CKD-EPI)	ml/min	PS	≥ 90	**104**
Harnsäure	mg/dl	PS	3,5–7,0	**3,7**
Ferritin	µg/l	PS	30–300	**151**
C-reakt. Prot.	mg/dl	PS	≤ 0,50	**< 0,10**

Tab. 30.1 Routinelabor bei Erstvorstellung *(Forts.)*

Kenngröße	Maßeinh.	Mat.	Referenzber.	
Klinische Chemie				
Eiweiß, gesamt	g/dl	PS	6,0–8,5	**8,3**
Kapillarzonen-Elektroph. Befund		S		**s.Sbef**
Bilirubin gesamt	mg/dl	PS	≤ 1,2	**0,2**
GOT [AST] (37°)	U/l	PS	≤ 50	**33**
GPT [ALT] (37°)	U/l	PS	≤ 50	**43**
Gamma-GT (37°)	U/l	PS	≤ 60	**30**
Alk. Phosphatase (37°)	U/l	PS	40–130	**50**
LDH (37°)	U/l	PS	< 250	**151**
Hämatologie				
Kleines Blutbild		EB		
Leukozyten	G/l	EB	3,9–9,8	**3,7**
Erythrozyten	T/l	EB	4,54–5,77	**4,61**
Hämoglobin	g/dl	EB	13,5–17,5	**13,9**
Hämatokrit	l/l	EB	0,396–0,506	**0,413**
RDW-CV	%	EB	12,1–14,8	**13,4**
MCV	fl	EB	80,0–95,5	**89,6**
MCH	pg	EB	27,6–32,8	**30,2**
MCHC	g/dl	EB	32,8–36,6	**33,7**
Thrombozyten	G/l	EB	146–328	**158**
Retikulozyten	Promille	EB	4–14	**7**
Retikulozyten-Hb-Äquivalent	pg	EB	32,1–38,8	**35,4**
Retikulozyten-Produktionsindex		EB		**0,6**
Differenzial-BB (maschinell)		EB		**Gerät**
Neutrophile Granulozyten	%	EB	41–71	**50**
Lymphozyten	%	EB	19–48	**40**
Monozyten	%	EB	5–15	**9**
Eosinophile Granulozyten	%	EB	1–8	**< 1**
Basophile Granulozyten	%	EB	0–1	**< 1**
Neutrophile Granuloz. (abs.)	G/l	EB	1,78–6,23	**1,86**
Lymphozyten (abs.)	G/l	EB	1,05–3,24	**1,47**
Monozyten (abs.)	G/l	EB	0,26–0,87	**0,34**
Eosinophile Granuloz. (abs.)	G/l	EB	0,03–0,44	**0,03**
Gerinnung (Spezial)				
Quick-Wert	%	P	70–120	**97**
INR		P	0,8–1,2	**1**
PTT	sec	P	25–42	**37**
Haptoglobin	mg/dl	PS	30,0–200,0	**72,6**
Endokrinologie, Spezialanalytik				
Folsäure	ng/ml	PS	3,9–26,8	**4,2**
Vitamin B_{12}	pg/ml	PS	197–771	**693**

Die diskrete Leukozytopenie mit unauffälligem Differenzialblutbild und normwertiger LDH rechtfertigt bei dem asymptomatischen Patienten nicht die Durchführung einer Knochenmarkpunktion. Bevor der Patient mit dem unspektakulären Blutbild und der Maßgabe, engmaschige Blutbildverlaufskontrollen beim Hausarzt durchführen zu lassen, nach Hause geschickt wird, werden die dokumentierten Laborwerte des vergangenen Jahres genauer betrachtet (➤ Tab. 30.2, ➤ Tab. 30.3).

Vorbefunde

Aus den Tabellen der Verlaufswerte (➤ Tab. 30.2, ➤ Tab. 30.3) ist zu entnehmen, dass der Patient seit zwei Jahren eine **leichtgradige Leuko- und Thrombozytopenie hat.** Die Neutrophilenzahl war nur einmal mit 1,56 G/l diskret vermindert. Meistens wurde

Tab. 30.2 Thrombozytenwerte im Verlauf über 28 Monate (Referenzber. 146–328 G/l)

Vor 4 Monaten	**139**	G/l
Vor 11 Monaten	148	G/l
Vor 12 Monaten	148	G/l
Vor 13 Monaten	**133**	G/l
Vor 14 Monaten	**142**	G/l
Vor 16 Monaten	**129**	G/l
Vor 19 Monaten	**134**	G/l
Vor 28 Monaten	**127**	G/l

Tab. 30.3 Leukozytenwerte im Verlauf über 28 Monate (Referenzber. 3,9–9,8 G/l)

Vor 4 Monaten	**4,3**	G/l
Vor 11 Monaten	**3,4**	G/l
Vor 12 Monaten	**3,2**	G/l
Vor 13 Monaten	**3,1**	G/l
Vor 14 Monaten	**3,07**	G/l
Vor 16 Monaten	**4,02**	G/l
Vor 19 Monaten	**3,40**	G/l
Vor 28 Monaten	**3,3**	G/l

jedoch kein Differenzialblutbild angefertigt. Trotz chronischer Verminderung beider Zellreihen besteht weiterhin keine Indikation zur Durchführung einer notfallmäßigen Knochenmarkpunktion.

Bei jeder Abklärung eines auffälligen Blutbilds ist die Durchführung einer **Serumelektrophorese** unerlässlich (➤ Abb. 30.1).

In der Serumelektrophorese zeigt sich eine **polyklonale Gammopathie.** Es liegt vermutlich eine chronische Infektion, DD Autoimmunerkrankung, vor. Bei unauffälligen Entzündungsparametern und asymptomatischem Patient liegt der Verdacht auf eine chronische Virusinfektion nahe.

FALLBERICHT

Der Patient wird ausführlicher zur Familien- und Sozialanamnese sowie zu Vorerkrankungen befragt. Er sei verheiratet und habe einen Sohn. Beide seien gesund. Er sei nie fremdgegangen. Es gebe in der Vorgeschichte keine Operationen und keine Bluttransfusionen. Da er in den vergangenen zwei Jahren auch nicht in der Heimat war, komme eine Malariainfektion, auch bei fehlenden Fieberschüben, nicht in Frage. Der Patient wird gebeten, zum nächsten Vorstellungstermin seinen Impfpass mitzubringen (➤ Abb. 30.2).

Der Patient hatte sich aus beruflichen Gründen vor acht Jahren nach Beratung im Tropeninstitut gegen Hepatitis B impfen lassen. Die zweite Impfung erfolgte zeitgerecht vier Wochen später ebenfalls im Tropeninstitut. Die dritte und letzte Impfung der Grundimmunisierung sei jedoch erst fünf Jahre später beim Hausarzt durchgeführt worden. Dieser habe den Impfstoff Twinrix® (Hepatitis A + B) verwendet. Ob eine Titerkontrolle nach Beendigung der Grundimmunisierung beim Hausarzt durchgeführt worden sei, kann der Patient nicht beantworten. Da er bisher immer gesund gewesen sei, sei er selten zum Hausarzt gegangen.

Aufgrund der polyklonalen Gammopathie in der Serumelektrophorese und Herkunft des Patienten wird trotz negativem HIV-Testergebnis vor sechs Monaten und erfolgter Hepatitis-B-Grundimmunisierung eine chronische Infektion angenommen. Es werden Virusserologien veranlasst.

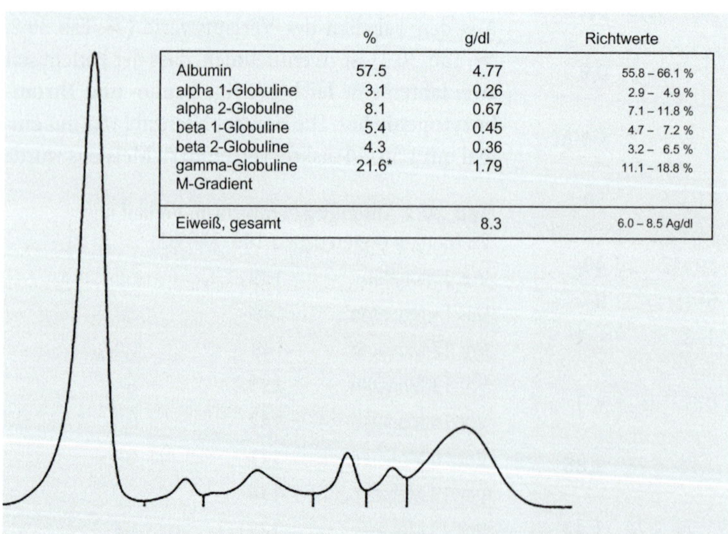

Abb. 30.1 Befund Serumelektrophorese: polyklonale Gammopathie [T989]

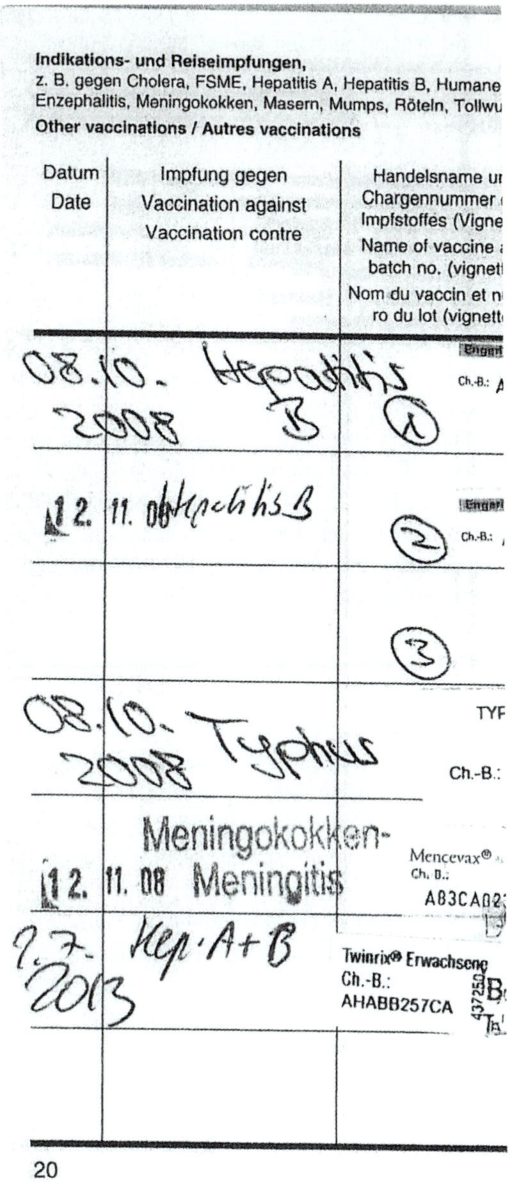

Abb. 30.2 Auszug aus dem Impfpass des Patienten: Grundimmunisierung gegen Hepatitis B an Tag 0 und in 4. Woche; fünf Jahre später Impfung mit Twinrix® gegen Hepatits A und B [T1004]

Befund CMV- und EBV-Serologie

Es gibt keinen Hinweis auf eine frische Infektion. Durchseuchungstiter.

Befund HIV- und Hepatitis-Serologie

Anti-HIV1/2 + Antigen EIA	negativ
HBs Antigen EIA	positiv
Anti-HBc EIA	positiv
Anti-HCV EIA	negativ
HBV-PCR quant.	150 Geq/ml
HBe Antigen CMIA	negativ
Anti-HBe CMIA	positiv
Anti-HBc IgM CMIA	negativ

- Bei dem Patienten liegt eine nicht mehr frische, vermutlich **chronische HBV-Infektion** vor. Anti-HBe ist nachweisbar. In der vorliegenden Probe gibt es den Nachweis von HBV-DNA mittels PCR. Die HBV-Last ist sehr gering.
- Serologisch gibt es keinen Anhaltspunkt für eine HCV-Infektion.
- Es gibt keinen Nachweis von HIV-Antikörpern und von HIVp24-Antigen.

Hepatitis-B-Impfung

Die Grundimmunisierung wird bei Erwachsenen nach dem Schema 0-1-6-Monate durchgeführt. Wird die Grundimmunisierung unterbrochen, kann diese, unabhängig vom letzten Impfabstand, fortgeführt werden. Ein Wiederbeginn mit der Grundimmunisierung ist nicht notwendig.

MERKE

Vor einer Hepatitis-B-Impfung ist die routinemäßige serologische Testung zum Ausschluss einer vorbestehenden Hepatitis-B-Infektion nicht notwendig. Eine Impfung von bereits HBV-infizierten Personen kann gefahrlos durchgeführt werden, ist allerdings wirkungslos.

Vier bis acht Wochen nach der dritten Impfung wird der **Anti-HBs-Spiegel** bestimmt. Bei Werten ≥ 100 IE/l besteht ein Impfschutz. Bei **Werten < 10 IE/l** liegt ein **Non-Responder** vor. Zum Ausschluss einer chronischen Hepatitis-B-Infektion müssen HBsAg und Anti-HBc bestimmt werden.

Da bei dem Patienten eine chronische Hepatitis-B-Infektion mit leichtgradiger Bizytopenie nachgewiesen wurde, wird zum Ausschluss einer Leberzirrhose eine Abdomensonografie durchgeführt.

Befund Sonografie Abdomen: Es liegt eine Steatosis hepatis I vor. Es gibt keinen Hinweis für einen zirrhotischen Umbau der Leber.

MERKE

Ein aplastisches Syndrom kann sich zwei bis drei Monate nach einer akuten Hepatitis in zwei bis fünf Prozent der Fälle als seltene Komplikation manifestieren.

Diagnose

Gemäß Definition der Hepatitis-B-Leitlinie liegt bei dem Patienten ein **niedrig virämischer („inaktiver") HBs-Ag-Trägerstatus** mit leichtgradiger Leuko- und Thrombozytopenie vor. Die Kriterien für ein aplastisches Syndrom sind im peripheren Blut nicht erfüllt.

CAVE

Unter Immunsuppression kann es beim niedrig virämischen HBs-Ag-Träger zu einem Anstieg der Virämie und zu einer Reaktivierung der Hepatitis kommen.

30.2 Therapie

Bei niedriger Kopienzahl (Grenzwert 2 000 IU/ml), normwertigen Transaminasen und sonomorphologischem Ausschluss einer Leberzirrhose ist eine Therapie der chronischen Hepatitis B aktuell nicht indiziert. Der Patient wird dennoch an ein Leberzentrum angebunden. Das Blutbild muss regelmäßig kontrolliert werden. Bei progredienten Blutbildveränderungen und fortschreitender Erkrankung ist ggf. eine Therapie indiziert.

30

Was wäre wenn ...

- … die Serumelektrophorese nicht durchgeführt worden wäre?
  - Ohne den pathologischen Befund der Serumelektrophorese wäre die Durchführung der Virusserologien nicht indiziert gewesen. Trotz erfolgter Hepatitis-B-Grundimmunisierung muss diese bei der Abklärung einer polyklonalen Gammopathie bei Verdacht auf eine chronische Infektionskrankheit mitgetestet werden.
- … die Anti-HBs-Spiegelbestimmung zeitgerecht erfolgt wäre?
  - Der Patient muss schon vor Beginn der Impfung chronischer HBs-Ag-Träger gewesen sein. Bei einem Anti-HBs-Spiegel < 10 IE/l hätte man schon damals, also vor fünf Jahren, eine serologische Abklärung veranlassen und die Diagnose stellen können.
- … der Patient nicht an ein Leberzentrum angebunden worden wäre?
  - Dann würde man die Entwicklung einer Leberzirrhose und/oder eines hepatozellulären Karzinoms bei chronischer Hepatitis-B-Infektion versäumen. Ein Patient mit unbehandelter chronischer Hepatitis-B-Infektion sollte alle drei bis sechs Monate von einem Spezialisten gesehen werden. Dieser führt neben Laborverlaufskontrollen und Viruslastbestimmungen auch Sonografien der Leber durch, um bei Befundverschlechterung rechtzeitig eine Therapie einleiten zu können.

LITERATUR

Brown KE, Tisdale J, Barrett AJ. Hepatitis-associated aplastic anemia. N Engl J Med. 1997;336(15): 1059–1064.

Cornberg M, Protzer U, Petersen J. Aktualisierung der S3-Leitlinie zur Prophylaxe, Diagnostik und Therapie der Hepatitis-B-Virusinfektion AWMF-Register-Nr.: 021/01. Z Gastroenterol 2011; 49: 871–930.

Robert-Koch-Institut: Schutzimpfung gegen Hepatitis B: Häufig gestellte Fragen und Antworten. Aus: www.rki.de/SharedDocs/FAQ/Impfen/HepatitisB/FAQ-Liste_HepB_Impfen.html (letzter Zugriff: 4. Dezember 2018)

FALL

31 Und das in diesem Alter!

FALLBERICHT

Eine 41-jährige Patientin stellt sich mit rezidivierenden Fieberschüben, Kopfschmerzen und Übelkeit in der Notaufnahme vor.

Die Patientin berichtet über **rezidivierende Fieberschübe** bis 39 °C seit vier Tagen. Während der Fieberschübe habe sie ubiquitäre **Kopfschmerzen, begleitet von Übelkeit.** Erbrechen, Diarrhö, thorakale und abdominelle Schmerzen sowie Dysurie werden verneint. Die Patientin sei vor vier Monaten zunächst in Südafrika und später in der Dominikanischen Republik gewesen.

Der Hausarzt habe eine **Leukopenie und Thrombopenie** festgestellt. Eine akute Infektion mit CMV, EBV, Hepatitis A, B und C konnte er serologisch ausschließen. Wegen der rezidivierenden Fieberschübe und des auffälligen Blutbilds habe er die Patientin daraufhin stationär eingewiesen.

Vorerkrankung: Hashimoto-Thyreoiditis, die sechs Monate zuvor diagnostiziert wurde. Keine Allergien bekannt.

Aktuelle Medikation: L-Thyroxin 1 × 75 µg. Ledig, keine Kinder.

Bei der körperlichen Untersuchung zeigt sich lediglich eine erhöhte Temperatur von 39,2 °C. Ein Meningismus, eine Lymphadenopathie und Hepatosplenomegalie liegen nicht vor.

31.1 Diagnostik

Befund Labordiagnostik

In der Notaufnahme wird ein Routinelabor abgenommen (➤ Tab. 31.1).

- Im Blutbild fällt eine **Biyztopenie mit Leuko- und Thrombozytopenie** auf. Im Differenzialblutbild zeigt sich eine **absolute Neutro- und Lymphopenie.**
- Der CRP- und Glukosewert sind diskret erhöht. Ferner liegt eine Hyperferritinämie vor.
- Die übrigen Routineparameter liegen im Normbereich.

Tab. 31.1 Routinelabor bei Aufnahme

Kenngröße	Maßeinh.	Mat.	Referenzber.	
Klinische Chemie				
Natrium	mmol/l	PS	135–145	**138**
Kalium	mmol/l	S	3,5–5,0	**3,8**
Glukose	mg/dl	PS	60–99	**102**
Harnstoff	mg/dl	PS	13–49	**18**
Kreatinin	mg/dl	PS	0,5–1,0	**0,7**
GFR (CKD-EPI)	ml/min	PS		**106**
Calcium	mmol/l	PS	2,10–2,55	**2,37**
Ferritin	µg/l	PS	15–160	**413**
C-reakt. Prot.	mg/dl	PS	≤ 0,50	**0,6**
Eiweiß, gesamt	g/dl	PS	6,0–8,5	**6,7**
Bilirubin gesamt	mg/dl	PS	≤ 1,2	**0,4**
GOT [AST] (37°)	U/l	PS	≤ 35	**21**
GPT [ALT] (37°)	U/l	PS	≤ 35	**14**
Gamma-GT (37°)	U/l	PS	≤ 40	**14**
Alk. Phosphatase (37°)	U/l	PS	35–105	**55**
LDH (37°)	U/l	PS	< 250	**145**
Hämatologie				
Kleines Blutbild		EB		
Leukozyten	G/l	EB	4,0–10,4	**2,2**
Erythrozyten	T/l	EB	3,96–5,16	**4,54**
Hämoglobin	g/dl	EB	11,5–15,4	**14,2**
Hämatokrit	l/l	EB	0,346–0,453	**0,389**

Tab. 31.1 Routinelabor bei Aufnahme *(Forts.)*

Kenngröße	Maß-einh.	Mat.	Referenz-ber.	
Hämatologie				
MCV	fl	EB	80,0–95,5	**85,7**
MCH	pg	EB	26,1–32,6	**31,3**
MCHC	g/dl	EB	31,9–35,5	**36,5**
Thrombozyten	G/l	EB	176–391	**M 112**
Differenzial-BB (mikros)		EB		**Morph.**
Stabkernige Granulozyten	%	EB	≤ 4	**3**
Segmentkernige Granulozyten	%	EB	40–70	**46**
Eosinophile Granulozyten	%	EB	2–4	**2**
Monozyten	%	EB	4–10	**11**
Lymphozyten	%	EB	25–40	**32**
Kernschatten	%	EB		**6**
Thrombozyten-Anisozytose		EB		**+**
Malarianachweis		EB		**dgf.**
Gerinnung (Spezial)				
Quick-Wert	%	P	70–120	**78**
INR		P	0,8–1,2	**1,1**
PTT	sec	P	25–42	**34**

FALLBERICHT

Die Patientin wird aufgrund des unklaren Infekts und des auffälligen Blutbilds zur weiteren diagnostischen Abklärung und Therapie stationär aufgenommen. Sie erhält ein Antipyretikum intravenös und entfiebert daraufhin rasch.

Zur weiteren Abklärung wird eine **Fokussuche** veranlasst:

- Die **Urinuntersuchung** ist unauffällig.
- Der **HIV-Test** fällt negativ aus.
- Die **Masern- und Röteln-Serologie** liefert keinen Anhalt für eine frische Infektion.
- Der **Quantiferon®-Test** ist negativ.
- Die **Röntgen-Thoraxuntersuchung** zeigt einen altersentsprechenden Befund.
- In der durchgeführten **Abdomensonografie** ist lediglich eine leichtgradige Splenomegalie auffällig.

CAVE

Bei Symptomen mit hohem Fieber wie in diesem Fall muss differenzialdiagnostisch an eine Meningitis gedacht und bei Vorliegen einer Nackensteifigkeit eine Lumbalpunktion durchgeführt werden.

FALLBERICHT

Die Patientin bleibt im kurzfristigen Verlauf neurologisch unauffällig. Es besteht weiterhin kein Meningismus, weshalb keine Lumbalpunktion durchgeführt wird.

Am Folgetag ist die junge Assistenzärztin über das Blutbild der Patientin so beunruhigt, dass sie eine **Knochenmarkpunktion** durchführt.

Befund Zytomorphologie

- In der Knochenmarkzytologie zeigt sich ein überwiegend normozelluläres Knochenmark mit ausreifender Hämatopoese, wobei die Erythropoese fast nicht vorhanden ist und auch nicht über den Proerythroblasten hinaus ausreift.
- Es gibt keinen Nachweis für eine Blastenvermehrung, es zeigen sich keine atypischen oder knochenmarkfremden Zellen oder Organismen.

Befund Knochenmarkhistologie

- Es liegt ein ungewöhnlicher histomorphologischer Knochenmarkbefund vor: zum einen mit disseminierten pleomorphen lymphoidzelligen, teilweise granulomatoid wirkenden Infiltraten (etwa 5 bis maximal 10 % Flächenanteil), zum anderen mit Atypien der quantitativ im Normbereich liegenden Megakaryozyten sowie einer auffallenden Hypoplasie der Erythroblastennester.
- Eine maligne hämatologische Systemerkrankung, speziell eine T-Zellen-Neoplasie oder eine myeloische Neoplasie, lassen sich nicht belegen.

Beide Befunde sind nur beschreibend und somit unzureichend. Es wird das Fehlen der Erythropoese beschrieben, eine Verdachtsdiagnose wird jedoch nicht geäußert. Bei sonst unauffälliger Granulo- und Megakaryopoese liegt eine **isolierte aplastische Anämie** im Knochenmark vor. Dazu passt jedoch der normwertige Hb-Wert nicht.

31

Diagnostik der isolierten aplastischen Anämie (PRCA)

Peripheres Blut

Im peripheren Blut können folgende Veränderungen Hinweise auf das Vorliegen einer PRCA geben:

- Normozytäre normochrome Anämie.
- Hyporegenerative Anämie: Typischerweise ist die Retikulozytenzahl sehr niedrig **(RPI 0–0,5!).**
- Leukozyten- und Thrombozytenzahl sind normwertig.

Im Fall einer infektiös bedingten PRCA sind eine leichtgradige Leuko- und Thrombopenie mit Lymphopenie möglich.

Knochenmark

Die Diagnose PRCA kann im Blutbild vermutet werden, wird jedoch histologisch gestellt. Typische Charakteristika im Knochenmark sind:

- Bei primär erworbener Form:
  - Knochenmarkzellularität, Granulo- und Megakaryopoese sind unauffällig.
  - Stark verminderte bis fehlende Erythropoese (Erythroblasten max. 5 % im Myelogramm!).
  - Die Eisenfärbung ist unauffällig.
- Bei infektiös bedingter Form: Das Fehlen erythroider Vorläuferzellen und das Vorkommen von **Riesen-Proerythroblasten** sind zytopathologisch typischerweise bei der Parvovirus-B19-Infektion zu finden. Bei Riesen-Proerythroblasten handelt es sich um sehr große Erythroblasten (doppelter Durchmesser eines Promyelozyten) mit pseudopodienartigen Zytoplasmaausstülpungen und großen bläulichen Virusinklusionen im Zellkern. Letztere unterscheiden sich deutlich von den kleineren Vakuolen.

MERKE

Eine erworbene isolierte aplastische Anämie kann durch eine Infektion mit Viren (Parvovirus B19, HIV, Hepatitis A, B, C und E, CMV) oder Bakterien (Streptokokken der Gruppe C, Mykobakterien, septischer Schock) ausgelöst werden.

Zur weiteren differenzialdiagnostischen Abklärung wird bei der Patientin zunächst eine **Parvovirus-Serologie** durchgeführt.

Befund Parvovirus-Serologie (1)

Parvo B19-IgG EIA	negativ
Parvo B19-IgM EIA	positiv
Parvo B19 PCR	>100 000 000 Geq/ml

Diagnose

Bei der Patientin liegt eine **frische Parvovirus-B19-Infektion** vor.

FALLBERICHT

Nach dem Anruf aus der mikrobiologischen Abteilung wird die Patientin sofort isoliert. Zwei Tage später entwickelt sie ein passageres, feinfleckiges Hautexanthem an den Unterschenkeln. Das Fieber sistiert daraufhin. Das klinische Bild bessert sich rasch, sodass die Patientin nach Hause entlassen wird. Nach einigen Tagen stellt sie sich zur Blutbildverlaufskontrolle in der hämatologischen Ambulanz vor. Die Patientin wird erneut befragt, ob sie vor Ausbruch der Erkrankung Kontakt zu Kindern hatte. Die Patientin verneint dies. Daher bleibt der Ansteckungsweg unklar.

Befund Laborverlaufskontrolle (➤ Tab. 31.2)

- In der kurzfristigen Blutbildverlaufskontrolle fünf Tage nach der Entlassung zeigt sich eine rasche Normalisierung der Neutrophilen- und Thrombozytenzahl.
- Das Differenzialblutbild ist ebenfalls normwertig.
- Der Hb-Wert hat sich nicht geändert.
- Die Retikulozytenzahl ist wieder normwertig.

CAVE

Eine Infektion mit Parvovirus B19 verursacht insbesondere bei Patienten mit bekannten hämatologischen Erkrankungen (z. B. Sichelzellerkrankung, Thalassämie, Sphärozytose, Eisen-, Folsäure- und Vitamin-B_{12}-Mangel) eine aplastische Krise. Ein Abfall des Hb-Werts um mehr als 30 % kann zu einer sehr schweren Anämie mit Transfusionspflichtigkeit führen.

Sieben Tage nach der Erstdiagnose der Parvovirus-B19-Infektion wird die Parvovirus-Serologie wiederholt.

Tab. 31.2 Laborverlaufskontrolle (fünf Tage nach Entlassung)

Kenngröße	Maßeinh.	Mat.	Referenzber.		
Hämatologie				5 Tage später	Entlassungstag
Kleines Blutbild		EB			
Leukozyten	G/l	EB	4,0–10,4	**6,5**	**4,7**
Erythrozyten	T/l	EB	3,96–5,16	**4,47**	**4,66**
Hämoglobin	g/dl	EB	11,5–15,4	**14,2**	**15,2**
Hämatokrit	l/l	EB	0,346–0,453	**0,383**	**0,404**
MCV	fl	EB	80,0–95,5	**85,7**	**86,7**
MCH	pg	EB	26,1–32,6	**31,8**	**32,6**
MCHC	g/dl	EB	31,9–35,5	**37,1**	**37,6**
Thrombozyten	G/l	EB	176–391	**283**	**139**
Retikulozyten	Promille	EB	4–14	**12**	**2**
Retikulozyten-Produktionsindex		EB		**entf.**	**entf.**
Differenzial-BB (maschinell)		EB		**Gerät**	**Gerät**
Neutrophile Granuloz. (abs.)	G/l	EB	1,91–7,37	**4,1**	**1,73**
Lymphozyten (abs.)	G/l	EB	1,22–3,56	**1,52**	**2,34**
Monozyten (abs.)	G/l	EB	0,25–0,85	**0,55**	**0,35**

31

Befund Parvovirus-Serologie (2)

Parvo B19-IgG EIA	positiv
Parvo B19-IgM EIA	positiv

Der serologische Befund zeigt nun auch eine Serokonversion für IgG bei bekannter Parvovirus-B19-Infektion.

Parvovirus-B19-Infektion

Das Parvovirus B19 gehört zu den Parvoviridae. Es wird durch Tröpfcheninfektion übertragen und kommt häufig bei Kleinkindern und Schulkindern vor.

Es werden zwei Manifestationsformen unterschieden: als Erythema infectiosum und als Arthralgie bzw. Arthritis.

Das **Erythema infectiosum** wird hauptsächlich bei **Kindern,** seltener bei Erwachsenen beobachtet. Beim Erythema infectiosum handelt es sich um eine fieberhafte Erkrankung, bei der es zu einem girlandenförmigen Exanthem im Gesicht, am Körperstamm und an den Extremitäten kommt. Arthralgien kommen bei Kindern kaum vor.

Bei **Erwachsenen, hauptsächlich bei Frauen,** kann sich die Parvovirus-B19-Infektion hingegen als **akute Arthritis oder Arthralgien** der kleinen Gelenke (Hände und Füße) manifestieren. Ein Exanthem kommt in 75 % der Fälle vor und kann makulopapulös sein. Die Gelenkbeschwerden dauern ca. drei Wochen an. Eine Gelenkdestruktion ist nicht typisch. Die Haut- und Gelenksymptome sind durch Immunkomplex-Ablagerungen zu erklären.

Gefährlich ist die Infektion der Mutter in der Schwangerschaft. In allen Stadien der Schwangerschaft kommt es bei etwa 20 % der Feten zum Hydrops fetalis, der wegen der hohen Letalitätsrate mit intrauterinen Austauschtransfusionen behandelt werden muss.

Die Parvovirus-B19-Infektion ist selbstlimitierend und wird in der Regel lediglich symptomatisch behandelt. Nur bei einer chronischen Infektion mit Anämie können Immunglobuline intravenös appliziert und bei Bedarf Erythrozytenkonzentrate transfundiert werden.

Bei den akuten Formen sind bei Bedarf Antipyretika (Erythema infectiosum), NSAR (Arthritis oder Arthralgien) und Erythrozytenkonzentrate notwendig.

31.2 Therapie

Die weitere Blutbildverlaufskontrolle wird beim Hausarzt durchgeführt. Die Patientin ruft einige Tage später an und teilt mit, dass sie gestern erfahren habe, dass im Kindergarten ihres Neffen Parvovirus ausgebrochen sei. Danach sei ihr eingefallen, dass sie vor zwei Wochen auf den Neffen aufgepasst habe.

Was wäre wenn ...

- ... die Patientin nicht stationär aufgenommen worden wäre?
  - Bei der Patientin lag eine mäßiggradige Neutro- und Thrombozytopenie vor. Ein Meningismus bestand nicht. Eine ambulante Vorstellung beim niedergelassenen Hämato-Onkologen oder sogar Hausarzt mit engmaschiger klinischer und laborchemischer Verlaufskontrolle und symptomatischer Therapie hätte ausgereicht.
- ... keine Knochenmarkpunktion durchgeführt worden wäre?
  - Bei dieser Blutbildkonstellation mit normwertigem Hb-Wert, leichtgradiger Thrombopenie, Neutro- und Lymphopenie im Differenzialblutbild war keine Knochenmarkpunktion indiziert. Eine symptomatische Panzytopenie hingegen stellt eine Notfallsituation dar, bei der sofort eine Knochenmarkpunktion durchgeführt werden muss. Die Diagnose einer Virusinfektion wird klinisch, laborchemisch und serologisch gestellt. Ohne Knochenmarkpunktion hätte die Diagnose viraler Infekt mit passagerer Leuko-/Neutropenie und Thrombopenie gelautet. Bei normwertigem Hb-Wert wäre man bei der Patientin ohne den typischen Knochenmarkbefund und klinischen Verlauf nie auf eine Parvovirus-Infektion gekommen.
- ... die Patientin nach erfolgter Knochenmarkpunktion G-CSF zur Leukozyten-Stimulation erhalten hätte?
  - Eine G-CSF-Therapie hätte aufgrund der unauffälligen Granulopoese im Knochenmark zu einer überschießenden Stimulation der Stammzellen mit exzessivem Leukozytenanstieg im peripheren Blut und ausgeprägten Knochenschmerzen geführt. Eine G-CSF-Therapie ist daher bei Patienten ohne hämatologische Erkrankungen und/oder vorausgegangener Chemotherapie bei einer leichtgradigen Leuko-/Neutropenie nicht indiziert.
- ... die Patientin eine generalisierte Lymphadenopathie gehabt hätte?
  - Bei einer massiven generalisierten Lymphadenopathie käme differenzialdiagnostisch bei jungen Menschen eine lymphoproliferative Neoplasie als erworbene Ursache in Frage. In diesem Fall wäre bei bildmorphologisch pathologischen Lymphknoten eine zeitnahe Lymphknotenexstirpation indiziert gewesen. Da diese Formen der aplastischen Anämie chronisch verlaufen können, ist die Behandlung der Grunderkrankung notwendig.
- ... in der Knochenmarkzytologie eine isolierte aplastische Anämie mit Riesenproerythroblasten gesehen worden wäre?
  - Dann wäre die Diagnose einer akuten Parvovirus-Infektion auch ohne serologische Untersuchung gesichert.

31

LITERATUR

Brown KE, Young NS. Parvovirus B19 infection and hematopoiesis. Blood Rev. 1995;9(3): 176–182.

Clark DA, Dessypris EN, Krantz SB. Studies on pure red cell aplasia. XI. Results of immunosuppressive treatment of 37 patients. Blood, 1984;63(2): 277–286.

Means Jr RT. Pure red cell aplasia. Blood, 2016;128 (21): 2504–2508.

FALL

32 Blaue Flecken zu gelben Augen

FALLBERICHT

Eine 21-jährige Patientin stellt sich mit Schwächegefühl und Gelbverfärbung der Augen in der Notaufnahme vor.

Sie klagt über eine seit drei Wochen progrediente **Verschlechterung des Allgemeinzustands** mit **Schwächegefühl** und zeitgleichem Auftreten eines **Sklerenikterus.** Des Weiteren berichtet sie von spontan aufgetretenen **Hämatomen an Unterarmen und Unterschenkeln.** Die regulär eingetretene **Menstruation sei auffällig lang** gewesen. Beim Hausarzt wurde am Aufnahmetag eine Anämie mit einem Hb-Wert von 7,6 g/dl festgestellt, weshalb eine stationäre Einweisung erfolgte.

Die Patientin verneint Husten, thorakale und abdominelle Schmerzen, Diarrhö und Dysurie. Eine B-Symptomatik liege nicht vor.

Nikotin: sechs bis sieben Zigaretten täglich. Alkohol: selten. Keine Dauermedikation. Keine Allergien bekannt.

Bei der körperlichen Untersuchung imponieren ein diskreter Haut- und ausgeprägter Sklerenikterus sowie Hämatome und Petechien an den Extremitäten. Die Leber und Milz sind nicht vergrößert tastbar.

32.1 Diagnostik

Befund Labordiagnostik

In der Notaufnahme werden Routinelaborparameter erhoben (➤ Tab. 32.1) und die Indikation zur stationären Aufnahme gestellt.

- Im Blutbild fällt eine **Panzytopenie** auf. Neben einer leichtgradigen Leukozytopenie zeigt sich eine **schwere Thrombozytopenie von 2 000/µl.** Der Neutrophilenanteil ist mit 1 580/µl absolut noch grenzwertig. Die **Anämie ist normochrom und normozytär.**
- Der RPI ist nicht bestimmt worden.
- In der klinischen Chemie zeigt sich eine **Hyperbilirubinämie** mit Erhöhung des indirekten Anteils, LDH-Erhöhung sowie nicht nachweisbares Haptoglobin.
- Die übrigen Routineparameter, insbesondere die Gerinnungsparameter, liegen im Normbereich.

Tab. 32.1 Routinelabor bei Aufnahme

Kenngröße	Maßeinh.	Mat.	Referenzber.	
Klinische Chemie				
Natrium	mmol/l	PS	135–145	**140**
Kalium	mmol/l	S	3,5–5,0	**4,1**
Blutzucker	mg/dl	PS	60–99	**86**
Harnstoff-N	mg/dl	PS	7–23	**11**
Kreatinin	mg/dl	PS	0,5–1,0	**0,6**
GFR pro 1,73 qm (Mabb)	ml/min	PS	≥ 60,0	**> 60,0**
GFR pro 1,73 qm (M7)	ml/min	PS	≥ 60,0	**> 60,0**
Calcium	mmol/l	PS	2,10–2,60	**2,13**
Calcium (EW-korr.)	mmol/l	PS	2,10–2,60	**2,32**
Anorg. Phosphat	mg/dl	PS	2,5–4,8	**3,7**
C-reakt. Prot.	mg/dl	PS	≤ 0,50	**< 0,10**
Eiweiß, gesamt	g/dl	PS	6,0–8,5	**6,2**
Albumin	g/dl	PS	3,5–5,0	**4,1**
% Albumin	%	PS	55,8–66,1	**66**
Bilirubin gesamt	mg/dl	PS	≤ 1,1	**3,4**
Bilirubin direkt	mg/dl	PS	≤ 0,3	**0,4**
GOT [AST] (37°)	U/l	PS	≤ 35	**29**
GPT [ALT] (37°)	U/l	PS	≤ 35	**17**
Gamma-GT (37°)	U/l	PS	≤ 40	**16**

Tab. 32.1 Routinelabor bei Aufnahme *(Forts.)*

Kenngröße	Maß-einh.	Mat.	Referenz-ber.	
Klinische Chemie				
Alk. Phosphatase (37°)	U/l	PS	35–105	**45**
Lipase	U/l	PS	≤ 60	**23**
LDH (37°)	U/l	PS	< 250	**342**
Hämatologie				
Kleines Blutbild		EB		
Leukozyten	G/l	EB	4,0–11,0	**2**
Erythrozyten	T/l	EB	4,20–5,10	**2,49**
Hämoglobin	g/dl	EB	12,0–16,0	**7,6**
Hämatokrit	l/l	EB	0,360–0,460	**0,215**
MCV	fl	EB	78,0–98,0	**86,3**
MCH	pg	EB	26,0–32,0	**30,5**
MCHC	g/dl	EB	32,0–36,0	**35,3**
Thrombozyten	G/l	EB	150–400	**M 2**
Retikulozyten	/1000 Ery	EB	9–25	**46**
Retikulozyten-Produktionsindex		EB		**1**
Differenzial-BB (maschinell)		EB		**Gerät**
Segmentierte	%	EB	40–70	**79**
Lymphozyten	%	EB	25–40	**11**
Monozyten	%	EB	4–10	**7**
Eosinophile	%	EB	2–4	**3**
Basophile	%	EB	0–2	**0**
Gerinnung (Spezial)				
Quick-Wert	%	P	70–120	**77**
INR		P	0,8–1,2	**1,2**
PTT	sec	P	25–42	**34**
Haptoglobin	mg/dl	PS	30,0–200,0	**< 10,0**
Endokrinologie, Spezialanalytik				
TSH	µU/ml	S	0,30–4,00	**2,52**
Folsäure	ng/ml	PS	2,0–15,6	**6,5**
Vitamin B_{12}	pg/ml	PS	250–1100	**329**

Bei schwergradiger Thrombozytopenie mit Blutungszeichen wird auf eine Bestimmung des Thrombozytenwerts im Citratblut verzichtet. Nach Transfusion von zwei Thrombozytenkonzentraten wird bei Verdacht auf eine AML, DD aplastisches Syndrom, notfallmäßig eine **Knochenmarkpunktion** komplikationslos durchgeführt. Ein MDS ist in diesem Alter sehr unwahrscheinlich. Am Folgetag werden zwei weitere Thrombozytenkonzentrate transfundiert.

Befund Knochenmarkpunktion

- **Befund Zytomorphologie:**
  - Zytologisch zeigt sich eine gesteigerte Erythro- und Megakaryopoese im Sinne eines peripheren Verbrauchs. Die Granulopoese ist linksverschoben.
  - Eine akute Leukämie und aplastische Anämie liegen nicht vor.
- **Befund Knochenmarkhistologie:**
  - Histologisch ist eine diffuse Vermehrung von zum Teil atypischen Megakaryozyten in einem hyperzellulären Knochenmark nachweisbar. Die Erythropoese ist hyperplastisch und die Granulopoese linksverschoben.
  - Eine myeloische Neoplasie kann histopathologisch nicht nachgewiesen werden. Ein Blastenexzess oder Infiltrate eines malignen Lymphoms sind nicht erkennbar.

Die Ursache der Panzytopenie bleibt weiterhin unklar. Laborchemisch liegt bei Bilirubin-, LDH-Erhöhung und Haptoglobinverminderung eine **hämolytische Anämie** vor. Es wird eine **Blutgruppenbestimmung inklusive Coombs-Test** durchgeführt.

Befund Blutgruppenbestimmung, Coombs-Test

- Blutgruppe: 0 +; Phänotyp: CcD.ee K-Cw-D
- Coombs-Test: +++, Antikörpersuchtest: +; **Nachweis von IgG-Wärmeautoantikörpern**

Zum Ausschluss einer Lymphadenopathie wird noch eine **Abdomensonografie** veranlasst.

Befund Sonografie Abdomen

- **Gallenblase:** gleichmäßig verdickte Wand, DD akalkulöse Begleitcholezystitis, DD Stauungsgallenblase
- **Milz:** geringgradige Splenomegalie
- **Abdominelle Lymphknoten:** zwei Lymphknoten im Leberhilus, max. 13 mm

Da bei der körperlichen Untersuchung alle peripheren Lymphknotenstationen unauffällig sind und sonomorphologisch nur eine geringgradige Splenomegalie festgestellt wurde, wird bei der jungen Patientin ein Lymphom als unwahrscheinlich angesehen und auf eine CT-Staging-Untersuchung verzichtet.

Die veranlasste **Virusserologie** liefert keinen Hinweis auf eine akute, chronische oder abgelaufene Infektion mit Hepatitis A, B, C oder HIV. Es besteht derzeit Immunität gegen Hepatitis B.

Diagnose

In Zusammenschau der Befunde liegt bei der Patientin ein **Evans-Syndrom** vor.

Evans-Syndrom

Bei einem Evans-Syndrom treten **mindestens zwei autoimmunbedingte Zytopenien zeitgleich** auf. Am häufigsten ist die Kombination einer autoimmunhämolytischen Anämie (AIHA) mit einer Immunthrombozytopenie (ITP) anzutreffen. In seltenen Fällen können alle drei Zellreihen (AIHA + ITP + Autoimmunneutropenie) betroffen sein. Die hämolytische Anämie kann in sehr seltenen Fällen auch Coombs-negativ sein.

32

Bei einigen Patienten tritt zunächst eine isolierte AIHA auf. Viele Monate oder Jahre nach der Erstmanifestation können sich dann weitere Zytopenien entwickeln. In der Literatur werden aber auch umgekehrte Fälle mit ITP und Coombs-positivem Test ohne laborchemische Zeichen einer hämolytischen Anämie bei Erstdiagnose und Manifestation einer AIHA im späteren Verlauf beschrieben.

CAVE

Das Evans-Syndrom muss differenzialdiagnostisch vom autoimmunem lymphoproliferativem Syndrom (ALPS, Syn. Canale-Smith-Syndrom) unterschieden werden. Beim ALPS findet sich neben Autoimmunzytopenien typischerweise auch eine Lymphadenopathie und/oder Splenomegalie.

32.2 Therapie

Da bei der Patientin ein Evans-Syndrom vorliegt, bei dem alle Zellreihen betroffen sind, werden zunächst Immunglobuline, jeweils 20 g pro Tag, über vier Tage verabreicht und parallel eine Steroidtherapie mit Prednisolon 1 mg/kg KG begonnen.

MERKE

Die Therapie eines Evans-Syndroms stellt wegen steroidrefraktärer Verläufe und hoher Rezidivgefahr nach Therapiebeendigung eine Herausforderung dar.

Aufgrund der hohen Rezidivwahrscheinlichkeit wird das Steroid langsam reduziert und nach sechs Monaten abgesetzt. Das Blutbild der Patientin ist nach Beendigung der Steroidtherapie und in den anschließenden Verlaufskontrollen normwertig geblieben (➤ Tab. 32.2, ➤ Tab. 32.3).

Tab. 32.2 Blutbildverlaufskontrolle (sechs Monate nach Diagnosestellung)

Kenngröße	Maßeinh.	Mat.	Referenzber.	
Hämatologie				
Kleines Blutbild				
Leukozyten	G/l	EB	4,0–11,0	**4,3**
Erythrozyten	T/l	EB	4,20–5,10	**4,54**
Hämoglobin	g/dl	EB	12,0–16,0	**12**
Hämatokrit	l/l	EB	0,360–0,460	**0,359**
MCV	fl	EB	78,0–98,0	**79,1**
MCH	pg	EB	26,0–32,0	**26,4**
MCHC	g/dl	EB	32,0–36,0	**33,4**
Thrombozyten	G/l	EB	150–400	**152**

Tab. 32.3 Blutbildverlaufskontrolle (sechs Jahre nach Diagnosestellung)

Kenngröße	Maßeinh.	Mat.	Referenzber.	
Hämatologie				
Kleines Blutbild		EB		
Leukozyten	G/l	EB	4,0–10,4	**6,6**
Erythrozyten	T/l	EB	3,96–5,16	**4,2**
Hämoglobin	g/dl	EB	11,5–15,4	**11,9**
Hämatokrit	l/l	EB	0,346–0,453	**0,361**
RDW-CV	%	EB	12,1–14,8	**12**
MCV	fl	EB	80,0–95,5	**86**
MCH	pg	EB	26,1–32,6	**28,3**
MCHC	g/dl	EB	31,9–35,5	**33**
Thrombozyten	G/l	EB	176–391	**136**

Auch sechs Jahre nach Diagnosestellung des Evans-Syndroms zeigt sich bei der Patientin, die weiterhin asymptomatisch ist, ein normwertiger Hb- und Leukozytenwert (➤ Tab. 32.3). Die Thromboyztenzahl ist mit 136 G/l nur leicht vermindert.

Was wäre wenn …

- … die Patientin vor der Knochenmarkpunktion keine Thrombozytenkonzentrate erhalten hätte?
  - Bei korrekter Durchführung der Punktion ist trotz Thrombozytopenie nicht mit einer Blutungskomplikation zu rechnen. Daher stellt eine Thrombozytopenie keine Kontraindikation dar. Bei Thrombozytenwerten < 20 G/l sollte diese jedoch von einem erfahrenen Hämato-Onkologen durchgeführt werden.
  - Nur bei adipösen Patienten mit schwierigen anatomischen Verhältnissen (viel subkutanes Fettgewebe und daher nicht palpable Spina iliaca posterior) können unmittelbar vor oder während der Punktion ein bis zwei Thrombozytenkonzentrate transfundiert werden. Bei Verdacht auf ITP sollte mindestens 30 Minuten vor der Transfusion 100 mg SDH intravenös appliziert werden. Das Blutungs- und Komplikationsrisiko ist bei korrekter Ausführung einer Knochenmarkpunktion gering.
- … eine Knochenmarkpunktion nicht durchgeführt worden wäre?
  - Bei jeder Panzytopenie ohne erkennbare Ursache muss unabhängig vom Alter zeitnah eine Knochenmarkpunktion zum Ausschluss einer akuten Leukämie, DD Lymphom, DD aplastisches Syndrom, durchgeführt werden, da ansonsten diese Erkrankungen übersehen oder zu spät diagnostiziert werden können. Darüber hinaus können Autoimmunzytopenien bei Lymphomen mit Knochenmarkinfiltration paraneoplastisch auftreten.
- … die Patientin auf die Steroid-Monotherapie nicht angesprochen hätte?
  - In der zweiten Linie hätte man weitere Immunsuppressiva wie z. B. Rituximab, Cyclophosphamid, Mycophenolat mofetil, Ciclosporin, Vinristin, Azahtioprin und Danazol versucht (cave Off-Label-Einsatz!).
  - Auch eine Splenektomie hätte man diskutieren können (Ansprechen schlechter als bei AIHA oder ITP).
  - Bei schweren und refraktären Verläufen des Evans-Syndroms stellt die allogene Stammzelltransplantation die einzige potenziell kurative Option dar.

LITERATUR

Aladjidi N, Leverger G, Leblanc T. New Insights into Childhood Autoimmune Hemolytic Anemia: Haematologica, 2011; 96: 655–663.

Michel M, Chanet V, Dechartres A. The spectrum of Evans syndrome in adults: new insight into the disease based on the analysis of 68 cases. Blood. 2009;114(15): 3167–3172.

Norton A, Roberts I. Management of Evans syndrome. BJH. 2005; 135: 125–137.

Price S, Shaw PA, Seitz A. Natural history of autoimmune lymphoproliferative syndrome associated with FAS gene mutations. Blood, 2014;123(13): 1989–1999.

FALL

33 Einfach nicht zu sehen!

FALLBERICHT

Ein 55-jähriger Patient stellt sich mit **Nachtschweiß** und **ungewolltem Gewichtsverlust von insgesamt 15 Kilo** innerhalb eines Monats in der Notaufnahme vor.

Der aus Albanien stammende und seit über 20 Jahren in Deutschland lebende Patient klagt darüber hinaus über einen unproduktiven **Husten ohne Fieber.** Keine Dyspnoe, keine Übelkeit, kein Erbrechen, keine Diarrhö, keine Dys- und Algurie, keine thorakalen oder abdominellen Schmerzen.

Es sind keine Vorerkrankungen bekannt. Keine Dauermedikation. Keine Allergien. Seit 20 Jahren besteht eine Nikotinabstinenz. Kein Alkoholkonsum.

Bei der körperlichen Untersuchung ist lediglich eine vergrößerte Milz palpabel.

33.1 Diagnostik

Befund Labordiagnostik

Der Patient wird zur weiteren Diagnostik und Therapie über die Notaufnahme stationär aufgenommen. In der Notaufnahme wird ein Routinelabor abgenommen (➤ Tab. 33.1).

- Im Blutbild zeigt sich eine **Panzytopenie** mit leichtgradiger Leuko-/Neutropenie und **hyporegenerativer normozytärer, normochromer Anämie** sowie **mäßiggradiger Thrombozytopenie.** Im Differenzialblutbild imponieren eine reaktive Linksverschiebung, diskrete Lymphopenie und Erythroblasten.
- Ferner sind eine Erhöhung von LDH, Ferritin, CRP, GOT und GGT und eine diskrete Hypokaliämie und -calcämie sowie ein nicht nachweisbares Haptoglobin auffällig.
- Die übrigen Routineparameter liegen im Normbereich.

Tab. 33.1 Routinelabor bei Aufnahme

Kenngröße	Maßeinh.	Mat.	Referenzber.	
Klinische Chemie				
Natrium	mmol/l	PS	135–145	**M 137**
Kalium	mmol/l	S	3,5–5,0	**M 3,3**
Blutzucker	mg/dl	PS	60–99	**137**
Kreatinin	mg/dl	PS	0,5–1,2	**1**
GFR pro 1,73 qm (Mabb)	ml/min	PS	≥ 60,0	**> 60,0**
Harnsäure	mg/dl	PS	3,5–7,0	**6,1**
Calcium	mmol/l	PS	2,10–2,60	**2,06**
Calcium (EW-korr.)	mmol/l	PS	2,10–2,60	**2,07**
Anorg. Phosphat	mg/dl	PS	2,5–4,8	**3,1**
Ferritin	µg/l	PS	30–300	**M 2876**
C-reakt. Prot.	mg/dl	PS	≤ 0,50	**3,88**
Procalcitonin	ng/ml	PS	≤ 0,5	**0,3**
Eiweiß, gesamt	g/dl	PS	6,0–8,5	**7,7**
Albumin	g/dl	PS	3,5–5,0	**3,6**
Bilirubin gesamt	mg/dl	PS	≤ 1,1	**0,5**
GOT [AST] (37°)	U/l	PS	≤ 50	**70**
GPT [ALT] (37°)	U/l	PS	≤ 50	**46**
Gamma-GT (37°)	U/l	PS	≤ 60	**154**
Alk. Phosphatase (37°)	U/l	PS	40–130	**78**
LDH (37°)	U/l	PS	< 250	**652**
CK-Gesamt (37°)	U/l	PS	≤ 190	**48**
Hämatologie				
Kleines Blutbild		EB		
Leukozyten	G/l	EB	3,9–11,0	**2,6**
Erythrozyten	T/l	EB	4,50–6,00	**4,64**
Hämoglobin	g/dl	EB	13,9–17,5	**12,3**

Tab. 33.1 Routinelabor bei Aufnahme *(Forts.)*

Kenngröße	Maß-einh.	Mat.	Referenz-ber.	
Hämatologie				
Hämatokrit		EB	0,380–0,510	**0,386**
MCV	fl	EB	80,0–98,0	**83,2**
MCH	pg	EB	26,5–32,5	**26,5**
MCHC	g/dl	EB	32,0–36,0	**31,9**
Thrombozyten	G/l	EB	150–400	**86**
Retikulozyten	Promille	EB	5–18	**7**
Retikulozyten-Hb-Äquivalent	pg	EB	28,0–35,0	**28,4**
Retikulozyten-Produktionsindex		EB		**0,5**
Differenzial-BB (mikros)		EB		**Morph.**
Jugendliche	%	EB		**2**
Stabkernige Granulozyten	%	EB	≤ 4	**3**
Segmentkernige Granulozyten	%	EB	40–70	**46**
Eosinophile Granulozyten	%	EB	1–5	**2**
Basophile Granulozyten	%	EB	0–1	**1**
Monozyten	%	EB	4–12	**9**
Lymphozyten	%	EB	22–45	**37**
Normoblasten	/100 Leu	EB		**1**
PNH-Diagnostik		EB		**s.Sbef**
Gerinnung (Spezial)				
Quick-Wert	%	P	70–120	**78**
INR		P	0,8–1,2	**1,1**
PTT	sec	P	25–42	**41**
Immunologie, Proteinchemie				
Haptoglobin	mg/dl	PS	30,0–200,0	**< 10,0**
Endokrinologie, Spezialanalytik				
TSH	μU/ml	S	0,30–4,00	**2,64**

Bei der in ➤ Tab. 33.1 dargestellten Laborkonstellation muss trotz normwertigem Bilirubin und nicht gesteigerter Retikulozytenzahl differenzialdiagnostisch an eine Hämolyse gedacht werden. Der indirekte und direkte Coombs-Test sind jedoch negativ. Es liegt eine Coombs-negative hämolytische Anämie vor. Diese kann auch aufgrund der hier vorliegenden Panzytopenie und LDH-Erhöhung sehr gut mit einer bisher nicht bekannten paroxysmalen nächtlichen Hämoglobinurie (PNH) vereinbar sein. Durchflusszytometrisch kann jeoch ein Verlust glykolipidverankerter Antigene nicht nachgewiesen werden, sodass eine PNH ausgeschlossen werden kann. Die Genese der Hämoylse bleibt vorerst unklar.

Differenzialdiagnosen der extravasalen Coombs-negativen hämolytischen Anämie

Einige **Infektionen** können eine extravasale Hämolyse induzieren. Dies ist durch direkte Parasitisierung häufig bei Infektionen mit **Malaria** (Plasmodium falciparum, Plasmodium vivax, Plasmodium malariae), **Bartonellen** und **Babesien** zu beobachten. Bei der **Leishmaniose** dagegen ist die Ursache der Hämolyse die vermehrte Bildung oxidativer Stoffwechselprodukte.

Bei einer **chronischen Lebererkrankung** ist die Hämolyse durch die Splenomegalie und den daraus resultierenden **Hypersplenismus** sowie erworbene Veränderungen der **Erythrozytenmorphologie** (Targetzellen, Akanthozyten, Echinozyten und Stomatozyten) zu erklären.

Bei **chronischen Nierenerkrankungen** kann bei dialysepflichtigen Patienten bei der **Hämodialyse** aufgrund unterschiedlicher Ursachen eine Hämolyse auftreten. Auch die **Urämie** und **Erythrozytenfragmentations-Syndrome** führen zu einer extravasalen Hämolyse.

Weitere seltene Ursachen einer extravasalen Hämolyse sind ein schlecht eingestellter Diabetes mellitus, eine Anorexia nervosa oder eine Hypothyreose.

FALLBERICHT

Bei dem Patienten besteht aufgrund der B-Symptomatik, des unproduktiven Hustens und der Panzytopenie der **hochgradige Verdacht auf eine maligne Erkrankung.** Die Hämolyse wird als Begleitphänomen interpretiert.

Als nächste Schritte werden eine Röntgen-Untersuchung der Lunge und eine Sonografie des Abdomens veranlasst.

33

- **Befund Röntgen-Thoraxuntersuchung in zwei Ebenen:**
  - Verdacht auf zentrale Raumforderung links perihilär. Zur weiteren Abklärung wird eine kontrastmittelverstärkte CT-Untersuchung des Thorax empfohlen.
  - Kein Nachweis pulmonaler Rundherde. Keine infiltrativen Verdichtungen.
- **Befund Sonografie Abdomen:**
  - Die klinisch festgestellte ausgeprägte **Splenomegalie** (Metrik: 202 mm × 183 mm × 84 mm, **Volumen: 1 626 ml!**) bestätigt sich.
  - Die Lymphknoten sind nur unzureichend beurteilbar.
  - An der linken Niere kommt eine kontrollbedürftige, komplizierte Zyste zur Darstellung.

Differenzialdiagnose: In Anbetracht der Raucheranamnese kommt nun neben einem Lymphom auch ein Lungenkarzinom in Frage. Die Splenomegalie ist em ehesten mit der Hämolyse vereinbar. Es wird eine CT-Untersuchung von Hals bis Abdomen veranlasst.

Befund CT Hals bis Abdomen

- CT-morphologisch zeigt sich kein Korrelat für die in der Röntgen-Thoraxuntersuchung beschriebene fragliche Raumforderung links perihilär. Im Übrigen kein Nachweis einer malignitätssuspekten Raumforderung.
- Kein Nachweis eindeutig suspekter abdomineller Lymphknoten bzw. eines Lymphknotenbulks. Aufgrund der hohen Anzahl kleiner retroperitonealer Lymphknoten mit zum Teil retroperitonealer Fettgewebsunschärfe und eines **portokavalen Lymphknotens (2,9 × 1 cm) ist ein initialer Lymphombefall möglich.**
- Keine ossären Metastasen.
- Parapelvine Nierenzyste links sowie kleine Nierenzyste rechts.

Da die CT-Untersuchung keine neuen Erkenntnisse bringt, wird aufgrund der unklaren Panzytopenie die **Indikation zur Knochenmarkpunktion** mit der Frage nach Lymphominfiltration oder Leukämie gestellt.

Befund Knochenmarkpunktion

Zytomorphologisch zeigt sich im hyperzellulären Knochenmark eine ausreifende trilineäre Hämatopoese. Es findet sich eine diffuse, reifzellige Lymphozytose. Keine knochenmarkfremden Zellen, keine Vermehrung unreifer Zellen.

Es besteht der Verdacht auf eine Knochenmarkinfiltration durch ein indolentes Non-Hodgkin-Lymphom (NHL), DD reaktive Veränderungen.

Es wird eine **Durchflusszytometrie** veranlasst. Hier zeigt sich eine kleine, aber homogene CD19-positive B-Zell-Population mit Überwiegen von Kappa-Leichtketten. Eine **Differenzierung zwischen einer geringfügigen Lymphominfiltration** (Phänotyp vereinbar mit Marginalzonenlymphom oder MALT-Lymphom oder lymphoplasmozytoidem B-Zell-Lymphom) oder **reaktiven Veränderungen ist nicht möglich.**

In der **Knochenmarkhistologie** zeigt sich ebenfalls ein hyperzelluläres Knochenmark mit im Wesentlichen intakter und vollständig trilineär ausreifender Blutbildung bei geringer gemischtzelliger interstitieller Lymphozytose. Die Atypien der Megakaryozyten reichen nicht aus für die Diagnose eines myelodysplastischen Syndroms. Infiltrate eines malignen Lymphoms kommen nicht zur Darstellung.

Aufgrund der auffälligen Lymphozytenpopulation besteht der **hochgradige Verdacht auf das Vorliegen einer Lymphomerkrankung,** die sich hauptsächlich durch eine Splenomegalie, Panzytopenie und B-Symtomatik manifestiert.

Differenzialdiagnosen splenische Lymphome

Es werden zwei verschiedene Formen splenischer Lymphome unterschieden: Lymphome mit Hauptmanifestation in der Milz und nodale Lymphome, die die Milz befallen können.

- **Lymphome mit Hauptmanifestation in der Milz:**
  - Splenisches Marginalzonenlymphom
  - Haarzellleukämie
  - B-Prolymphozytenleukämie
  - T-LGL-Leukämie
  - Hepatosplenisches T-Zell-Lymphom
- **Nodale Lymphome mit Milzbefall:**
  - Mantelzelllymphom
  - Follikuläres Lymphom
  - DLBCL (diffus großzelliges B-NHL)
  - Mikronoduläres T-Zell-/histiozytenreiches großzelliges B-NHL

Die Durchflusszytometrie kann trotz einer Vermehrung von Lymphozyten eine Lymphominfiltration des Knochenmarks nicht sicher beweisen. Histologisch wird zwar auch eine Lymphozytose beschrieben, immunhistochemisch zeigt sich jedoch kein Lymphombefall im Knochenmark. Die Punktion/ Exstirpation des portokaval gelegenen, vergrößerten Lymphknotens stellt eine technische Herausforderung dar. Daher wird eine diagnostische Splenektomie diskutiert.

FALLBERICHT

Während des stationären Aufenthalts werden bei dem Patienten rezidivierende Fieberschübe bis 39,5 °C dokumentiert. Drei entnommene Blutkulturpärchen bleiben nach siebentägiger Bebrütung steril. Es besteht weiterhin eine unklare konsumierende Systemerkrankung. Der Patient wird erneut anamnestiziert. Er gibt an, zweimal pro Jahr seine Heimat, den Kosovo, zu besuchen. Beim letzten Aufenthalt in Kosovo vor einigen Monaten habe er Fieber und Schnupfen bekommen. Bei einer ärztlichen Vorstellung vor Ort habe er „drei Infusionen zur Stärkung" erhalten.

In der im nächsten Schritt durchgeführten **Serumelektrophorese** zeigt sich eine **polyklonale Gammopathie** (➤ Abb. 33.1).

Quantitativ liegt eine massive IgG-Erhöhung vor (➤ Tab. 33.2).

Aufgrund des Elektrophoresebefunds und des stattgehabten Infekts in der Heimat muss eine **chronische Infektion** vorliegen.

Tab. 33.2 Quantitative Immunglobulinbestimmung

Kenngröße	Maßeinh.	Mat.	Referenzber.	
IgG	mg/dl	PS	800,0–1 800,0	**3 516**
IgA	mg/dl	PS	90,0–450,0	**224**
IgM	mg/dl	PS	60,0–250,0	**154**

Befunde Serologie

- Mit Hilfe des Quantiferon®-Tests (ELISA) können keine Mycobacterium-tuberculosis-spezifischen T-Zellen nachgewiesen werden, sodass eine aktive oder latente Infektion mit M.-tuberculosis-Komplex unwahrscheinlich ist.
- Eine Brucella- und Leptospiren-Serologie fällt negativ aus.
- Serologisch liegt ein Durchseuchungstiter für CMV, EBV und Parvovirus vor.
- Eine HIV-Infektion ist bei fehlendem Nachweis von HIV-Antikörpern und von HIVp24-Antigen unwahrscheinlich.
- Serologisch gibt es keinen Hinweis auf eine frische oder abgelaufene Hepatitis-C-Infektion. Es besteht Immunität für Hepatitis A und B.

Zum Ausschluss einer Erkrankung aus dem rheumatischen Formenkreis wird ein ANA-Screening veranlasst. Der ANA-Titer beträgt 1:100. Eine ANA-Differenzierung und ein ENA-Screening sind jedoch unauffällig.

Da die häufigsten Infektionen somit serologisch ausgeschlossen werden konnten, wird der Pathologe

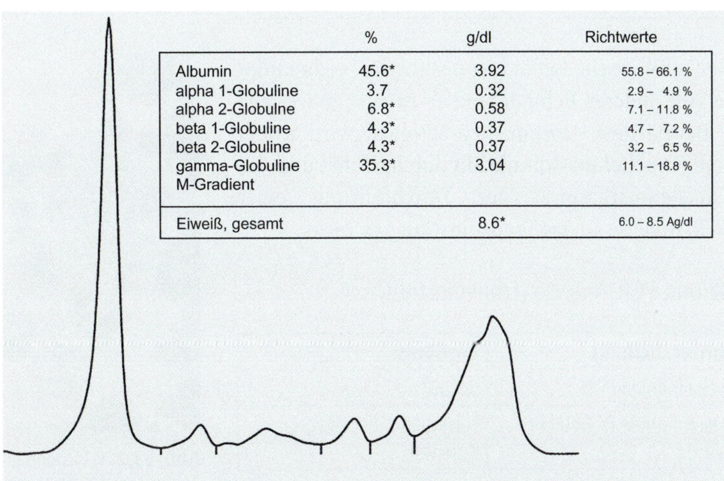

Abb. 33.1 Befund Serumelektrophorese: polyklonale Gammopathie [T989]

gebeten, im Knochenmarkpräparat nach **Parasiten** zu suchen.

Differenzialdiagnosen Fieber + Splenomegalie + Panzytopenie

Folgende Infektionskrankheiten können mit Fieber, Splenomegalie und Panzytopenie einhergehen:

- Malaria
- Histoplasmose
- Schistosomiasis
- Tuberkulose
- Leishmaniose

Nachbericht Histologie: Bei der retrospektiven Analyse der Schnittpräparate ergeben sich histomorphologisch keine Anhaltspunkte für eine generalisierte bzw. viszerale Leishmaniose, speziell sind in den teilweise aktiviert wirkenden intramedullären Makrophagen zweifelsfreie Protozoen nicht erkennbar.

Es wird Kontakt mit dem Tropeninstitut aufgenommen. Im Anschluss werden weitere serologische Untersuchungen veranlasst.

Untersuchung	Ergebnis	Referenzbereich
Schistosomiasis-AK IFT	negativ	neg: < 1:32, gw: 1:32, pos: > 1:32
Schistosomiasis-AK EIA	1	neg: < 10; gw: 10–14; pos: > 14 AKE
Leishmaniose IFT (prom.)	>1:128	neg: < 1:64; gw:1:64; pos: > 1:64
Leishmanien-AK EIA	40	neg: < 10; gw: 10–14; pos: > 14 AKE
Leishmaniose-Immunoblot	positiv	negativ

Der serologische Befund ist positiv für Leishmaniose. Alle anderen Befunde sind als negativ zu werten.

Bei positiver Leishmanien-Serologie wird erneut eine **Knochenmarkpunktion** durchgeführt und das Knochenmarkaspirat zur Durchführung einer PCR-Analyse an das Tropeninstitut geschickt.

Befund PCR-Analyse (Tropeninstitut)

Untersuchung	Ergebnis
Leishmanien PCR	positiv
Leishmanien PCR RFLP-Verd.	Leishmania-donovani-Komplex

Die PCR-Analyse erbringt den Nachweis von Leishmania-donovani-DNA.

Diagnose

Mit dem positiven Leishmanien-Nachweis kann die Diagnose einer **viszeralen Leishmaniose (VL) (Syn. Kala Azar) mit Panzytopenie und Splenomegalie** gestellt werden. Eine diagnostische Splenektomie ist nicht mehr notwendig.

CAVE

Die viszerale Leishmaniose kann zu Hämorrhagien, schwerer Anämie und durch die Leuko-/Neutropenie zu Sekundärinfektionen (bakterielle Pneumonien, Septikämien) führen. Unbehandelt verläuft die Erkrankung häufig letal. Bei rechtzeitiger Diagnose und Therapie ist die Prognose gut.

Nachweis von Leishmania donovani im Knochenmark

Die viszerale Leishmaniose wird durch die Parasiten Leishmania donovani und Leishmania infantum (Syn. L. chagasi) verursacht. Diese werden beim Stich durch eine Sandmücke als promastigote Leishmanien übertragen und befallen die Makrophagen. Dort entstehen aus den promastigoten amastigote Formen, die sich wiederum vermehren können. Daher ist die Parasitendichte im retikuloendothelialen System (Milz, Leber und Knochenmark) sehr hoch.

Für die Diagnostik einer viszeralen Leishmaniose ist eine Knochenmarkaspiration und -stanze notwendig. Bei negativem mikroskopischem Befund sollte eine PCR im Knochenmarkaspirat veranlasst werden. Mikroskopisch finden sich im Knochen-

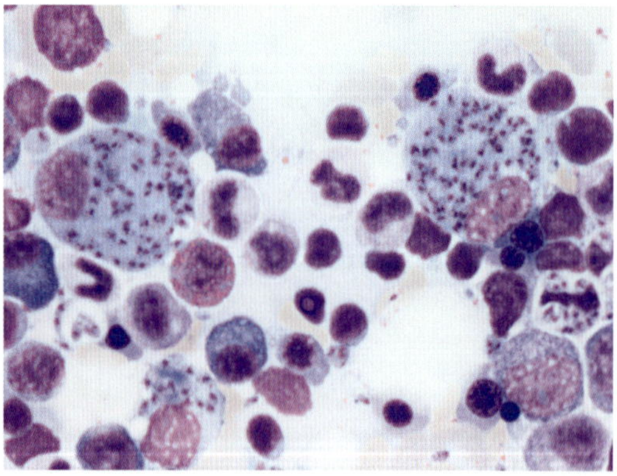

Abb. 33.2 Knochenmarkzytomorphologie mit Nachweis von Amastigoten in Makrophagen [T1004]

markausstrich typischerweise Amastigoten (ovale, 1–5 × 1–2 µm große Struktur) in Makrophagen und eine lymphozytäre Begleitreaktion (➤ Abb. 33.2).

CAVE

Bei einer Panzytopenie kann die Parasitendichte niedrig sein, sodass falsch negative Befunde mikroskopisch resultieren können.

Bei Patienten mit Immunsuppression bzw. fortgeschrittener HIV-Infektion können Parasiten auch im EDTA-Blut nachgewiesen werden.

33.2 Therapie

Der Patient wird eine Woche lang **intravenös mit liposomalem Amphotericin B** behandelt. Hierunter kommt es zu einer raschen klinischen Besserung. In der Laborverlaufskontrolle zeigt sich eine Normalisierung des Blutbilds (➤ Tab. 33.3).

In der sonografischen Verlaufskontrolle der Milz sechs Monate später zeigt sich eine rückläufige Splenomegalie. Das Volumen beträgt nur noch 372 ml. Der Patient hat wieder sein Ausgangskörpergewicht erreicht.

Tab. 33.3 Laborverlaufskontrolle (zwei Monate nach Therapie)

Kenngröße	Maßeinh.	Mat.	Referenzber.	
Hämatologie				
Kleines Blutbild		EB		
Leukozyten	G/l	EB	4,0–11,0	**5,4**
Erythrozyten	T/l	EB	4,50–6,30	**5,05**
Hämoglobin	g/dl	EB	14,0–18,0	**13,8**
Hämatokrit		EB	0,380–0,520	**0,392**
MCV	fl	EB	78,0–98,0	**77,6**
MCH	pg	EB	26,0–32,0	**27,3**
MCHC	g/dl	EB	32,0–36,0	**35,2**
Thrombozyten	G/l	EB	150–400	**183**
Retikulozyten-Produktionsindex		EB		
Differenzial-BB (maschinell)		EB		**Gerät**
Segmentierte	%	EB	40–70	**45**
Lymphozyten	%	EB	25–40	**42**
Monozyten	%	EB	4–10	**11**
Eosinophile	%	EB	2–4	**2**
Basophile	%	EB	0–2	**1**

Was wäre wenn ...

- ... eine Koinfektion mit HIV vorgelegen hätte?
  - Bei einer HIV-VL-Koinfektion wäre die Erkrankung fulminant verlaufen. Bei Patienten mit Immunsuppression bei fortgeschrittener HIV-Infektion ist die Prognose trotz Therapie schlecht. Hier ist eine Erregerelimination maximal unwahrscheinlich, es treten häufig klinische Rezidive auf, die durchschnittliche Überlebenszeit der Patienten liegt bei ca. einem Jahr.
- ... ein Hämophagozytose-Syndrom (HPS) festgestellt worden wäre?
  - Beim HPS handelt es sich um eine überschießende autoaggressive Immunreaktion. Laborchemisch sind sehr hohe Ferritinwerte (> 10 000 µg/l; bei dem Patienten 2 876 µg/l) auffällig. Es kann als seltene Komplikation in VL-Endemiegebieten vorkommen.
- ... eine diagnostische Splenektomie durchgeführt worden wäre?
  - Da die viszerale Leishmaniose neben dem Knochenmark auch Leber und Milz befällt, hätte man spätestens im Milzpräparat die Diagnose stellen und ein Lymphom ausschließen können.
- ... an die Differenzialdiagnose Leishmaniose nicht gedacht worden wäre?
  - Der Patient wäre sehr wahrscheinlich an Komplikationen verstorben. Deswegen ist es sehr wichtig, eine Auslandsanamnese zu erheben und an seltene Erkrankungen zu denken. Bei jedem Patienten mit Fieber und/oder Hepatosplenomegalie und/oder Panzytopenie, der aus einem Endemiegebiet stammt oder sich dort aufgehalten hat, sollte eine Diagnos-

tik auf viszerale Leishmaniasis veranlasst werden.
- ... der Patient aufgrund des durchflusszytometrischen Knochenmarkbefunds wie ein indolentes Lymphom systemisch behandelt worden wäre?

– Ein einziger unsicherer Befund rechtfertigt niemals die Diagnose einer malignen Erkrankung und die Durchführung einer zytostatischen Therapie. Die Befunde müssen plausibel sein und zur Klinik passen. Gegebenenfalls muss eine referenzhistologische Begutachtung in Auftrag gegeben werden.

LITERATUR

Antinori S, Calattini S, Longhi E. Clinical use of polymerase chain reaction performed on peripheral blood and bone marrow samples for the diagnosis and monitoring of visceral leishmaniasis in HIV-infected and HIV-uninfected patients: a single-center, 8-year experience in Italy and review of the literature. Clin Infect Dis, 2007;44(12): 1602–1610.

Galvão-Castro B, SáFerreira JA, Marzochi KF. Polyclonal B cell activation, circulating immune complexes and autoimmunity in human american visceral leishmaniasis. Clin Exp Immunol, 1984;56(1):58–66.

Iannitto E, Tripodo C. How I diagnose and treat splenic lymphomas. Blood, 2011;117(9):2585–2595.

Kager PA, Rees PH. Haematological investigations in visceral leishmaniasis. Trop Geogr Med, 1986;38(4):371–379.

Osman OF, Oskam L, Zijlstra EE. Evaluation of PCR for diagnosis of visceral leishmaniasis. J Clin Microbiol, 1997;35(10):2454–2457.

Reithinger R, Dujardin JC. Molecular diagnosis of leishmaniasis: current status and future applications. J Clin Microbiol, 2007;45(1):21–25.

Deutsche Gesellschaft für Tropenmedizin und Internationale Gesundheit (DTG). S1-Leitlinie 042/004: Diagnostik und Therapie der viszeralen Leishmaniasis. Aus. www.awmf.org/uploads/tx_szleitlinien/042-004l_S1_viszerale_Leishmaniasis_Kalar_Azar_2017-01.pdf (letzter Zugriff: 5. Dezember 2018).

FALL

34 Wie lange noch zuwarten?

FALLBERICHT

Ein 71-jähriger Patient stellt sich über die rheumatologische Abteilung zur weiteren Abklärung einer progredienten Panzytopenie vor.

Bei dem Patienten ist seit elf Jahren eine **seropositive, erosive rheumatoide Arthritis** bekannt. Er berichtet, dass er bisher hauptsächlich mit Steroiden behandelt worden sei. Im Diagnosejahr war kurzzeitig eine Therapie mit Methotrexat (MTX) p. o. durchgeführt worden, die aufgrund von Nebenwirkungen abgebrochen werden musste. Ein erneuter Versuch mit MTX zehn Jahre später, diesmal in subkutaner Applikationsform, sei nach ca. zweimonatiger Therapie aufgrund unerträglicher Nebenwirkungen vor sechs Monaten beendet und MTX durch Leflunomid p. o. ausgetauscht worden. Zusätzlich nehme er weiterhin niedrig dosiert Prednisolon ein. Vor etwa sieben Monaten, also noch unter MTX, sei eine **zunächst isolierte Thrombozytopenie zwischen 100 und 140 G/l** aufgefallen. Im Verlauf habe sich nach Umstellung der immunsupressiven Therapie rasch eine **Bizytopenie** entwickelt.

Bei der ambulanten Vorstellung gibt der Patient subjektives Wohlbefinden an. Eine B-Symptomatik liege nicht vor. Unter Leflunomid sei die rheumatoide Arthritis gut kontrolliert. Die Blutbildveränderungen seien bislang als medikamentös-toxisch unter Immunsuppression gedeutet und lediglich Laborverlaufskontrollen durchgeführt worden.

Vorerkrankungen: Vitamin-D-Mangel, rezidivierende Darmmykosen, Z. n. Borreliose.

Aktuelle Medikation: Leflunomid 1 × 20 mg, Prednisolon 1 × 2,5 mg. Keine Allergien bekannt.

Bei der körperlichen Untersuchung zeigt sich eine Haut- und Schleimhautblässe. Keine Petechien, keine Splenomegalie, keine Lymphadenopathie.

34.1 Diagnostik

Befund Labordiagnostik

Bei der Vorstellung in der hämatologischen Ambulanz werden Routinelaborparameter erhoben (➤ Tab. 34.1).

- Im Blutbild ist eine leichtgradige Leuko- und mittelgradige Thrombozytopenie auffällig. Darüber hinaus liegt eine leichtgradige makrozytäre, normochrome Anämie vor. Im Differenzialblutbild zeigen sich eine **ausgeprägte Lymphozytopenie** von 252/µl und eine **Monozytopenie.**
- In der klinischen Chemie liegen eine Hyperferritinämie, eine Erhöhung von CRP und Glukose sowie eine Blutsenkungsbeschleunigung vor.
- Die Gerinnungsparameter sind normwertig.
- Ein Vitamin-B_{12}- oder Folsäuremangel liegt nicht vor.

Tab. 34.1 Routinelabor bei Erstvorstellung

Kenngröße	Maßeinh.	Mat.	Referenzber.	
Klinische Chemie				
Natrium	mmol/l	PS	135–145	**144**
Kalium	mmol/l	S	3,5–5,0	**4,6**
Glukose	mg/dl	PS	60–99	**113**
Harnstoff	mg/dl	PS	13–49	**24**
Kreatinin	mg/dl	PS	0,5–1,2	**0,7**
GFR (CKD-EPI)	ml/min	PS	≥ 90	**97**
Calcium	mmol/l	PS	2,10–2,55	**2,31**
Ferritin	µg/l	PS	30–300	**1078**
C-reakt. Prot.	mg/dl	PS	≤ 0,50	**5,15**
BSG 1 Stunde	mm	B	≤ 20	**66**
BSG 2 Stunden	mm	B		**> 120**
Eiweiß, gesamt	g/dl	PS	6,0–8,5	**6,9**
Bilirubin gesamt	mg/dl	PS	≤ 1,2	**0,8**
GOT [AST] (37°)	U/l	PS	≤ 50	**15**
GPT [ALT] (37°)	U/l	PS	≤ 50	**11**

Tab. 34.1 Routinelabor bei Erstvorstellung *(Forts.)*

Kenngröße	Maß-einh.	Mat.	Referenz-ber.	
Klinische Chemie				
Gamma-GT (37°)	U/l	PS	≤ 60	**9**
Alk. Phosphatase (37°)	U/l	PS	40–130	**64**
LDH (37°)	U/l	PS	< 250	**126**
CK-Gesamt (37°)	U/l	PS	≤ 190	**44**
Hämatologie				
Kleines Blutbild		EB		
Leukozyten	G/l	EB	3,9–9,8	**2,6**
Erythrozyten	T/l	EB	4,54–5,77	**3,64**
Hämoglobin	g/dl	EB	13,5–17,5	**11,9**
Hämatokrit	l/l	EB	0,396–0,506	**0,36**
MCV	fl	EB	80,0–95,5	**98,9**
MCH	pg	EB	27,6–32,8	**32,7**
MCHC	g/dl	EB	32,8–36,6	**33,1**
Thrombozyten	G/l	EB	146–328	**63**
Differenzial-BB (maschinell)		EB		**Gerät**
Neutrophile Granulozyten	%	EB	41–71	**73**
Lymphozyten	%	EB	19–48	**21**
Monozyten	%	EB	5–15	**4**
Eosinophile Granulozyten	%	EB	1–8	**2**
Basophile Granulozyten	%	EB	0–1	**< 1**
Neutrophile Granuloz. (abs.)	G/l	EB	1,78–6,23	**1,92**
Lymphozyten (abs.)	G/l	EB	1,05–3,24	**0,55**
Monozyten (abs.)	G/l	EB	0,26–0,87	**0,1**
Eosinophile Granuloz. (abs.)	G/l	EB	0,03–0,44	**0,04**
Basophile Granuloz. (abs.)	G/l	EB	0,01–0,08	**0,01**
Gerinnung (Spezial)				
Quick-Wert	%	P	70–120	**92**
INR		P	0,8–1,2	**1**
PTT	sec	P	25–42	**33**
Endokrinologie, Spezialanalytik				
Folsäure	ng/ml	PS	3,9–26,8	**9,3**
Vitamin B_{12}	pg/ml	PS	197–771	**210**
TSH	µU/ml	S	0,27–4,20	**1,76**

Obwohl eine medikamentös-toxische Nebenwirkung unter der vor einigen Monaten initiierten Leflunomid-Therapie naheliegend ist, wird aufgrund der Panzytopenie mit Lympho- und Monozytopenie die Indikation zur Durchführung einer invasiven Diagnostik mittels **Knochenmarkpunktion** gestellt. Nach Aufklärung und Einverständnis des Patienten wird diese noch am gleichen Tag durchgeführt.

MERKE

Leflunomid ist ein antirheumatisches Basistherapeutikum mit antiproliferativen Eigenschaften, das Blutbildveränderungen bis hin zur Panzytopenie hervorrufen kann.
Tritt eine Panzytopenie auf, müssen Leflunomid und alle myelosuppressiven Begleittherapeutika abgesetzt und Auswaschmaßnahmen für das Leflunomid eingeleitet werden. Hierzu wird, normalerweise für einen Zeitraum von zwei Wochen, 3 × tgl. 8 g Colestyramin oder 4 × tgl. 50 g Aktivkohlepulver bis zur Normalisierung von Klinik und Blutbild verabreicht.
Aufgrund der potenziellen Hämatotoxizität wird die gleichzeitige Anwendung von Leflunomid mit einem weiteren DMARD (z. B. Methotrexat) nicht empfohlen. Da sich Blutbildveränderungen auch nach kurz zurückliegender Therapie z. B. mit Methotrexat unter einer neu begonnenen Therapie mit Leflunomid verschlimmern können, sollte die Einleitung einer Therapie unter Nutzen-Risiko-Abwägung sorgfältig überlegt und anfangs engmaschige Laborkontrollen durchgeführt werden.

Befund Zytomorphologie

- Im leicht hypozellulären Knochenmark zeigt sich eine Vermehrung von **Blasten (32 %)** Diese sind POX- und EST-negativ.
- Die Hämatopoese ist trilineär ausreifend. Dysplasiezeichen finden sich nicht.

Zytomorphologisch liegt bei dem Patienten eine akute Leukämie vor.

Befund Durchflusszytometrie

- Nachweis einer myeloischen Vorläuferpopulation mit Expression der Marker CD34, CD117, HLA-DR, CD33 und CD13.
- Kein Nachweis einer aberranten Koexpression lymphatischer Antigene und keine Expression von 7.1 (KMT2A[MLL]).

Der durchflusszytometrische Befund ist mit einer AML vereinbar.

Befund FISH

Es gibt keinen Nachweis eines MECOM-Rearrangements, einer 5q31-Deletion bzw. einer Monosomie 5, einer 7q31-Deletion bzw. einer Monosomie 7, eines KMT2A-Rearrangements, einer ETV6-Deletion, einer TP53-Deletion oder Monosomie 17.

FALLBERICHT

Der Patient wird am Nachmittag des Folgetags zur Befundbesprechung einbestellt. Die Diagnose AML, die Therapieoptionen und die Prognose werden ausführlich mit ihm besprochen. Da es sich um die Erstdiagnose einer AML handelt, wird eine zeitnahe Behandlung angeraten und auf Wunsch des Patienten ein stationärer Aufnahmetermin in zwei Tagen organisiert.

Einige Tage später gehen die noch ausstehenden Befunde ein.

Weitere Knochenmarkbefunde

- **Karyotyp:** 46, XY.
- **Molekulargenetik:** kein Nachweis einer NPM1-Mutation, KMT2A-PTD (MLL-PTD), IDH1-Mutation, IDH2-Mutation, CEBPA-Mutation, FLT3-ITD.
- **Knochenmarkhistologie:**
  - Hypozelluläre myeloische Neoplasie mit grenzwertigem Blastenexzess (quantitativ) im Grenzbereich zwischen einer refraktären Anämie mit Blastenexzess vom Typ RAEB-2 und einer akuten myeloischen Leukämie bzw. AML. Die Befundkonstellation spricht für eine therapieassoziierte myeloische Neoplasie (MDS/AML).
  - Ergänzend durchgeführte immunhistochemische Spezialfärbungen bestätigen die Diagnose einer hyperzellulären myeloischen Neoplasie mit zumindest grenzwertigem Blastenexzess (Grenzbereich zwischen RAEB-2 und AML). Die Befundkonstellation spricht, auch unter Berücksichtigung anamnestischer Angaben, für eine therapieassoziierte myeloische Neoplasie (t-MDS/AML).
  - **Abschließende Begutachtung:** Es liegt eine SRSF2-negative myeloische Neoplasie vor, am ehesten therapieassoziiert (t-MDS/AML). Unter Berücksichtigung des histomorphologischen Knochenmarkaspekts handelt es sich um eine hypozelluläre myeloische Neoplasie.

> Die Diagnose eines MDS und einer AML wird zytomorphologisch gestellt. Da der Pathologe bei der histologischen Begutachtung des Beckenkammtrepanats die Zellen nicht einzeln beurteilen kann, ist die Diagnosestellung eines MDS histologisch nicht sicher möglich. Eine AML dagegen kann histologisch ab einem Blastengehalt von > 20 % im Knochenmark diagnostiziert werden. Eine weitere Subtypisierung ist jedoch histologisch nicht möglich.

Diagnose

Bei fehlenden Dysplasiezeichen und nur kurzfristiger MTX-Therapie liegt bei dem Patienten eine de novo AML, NOS (nach WHO 2016) vor.

Lymphoproliferative Erkrankungen und rheumatoide Arthritis

Lymphoproliferative Erkrankungen treten bei Patienten mit einer rheumatoiden Erkrankung mit höherer Inzidenz als in der Normalbevölkerung auf. Die chronische Inflammation bei schwerer Verlaufsform oder unbehandelter Erkrankung führt eher zur Lymphommanifestation. Die Basistherapeutika wie z. B. Cyclophosphamid, MTX, Azathioprin führen dagegen selten zur Entstehung einer hämatologischen Neoplasie.

Die häufigste Erscheinungsform bei den Non-Hodgkin-Lymphomen (NHL) ist das diffus-großzellige B-NHL.

Ein Drittel der Patient mit LGL-Leukämie haben zeitgleich auch eine rheumatoide Arthritis und können die Trias (Panzytopenie, rheumatoide Arthritis, Splenomegalie) eines Felty-Syndroms aufweisen.

Ob eine Therapie mit TNF-Blockern die Neoplasierate erhöht, ist noch nicht geklärt.

34.2 Therapie

Der Patient storniert den Aufnahmetermin zur Einleitung einer Induktionstherapie und wählt für die Therapie eine wohnortnahe Klinik mit hämatologischer Abteilung. Seither (zwei Jahre) war er nicht mehr in der rheumatologischen Ambulanz vorstellig.

34

Was wäre wenn ...

- ... weiterhin nur Blutbildverlaufskontrollen durchgeführt worden wären?
  - Die Panzytopenie hätte sich bei zunehmendem Infiltrationsgrad durch Blasten im Knochenmark verschlechtert. Infektionen infolge einer Neutropenie und/oder Blutungszeichen bei Thrombozytenwerten < 20 G/l wären die Folge gewesen. Eine schwere Anämie hätte zu Symptomen wie Schwindel, Belastungsdyspnoe und thorakalen Schmerzen geführt. Bei aleukämischem Verlauf würden Blasten im Differenzialblutbild fehlen. Bei stetig ansteigender Leukozytenzahl auf > 10 G/l kann es zu einer leukämischen Ausschwemmung mit Nachweis von Blasten im peripheren Blut kommen. Bei gestörter Knochenmark-Blut-Schranke (leukoerythroblastisches Blutbild!) können Blasten auch bei normwertiger oder verminderter Leukozytenzahl im peripheren Blut vorkommen.
- ... nur das periphere Blut zytomorphologisch, durchflusszytometrisch und molelukargenetisch untersucht worden wäre?
  - Da im peripheren Blut keine Blasten vorkamen, wäre die Untersuchung des peripheren Bluts nicht zielführend gewesen.
- ... der Patient eine Therapie mit Cyclophosphamid erhalten hätte?
  - Eine therapiebedingte myleoische Neoplasie nach vorausgegangener Therapie mit alkylierenden Substanzen wie z. B. Cyclophosphamid wäre denkbar gewesen. Zu den therapiebedingten myeloischen Neoplasien werden die t-AML, t-MDS und t-MDS/MPN gerechnet. Da der Patient in den zurückliegenden elf Jahren seit der Erstdiagnose nur kurzzeitig MTX und keine weitere immunsuppressive Therapie außer Steroiden erhalten hatte, war eine therapiebedingte AML unwahrscheinlich. Es lag eine de novo AML vor.
- ... zunächst eine Ausstauschtherapie mit Colestyramin durchgeführt worden wäre?
  - Als erste Maßnahme bei leichtgradigen Blutbildveränderungen hätte man Leflunomid absetzen und Blutbildverlaufskontrollen durchführen müssen. Hätte sich das Blutbild nicht normalisiert, wäre die Durchführung einer Knochenmarkpunktion indiziert gewesen. Erst bei schwergradiger Panzytopenie wäre zunächst eine Austauschtransfusion notwendig gewesen. Nach zweiwöchiger Therapie ohne Besserung des Blutbilds wäre auch hier eine Untersuchung des Knochenmarks erforderlich gewesen.

LITERATUR

Bernatsky S, Clarke AE, Suissa S. Hematologic malignant neoplasms after drug exposure in rheumatoid arthritis. Arch Intern Med. 2008;168(4): 378–381.

Fachinformation Heumann zu Leflunomid 10 mg/20 mg Filmtabletten (Stand 06/2017). Aus: https://www.fachinfo.de/pdf/021812 (letzter Zugriff: 5. Dezember 2018).

Wolfe F, Michaud K. The effect of methotrexate and anti-tumor necrosis factor therapy on the risk of lymphoma in rheumatoid arthritis in 19,562 patients during 89,710 person-years of observation. Arthritis Rheum. 2007;56(5): 1433.

FALL

35 Hoffentlich stimmt die Diagnose

FALLBERICHT

Eine 76-jährige Patientin wird von ihrer Rheumatologin wegen einer progredienten Splenomegalie stationär eingewiesen.

Die Patientin berichtet, dass bei ihr erstmals **vor über 40 Jahren ein Raynaud-Syndrom festgestellt worden sei.** Vor 14 Jahren wurde dann eine **progressive systemische Sklerose mit Ösophagusmotilitätsstörung** diagnostiziert. Seit Jahren sei ein **hämodynamisch nicht relevanter Perikarderguss** bekannt. Bislang sei eine immunsuppressive Therapie mit MTX, Azathioprin und phasenweise mit Steroiden (zuletzt vor drei Jahren) durchgeführt worden. Seit drei Jahren sei sie mit Hydroxychloroquin gut eingestellt.

Bereits vor zwei Jahren sei im Rahmen einer Abklärung postprandialer Schmerzen im linken Oberbauch zufällig eine **Splenomegalie mit einer Größe von 14 cm** im Abdomen-CT festgestellt worden. In den vergangenen beiden Jahren sei es zu einer **massiven Bauchumfangszunahme mit funktionellen Beschwerden** wie rezidivierender Diarrhö, Appetitlosigkeit und B-Symptomen (Nachtschweiß, Gewichtsverlust von 10 kg) gekommen. In einer externen CT-Verlaufskontrolle des Abdomens sei eine progrediente Splenomegalie gesehen worden.

Vorerkrankungen: arterielle Hypertonie, Cholezystolithiasis, Z. n. Kataraktoperation beidseits, Autoimmunthyreoiditis, Refluxösophagitis, Atherosklerose der A. abdominalis.

Dauermedikation: Hydroxychloroquin 1 × 200 mg, Torasemid 1 × 10 mg, Candesartan 1 × 8 mg, HCT 1 × 12,5 mg, Allopurinol 1 × 100 mg, Pantoprazol 1 × 40 mg, Dekristol® 1 × 20 000 IE/Woche, ASS 1 × 100 mg. Keine Allergien bekannt.

Bei der körperlichen Untersuchung kann eine bis in das kleine Becken reichende Milz palpiert werden. Eine Hepatomegalie und periphere Lymphadenopathie liegen nicht vor.

35.1 Diagnostik

Befund Labordiagnostik

Auf der Station wird ein Routinelabor abgenommen (➤ Tab. 35.1).

- Im Blutbild ist eine leichtgradige **Panzytopenie** mit hyporegenerativer hypochromer, mikrozytärer Anämie auffällig. Im Differenzialblutbild zeigen sich eine **leichtgradige Neutropenie und eine Lymphozytopenie.**
- In der klinischen Chemie finden sich eine **Hyperglykämie, Hyperurikämie sowie eine CRP-, LDH-, Harnstoff-, und Kreatininerhöhung,** außerdem eine **Verminderung von Eisen und Transferrinsättigung.**
- Die übrigen Parameter inklusive des Ferritinwerts sind normwertig.
- Die Serumelektrophorese ist ebenfalls unauffällig.

Tab. 35.1 Routinelabor bei Aufnahme

Kenngröße	Maßeinh.	Mat.	Referenzber.	
Klinische Chemie				
Natrium	mmol/l	PS	135–145	**143**
Kalium	mmol/l	S	3,5–5,0	**4,2**
Glukose	mg/dl	PS	60–99	**110**
Harnstoff	mg/dl	PS	13–49	**50**
Kreatinin	mg/dl	PS	0,5–1,0	**1,5**
GFR (CKD-EPI)	ml/min	PS		**33**
Harnsäure	mg/dl	PS	2,5–5,7	**9,2**
Calcium	mmol/l	PS	2,10–2,55	**2,28**
Eisen	µg/dl	PS	80–180	**13**

Tab. 35.1 Routinelabor bei Aufnahme *(Forts.)*

Kenngröße	Maß-einh.	Mat.	Referenz-ber.	
Klinische Chemie				
Ferritin	µg/l	PS	15–160	**126**
Transferrin	g/l	PS	2,0–3,6	**1,7**
Transferrin-sättigung	%	PS	15,0–45,0	**5,2**
C-reakt. Prot.	mg/dl	PS	≤ 0,50	**1,47**
Eiweiß, gesamt	g/dl	PS	6,0–8,5	**6,5**
Bilirubin gesamt	mg/dl	PS	≤ 1,2	**0,4**
GOT [AST] (37°)	U/l	PS	≤ 35	**35**
GPT [ALT] (37°)	U/l	PS	≤ 35	**21**
Gamma-GT (37°)	U/l	PS	≤ 40	**15**
LDH (37°)	U/l	PS	< 250	**391**
CK-Gesamt (37°)	U/l	PS	≤ 170	**155**
Hämatologie				
Kleines Blutbild		EB		
Leukozyten	G/l	EB	4,0–10,4	**3,1**
Erythrozyten	T/l	EB	3,96–5,16	**3,67**
Hämoglobin	g/dl	EB	11,5–15,4	**9**
Hämatokrit	l/l	EB	0,346–0,453	**0,276**
MCV	fl	EB	80,0–95,5	**75,2**
MCH	pg	EB	26,1–32,6	**24,5**
MCHC	g/dl	EB	31,9–35,5	**32,6**
Thrombozyten	G/l	EB	176–391	**134**
Retikulozyten	Promille	EB	4–14	**15**
Retikulozyten-Produktionsindex		EB		**0,5**
Differenzial-BB (maschinell)		EB		**Gerät**
Neutrophile Granulozyten	%	EB	43–74	**52**
Lymphozyten	%	EB	18–46	**34**
Monozyten	%	EB	4–12	**14**
Eosinophile Granulozyten	%	EB	0–5	**1**
Basophile Granulozyten	%	EB	0–1	**0**
Neutrophile Granuloz. (abs.)	G/l	EB	1,91–7,37	**1,58**
Lymphozyten (abs.)	G/l	EB	1,22–3,56	**1,03**
Monozyten (abs.)	G/l	EB	0,25–0,85	**0,43**
Gerinnung (Spezial)				
Quick-Wert	%	P	70–120	**83**
INR		P	0,8–1,2	**1,1**
PTT	sec	P	25–42	**26**

35

Differenzialdiagnosen

Bei der diskreten hypochromen, mikrozytären Anämie der Patientin kann es sich um eine Eisenmangelanämie, DD Anämie chronischer Erkrankungen (ACD), bei bekannter Sklerodermie handeln. Da der Ferritinwert normwertig ist und der CRP-Wert erhöht, ist zur genauen Unterscheidung die Bestimmung des löslichen Transferrinrezeptors notwendig. Eine Erhöhung spricht für leere Eisenspeicher, womit die Kriterien für eine Eisenmangelanämie erfüllt wären. Ein normaler bzw. verminderter Wert spricht dagegen für volle Speicher, was wiederum für eine ACD sprechen würde. **An die Bestimmung des löslichen Transferrinrezeptors wurde auf Station nicht gedacht.**

Für die weitere diagnostische Abklärung wird die CD mit der CT-Untersuchung des Abdomens, die extern zur Verlaufskontrolle durchgeführt worden war, inklusive schriftlichem Befund angefordert und eingelesen.

Befund CT Abdomen (externe Radiologie)

Im Vergleich zur Voruntersuchung (zwei Jahre zuvor) zeigt sich eine **erhebliche Größenzunahme der Milz,** die jetzt den gesamten linken Ober- und Mittelbauch einnimmt und die angrenzenden Organe verdrängt (➤ Abb. 35.1).

Zusätzlich wird noch eine Sonografie des Abdomens durchgeführt.

Befund Sonografie Abdomen

Sonografisch bestätigt sich die Splenomegalie.

- Die erheblich vergrößerte Milz grenzt an die Leber und reicht bis in das Becken hinab. Hilusnah zeigt sich eine ovaläre, 48 mm durchmessende Raumforderung mit homogenem Echomuster, differenzialdiagnostisch kommen ein hilusnaher Lymphknoten oder eine Nebenmilz in Frage.

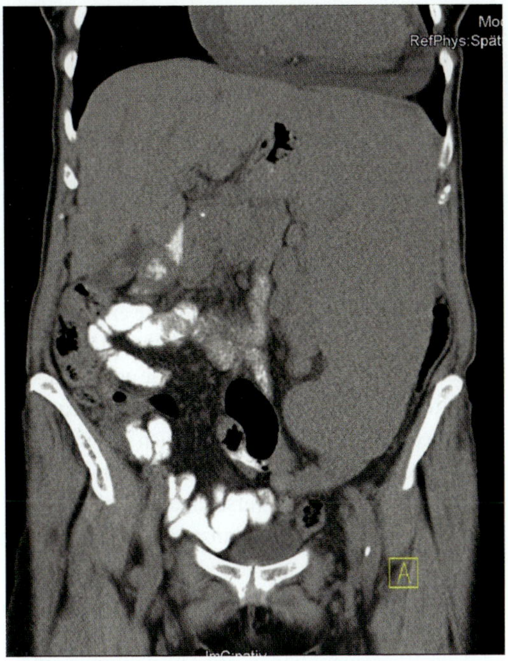

Abb. 35.1 Externes Abdomen-CT (Koronarschnitt): massive Splenomegalie, bis ins kleine Becken reichend [T1005]

- Nebenbefundlich zeigen sich noch eine Cholezystolithiasis mit mehreren Steinen und eine Nierenzyste rechts.

MERKE

Bei der Nebenmilz handelt es sich um eine bei jedem vierten Menschen zufällig entdeckte Normvariante ohne Krankheitswert. Sie liegt entweder im Milzhilus, wo sie als Lymphom fehlgedeutet werden kann, oder am unteren Milzpol.

Bei Erkrankungen, die eine Splenektomie erforderlich machen, muss die Nebenmilz mit entfernt werden, da sie nach Splenektomie hypertrophieren kann.

Da bei der Patientin der Verdacht auf eine hämatologische Systemerkrankung besteht, wird aufgrund der Panzytopenie und Splenomegalie die Indikation zur Durchführung einer **Knochenmarkpunktion** mit der Frage nach AML, PMF, MDS/MPS overlap sowie Lymphom gestellt. Das Knochenmarkaspirat wird zusammen mit dem entnommenen peripheren Blut ins Labor geschickt.

Befund Zytomorphologie (peripheres Blut)

- Thrombozyten geschätzt: vermindert; leichte Plättchenanisozytose.
- Blutausstrich: Zellularität leicht vermindert; absolute Granulozytopenie (1,7 G/l); 5 % atypische Lymphozyten mit haarförmigen Zytoplasmaausläufern, vermutlich reaktiv (= große Lymphozyten).

Das periphere Blut wird als normozellulär mit ausreifender Hämatopoese ohne Linksverschiebung beurteilt. Differenzialdiagnostisch könnte es sich bei den **vereinzelt etwas atypischen Lymphozyten** um ein **Artefakt** handeln.

Befund Zytomorphologie (Knochenmark)

Das Knochenmark ist altersentsprechend fokal etwas hyperzellulär, aber mit regulär ausreifender Hämatopoese. Keine Dysplasiezeichen. Keine knochenmarkfremden oder atypischen Zellen, keine Blastenvermehrung.

Zytomorphologisch gibt es keinen sicheren Hinweis auf eine hämatologische Neoplasie oder Systemerkrankung.

Zwischenzeitlich wird zur Komplettierung des Stagings bei Verdacht auf eine hämatologische Neoplasie noch eine CT-Untersuchung von Hals und Thorax durchgeführt.

Befund CT Hals und Thorax

- Es liegt keine zervikale oder thorakale Lymphadenopathie vor.
- Auffällig ist ein leicht zunehmender, ausgeprägter chronischer seröser Perikarderguss mit angrenzenden Minderbelüftungen.
- Im rechten Unterlappen an der Grenze zum Mittellappen kommt eine kleine rundliche Verdichtung von 3 mm zur Darstellung, DD em ehesten postentzündlich, DD kleiner Lymphknoten. Es wird eine Verlaufskontrolle empfohlen.
- Im partiell mit abgebildeten Oberbauch wird weiterhin die massiv vergrößerte Milz dargestellt.
- Zunehmender perisplenischer Aszites.

Eine Woche später liegt das histopathologische Gutachten des Knochenmarktrepanats vor.

Befund Knochenmarkhistologie

- Es zeigt sich eine B-Zellen-Neoplasie vom Typ eines indolenten bzw. niedrig malignen Non-

Hodgkin-Lymphoms mit geringer, multifokal betonter Infiltration des Knochenmarks.
- Die ergänzend durchgeführten immunhistochemischen Spezialfärbungen bestätigen die **Diagnose einer B-Zellen-Neoplasie vom Typ eines indolenten Non-Hodgkin-Lymphoms mit multifokal betonter Infiltration des Knochenmarks** (ca. **5 bis max. 10 % Flächenanteil,** bezogen auf die Zellularität ca. 10–15 %).
- Eine **weitergehende Subtypisierung gelingt nicht,** speziell ist eine aberrante Expression des Antigens CD23 nicht erkennbar. Es könnte sich um ein extranodales Marginalzonenlymphom bzw. splenisches Lymphom handeln.
- Eine Klonalitätsanalyse zeigt eine Klonalität des IgH-Locus.

Nach den bisher erhobenen Befunden liegen bei der Patientin eine massive Splenomegalie sowie eine geringgradige Knochenmarkinfiltration durch ein niedrig malignes Lymphom vor, das nicht weiter subtypisiert werden kann.

Um eine leukämische Ausschwemmung auszuschließen, wird erneut **peripheres Blut zur durchflusszytometrischen Untersuchung** ins Labor eingeschickt, da bei der ersten Untersuchung auffällige atypische Lymphozyten als Artefakt gedeutet wurden.

Befund Durchflusszytometrie (peripheres Blut)

- T-Helferzellen und zytotoxische T-Zellen sind deutlich vermindert (möglicher Hinweis auf eine Immunsuppression); insbesondere zytotoxische T-Zellen sind stark aktiviert; somit sind auch reaktive Veränderungen bei bekannter Sklerodermie nachweisbar.
- Es liegt eine eher **geringe Ausschwemmung einer monoklonalen B-Zell-Population** (absolut ca. 730/µl) **mit uncharakteristischer Antigenexpression** vor; es besteht der Verdacht auf ein **niedrig malignes B-NHL.** Eine endgültige diagnostische Einordnung ist nur zusammen mit histologischen Befunden möglich.
- NK-Zellen an der unteren Referenzgrenze.

Diagnose

In Zusammenschau der Befunde liegt ein **indolentes Lymphom mit massiver Splenomegalie sowie leukämischer Ausschwemmung** vor. Eine periphere Lymphadenopathie besteht nicht. Die Patientin wird nach Diagnosestellung entlassen.

FALLBERICHT

Der Fall wird im Tumorboard vorgestellt. Aufgrund der symptomatischen Splenomegalie bei Verdacht auf ein splenisches Marginalzonenlymphom wird die **Indikation zur Splenektomie** gestellt. Die Patientin stimmt der Splenektomie zu, woraufhin ein Operationstermin vereinbart wird. Die erforderliche Tripelimpfung gegen Pneumokokkken, Meningokokken und Haemophilus influenzae wird vor der geplanten Splenektomie beim Hausarzt durchgeführt. Sechs Wochen später stellt sich die Patientin wieder vor und berichtet, dass sie den Operationstermin schon zwei Mal verschoben habe. Sie habe weiter abgenommen und sei inzwischen so schwach, dass sie Bedenken wegen der OP-Risiken habe. Der Patientin wird die Dringlichkeit der Operation nahegelegt. Im Beisein der Angehörigen werden ihr erneut die Therapieoptionen mit Splenektomie, alleiniger Immun- oder kombinierter Immun-/Chemotherapie bei vermutetem splenischem Marginalzonenlymphom erläutert. Die Patientin lässt sich schließlich eine Woche später operieren.

Noch im Vorfeld der Operation werden **serologische Untersuchungen** durchgeführt, um eine HIV-, Hepatitis-, CMV- und EBV-Infektion auszuschließen.

Befund Serologie

Anti-HIV1/2 + p24-Antigen EIA	negativ
HBs Antigen EIA	negativ
Anti-HBc EIA	negativ
Anti-HCV EIA	negativ
Cytomegalie-IgG EIA	positiv 15,0 AE/ml
Cytomegalie-IgM EIA	negativ
EBV-VCA-IgG EIA	positiv > 200 U/ml
EBV-EA-IgG EIA	grenzwertig
Anti-EBNA-IgG EIA	positiv 100 U/ml
EBV-VCA-IgM CMIA	negativ

- Die serologische Untersuchung erbringt keinen Nachweis von HIV-Antikörpern und von HIVp24-Antigen.

- Es gibt keinen Hinweis auf eine frische, chronische oder abgelaufene Hepatitis-B-Infektion. Serologisch gibt es keinen Anhaltspunkt für eine HCV-Infektion.
- Es gibt keinen Hinweis auf eine frische CMV- und EBV-Infektion (Durchseuchungstiter).

FALLBERICHT

Aufgrund der enormen Milzgröße wird eine offene Splenektomie durchgeführt. Der postoperative Verlauf gestaltet sich komplikationslos. Da nach einer Splenektomie eine reaktive Thrombozytose zu erwarten ist, wird für sechs Wochen eine prophylaktische Antikoagulation empfohlen und leider von der Patientin nicht mehr fortgeführt. Drei Wochen nach ihrer Entlassung stellt sich die Patientin zur Befundbesprechung wieder in der hämatologischen Ambulanz vor. Postoperativ besteht noch eine Thrombozytose von > 600 G/l. Aufgrund der hohen Thrombosegefahr wird ein Rezept über Enoxaparin 0,4 ml, 1 × täglich, ausgestellt. Die Thromboseprophylaxe ist für weitere drei bis vier Wochen geplant.

CAVE

Die Milzlosigkeit als Folge einer Splenektomie oder funktionellen Asplenie kann zu persistierenden Blutbildveränderungen führen. Bei Splenektomierten kann sich postoperativ ein starker Anstieg der Thrombozytenzahl mit erhöhter Thrombosegefahr entwickeln. Die Leukozytenzahl kann ebenfalls erhöht sein. Im peripheren Blutausstrich finden sich bei Milzlosigkeit in über 90 Prozent der Fälle Howell-Jolly-Körperchen.

Histologischer Befund der Milz

- Splenektomie mit ausgeprägter **Splenomegalie (Gewicht 2 800 g)** bei ausgedehnter Infiltration des Milzparenchyms und der hilären Lymphknoten durch ein indolentes Non-Hodgkin-Lymphom.
- In den ergänzend durchgeführten immunhistochemischen Untersuchungen zeigt sich ein ausgedehntes, CD20-exprimierendes B-Zell-Infiltrat mit zytoplasmatischer Koexpression von BCL2. Dazwischen finden sich einige CD68-exprimierende histiozytäre Zellen sowie ein begleitendes CD3- und CD5-exprimierendes T-Zell-Infiltrat. Nur vereinzelt fallen Zellen mit Expression von CD10 bei Negativität im Bereich des B-Zellinfiltrats auf. Weiterhin keine Expression von CD23 und Cyclin D1. Ansonsten zeigen sich einzelne Kappa- und teils Lambda-exprimierende Plasmazellen. In der Ki67-Färbung zeigt sich eine geringe Proliferationsfraktion.

Abschließende Begutachtung: Splenektomie mit ausgeprägter Splenomegalie (Gewicht: 2 800 g) bei ausgedehnter Infiltration des Milzparenchyms und der hilären Lymphknoten durch ein indolentes B-Zell-Non-Hodgkin-Lymphom, passend zu einem **Marginalzonenlymphom.** Die Histologie bestätigt die Verdachtsdiagnose eines splenischen Marginalzonenlymphoms mit Infiltration des hilären Lymphknotens. Eine Nebenmilz lag nicht vor.

MERKE

Bei älteren Patienten mit Splenomegalie unklarer Genese sowie Panzytopenie sollte differenzialdiagnostisch an ein splenisches Marginalzonenlymphom oder an eine Haarzellleukämie gedacht werden.

Splenisches Marginalzonenlymphom

Das splenische Marginalzonenlymphom zählt zu den indolenten Lymphomen und macht weniger als ein Prozent aller Non-Hodgkin-Lymphome aus. Es ist eine Erkrankung des hohen Alters (> 65 Jahre).

Klinische Merkmale

- Peripheres Blut: Ausschwemmung von villösen Lymphozyten ins periphere Blut.
- Milz: ausgeprägte Splenomegalie.
- Lymphknoten: häufiger Befall der Milzhilus-Lymphknoten, eine periphere Lymphadenopathie kommt nicht vor.
- Knochenmark: milde Knochenmarkinfiltration (max. 5–10 %).

Das splenische Marginalzonenlymphom kann mit B-Zell-vermittelten Autoimmunerkrankungen (z. B. systemischer Lupus erythematodes, Sjögren-Syndrom, hämolytische Anämie, perniziöse Anämie), Asthma, Neurodermitis und einer chronischen Hepatitis-C-Infektion assoziiert sein.

CAVE

Eine massive Splenomegalie kann zur Zytopenie bis Panzytopenie führen.

Der klinische Verlauf ist auch bei Knochenmarkbeteiligung indolent. Die 10-Jahres-Überlebensrate beträgt 67 bis 95 Prozent.

Therapie

Bei symptomatischer Splenomegalie ist eine Splenektomie sinnvoll, da das Ansprechen auf eine Chemotherapie geringer ist als bei den klassischen indolenten Lymphomen. Eine Heilung ist jedoch nicht möglich. Bei Nachweis einer chronischen Hepatitis-C-Infektion sollte zunächst diese behandelt werden. Nur bei therapierefraktärer Splenomegalie kann nach ausgeheilter Hepatitis-C-Infektion eine Rituximab-Monotherapie oder eine Splenektomie diskutiert werden.

Diagnose

Bei der Patientin im vorliegenden Fall konnte mit Hilfe des Splenektomiepräparats ein splenisches Marginalzonenlymphom diagnostiziert werden.

35

35.2 Therapie

Nach erfolgter Splenektomie fühlt sich die Patientin durch die Bauchumfangsreduktion „erleichtert". Der Appetit bessert sich rasch. Der Stuhlgang normalisiert sich. Die Patientin nimmt wieder zu. In der Blutbildverlaufskontrolle acht Wochen nach der Operation zeigt sich eine beinahe Normalisierung des Blutbilds (➤ Tab. 35.2). Eine B-Symptomatik liegt nicht mehr vor. Die Patientin stellt sich in der Folge regelmäßig alle drei Monate zur Nachsorge vor. Bisher (zwei Jahre nach Erstdiagnose) zeigt sich ein anhaltendes hämatologisches Ansprechen nach Splenektomie.

Tab. 35.2 Blutbildverlaufskontrolle (acht Wochen postoperativ)

Kenngröße	Maß-einh.	Mat.	Referenz-ber.	
Hämatologie				
Kleines Blutbild		EB		
Leukozyten	G/l	EB	4,00–10,40	**8,6**
Erythrozyten	T/l	EB	3,96–5,16	**5,13**
Hämoglobin	g/dl	EB	11,5–15,4	**11,6**
Hämatokrit	l/l	EB	0,346–0,453	**0,371**
MCV	fl	EB	80,0–95,5	**72,3**
MCH	pg	EB	26,1–32,6	**22,6**
MCHC	g/dl	EB	31,9–35,5	**31,3**
Thrombozyten	G/l	EB	176–391	**508**
Differenzial-BB (maschinell)		EB		**Gerät**
Neutrophile Granuloz. (abs.)	G/l	EB	1,91–7,37	**4,59**
Neutrophile Granulozyten	%	EB	43–74	**53**
Lymphozyten	%	EB	18–46	**35**
Monozyten	%	EB	4–12	**11**
Eosinophile Granulozyten	%	EB	0–5	**< 1**
Basophile Granulozyten	%	EB	0–1	**< 1**
Lymphozyten (abs.)	G/l	EB	1,22–3,56	**3,03**
Monozyten (abs.)	G/l	EB	0,25–0,85	**0,92**
Eosinophile Granuloz. (abs.)	G/l	EB	0,03–0,44	**0,06**

Was wäre wenn ...

- ... bei nur im Knochenmark nachgewiesenem indolentem Lymphom zunächst eine Watch-And-Wait-Strategie mit Verlaufskontrolle mittels CT-Untersuchung und Knochenmarkpunktion in drei Monaten empfohlen worden wäre?
  - Das hätte eine Verschlimmerung der durch die Patientin beklagten Symptome, ausgeprägte B-Symptomatik und starke kompressionsbedingte Bauchschmerzen infolge einer massiven Splenomegalie zur Folge gehabt. Da weder eine myeloproliferative Erkrankung noch eine Lymphadenopathie vorlagen, war die Splenektomie die einzige Möglichkeit, die Symptome zu lindern und an Material für eine histologische Untersuchung zu kommen.
- ... vor der Splenektomie eine Lymphknotenexstirpation/-biopsie zur histologischen Sicherung durchgeführt worden wäre?
  - Bei Vorhandensein von pathologisch vergrößerten Lymphknoten, die technisch gut exstir-

piert bzw. biopsiert werden können, hätte man dies vor einer Splenektomie durchgeführt. Je nach Histologie wäre auch primär eine Systemtherapie zur Volumenreduktion der Milz denkbar gewesen. Bei der Patientin war jedoch bis auf die auffällige Raumforderung im Milzhilus keine weitere Lymphadenopathie beschrieben worden, sodass eine Lymphknotenbiopsie/-exstirpation technisch nicht möglich war. Die Splenektomie bei dieser Patientin erfolgte zu diagnostischen und therapeutischen Zwecken.

- … nach erfolgter Splenektomie die B-Symptomatik persistiert bzw. progredient gewesen und der LDH-Wert stetig angestiegen wäre?
  - Bei persistierender B-Symptomatik hätte man erneut eine bildgebende Untersuchung durchgeführt, um eine Nebenmilz oder eine generalisierte Lymphadenopathie auszuschließen. Nach Ausschluss einer Nebenmilz wären ggf. eine Lymphknotenexstirpation und eine zytomorphologische Untersuchung des peripheren Bluts und ggf. die Durchführung einer Knochenmarkpunktion notwendig gewesen, da in fünf bis zehn Prozent der Fälle eine Transformation des splenischen Marginalzonenlymphoms in ein diffus großzelliges B-NHL (DLBCL) beobachtet werden kann.
- … die Patientin ein Rezidiv erleiden würde?
  - Im Fall eines Rezidivs nach Splenektomie kann eine Rituximab-Monotherapie oder eine Rituximab-haltige Chemotherapie durchgeführt werden.

LITERATUR

Franco V, Florena AM, Iannitto E. Splenic marginal zone lymphoma. Blood. 2003. 101(7): 2464–2472.

Matutes E, Oscier D, Montalban C. Splenic marginal zone lymphoma proposals for a revision of diagnostic, staging and therapeutic criteria. Leukemia. 2008; 22(3): 487–495.

Melo JV, Hegde U, Parreira A. Splenic B cell lymphoma with circulating villous lymphocytes: differential diagnosis of B cell leukaemias with large spleens. J Clin Pathol. 1987 Jun;40(6): 642–51.

FALL

36 Vertrauen ist gut, Kontrolle ist besser!

FALLBERICHT

Ein 88-jähriger Patient wird mit dem Rettungsdienst wegen zunehmender **Verschlechterung seines Allgemeinzustands** an einem Freitagabend in die Notaufnahme gebracht.

Eine Eigenanamnese ist nur sehr eingeschränkt möglich. Der Patient beklagt sich über eine **Belastungsdyspnoe.** Schmerzen sowie Angina-pectoris-Beschwerden werden verneint. Er habe aufgrund eines Infekts vom Hausarzt anscheinend ein Antibiotikum verschrieben bekommen.

Laut Aussage der Stieftochter lebe der Patient zusammen mit seiner pflegebedürftigen Ehefrau im Seniorenwohnheim. Bis vor zwei Wochen sei er mobil, sogar in der Stadt zum Einkaufen gewesen. Sein Zustand habe sich in den vergangenen zwei Wochen dramatisch verschlechtert, zudem habe er über **Schluckstörungen** geklagt. Der **Hausarzt habe einen fieberhaften Infekt mit Moxifloxacin behandelt.**

Vorerkrankungen: Mantelzelllymphom, Stadium IV mit Bizytopenie bei Knochenmarkbefall mit Leukozytopenie und Anämie (Erstdiagnose vor vier Monaten), bekannte KHK, Z. n. Myokardinfarkt, Herzschrittmacher, Presbyakusis beidseits.

Dauermedikation: ASS 1 × 100 mg, Bisoprolol 1 × 2,5 mg. Keine Allergien bekannt.

Bei der körperlichen Untersuchung in der Notaufnahme fallen ein abgeschwächtes Atemgeräusch und gedämpfter Klopfschall über dem Lungenmittel- und -unterfeld rechts und eine ausgeprägte Haut- und Schleimhautblässe auf. Vitalparamter: RR 143/67 mmHg, PF 76/min, Sauerstoffsättigung bei Raumluft 91 %, AF 16/min, Temperatur: 36,0 °C.

36.1 Diagnostik

Befund Labordiagnostik

In der Notaufnahme wird ein Routinelabor abgenommen (➤ Tab. 36.1).

- Im Blutbild zeigt sich eine **Panzytopenie mit schwerer hyperchromer und makrozytärer Anämie.** Im Differenzialblutbild imponiert eine **relative und absolute Neutro-, Lympho- und Eosinopenie.** Im peripheren Blutausstrich sind Normoblasten, viele Kernschatten und eine toxische Granulierung zu finden.
- In der klinischen Chemie zeigen sich eine Hypalbuminämie sowie eine CRP-, GOT- und LDH-Erhöhung.
- Der Quick-Wert ist spontan deutlich vermindert, die PTT jedoch noch normwertig.
- Die übrigen Parameter liegen im Normbereich.

Tab. 36.1 Routinelabor in der Notaufnahme

Kenngröße	Maßeinh.	Mat.	Referenzber.	
Klinische Chemie				
Natrium	mmol/l	PS	135–145	**144**
Glukose	mg/dl	PS	60–99	**120**
Harnstoff	mg/dl	PS	13–49	**38**
Kreatinin	mg/dl	PS	0,5–1,2	**1**
GFR pro 1,73 qm (M7)	ml/min	PS	≥ 60,0	**> 60,0**
GFR pro 1,73 qm (Mabb)	ml/min	PS	≥ 60,0	**> 60,0**
Calcium	mmol/l	PS	2,10–2,55	**2,14**
Calcium (Eiw.-korr.)	mmol/l	PS	2,10–2,55	**2,25**
C-reakt. Prot.	mg/dl	PS	≤ 0,50	**12,6**
Procalcitonin	ng/ml	PS	≤ 0,5	**0,2**
Eiweiß, gesamt	g/dl	PS	6,0–8,5	**6,8**

Tab. 36.1 Routinelabor in der Notaufnahme *(Forts.)*

Kenngröße	Maß-einh.	Mat.	Referenz-ber.	
Klinische Chemie				
Albumin	g/dl	PS	3,5–5,2	**3,1**
% Albumin	%	PS	55,8–66,1	**45,8**
GOT [AST] (37°)	U/l	PS	≤ 50	**61**
Gamma-GT (37°)	U/l	PS	≤ 60	**44**
LDH (37°)	U/l	PS	< 250	**420**
CK-Gesamt (37°)	U/l	PS	≤ 190	**124**
Hämatologie				
Kleines Blutbild		EB		
Leukozyten	G/l	EB	3,9–9,8	**1,8**
Erythrozyten	T/l	EB	4,54–5,77	**1,8**
Hämoglobin	g/dl	EB	13,5–17,5	**6,3**
Hämatokrit		EB	0,396–0,506	**0,187**
MCV	fl	EB	80,0–95,5	**104**
MCH	pg	EB	27,6–32,8	**35**
MCHC	g/dl	EB	32,8–36,6	**33,7**
Thrombozyten	G/l	EB	146–328	**95**
Differenzial-BB (mikros)		EB		**Morph.**
Segmentkernige Granulozyten	%	EB	40–70	**34**
Eosinophile Granulozyten	%	EB	2–4	**1**
Lymphozyten	%	EB	25–40	**50**
Kernschatten	%	EB		**15**
Normoblasten (mikroskopisch)	/100 Leuko	EB		**1**
Toxische Granulierung		EB		**++**
Anisozytose		EB		**+**
Gerinnung (Spezial)				
Quick-Wert	%	P	70–120	**53**
INR		P	0,8–1,2	**1,4**
PTT	sec	P	25–42	**36**
Endokrinologie, Spezialanalytik				
TSH	µU/ml	S	altersabh.	**1,3**

Da der CRP-Wert bei dem neutropenen Patienten erhöht ist, wird zur Fokussuche eine **Röntgen-Thoraxuntersuchung** in zwei Ebenen durchgeführt.

Befund Röntgen-Thorax

Auffällig ist ein deutliches Kinking der Aorta. Es zeigt sich eine dezente fleckige Verdichtungszone rechts basal, bei entsprechender Klinik sind Infiltrate möglich.

FALLBERICHT

Der Dienstarzt veranlasst aufgrund einer ambulant erworbenen Pneumonie unter Neutropenie eine stationäre Aufnahme des Patienten. Es wird eine empirische antibiotische Therapie mit Unacid®/Klacid® intravenös eingeleitet und 2 l/min Sauerstoff über die Nasenbrille insuffliert. Insgesamt werden drei Erythrozytenkonzentrate transfundiert. Der Hb-Wert des Patienten steigt daraufhin adäquat auf 9,8 g/dl. Die entnommenen Blutkulturen bleiben steril, das Legionella-Antigen im Urin ist negativ. Die Entzündungsparameter sind rückläufig, der Patient klart am Wochende zunehmend auf. Bei der körperlichen Untersuchung durch die Stationsärzte während der ersten Visite am Wochenanfang fallen neben dem abgeschwächten Atemgeräusch und gedämpftem Klopfschall über dem Lungenmittel- und -unterfeld rechts bei ansonsten vesikulärem Atemgeräusch eine ca. 8 cm durchmessende, indolente Raumforderung rechts inguinal auf. Aufgrund des in der Vorgeschichte bekannten, aber bisher unbehandelten Mantelzelllymphoms wird eine CT-Untersuchung von Hals, Thorax und Abdomen bei Verdacht auf Progression veranlasst.

Befund CT Hals bis Abdomen

- **Der Lymphknotenstatus im Untersuchungsgebiet ist unauffällig. Keine Splenomegalie.** Markraum ohne Hinweis auf eine Markrauminfiltration.
- Es gibt keinen Nachweis einer malignomsuspekten Raumforderung.
- Auffällig ist ein **penetrierendes Ulkus am Aortenbogen mit Darstellung einer 10 × 15 mm** großen, kontrastierten Ausbuchtung im Bereich der äußeren Zirkumferenz. Ektasie der A. ascendens mit einem Durchmesser von 4,1 cm. Deutliche Koronarsklerose und deutliche atherosklerotische Veränderungen des Gefäßsystems mit Verdacht auf 80-prozentige Stenosierung der abgangsnahen A. carotis interna beidseits.
- Es imponiert ein **zirkumferenter, dorsal betonter Perikarderguss** mit einer maximalen Breite von 2 cm.

- Zur Darstellung kommt eine **chronische Harntransportstörung der linken Niere** bei einer **deutlich wandverdickten Blase,** die in den **rechten Leistenkanal verlagert** ist, mit Verdacht auf Stenosierung des ureterovesikalen Übergangs links.

Der Patient hat drei auffällige Befunde – ein penetrierendes Aortenulkus, einen Perikarderguss sowie eine in den Leistenkanal verlagerte Harnblase –, die weiter abgeklärt bzw. behandelt werden müssen. Zunächst wird umgehend eine **transthorakale Echokardiografie** veranlasst, um die hämodynamische Relevanz des Perikardergusses zu beurteilen.

Befund transthorakale Echokardiografie

Soweit bei schlechter Schallbarkeit beurteilbar, parasternal und apikal erhaltene LV-Funktion. Aorteninsuffizienz I. Keine höhergradigen Vitien. Es liegt ein zirkulärer, nicht-hämodynamisch relevanter Perikarderguss vor.

FALLBERICHT

Der Gefäß- und der Viszeralchirurg werden konsiliarisch hinzugezogen. Eigentlich bestehe sowohl für das Aortenulkus als auch für die in den Leistenkanal verlagerte Blase die Indikation für eine Operation. In Anbetracht des Alters und der hämatologischen Grunderkrankung mit schlechter Prognose sind beide Kollegen jedoch zurückhaltend, da eine palliative Situation vorliegt.

Was stutzig macht, ist das Fehlen einer Lymphadenopathie und Splenomegalie im CT bei einem therapienaiven Patienten mit Mantelzelllymphom. Es wird deshalb Kontakt mit der behandelnden Hämato-Onkologin aufgenommen. Die Diagnose eines Mantelzelllymphoms sei damals histologisch im Knochenmark im Rahmen einer Panzytopenieabklärung gesichert worden. Eine weitere bildmorphologische Abklärung und Lymphknotenexstirpation sei aufgrund des eindeutigen histologischen Befunds nicht notwendig gewesen. Eine periphere Lymphadenopathie und Splenomegalie hätten auch bei der Erstdiagnose weder klinisch noch sonografisch vorgelegen. Eine Therapie habe sie aufgrund des fortgeschrittenen Alters des Patienten nicht durchgeführt. Die externen Befunde werden daraufhin angefordert.

Externe Befunde

- **Zytomorphologie Knochenmark:**
  - Wenige Markbröckel vorhanden.
  - Blastäre Zellformen, Mikromegakaryozyten, z. T. hypolobuliert.
  - Granulopoese reduziert, linksverschoben, verminderte Ausreifung.
  - Keine Blastenvermehrung.
  - Eingestreut einzelne Lymphozytennester.
- **Durchflusszytometrie Knochenmark:**
  - Monoklonale B-Zellen mit einem Kappa-/Lambda-Verhältnis von 7:1.
  - Hinweis auf geringgradige Knochenmarkinfiltration mit monoklonalen B-Zellen.
- **Knochenmarkhistologie:**
  - Hypozelluläres Knochenmark mit massiv reduzierter und reifungsarretierter Granulopoese sowie linksverschobener Erythropoese und Megakaryopoese.
  - Infiltrate durch ein B-NHL mit Koexpression von Cyclin D1 und CD5, entsprechend Infiltraten eines Mantelzelllymphoms. Der Infiltrationsgrad beträgt 60 bis 70 %. Kein Nachweis einer MYD88L2165P-Mutation.

MERKE

Das Lymphomstadium wird nach der Ann-Arbor-Klassifikation mit Hilfe bildgebender Verfahren (z. B. CT Hals bis Abdomen, ggf. PET-CT) festgelegt. Eine Knochenmarkpunktion komplettiert das Staging. Die Prognose ist von der Lymphomentität und vom Stadium abhängig. Der histologische Nachweis einer Knochenmarkinfiltration entspricht bereits einem Stadium IV.

Da der externe Zytomorphologiebefund (blastäre Zellformen, Mikromegakaryozyten und keine Blastenvermehrung usw.) unplausibel klingt, eine Lymphadenopathie und Splenomegalie fehlen und eine dringliche OP-Indikation bei penetrierendem Aortenulkus besteht, wird die externe Diagnose eines Mantelzelllymphoms angezweifelt. Bei Verdacht auf ein myelodysplastisches Syndrom (MDS), DD Leukämie, wird nach Aufklärung und Einverständnis des Patienten eine komplikationslose **Knochenmarkpunktion** am Beckenkamm durchgeführt. Zwei Tage später liegt der Zytomorphologiebefund vor.

Befund Zytomorphologie

- Es findet sich eine **ausgeprägte Vermehrung von Lymphozyten** (ca. 60 % der Zellen). Die Plasmazellen sind ebenfalls leicht vermehrt und vereinzelt doppelkernig.
- Die Erythropoese und die Granulopoese sind anteilig vermindert vorhanden, die Megakaryozyten sind vermehrt.

Zytomorphologisch ist der Befund vereinbar mit einer **Infiltration durch ein malignes Lymphom.**

Befund Durchflusszytometrie

- Relative Lymphozytose im Knochenmark. 50 % der Zellen im erweiterten Lymphozyten-Gate (breite Streuung in SSC), entsprechend 30,5 % aller gemessenen Events, sind CD19+ B-Zellen. Diese zeigen eine **homogene Koexpression von CD103,** CD25, CD11c und CD123 sowie von CD5, CD200, CD79b, CD22 und FMC7.
- Es liegt eine Leichtkettenrestriktion für Kappa vor. CD20 wird auf 98 % der CD19+ Zellen koexprimiert.

Der durchflusszytometrische Befund weist eine monoklonale B-Zell-Population mit dem typischen Phänotyp einer Haarzellleukämie im Knochenmark nach. Ungewöhnlich ist die schwache, aber homogene Expression von CD5.

Histologische Begutachtung der Knochenstanze

- Im Vordergrund des Bildes zeigt sich eine B-Zellen-Neoplasie mit diffuser und fokal akzentuierter Infiltration eines stark texturgestörten, in weiten Bereichen hypozellulären Knochenmarks (bezogen auf die Zellularität mehr als 50 %, bezogen auf die Fläche jedoch nur etwa 15 bis 20 %).
- Der Befund ist **vereinbar mit einem Mantelzelllymphom** (anamnestische Angabe; es stellt sich die Frage, ob bisher eine Therapie durchgeführt wurde). Zur Absicherung dieser Befundinterpretation müssen einige ergänzende immunhistochemische Spezialfärbungen durchgeführt werden (s. u. Nachbericht).
- Darüber hinaus sind die Veränderungen der Blutbildung dazu geeignet, ein myelodysplastisches Syndrom anzunehmen (Pleomorphie der Megakaryozyten sowie eindeutige Atypien der Erythroblastennester, jedoch kein Blastenexzess und keine signifikante Monozytose). Vorläufig könnte dann von einer refraktären Zytopenie mit multilineärer Dysplasie bzw. RCMD ausgegangen werden (möglicherweise finden sich stärkergradige Atypien der Blutzellvorstufen auch im Markausstrich).
- **Nachbericht:** In den ergänzend angefertigten immunhistochemischen Spezialfärbungen des Beckenkammtrepanats zeigt sich **weder eine Markierung der Tumorzellen durch einen Antikörper gegen Cyclin D1 noch durch einen Antikörper gegen TdT.** Die Zahl der CD5-exprimierenden, locker verstreuten lymphoiden Zellen entspricht etwa der der CD3-positiven.

Es bleibt bei der Diagnose einer B-Zellen-Neoplasie mit diffuser und fokal akzentuierter Infiltration des Knochenmarks, die nicht mit letzter Sicherheit subtypisierbar, jedoch durchaus vereinbar mit einer Haarzellleukämie ist. Der Immunphänotyp der neoplastischen B-Zellen entspricht nicht dem des anamnestisch angegebenen Mantelzelllymphoms. Trotz der geringen Atypien von Megakaryozyten und Erythroblastennestern lässt sich eine myeloische Neoplasie, speziell ein myelodysplastisches Syndrom, an dem übersandten Beckenkammtrepanat allein weder ausschließen noch mit Sicherheit diagnostizieren.

Das Ergebnis einer ergänzend durchgeführten molekularpathologischen Untersuchung zeigt erwartungsgemäß, dass sich im Exon 15 des BRAF-Gens ein eindeutiges Signal für die Punktmutation V600E findet.

Diagnose

Bei dem Patienten wird eine **BRAF-V600E-positive Haarzellleukämie** diagnostiziert.

> Das Mantelzelllymphom (MCL) und die chronische lymphatische Leukämie (CLL) haben ähnliche immunhistochemische Merkmale. Die CLL ist CD20-, CD5- und CD23-positiv, das MCL ist dagegen CD20- und CD5-positiv und negativ für CD23, CD25 und CD103.
> Ein **immunhistochemischer Nachweis einer Cyclin-D1-Expression** und der **Nachweis einer Translokation t(11;14)** mittels FISH-Untersuchung spricht für ein **Mantelzelllymphom.**
> Eine Haarzellleukämie ist dagegen durch eine Expression von CD11c, CD25, CD103, CD123, CD200 und auch **Cyclin D1** (gewöhnlich schwach) charakterisiert.

36

Die externe Diagnose eines Mantelzelllymphoms muss somit revidiert werden. Bei dem Patienten liegt nun eine potenziell kurative Erkrankung vor.

MERKE

Der histologische Befund muss mit den klinischen Symptomen und Laborveränderungen vereinbar sein. Bei Unstimmigkeiten sollte vor Beginn einer Zytostatikatherapie eine Repunktion des Knochenmarks oder Lymphknotens zur erneuten histologischen und ggf. referenzhistologischen Begutachtung angestrebt werden.

Haarzellleukämie

In 60 bis 80 Prozent der Fälle ist bei einer Haarzellleukämie eine Panzytopenie zu beobachten. Neben einer Leuko-/Neutropenie finden sich eine Anämie sowie eine mäßig- und schwergradige Thrombozytopenie. Eine Monozytopenie kommt in 80 Prozent der Fälle vor. Eine Leukozytose (> 10 G/l) ist bei der Haarzellleukämie-Variante zu beobachten.

36

Normalerweise ist die LDH normwertig. In der Serumelektrophorese kann eine polyklonale Gammopathie nachgewiesen werden.

Da die Haarzellen eine Knochenmarkfibrose induzieren, liegt bei der Knochenmarkpunktion häufig eine Punctio sicca vor. Histologisch zeigt sich in der Regel ein hyperzelluläres Knochenmark mit diffuser oder interstitieller Infiltration. Ein noduläres Infiltrationsmuster wird dagegen kaum beobachtet.

Eine Infiltration der Milz mit resultierender Splenomegalie ist nahezu bei allen Patienten zu finden. Dagegen kommen eine Leberinfiltration selten und ein Lymphknotenbefall nur in fortgeschrittenen Stadien vor.

MERKE

Bei folgender Trias sollte differenzialdiagnostisch an eine Haarzellleukämie gedacht werden:
1. Alter > 50 Jahre
2. Splenomegalie
3. Panzytopenie

36.2 Therapie

Der Patient wird nach Beendigung der antibiotischen Therapie und nach der Bluttransfusion (s. o.) in deutlich gebessertem Allgemeinzustand nach Hause entlassen. Da die Knochenmarkbefunde erst nach der Entlassung des Patienten eingehen, werden die Befunde zeitnah mit der behandelnden Häma-to-Onkologin besprochen und ihr zugefaxt. Über den weiteren Krankheitsverlauf des Patienten ist nichts bekannt.

Was wäre wenn …

- … keine CT-Untersuchung veranlasst worden wäre?
  - Man hätte nur die Pneumonie nach Standard behandelt, Transfusionen nach Bedarf durchgeführt und die externe Fehldiagnose Mantelzelllymphom nie aufgedeckt. In dieser Situation und aufgrund des fortgeschrittenen Patientenalters hätte man eine Immun-/Chemotherapie niemals durchgeführt und den Patienten somit seinem Schicksal überlassen.
- … die externen Befunde nicht angefordert worden wären?
  - Dann wären die Ungereimtheiten in den externen Befunden nicht aufgefallen und man hätte die Diagnose Mantelzelllymphom nie in Frage gestellt.
- … keine Knochenmarkpunktion durchgeführt worden wäre?
  - Die richtige Diagnose wäre nie herausgefunden worden. Der Patient hatte keine Splenomegalie, sodass man die Differenzialdiagnose einer Haarzellleukämie bei Panzytopenie nicht in Betracht gezogen hat. Bei Panzytopenie und Splenomegalie hätte man zunächst eine mikroskopische Begutachtung des peripheren Blutausstrichs und eine Durchflusszytometrie veranlasst. Die Haarzellen sind im peripheren Blutausstrich mit den haarzelligen Ausläufern besser zu erkennen als im Knochenmark. Auf dem Anforderungsschein muss die Angabe „Verdacht auf Haarzellleukämie" vermerkt werden, da sonst eine durch-

flusszytometrische CD103-Bestimmung nicht routinemäßig durchgeführt wird. Bei dem Patienten wurden bei normaler Milzgröße die Differenzialdiagnosen MDS und akute Leukämie stark favorisiert. An eine Haarzellleukämie wurde nicht gedacht. Bei fehlendem Blastennachweis im peripheren Blut war daher eine Knochenmarkpunktion zur weiteren Abklärung indiziert.

- … bereits vier Monate zuvor die richtige Diagnose einer Haarzellleukämie gestellt und der Patient zytostatisch behandelt worden wäre?
  - Die Haarzellleukämie zählt zu den indolenten Lymphomen, die in der Regel mit einem einzigen Zyklus Chemotherapie (z. B. Cladribin) in über 90 Prozent der Fälle geheilt werden können. Da der Patient bei der Erstdiagnose in einem besseren Allgemeinzustand war, hätte er die Chemotherapie vermutlich gut vertragen und zwischenzeitlich eine Normalisierung des Blutbildes im Sinne eines hämatologischen Ansprechens gezeigt.
- … in der externen Histologie die Translokation t(11;14) nachgewiesen worden wäre?
  - Dann hätte man sich mit dem Befund Mantelzelllymphom trotz diskrepantem Zytomorphologiebefund eher abgegeben. Es darf nämlich nicht übersehen werden, dass eine Cyclin-D1-Mutation in der zweiten Knochenmarkhistologie gar nicht vorlag, sodass der erste externe Befund sehr wahrscheinlich falsch positiv war. Bei fehlendem oder nicht erfolgtem Nachweis einer Translokation t(11;14) sollte nicht aufgrund des positiven Cyclin-D1-Nachweises und des immunhistochemischen Befunds die Diagnose Mantelzelllymphom gestellt werden, da eine Cyclin-D1-Mutation auch bei einer Haarzellleukämie zu finden ist. Bei unklaren Befunden sollte daher immer eine referenzhistologische Begutachtung gefordert werden.

LITERATUR

Argatoff LH, Connors JM, Klasa RJ. Mantle cell lymphoma: a clinicopathologic study of 80 cases. Blood. 1997, 89(6): 2067–2078.

Ferrer A, Salaverria I, Bosch F. Leukemic involvement is a common feature in mantle cell lymphoma. Cancer. 2007;109(12): 2473–2480.

Pillai V, Pozdnyakova O, Charest K. CD200 flow cytometric assessment and semiquantitative immunohistochemical staining distinguishes hairy cell leukemia from hairy cell leukemia-variant and other B-cell lymphoproliferative disorders. Am J Clin Pathol. 2013;140(4): 536–543.

Sandes AF, de Lourdes Chauffaille M, Oliveira CR. CD200 has an important role in the differential diagnosis of mature B-cell neoplasms by multiparameter flow cytometry. Cytometry B Clin Cytom. 2014. 86(2): 98–105.

Shao H, Calvo KR, Grönborg M. Distinguishing hairy cell leukemia variant from hairy cell leukemia: development and validation of diagnostic criteria. Leuk Res. 2013;37(4): 401–409.

Swerdlow SH, Campo E, Harris NL. World Health Organization Classification of Tumours of Haematopoietic and Lymphoid Tissues. Lyon: IARC Press, 2008.

FALL

37 Doch keine Bagatelle?

FALLBERICHT

Ein 20-jähriger Patient stellt sich über die Augenklinik zur Abklärung einer Panzytopenie vor.

Der Patient war drei Wochen zuvor erstmalig in der Augenklinik, weil er **nach dem Krafttraining mit dem rechten Auge verschwommen sah.** Bei der augenärztlichen Untersuchung habe sich eine **präretinale Blutung direkt paramakulär** gezeigt. Die Blutung sei auf die körperliche Anstrengung beim Training zurückgeführt worden. Dem Patienten sei empfohlen worden, die Resorption des Hämatoms abzuwarten und in drei Wochen zur Verlaufskontrolle zu kommen. Drei Wochen später beklagt sich der Patient bei der aktuellen Verlaufskontrolle über persistierende Beschwerden am rechten Auge. In der Laboruntersuchung, die die Augenärzte daraufhin veranlassen, zeigt sich eine **Panzytopenie,** weshalb der Patient umgehend auf die hämato-onkologische Station aufgenommen wird. Beim Aufnahmegespräch verneint der Patient Dyspnoe, Schwindel und weitere Blutungszeichen. Eine B-Symptomatik liege ebenfalls nicht vor.

Vorerkrankungen sind nicht bekannt. Keine Dauermedikation. Keine Allergien bekannt.

Bei der körperlichen Untersuchung zeigt sich eine ausgeprägte Haut- und Schleimhautblässe. Keine Hepatosplenomegalie, keine Lymphadenopathie.

37.1 Diagnostik

Befund Labordiagnostik

Bei der stationären Aufnahme werden Routineparameter erhoben (➤ Tab. 37.1).

- Im Blutbild sind eine **ausgeprägte Panzytopenie mit Leuko-/Neutropenie und hyporegenerativer makrozytärer, hyperchromer Anämie** auffällig. Im Differenzialblutbild zeigt sich eine **relative Lymphozytose,** eine **relative Eosino- und Monozytopenie** und eine **relative und absolute Neutropenie.**
- In der klinischen Chemie zeigt sich eine **minimale Bilirubinerhöhung.**
- Das **Haptoglobin ist nicht nachweisbar.**
- Die Gerinnungsparameter sind normwertig. Ein Substratmangel liegt nicht vor.

Tab. 37.1 Routinelabor bei Aufnahme

Kenngröße	Maßeinh.	Mat.	Referenzber.	
Klinische Chemie				
Natrium	mmol/l	PS	135–145	**139**
Kalium	mmol/l	S	3,5–5,0	**3,7**
Blutzucker	mg/dl	PS	60–99	**98**
Kreatinin	mg/dl	PS	0,5–1,2	**0,6**
GFR pro 1,73 qm (Mabb)	ml/min	PS	≥ 60,0	**> 60,0**
Calcium	mmol/l	PS	2,10–2,60	**2,47**
Calcium (EW-korr.)	mmol/l	PS	2,10–2,60	**2,53**
Ferritin	µg/l	PS	30–300	**234**
C-reakt. Prot.	mg/dl	PS	≤ 0,50	**< 0,10**
Eiweiß, gesamt	g/dl	PS	6,0–8,5	**7,3**
Bilirubin gesamt	mg/dl	PS	≤ 1,1	**1,2**
GOT [AST] (37°)	U/l	PS	≤ 50	**32**
GPT [ALT] (37°)	U/l	PS	≤ 50	**36**
Gamma-GT (37°)	U/l	PS	≤ 60	**17**
LDH (37°)	U/l	PS	< 250	**219**
Hämatologie				
Kleines Blutbild		EB		
Leukozyten	G/l	EB	4,0–11,0	**2,4**
Erythrozyten	T/l	EB	4,50–6,30	**1,97**

Tab. 37.1 Routinelabor bei Aufnahme *(Forts.)*

Kenngröße	Maßeinh.	Mat.	Referenzber.	
Hämatologie				
Hämoglobin	g/dl	EB	14,0–18,0	7,1
Hämatokrit		EB	0,380–0,520	0,197
MCV	fl	EB	78,0–98,0	100
MCH	pg	EB	26,0–32,0	36
MCHC	g/dl	EB	32,0–36,0	36
Thrombozyten	G/l	EB	150–400	M 15
Retikulozyten	/1000 Ery	EB	9–25	30
Retikulozyten-Produktionsindex		EB		0,5
Differenzial-BB (mikros)		EB		**Morph.**
Stabkernige	%	EB	≤ 4	1
Segmentkernige Granulozyten	%	EB	40–70	19
Eosinophile Granulozyten	%	EB	2–4	1
Monozyten	%	EB	4–10	3
Lymphozyten	%	EB	25–40	76
Gerinnung (Spezial)				
Quick-Wert	%	P	70–120	87
INR		P	0,8–1,2	1,1
PTT	sec	P	25–42	29
Immunologie, Proteinchemie				
Haptoglobin	mg/dl	PS	30,0–200,0	< 10,0
Endokrinologie, Spezialanalytik				
Folsäure	ng/ml	PS	2,0–15,6	11,5
Vitamin B_{12}	pg/ml	PS	250–1100	415

Nach der stationären Aufnahme werden dem Patienten zunächst Eryhtrozyten- und Thrombozytenkonzentrate transfundiert. Dann wird zum Ausschluss einer akuten Leukämie eine **Knochenmarkpunktion** durchgeführt.

Befund Zytomorphologie

- Es zeigt sich ein hypozellulärer Knochenmarkausstrich (Grad 1+ nach CALGB). Es finden sich reichlich nicht-intakte Zellen.
- Die Megakaryopoese ist hochgradig vermindert. Nur vereinzelt finden sich Megakaryozyten. Ebenso ist die Granulopoese hochgradig vermindert.
- Die Erythropoese dominiert. Es finden sich reichlich atypische Vorstufen mit Kernanomalien, zum Teil Kernabsprengungen (➤ Abb. 37.1). Das Bild ist aber nicht typisch für ein myelodysplastisches Syndrom. Es finden sich keine Megaloblasten. Die rote Reihe reift aus. Zum Teil liegen die Erythroblasten in Erythronen. Soweit vorhanden, reift die weiße Reihe aus.
- Es findet sich keine Blastenvermehrung. Gelegentlich finden sich Eosinophile. Teilweise finden sich atypische Granulationen. Immer wieder reife Plasmazellen. Die Lymphozyten sind ebenfalls vermindert.

Der zytomorphologische Befund gibt keinen Hinweis auf eine akute Leukämie. Es liegt ein hypozelluläres Mark mit dominierender reifungsgestörter Erythropoese, hochgradig verminderter Granulopoese und Megakaryopoese vor, DD aplastisches Syndrom, DD hypozelluläres MDS, DD toxisch.

Befund Durchflusszytometrie

Auch immunzytologisch gibt es keinen Hinweis auf eine Leukämie.

Befund Knochenmarkhistologie

- Lymphoide Leukämie mit diffuser und teilweise kompakter Infiltration eines extrem texturgestörten, in weiten Bereichen stark hyperzellulären

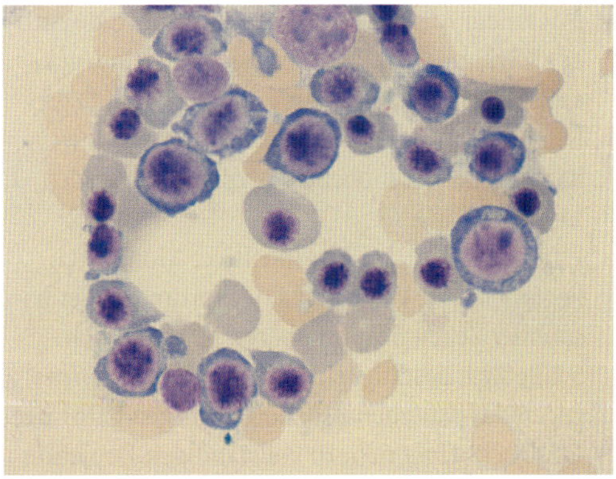

Abb. 37.1 Befund Zytomorphologie: reichlich atypische rote Vorstufen mit Kernanomalien, zum Teil Kernabsprengungen [T1004]

Knochenmarks (ca. 60 % Flächenanteil). Es zeigt sich eine starke Reduktion der normalen Blutzellvorstufen. Für eine definitive Subtypisierung des neoplastischen Infiltrats sind ergänzende immunhistochemische Spezialfärbungen erforderlich.

- Ergänzend durchgeführte immunhistochemische Spezialfärbungen zeigen keine bzw. keine eindeutige Anfärbung der hochgradig vermehrten, primär lymphoid imponierenden Zellen durch Antikörper gegen die Antigene CD3, CD10, CD20, CD34, CD79a, CD117, TdT, Myeloperoxidase und Tryptase.

Eine lymphatische Leukämie, speziell eine akute Leukämie, liegt demnach nicht vor. Die primär als lymphoid imponierenden Zellen sind offenbar Erythroblasten, wobei unreife Formen dominieren. Die Erythroblasten zeigen eine beinahe infiltratartige Durchsetzung eines großen Teils der extrem hyperzellulären Spongiosamaschen. Der Befund einer hochgradigen Vermehrung von Erythroblasten muss durch eine **ergänzende immunhistochemische Spezialfärbung** abgesichert werden. Es gelingt keine ätiologische Zuordnung dieses ungewöhnlichen histologischen Knochenmarkbefunds. Möglicherweise handelt es sich um ausschließlich reaktive Veränderungen im Sinne konfluierender sogenannter Riesenerythra. Eine leukämieartige Proliferation der Erythrozytopoese lässt sich nicht ganz sicher ausschließen, speziell ist ein myelodysplastisches Syndrom zu bedenken.

Mittlerweile liegen weitere, ergänzend durchgeführte immunhistochemische Spezialfärbungen vor:

- Mit einem Antikörper gegen das erythroide Antigen Glykophorin C bestätigt sich der Eindruck einer extrem gesteigerten, in ungewöhnlich großen und konfluiert liegenden Nestern nachweisbaren, linksverschobenen, atypisch wirkenden Erythrozytopoese.
- Eine Vermehrung CD14-positiver Monozyten liegt nicht vor. Die Zahl CD7-exprimierender basophiler Zellen liegt im oberen Normbereich. Schließlich bestätigt sich mit einem Antikörper gegen das plättchenassoziierte Antigen CD61 der Eindrucks einer nahezu vollständigen Depletion von Megakaryozyten.

Die immunhistochemischen Spezialfärbungen bestätigen zum einen den Befund einer extrem gesteigerten, linksverschobenen, atypisch wirkenden Erythrozytopoese bei hochgradiger Verminderung von Megakaryozyten und neutrophiler Granulozytopoese. Zum anderen lässt sich der Befund jedoch nicht mit Sicherheit ätiologisch zuordnen. Ein neoplastischer Prozess, speziell ein myelodysplastisches Syndrom, ist weder auszuschließen noch mit Sicherheit zu diagnostizieren. **Eine akute Leukämie liegt mit Sicherheit nicht vor.** Es zeigen sich keine Infiltrate eines malignen Lymphoms.

Bei unklarem Befund wird eine **referenzhistologische Begutachtung** des Knochenmarkbefunds angefordert.

Befund Referenzhistologie

Reaktive Veränderungen. Eine maligne hämatologische Systemerkrankung, speziell eine myeloische Neoplasie, liegt nicht vor.

Differenzialdiagnose

Die auffällig linksverschobene Eryhtropoese mit starker Vermehrung von Erythroblasten ist **sehr gut mit einer Hämolyse vereinbar, auch bei nicht nachweisbarem Haptoglobin und diskreter Bilirubinerhöhung.** Der niedrige RPI-Wert und die normwertige LDH sind jedoch ungewöhnlich. Der durchgeführte direkte und indirekte Coombs-Test sind negativ.

Bei Verdacht auf eine paroxysmale nächtliche Hämoglobinurie (PNH) wird eine **durchflusszytometrische Untersuchung** veranlasst. Immunphänotypisch kann keine PNH nachgewiesen werden.

Hämolyse ohne Retikulozytose

Bei einer hämolytischen Anämie ohne adäquaten Anstieg der Retikulozytenzahl ist das Knochenmark nicht in der Lage, auf die Anämie zu reagieren. Dies führt zu einer schweren Anämie. Dieses Phänomen kann bei folgenden Ursachen beobachtet werden:

- Eisenmangel
- Vitamin-B_{12}-, Folsäure- und Kupfermangel
- Anämie chronischer Erkrankungen (ACD)
- Alkoholabusus
- Primäre Erkrankungen des Knochenmarks (MDS, aplastisches Syndrom)
- Parvovirus-Infektion
- Medikamenteninduzierte Knochenmarksuppression

Da bei dem Patienten eine unklare Panzytopenie vorliegt, werden noch einige **serologische Untersuchungen** veranlasst.

Befund Serologie

Anti-HIV1/2 + Antigen EIA	negativ
Anti-HCV EIA	negativ
HBs Antigen EIA	negativ
Anti-HBs EIA	positiv 12 IU/l
Anti-HBc EIA	negativ
Anti-HAV EIA	negativ
Lues-Suchreakt. (TPPA)	negativ
Cytomegalie-IgG EIA	negativ
Cytomegalie-IgM EIA	negativ
Herpes simplex-IgG	positiv 22,0 AE/ml
Herpes simplex-IgM EIA	negativ
Varicella zoster-IgG EIA	positiv 1,0 IU/l
Varicella zoster-IgM EIA	negativ
EBV-VCA-IgG EIA	positiv 63 U/ml
EBV-EA-IgG EIA	negativ
Anti-EBNA-IgG EIA	positiv 91 U/ml
EBV-VCA-IgM EIA	negativ
Parvo B19-IgG EIA	positiv
Parvo B19-IgM EIA	negativ

- Serologisch gibt es keinen Hinweis auf eine akute, chronische oder abgelaufene Infektion mit Hepatitis A, B, C oder mit HIV. Es besteht Immunität gegen Hepatitis B.
- Es gibt keine positiven serologischen Anhaltspunkte für eine Syphilis-Infektion.
- Es gibt keine Anhaltspunkte für eine frische oder abgelaufene Infektion mit CMV.
- Sonst Durchseuchungstiter.

Bei reaktiv bedingten Knochenmarkveränderungen und unergiebiger Serologie wird eine **Abdomensonografie** veranlasst. Sonografisch fallen lediglich rechts iliakal mehrere bis max. 20 mm vergrößerte Lymphknoten auf. Um eine Lymphomerkrankung auszuschließen, wird eine **PET-CT-Untersuchung** veranlasst.

Befund PET-CT

- Auffällig sind in der Anzahl vermehrte Lymphknoten mesenterial, ohne erhöhte Stoffwechselaktivität, die als reaktiv zu werten und derzeit nicht lymphomsuspekt sind.
- Es gibt keinen Hinweis auf eine Entzündung oder Neoplasie.

FALLBERICHT

Trotz intensiver Diagnostik während des sechswöchigen stationären Aufenthalts des Patienten bleibt die Ursache der Panzytopenie unklar. Zusätzlich liegt eine Coombs-negative hämolytische Anämie ohne adäquate Retikulozytose unklarer Genese vor. Eine Fanconi-Anämie wird mittels Zellzyklusanalyse des peripheren Bluts ausgeschlossen. Bildmorphologisch gibt es keinen Hinweis auf ein Lymphom. Der Patient wird mehrfach transfundiert. Das Haptoglobin bleibt weiterhin vermindert.

In Zusammenschau der erhobenen Befunde handelt es sich bei der Panzytopenie am ehesten um einen toxischen Effekt. Für einen Auslöser gibt es jedoch anamnestisch keine Anhaltspunkte. Nach sechs Wochen wird erneut eine Knochenmarkpunktion durchgeführt, bei der nur eine Knochenstanze entnommen wird. Anschließend wird eine tägliche G-CSF-Therapie begonnen. Bei adäquat ansteigender Granulozytenzahl wird der Patient nach Hause entlassen.

Eine Woche nach Entlassung des Patienten liegt die Knochenmarkhistologie vor.

Befund Knochenmarkhistologie

- Histologisch handelt es sich um ein **aplastisches Syndrom mit diffuser mischzelliger interstitieller Lymphozytose.** Es besteht nach wie vor eine hochgradige Hypoplasie von Megakaryozyten und neutrophilen Zellen.
- Es gibt keine Anhaltspunkte für eine maligne hämatologische Systemerkrankung, speziell für ein myelodysplastisches Syndrom.

Um eine klonale Expansion der intramedullär eindeutig vermehrten lymphatischen Zellen nachzuweisen oder auszuschließen, werden **ergänzende molekularbiologische Untersuchungen** durchgeführt.

Befund Molekularpathologie

Aus dem übersandten Beckenkammtrepanat konnte amplifizierbare DNA extrahiert werden. Es findet sich weder eine Klonalität des IgH noch des TCRg-Locus.

Der molekularpathologische Befund spricht für eine reaktive mischzellige interstitielle Lymphozytose bei dem beschriebenen aplastischen Syndrom. Auch auf molekularbiologischer Ebene ergeben sich demnach keine Anhaltspunkte für ein malignes Lymphom. Daraufhin wird erneut eine **referenzhistologische Begutachtung** veranlasst.

Befund Referenzpathologie

Es handelt sich ausschließlich um reaktive Veränderungen eines hypozellulären Knochenmarks mit Reduktion aller drei hämatopoetischen Zellreihen. Der Befund **entspricht mit allen Kriterien dem eines aplastischen Syndroms.** Anhaltspunkte für eine maligne hämatologische Systemerkrankung ergeben sich nicht.

37

MERKE

Beim aplastischen Syndrom handelt es sich um eine Ausschlussdiagnose, die histologisch gestellt wird. Dazu wird ein Trepanationszylinder mit einer Länge von idealerweise > 2 cm benötigt.

Diagnose

Drei Monate nach der Erstvorstellung kann bei dem Patienten histologisch ein aplastisches Syndrom diagnostiziert werden. Aufgrund der Veränderungen im Blut- und Differenzialblutbild liegt bei dem Patienten eine **schwere aplastische Anämie (SAA)** vor.

FALLBERICHT

Bei dem Patienten liegt eine schwere aplastische Anämie vor. Um die Option einer möglichen allogenen Blutstammzelltransplantation zu evaluieren, wird eine HLA-Typisierung des Patienten und seiner Schwester veranlasst. Die Schwester ist HLA-identisch. In der Regel ist die Prognose junger Patienten mit Spontanverlauf oder unter Immunsuppression günstig, deshalb wird zunächst ein Therapieversuch mit einer **immunsuppressiven Tripeltherapie mit Pferde-ATG, Ciclosporin und Prednisolon** durchgeführt. Die Therapie wird vom Patienten gut toleriert. Das Steroid wird innerhalb von vier Wochen ausgeschlichen und beendet. Die Therapie mit Ciclosporin wird spiegelkontrolliert fortgeführt. Der Patient stellt sich regelmäßig in der Ambulanz zur Blutdbildkontrolle und Anpassung der Ciclosporin-Dosis vor. Sechs Monate nach der Therapie bessert sich das Blutbild. Der Patient benötigt weder Eryhtrozyten- noch Thrombozytenkonzentrate.

Nach Erreichen einer Transfusionsfreiheit für Erythrozyten und Thrombozyten zeigen sich in der Blutbildverlaufskontrolle weiterhin eine diskrete Leukopenie, Anämie und eine schwere Thrombopenie (➤ Tab. 37.2). Deshalb wird acht Monate nach Erstdiagnose ambulant eine **Knochenmarkpunktion** durchgeführt.

Befund Knochenmarkhistologie

- Es zeigt sich ein normozelluläres Knochenmark mit grenzwertiger Verminderung der Megakaryozyten (bei ansonsten intakt wirkender, vollständig trilineär ausreifender Blutbildung).

Tab. 37.2 Blutbildverlaufskontrolle (nach acht Monaten)

Kenngröße	Maßeinh.	Mat.	Referenzber.	
Hämatologie				
Kleines Blutbild		EB		
Leukozyten	G/l	EB	4,0–11,0	**3,6**
Erythrozyten	T/l	EB	4,50–6,30	**3,49**
Hämoglobin	g/dl	EB	14,0–18,0	**12,2**
Hämatokrit		EB	0,380–0,520	**0,342**
MCV	fl	EB	78,0–98,0	**98**
MCH	pg	EB	26,0–32,0	**35**
MCHC	g/dl	EB	32,0–36,0	**35,7**
Thrombozyten	G/l	EB	150–400	**M 40**
Thrombo-Agglutinate		EB		**dgf.**
Differenzial-BB (maschinell)		EB		**Gerät**
Segmentierte	%	EB	40–70	**33**
Lymphozyten	%	EB	25–40	**56**
Monozyten	%	EB	4–10	**9**
Eosinophile	%	EB	2–4	**2**
Basophile	%	EB	0–2	**0**

- Es ergibt sich somit eine signifikante Verbesserung des Befunds im Vergleich zu den Voruntersuchungen. Ein aplastisches Syndrom liegt nicht (mehr) vor.
- Es liegen, auch immunhistochemisch, keine Anhaltspunkte für eine maligne hämatologische Systemerkrankung bei geringer diffuser interstitieller T-Lymphozytose vor.

In Zusammenschau aller Befunde lagen bei dem Patienten ein schweres aplastisches Syndrom sowie eine Coombs-negative hämolytische Anämie ohne Nachweis einer PNH vor. Da sich eine PNH im Verlauf jederzeit entwickeln kann, sollte bei persistierender Hämolyse und/oder Auftreten von Thrombosen eine PNH-Diagnostik wiederholt werden.

Aplastisches Syndrom

Das aplastische Syndrom kommt selten vor. Pathognomonisch für diese Erkrankung ist der Verlust hämatopoetischer Stammzellen. Eine Knochenmarkhypoplasie/-aplasie führt zu einer Panzytopenie.

Das aplastische Syndrom kann durch Autoimmunphänomene, direkte Schädigung des Knochenmarks (Medikamente, Chemikalien oder Bestrahlung), Virusinfektionen (EBV, HIV) und klonale Erkrankungen (z. B. PNH, AML, MDS) ausgelöst werden.

Im peripheren Blut zeigt sich eine Bi- oder Panzytopenie.

Bei der Knochenmarkpunktion liegt meist eine punctio sicca vor, oder es wird Markblut gewonnen. Im Ausstrich zeigt sich ein „leeres Mark“ mit Hypoplasie bzw. völligem Fehlen der hämatopoetischen Zellen. An kernhaltigen Zellen finden sich typischerweise Lymphozyten, Plasma- und Retikulumzellen, Gewebsbasophile und Eosinophile. Eine Infiltration durch maligne Zellen und eine Fibrosierung sind Ausschlussmerkmale.

Das aplastische Syndrom ist eine lebensbedrohliche Erkrankung, die unbehandelt eine hohe Mortalität aufweist.

MERKE
Die Anämie beim aplastischen Syndrom ist hyporegenerativ und normochrom.

37.2 Therapie

Bei ansteigenden Thrombozytenwerten (➤ Tab. 37.2) wird die **Therapie mit Ciclosporin zwei Jahre** bis zu einem stabilen Thrombozytenwert von 100 G/l fortgeführt. Der Hb-Wert und der Haptoglobinwert normalisieren sich ebenfalls, sodass eine langsame Dosisreduktion durchgeführt und die Immunsuppression beendet werden kann. Der Patient kommt in den folgenden Jahren regelmäßig zu Blutbildverlaufskontrollen. Auch sechs Jahre nach der Erstdiagnose des aplastischen Syndroms zeigt sich erfreulicherweise ein anhaltend stabiler Verlauf (➤ Tab. 37.3). Eine vollständige Normalisierung der peripheren Blutwerte wird bei diesem Krankheitsbild häufig nicht erreicht.

Tab. 37.3 Blutbildverlaufskontrolle (nach sechs Jahren)

Kenngröße	Maßeinh.	Mat.	Referenzber.	
Hämatologie				
Kleines Blutbild		EB		
Leukozyten	G/l	EB	3,90–9,80	**3,77**
Erythrozyten	T/l	EB	4,54–5,77	**4,57**
Hämoglobin	g/dl	EB	13,5–17,5	**15,6**
Hämatokrit	l/l	EB	0,396–0,506	**0,433**
MCV	fl	EB	80,0–95,5	**94,7**
MCH	pg	EB	27,6–32,8	**34,1**
MCHC	g/dl	EB	32,8–36,6	**36**
Thrombozyten	G/l	EB	146–328	**101**
Retikulozyten	Promille	EB	4–14	**16**
Retikulozyten-Produktionsindex		EB		**1,4**
MPV	fl	EB	9,2–12,5	**10,3**
Differenzial-BB (maschinell)		EB		**Gerät**
Neutrophile Granulozyten	%	EB	40–70	**62**
Lymphozyten	%	EB	19–48	**29**
Monozyten	%	EB	5–15	**8**
Eosinophile Granulozyten	%	EB	≤ 8	**1**
Basoph. Granuloz.	%	EB	≤ 1	**1**

Tab. 37.3 Blutbildverlaufskontrolle (nach sechs Jahren) *(Forts.)*

Kenngröße	Maß-einh.	Mat.	Referenz-ber.	
Hämatologie				
Neutrophile Granuloz. (abs.)	G/l	EB	1,78–6,23	**2,33**
Lymphozyten (abs.)	G/l	EB	1,05–3,24	**1,08**
Monozyten (abs.)	G/l	EB	0,26–0,87	**0,3**
Eosinophile Granuloz. (abs.)	G/l	EB	0,03–0,44	**0,03**
Basophile Granuloz. (abs.)	G/l	EB	0,01–0,08	**0,02**

Was wäre wenn ...

- … die Augenärzte keine Blutbilduntersuchung durchgeführt hätten?
  - Der Patient hatte keine symptomatische Anämie und bis auf die präretinale Blutung keine weiteren Blutungszeichen. Ohne eine Blutbildkontrolle hätte man den Patienten vermutlich wieder nach Hause geschickt. Er hätte bei progredienter Panzytopenie neue Blutungszeichen oder andere Symptome entwickeln können.
- … die zweite Knochenmarkpunktion nicht durchgeführt worden wäre?
  - Ohne die zweite Knochenmarkpunktion im kurzfristigen Verlauf hätte man die Diagnose des aplastischen Syndroms gar nicht oder nur verspätet stellen können. Daher sollten Patienten mit unklarer Panzytopenie im Verlauf erneut, ggf. auf der Gegenseite, punktiert werden. Es ist wichtig, in unklaren Fällen auf eine ausreichende Länge des Trepanationszylinders (mindestens 2 cm) zu achten.
- … der Patient auf die immunsuppressive Therapie nicht angesprochen hätte?
  - Bei therapierefraktärem Verlauf wäre bei dem jungen Patienten eine allogene Stammzelltransplantation indiziert gewesen. Einen passenden Familienspender gab es bereits. Bei älteren Patienten könnte man die immunsuppressive Tripeltherapie wiederholen oder auf alternative Immunsuppressiva umstellen. Bei Patienten, die für eine hämatopoetische Stammzelltransplantation nicht geeignet sind, kann mittlerweile auch der Thrombopoeitin-Rezeptoragonist Elthrombopag bei substitutionsbedürftiger Thrombozytopenie eingesetzt werden.
- … nach Diagnosestellung eine allogene Stammzelltransplantation durchgeführt worden wäre?
  - Sofern es einen passenden Familienspender gibt, wäre das für den Patienten eine kurative Therapieoption gewesen, da die Ansprechrate einer Tripeltherapie mit Pferde-ATG nach drei Monaten nur 62 Prozent und mit Kaninchen-ATG nur 33 Prozent beträgt.
- … der Patient im Verlauf ein Rezidiv entwickeln würde?
  - Bei einem Rezidiv wäre bei dem jungen Patienten und Vorhandensein eines HLA-identischen Spenders eine allogene Stammzelltransplantation indiziert. Nur bei Kontraindikationen für eine Stammzelltransplantation könnte man alternativ weitere immunsuppressive Therapien versuchen.

LITERATUR

Deutsche Gesellschaft für Hämatologie und Medizinische Onkologie (DGHO). Diagnostik und Therapie der erworbenen Aplastischen Anämie (Stand Mai 2012). Aus: www.onkopedia.com/de/onkopedia/guidelines/aplastische-anaemie/@@view/html/index.html (letzter Zugriff: 4. Dezember 2018).

Marsh J, Schrezenmeier H, Marin P. Prospective Randomized Multicenter Study Comparing Cyclosporin Alone Versus the Combination of Antithymocyte Globulin and Cyclosporin for Treatment of Patients With Nonsevere Aplastic Anemia: A Report From the European Blood and Marrow Transplant (EBMT) Severe Aplastic Anaemia Working Party. Blood. 1999. 93: 2191–2195.

Tichelli A, Schrezenmeier H, Socié G. A randomized controlled study in patients with newly diagnosed severe aplastic anemia receiving antithymocyte globulin (ATG), cyclosporine, with or without G-CSF: a study of the SAA Working Party of the European Group for Blood and Marrow Transplantation. Blood 2011;117: 4434–4441.

Young NS, Scheinberg P, Calado RT. Aplastic anemia. Curr Opin Hematol. 2008; 15 (3): 162–168.

FALL

38 Beinahe umgebracht

FALLBERICHT

Ein 33-jähriger Patient wird zur weiteren Abklärung einer **Panzytopenie** notfallmäßig stationär aufgenommen.

Der Patient ist seit zwei Monaten wegen einer **Zahnwurzelentzündung** an Zahn 26 in regelmäßiger Behandlung beim Zahnarzt. Dieser habe ihm über acht Wochen kontinuierlich Clindamycin verabreicht. Da sich jedoch der Lokalbefund dadurch nicht besserte, habe sich der Zahnarzt dazu entschieden, den Problemzahn zu ziehen. Als der Patient Stunden später zu Hause ankam, persistierte die **Blutung nach der Zahnextraktion** so stark, dass er seinen Zahnarzt anrief. Dieser empfahl ihm, wieder in die Praxis zurückzukehren. Der Patient verließ die Wohnung und **kollabierte vor der Haustür.** Herbeigeeilte Passanten verständigten den Rettungsdienst, der Patient wurde umgehend in eine Klinik für Mund-Kiefer-Gesichts-Chirurgie gebracht. Die Kollegen nähten die Wunde und veranlassten ein Blutbild, da der Patient sehr blass war. Bei auffälligem Blutbild wird er in der Onkologie stationär aufgenommen.

Es sind keine Vorerkrankungen bekannt. Keine Dauermedikation. Keine bekannten Allergien.

Bei der körperlichen Untersuchung zeigen sich eine **ausgeprägte Haut- und Schleimhautblässe** sowie **Petechien an den unteren Extremitäten.** Eine Hepatosplenomegalie oder Lymphadenopathie liegt nicht vor.

38.1 Diagnostik

Befund Labordiagnostik

Bei der stationären Aufnahme werden Routinelaborparameter erhoben (➤ Tab. 38.1).

- Im Blutbild ist eine **massive Panzytopenie** auffällig. Die **Anämie ist hyperchrom und makrozytär.** Im Differenzialblutbild zeigt sich eine **Neutro- und Lymphopenie.**
- In der klinischen Chemie sind die **Glukose und das CRP erhöht.**
- Die Werte für den **Spontan-Quick und die PTT** sind **leicht vermindert.** Die LDH ist normwertig.

Tab. 38.1 Routinelabor bei Aufnahme

Kenngröße	Maßeinh.	Mat.	Referenzber.	
Klinische Chemie				
Natrium	mmol/l	PS	135–145	**137**
Kalium	mmol/l	S	3,5–5,0	**4,3**
Blutzucker	mg/dl	PS	70–115	**141**
Kreatinin	mg/dl	PS	0,5–1,2	**0,8**
GFR pro 1,73 qm (Mahh)	ml/min	PS	≥ 60,0	**> 60,0**
C-reakt. Prot.	mg/dl	PS	≤ 0,50	**3,16**
Eiweiß, gesamt	g/dl	PS	6,0–8,5	**7,1**
Bilirubin gesamt	mg/dl	PS	≤ 1,1	**0,4**
GOT [AST] (37°)	U/l	PS	≤ 50	**11**
GPT [ALT] (37°)	U/l	PS	≤ 50	**7**
Gamma-GT (37°)	U/l	PS	≤ 55	**21**
LDH (37°)	U/l	PS	< 250	**161**
CK-Gesamt (37°)	U/l	PS	≤ 180	**44**
Hämatologie				
Kleines Blutbild		EB		
Leukozyten	G/l	EB	4,0–11,0	**M 0,6**
Erythrozyten	T/l	EB	4,50–6,30	**M 0,65**
Hämoglobin	g/dl	EB	14,0–18,0	**M 2,6**
Hämatokrit		EB	0,380–0,520	**M 0,69**
MCV	fl	EB	78,0–98,0	**107**

Tab. 38.1 Routinelabor bei Aufnahme *(Forts.)*

Kenngröße	Maß-einh.	Mat.	Referenz-ber.	
Hämatologie				
MCH	pg	EB	26,0–32,0	40,8
MCHC	g/dl	EB	32,0–36,0	38,1
Thrombozyten	G/l	EB	150–400	M 9
Differenzial-BB (mikros)		EB		**Morph.**
Segmentkernige Granulozyten	%	EB	40–70	22
Eosinophile Granulozyten	%	EB	2–4	2
Basophile Granulozyten	%	EB	0–2	1
Monozyten	%	EB	4–10	2
Lymphozyten	%	EB	25–40	71
Atypische Lymphozyten	%	EB		2
Normoblasten (mikroskopisch)	/100 Leuko	EB		1
Kernschatten		EB		+
Anisozytose		EB		++
Poikilozytose		EB		++
Polychromasie		EB		+
Gerinnung (Spezial)				
Quick-Wert	%	P	70–120	64
INR		P	0,8–1,2	1,3
PTT	sec	P	25–42	23
Endokrinologie, Spezialanalytik				
TSH	µU/ml	P	0,30–4,00	0,44

FALLBERICHT

Nach der Transfusion von jeweils zwei Erythrozyten- und Thromboyztenkonzentraten steigt der Hb-Wert adäquat auf 4,2 g/dl an. Die Blutung hat nach der chirurgischen Versorgung und der Thrombozytentransfusion rasch sistiert. Der Patient ist subjektiv beschwerdefrei und auf Stationsebene mobil. Aufgrund der schweren Panzytopenie wird bei ihm, nachdem er aufgeklärt wurde und sein Einverständnis gegeben hat, notfallmäßig eine Knochenmarkpunktion durchgeführt. Die Punktion verläuft frustran, es liegt eine Punctio sicca vor. Nach sieben (!) Versuchen beidseitig werden zwei komplikationslos entnommene Knochenstanzen in die Pathologie gebracht. Ein angefertigtes Abklatschpräparat ist von schlechter Qualität und daher nicht beurteilbar. Trotz angestiegenem Hb-Wert auf 4,2 g/dl werden noch vier weitere Erythrozytenkonzentrate transfundiert, um den Hb-Wert über 8 g/dl anzuheben.

MERKE

Bei jeder Panzytopenie besteht bis zum Beweis des Gegenteils der Verdacht auf eine akute Leukämie. Es handelt sich um einen hämatologischen Notfall! Bei Nachweis von Blasten im peripheren Blut ist eine sofortige Untersuchung des peripheren Blutausstrichs notwendig. Bei aleukämischem Verlauf ist umgehend die Durchführung einer Knochenmarkpunktion indiziert.

Am Nachmittag des Folgetags liegt der Befund der Knochenmarkhistologie vor.

Befund Knochenmarkhistologie

Es handelt sich um eine repräsentative Knochenstanze, beide Teile sind 20 × 2 mm groß, der eine Teil wurde sorgsam in Akrylat eingebettet, der andere sorgsam entkalkt, beide finden sich orthograd und gut erhalten.

- **Kompakta und Spongiosa** sind stabil, gleichmäßig verteilt, gut lamellär strukturiert und mineralisiert ohne Anhalt für Geflechtknochen, keine Knochenumbauzellen, der Knochenumbau ist zellulär nicht gesteigert.
- **Blasten** überwiegen in allen Markräumen, zelldicht diffus gelagert entfallen darauf drei Viertel der Zellen und Markflächen, gleichmäßig verteilt. Die Blasten sind klein bis mittelgroß, mit wechselndem, teils nur sehr schmalem, teils jedoch auch hohem Zytoplasmaanteil, der Kern ist polymorph begrenzt.
- Das **Zytoplasma** ist teils homogen, teils granuliert. Vermehrt Mitosen.
- Es zeigen sich einzeln eingestreut zumeist **kleinnekrotische Granulozyten,** diese zur Hälfte basophil granuliert.
- Die **Erythropoese** ist mittelvermindert bzw. verdrängt, mit nur spärlichen kleinen Nestern, diese sind auch balkennah gelegen, dabei überwiegen pyknotische Normoblasten, diese sind auch ein-

zeln interstitiell unter die Blasten eingestreut, daneben vereinzelt kleine Gruppen von bis zu zehn Proerythroblasten und großen Makroblasten ohne Ausreifungstendenz.
- Die **Megakaryopoese** fehlt subtotal, ist verdrängt, es findet sich nur in jedem vierten Markraum ein solitär gelegener Megakaryozyt, auch keine Gruppen oder Nester von Megakaryopoese.
- In der **Chlorazetatesterase** zeigt ein Viertel der Zellen Positivität, diese ist gleichmäßig verteilt und somit der vermehrt unreifen Granulopoese zuzuordnen.
- In der Silberfärbung in der Akrylatstanze in allen Markräumen zeigt sich perivaskulär betont eine **generalisierte zarte Retikulinfibrose.**
- Quantitativ normale Eisenspeicherung in Siderophagen.

Histopathologisch liegt eine unreifzellige Leukose vor, wohl myeloisch, am ehesten im Sinne einer **akuten myelomonoblastären Leukose,** Verdrängung der Resthämatopoese insbesondere der Megakaryopoese, geringe Retikulinfibrose.

> Zum damaligen Zeitpunkt waren immunhistochemische und molekularpathologische Untersuchungen in der Hämatopathologie nicht etabliert.

Bei Nachweis einer **akuten myeloischen Leukämie (AML),** am ehesten myelomonoblastär, wird die Indikation zur Einleitung einer Induktionstherapie nach dem HAM-Schema gestellt.

Zur **Fokussuche** wird bei Verdacht auf einen Infekt in Neutropenie vor Beginn der Induktionstherapie neben den üblichen Toxizitätsuntersuchungen und Virusserologien eine **Röntgen-Thoraxuntersuchung** und eine **Abdomensonografie** durchgeführt. Röntgenologisch zeigt sich ein regelrechter Herz- und Lungenbefund ohne Nachweis eines umschriebenen Infiltrats. Sonografisch zeigt sich ebenfalls ein altersentsprechender Normalbefund. Eine Hepatosplenomegalie liegt nicht vor.

Ungewöhnlich ist jedoch der initial sehr niedrige Hb-Wert von 2,6 g/dl. Da es dem Patienten nach der Transfusion von zwei Erythrozytenkonzentraten bei einem Hb-Wert von 4,2 g/dl wieder gut geht, muss er an einen Hb-Wert von ca. 4 g/dl adaptiert gewesen sein. Dass der Hb-Wert nach einer Zahnextraktion bei einem Thrombozytenwert von 9 000/µl um 1,6 g/dl abfällt, ist theoretisch möglich, jedoch ungewöhnlich, da der Patient nicht innerhalb von einer Stunde so viel Blut verloren haben kann. Daher liegt der Verdacht nahe, dass hinter dem leicht verminderten Spontan-Quick von 64 % noch eine Gerinnungsstörung liegen könnte. Deshalb wird am nächsten Tag eine **erweiterte Gerinnungsdiagnostik** durchgeführt.

Befund erweiterte Gerinnungsdiagnostik (➤ Tab. 38.2)

- Bei weiterhin vermindertem Quick-Wert ist die PTT verlängert, das Fibrinogen diskret vermindert und das D-Dimer massiv erhöht. Das Antithrombin III (AT III) ist noch normwertig. Es darf jedoch nicht übersehen werden, dass der Patient eine CRP-Erhöhung hat. Da Fibrinogen ein Akute-Phase-Protein ist, kann der gemessene Wert falsch hoch sein.
- Der Patient hat keine Beinumfangdifferenz, keine Wadenschmerzen und keine Ruhedyspnoe, daher ist die D-Dimer-Erhöhung bei Vorhandensein einer schweren Thrombozytopenie nicht durch eine Thrombose und/oder Embolie zu erklären.

Es liegt demnach eine **disseminierte intravasale Gerinnung (DIC) mit Verbrauchskoagulopathie** vor. Der erhöhte D-Dimer-Wert spricht für eine sekundäre **Fibrinolyse.**

MERKE

Es ist Aufgabe des Klinikers, die Befunde zu interpretieren und ggf. Rückfragen bei den Befundern (Pathologe, Zytomorphologe, Radiologe usw.) zu stellen. Bei Unstimmigkeiten müssen weitere Differenzialdiagnosen überlegt und zeitnah abgeklärt werden. Es ist ein Kunstfehler, aufgrund eines Befunds, der nicht zur Klinik passt, die Indikation für eine falsche Therapie zu stellen.

Tab. 38.2 Erweiterte Gerinnungsdiagnostik

Kenngröße	Maßeinh.	Mat.	Referenzber.	
Gerinnung (Spezial)				
Quick-Wert	%	P	70–120	**M 63**
INR		P	0,8–1,2	**M 1,3**
PTT	sec	P	25–42	**M 46**
D-Dimer	µg/ml	CP	≤ 0,50	**M 59,6**
Antithrombin	%	CP	75–130	**M 84**
Fibrinogen (Clauss)	mg/dl	P	160–400	**M 159**

FALLBERICHT

Die Therapieindikation (Induktionstherapie nach dem HAM-Schema) wird in Frage gestellt. Es kostet viel Zeit und Mühe, die anderen Kollegen davon zu überzeugen. Schließlich findet sich ein Facharzt, der sich bereit erklärt, eine erneute Knochenmarkpunktion durchzuführen. Der Patient ist mit einer weiteren Knochenmarkpunktion einverstanden. Da die Sternalpunktion seit Jahren obsolet ist und von vielen Hämatologen nicht beherrscht wird, führt der Kollege mehrfach Punktionen am Beckenkamm durch. Bei weiterhin Punctio sicca nimmt er zuletzt eine dünne Punktionsnadel (11 G) und kann endlich einige Milliliter Knochenmarkblut aspirieren. Das Aspirat wird sofort weiterverarbeitet.

Befund Zytomorphologie

Es liegt eine akute myeloische Leukose, M1/M2, vor, bei Nachweis von Faggot-Zellen auch M3 möglich (➤ Abb. 38.1). Zur abschließenden Beurteilung sind die Ergebnisse der Histologie, Immunzytologie und Zytogenetik abzuwarten.

Eine Faggot-Zelle ist morphologisch charakterisiert durch zahlreiche, auffällig lange Auer-Stäbchen, die ohne Ordnung im Zytoplasma verteilt liegen.

Befund Durchflusszytometrie

Immunzytologisch gibt es den Nachweis einer relativ großen (46 % der kernhaltigen Zellen) Population mit dem Expressionsmuster unreifer myeloischer Blasten im Sinne einer akuten myeloischen Leukämie. Entsprechend dem Immunphänotyp (CD64+, HLA-DR-, CD117-) könnte es sich um eine AML-M3 (Promyelozyten-Leukämie) handeln.

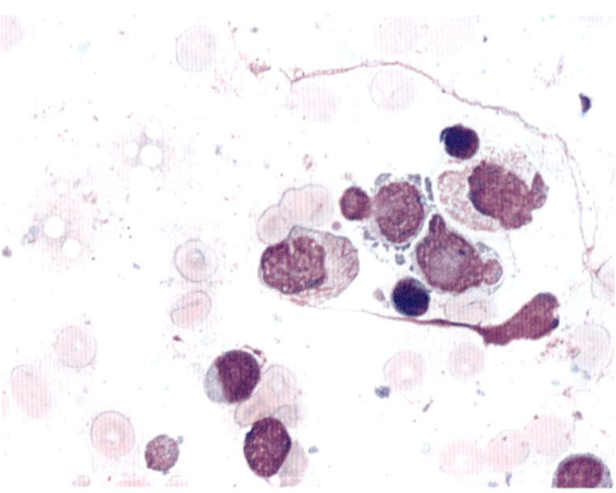

Abb. 38.1 Zytomorphologischer Befund: in der Bildmitte eine Faggot-Zelle [T1004]

MERKE

Der zytomorphologische Nachweis von Faggot-Zellen in Blasten ist pathognomonisch für eine AML-M3. Bei Erstdiagnose einer AML muss im peripheren Blut- oder Knochenmarkausstrich gezielt nach Faggot-Zellen gesucht werden. Der Nachweis von Faggot-Zellen in mindestens einem Blasten ist für die Verdachtsdiagnose AML-M3 ausreichend, um mit der für die AML-M3 spezifischen Therapie mit All-trans-Retinsäure (ATRA) zu beginnen. In unklaren Fällen muss das Ergebnis der FISH-Untersuchung (Molekulargenetik) abgewartet werden.

FALLBERICHT

Bei dem Patienten wird umgehend eine Therapie mit ATRA begonnen und parallel eine anthrazyklinhaltige Induktionstherapie analog zum APL-Protokoll (Mannheim) eingeleitet. Unter der Therapie werden anfangs noch regelmäßige Kontrollen der Gerinnungsparameter durchgeführt (➤ Tab. 38.3). Erfreulicherweise treten während der Induktionstherapie keine Blutungskomplikationen auf.

Befund Laborverlaufskontrolle

In den Laborverlaufskontrollen unter ATRA (➤ Tab. 38.3) zeigt sich ein rascher D-Dimer-Abfall bereits vier Tage nach Therapiebeginn. Der Quick-Wert erholt sich. Der einzige Wert, der noch pathologisch ist und weiter fällt, ist das Fibrinogen. Dabei könnte es sich um die Demaskierung eines tatsächlichen Fibrinogenmangels unter der empirischen antibiotischen Therapie mit Tazobactam/Piperacillin handeln, die zwischenzeitlich bei steigendem CRP-Wert begonnen wurde.

Nach hämatolgoischer Rekonstitution nach der ersten Induktionstherapie wird der Patient nach Hause entlassen. Einige Wochen später liegen die Befunde der Zytogenetik und Molekulargenetik vor:

- **Befund Zytogenetik:** Nachweis einer Translokation t (15;17).
- **Befund Molekulargenetik:** Nachweis eines PML-RARA-Fusionstranskripts.

Diagnose

Bei dem Patient liegt somit eine **AML-M3 (Promyelozyten-Leukämie)** mit mittlerem Risiko vor. Der

Tab. 38.3 Verlaufskontrolle der Gerinnungsparameter nach Beginn der ATRA-Therapie

Gerinnung (Spezial)				d+4	d+3	d+2	d+1	d-1
Antithrombin	%	CP	75–130		**M 103**	**92**	**M 91**	**M 84**
D-Dimer	µg/ml	CP	≤ 0,50	2,57	M 8,90	M 11,7	M 25,2	M 59,6
Quick-Wert	%	P	70–120	**92**	M 67	64	M 64	M 63
INR		P	0,8–1,2	**1,1**	M 1,3	1,3	M 1,3	M 1,3
PTT	sec	P	25–42	24	**M 27**	**27**	**M 29**	M 46
Fibrinogen (Clauss)	mg/dl	P	160–400	90	M 83	110	M 138	M 159

rechtzeitige Therapiebeginn mit ATRA hat dem Patienten das Leben gerettet.

Koagulopathie bei AML-M3 (akute Promyelozyten-Leukämie [APL])

Die Promyelozyten-Leukämie ist eine langsam proliferierende Leukämie. Bei den ersten Anzeichen von Symptomen liegt ein lebensbedrohlicher Notfall vor, da sich schwere Spontanblutungen entwickeln können. Bei Diagnosestellung liegt ein nahezu 100-prozentiger Befall des Knochenmarks mit resultierender Panzytopenie vor.

Bei der **aleukämischen Form** befinden sich die malignen Promyelozyten im Knochenmark und verursachen eine disseminierte intravasale Gerinnung mit schwerer Koagulopathie sowie primärer Hyperfibrinolyse.

Bei der **AML-M3-Variante** zeigt sich dagegen eine Leukozytose mit hohem Proliferationsindex. Patienten mit einer Leukozytose > 10 G/l bei Diagnosestellung gehören der Hochrisikogruppe an.

Die AML-M3 macht fünf bis zehn Prozent aller AML-Fälle aus. Sie hat eine gute Prognose, das rezidivfreie Überleben liegt bei über 90 Prozent.

Die bei dieser AML-Form beobachtete Koagulopathie ist sehr komplex, der genaue Mechanismus ist noch unklar.

Die Blutungskomplikationen können bei Diagnosestellung oder unter der Therapie auftreten. Unbehandelt kann es zu pulmonalen oder zerebrovaskulären Blutungen kommen. Daher ist die Frühletalität bei der AML-M3 sehr hoch. Thrombotische Komplikationen treten dagegen sehr selten auf.

Das bei der Translokation entstehende Fusionstranskript bewirkt einen Ausreifungsstopp der Promyelozyten. Freigesetze Granula aus den Promyelozyten wirken prokoagulatorisch, sodass eine Koagulopathie resultiert. Da die Translokation am Retinoidsäurerezeptor-Alpha-Gen liegt, ermöglicht die Gabe von ATRA (= All-trans-Retinsäure) eine Differenzierung der Promyelozyten.

CAVE

Die Therapie mit ATRA verbessert die Koagulopathie rasch, bewirkt jedoch kaum etwas bei der Fibrinolyse.

38.2 Therapie

Nach hämatologischer Rekonstitution wird zunächst die **zweite Induktionstherapie** und im Verlauf eine **Konsolidationstherapie** durchgeführt. Der Patient erreicht sehr früh eine **Komplettremission.** Anschließend wird eine protokollgerechte Erhaltungstherapie mit ATRA, MTX und 6-Mercaptopurin über zwei Jahre durchgeführt. Nach Ende der Therapie liegt eine anhaltende Remission vor. In den ersten fünf Jahren der Nachsorge erfolgt pro Quartal eine Laboruntersuchung inklusive Blutbild und Differenzialblutbild, außerdem wird einmal jährliche eine Knochenmarkpunktion durchgeführt.

Auch vier Jahre nach Beendigung der Nachsorge, also neun Jahre nach Erstdiagnose, gibt es bei dem Patienten anlässlich gelegentlicher Blutbildkontrollen beim Hausarzt keinen Hinweis auf ein Rezidiv.

Aktuell werden Patienten mit AML-M3 mit niedrigem und intermediärem Risiko mit **Arsentrioxid (ATO) in Kombination mit ATRA** behandelt. Zytostatika wie Antrazykline kommen nur noch bei Hochrisiko-APL zum Einsatz.

Was wäre wenn …

- … der Patient mit einer Induktionstherapie nur nach dem HAM-Schema behandelt worden wäre?
  - Unter einer Standardinduktionstherapie ohne Kombination mit ATRA wäre der Patient innerhalb der ersten Tage an Blutungskomplikationen verstorben. Daher ist es wichtig, bereits bei klinischem und/oder zytomorphologischem Verdacht auf eine AML-M3 mit einer ATRA-Therapie zu beginnen, bis der FISH-Befund vorliegt, und diese bei Nachweis einer Translokation t (15;17) fortzuführen. Bei negativem Befund sollte die Therapie mit ATRA wieder beendet werden.
  - Inzwischen sind bei Punctio sicca an einer in NaCl 0,9 % asservierten Knochenstanze molekularpathologische Untersuchungen in Speziallaboren möglich.
- … bei Punctio sicca das periphere Blut untersucht worden wäre?
  - Bei der aleukämischen Form der AML-M3 kommen die malignen Zellen nur im Knochenmark vor. Eine zytomorphologische und durchflusszytometrische Untersuchung wären daher nicht wegweisend gewesen. Damals waren bei Verdacht auf AML-M3 die FISH-Untersuchung und die Molekulargenetik außerhalb von Studien etabliert. Bei Punctio sicca und aleukämischer AML waren keine zytogenetischen und molekulargenetischen Untersuchungen möglich. Daher ist die Interpretation der Gerinnungsparameter in Zusammenschau der Klinik so wichtig.
- … der Patient ein APL-Differenzierungssyndrom entwickelt hätte?
  - Das APL-Differenzierungssyndrom wurde früher auch ATRA-Syndrom genannt. Es kann sowohl unter einer Therapie mit ATRA als auch mit Arsentrioxid (ATO) auftreten. Die Diagnose sollte vermutet werden, wenn unter der Therapie eine Dyspnoe, unerklärtes Fieber, Gewichtszunahme, periphere Ödeme, unerklärter Blutdruckabfall, akutes Nierenversagen, Herzinsuffizienz, Lungeninfiltrate auf dem Röntgenbild des Thorax, pleuroperikardiale Ergüsse mit oder ohne Leukozytose (> 10 000/µl) auftreten. Bei dem geringsten Verdacht auf ein Differenzierungssyndrom sollte eine Steroidtherapie mit Dexamethason (2 × 10 mg/Tag p. o. oder i. v. für mind. 3 Tage) begonnen werden, auch wenn diese Symptome durch andere typische Komplikationen wie Infektionen oder Herzinsuffizienz hervorgerufen werden können. Eine Unterbrechung der ATRA- oder ATO-Therapie ist nur bei einem schweren APL-Differenzierungssyndrom erforderlich.
- … keine Zahnextraktion durchgeführt worden wäre?
  - Der Patient hatte seit Monaten persistierende, antibiotikarefraktäre Entzündungen am Zahnfleisch, am ehesten aufgrund der sich langsam manifestierenden AML-M3 mit Neutropenie. Leider kommt es weiterhin häufig vor, dass Zahnärzte bei therapierefraktären Entzündungen an Zähnen und Zahnfleisch oder bei Gingivahyperplasie nicht daran denken, dass eine hämatologische Erkrankung dahinterstecken könnte. Eine Vorstellung beim Hausarzt oder Internisten erfolgt meistens auf Eigeninitiative des Patienten, d. h. aus purer Verzweiflung. Ohne die Blutungskomplikation nach der Zahnextraktion hätte der Zahnarzt bei dem Patienten keine Blutbilduntersuchung veranlasst, obwohl die ausgeprägte Haut- und Schleimhautblässe nicht zu übersehen waren.

LITERATUR

Barbui T, Finazzi G, Falanga A. The impact of all-trans-retinoic acid on the coagulopathy of acute promyelocytic leukemia. Blood. 1998;91(9): 3093–3102.

Fenaux P, Le Deley MC, Castaigne S. Effect of all transretinoic acid in newly diagnosed acute promyelocytic leukemia. Results of a multicenter randomized trial. European APL 91 Group. Blood. 1993;82(11): 3241–3249.

Mantha S, Tallman MS, Soff GA. What's new in the pathogenesis of the coagulopathy in acute promyelocytic leukemia? Curr Opin Hematol. 2016 Mar;23(2): 121–126.

Rodeghiero F, Avvisati G, Castaman G. Early deaths and anti-hemorrhagic treatments in acute promyelocytic leukemia. A GIMEMA retrospective study in 268 consecutive patients. Blood. 1990;75(11): 2112–2117.

Tallman MS, Kwaan HC. Reassessing the hemostatic disorder associated with acute promyelocytic leukemia. Blood. 1992;79(3):543–553.

Warrell RP Jr, de Thé H, Wang ZY, Degos L. Acute promyelocytic leukemia. N Engl J Med. 1993;329(3): 177–189.

FALL

39 Den Wald vor lauter Bäumen nicht sehen!

FALLBERICHT

Eine 48-jährige Patientin wird zur Abklärung einer **Anämie** stationär eingewiesen.

Bei der Patientin sei seit einem halben Jahr ein stetiger **Hb-Abfall, zuletzt auf 9,6 g/dl,** dokumentiert worden. Die Anämie sei damals im Rahmen der routinemäßigen HbA1c-Bestimmung bei bekanntem Diabetes mellitus zufällig aufgefallen. Die Patientin sei trotz niedrigem Hb-Wert bisher asymptomatisch geblieben. Sie klagt bei der Aufnahme über **Oberbauchschmerzen mit Übelkeit und Appetitlosigkeit** seit vier Tagen. Sie habe in den vergangenen Wochen **ungewollt 8,5 Kilo abgenommen.** Ferner habe sie **Fieber und Nachtschweiß.** Blutungszeichen im Sinne von Epistaxis, Hämatemesis, Meläna, Hämatochezie und Hämaturie werden verneint. Aufgrund chronischer **Schmerzen bei bekannter Gonarthrose beidseits** nehme die Patientin kontinuierlich Schmerzmittel ein und sei auf den Rollstuhl angewiesen. Vor einem Monat sei sie aufgrund eines Erysipels am rechten Unterschenkel in der dermatologischen Klinik über zwei Wochen intravenös mit Cefuroxim antibiotisch behandelt worden.

Vorerkrankungen: Z. n. Erysipel am Unterschenkel rechts, DD Stauungsdermatitis, vor einem Monat; Z. n. dreimaligem Apoplex mit verbliebenem Tremor, DD essentieller Tremor; insulinpflichtiger Diabetes mellitus mit am ehesten diabetischer Polyneuropathie, Z. n. Appendektomie, Gonarthrose beidseits, COPD, fortgeführter Nikotinabusus, arterielle Hypertonie, Adipositas. Kein Alkoholkonsum. Keine Allergien bekannt.

Aktuelle Medikation: Metformin 2 × 1 000 mg, Citalopram 1 × 40 mg, Quetiapin 1 × 100 mg, Propranolol 3 × 40 mg, ASS 1 × 100 mg, Symbicort® 2 × 320/9 p. i., Simvastatin 1 × 40 mg, Oxycodon 2 × 20 mg, HCT-beta® 1 × 25 mg, Torasemid 1 × 10 mg, Lisinopril 1 × 10 mg, Zolpidem 1 × 10 mg, Tramadolol 2 × 100 mg, Levemir® 2 × 40 IE s. c.

Bei der körperlichen Untersuchung der sehr adipösen Patientin (173 cm, 124 kg) fallen lediglich eine Haut- und Schleimhautblässe auf. Keine Hepatosplenomegalie. Keine Lymphadenopathie.

39.1 Diagnostik

Befund Labordiagnostik

Bei der stationären Aufnahme werden Routinelaborparameter erhoben (➤ Tab. 39.1).

- Im Blutbild zeigt sich eine **Bizytopenie mit einer mäßiggradigen hyporegenerativen hyperchromen, makroztyären Anämie (RPI 0,2!)** sowie einer **leichtgradigen Thrombozytopenie.** Im Differenzialblutbild ist eine Monozytopenie von 53/µl auffällig.
- In der klinischen Chemie ist die **LDH massiv erhöht,** das **Haptoglobin ist nicht messbar.** Darüber hinaus fallen eine diskrete Hypokaliämie, Hyperglykämie, CRP-Erhöhung, Hyperferritinämie und ein HbA1c-Spiegel von 8,3 % auf.
- Die Gerinnungsparameter sind normwertig.
- Die übrigen Parameter inklusive Bilirubin liegen im Normbereich.

Tab. 39.1 Routinelabor bei Aufnahme

Kenngröße	Maßeinh.	Mat.	Referenzber.	
Klinische Chemie				
Natrium	mmol/l	PS	135–145	**141**
Kalium	mmol/l	S	3,5–5,0	**3,4**
Glukose	mg/dl	PS	60–99	**173**
Harnstoff	mg/dl	PS	13–49	**19**

Tab. 39.1 Routinelabor bei Aufnahme *(Forts.)*

Kenngröße	Maß-einh.	Mat.	Referenz-ber.	
Klinische Chemie				
Kreatinin	mg/dl	PS	0,5–1,0	**0,7**
GFR pro 1,73 qm (Mabb)	ml/min	PS	≥ 60,0	**> 60,0**
Calcium	mmol/l	PS	2,10–2,55	**2,19**
Ferritin	µg/l	PS	15–160	**232**
C-reakt. Prot.	mg/dl	PS	≤ 0,50	**1,88**
BSG 1 Stunde	mm	B	≤ 25	**22**
BSG 2 Stunden	mm	B		**52**
Eiweiß, gesamt	g/dl	PS	6,0–8,5	**6,1**
Bilirubin gesamt	mg/dl	PS	≤ 1,2	**0,9**
GOT [AST] (37°)	U/l	PS	≤ 35	**47**
GPT [ALT] (37°)	U/l	PS	≤ 35	**20**
Gamma-GT (37°)	U/l	PS	≤ 40	**18**
Alk. Phosphatase (37°)	U/l	PS	35–105	**66**
LDH (37°)	U/l	PS	< 250	**M 1609**
HbA_{1c} (NGSP)	%	EB	4,0–6,0	**8,3**
Hämatologie				
Kleines Blutbild		EB		
Leukozyten	G/l	EB	4,0–10,4	**5,3**
Erythrozyten	T/l	EB	3,96–5,16	**1,91**
Hämoglobin	g/dl	EB	11,5–15,4	**8,4**
Hämatokrit		EB	0,346–0,453	**0,229**
MCV	fl	EB	80,0–95,5	**120**
MCH	pg	EB	26,1–32,6	**44**
MCHC	g/dl	EB	31,9–35,5	**36,7**
Thrombozyten	G/l	EB	176–391	**141**
Retikulozyten	Promille	EB	4–14	**7**
Retikulozyten-Produktionsindex		EB		**0,2**
Differenzial-BB (maschinell)		EB		**Gerät**
Neutrophile Granulozyten	%	EB	43–74	**61**
Lymphozyten	%	EB	18–46	**33**
Monozyten	%	EB	4–12	**1**
Eosinophile Granulozyten	%	EB	0–5	**5**
Hämatologie				
Basophile Granulozyten	%	EB	0–1	**0**
Gerinnung (Spezial)				
Quick-Wert	%	P	70–120	**83**
INR		P	0,8–1,2	**1,1**
PTT	sec	P	25–42	**28**
Immunologie, Proteinchemie				
Haptoglobin	mg/dl	PS	30,0–200,0	**< 10,0**

39

FALLBERICHT

Zunächst wird bei der schmerzgeplagten Patientin die Schmerztherapie optimiert. Da sie zwei verschiedene Opiatpräparate einnimmt, werden das schwach wirksame Opiat Tramadolol abgesetzt, die Oxycodon-Dosierung gesteigert und Metamizol neu angesetzt. Bei unklarer Anämie mit B-Symptomatik wird das Metformin bei evtl. erforderlicher Kontrastmittelgabe im Rahmen einer CT-Untersuchung vorsichtshalber pausiert. Aufgrund der hyperglykämen Stoffwechsellage werden konsiliarisch der Diabetologe hinzugezogen und die Insulintherapie angepasst.

Da laborchemisch die Kriterien für eine Hämolyse erfüllt sind, wird der Patientin Kreuzblut abgenommen und untersucht. Es zeigt sich ein **negativer direkter und indirekter Coombs-Test.** Eine Bluttransfusion ist bei der asymptomatischen Patientin nicht indiziert. Bei leerer Alkoholanamnese und Coombs-negativer hämolytischer Anämie werden im nächsten Schritt die Folsäure- und Vitamin-B_{12}-Spiegel im Serum nachgefordert (➤ Tab. 39.2).

Die Patientin hat sowohl einen **Folsäure- als auch einen Vitamin-B_{12}-Mangel,** deshalb wird eine Folsäure- (1 × 5 mg tgl. p. o.) und Vitamin-B_{12}-Substitution (Cyanocobalamin 3 × 1 000 µg i. v./Woche) eingeleitet.

Tab. 39.2 Nachgeforderte Vitaminspiegel

Folsäure	ng/ml	PS	2,0–15,6	**1**
Vitamin B_{12}	pg/ml	PS	250–1100	**132**

MERKE

Eine hyperchrome, makrozytäre Anämie kann differenzialdiagnostisch auch durch ein MDS oder eine AML-M6 (akute Erythroleukämie) bedingt sein. Eine Knochenmarkpunktion ist nur bei normwertigem Folsäure- und Vitamin-B_{12}-Spiegel notwendig. Bei vermindertem Vitamin-B_{12}- oder Folsäurespiegel wird zunächst eine entsprechende Substitution durchgeführt. Eine Knochenmarkpunktion ist im Verlauf bei ausbleibender Besserung des Blutbilds indiziert.

Ursachen eines Vitamin-B_{12}- und Folsäuremangels

Der Mensch benötigt täglich < 1 µg Vitamin B_{12}. In der Leber sind ca. 3 g Vitamin B_{12} gespeichert, sodass bei ausbleibender Vitamin-B_{12}-Zufuhr der **Speicher für ca. fünf Jahre** reicht. Es gibt drei Ursachen für einen Vitamin-B_{12}-Mangel:

- **Intrinsic-Factor-Mangel:** autoimmunbedingte atrophische Gastritis (perniziöse Anämie), totale Gastrektomie, kongenital (sehr selten)
- **Erkrankungen des terminalen Ileum:** regionale Enteritis, Zöliakie, tropische Sprue, Ileumresektion, Veganismus
- **Verminderte intestinale Resorption:** bakterielle Fehlbesiedlung, Fischbandwurmbefall des Jejunums, Imerslund-Gräsbeck-Syndrom (sehr selten)

MERKE

Nach einer totalen Gastrektomie würde der Vitamin-B_{12}-Speicher ohne parenterale Substitution für ca. fünf Jahre reichen, bis eine megaloblastäre Anämie entsteht. Dagegen ist bei einer subtotalen Gastrektomie nicht mit einem Vitamin-B_{12}-Mangel zu rechnen, da eine ausreichende Vitamin-B_{12}-Resorption theoretisch noch möglich ist.

Der **Folsäurevorrat** eines gesunden Menschen reicht für **drei bis vier Monate** und entspricht 12 bis 15 mg Folsäure, die maximal gespeichert werden können. Beim Folsäuremangel werden vier Ursachen unterschieden:

- **Verminderte Zufuhr**: Mangelernährung (kein Obst und Gemüse), chronischer Alkoholismus (Ausnahme: Bier, enthält viel Folsäure!)
- **Verminderte intestinale Resorption**: Morbus Crohn, Zöliakie, tropische Sprue, Malabsorption anderer Genese
- **Medikamente**: Antimetabolite (Methotrexat [MTX], Pyrimethamin, Sulfasalazin), Antikonvulsiva (Phenytoin, Primidon, Carbamazepin), orale Kontrazeptiva
- **Erhöhter Bedarf**: Schwangerschaft, Hämodialyse

MERKE

Bei einer durch einen Vitamin-B_{12}- oder Folsäuremangel bedingten megaloblastären Anämie werden die megaloblastären Vorstufen bereits im Knochenmark zerstört. Diese intramedulläre Hämolyse macht sich im peripheren Blut durch eine Leukopenie, Thrombozytopenie, Anämie, Erhöhung von Serum-Eisen, unkonjugiertem Bilirubin und LDH sowie Haptoglobinverminderung bemerkbar.

Der Folsäuremangel ist bei der adipösen Patientin am ehesten durch eine Mangelernährung zu erklären. Da einem Vitamin-B_{12}-Mangel häufig eine perniziöse Anämie zugrunde liegt, wird am Folgetag nach Aufklärung und Einverständnis der Patientin eine **ÖGD** veranlasst und parallel die **Bestimmung der Autoantikörper gegen Parietalzellen und Intrinsic Factor** (➤ Tab. 39.3) in die Wege geleitet.

- **Befund ÖGD:**
  - Glykogenakanthosen
  - Schleimhauterythem im Antrum
  - Schleimhauterythem im Bulbus duodeni distal
- **Befund Histologie (Magenbiopsate):**
  - Typ-C-Gastritis des Magenantrums
  - Magenschleimhaut von Korpus und Fundus ohne wesentlichen pathologischen Befund
  - Kein Nachweis von Helicobacter pylori
  - Kein Anhalt für Malignität

Bei der Patientin kann eine durch eine Autoimmungastritis bedingte perniziöse Anämie histologisch und laborchemisch ausgeschlossen werden.

MERKE

Eine Achlorhydrie, ein Blindsacksyndrom oder eine Dünndarmdivertikulose können zu einer bakteriellen Fehlbesiedlung führen. Diese Bakterien können wiederum dem Nahrungsbrei Vitamin B_{12} entziehen und so einen Mangel hervorrufen.

Tab. 39.3 Bestimmung der Parietal- und Intrinsic-Factor-Antikörper

Parietalzell-Ak S	S	**n.nwb.**
Intrinsic-Factor-Ak S	S	**n.nwb.**

39

FALLBERICHT

Aufgrund der multiplen Vorerkrankungen wird als nächstes eine bakterielle Fehlbesiedlung als Ursache der megaloblastären Anämie diskutiert. Die Patientin muss daher genauer anamnestiziert werden. Eine Gastrektomie oder andere Bauchoperationen bis auf eine Appendektomie in der Kindheit seien nicht erfolgt. Eine chronisch-entzündliche Darmerkrankung oder Zöliakie sei nicht bekannt. Im Gegenteil, sie neige unter der Opiattherapie eher zu Verstopfung. Anschließend wird die Patientin zu ihren Essensgewohnheiten befragt, um eine alimentäre Genese des Folsäure- und Vitamin -B_{12}-Mangels auszuschließen. Die Patientin erzählt, dass sie regelmäßig Fleisch esse und sich insgesamt ausgewogen ernähre. Die häufigsten Ursachen können demnach ausgeschlossen werden. Als Ursache für die Anämie bleibt noch ein seltener, durch eine Fischbandwurminfektion hervorgerufener Vitamin-B_{12}-Mangel übrig. In seltenen Fällen kann eine Fischbandwurmbesiedlung des Dünndarms zu einer vermehrten Vitamin-B_{12}-Resorption führen.

39

MERKE

Menschen mit strikter veganer Ernährung (Verzicht auf Fleisch, Fisch, Eier, Milch usw.) können einen Vitamin-B_{12}-Mangel entwickeln.

Zur weiteren Abklärung wird eine **parasitologische Stuhluntersuchung** veranlasst.

Befund Stuhluntersuchung

Diphyllobothrium latum	nicht nachgewiesen
Wurmeier	nicht nachgewiesen
Lamblien	nicht nachgewiesen
Amöben	nicht nachgewiesen
Cryptosporidien	nicht nachgewiesen

Der Stuhlbefund fällt dreimal negativ aus. Somit kann auch eine Fischbandwurminfektion (Diphyllobothrium latum) ausgeschlossen werden.

Da keine organische Ursache für den Vitamin-B_{12}-Mangel in Frage kommt, werden die Medikamente auf Wechselwirkungen und Nebenwirkungen überprüft. Als einziges Medikament, das einen Vitamin-B_{12}-Mangel verursachen kann, kommt Metformin in Frage. In den Fachinformationen der übrigen Medikamente ist ein Folsäuremangel als Nebenwirkung nicht aufgeführt.

Vitamin-B_{12}-resorptionshemmende Medikamente

Die im Folgenden genannten Medikamente können die Vitamin-B_{12}-Resorption beeinflussen:

- **Beeinträchtigung der Vitamin-B_{12}-Resorption:**
  - Cycloserin (Tuberkulose-Therapie)
  - Isoniazid (Tuberkulose-Therapie)
  - Metformin (Therapie des Diabetes mellitus Typ 2)
  - Mesalazin (Therapie chronisch-entzündlicher Darmerkrankungen)
  - Colchicum (Therapie von Gicht, familiärem Mittelmeerfieber und M. Behçet)
  - Neomycin (Antibiotikum)
  - H_2-Blocker
  - Protonenpumpeninhibitoren
- **Erhöhung der Vitamin-B_{12}-Ausscheidung:** Natrium-Nitroprussid
- **Zerstörung von Vitamin B_{12}:** Nitritoxid/Stickstoffmonoxid

CAVE

Erkrankungen wie das Multiple Myelom, eine HIV-Infektion, aber auch eine Schwangerschaft sowie bestimmte Medikamente (orale Kontrazeptiva und Phenytoin) können mit einem niedrigen Vitamin-B_{12}-Spiegel assoziiert sein und einen Vitamin-B_{12}-Mangel vortäuschen. Ursächlich liegt eine Verminderung des Vitamin-B_{12}-Bindungsproteins vor.

Diagnose

Bei der Patientin liegt eine metformininduzierte (Vitamin-B_{12}-Mangel) und durch Mangelernährung (Folsäuremangel) zu erklärende megaloblastäre Anämie vor.

39.2 Therapie

Unter der begonnen Folsäure- und Vitamin-B_{12}-Substitution (s. o.) fällt die LDH innerhalb einer Woche auf 682 U/l ab. Die Thrombozytenzahl normalisiert sich und liegt bei 207 G/l. Der Hb-Wert hält sich in den ersten zwei Wochen bei 8,5 g/dl. Die Patientin wird mit folgender Empfehlung nach Hause entlassen:

- Vitamin-B_{12} 1 000 µg i. v. initial 1–3 ×/Woche bis zur Hb-Normalisierung.
- Bei Anstieg der Erythrozyten auf > 3 T/l zusätzlich Eisensubstitution, z. B. mit ferro sanol® duodenal 100 mg/d zur Vermeidung eines Eisendefizits.
- Folsäuresubstitution bis zur Normalisierung des Hb-Werts.
- Der Wiederbeginn mit Metformin ist unter engmaschiger Blutbild- und Vitamin-B_{12}-Spiegelkontrolle möglich, ggf. zusätzliche Gabe von Calcium oder gelegentliche Vitamin-B_{12}-Substitution (spiegelabhängig).

Bei ausbleibender Blutbildregeneration und Normalisierung von LDH und Haptoglobin wird die Wiedervorstellung zur Knochenmarkpunktion empfohlen.

In der zwei Monate später durchgeführten Blutbildkontrolle besteht keine Bizytopenie mehr (➤ Tab. 39.4).

Tab. 39.4 Verlaufskontrolle unter Vitamin-B_{12}-, Folsäure- und Eisensubstitution (nach zwei Monaten)

Kenngröße	Maß-einh.	Mat.	Referenz-ber.	
Hämatologie				
Kleines Blutbild		EB		
Leukozyten	G/l	EB	4,0–10,4	**9,4**
Erythrozyten	T/l	EB	3,96–5,16	**3,94**
Hämoglobin	g/dl	EB	11,5–15,4	**11,5**
Hämatokrit		EB	0,346–0,453	**0,345**
MCV	fl	EB	80,0–95,5	**87,6**
MCH	pg	EB	26,1–32,6	**29,2**
MCHC	g/dl	EB	31,9–35,5	**33,3**
Thrombozyten	G/l	EB	176–391	**315**

Was wäre wenn …

- … die Patientin eine Bluttransfusion erhalten hätte?
  - Da die Patientin asymptomatisch war, hätte ein Hb-Anstieg von 1–1,5 g/dl keinen Unterschied gemacht. Die Transfusion hätte nur zur Laborkosmetik und nicht zur Behebung der Ursache beigetragen. Eine Bluttransfusion hätte man bei Hb-Werten < 8 g/dl und/oder Symptomen wie Schwindel, Belastungsdyspnoe und Schwäche diskutieren können.
- … eine Knochenmarkpunktion durchgeführt worden wäre?
  - Eine Knochenmarkpunktion wäre zur Abklärung einer Bizytopenie mit einer hyporegenerativen hyperchromen, makrozytären Anämie und unauffälligen Werten für Folsäure und Vitamin B_{12} indiziert gewesen. Bei einer hyperchromen, makrozytären Anämie mit gesichertem Folsäure- oder Vitamin-B_{12}-Mangel oder Alkoholkranken mit einer portalen Hypertension bei Leberzirrhose sollte dagegen zunächst die Grunderkrankung behandelt und bei ausbleibender Blutbildregeneration eine Knochenmarkpunktion durchgeführt werden.
- … der Zusammenhang mit der Metformin-Einnahme nicht erkannt worden wäre?
  - Dann wären noch weitere, auch invasive Untersuchungen zur Ursachenabklärung durchgeführt worden. Metformin ist inzwischen aus der Therapie des Diabetes mellitus Typ 2 nicht mehr wegzudenken. Es kann mit einigen Antidiabetika und mit Insulin kombiniert werden. Den Diabetologen ist diese gelegentlich auftretende Nebenwirkung nach langjähriger Metformin-Therapie bekannt. Vielen Hausärzten und Hämatologen dagegen nicht. Daher sollte einmal im Quartal neben dem HbA1c-Wert auch der Vitamin-B_{12}-Spiegel bestimmt werden. Bei Werten im unteren Normbereich kann bei Bedarf eine Vitamin-B_{12}-Substitution parenteral durchgeführt werden. Da für die intestinale Resorption des Vitamin-B_{12}-Intrinsic-Factor-Komplexes Calcium benötigt wird, kann eine orale Calcium-Substitution durch die Aufhebung der Interaktion am Calciumkanal die Vitamin-B_{12}-Resorption wieder ermöglichen.

- … bei der Patientin eine perniziöse Anämie festgestellt worden wäre?
  - Bei histologischem Nachweis einer Autoimmungastritis und Vorhandensein von Antikörpern gegen Parietalzellen und/oder Intrinsic Factor hätte eine perniziöse Anämie vorgelegen. Die Autoimmungastritis, eine seltene Form der chronischen Gastritis, wird auch als Typ-A-Gastritis bezeichnet und gilt als Präkanzerose. Für die Patientin hätte sich als Konsequenz eine lebenslange Vitamin-B_{12}-Substitution sowie jährliche endoskopische Verlaufskontrollen ergeben.

LITERATUR

Aroda VR, Edelstein SL, Goldberg RB. Long-term Metformin Use and Vitamin B12 Deficiency in the Diabetes Prevention Program Outcomes Study. J Clin Endocrinol Metab. 2016 Apr;101(4): 1754–1761.

Bauman WA, Shaw S, Jayatilleke E. Increased intake of calcium reverses vitamin B12 malabsorption induced by metformin. Diabetes Care. 2000;23(9):1227–1231.

Buti S, Sikokis A. Drug-induced megaloblastic anemia. NEJM. 2016, 374 (7): 695–697.

Fuchs R, Staib P, Brümmendorf T. Megaloblastäre Anämie. In: Fuchs R, Staib P, Brümmendorf T. Hämatologie 2018. 28. A. Stolberg: Nora, 2018: S. 290–294.

Hesdorffer CS, Longo DL. Drug-induced megaloblastic anemia. NEJM. 2016, 373 (17): 1649–1658.

Nilsson-Ehle H, Landahl S, Lindstedt G. Low serum cobalamin levels in a population study of 70- and 75-year-old subjects. Gastrointestinal causes and hematological effects. Dig Dis Sci. 1989;34(5): 716–723.

Pflipsen MC, Oh RC, Saguil A. The prevalence of vitamin B(12) deficiency in patients with type 2 diabetes: a cross-sectional study. J Am Board Fam Med. 2009 Sep;22(5): 528–534.

FALL

40 Hauptsache, das Leben in vollen Zügen genossen!

FALLBERICHT

Ein 80-jähriger Patient stellt sich im letzten Jahr der Nachsorge nach einem B-NHL-Rezidiv wegen einer progredienten Thrombopenie alle drei bis sechs Monate in der hämatologischen Ambulanz vor.

Bei dem Patienten wurde sechs Jahre zuvor ein **diffus großzelliges B-NHL im Stadium III A mit einem 30 cm durchmessenden abdominellen Bulk und zervikaler Lymphadenopathie, IPI-Score 3** (LDH, Alter, ECOG-Status 1, keine Extranodalmanifestation, Stadium III), diagnostiziert. Nach einer Chemotherapie mit 6 × R-CHOP-14 + 2 × R zeigte sich im PET-CT eine funktionelle Remission. Bei jedoch residuellem, deutlich größenregredientem abdominellem Bulk wurde im Anschluss eine konsolidierende lokale Radiatio mit 36 Gy durchgeführt.

Leider entwickelte der Patient fünf Monate später ein **Frührezidiv mit großem Bulktumor um den linken Ureter mit Harnstau.** Eine Ureterschienung war erforderlich. Da er zur ambulanten CHOP-Therapie stets 20 Kilometer mit dem Fahrrad zurücklegte, wurde bei dem damals 75-jährigen Patienten, der biologisch mindestens zehn Jahre jünger wirkte (ECOG-Status 0), die **Indikation für eine Hochdosis-Chemotherapie mit anschließender autologer Blutstammzelltransplantation** gestellt. Nach insgesamt vier Zyklen R-DHAP wurde eine Vollremission im PET-CT erreicht. Anschließend wurde eine Hochdosis-Chemotherapie nach dem BEAM-Schema mit **autologer Stammzelltransplantation** durchgeführt. **Während der Transplantation entwickelte der Patient ein akutes Nierenversagen.** Die Nierenfunktion erholte sich daraufhin nicht, eine **chronische Niereninsuffizienz** mit einem Kreatininwert von 2,3–2,9 mg/dl (GFR 21–29 ml/min) war die Folge. Fünf Jahre nach der Rezidivtherapie zeigt der Patient eine anhaltende komplette Remission.

Weitere Vorerkrankungen: Gonarthrose beidseits, Z. n. Magenfundusvarizenblutung vor sechs Jahren, benigne Prostatahyperplasie, glukokortikoidinduzierter Diabetes mellitus, Z. n. Vorhofflattern, Z. n. Lungenembolie bei TVT. Keine Allergien bekannt.

Aktuelle Medikation: Finasterid 1 × 5 mg, Bisoprolol 1 × 2,5 mg, Furosemid 20 mg bei Bedarf, Diclofenac 75 mg bei Bedarf.

Tab. 40.1 Blutbildverlaufskontrollen im Rahmen der Nachsorge

Kenngröße	Maßeinh.	Mat.	Referenzber.			
Hämatologie				Vor 5 Monaten	Vor 11 Monaten	Vor 1,5 Jahren
Kleines Blutbild		EB				
Leukozyten	G/l	EB	3,9–9,8	**5,3**	**6,2**	**6,4**
Erythrozyten	T/l	EB	4,54–5,77	**4,36**	**5,09**	**4,8**
Hämoglobin	g/dl	EB	13,5–17,5	**13,3**	**15,1**	**14,4**
Hämatokrit		EB	0,396–0,506	**0,404**	**0,454**	**0,418**
MCV	fl	EB	80,0–95,5	**92,6**	**89,2**	**87,1**
MCH	pg	EB	27,6–32,8	**30,6**	**29,7**	**30**
MCHC	g/dl	EB	32,8–36,6	**33,1**	**33,3**	**34,4**
Thrombozyten	G/l	EB	146–328	**> 98**	**M 136**	**164**

Tab. 40.2 Laborverlaufskontrolle (nach Knieoperation rechts) *(Forts.)*

Kenngröße	Maßeinh.	Mat.	Referenzber.	
Hämatologie				
Neutrophile Granuloz. (abs.)	G/l	EB	1,78–6,23	**3,34**
Lymphozyten (abs.)	G/l	EB	1,05–3,24	**0,99**
Monozyten (abs.)	G/l	EB	0,26–0,87	**0,62**
Gerinnung (Spezial)				
Quick-Wert	%	P	70–120	**75**
INR		P	0,8–1,2	**1,2**
PTT	sec	P	25–42	**31**
Immunologie, Proteinchemie				
Haptoglobin	mg/dl	PS	30,0–200,0	**256**
Endokrinologie, Spezialanalytik				
Folsäure	ng/ml	PS	4,6–18,7	**12,7**
Vitamin B_{12}	pg/ml	PS	197–771	**693**

Sowohl die Hyperferritinämie als auch die Haptoglobinerhöhung werden im Rahmen der Akute-Phase-Reaktion bei Harnwegsinfektion gedeutet. Die Transferrinsättigung und Erythrozytenindizes sind normwertig. Bei bekannter chronischer Niereninsuffizienz ist eine renale Anämie differenzialdiagnostisch zwar denkbar, der rasche Hb-Abfall von 15 g/dl auf aktuell 8,3 g/dl innerhalb von sechs Monaten ist jedoch ungewöhnlich.

MERKE

Bei einer akuten Gastrointestinalblutung führt ein Blutverlust > 200 ml zu einem Hb-Abfall. Die Erythrozytenindizes und Eisenparameter sind normwertig. Innerhalb weniger Stunden wird durch eine gesteigerte Erythropoetin-Produktion eine Proliferation der Erythropoese im Knochenmark bewirkt. Abhängig vom Grad der Anämie werden Retikulozyten ins periphere Blut ausgeschwemmt. Es resultiert eine Retikulozytose.

Da der Patient in der Vorgeschichte eine Magenfundusvarizenblutung aufweist, NSAR eingenommen und bei progredienter Thrombopenie und Nierenfunktionsverschlechterung (cave Akkumulation!) NMH postoperativ zur Thromboseprohylaxe appliziert hat, wird bei Verdacht auf eine Gastrointestinalblutung notfallmäßig eine **ÖGD** veranlasst:

- Endoskopisch finden sich eine kleine axiale Hernie, ein Schleimhauterythem im Korpus und im proximalen Bulbus duodeni sowie eine alte Ulkusnarbe im Fundus ventriculi.
- Eine aktive Blutungsquelle zeigt sich im eingesehenen Bereich nicht.

Trotz nachgewiesenem Harnwegsinfekt bei liegendem DJ-Katheter links werden zur weiteren Fokussuche noch eine **Röntgen-Thoraxuntersuchung** und eine **Abdomensonografie** durchgeführt:

- Röntgenologisch kann ein pneumonisches Infiltrat ausgeschlossen werden.
- Sonografisch zeigen sich eine **Steatosis hepatis (Grad III)** mit fokaler Minderverfettung im Segment IVa, mehrere **Leberzysten, Gallenblasenschlick sowie Nierenzysten beidseits** mit Zeichen der chronischen Nierenschädigung. Ein Harnstau kann beidseits ausgeschlossen werden.

Differenzialdiagnostisch kann es sich bei der Thrombozytopenie des Patienten um eine ITP, HIT nach Heparin-/NMH-Therapie und DITP (drug induced thrombocytopenia) handeln.

MERKE

Eine DITP kann durch folgende Medikamente ausgelöst werden: Chinin und Chinidin, seltener Cotrimoxazol, Rifampicin, Carbamazepin, Diclofenac, Ibuprofen und Vancomycin. Bei hochgradigem Verdacht auf das Vorliegen einer DITP ist die Bestimmung der medikamentenabhängigen Thrombozyten-Antikörper nicht erforderlich. Es genügt das Absetzen des auslösenden Agens.

FALLBERICHT

Da bei dem Patienten der Verdacht auf DITP besteht, wird Diclofenac und bei Thrombopenie auch Enoxaparin abgesetzt. Auf eine Koloskopie wird bei fehlenden Blutungszeichen verzichtet. Der Harnwegsinfekt wird mit Amoxicillin/Clavulansäure 2 × tgl. 875/125 mg über fünf Tage behandelt. Der Patient wird eine Woche später wieder einbestellt. In der Laborverlaufskontrolle zeigt sich eine deutliche Besserung des Kreatinins und des CRP-Werts (2,5 mg/dl und 1,41 mg/dl). Das Blutbild sieht folgendermaßen aus: Hb 8,3 g/dl, Leukozyten 9,8 G/l und Thrombozyten 55 G/l.

Da die Bizytopenie persistiert, wird mit dem Patienten die Indikation einer Knochenmarkpunktion besprochen und elektiv durchgeführt. Zusätzlich wird peripheres Blut zur mikroskopischen Untersuchung eingeschickt.

Befund Blutzytologie

Im **peripheren Blut** findet sich eine pathologische Linksverschiebung bis zum Blasten (6 %). Es gibt den Nachweis für deutliche Dysplasien in der Granulopoese (Hypogranulierung, Pseudo-Pelger-Formen) sowie den Nachweis von Normo- und Erythroblasten.

Befund Knochenmarkzytologie

- Das **hyperzelluläre Knochenmark** weist einen grenzwertigen Blastenanteil (6 %) auf. Es zeigen sich Dysplasien in der Granulopoese, geringer auch in der Erythropoese. Die Megakaryopoese ist vermindert ohne signifikante Dysplasien. Kein POX-Defekt, keine nennenswerte monozytäre Komponente. Das Speichereisen ist deutlich gesteigert (Gale Score 5) sowie Nachweis von > 15 % Ringsideroblasten.
- Zytomorphologisch liegt ein **t-MDS vom Typ RAEB-1** vor.
- **FISH-Befund:** Nachweis einer 5q31-Deletion in 136 von 142 Interphasekernen.

Der Befund der Zytogenetik steht noch aus.

Befund Knochenmarkhistologie

- Es zeigt sich ein hyperzelluläres Knochenmark mit Linksverschiebung der neutrophilen Granulozytopoese und auffallender Hypoplasie der Megakaryozyten. Eine maligne hämatologische Systemerkrankung, speziell eine therapieassoziierte myeloische Neoplasie, lässt sich weder ausschließen noch mit Sicherheit diagnostizieren. Kein Hinweis auf Infiltrate eines malignen Lymphoms.
- In den **ergänzenden immunhistochemischen Spezialfärbungen** zeigen sich locker verstreute CD3-exprimierende T-Lymphozyten in quantitativ ungewöhnlich geringer Zahl. CD20 erscheint negativ. Keine Vermehrung von CD79a-positiven B-Zellen. Zumeist locker verstreute CD38-exprimierende Plasmazellen, quantitativ grenzwertig und diffus vermehrt, gelegentlich unter Ausbildung periarteriolärer Gruppen. Bei der Darstellung leichter Immunglobulinketten (schwere Ketten wurden nicht untersucht) zeigt sich ein reaktiv-bitypisches Färbemuster mit etwa gleich vielen, teils Kappa-, teils Lambda-exprimierenden Plasmazellen. Die TdT ist weitgehend negativ. Die immunhistochemischen Spezialfärbungen ergeben **keine Anhaltspunkte für Infiltrate einer B-Zellen-Neoplasie.**
- In einer **ergänzend durchgeführten Klonalitätsanalyse** kann amplifizierbare DNA extrahiert werden. Eine Klonalität des IgH-Locus liegt demnach nicht vor.

Auf molekularpathologischer Ebene ergibt sich kein Befund, der für eine B-Zellen-Neoplasie diagnostisch richtungsweisend wäre, speziell liegt keine Klonalität des IgH-Locus vor. Es ergeben sich somit weder morphologisch noch molekularbiologisch Anhaltspunkte für Infiltrate eines malignen Lymphoms.

Trotz diskrepanter Befunde ist die Zytologie ausschlaggebend: Es liegt eine **t-MDS vom Typ RAEB-1 mit Nachweis einer 5q-Deletion** vor. Bei einem MDS mit Niedrig- oder Intermediär-1-Risiko in Verbindung mit einer isolierten Deletion 5q kann eine spezifische Therapie mit dem Immunmodulator Lenalidomid durchgeführt werden.

FALLBERICHT

Aufgrund der persistierenden Anämie des Patienten wird bei bekannter chronischer Niereninsuffizienz mit GFR-Werten < 30 ml/min eine Erythropoetin-Therapie eingeleitet. In den engmaschigen Laborverlaufskontrollen zeigt sich nach einmaliger Transfusion von zwei Erythrozytenkonzentraten ein stabiler Hb-Wert zwischen 9 und 10 g/dl.

Nach fast fünf Wochen liegt endlich der Befund der Chromosomenanalyse vor.

Befund Zytogenetik

Die Chromosomenanalyse weist einen **komplex aberranten,** männlichen Chromosomensatz **mit numerischen und unbalancierten Rearrangements** nach, die die Chromosomen 5, 6, 8, 13 und 16 betreffen.

CAVE

Bei einem 5q-minus-Syndrom müssen folgende diagnostische Kriterien erfüllt sein:
- Hypolobulierung und Einkernigkeit normal großer Megakaryozyten
- Normale oder erhöhte Thrombozytenzahl im peripheren Blut
- Makrozytäre Anämie
- Nomale oder verminderte Erythropoese (RPI < 2), keine Dysplasiezeichen
- Fehlen von Ringsideroblasten

Diagnose

Bei dem Patienten liegt gemäß WHO-Klassifikation (2016) ein **MDS-RS-MLD** vor. Der IPSS-R-Score beträgt 8 (very high risk). Das mediane Überleben liegt bei acht Monaten. Nach sieben Monaten wird in 25 % der Fälle eine Transformation in eine AML beobachtet. Die morphologischen Kriterien eines 5q-minus-Syndroms waren bei dem Patienten zu keiner Zeit erfüllt. Daher muss bei der Diagnose eines MDS die gesamte Zytogenetik (FISH + Chromosomenanalyse) abgewartet und eine Risikostratifikation durchgeführt werden. Die Therapie mit Lenalidomid ist nur bei MDS mit isoliertem Nachweis einer 5q-Deletion und nicht bei einem komplex aberrantem Karyotyp zugelassen.

Therapieassoziierte myeloische Neoplasien

Nach einer Latenzzeit von ein bis zehn Jahren nach einer Zytostatikaapplikation kann eine therapieassoziierte myeloische Neoplasie entstehen. Es werden drei therapiebedingte hämatologische Neoplasien unterschieden:
- t-AML
- t-MDS
- t-MDS/MPN

Folgende Zytostatika werden mit dem Entstehen von hämatologischen Sekundärneoplasien in Verbindung gebracht:
- **Alkylanzien:** Melphalan, Cyclophosphamid, Chlorambucil, Busulfan, Carboplatin, Cisplatin, Dacarbazin, Procarbazin, Carmustin, Mitomycin C, Thiotepa, Bendamustin
- **Topoisomerase-II-Inhibitoren:** Etoposid, Teniposid, Doxorubicin, Daunorubicin, Mitoxantron, Epirubicin, Amsacrin, Actinomycin
- **Antimetabolite:** Thiopurin, Mycophenolat, Fludarabin
- **Alkaloide und Taxane:** Vincristin, Vinblastin, Vindesin, Paclitaxel und Docetaxel

Außerdem können hämatologische Sekundärneoplasien bei einer **Strahlentherapie** mit großflächiger Beteiligung des Knochenmarks auftreten.

Sekundärneoplasien haben eine schlechtere Prognose.

40.2 Therapie

Trotz der Diagnose eines MDS-RS-MLD und der mitgeteilten Prognose ist der Patient dankbar, dass er damals durch die Hochdosis-Chemotherapie mit anschließender autologer Stammzelltransplantation vom Lymphom geheilt werden und somit noch fünf Jahre dazugewinnen konnte. Er habe Lebensqualität gehabt und die Zeit sehr genossen.

Die begonnene **Therapie mit Erythropoetin** wird bei stabilen Hb-Werten fortgeführt. Es besteht lediglich **alle zwei Wochen Transfusionsbedarf für Thrombozyten**. Aufgrund des noch relativ guten Allgemeinzustands wird mit dem Patienten eine **systemische Therapie mit dem Histon-Deacetylase-Inhibitor Azacitidin** besprochen. Der Patient erhält sechs Zyklen Azacitidin. Die Thrombozytenwerte erholen sich unter der Therapie und liegen bei > 100 G/l. Eine Transfusionspflichtigkeit für Thrombozyten besteht nicht mehr. Komplizierend muss er nach dem sechsten Zyklus mit Fieber in Neutropenie stationär behandelt werden. Nach zwei weiteren Zyklen spricht der Patient auf die Therapie nicht mehr an.

Es entwickelt sich rasch eine Panzytopenie mit transfusionspflichtiger Anämie und Thrombozytopenie. Neun Monate nach der Erstdiagnose wird die Knochenmarkpunktion wiederholt. Es zeigt sich nun eine **sekundäre AML** mit molekulargenetischem Nachweis einer TP53-Mutation. Der Patient wird daraufhin im Rahmen der SAMBA-Studie (Single Agent JNJ-56022473 in MDS and AML patients failing hypomethylating agent based therapy [Deutsche Studiengruppe MDS]) für insgesamt vier Monate **alle zwei Wochen mit einem CD123-Antikörper** behandelt. Aufgrund rezidivierender Infektkomplikationen muss die Teilnahme an der Studie abgebrochen werden.

Einen Monat später stellt sich der Patient mit einer **schweren Sepsis und beginnendem Multiorganversagen** in der Notaufnahme vor. Nach zwischenzeitlicher **Kreislaufstabilisierung** und Beginn einer **antibiotischen Therapie mit Meropenem und Linezolid** kann der Patient auf die Normalstation verlegt werden. Dort wird er trotz Volumenzufuhr kreislaufinstabil und soporös. Bei zunehmender respiratorischer Insuffizienz wird, nach ausführlicher Rücksprache mit der Ehefrau und dem expliziten Patientenwunsch entsprechend, auf eine weitere Therapieeskalation verzichtet. Der Patient verstirbt innerhalb von 24 Stunden nach der stationären Aufnahme im Beisein seiner Frau.

Was wäre wenn …

- … die Thrombozyten-Antikörper nicht bestimmt worden wären?
  - Eine Thrombozytopenie kann auch ohne die Bestimmung der Thrombozyten-Antikörper differenzialdiagnostisch abgeklärt werden. Aufgrund der geringen Sensitivität kann auf die Bestimmung der Thrombozyten-Antikörper verzichtet werden. Der positive Nachweis von Antikörpern war in diesem Fall initial nur irreführend.
- … die Knochenmarkpunktion viel früher durchgeführt worden wäre?
  - Bei einer isolierten Thrombozytopenie und zytostatischer Therapie in der Vorgeschichte wäre die Durchführung einer Knochenmarkpunktion bereits bei tendenziell abfallender Thrombozytenzahl gerechtfertigt gewesen, um cinc hämatologische Neoplasie (MDS, AML, Lymphom) auszuschließen. Im diesem Fall hätte man mindestens drei Monate früher die Diagnose MDS stellen und mit der Azacitidin-Therapie beginnen können.
- … keine ÖGD durchgeführt worden wäre?
  - Bei unklarem raschem Hb-Abfall und Vorhandensein von Risikofaktoren wie z. B. einer Blutung in der Vorgeschichte, NSAR-Einnahme, Thrombozytopenie und Antikoagulation ist eine ÖGD und ggf. Koloskopie indiziert, um eine Blutung aus dem oberen bzw. unteren Gastrointestinaltrakt auszuschließen. Eine unerkannte akute gastrointestinale Blutung hätte letal enden können.
- … keine Erythropoetin-Therapie durchgeführt worden wäre?
  - Zur Reduktion des Transfusionsbedarfs kann bei einem Erythropoetin-Spiegel < 500 U/l eine Therapie mit Erythropoetin initiiert werden. Da der Patient außerdem eine chronische Niereninsuffizienz hatte, wäre ohne Erythropoetin die Transfusionsfrequenz viel höher gewesen. Eine sekundäre Hämosiderose wäre die Folge gewesen. Die Erythropoetin-Therapie beeinflusst dagegen nicht die Thrombozytenzahl und somit den Transfusionsbedarf für Thrombozyten.

LITERATUR

Arber DA, Orazi A, Hasserjian R. The 2016 revision to the World Health Organization classification of myeloid neoplasms and acute leukemia. Blood 2016; 127(20):2391–2405.

Cines DB, Blanchette VS. Immune thrombocytopenic purpura. N Engl J Med. 2002;346(13): 995–1008.

Fuchs R, Staib P, Brümmendorf T. Immunthrombozytopenie. In: Fuchs R, Staib P, Brümmendorf T. Hämatologie 2018, 28. A. Stolberg: Nora, 2018. S. 190–198.

Fuchs R, Staib P, Brümmendorf T. Myelodysplastisches Syndrom. In: Fuchs R, Staib P, Brümmendorf T. Hämatologie 2018, 28. A. Stolberg: Nora, 2018. S. 398–433.

Kiefel V. Immunologische Diagnostik bei Thrombozytopenie. Dtsch Arztebl 2003; 100(33): 2159–2165.

FALL

41 Verfixt und zugedröhnt!

FALLBERICHT

Ein 42-jähriger Patient wird mit einem **unklaren Infekt** über die chirurgische Notaufnahme zur weiteren Abklärung stationär aufgenommen.

Drei Wochen zuvor wurde ein **chirurgisches Wunddebridement** mit Entfernung von erkranktem Gewebe **an Haut und Unterhaut am Unterschenkel links** sowie die Anlage einer Vakuumpumpe in der chirurgischen Klinik durchgeführt. Der Patient habe sich aktuell dort mit Schmerzen und **Beugedefizit in der rechten Hüfte bei bekannter Hüftkopfnekrose** beidseits wieder vorgestellt. Darüber hinaus berichtet er **über Husten und Fieber seit einigen Tagen.**

Der Patient war in den vergangenen Monaten immer wieder in stationärer, abwechselnd internistischer und chirurgischer Behandlung in verschiedenen Kliniken.

Vorerkrankungen: aktive Polytoxikomanie, chronische Hepatitis-C-Infektion, COPD, Hüftkopfnekrose beidseits, Z. n. Magenoperation bei Ulcus ventriculi.

Dauermedikation: Pregabalin 150 mg 4-0-4. Abusus diverser oraler und intravenöser Drogen (Heroin i. v., Subutex® [Buprenorphin] i. v.), von Nikotin und Alkohol. Keine Allergien bekannt.

Bei der körperlichen Untersuchung sind ein 3/6 Systolikum mit p. m. im 5. ICR inks in der Medioklavikularlinie, ein Beugedefizit in der rechten Hüfte und eine feuchte Wunde am linken Unterschenkel (ca. 7 × 4 cm) mit sichtbaren Muskelsträngen und nicht-gerötetem Wundrand auffällig.

41.1 Diagnostik

Befund Labordiagnostik

Bei der stationären Aufnahme des Patienten werden Routinelaborparameter erhoben (➤ Tab. 41.1).

- Im Blutbild zeigt sich eine **Bizytopenie mit normozytärer, normochromer Anämie** und Thromboyztopenie. Sowohl im Citrat- als auch im EDTA-Blut sind mikroskopisch Agglutinate auffällig. Der minimale Thrombozytenwert liegt bei 22 G/l. Im Differenzialblutbild sind eine **relative und absolute Monozytopenie,** eine **Lymphozytopenie** und **Kernschatten** auffällig.
- In der klinischen Chemie finden sich eine leichte Hyperglykämie, Hypocalcämie, CRP-, PCT- und Haptoglobinerhöhung, außerdem eine Hypalbuminämie, eine Verminderung der Cholinesterase und eine Erhöhung von Gamma-GT und AP.
- Die Gerinnung ist mit einer Quick-Verminderung und PTT-Verlängerung leichtgradig eingeschränkt.

Tab. 41.1 Routinelabor bei Erstvorstellung

Kenngröße	Maßeinh.	Mat.	Referenzber.	
Klinische Chemie				
Lactat	mmol/l	NP	0,5–2,2	**1,1**
Natrium	mmol/l	PS	135–145	**135**
Kalium	mmol/l	S	3,5–5,0	**3,9**
Glukose	mg/dl	PS	60–99	**122**
Harnstoff	mg/dl	PS	13–49	**27**
Kreatinin	mg/dl	PS	0,5–1,2	**0,6**
GFR pro 1,73 qm (Mabb)	ml/min	PS	≥ 60,0	**> 60,0**
Calcium	mmol/l	PS	2,10–2,55	**1,81**
Calcium (Eiw.-korr.)	mmol/l	PS	2,10–2,55	**1,91**
C-reakt. Prot.	mg/dl	PS	≤ 0,50	**8,05**

Tab. 41.1 Routinelabor bei Erstvorstellung *(Forts.)*

Kenngröße	Maß-einh.	Mat.	Referenz-ber.	
Klinische Chemie				
Procalcitonin	ng/ml	PS	≤ 0,5	3,6
Eiweiß, gesamt	g/dl	PS	6,0–8,5	6,7
Albumin	g/dl	PS	3,5–5,2	2,2
% Albumin	%	PS	55,8–66,1	32,6
Bilirubin gesamt	mg/dl	PS	≤ 1,2	0,3
GOT [AST] (37°)	U/l	PS	≤ 50	46
GPT [ALT] (37°)	U/l	PS	≤ 50	18
Cholinesterase (37°)	kU/l	PS	5,00–13,30	1,1
Gamma-GT (37°)	U/l	PS	≤ 60	122
Alk. Phosphatase (37°)	U/l	PS	40–130	153
LDH (37°)	U/l	PS	< 250	158
CK-Gesamt (37°)	U/l	PS	≤ 190	73
Hämatologie				
Kleines Blutbild		EB		
Leukozyten	G/l	EB	3,9–9,8	4,4
Erythrozyten	T/l	EB	4,54–5,77	2,35
Hämoglobin	g/dl	EB	13,5–17,5	7
Hämatokrit	l/l	EB	0,396–0,506	0,202
MCV	fl	EB	80,0–95,5	86
MCH	pg	EB	27,6–32,8	29,8
MCHC	g/dl	EB	32,8–36,6	34,7
Thrombozyten	G/l	EB	146–328	> 54
Thrombo-Agglutinate		EB		dgf.
Thrombozyten (Citratblut)	G/l	CB	146–328	> 22
Differenzial-BB (mikros)		EB		Morph.
Segmentkernige Granulozyten	%	EB	40–70	47
Eosinophile Granulozyten	%	EB	2–4	4
Monozyten	%	EB	4–10	< 1
Lymphozyten	%	EB	25–40	7
Kernschatten	%	EB		42
Gerinnung (Spezial)				
Quick-Wert	%	P	70–120	65
INR		P	0,8–1,2	1,3
PTT	sec	P	25–42	45

Tab. 41.1 Routinelabor bei Erstvorstellung *(Forts.)*

Kenngröße	Maß-einh.	Mat.	Referenz-ber.	
Immunologie, Proteinchemie				
Haptoglobin	mg/dl	PS	30,0–200,0	259

Da der Patient einen floriden Infekt hat, wird nach röntgenologischem Ausschluss eines pulmonalen Infiltrats bei Verdacht auf eine atypische Pneumonie (Husten!) eine antibiotische Therapie mit Clarithtromycin eingeleitet. Außerdem wird bei Nachweis von Ceftriaxon-sensiblen Keimen im Wundabstrich am Unterschenkel links von vor drei Wochen die Antibiose um Ceftriaxon ergänzt. Nach stationärer Aufnahme des Patienten werden folgende Untersuchungen veranlasst: Sputumuntersuchung, Entnahme mehrerer Blutkulturen, Quantiferon®-Test und Legionellennachweis im Urin.

- Im Sputum werden neben der Mundflora, Staphylococcus aureus, Candida albicans und Candida tropicalis nachgewiesen. Die mikroskopische Untersuchung auf säurefeste Stäbchen ist negativ. Mittels PCR-Untersuchung des Sputums kann kein Mycobacterium-tuberculosis-Komplex nachgewiesen werden.
- Ein durchgeführter QFT®-ELISA-Test auf M. tuberculosis fällt negativ aus. Auch die mehrfach entnommenen Blutkulturen und der Legionellenantigennachweis im Urin sind negativ.

Bei bekannter, bisher nicht behandelter chronischer Hepatitis C kommt bei dieser Laborkonstellation eine Leberzirrhose mit Splenomegalie und stattgehabter Blutung aus dem Restmagen bzw. Ösophagus in Frage. Zur Beurteilung der Leber- und Milzmorphologie und weiteren Fokussuche wird eine **Abdomensonografie** veranlasst.

Befund Sonografie Abdomen

- **Leber:** Es zeigen sich geringgradige Fetteinlagerungen.
- **Milz:** Es liegt eine geringgradige Splenomegalie vor.
- **Lymphknoten-Staging:** Auffällig sind vergrößerte und hyperperfundierte Lymphknoten rechts inguinal und ein Erguss im rechten Hüftgelenk. Es besteht der Verdacht auf eine septische Arthritis.

41

Eine Leberzirrhose ist somit unwahrscheinlich, die Bizytopenie dadurch nicht erklärt. Der Patient wird bei **Verdacht auf eine septische Arthritis** umgehend in der rheumatologischen Abteilung vorgestellt. Sonografisch zeigt sich ein Erguss zweiten Grades im Hüftgelenk rechts ohne PD-Signal. Nach Aufklärung und Erhalt des Patienteneinverständnisses erfolgt eine **Gelenkpunktion.**

Befund Gelenkpunktion

Bei der Gelenkpunktion können 15 ml klare Flüssigkeit aspiriert werden, die mikrobiologisch untersucht wird. In der primären Gram-Färbung sind keine Bakterien nachweisbar. Im Verlauf kann in der angelegten Kultur aus der Gelenkflüssigkeit sowie im parallel durchgeführten Wundabstrich vom Unterschenkel links **Staphylococcus aureus** nachgewiesen werden, sodass die bisherige antibiotische Therapie auf Amoxicillin/Clavulansäure oral umgestellt wird.

FALLBERICHT

Anamnese und Diagnostik gestalten sich bei dem Patienten sehr schwierig, da er ständig heimlich mitgebrachte Drogen konsumiert. Er hat nur kurze klare Momente, ansonsten liegt er meistens somnolent im Bett und kann nur auf starke Schmerzreize erweckt werden. Bei auffälliger Monozyto- und Lymphozytopenie im Differenzialblut kann das Einverständnis für die Durchführung einer HIV- und Hepatitis-Serologie vom Patienten nur mit Verzögerung, nachdem er das Bewusstsein wiedererlangt hat, eingeholt werden.

MERKE

Bei Lymphozytopenie unklarer Genese ist die Durchführung eines HIV-Tests indiziert, insbesondere bei Vorhandensein von Risikofaktoren (z. B. MSM, intravenöser Drogenabusus).

Definition und Ursachen der Lymphopenie

Eine Lymphopenie ist definiert als Verminderung der Lymphozytenzahl < 1 500/µl. Eine Lymphopenie kann folgende **Ursachen** haben:

- HIV-Infektion, AIDS-Erkrankung (CD4-Zellzahl vermindert)
- Intensive Chemo- und Radiotherapie, Behandlung mit Purinanaloga
- Aktive Tuberkulose
- Fortgeschrittene Hodgkin-Erkrankung
- Therapie mit Steroiden, Antilymphozytenglobulin
- Erkrankungen aus dem rheumatologischen Formenkreis (SLE, Felty-Syndrom)
- Angeborener Immundefekt
- Nierenversagen, proteinverlierende Enteropathie
- Zinkmangel

Definition und Ursachen der Monozytopenie

Bei einer Verminderung der Monoyztenzahl < 200/µl liegt eine Monozytopenie vor. Eine Monozytopenie kann folgende **Ursachen** haben:

- Haarzellleukämie (sehr häufig!)
- HIV-Infektion, AIDS-Erkrankung
- Kollagenosen, rheumatoide Arthritis
- Panzytopenie bei aplastischer Anämie, akuter Leukämie
- Steroide, Chemotherapie

Befund Virusserologie

Anti-HIV 1/2 + Antigen EIA	reaktiv
HBs Antigen EIA	negativ
Anti-HBc EIA	positiv
Anti-HCV EIA	reaktiv
Anti-HBs EIA	positiv > 250 IU/l
Quant. HCV-RNA Nachweis	330 000 IU/ml

- Bei dem Patienten liegt eine abgelaufene Hepatitis-B-Infektion vor, es besteht Immunität gegen Hepatitis B.
- Es liegt eine bekannte HCV-Infektion mit Nachweis von HCV-RNA mittels quantitativer PCR mit mittlerer Viruslast vor.
- Das Ergebnis des HIV-Suchtests ist **reaktiv.**

Bei reaktivem HIV-Suchtest wird ein HIV-Immunoblot veranlasst.

Befund HIV-Immunoblot

HIV-Immunoblot HIV-1	positiv
HIV-1 ultrasens./RT-PCR	180 000 Kopien/ml

Es werden Antikörper gegen folgende HIV-Antigene nachgewiesen:

- HIV-1: gp120: ++, gp41: +++, p31: -, p24: +, p17: -
- HIV-2: gp105: -, gp36: -

Bei dem Patienten liegt eine **akute HIV-Infektion** (frühes Stadium V nach Fiebig) mit hoher Viruslast vor.

MERKE

Eine Viruslast von über 100 000 Kopien/ml (gelegentlich auch schon ab über 50 000 Kopien/ml) wird als hoch eingestuft. Eine Viruslast von unter 10 000 Kopien/ml (gelegentlich auch unter 5 000 Kopien/ml) gilt dagegen als niedrig.

HIV-Diagnostik und -Stadien

Bei Verdacht auf eine HIV-Infektionen oder im Rahmen einer Screening-Untersuchung wird eine Stufendiagnostik durchgeführt (➤ Abb. 41.1).

Alle Immuntests erkennen HIV 1 und HIV 2, der Immunoblot erlaubt eine Differenzierung der beiden Typen.

MERKE

Wegen der schwerwiegenden Konsequenzen eines positiven Testergebnisses muss vor einer endgültigen Diagnosestellung der Bestätigungstest abgewartet werden. Eine HIV-Infektion darf nur bei einem eindeutigen Ergebnis (Such- und Bestätigungstest positiv), das in zwei unabhängig voneinander abgenommenen Blutproben erzielt wurde, diagnostiziert werden. **Es gilt als Kunstfehler, einem Patienten ein positives Ergebnis im Suchtest mitzuteilen, das nicht durch einen Bestätigungstest verifiziert wurde!**

Die Stadien einer akuten HIV-Infektion zeigt ➤ Tab. 41.2.

MERKE

Patienten mit Neudiagnose einer HIV-Infektion sollten auf weitere sexuell übertragbare Infektionen (STI) untersucht werden.

FALLBERICHT

Bei dem Patienten wurde die Erstdiagnose einer HIV-Infektion gestellt. Um die T-Helferzellzahl zu bestimmen, wird im nächsten Schritt eine Lymphozytensubpopulation durchgeführt (➤ Tab. 41.3).

Befund Lymphozytensubpopulation (➤ Tab. 41.3)

Beurteilung der Lymphozytensubpopulation:

- Leichte Lymphozytopenie
- T-Zellen leicht vermindert
- T-Helferzellen stark vermindert
  - T-Suppressor-/zytotoxische T-Zellen im Referenzbereich und verstärkt aktiviert
  - CD4/CD8-Quotient stark vermindert
  - Anteil der MHC-nicht restringierten T-Zellen unauffällig
- B-Zellen stark vermindert
- NK-Zellen stark vermindert

Während des stationären Aufenthalts des Patienten werden im Sputum und in der Wunde am Unterschenkel mikrobiologisch Staphylococcus aureus asserviert. Inspektorisch zeigt sich ein Mundsoor.

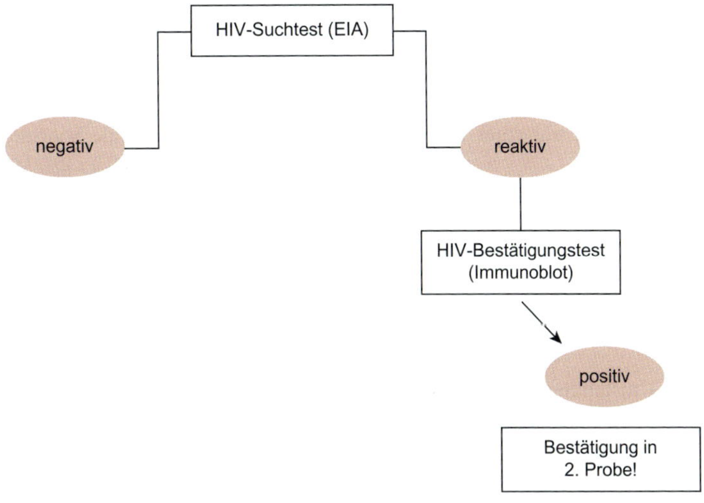

Abb. 41.1 Screening-Untersuchung als Stufendiagnostik (HIV) [V492]

Tab. 41.2 Akute HIV-Infektion, Testergebnisse, Stadien (modifiziert nach Fiebig 2003)

Stadium	Dauer	HIV RNA	p24 Ag	EIA*	Western Blot	p31 (pol)
Eclipse	11 Tage	–	–	–	–	–
I	5,0 Tage	+	–	–	–	–
II	5,3 Tage	+	+	–	–	–
III	3,2 Tage	+	+	IgM positiv	Keine HIV spez. Banden	–
IV	5,6 Tage	+	+	IgM positiv	Inderteminantes Muster**	–
V	69,5 Tage	+	+/–	positiv	reaktiv	–
VI	open-ended	+	+/–	positiv	reaktiv	+

* EIA = Enzymimmunoassay

** Indeterminates Western Blot: Vorhandensein HIV-1-spezifischer Banden, die die Kriterien der US FDA für eine positive HIV nicht erfüllen (nur zwei der folgenden Banden sind positiv: p24, gp 41, gp 120/160). In Stadium IV und V sind zusätzlich gp 41 oder gp 120/160 positiv.

Tab. 41.3 Lymphozytensubpopulation

Zellart	Markerprofil	Messwert	Messwert	Referenzbereich
T-Zellen	**CD3+**	**93 % d. Ly**	**730/µl**	**950–2 290 A/µl**
T-Helferzellen (T-H)	CD3+, CD4+	18 % d. Ly	**140/µl**	500–1 520 A/µl
T-Suppressor-/zytotoxische T-Zellen (T-S)	CD3+, CD8+	76 % d. Ly	600/µl	270–880 A/µl
Aktivierte T-S	HLA-DR+	60 % d. T-S	360/µl	≤ 33 A % d. T-S
MHC-nicht restringierte T-Zellen	CD3+, CD 16+ o. CD56+	1 % d. Ly	10/µl	≤ 9 A % d. Ly
Quotient T-H/T-S	–	0,24	–	1,00–3,70 A
B-Zellen	**CD19+**	**3 % d. Ly**	**20/µl**	**100–380 A/µl**
Nk-Zellen	**CD3-, CD16+ o. CD56+**	**4 % d. Ly**	**30/µl**	**100–560 A/µl**

Diagnose

Bei dem Patienten liegen eine septische Arthritis des rechten Hüftgelenks, ein bronchopulmonaler Infekt sowie eine Wundinfektion des linken Unterschenkels mit jeweils Nachweis von Staphylococcus aureus infolge eines fortgeführten intravenösen Drogenkonsums sowie eine akute HIV-Infektion vor. Darüber hinaus besteht eine chronische Hepatitis-C-Infektion mit einer Kopienzahl von 330 000/ml.

41.2 Therapie

Nach Umstellung der antibiotischen Therapie auf Amoxicillin/Clavulansäure (s. o.) sind die Entzündungsparameter rückläufig und der Patient fieberfrei. Bei Hb-Abfall und anamnestisch Z. n. Ulcus ventriculi wird eine ÖGD durchgeführt. Endoskopisch findet sich keine eindeutige Blutungsquelle, jedoch mehrere fibrinbelegte Erosionen im Magen und eine ausgeprägte, unklare Ösophagitis. Daraufhin wird eine **PPI-Therapie in doppelter Standarddosis** eingeleitet. Nach **Transfusion von zwei Erythrozytenkonzentraten** steigt der Hb-Wert an und bleibt während des stationären Aufenthalts des Patienten stabil. Die orale Soorinfektion wird mit **Fluconazol p. o.** behandelt. Bei Malnutrition und verminderter Lebersyntheseleistung wird **1 × 10 mg Vitamin K oral** verabreicht und eine **Vitamin-B_1-Substitution** begonnen. In der transthorakalen Echokardiografie zeigen sich keine Klappenvegetationen, sodass eine Endokarditis unwahrscheinlich ist.

Die Einleitung einer antiretroviralen Therapie (ART) ist dringend notwendig, jedoch nur sinnvoll, wenn sich der Patient einem Substitutionsprogramm anschließt und außerdem eine regelmäßige Einnahme der Medikamente gewährleistet ist.

Während des Aufenthalts verlässt der Patient die Station wiederholt, kommt z. T. mit wechselnder Vigilanz (wahrscheinlich aufgrund von Drogenintoxikation) zurück und ist bei geplanten Untersuchungen nicht anwesend. Da er zweimal beim Rauchen auf der Station bzw. im Patientenbadezimmer erwischt wird, ist eine weitere stationäre Behandlung wegen der Gefährdung der anderen Patienten nicht möglich. Der Patient wird daraufhin mit oraler Antibiose entlassen.

Was wäre wenn ...

- ... der Patient eine Leberzirrhose gehabt hätte?
  - Der sonografische Nachweis einer Leberzirrhose wäre eine Erklärung für die Bizytopenie gewesen. Eine Knochenmarkpunktion wäre nicht indiziert gewesen. Endoskopisch hätte man Ösophagus- oder Fundusvarizen nachweisen können. Bei der Anämie hätte es sich am ehesten um eine Blutungsanämie gehandelt. Prinzipiell bestand bei dem Patienten aufgrund der chronischen Hepatitis-C-Infektion auch eine Therapieindikation, um bei bekanntem Alkoholabusus eine Progression zur Leberzirrhose zu verhindern. Es gelten jedoch auch für die Therapie der Hepatitis C die gleichen Voraussetzungen wie bei der ART.
- ... keine HIV-Serologie durchgeführt worden wäre?
  - Das Problem bei polytoxikomanen Patienten ist, dass sie meistens mit einer Intoxikation in die Notaufnahme gebracht werden. Da in der Regel nur eine Notfallversorgung durchgeführt wird und nach klinischer Stabilisierung die Patienten entlassen werden oder plötzlich verschwinden, wird dort keine HIV-Diagnostik durchgeführt. Kliniken empfehlen die Durchführung serologischer Untersuchungen aus Kostengründen meistens beim Hausarzt. Falls keine HIV-Serologie veranlasst worden wäre, hätte man die Ursache für die rezidivierenden Infektionen sowie für die Bizytopenie nicht ausfindig gemacht und der Patient wäre weiterhin zwischen Chirurgie und Innerer Medizin hin- und hergeschoben worden.
- ... der Patient eine Tuberkulose gehabt hätte?
  - Bei Husten und Fieber wäre eine Koinfektion mit Tuberkulose denkbar gewesen. Im Sputum konnten keine Mykobakterien nachgewiesen werden. Der Quantiferon®-Test war negativ. Ein negativer Sputumbefund und Quantiferon®-Test schließen bei immunsupprimierten und/oder HIV-positiven Patienten eine Tuberkulose nicht aus. Bei anhaltendem Fieber und stabil hohen Entzündungsparametern wäre daher eine HRCT-Untersuchung der Lunge und anschließende Bronchoskopie mit bronchoalveolärer Lavage zur Erregerdiagnostik indiziert gewesen.
- ... der Patient eine Endokarditis gehabt hätte?
  - Eine Endokarditis ist bei Nachweis einer septischen Arthritis bei Immunsuppression und intravenösem Drogenabusus nicht ungewöhnlich. Bei positiven Blutkulturen sowie echokardiografischem Nachweis von Klappenvegetationen wäre die intravenöse Applikation einer leitliniengerechten, kombinierten antibiotischen Therapie erforderlich gewesen.

LITERATUR

Fiebig EW, Wright DJ, Rawal BD. Dynamics of HIV viremia and antibody seroconversion in plasma donors: implication for diagnosis and staging of primary infection. AIDS 2003, 17: 1871–1879.

Fuchs R, Staib P, Brümmendorf T. Zyklische Neutro-, Lympho-, Mono-, Eosinopenie. Ursachen. In: Fuchs R, Staib P, Brümmendorf T. Hämatologie 2018. 28. A. Stolberg: Nora, 2018. S. 165.

McMichael AJ, Borrow P, Tomaras GD et al. The immune response during acute HIV-1 infection: clues for vaccine development. Nat Rev Immunol 2010; 10 (1): 11–23.

FALL

42 Der eine weiß nicht, was der andere macht

FALLBERICHT

Eine 80-jährige Patientin mit bekannter Riesenzellarteriitis stellt sich wegen therapierefraktärer Kopfschmerzen, die seit über zwei Wochen bestehen, in der Notaufnahme vor.

Bei der Patientin sei **vor elf Jahren eine Riesenzellarteriitis diagnostiziert** worden. Eine bioptische Sicherung war damals nicht möglich. Auf eine Steroidtherapie habe sie laborchemisch und klinisch rasch angesprochen. Aufgrund wechselnder Steroiddosierungen sei parallel eine Erhaltungstherapie mit Methotrexat subkutan für ein halbes Jahr begonnen worden.

Im Verlauf entwickelte die Patientin eine spontane **Fraktur des 12. Brustwirbelkörpers bei steroidinduzierter Osteoporose.** Bei ebenfalls unzureichender Wirkung von Methotrexat seien beide Medikamente zwei Jahre später abgesetzt und die **Erhaltungstherapie mit Azathioprin** fortgeführt worden. Unter der Azathioprin-Monotherapie (2 × 50 mg) zeigte sich in den vergangenen acht bis neun Jahren ein stabiler klinischer und laborchemischer Verlauf.

Weitere Vorerkrankungen: arterielle Hypertonie, chronische Niereninsuffizienz, Diabetes mellitus Typ 2 mit diabetischer Polyneuropathie, Restless-Legs-Syndrom. Struma multinodosa und Karpaltunnelsyndrom rechts. Keine Allergien bekannt.

Aktuelle Medikation: Alendronsäure 70 mg (1 × pro Woche), ASS 1 × 100 mg, Ramipril/HCT 1 × 5/25 mg, Torasemid 1 × 40 mg, Atenolol 1 × 50 mg, Pantoprazol 1 × 40 mg, Domperidon 1 × 10 mg, Kalinor retard 1 × tgl., Glimepirid 1 × 1,5 mg, Carbidopa 1 × 200/50 mg, Pregabalin 2 × 75 mg, Schwedentabletten 2 × 250 mg, Azathioprin 2 × 50 mg, Vitamin D_3 1 × 1 000 IE, Calcium BT 2 × 1.

Bei der körperlichen Untersuchung zeigt sich eine Patientin in leicht reduziertem Allgemein- und adipösem Ernährungszustand. Haut- und Schleimhautblässe. Die Untersuchung von Herz, Lunge und Abdomen ist unauffällig. Keine Lymphadenopathie.

42.1 Diagnostik

Bei Verdacht auf ein Rezidiv der Riesenzellarteriitis werden bei der Patientin zunächst eine Routinelaboruntersuchung inklusive Blutsenkung und eine duplexsonografische Untersuchung der A. temporalis beidseits veranlasst.

Befund Labordiagnostik (➤ Tab. 42.1)

Tab. 42.1 Routinelabor in der Notaufnahme

Kenngröße	Maßeinh.	Referenzber.	
Klinische Chemie			
Natrium	mmol/l	135–145	**138**
Kalium	mmol/l	3,5–5,1	**4,6**
Glukose	mg/dl	60–99	**181**
Harnstoff	mg/dl	17–49	**117**
Kreatinin	mg/dl	0,5–1,0	**1,7**
GFR (CKD-EPI)	ml/min	≥ 90	**28**
Harnsäure	mg/dl	2,3–6,1	**9,3**
BSG 1 Stunde	mm	≤ 30	**36**
BSG 2 Stunden	mm		**84**
GOT [AST] (37°)	U/l	≤ 34	**19**
GPT [ALT] (37°)	U/l	≤ 34	**11**
Gamma-GT (37°)	U/l	≤ 39	**17**
HbA_{1c} (NGSP)	%		**7,2**
HbA_{1c} (IFCC)	mmol/mol		**55**

Tab. 42.1 Routinelabor in der Notaufnahme *(Forts.)*

Kenngröße	Maßeinh.	Referenzber.	
Hämatologie			
Kleines Blutbild			
Leukozyten	G/l	4,00–10,40	**2,07**
Erythrozyten	T/l	3,96–5,16	**2,9**
Hämoglobin	g/dl	11,5–15,4	**8,6**
Hämatokrit	l/l	0,346–0,453	**0,249**
MCV	fl	80,0–95,5	**85,9**
MCH	pg	26,1–32,6	**29,7**
MCHC	g/dl	31,9–35,5	**34,5**
Thrombozyten	G/l	176–391	**156**
Normoblasten (maschinell)	/100 Leu	≤ 1,0	**< 0,1**
RDW-CV	%	12,1–14,8	**21,5**
PDW	fl	10–15	**10**
MPV	fl	9,2–12,5	**9,9**
Differenzial-BB (maschinell)			**Gerät**
Neutrophile Granulozyten	%	40–70	**68**
Lymphozyten	%	18–46	**20**
Monozyten	%	4–12	**6**
Eosinophile Granulozyten	%	≤ 5	**5**
Basophile Granulozyten	%	≤ 1	**1**
Neutrophile Granuloz. (abs.)	G/l	1,91–7,37	**1,4**
Lymphozyten (abs.)	G/l	1,22–3,56	**0,41**
Monozyten (abs.)	G/l	0,25–0,85	**0,12**
Eosinophile Granuloz. (abs.)	G/l	0,03–0,44	**0,11**
Basophile Granuloz. (abs.)	G/l	0,01–0,08	**0,02**

- Im Blutbild zeigen sich eine **mäßiggradige Leuko-/Neutropenie,** eine **normozytäre, normochrome Anämie** und eine **leichtgradige Thrombozytopenie.** Im Differenzialblutbild zeigt sich noch eine Lympho- und Monozytopenie.
- Darüber hinaus sind erhöhte Retentionsparameter (Kreatinin und Harnstoff), eine **Hyperurikämie** sowie eine **Hyperglykämie** auffällig. Der HbA_{1c}-Wert ist mit 7,2 % erhöht. Die Blutsenkung ist in der ersten Stunde nur diskret beschleunigt.

Befund Duplexsonografie der A. temporalis: Es zeigen sich keine arteriitisspezifischen Veränderungen, sodass ein Rezidiv der Riesenzellarteriitis unwahrscheinlich ist.

MERKE

Bei plötzlichem Auftreten einer Blutbildveränderung bis hin zu einer Panzytopenie unter Azathioprin oder 6-Mercaptopurin muss immer an eine Interaktion durch die gleichzeitige Einnahme von Allopurinol oder Febuxostat gedacht und der Patient explizit danach gefragt werden.

FALLBERICHT

Die Patientin berichtet, dass sie drei Monate zuvor beim niedergelassenen Nephrologen gewesen sei. Bei Hyperurikämie sei Allopurinol 100 mg/d verordnet und die Azathioprin-Dosierung auf 1 × 50 mg/d halbiert worden. Bei der letzten Vorstellung bei der Rheumatologin vor drei Wochen habe sie die Einnahme des neuen Medikaments (Allopurinol) nicht erwähnt. Die Rheumatologin habe sich über die reduzierte Azathioprin-Dosis nur gewundert und diese wieder auf 2 × 50 mg gesteigert.

MERKE

Aufgrund der zunehmenden Komorbiditäten im Alter werden Patienten von verschiedenen Fachärzten betreut. Daher ist es sehr wichtig, bei jeder Vorstellung des Patienten die Medikamentenliste (inklusive frei verkäuflicher Medikamente sowie Nahrungsergänzungsmittel) mit dem Patienten durchzugehen und nach zwischenzeitlich aufgetretenen Medikamentenallergien oder -unverträglichkeiten zu fragen.

42.2 Therapie

Da innerhalb von drei Wochen eine **Panzytopenie** aufgetreten ist, wird Azathioprin pausiert und Allopurinol abgesetzt. Die Patientin wird zur Abklärung der Kopfschmerzen konsiliarisch in der neurologischen Ambulanz vorgestellt und anschließend nach Hause entlassen.

Drei Tage später erfolgt eine ambulante Blutbildverlaufskontrolle (➤ Tab. 42.2).

Tab. 42.2 Blutbildverlaufskontrolle (über vier Monate)

Kenngröße	Maßeinh.	Referenzber.				
Hämatologie			3 Tage später	In Notaufnahme	Vor 1 Monat	Vor 3 Monaten
Kleines Blutbild						
Leukozyten	G/l	4,00–10,40	**2,71**	**2,07**	**5,84**	**7**
Erythrozyten	T/l	3,96–5,16	**2,94**	**2,9**	**3,83**	**4,35**
Hämoglobin	g/dl	11,5–15,4	**8,9**	**8,6**	**11,3**	**11,7**
Hämatokrit	l/l	0,346–0,453	**0,253**	**0,249**	**0,329**	**0,352**
MCV	fl	80,0–95,5	**86,1**	**85,9**	**85,9**	**80,9**
MCH	pg	26,1–32,6	**30,3**	**29,7**	**29,5**	**26,9**
MCHC	g/dl	31,9–35,5	**35,2**	**34,5**	**34,3**	**33,2**
Thrombozyten	G/l	176–391	**273**	**156**	**262**	**256**

42

Im kurzfristigen Verlauf zeigt sich eine tendenzielle Erholung des Blutbilds, sodass die Therapie mit Azathioprin wieder fortgeführt wird. Eine weitere Abklärung mittels Knochenmarkpunktion ist nicht erforderlich.

Azathioprin und 6-Mercaptopurin

Die Antimetabolite Azathioprin und 6-Mercaptopurin zählen zu den Purinantagonisten. Azathioprin ist ein Pro-Drug, das in der Leber zu 6-Mercaptopurin umgewandelt wird. Durch verschiedene Enzyme wird 6-Mercaptopurin in 6-Thioguaninnukleotide, die immunsuppressiv und toxisch wirken, abgebaut. Eine Inaktivierung von 6-Mercaptopurin erfolgt durch die Xanthinoxidase (6-Mercaptopurin → 6-Thioharnsäure) und Thiopurinmethyltransferase (TPMT) (6-Mercaptopurin → 6-Methyl-Mercaptopurin).

Bei gleichzeitiger Gabe von Allopurinol resultiert durch die Hemmung der Xanthinoxidase eine Akkumulation von 6-Thioguaninnukleotiden, die eine schwere Knochenmarksuppression verursachen kann.

MERKE

Falls eine harnsäuresenkende Therapie mit Allopurinol unter einer bestehenden Therapie mit Azathioprin oder 6-Mercaptopurin notwendig werden sollte, muss die Dosierung beider Immunsuppressiva gemäß der jeweiligen Fachinformation auf ein Viertel der ursprünglichen Dosis reduziert werden. Die gleichzeitige Anwendung von Allopurinol und Febuxostat wird dagegen nicht empfohlen.

6-Mercaptopurin wird hauptsächlich bei der Therapie von ALL und M. Hodgkin eingesetzt. Azathioprin findet als Immunuspressivum z. B. Verwendung in der Hämatologie, Rheumatologie, Gastroenterologie und Nephrologie.

Die medikamenteninduzierte Panzytopenie ist reversibel. Nach Absetzen der auslösenden Medikamente kommt es bei der Patientin zu einer raschen Blutbildregeneration.

Was wäre wenn …

- … sich die Patientin nicht zufällig in der Notaufnahme vorgestellt hätte?
  - Unter der fortgeführten Medikamentenkombination wäre die Patientin infolge der progredienten Panzytopenie symptomatisch geworden, z. B. durch einen Infekt.
- … eine Knochenmarkpunktion durchgeführt worden wäre?
  - Zytomorphologisch hätte sich eine Verminderung aller drei Zellreihen gezeigt. Da in diesem Fall ein kausaler Zusammenhang zwischen Medikamenteneinnahme und aufgetretener Zytopenie als weitgehend gesichert angenommen werden kann, liefert die Knochenmarkpunktion keine weiteren Erkenntnisse und ist somit entbehrlich.
- … sich die Panzytopenie nach Absetzen der auslösenden Medikamente nicht erholt hätte?
  - Je nach Schweregrad der Panzytopenie und Auftreten von Komplikationen wäre die

Durchführung einer Knochenmarkpunktion zum Ausschluss anderer Ursachen (z. B. akute Leukämie, MDS, aplastisches Syndrom, Knochenmarkinfiltration/-karzinose) indiziert gewesen.

LITERATUR

Fachinformation Berlin-Chemie zu Febuxostat (Stand Oktober 2018). Aus: www.fachinfo.de/pdf/012335 (letzter Zugriff: 10. Dezember 2018).

Fachinformation Heumann zu Azathioprin. Aus: www.fachinfo.de/pdf/021282 (letzter Zugriff: 10. Dezember 2018).

Fachinformation Medice zu 6-Mercaptopurin (Stand Oktober 2017). Aus: www.fachinfo.de/pdf/011907 (letzter Zugriff: 10. Dezember 2018).

Ludwig A, Gröbner W, Manger B. Purinstoffwechsel-Gicht. In: Aktories K et al. Allgemeine und spezielle Pharmakologie und Toxikologie. 12. A. München: Elsevier, 2017. p 519–528.

FALL

43 Nur eine unerwünschte Nebenwirkung?

FALLBERICHT

Ein 86-jähriger Patient stellt sich mit erstmalig aufgetretener und seit einigen Tagen rasch progredienter **Belastungsdyspnoe, Müdigkeit und Abgeschlagenheit** in der Notaufnahme vor.

Der Patient gibt belastungsabhängige **thorakale Beschwerden mit Ausstrahlung in den linken Arm** an. Eine B-Symptomatik liege nicht vor. Keine Stuhlunregelmäßigkeiten, keine Miktionsprobleme. Blutungszeichen werden verneint.

Relevante Vorerkrankungen sind nicht bekannt. Keine Allergien, keine Dauermedikation.

Bei der körperlichen Untersuchung zeigt sich ein Patient in reduziertem Allgemeinzustand mit ausgeprägter Haut- und Schleimhautblässe. Eine Ruhedyspnoe und Orthopnoe liegen nicht vor. Über den Lungenober- und -mittelfeldern ist vesikuläres Atemgeräusch zu auskultieren. Über den Unterfeldern sind das Atemgeräusch abgeschwächt und der Klopfschall gedämpft. Die Untersuchung von Herz und Abdomen ist unauffällig. Keine Hepatosplenomegalie, keine Lymphadenopathie.

43.1 Diagnostik

Befund Labordiagnostik

In der Notaufnahme werden Routinelaborparameter erhoben (➤ Tab. 43.1).

- Im Blutbild zeigt sich eine **Bizytopenie.** Neben einer Leuko-/Neutropenie und Lymphopenie imponiert eine **schwere hyperchrome und makrozytäre Anämie.** Der RPI ist nicht bestimmt worden.
- Der Quick-Wert ist vermindert, die PTT normwertig.
- Auffällig sind außerdem eine **Erhöhung von Troponin T** und **Troponin I** sowie eine diskrete CRP-, D-Dimer- und Harnstofferhöhung.
- Die übrigen Routineparameter liegen im Normbereich.

Tab. 43.1 Routinelabor in der Notaufnahme

Kenngröße	Maßeinh.	Mat.	Referenzber.	
Klinische Chemie				
Natrium	mmol/l	PS	135–145	**136**
Kalium	mmol/l	S	3,5–5,0	**4,2**
Harnstoff-N	mg/dl	PS	7–23	**36**
Kreatinin	mg/dl	PS	0,5–1,2	**1**
GFR pro 1,73 qm (M7)	ml/min	PS	≥ 60,0	**> 60,0**
GFR pro 1,73 qm (Mabb)	ml/min	PS	≥ 60,0	**> 60,0**
C-reakt. Prot.	mg/dl	PS	≤ 0,50	**1,52**
Eiweiß, gesamt	g/dl	PS	6,0–8,5	**6,8**
Albumin	g/dl	PS	3,5–5,0	**3,9**
% Albumin	%	PS	55,0–73,0	**57,4**
Bilirubin gesamt	mg/dl	PS	≤ 1,1	**1,1**
GOT [AST] (37°)	U/l	PS	≤ 50	**29**
GPT [ALT] (37°)	U/l	PS	≤ 50	**17**
Gamma-GT (37°)	U/l	PS	≤ 55	**16**
CK-Gesamt (37°)	U/l	PS	≤ 180	**99**
CK-MB-Aktivität (37°)	U/l	PS	≤ 15	**entf.**
Troponin T	ng/ml		≤ 0,010	**0,043**
Hämatologie				
Kleines Blutbild		EB		
Leukozyten	G/l	EB	4,0–11,0	**1,7**
Erythrozyten	T/l	EB	4,50–6,30	**1,69**
Hämoglobin	g/dl	EB	14,0–18,0	**M 5,5**
Hämatokrit		EB	0,380–0,520	**0,175**

Tab. 43.1 Routinelabor in der Notaufnahme *(Forts.)*

Kenngröße	Maß-einh.	Mat.	Referenz-ber.	
Hämatologie				
MCV	fl	EB	78,0–98,0	104
MCH	pg	EB	26,0–32,0	32,5
MCHC	g/dl	EB	32,0–36,0	31,4
Thrombozyten	G/l	EB	150–400	> 173
Differenzial-BB (mikros)		EB		**Morph.**
Stabkernige	%	EB	≤ 4	1
Segmentkernige Granulozyten	%	EB	40–70	59
Eosinophile Granulozyten	%	EB	2–4	1
Lymphozyten	%	EB	25–40	38
Lymphatische Reizformen	%	EB		1
Gerinnung (Spezial)				
Quick-Wert	%	P	70–120	66
INR		P	0,8–1,2	1,3
PTT	sec	P	25–42	32
D-Dimer	µg/ml	CP	≤ 0,50	2,34
Endokrinologie, Spezialanalytik				
Troponin I (TnI Ultra)	ng/ml	PS	≤ 0,05	0,06

Die Erhöhung von Troponin T und Troponin I lassen eine koronare Herzerkrankung vermuten. Die Angina-pectoris-Beschwerden können durch eine Anämie zusätzlich verstärkt werden. Es werden zwei Erythrozytenkonzentrate bestellt. Aufgrund der D-Dimer-Erhöhung wird noch in der Notaufnahme eine **CT-Angiografie der A. pulmonalis** zum Ausschluss einer Lungenarterienembolie veranlasst.

Befund CT-Angiografie

- Kein Nachweis einer Lungenembolie.
- Es zeigen sich **ausgeprägte Pleuraergüsse** beidseits, rechts ausgeprägter als links.
- Knapp 1 cm großer **solider Nierentumor rechts.**
- **Linksherzvergrößerung,** pulmonalvenöse Stauungszeichen.
- Beginnendes **Infiltrat der Lingula links.**

MERKE

Bei Patienten mit koronarer Herzerkrankung und chronischer Lungenerkrankung sollte der Hb-Wert > 10 g/dl gehalten werden.

Der Patient wird zur weiteren Diagnostik und Therapie stationär aufgenommen.

FALLBERICHT

Zunächst werden zwei Erythrozytenkonzentrate transfundiert. Die Pleuraergüsse werden abwechselnd punktiert, laborchemisch handelt es sich jeweils um ein Transsudat. Es liegt am ehesten eine kardiale Dekompensation bei KHK vor, weshalb zunächst eine **transthorakale Echokardiografie** durchgeführt wird. Echokardiografisch sind beide Vorhöfe und die linke Kammer vergrößert, Wandbewegungsstörungen zeigen sich nicht. Die systolische Globalfunktion ist gering eingeschränkt (EF 53 d).

In der diagnostischen **Linksherzkatheteruntersuchung** zeigt sich eine koronare **Zweigefäßerkrankung** mit einem chronischen Verschluss des R. circumflexus sowie einer höhergradigen Stenose der proximalen RCA. Passend dazu war in der kürzlich durchgeführten Myokardszintigrafie eine **belastungsinduzierte Ischämie inferior/posterior** aufgefallen. Nach Abklärung der Anämie sind eine PTCA und eine Stentimplantation indiziert. Es wird eine medikamentöse Therapie mit ASS, Bisoprolol, Enalapril, Simvastatin und Torasemid eingeleitet.

Nach der Bluttransfusion kommt es zu einem adäquaten Hb-Anstieg. Durch die entlastenden Pleurapunktionen ist der Patient außerdem deutlich beschwerdegebessert. Die Angina-pectoris-Beschwerden sistieren. Im Verlauf werden noch einige Blutwerte bestimmt. Bei der Anämie handelt es sich um eine **hyporegenerative Anämie.** Die Folsäure- und Vitamin-B_{12}-Werte sind normwertig. Im weiteren stationären Verlauf **fällt der Thrombozytenwert spontan unter 100 G/l ab.**

Bei nun vorliegender Panzytopenie unklarer Genese wird nach Ausschluss eines Myokardinfarkts die **Indikation zur Knochenmarkpunktion** gestellt.

Befund Knochenmarkpunktion

- **Zytomorphologie:**
  - Als Ursache der Panzytopenie kommt ein peripherer Verbrauch an Thrombozyten in Betracht.
  - Eine ausgeprägte Hämolyse ist nicht erkennbar.
  - Differenzialdiagnostisch kommt der Befall durch ein niedrig malignes Lymphom oder ein beginnendes myelodysplastisches Syndrom (MDS) in Frage.
- **FISH:** komplex aberranter Karyotyp mit Trisomie 8 und unbalancierten Rearrangements.
- **Knochenmarkhistologie:**
  - Es zeigt sich eine gesteigerte, partiell vermehrt unreife, partiell atypisch ausreifende Hämatopoese.
  - Der Befund spricht für ein MDS im Sinne einer refraktären Zytopenie bei multilinearer Dysplasie.

Aufgrund der soliden, ca. 1 cm großen Raumforderung in der rechten Niere, die in der CT-Angiografie festgestellt worden war, wird eine **Abdomensonografie** zur Korrelation veranlasst.

Befund Sonografie Abdomen

- Es zeigen sich zwei unkomplizierte Zysten im linken Leberlappen.
- Es liegt eine geringgradige Splenomegalie vor.
- Es gibt Zeichen der beginnenden chronischen Nierenschädigung.
- Unkomplizierte Nierenzysten beidseits.
- Mittelgradige Aortensklerose.

FALLBERICHT

Der Patient wird mit der Diagnose MDS, refraktäre Zytopenie mit multilineärer Dysplasie (RCMD) entlassen und in der onkologischen Tagesklinik regelmäßig ambulant betreut. Anfangs besteht eine zweiwöchentliche Transfusionspflicht für Erythrozytenkonzentrate. In den folgenden fünf Monaten fällt der Thrombozytenwert allmählich auf < 20 G/l. Der Transfusionsbedarf für Erythrozyten nimmt zu. Zusätzlich stellt sich ein Transfusionsbedarf für Thrombozyten ein. Der Patient erhält außerdem bei progredienter Neutropenie regelmäßig G-CSF subkutan. Auf eine immunsuppressive Therapie mit Azacitidin oder Lenalidomid (damals nicht zugelassen, wurde als Off-Label-Einsatz diskutiert) wird aufgrund der Nebenwirkungen verzichtet. Nach Bestimmung des Erythropoetin-Spiegels wird nach Aufklärung und Einverständnis des Patienten acht Monate nach der Erstdiagnose des MDS eine Therapie mit Erythropoetin subkutan eingeleitet, zunächst mit einer Testdosis von 20 000 IE.

Wegen der Nierenraumforderung wird der Patient konsiliarisch in der Urologie vorgestellt. Die Kollegen geben die Auskunft, dass aufgrund der hämatologischen Grunderkrankung, des Alters und der Komorbiditäten des Patienten aktuell kein Handlungsbedarf bestehe.

Eine Woche später stellt sich der Patient mit seit drei Tagen persistierenden dumpfen **Kopfschmerzen, Rötung, Druckschmerzen und Sehverschlechterung am rechten Auge** vor. Er wird umgehend in der Augenklinik vorgestellt. Dort wird eine **Iritis am rechten Auge** festgestellt und die Applikation von drei verschiedenen Augentropfen empfohlen. Die Kopfschmerzen werden analgetisch mit Paracetamol bei Bedarf behandelt.

MERKE

Bei Auftreten von Nebenwirkungen unter einer neu begonnenen Therapie sollte die Fachinformation des Medikaments gründlich studiert und die Nebenwirkung zeitnah beim Bundesinstitut für Arzneimittel und Medizinprodukte (BfArM) gemeldet werden.

Laut Fachinformation von Erypo® 40 000 IE/ml Fertigspritze können Kopfschmerzen sowie arterielle und venöse Thrombosen häufig als Nebenwirkungen auftreten. Da auch Netzhautthrombosen beschrieben sind, wird dem Patienten das Medikament bei eingetretener Visusverschlechterung nicht mehr appliziert. Die Nebenwirkung wird dem BfArM gemeldet.

FALLBERICHT

Der Patient stellt sich wöchentlich in der Augenklinik vor. Die Kopfschmerzen und die Augenrötung bessern sich. Zwei Wochen später berichtet er, dass plötzlich rötliche Papeln/ein Nodulus auf der Haut aufgetreten seien (➤ Abb. 43.1), die inzwischen disseminiert sind. Die Hautveränderungen hätten sich zunächst an der linken Schulter gezeigt und sich rasch am gesamten Körper und auch im Gesicht ausgebreitet. Juckreiz oder Schmerzen bestehen nicht.

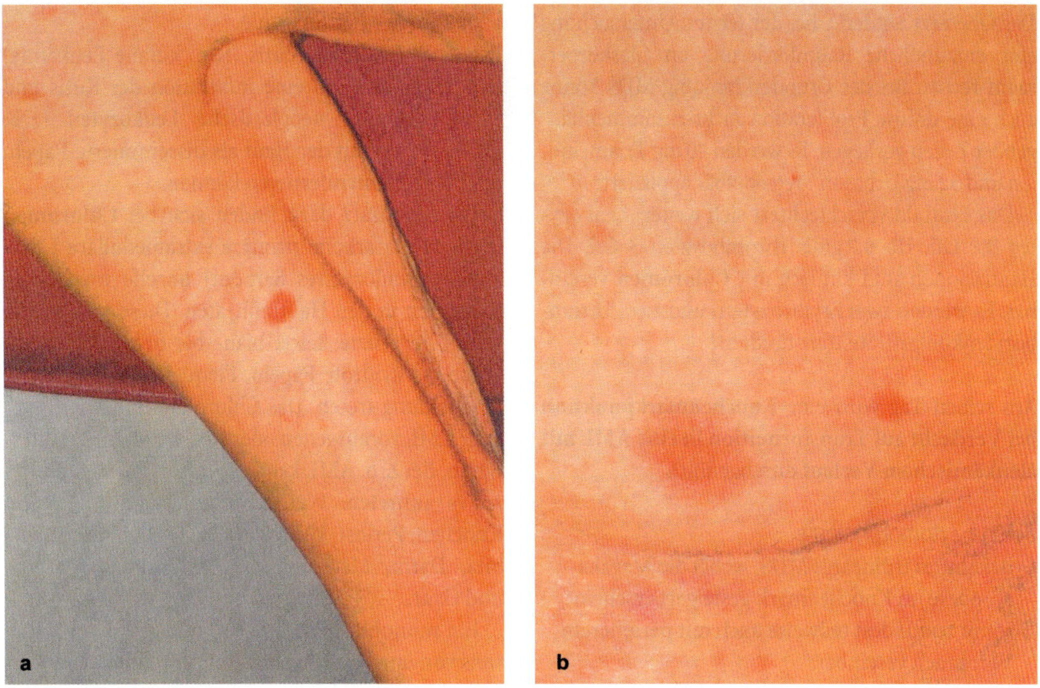

Abb. 43.1 Inspektion der Haut.
a) Rechter Oberarm des Patienten mit ca. 0,5 cm durchmessendem Nodulus
b) Kleine Papel auf der linken Brust des Patienten [P502]

Tab. 43.2 Differenzialdiagnosen Hautveränderungen

Diagnose	Hautbefund	Therapie
Herpes zoster	Stecknadel- bis reiskorngroße, wasserklare, in Gruppen und segmental angeordnete Bläschen	Aciclovir i. v./p. o.
Allergisches Exanthem	Makulopapulöses Exanthem bis hin zur Erythrodermie	Auslösendes Medikament absetzen, symptomatische Therapie
Chlorom	Scharf begrenzte, feste, blau- bis braunrote, blaugraue bis lividrote Papeln, Plaques oder Knoten; durch Konfluenz plattenartige Plaquebildung	Therapie der Grunderkrankung (AML)
Leukemia cutis	Disseminierte Papeln oder Knoten	Therapie der hämatologischen Grunderkrankung
Lipom	Einzelner oder multipler, benigner, hautfarbener, weicher Tumor	Keine Therapie notwendig

Bei der **Inspektion der Haut** sind keine Bläschen sichtbar (➤ Abb. 43.1).

Differenzialdiagnose Hautveränderungen

Für die Hautveränderungen des Patienten kommen differenzialdiagnostisch ein Herpes zoster, ein allergisches Exanthem, ein Chlorom oder eine Leukemia cutis in Frage (➤ Tab. 43.2).

FALLBERICHT

Der Allgemeinzustand des Patienten verschlechtert sich zunehmend. Aufgrund einer ausgeprägten Schwäche muss er im Rollstuhl von den Angehörigen zu den ambulanten Terminen begleitet werden. Die Hautinfiltrate nehmen im Verlauf weiter zu. Die Läsionen werden erhabener und dunkler. Der Visus am rechten Auge verschlechtert sich wieder rasch. Der Patient wird weiterhin von den Augenärzten gesehen.

Der Oberarzt entdeckt bei der letzten Untersuchung eine entzündliche Raumforderung im Glaskörperraum rechts. Bei der Grunderkrankung MDS könne auch eine diffuse Proliferation nicht-zusammenhängender Zellen vorliegen. Es werden 40 mg Triamcinolon und 32 mg Urbason® retrobulbär appliziert.

Das Blutbild verschlechtert sich weiter: Leukozyten 0,8 G/l, Hb 6,7 g/dl, Thromboyzten 3 G/l. Die Hautläsionen sind klinisch mit **Chloromen** vereinbar. Es werden zwei Erythrozyten- und zwei Thrombozytenkonzentrate transfundiert.

Am selben Tag wird eine **Knochenmarkpunktion bei Verdacht auf Transformation in eine AML mit aleukämischem Verlauf** durchgeführt.

Befund Zytomorphologie

- Bekanntes trilineäres MDS, wobei die Megakaryopoese im Knochenmark gesteigert erscheint, somit zumindest teilweise auch mit peripherem Verbrauch vereinbar.
- Der Blastenanteil liegt unter 20 %, damit liegt formal noch kein Übergang in eine sekundäre AML vor, bei allerdings hochgradig reifungsgestörter Hämatopoese.

Befund Knochenmarkhistologie

- Der Befund entspricht einem MDS, trilineäre Form, mit Dominanz einer mononukleären Megakaryopoese mit geringem Exzess von Blasten.
- Im Vergleich zur Knochenvorbiopsie (s. o.) zeigt sich wiederum ein MDS mit geringer Progression bei entsprechender Zunahme der Menge und Unreife der Hämatopoese, doch ohne Anhalt für eine Transformation in eine AML.

Leukämische Hautinfiltrate

Bei einer **Leukemia cutis** (Syn. kutane Leukämie) handelt es sich um eine Infiltration der Kutis und Subkutis durch neoplastische Leukozyten (z. B. CLL), die sich an der Haut als disseminierte Papeln oder Knoten manifestieren können.

Im Gegensatz dazu finden sich bei **Chloromen** (Syn. Myelosarkom, primäre extramedulläre Leukämie, granulozytäres Sarkom) unreife myeloische Vorstufen in den Hautinfiltraten. Diese können als scharf begrenzte, feste, blau- bis braunrote, blaugraue bis lividrote Papeln, Plaques oder Knoten in Erscheinung treten. Das Chlorom kann einer AML oder CML vorausgehen oder sich zeitgleich manifestieren. Bei Z. n. AML kann es auch in Form eines Rezidivs auftreten. Weitere Manifestationsorte sind Knochen, Periost, Weichgewebe, Lymphknoten, Orbita, Darm, Mediastinum, Epiduralraum, Uterus und Ovar.

Ein **monoblastisches Sarkom** liegt vor bei Nachweis von unreifen monozytären Vorstufen, also Promonoblasten und Promonozyten in den Hautinfiltraten.

MERKE

Bei einer akuten Monoblasten- und Monozytenleukämie finden sich gelegentlich eine Gingivahyperplasie und Chlorome als Ausdruck einer extramedullären Manifestation.
Darüber hinaus ist bei dieser Entität eine Hepato- und/oder Splenomegalie typisch (cave Milzruptur!).

Eine Woche später wird der Patient mit einer **Pneumonie** stationär aufgenommen. Er sagt, dass er auf dem rechten Auge nichts mehr sehe.

Tab. 43.3 Blutbild (zehn Monate nach Erstdiagnose)

Kenngröße	Maßeinh.	Mat.	Referenzber.			
Hämatologie				Am nächsten Tag	Am Aufnahmetag	1 Woche zuvor
Kleines Blutbild		EB				
Leukozyten	G/l	EB	4,0–11,0	**39,4**	**10,7**	**1,1**
Erythrozyten	T/l	EB	4,50–6,30	**3,38**	**2,86**	**2,9**
Hämoglobin	g/dl	EB	14,0–18,0	**9,9**	**8,9**	**9**
Hämatokrit		EB	0,380–0,520	**0,282**	**0,255**	**0,258**
MCV	fl	EB	78,0–98,0	**83,4**	**88,9**	**88,9**
MCH	pg	EB	26,0–32,0	**29,3**	**31,1**	**31**

Tab. 43.3 Blutbild (zehn Monate nach Erstdiagnose) *(Forts.)*

Kenngröße	Maßeinh.	Mat.	Referenzber.			
Hämatologie				Am nächsten Tag	Am Aufnahmetag	1 Woche zuvor
MCHC	g/dl	EB	32,0–36,0	**35,1**	**35**	**34,8**
Differenzial-BB (mikros)		EB			**Morph.**	
Thrombozyten	G/l	EB	150–400	**19**	**M 24**	**45**
Blasten	%	EB			**3**	
Stabkernige	%	EB	≤ 4		**7**	
Segmentkernige Granulozyten	%	EB	40–70		**10**	
Eosinophile Granulozyten	%	EB	2–4		**4**	
Basophile Granulozyten	%	EB	0–2		**3**	
Monozyten	%	EB	4–10		**35**	
Lymphozyten	%	EB	25–40		**31**	
Atypische Lymphozyten	%	EB			**5**	
Pelger-Kernanomalie		EB			+	
Anisozytose		EB			+	
Poikilozytose		EB			+	

Befund Labordiagnostik

Die ➤ Tab. 43.3 zeigt das Blutbild des Patienten zehn Monate nach der Erstdiagnose MDS.

Zwischenzeitlich hat der Patient eine Monozytose entwickelt mit Ausschwemmung von Blasten ins periphere Blut. Der Leukozytenwert steigt innerhalb von zwei Tagen auf 39,4 G/l an. In der klinischen Chemie zeigen sich ein **akutes Nierenversagen,** eine **Hyperurikämie** mit **Hyerphosphatämie** im Sinne eines **beginnenden Tumorlyse-Syndroms** und eine massive Erhöhung von Transaminasen und der Cholestaseparameter, am ehesten im Rahmen einer Leberinfiltration, DD Schockleber. Die massiv erhöhte LDH spiegelt den hohen Zellumsatz wieder (➤ Tab. 43.4).

Tab. 43.4 Klinische Chemie

Kenngröße	Maßeinh.	Mat.	Referenzber.	
Klinische Chemie				Am nächsten Tag
Natrium	mmol/l	PS	135–145	**140**
Kalium	mmol/l	S	3,5–5,0	**4**
Blutzucker	mg/dl	PS	70–115	**121**
Harnstoff-N	mg/dl	PS	7–23	**70**

Tab. 43.4 Klinische Chemie *(Forts.)*

Kenngröße	Maßeinh.	Mat.	Referenzber.	
Klinische Chemie				Am nächsten Tag
Kreatinin	mg/dl	PS	0,5–1,2	**2,4**
GFR pro 1,73 qm (M7)	ml/min	PS	≥ 60,0	**20,7**
Harnsäure	mg/dl	PS	3,5–7,0	**13,3**
Calcium	mmol/l	PS	2,15–2,60	**2**
Calcium (EW-korr.)	mmol/l	PS	2,15 2,60	**2,33**
Magnesium	mmol/l	PS	0,65–1,20	**0,91**
Anorg. Phosphat	mg/dl	PS	2,5–4,8	**5,7**
C-reakt. Prot.	mg/dl	PS	≤ 0,50	**5,07**
Eiweiß, gesamt	g/dl	PS	6,0–8,5	**5**
Albumin	g/dl	PS	3,5–5,0	**2,8**
% Albumin	%	PS	55,0–73,0	**55,6**
Bilirubin gesamt	mg/dl	PS	≤ 1,1	**2,8**
GOT [AST] (37°)	U/l	PS	≤ 50	**144**
GPT [ALT] (37°)	U/l	PS	≤ 50	**140**
Gamma-GT (37°)	U/l	PS	≤ 55	**641**
Alk. Phosphatase (37°)	U/l	PS	≤ 135	**490**
LDH (37°)	U/l	PS	< 250	**1 714**

CAVE

Bei Auftreten einer Hyperphosphatämie, Hypocalcämie, Hyperurikämie und/oder Hyperkaliämie bei einer AML muss an ein Tumorlyse-Syndrom gedacht werden. Es handelt sich dabei um einen onkologischen Notfall, der mit lebensbedrohlichen metabolischen Veränderungen und schwerwiegenden Organdysfunktionen einhergehen kann.

Der Patient zeigt nun das **Vollbild einer sekundären AML,** obwohl im peripheren Blut das Kriterium > 20 % Blasten nicht erfüllt wird. In der Blutbildverlaufskontrolle zwei Tage später ist ein **exzessiver Leukozytenanstieg** zu verzeichnen, ein Differenzialblutbild wird nicht veranlasst. Auf eine erneute Knochenmarkpunktion sowie Punktion der Chlorome wird verzichtet.

MERKE

Die akute myeloische Leukämie (AML) ist definiert durch den Nachweis von > 20 % Blasten im peripheren Blut und/oder Knochenmark.
Die zytogenetisch definierten AML-Typen **t (8;21), t (15;17) und inv (16)** und das **Chlorom** sind von der Definition ausgenommen.

43.2 Therapie

Der Patient wird stationär aufgenommen und befindet sich in einem sehr schlechten Allgemeinzustand. Auf dem rechten Auge ist er inzwischen erblindet. Die Pneumonie wird zunächst antibiotisch behandelt. Im Beisein der Angehörigen werden Gespräche mit dem Patienten geführt. Er wünscht keine systemische Therapie der AML. Daraufhin wird der Palliativdienst eingeschaltet. Der Patient verstirbt innerhalb weniger Tage infolge eines Multiorganversagens.

Retrospektiv war die **Visusverschlechterung am rechten Auge durch ein Chlorom und nicht durch eine Erythropoetin-Nebenwirkung bedingt.** Bei den Hautläsionen handelte es sich ebenfalls um Chlorome.

Was wäre wenn …

- … eine immunsuppressive Therapie statt Erythropoetin verabreicht worden wäre?
  - Die immusuppressive Therapie hätte sehr wahrscheinlich zu Infektkomplikationen geführt. Die Transformation in eine AML wäre nicht verhindert worden. Außerdem bestand unmittelbar vor oder während der Erythropoetin-Gabe ein Chlorom am Auge, sodass definitionsgemäß eine AML bereits vorlag.
- … eine Hautbiopsie durchgeführt worden wäre?
  - Mittels einer Hautbiopsie hätte man das Chlorom durch den histologischen Nachweis von Vorstufen der monozytären Reihe früher diagnostizieren können. Bei neu aufgetretenen Papeln ohne bekannte hämatologische Grunderkrankung ist die Durchführung einer Hautbiopsie notwendig. Bei Patienten mit vorbekannter AML, CML usw. und typischen Hautläsionen ist eine Hautbiopsie entbehrlich.
- … der Patient allogen transplantiert worden wäre?
  - Eine allogene Stammzelltransplantation wäre theoretisch die einzige potenziell kurative Therapieoption für den Patienten gewesen. Eine Transplantation kam jedoch aufgrund des Patientenalters nicht in Frage. Das Transplantationsalter konnte in den vergangenen Jahren insbesondere beim MDS durch den Einsatz dosisreduzierter Konditionierungsregime auf > 70 Jahre gesteigert werden. Die Indikation wird bei Patienten, die älter als 65 Jahre sind, individuell gestellt. Bei Vorhandensein von Komorbiditäten, fortgeschrittenem Alter und fehlendem Stammzellspender ist man eher zurückhaltend.
- … die AML behandelt worden wäre?
  - Eine sekundäre AML mit komplexem Karyotyp hat eine viel schlechtere Prognose mit einer niedrigeren Komplettremissionsrate als eine De-novo-AML mit günstiger Zytogenetik. Ohne eine allogene Stammzelltransplantation ist die Prognose infaust.

LITERATUR

Bakst RL, Tallman MS, Douer D et al. How I treat extramedullary acute myeloid leukemia. Blood, 2011;118(14): 3785–3793.

Cassileth PA, Sylvester LS, Bennett JM et al. High peripheral blast count in adult acute myelogenous leukemia is a primary risk factor for CNS leukemia. J Clin Oncol, 1988;6(3): 495–498.

Cho-Vega JH, Medeiros LJ, Prieto VG et al. Leukemia cutis. Am J Clin Pathol, 2008;129(1): 130–142.

Dekker AW, Elderson A, Punt K et al. Meningeal involvement in patients with acute nonlymphocytic leukemia. Incidence, management, and predictive factors. Cancer, 1985;56(8): 2078–2082.

Fachinformation Janssen zu ERYPO® FS 40 000 I. E./ml, Injektionslösung in Fertigspritze. Aus: www.fachinfo.de/pdf/009764 (letzter Zugriff: 27. August 2018).

FALL 44 Ein Gläschen zu viel

FALLBERICHT

Ein 65-jähriger polnischer Patient wird zur Abklärung einer Anämie vom Hausarzt stationär eingewiesen. **Der Hb-Wert sei innerhalb eines Monats von 11 auf 7,5 mg/dl abgefallen.**

Die Anamnese ist aufgrund der Sprachbarriere eingeschränkt. Der Patient klagt über einen **seit sechs Monaten persistierenden Drehschwindel.** Vom behandelnden Neurologen sei der Verdacht auf eine Migräneattacke, DD phobischer Schwankschwindel, geäußert worden. Der Patient verneint Fieber, Übelkeit, Erbrechen, Hämatochezie, Meläna, Diarrhö, Obstipation, Dyspnoe, Angina-pectoris-Beschwerden und abdominelle Schmerzen. Das Gewicht sei stabil, jedoch leide er an **Nachtschweiß** und **Leistungsminderung.**

Relevante Vorerkrankungen: Z. n. STEMI der Hinterwand mit erfolgreicher Rekanalisation vor fünf Jahren, arterielle Hypertonie, Carotis-T-Aneurysma rechts und Z. n. Coiling. Er rauche nicht, trinke aber eine Flasche Wein pro Woche. Allergien werden verneint.

Aktuelle Medikation: ASS, Ramipril, Simvastatin, Metoprolol, Pantoprazol, Tamsulosin, Pipamperon, Ibuprofen (bei Bedarf).

44.1 Diagnostik

Befund Labordiagnostik

Bei der stationären Aufnahme des Patienten wird ein Routinelabor abgenommen (➤ Tab. 44.1).

- Im Aufnahmelabor zeigt sich eine **Panzytopenie** mit einer **hyporegenerativen mikrozytären, hypochromen Anämie** und **absoluten Lymphopenie.** Der Neutrophilenanteil ist normwertig.
- Die Transaminasen und die Gamma-GT sind erhöht, der Quick-Wert ist vermindert. Es besteht eine Hyperglykämie, Hypocalcämie und Hypoferritinämie.
- Ein Folsäure- oder Vitamin-B_{12}-Mangel kann nicht nachgewiesen werden.

Zur Abklärung des auffälligen Blutbilds wird eine **Serumelektrophorese** veranlasst (➤ Abb. 44.1).

Tab. 44.1 Routinelabor bei Aufnahme

Kenngröße	Maß-einh.	Mat.	Referenz-ber.	
Klinische Chemie				
Natrium	mmol/l	PS	135–145	**139**
Kalium	mmol/l	S	3,5–5,0	**3,9**
Glukose	mg/dl	PS	60–99	**157**
Harnstoff	mg/dl	PS	13–49	**22**
Kreatinin	mg/dl	PS	0,5–1,2	**0,8**
GFR (CKD-EPI)	ml/min	PS	≥ 90	**94**
Calcium	mmol/l	PS	2,10–2,55	**2,01**
Calcium (Eiw.-korr.)	mmol/l	PS	2,10–2,55	**1,98**
Anorg. Phosphat	mg/dl	PS	2,5–4,8	**2,9**
Ferritin	µg/l	PS	30–300	**26**
C-reakt. Prot.	mg/dl	PS	≤ 0,50	**0,44**
Eiweiß, gesamt	g/dl	PS	6,0–8,5	**8,1**
Albumin	g/dl	PS	3,5–5,2	**3,5**
Kapillarzonen-Elektroph. Befund		S		
Bilirubin gesamt	mg/dl	PS	≤ 1,2	**1,2**
GOT [AST] (37°)	U/l	PS	≤ 50	**105**
GPT [ALT] (37°)	U/l	PS	≤ 50	**62**
Gamma-GT (37°)	U/l	PS	≤ 60	**199**
Alk. Phosphatase (37°)	U/l	PS	40–130	**83**
Lipase	U/l	PS	13–60	**47**
LDH (37°)	U/l	PS	< 250	**196**

Tab. 44.1 Routinelabor bei Aufnahme *(Forts.)*

Kenngröße	Maß-einh.	Mat.	Referenz-ber.	
Hämatologie				
Kleines Blutbild		EB		
Leukozyten	G/l	EB	3,9–9,8	**3,5**
Erythrozyten	T/l	EB	4,54–5,77	**3,37**
Hämoglobin	g/dl	EB	13,5–17,5	**7,7**
Hämatokrit	l/l	EB	0,396–0,506	**0,24**
RDW-CV	%	EB	12,1–14,8	**17,6**
MCV	fl	EB	80,0–95,5	**71,2**
MCH	pg	EB	27,6–32,8	**22,8**
MCHC	g/dl	EB	32,8–36,6	**32,1**
Thrombozyten	G/l	EB	146–328	**> 66**
Thrombo-Agglutinate		EB		**dgf.**
Retikulozyten	Promille	EB	4–14	**20**
Retikulozyten-Produktionsindex		EB		**0,5**
Differenzial-BB (maschinell)		EB		**Gerät**
Neutrophile Granulozyten	%	EB	41–71	**72**
Lymphozyten	%	EB	19–48	**15**
Monozyten	%	EB	5–15	**10**
Eosinophile Granulozyten	%	EB	1–8	**2**
Basophile Granulozyten	%	EB	0–1	**< 1**
Neutrophile Granuloz. (abs.)	G/l	EB	1,78–6,23	**2,49**
Lymphozyten (abs.)	G/l	EB	1,05–3,24	**0,52**
Monozyten (abs.)	G/l	EB	0,26–0,87	**0,36**
Eosinophile Granuloz. (abs.)	G/l	EB	0,03–0,44	**0,07**
Gerinnung (Spezial)				
Quick-Wert	%	P	70–120	**54**
INR		P	0,8–1,2	**1,5**
PTT	sec	P	25–42	**42**
Haptoglobin	mg/dl	PS	30,0–200,0	**56,9**
Endokrinologie, Spezialanalytik				
Folsäure	ng/ml	PS	4,6–18,7	**10,9**
Vitamin B_{12}	pg/ml	PS	197–771	**582**

In der Serumelektrophorese zeigt sich eine **polyklonale Gammopathie** (➤ Abb. 44.1).

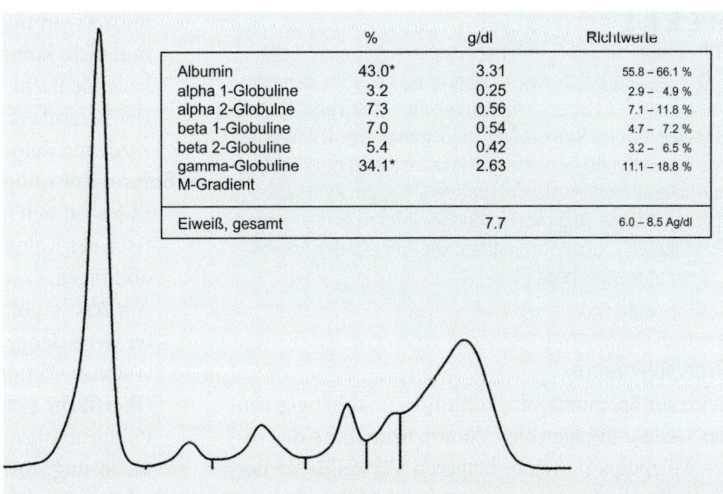

Abb. 44.1 Befund Serumelektrophorese: polyklonale Gammopathie [T989]

44

MERKE

Bei der Laborkonstellation einer **Panzytopenie, Transaminasenerhöhung, Quick-Verminderung und polyklonalen Gammopathie** muss an eine **primäre Lebererkrankung** gedacht werden. Eine Abdomensonografie zur Beurteilung der Lebermorphologie ist die Methode der Wahl. Differenzialdiagnostisch kommt auch eine AML/ALL mit Leberinfiltration und beginnender DIC in Frage.

In der durchgeführten **Abdomensonografie** zeigen sich eine **grobknotige Leberzirrhose** und eine **geringgradige Splenomegalie** mit Zeichen der portalen Hypertension (Aszites perihepatisch, perisplenisch und gering im Unterbauch + Splenomegalie + Stauung der Gallenblasenwand)

FALLBERICHT

44

Der Patient wird zur Ursachenklärung erneut befragt. Ein Drogenabusus wird verneint. Eine chronische Infektionskrankheit sei nicht bekannt. Ein Alkoholabusus liege nicht vor. Er trinke nur maximal eine Flasche Wein pro Woche.

Aufgrund der Erstdiagnose einer Leberzirrhose wird eine **Hepatitis-Serologie** veranlasst: Es liegt keine Hepatitis-B- oder Hepatitis-C-Infektion vor.

Es ist von einer **nutritiv-toxisch bedingten Leberzirrhose** auszugehen, obwohl der Patient angibt, dass er nur eine Flasche Wein pro Woche (?) trinke. Zur alkoholtoxischen Leberzirrhose passt auch die Gamma-GT-Erhöhung.

MERKE

Die Leuko- und die Thrombozytopenie bei einer Leberzirrhose sind durch einen Hypersplenismus im Rahmen einer portalen Hypertension zu erklären. Die Thrombozytopenie kommt viel häufiger und früher vor. Die Werte können unter 50 G/l liegen. Bei voranschreitender Leberzirrhose entwickeln sich im späteren Stadium eine Leukopenie und eine Anämie. Ein florider Infekt kann zu einer passageren Leukozytose führen. Die Genese der Anämie ist multifaktoriell bedingt.

Hypersplenismus

Bei einer Splenomegalie kommt es unabhängig von der Genese infolge einer Volumenzunahme der roten Milzpulpa mit einer längeren Verweildauer der Blutzellen im Sinus und gesteigerter Makrophagenaktivität zu einem vermehrten Abbau aller drei Zellreihen (Leuko-, Erythro- und Thrombozyten). Die Zytopenie kann sich als Einlinien- bzw. Bi- oder Panzytopenie manifestieren. Im Knochenmarkausstrich zeigt sich durch die vermehrte Sequestrierung der Blutzellen in der Milz eine kompensatorische Hyperplasie aller drei hämatopoetischen Reihen.

Eine Ausnahme stellen dagegen Autoimmunprozesse dar. Hier kann es nur durch die erhöhte Makrophagenaktivität **bei normwertiger Milzgröße** zu einem vermehrten Abbau der Blutzellen kommen (z. B. ITP).

Laborchemisch sind bei dem Patienten bei hyporegenerativer mikrozytärer und hypochromer Anämie die Kriterien für eine Eisenmangelanämie erfüllt. Der Ferritinwert ist jedoch nur leicht erniedrigt (Weinkonsum!), der RDW-Wert dagegen erhöht. Eine MCV-Erhöhung, die typisch bei Alkoholabusus ist, liegt hier daher nicht vor.

Diagnose

Bei dem Patienten liegt eine **chronische Eisenmangelanämie bei Erstdiagnose einer Leberzirrhose** im Stadium Child B vor.

Endoskopische Abklärung

Um die Blutungsquelle zu finden, wird zunächst eine **ÖGD** durchgeführt.

- **Befund ÖGD:**
  - Endoskopisch sind im gesamten Ösophagus drei Varizenstränge von mehr als 5 mm Durchmesser (Varizen ragen bis ⅓ des Lumendurchmessers vor und lassen sich durch Luftinsufflation nicht komprimieren → Grad II) und abheilende flache Erosionen im Magen zu sehen.
  - Der Befund erklärt den Hb-Abfall nicht, daher wird eine Koloskopie empfohlen.
- **Befund Koloskopie:**
  - Es finden sich im gesamten eingesehenen Bereich des Kolons zahlreiche reizlose Divertikelöffnungen.
  - Am Zökumpol, entsprechend 80 cm begradigter Gerätelänge, ist ein schmalbasiger Polyp von max. 12 mm Durchmesser mit **erodierter Oberfläche** sichtbar. Nach Unterspritzung der Polypenbasis mit 5 ml physiologischer Kochsalzlösung wird der Polyp mit der Elektroschlinge in einem Stück vollständig abgetragen

und kann geborgen werden. Im Anschluss erfolgt eine Blutungsprophylaxe mit Clip.

Diagnose: ausgeprägte **Divertikulose, Polyp** am Zökumpol. Zur diagnostischen Abklärung wird eine EPE (endoskopische Polypektomie) durchgeführt.

Die **histologische Aufarbeitung** des abgetragenen Polypen zeigt ein tubuläres Adenom mit geringer Dysplasie. Es wird eine Kontrollkoloskopie in fünf Jahren empfohlen.

44.2 Therapie

Die chronische Eisenmangelanämie ist am ehesten durch eine nicht-kreislaufrelevante Polypenblutung bedingt. Zunächst werden **zwei Erythrozytenkonzentrate transfundiert.** Im Blutbild zeigt sich daraufhin ein adäquater Hb-Anstieg. Nach erfolgter **Varizenligatur** wird zur Primärprohylaxe die **Betablockertherapie** mit Metoprolol auf **Propranolol** umgestellt und eine **Therapie mit Spironolacton** eingeleitet.

Eine erneute endoskopische Verlaufskontrolle nach Varizenligatur ist in drei Monaten und eine Koloskopie in fünf Jahren geplant.

Was wäre wenn ...

- ... die Leberzirrhose nicht entdeckt worden wäre?
  - Bei fortgeführtem Alkoholkonsum würde bei dem Patienten die Leberzirrhose fortschreiten. Da Wein viel Eisen enthält, erhöht die daraus resultierende sekundäre Hämosiderose das Risiko für ein hepatozelluläres Karzinom. Bei Fortschreiten der portalen Hypertension könnte es bei Vorliegen von Ösophagusvarizen jederzeit zu einer schweren Ösophagusvarizenblutung kommen.
- ... eine Knochenmarkpunktion durchgeführt worden wäre?
  - Bei Vorliegen einer Eisenmangelanämie würden sich im Knochenmark eine Linksverschiebung der Erythropoese sowie verminderte bis leere Eisenspeicher in der Eisenfärbung zeigen. Durch die toxische Alkoholwirkung würde man typischerweise vakuolisierte Proerythroblasten sowie Ringsideroblasten und eine Vermehrung von Plasmazellen sehen. Eine Knochenmarkpunktion hätte die Verdachtsdiagnose nur bestätigt, wäre jedoch bei typischer Klinik und Laborkonstellation unnötig gewesen. Bei eingeschränkter Gerinnung und Thrombopenie mit ggf. Thrombozytopathie hätten Blutungskomplikationen auftreten können.
- ... keine Blutungsquelle gefunden worden wäre?
  - Man hätte noch eine Videokapselendoskopie zur Detektion einer Blutungsquelle im Dünndarm durchgeführt. Bei negativem Befund wäre eine Blutung im Gastrointestinaltrakt unwahrscheinlich. Jedoch käme auch eine stattgehabte Divertikelblutung, die zum Untersuchungszeitpunkt nicht zu sehen war, in Frage. Ansonsten wäre eine weitere diagnostische Abklärung mit Vorstellung in der HNO und Urologie notwendig.

LITERATUR

Aster RH. Pooling of platelets in the spleen: role in the pathogenesis of „hypersplenic" thrombocytopenia. J Clin Invest, 1966;45(5): 645–657.

Ballard, HS. The hematological complications of alcoholism. Alcohol Health & Research World, 1997; 21 (1): 42–52.

Qamar AA, Grace ND, Groszmann RJ. Incidence, prevalence, and clinical significance of abnormal hematologic indices in compensated cirrhosis. Clin Gastroenterol Hepatol, 2009;7(6): 689–695.

Triger DR, Wright R. Hyperglobulinaemia in liver disease. Lancet, 1973;1(7818): 1494–1496.

Anhang Teil V: Abklärung Bi- und Panzytopenie

Definition

Bei einer Bizytopenie sind im peripheren Blut zwei Zellreihen und bei einer Panzytopenie alle drei Zellreihen vermindert.

MERKE

Bei jeder Panzytopenie besteht unabhängig vom Patientenalter bis zum Beweis des Gegenteils der hochgradige Verdacht auf eine akute Leukämie. Es muss eine zeitnahe Abklärung durch einen Hämatologen erfolgen.

Algorithmus Abklärung Bi- und Panzytopenie (➤ Abb. V.1)

Unabhängig vom Schweregrad der jeweiligen Zytopenie ist eine diagnostische Abklärung notwendig.

MERKE

Im Falle einer Knochenmarkpunktion sollte auch stets peripheres Blut mit abgenommen (EDTA- und Heparinblut) und – zusammen mit dem aktuellen Laborbefund – an ein Hämatologie-Labor geschickt werden.

Typische Laborkonstellationen für die Diagnose auf den ersten Blick

- Kreatinin ↑, LDH ↑, Haptoglobin ↓, indir. Bilirubin ↑, Bizytopenie (Hb ↓und Thrombozyten ↓), Fragmentozyten > 5 Promille, Coombs-Test negativ: **TMA (HUS/TTP)**
- LDH ↑, Haptoglobin ↓, indir. Bilirubin ↑, Bizytopenie (Hb ↓und Thrombozyten ↓)/Panzytopenie (Hb ↓, Thrombozyten ↓, neutrophile Granulozyten ↓), Coombs-Test positiv: **Evans-Syndrom**
- Transaminasen ↑, Cholestaseparameter ↑, dir. Bilirubin ↑, Bi- oder Panzytopenie, polyklonale Gammopathie (Quick ↓, PTT ↑): **akute Virushepatitis B oder C**
- Bi- oder Panzytopenie, Lymphopenie, polyklonale Gammopathie: **HIV-Infektion**
- Bi- oder Panzytopenie, Lymphopenie, polyklonale Gammopathie, CRP ↑, BSG-Beschleunigung, C3 und C4 ↓, ANAs positiv: **Lupus erythematodes**
- Leukozytose/Leukopenie, Thrombozyten ↓, CRP ↑, PCT ↑, Kreatinin ↑, Transaminasen ↑, Lactat ↑, Quick ↓, D-Dimer ↑: **SIRS (Systemic Inflammatory Response Syndrome), Sepsis**
- Bi- oder Panzytopenie, Normoblasten, pathologische Linksverschiebung: **Knochenmarkkarzinose, extramedulläre Blutbildung, AML-M7**
- Bi- oder Panzytopenie, MCV ↑, CDT ↑, Gamma-GT ↑, Transaminasen ↑: **chronischer Alkoholabusus**
- LDH n–↑, neutrophile Leukozytose, Bizytopenie (Hb ↓, Thrombozyten ↓), CRP ↑↑(↑): **bakterieller Infekt**
- LDH n–↑, Bizytopenie, Lymphopenie, CRP ↑: **viraler Infekt**
- Bi- oder Panyztopenie, ± Blasten, ± leukoerythroblastisches Blutbild, LDH n–↑(↑↑), Harnsäure ↑, Ferritin ↑↑(↑): **hämatologische oder solide Neoplasie mit Knochenmarkinfiltration oder Knochenmarkkarzinose**

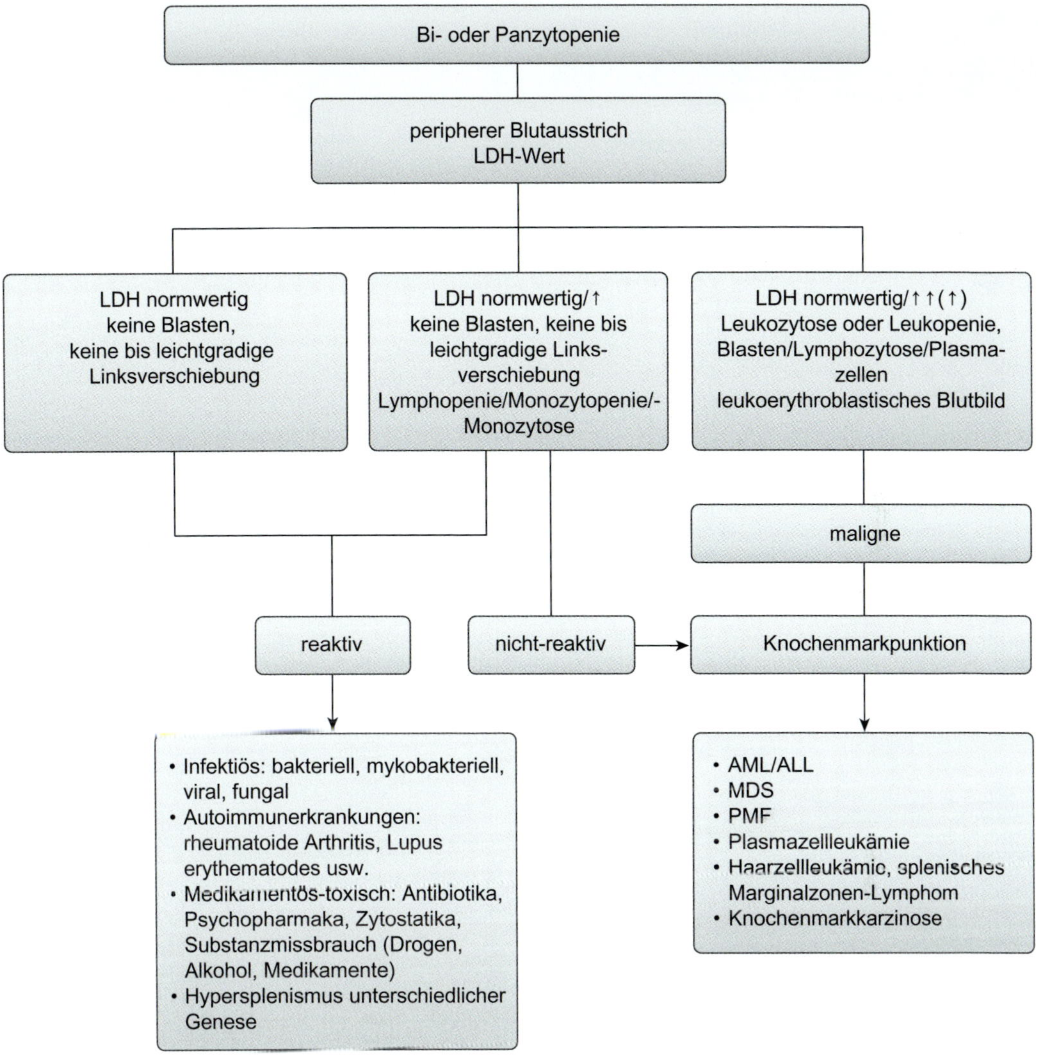

Abb. V.1 Abklärung Bi- und Panzytopenie [L138; P502]

LITERATUR

Fuchs R, Staib P, Brümmendorf T. Hämatologie 2018. 28. A. Stolberg: Nora, 2018.

VI

Nurcan Alpay

Blutbildveränderungen: Leukozytose, Erythrozytose, Thrombozytose

45 Die Blickdiagnose zählt 291

46 Vietnamesisches Essen nicht vertragen? 296

47 Ein hämatologischer Notfall!? 301

48 Alles nur infektbedingt? 309

49 Kostenfalle Europa 314

Anhang Teil VI: Abklärung Leukozytose 322

VI

FALL

45 Die Blickdiagnose zählt

FALLBERICHT

Eine 53-jährige Patientin stellt sich zur weiteren Abklärung einer zufällig festgestellten **Polyglobulie** vor.

Die Patientin berichtet, dass der Hausarzt bereits ein Jahr zuvor im Rahmen einer Routinekontrolle eine **Erythrozytose** festgestellt habe. Er habe sie bei **Verdacht auf Polycythaemia vera** an ein Zentrum für Humangenetik verwiesen. Dort sei molekulargenetisch nur eine JAK2-Mutation ausgeschlossen worden. Da der **Hämatokrit in letzter Zeit stetig angestiegen** sei, wird explizit um eine erneute Abklärung bei Verdacht auf eine myeloproliferative Neoplasie gebeten. Der Patientin geht es den Umständen entsprechend gut. Eine B-Symptomatik wird verneint. Wegen der ausgeprägten **Coxarthrose beidseits** könne sie das Haus kaum verlassen und sich nur wenig in der Wohnung bewegen.

Vorerkrankungen: Immunkomplexvaskulitis mit Z. n. chronischen Ulzera am rechten Unterschenkel (Erstdiagnose vor neun Jahren), chronisches Schmerzsyndrom bei schwerer Coxarthrose beidseits, Z. n. TVT postoperativ vor acht Jahren, Z. n. Dickdarmresektion bei Darmperforation im Rahmen einer Koloskopie, arterielle Hypertonie, Adipositas (BMI 33).

Dauermedikation: Tramadolol 2 × 100 mg, Opipramol 1 × 100 mg, Calcium Vit. D 1 × tgl., Amitriptylin 1 × 25 mg, Pantoprazol 1 × 20 mg, Metamizol 3 × 20 gtt.

Allergie gegen Moxifloxacin. Fortgeführter Nikotinabusus mit ca. 70 py. Täglich ein kleines (!) Glas Weinschorle.

Bei der körperlichen Untersuchung zeigt sich eine adipöse Patientin mit massiver Gesichts- und Lippenzyanose. Auskultatorisch fallen über der Lunge ein verlängertes Exspirium sowie Giemen ubiquitär auf. Es liegen keine peripheren Ödeme vor.

45.1 Diagnostik

Befund Labordiagnostik

Bei der Vorstellung in der hämatologischen Ambulanz werden Routinelaborparameter erhoben (➤ Tab. 45.1).

- Es zeigen sich eine **Erythrozytose mit einem Hb-Wert von 19,7 g/dl und einem Hämatokrit von 58.** Die Erythrozytenindizes MCV und MCH sind erhöht. Darüber hinaus fällt eine **echte mittelgradige Thrombozytopenie** auf (Thrombozyten im EDTA- **und** Citratblut vermindert). Im Differenzialblutbild liegt eine diskrete Lymphopenie vor.
- In der klinischen Chemie sind eine **Gamma-GT, GOT- und diskrete CRP-Erhöhung** auffällig. Es liegt eine Hyperferritinämie vor.
- Die Gerinnungsparameter sind normwertig.

Tab. 45.1 Routinelabor bei Erstvorstellung

Kenngröße	Maß-einh.	Mat.	Referenz-ber.	
Klinische Chemie				
Natrium	mmol/l	PS	135–145	**140**
Kalium	mmol/l	S	3,5–5,0	**4,9**
Glukose	mg/dl	PS	60–99	**104**
Harnstoff	mg/dl	PS	13–49	**15**
Kreatinin	mg/dl	PS	0,5–1,0	**0,7**
GFR (CKD-EPI)	ml/min	PS		**93**
Harnsäure	mg/dl	PS	2,5–5,7	**4,9**
Calcium	mmol/l	PS	2,10–2,55	**2,22**
Ferritin	µg/l	PS	15–160	**192**

Tab. 45.1 Routinelabor bei Erstvorstellung *(Forts.)*

Kenngröße	Maß-einh.	Mat.	Referenz-ber.	
Klinische Chemie				
C-reakt. Prot.	mg/dl	PS	≤ 0,50	**0,91**
BSG 1 Stunde	mm	B	≤ 30	**1**
BSG 2 Stunden	mm	B		**2**
Eiweiß, gesamt	g/dl	PS	6,0–8,5	**7,7**
Bilirubin gesamt	mg/dl	PS	≤ 1,2	**1,1**
GOT [AST] (37°)	U/l	PS	≤ 35	**60**
GPT [ALT] (37°)	U/l	PS	≤ 35	**23**
Gamma-GT (37°)	U/l	PS	≤ 40	**218**
Alk. Phosphatase (37°)	U/l	PS	35–105	**92**
LDH (37°)	U/l	PS	< 250	**157**
Hämatologie				
Kleines Blutbild		EB		
Leukozyten	G/l	EB	4,0–10,4	**5,3**
Erythrozyten	T/l	EB	3,96–5,16	**5,74**
Hämoglobin	g/dl	EB	11,5–15,4	**19,7**
Hämatokrit	l/l	EB	0,346–0,453	**0,579**
MCV	fl	EB	80,0–95,5	**101**
MCH	pg	EB	26,1–32,6	**34,3**
MCHC	g/dl	EB	31,9–35,5	**34**
Thrombo-Agglutinate		EB		**dgf.**
Thrombozyten	G/l	EB	176–391	**M 84**
Thrombozyten (Citratblut)	G/l	CB	176–391	**> 84**
Differenzial-BB (maschinell)		EB		**Gerät**
Neutrophile Granulozyten	%	EB	43–74	**67**
Lymphozyten	%	EB	18–46	**21**
Monozyten	%	EB	4–12	**11**
Eosinophile Granulozyten	%	EB	0–5	**1**
Basophile Granulozyten	%	EB	0–1	**0**
Neutrophile Granuloz. (abs.)	G/l	EB	1,91–7,37	**3,5**
Lymphozyten (abs.)	G/l	EB	1,22–3,56	**1,1**
Monozyten (abs.)	G/l	EB	0,25–0,85	**0,59**

Tab. 45.1 Routinelabor bei Erstvorstellung *(Forts.)*

Kenngröße	Maß-einh.	Mat.	Referenz-ber.	
Gerinnung (Spezial)				
Quick-Wert	%	P	70–120	**75**
INR		P	0,8–1,2	**1,2**
PTT	sec	P	25–42	**39**
Immunologie, Proteinchemie				
Haptoglobin	mg/dl	PS	30,0–200,0	**94**

Zur Abklärung der ausgeprägten Zyanose wird zunächst eine Lungenfunktionsprüfung inklusive kapillärer Blutgasanalyse durchgeführt (➤ Abb. 45.1). Auf die Bestimmung der Sauerstoffsättigung mittels Pulsoxymetrie wird daher verzichtet.

Befund Lungenfunktionsprüfung

- In den Ruheblutgasen ohne Sauerstoff zeigt sich eine **sehr schwere Hypoxämie,** bei **geringgradiger Hyperkapnie** liegt eine starke Globalinsuffizienz vor. Unter Gabe von 2 l/min Sauerstoff steigt der Sauerstoffpartialdruck (pO_2) nur geringfügig an.
- Darüber hinaus zeigt sich eine mäßige obstruktive Ventilationsstörung mit deutlicher Flussminderung der kleinen Atemwege und deutlicher Überblähung.

Bei der Patientin liegen eine COPD, ein Empyhsem und ventilatorisches Versagen, DD alveolare Hypoventilation bei Adipositas, vor.

MERKE

Die Abklärung einer Polyglobulie erfordert die Bestimmung der Sauerstoffsättigung im Rahmen einer Pulsoxymetrie oder Blutgasanalyse. Bei pulsoxymetrisch gemessenen Werten > 93 % sollte eine JAK-2-Mutationsanalyse durchgeführt werden. Eine Sauerstoffsättigung < 93 % ist durch Hypoxie zu erklären. Daher ist eine kardiologische und pulmonologische Abklärung notwendig. Bei grenzwertiger Sättigung und Raucheranamnese sollte wenigstens eine Lungenfunktionsprüfung ± Röntgen-Thoraxuntersuchung veranlasst werden.

FALLBERICHT

Die Patientin lehnt eine stationäre Aufnahme zur weiteren Abklärung der am ehesten durch Hypoxie

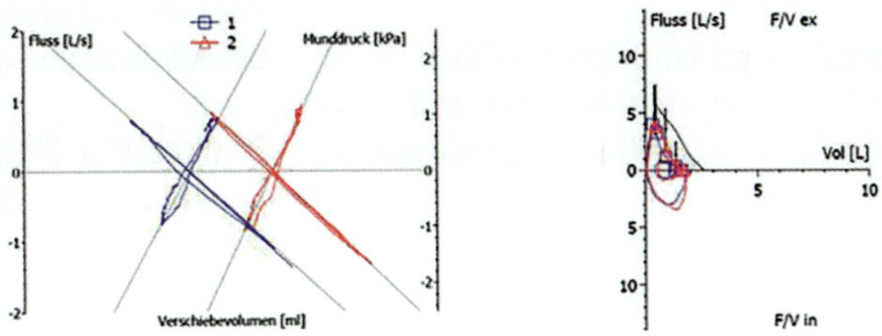

VCmax 1,74 l, FEV1 1,25 l, FEV1/VCmax 72 %, R 0,49 kPa*s/l, TLC 4,99 l, RV 3,25 l.

		Soll	I1	%(I1/S)	I2
a.CO2-Partialdruck	[mmHg]	38.03	46.20	121.5	43.90
a.O2-Partialdruck	[mmHg]	77.93	45.70	58.6	50.30
pH-Wert		7.40	7.43	100.4	7.45
PaO2 std	[mmHg]	77.93	55.99	71.9	56.77
Standard Bicarb	[mmol/L]		28.40		29.00
Basenüberschuss	[[mmol/L]	-0.90	5.10	-566.7	5.50

Abb. 45.1 Lungenfunktion inklusive kapilllärer Blutgasanalyse (ohne und mit 2 l/min O_2): VCmax 1,74 l, FEV1 1,25 l, FEV1/VCmax 72 %, R 0,49 kPa*s/l, TLC 4,99 l, RV 3,25 l [T1003]

verursachten Polyglobulie ab. Einige Tage später wird sie jedoch vom Notarzt mit retrosternalen Schmerzen und starker Dyspnoe in die Klinik gebracht. Unter einer Sauerstoffzufuhr von 6 l/min beträgt die Sauerstoffsättigung 88 %. Bei laborchemisch persistierender schwerer Polyglobulie und nachgewiesener D-Dimer-Erhöhung besteht bei akut aufgetretener klinischer Verschlechterung infolge der Viskositätserhöhung der hochgradige Verdacht auf das Vorliegen einer akuten Lungenarterienembolie. Deshalb wird notfallmäßig eine CT-Angiografie der Pulmonalarterien veranlasst. CT-morphologisch wird eine zentrale und segmentale Lungenembolie ausgeschlossen.

Nebenbefundlich zeigt sich jedoch eine Kardiomegalie mit Zeichen der pulmonalvenösen Stauung und der pulmonalarteriellen Hypertonie. Nach kardialer Rekompensation wird bei Vorhandensein kardiovaskulärer Risikofaktoren (arterielle Hypertonie, Adipositas und Nikotinabusus) eine Herzkatheteruntersuchung durchgeführt, um eine KHK auszuschließen. Koronarangiografisch zeigt sich eine koronare Eingefäßerkrankung, die in gleicher Sitzung mittels PTCA und Stenting der distalen LCx (1 × DES) versorgt wird. Nach kardialer Rekompensation konnte präinterventionell echokardiografisch eine gute LV-Funktion gemessen werden. Die Patientin wird nach erfolgter Intervention rasch entlassen. Die Dyspnoe bessert sich im Verlauf trotz des erfolgten Eingriffs nicht.

Nach einigen Tagen wird die Patientin wegen persistierender Dyspnoe und Polyglobulie sowie erneuter Verschlechterung des Allgemeinzustands wieder stationär aufgenommen. Die Patientin raucht weiterhin, ein Alkoholabusus wird vehement verneint. Aufgrund der unklaren Thrombozytopenie wird eine Abdomensonografie veranlasst.

Befund Sonografie Abdomen

- **Leber:** Der Befund ist mit einer Leberzirrhose vereinbar.
- **Gallenblase:** multiple intraluminale Steine. Schrumpfgallenblase mit Restlumen, DD chronische Cholezystitis. Keine ödematösen Wandveränderungen oder perizystisches Ödem im Sinne einer akuten phlegmonösen Veränderung.
- **Pankreas:** zystische Pankreasläsion ungeklärter Ätiologie, DD IPMN; es wird eine Verlaufskontrolle in drei bis sechs Monaten empfohlen.
- **Milz:** geringgradige Splenomegalie (Metrik 168 mm × 84 mm × 64 mm, Vol. 473 ml).
- **Peritoneum, Aszites:** geringe Mengen Aszites, perihepatisch.

Die Thrombozytopenie ist am ehesten durch den fortgeführten Alkoholabusus und die neu diagnostizierte Leberzirrhose im Child-Pugh-Stadium A (6 Punkte) mit geringgradiger Splenomegalie zu erklären. Die Erhöhung der Erythrozytenindizes sowie von GOT und Gamma-GT ist ebenso alkohol- und zirrhosebedingt.

45

FALLBERICHT

Bei der Patientin wird eine Sauerstofftherapie in unterschiedlicher Konzentration unter mehrmals täglicher Kontrolle der kapillären Blutgase durchgeführt. Die optimale Sauerstoffzufuhr liegt bei 1 l/min. Die Lungenfunktionsprüfung wird ebenfalls mehrfach wiederholt. Es zeigt sich eine „small airway disease" (Erkrankung der kleinen Atemwege). Darüber hinaus wurde bereits während des vorausgegangenen stationären Aufenthalts echokardiografisch und CT-morphologisch der Verdacht auf das Vorliegen einer pulmonalen Hypertonie geäußert. Unter der konsequenten Sauerstofftherapie normalisieren sich der Hämoglobin- und der Hämatokritwert, die Thrombozytopenie persistiert jedoch (➤ Tab. 45.2).

Nach einigen Wochen liegt das Ergebnis der **molekulargenetischen Untersuchung** vor: Es ist weder eine JAK2-V617-, JAK2-Exon12-, MPL-W515- oder CALR-Mutation noch ein BCR-ABL1-Fusionstranskript nachweisbar.

Das **Erythropoetin im Serum** ist mit 42 U/l (Normbereich: 4,3–29) leicht erhöht.

45

Diagnose

In der Zusammenschau der Befunde liegt bei der Patientin eine **hypoxiebedingte Erythrozytose bei „small airway disease"** vor. Die restlichen auffälligen Laborparameter sind durch den toxischen Effekt des Alkohols und die Leberzirrhose zu erklären.

Tab. 45.2 Blutbildverlaufskontrolle (nach ca. zwei Wochen Sauerstofftherapie)

Kenngröße	Maß-einh.	Mat.	Referenz-ber.	
Hämatologie				
Kleines Blutbild		EB		
Leukozyten	G/l	EB	4,0–10,4	**3,3**
Erythrozyten	T/l	EB	3,96–5,16	**4,3**
Hämoglobin	g/dl	EB	11,5–15,4	**15,2**
Hämatokrit	l/l	EB	0,346–0,453	**0,456**
RDW-CV	%	EB	12,1–14,8	**17,6**
MCV	fl	EB	80,0–95,5	**106**
MCH	pg	EB	26,1–32,6	**35,3**
MCHC	g/dl	EB	31,9–35,5	**33,3**
Thrombozyten	G/l	EB	176–391	**97**

Erythrozytose (Polyglobulie)

Es wird eine primäre von einer sekundären Erythrozytose unterschieden.

- **Primäre Erythrozytose:**
  - Polycythaemia vera (JAK2 V617F)
  - Isolierte Erythrozytose bei JAK2-Exon12-Mutation
  - Angeborene Form
- **Sekundäre Erythrozytose:**
  - Hypoxämie kardialer oder pulmonaler Genese
  - Medikamente (z. B. Erythropoetin)
  - Nikotinkonsum
  - Nierenerkrankungen
  - Erythropoetinproduzierende Tumoren: Nierenzellkarzinom, Phäochromozytom, Meningeom, Uterusmyom, Überproduktion von Testosteron

Darüber hinaus kann eine **relative Erythrozytose** infolge eines Flüssigkeitsverlusts (Diuretika, Erbrechen und/oder Durchfall, Hyperhidrosis, Polyurie), einer Hypalbuminämie, eines „capillary leak syndrome" sowie eines längeren Aufenthalts in großer Höhe (> 3 000 m) vorkommen.

MERKE

Bei einer nicht nachweisbaren JAK2-Mutation kann die Bestimmung des Erythropoetins zur weiteren differenzialdiagnostischen Abklärung einer Polyglobulie herangezogen werden. Ein verminderter bis normaler Wert ist bei JAK2-positiver Polycythaemia vera sowie hypoxämiebedingter Polyglobulie zu finden. Bei einer Erhöhung sollte dagegen nach Erythropoetinproduzierenden Tumoren und Nierenerkrankungen gesucht werden.

45.2 Therapie

Auf ausdrücklichen Wunsch der Patientin wird sie in deutlich gebessertem Allgemeinzustand nach Hause entlassen. Eine Langzeit-Sauerstofftherapie wird nicht gewünscht. Von einer absoluten Nikotin- und Alkoholkarenz ist sie nicht überzeugt. Eine Rechtsherzkatheteruntersuchung zur invasiven Abklärung bei Verdacht auf pulmonalarterielle Hypertonie wird dringend empfohlen, ist jedoch ebenfalls nicht erwünscht.

Die Patientin stellt sich im weiteren Verlauf weder ambulant noch stationär wieder vor.

Was wäre wenn ...

- ... ein Aderlass durchgeführt worden wäre?
  - Ein Aderlass hätte die Hypoxämie weiter verschlechtert, da dem Körper Sauerstoffträger entzogen werden. Er sollte daher bei Patienten mit hypoxiebedingter Polyglobulie unterbleiben.
- ... eine Knochenmarkpunktion durchgeführt worden wäre?
  - Eine Knochenmarkpunktion wäre bei Verdacht auf eine myeloproliferative Neoplasie/MDS overlap indiziert gewesen. Bei der Patientin lag bereits blickdiagnostisch eine Hypoxämie vor (massive Gesichts- und Lippenzyanose). Um die Thrombozytopenie abzuklären, hätte man ebenfalls keine Knochenmarkpunktion durchführen müssen, da aufgrund der Anamnese das Vorliegen einer chronischen Lebererkrankung naheliegend war.
- ... die Erythrozytose sich nicht gebessert hätte?
  - Die Polyglobulie ist bei der Patientin infolge einer Lungenerkrankung hypoxämiebedingt. Man hätte ggf. mehr Sauerstoff angeboten und bei Auftreten einer Hyperkapnie eine BIPAP-Therapie durchgeführt. Eine Sauerstoff-Langzeittherapie wäre indiziert gewesen. Darüber hinaus hätte man der Patientin eine strikte Tabakkarenz angeraten. Bei Beinödemen und zusätzlichen pulmonalvenösen Stauungszeichen im Röntgen-Thorax wäre außerdem eine diuretische Therapie erforderlich gewesen.

LITERATUR

Arber DA, Orazi A, Hasserjian R. The 2016 revision to the World Health Organization classification of myeloid neoplasms and acute leukemia. Blood 2016; 127: 2391–2405.

Desole S, Kähler CM. Alveoläre Hypoventilation und pulmonale Hypertonie. Austrian Journal of Cardiology. 2008; 15(7–8): 236–242.

Fuchs R, Staib P, Brümmendorf T. Polycyhtaemia vera. In: Fuchs R, Staib P, Brümmendorf T. Hämatologie 2018. 28. A. Stolberg: Nora, 2018: S. 355–360.

FALL

46 Vietnamesisches Essen nicht vertragen?

FALLBERICHT

Ein 53-jähriger Patient stellt sich über den Hausarzt zur Abklärung eines **auffälligen Differenzialblutbilds** bei unauffälliger Gesamtleukozytenzahl in der hämatologischen Ambulanz vor.

Der Patient berichtet, dass er sich aus beruflichen Gründen mindestens sechsmal im Jahr für längere Zeit in Fernost (Vietnam, China, Thailand) aufhalte. Beim letzten Aufenthalt vor zwei Monaten in Vietnam habe es sich ausnahmsweise um einen zweiwöchigen Urlaub gehandelt. In der letzten Urlaubswoche habe er bei einem Straßenverkäufer Fisch gegessen und einige Stunden später zunächst **krampfartige Bauchschmerzen** und im Verlauf **Übelkeit mit Erbrechen** sowie massive **wässrige Diarrhöen** entwickelt. Die Symptome hätten drei Tage angehalten. Einen Monat nach der Rückkehr habe er in Deutschland einen **grippalen Infekt der oberen Atemwege** bekommen, der wegen seines protrahierten Verlaufs mit Verdacht auf eine Superinfektion schließlich durch den Hausarzt antibiotisch behandelt werden musste. Der Patient fühle sich seit dem gastrointestinalen Infekt sehr schlapp. Seit 14 Tagen bestehe außerdem eine **Belastungsdyspnoe** (NYHA II), begleitet von einem rezidivierenden, belastungsabhängigen **Druckgefühl linksthorakal ohne Ausstrahlung.** Dieses spreche auf eine NSAR-Therapie sehr gut an. Ferner habe er nach dem Aufstehen **Schwindelanfälle.** Seit Wochen bestehe ein **ausgeprägter Nachtschweiß** mit vier- bis fünfmaligem Wäschewechsel. Fieber oder Gewichtsverlust habe er nicht festgestellt. Vor zwei Tagen habe er sich erneut beim Hausarzt vorgestellt. Dieser stellte laborchemisch eine **absolute Monozytose von 46 %** bei einem Leukozytenwert von 5,3 G/l und eine **leichtgradige Anämie** fest, weshalb eine zeitnahe diagnostische Abklärung beim Hämatologen empfohlen wurde.

Bei der Vorstellung klagt der Patient neben den genannten Symptomen über Schmerzen am rechten Ellenbogen. Husten, Auswurf, Bauch-, Knochen- und Muskelschmerzen sowie Durchfall werden verneint.

Es sind keine Vorerkrankungen bekannt, keine Operationen. Keine Allergien.

Aktuelle Medikation: Ibuprofen 400 mg bis zu 2 × tgl. Z. n. Nikotinabusus bis zum 20. Lebensjahr. Gelegentlicher Alkoholkonsum.

Bei der körperlichen Untersuchung zeigt sich ein unauffälliger Befund von Herz, Lunge und Abdomen. Die Lymphknotenstationen sind ebenfalls unauffällig. Eine Hepatosplenomegalie liegt nicht vor. Es besteht eine **leichte Haut- und Schleimhautblässe.** Ein Exanthem findet sich nicht.

46.1 Diagnostik

Befund Labordiagnostik

Bei der Vorstellung in der hämatologischen Ambulanz wird ein Routinelabor abgenommen (➤ Tab. 46.1).

- Im Blutbild sind eine **leichtgradige Leukozytose** und eine **hyporegenerative hyperchrome und makrozytäre Anämie** auffällig. Im Differenzialblutbild zeigt sich eine **relative Neutropenie** und eine **relative und absolute Monozytose.**
- In der klinischen Chemie zeigen sich eine Hyperferritinämie und eine minimale CRP-Erhöhung.
- Die Gerinnungsparameter sind normwertig.
- Ein Vitamin-B_{12}- oder Folsäuremangel liegt nicht vor.

In der **routinemäßig durchgeführten Serumelektrophorese** zeigt sich eine polyklonale Gammopathie (➤ Abb. 46.1).

Tab. 46.1 Routinelabor bei Erstvorstellung

Kenngröße	Maß-einh.	Mat.	Referenz-ber.	
Klinische Chemie				
Natrium	mmol/l	PS	135–145	**139**
Kalium	mmol/l	PS	3,5–5,0	**4,5**
Harnstoff	mg/dl	PS	13–49	**31**
Kreatinin	mg/dl	PS	0,5–1,2	**0,9**
GFR (CKD-EPI)	ml/min	PS	≥ 90	**97**
Calcium	mmol/l	PS	2,10–2,55	**2,22**
Calcium (Eiw.-korr.)	mmol/l	PS	2,10–2,55	**2,27**
Ferritin	µg/l	PS	30–300	**959**
C-reakt. Prot.	mg/dl	PS	≤ 0,50	**1,39**
Eiweiß, gesamt	g/dl	PS	6,0–8,5	**7,3**
Bilirubin gesamt	mg/dl	PS	≤ 1,2	**0,5**
GOT [AST] (37°)	U/l	PS	≤ 50	**13**
GPT [ALT] (37°)	U/l	PS	≤ 50	**23**
Gamma-GT (37°)	U/l	PS	≤ 60	**29**
Alk. Phosphatase (37°)	U/l	PS	40–130	**56**
LDH (37°)	U/l	PS	< 250	**239**
CK-Gesamt (37°)	U/l	PS	≤ 190	**57**
CK-MB-Aktivität (37°)	U/l	PS	≤ 25	**entf.**
Troponin T (hs)	ng/ml		≤ 0,014	**< 0,13**
Kapillar-zonen-Elektroph. Befund		S		**s. Sbef**
Hämatologie				
Kleines Blutbild		EB		
Leukozyten	G/l	EB	3,9–9,8	**10,8**
Erythrozyten	T/l	EB	4,54–5,77	**3,16**
Hämoglobin	g/dl	EB	13,5–17,5	**11**
Hämatokrit	l/l	EB	0,396–0,506	**0,315**
RDW-CV	%	EB	12,1–14,8	**15,9**
MCV	fl	EB	80,0–95,5	**99,7**
MCH	pg	EB	27,6–32,8	**34,8**
MCHC	g/dl	EB	32,8–36,6	**34,9**
Thrombozyten	G/l	EB	146–328	**184**
Retikulozyten	Pro-mille	EB	4–14	**20**
Retikulozyten-Hb-Äquivalent	pg	EB	32,1–38,8	**40,5**
Retikulozyten-Produktionsindex		EB		**0,8**
Differenzial-BB (maschinell)		EB		**Gerät**
Neutrophile Granulozyten	%	EB	41–71	**17**
Lymphozyten	%	EB	19–48	**24**
Monozyten	%	EB	5–15	**56**
Eosinophile Granulozyten	%	EB	1–8	**3**
Basophile Granulozyten	%	EB	0–1	**< 1**
Neutrophile Granuloz. (abs.)	G/l	EB	1,78–6,23	**1,84**
Lymphozyten (abs.)	G/l	EB	1,05–3,24	**2,6**
Monozyten (abs.)	G/l	EB	0,26–0,87	**6,05**
Eosinophile Granuloz. (abs.)	G/l	EB	0,03–0,44	**0,28**
Basophile Granuloz. (abs.)	G/l	EB	0,01–0,08	**0,01**
Gerinnung (Spezial)				
Quick-Wert	%	P	70–120	**79**
INR		P	0,8–1,2	**1,1**
PTT	sec	P	25–42	**33**
Endokrinologie, Spezialanalytik				
Folsäure	ng/ml	PS	3,9–26,8	**4,8**
Vitamin B_{12}	pg/ml	PS	197–771	**283**

MERKE

Eine Monozytose ist definiert als Erhöhung der Absolutzahl im peripheren Blut auf einen Wert > 600/µl (Wert des Patienten: 6,05/µl).

Differenzialdiagnosen der Monozytose

Eine Monozytose kann bei folgenden Erkrankungen vorkommen:

- **Infektionskrankheiten**: Tuberkulose, Lues, Brucellose, Typhus, subakute Endokarditis, Erholungsphase nach schweren Infektionen, VZV, Malaria, Leishmaniasis, Trypanosomiasis.
- **Entzündliche Erkrankungen:** Autoimmunerkrankungen, chronisch-entzündliche Darmerkrankungen.

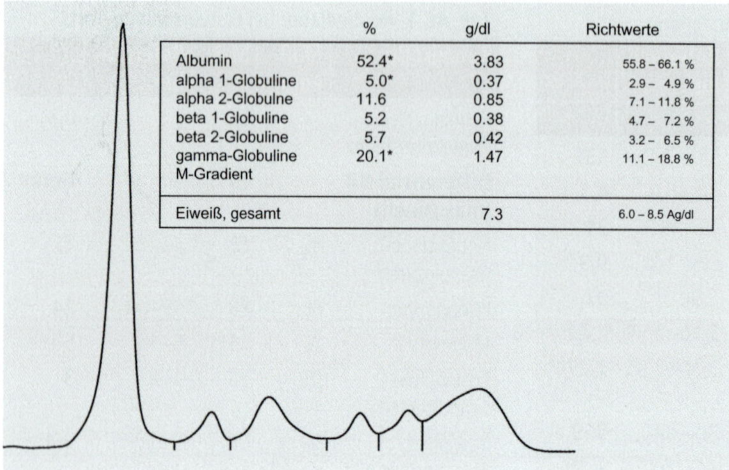

Abb. 46.1 Befund Serumelektrophorese: polyklonale Gammopathie [T989]

- **Hämatologische Erkrankungen**: chronische Neutropenie, autoimmunhämolytische Anämie, Immunthrombozytopenie, MDS, CMML, akute myelomonozytäre Leukämie (M 4), akute Monoblasten- und Monozyten-Leukämie (M 5), atypische CML, M. Hodgkin.
- **Medikamentöse Ursachen**: Steroide, Therapie mit GM-CSF.
- **Weitere Ursachen**: Sarkoidose, metastasierte Tumorerkrankungen, nach Chemotherapie und Stammzelltransplantation, Schwangerschaft, Asplenie.

Weitere Untersuchungen

Nach der Blutentnahme werden bei dem Patienten ein **12-Kanal-EKG** und eine **transthorakale Echokardiografie (TTE)** bei Verdacht auf eine koronare Herzerkrankung, DD Myokarditis/Perikarditis, durchgeführt. Die Herzenzyme sind normwertig. Im EKG und TTE zeigen sich keine Auffälligkeiten.

Angesichts des progredienten Krankheitsgefühls des Patienten mit B-Symptomen seit dem Vietnamaufenthalt und polyklonaler Gammopathie (➤ Abb. 46.1) wird trotz der sehr hohen Monozytenzahl eine Infektion vermutet. Deshalb werden ein Quantiferon®-Test und serologische Untersuchungen auf Coxsackie-, CMV-, EBV- und Enteroviren sowie auf Lues und Brucella veranlasst. Eine Wiedervorstellung des Patienten zur Befundbesprechung ist in zwei bis drei Tagen geplant.

Parallel wird ein **peripherer Blutausstrich** zur morphologischen Begutachtung der Monozyten angefertigt. Der Patient wird gebeten, den Befund des Blutausstrichs abzuwarten, bevor er nach Hause geht.

MERKE

Bei jeder unklaren Monozytose muss ein peripherer Blutausstrich auf atypische Monozyten bzw. dysplastische Merkmale der Neutrophilen untersucht werden.

Befund Zytomorphologie (peripherer Blutausstrich)

- Es zeigt sich eine absolute Monozytose (5,3 G/l) mit **Nachweis von atypischen Monozyten** mit auffällig gefalteten Kernen. Es finden sich 4 % Blasten. Die Granulozyten sind absolut vermindert (1,7 G/l).
- Zytomorphologisch besteht der Verdacht auf eine myeloische Neoplasie.

Bei Nachweis von Blasten und atypischen Monozyten im peripheren Blut ist bei Verdacht auf eine AML notfallmäßig eine **Knochenmarkpunktion** indiziert. Nachdem der Patient aufgeklärt wurde und dieser sein Einverständnis gegeben hat, wird die Knochenmarkpunktion sofort durchgeführt.

Befund Zytomorphologie (Knochenmark)

- Es zeigt sich ein hyperzelluläres Knochenmark mit 31 % Blasten, diese sind POX- und EST-positiv. Nachweis von 12 % Monozyten und atypischer Eosinophiler (mit dunkelblauer Granulation) > 5 %.
- Zytomorphologisch liegt eine AML-M4 eo vor.

Befund Durchflusszytometrie
Nachweis einer myeloischen Vorläuferpopulation mit Expression der Marker CD13, CD15, CD33, CD34, CD117 und cyMPO; teilweise positiv sind CD65 und HLA-DR. Keine Expression von 7.1 (KMT2A [MLL]).

Befund FISH
Nachweis eines CBFB-MYH11-Rearrangements.

Befund Chromosomenanalyse
46, XY, inv (16) (p13q22).

Befund Molekulargenetik
Nachweis eines CBFβ-MYH11-Fusionstranskripts.

Befund Knochenmarkhistologie

- **Morphologie:** Histopathologisch liegt ein ausreichend langes Beckenkammtrepanat vor, mit breit erfasstem Periost sowie verplumptem kortikospongiösem Knochen, scharf konturiert. In den Markräumen zeigt sich in weiten Bereichen ein stark reduzierter Gehalt an Fettzellen. Im Vordergrund des Bildes zeigt sich eine diffus-kompakte Infiltration durch überwiegend mittelgroße, blastoide Tumorzellen mit pleomorphen, chromatinarmen Kernen und kleinen, oft kaum sicher abgrenzbaren Nukleolen. Hypoplasie der Erythroblastennester und der Megakaryozyten. Die Chloracetatesterase-Enzymhistochemie bestätigt den Eindruck einer weitgehend aufgehobenen Mikroarchitektur des Knochenmarks mit Hypoplasie und Linksverschiebung der atypisch reifungsgestörten neutrophilen Granulozytopoese. Es liegt eine Chloresterase-Positivität eines kleineren Teils der Tumorzellen vor. Stellenweise zeigt sich ein gering verdichtetes Retikulinfasernetz, jedoch keine signifikante Fibrose. Locker verstreute Siderophagen sind Ausdruck einer zumindest leichtgradigen Siderose.
- In den ergänzend angefertigten **immunhistochemischen Spezialfärbungen** (CD3, CD19, CD33, CD34, CD117, MPO, TdT, Tryptase) des Beckenkammtrepanats zeigt ein unterschiedlich großer, jeweils jedoch signifikanter Teil der neoplastischen Zellen eine Expression von Antigenen wie CD33, CD34, CD117 (KIT) und MPO (Myeloperoxidase), dagegen werden die Antigene CD3, CD19, TdT und Tryptase nicht exprimiert.
- In einigen weiteren, **sicherheitshalber und ergänzend durchgeführten immunhistochemischen Spezialfärbungen** zeigt sich eine mäßiggradige diffuse Vermehrung teils locker verstreuter, teils in kohäsiven Gruppen gelagerter CD14-exprimierender monozytoider Zellen, die insgesamt mehr als 20 % aller kernhaltigen Markzellen ausmachen. Mit einem Antikörper gegen das Antigen CD42b zeigen sich ungleichmäßig verteilte, auffallend pleomorphe und gelegentlich gruppiert gelagerte Megakaryozyten, quantitativ im unteren Normbereich. Eindeutige Megakaryoblasten liegen demnach nicht vor. Mit einem Antikörper gegen den Transferrinrezeptor bestätigt sich der Eindruck disseminierter kleiner Nester einer linksverschobenen Erythrozytopoese, quantitativ nicht signifikant vermindert. Ein Teil der blastären Zellen offenbar mit Expression des makrophagenassoziierten Antigens CD68.
- **Abschließende Begutachtung:** Die ergänzend durchgeführten immunhistochemischen Spezialfärbungen sprechen für eine akute myelomonozytäre Leukämie (AML FAB M4), am ehesten sekundäre AML.

MERKE

Eine polyklonale Gammopathie deutet nicht ausschließlich auf einen chronischen Infekt oder eine Autoimmunerkrankung hin. Sie kann selten, in 5 % der Fälle, auch bei hämatologischen Erkrankungen vorkommen.

Diagnose

Bei dem Patienten liegt eine **akute myeloische Leukämie, FAB M4 eo,** vor.

46.2 Therapie

Da die LDH des Patienten noch normwertig und der periphere Blastenanteil noch gering ist, wird ein elektiver stationärer Aufnahmetermin für den Folgetag organisiert, um eine Induktionschemotherapie einzuleiten. Einige Tage später gehen die Befunde der veranlassten Untersuchungen (s. o.) ein. Der Quantiferon®-Test und die serologischen Untersuchungen sind negativ ausgefallen.

Nach Abschluss der **Induktionstherapie nach dem S-HAM-Schema** entwickelt der Patient eine schwere **Pilzpneumonie in Neutropenie, die erfolgreich antimykotisch behandelt werden kann.** An Tag 16 nach Beginn der Induktionstherapie zeigt sich bei der durchgeführten Knochenmarkpunktion zytologisch und histologisch eine Blastenclearance.

Nach einer Doppelinduktion mit S-HAM wird eine Konsolidierung mit TAD-9 durchgeführt. Eine Erhaltungstherapie nach dem HiDAC-Schema muss wegen einer protrahierten Thrombopenie dreimal verschoben werden. Da eine konsequente Erhaltungstherapie bei prolongierter Thrombopenie nicht möglich ist, wird die Indikation einer allogenen Stammzelltransplantation bei Vorhandensein eines passenden Familienspenders gestellt. Da der Patient zum Glück neun Geschwister hat, findet sich rasch ein passender HLA-identischer Spender (Schwester). Acht Monate nach der Erstdiagnose der AML wird bei dem Patienten **nach Konditionierung mit FLAMSA/TBI eine allogene Stammzelltransplantation** durchgeführt. Der Patient kann nach hämatologischem Engraftment zügig entlassen werden. Es treten während und in den ersten 100 Tagen nach der Transplantation keine schwerwiegenden Komplikationen auf. Ein Jahr nach der Stammzelltransplantation liegt eine anhaltende Komplettremission vor.

Was wäre wenn ...

- ... sich der Patient zunächst in einem Tropeninstitut vorgestellt hätte?
  - Da eine Monozytose begleitend bei vielen Infektionskrankheiten vorkommen kann, hätte man im Tropeninstitut zunächst auf alle in Frage kommenden Infektionskrankheiten hin untersucht. Die dadurch bedingte Diagnoseverzögerung hätte jedoch eventuell fatale Folgen für den Patienten gehabt (z. B. Hyperleukozytose und Leukostasesyndrom, Infekte).
- ... bei der Erstvorstellung kein peripherer Blutausstrich veranlasst worden wäre?
  - Im durchgeführten maschinellen Differenzialblutbild waren keine Blasten angegeben. Diese sind vermutlich aufgrund der gleichen Größe als Monozyten gezählt worden. Wenn nur die Ergebnisse der Blutserologien abgewartet und der Patient erst eine Woche später zur Befundbesprechung einbestellt worden wäre, hätte man die Diagnose unnötigerweise verzögert und eventuell den Patienten gefährdet.
- ... der Patient vor Beginn der Chemotherapie einen Infekt (z. B. Pneumonie) gehabt hätte?
  - Man hätte vor Beginn der Induktionschemotherapie versucht, den Infekt zu sanieren bzw. die Chemotherapie nach Einleitung der antiinfektiven Therapie und bei rückläufigen Entzündungsparametern gestartet.

46

LITERATUR

Fuchs R, Staib P, Brümmendorf T. Monozytose: In: Fuchs R, Staib P, Brümmendorf T. Hämatologie 2018, 28. A. Stolberg: Nora, 2018. S. 152.

FALL

47 Ein hämatologischer Notfall!?

FALLBERICHT

Eine 63-jährige Patientin stellt sich mit einer **Leukozytose von 80 G/l** und mit einer **beidseitigen zervikalen Lymphadenopathie** in der Notaufnahme vor.

Die Patientin berichtet über eine **seit vier Wochen progrediente Abgeschlagenheit.** In den vergangenen Wochen habe sie **ungewollt abgenommen.** Sie habe sich nicht gewogen, den Gewichtsverlust bemerke sie an der inzwischen locker gewordenen Kleidung. Fieber und Nachtschweiß werden verneint.

Vorerkrankungen sind nicht bekannt. Keine Dauermedikation. Keine Allergien bekannt. Kein Nikotin-, Alkohol-, oder Drogenabusus. Die Familienanamnese ist unauffällig.

Bei der körperlichen Untersuchung sind beidseits zervikal langstreckige Lymphknotenkonglomerate zu tasten. Die Lymphknoten sind mit der Umgebung verbacken, hart und indolent. Keine axilläre und inguinale Lymphadenopathie, keine Hepatosplenomegalie.

47.1 Diagnostik

Befund Labordiagnostik

Die Patientin wird zur weiteren diagnostischen Abklärung stationär aufgenommen. Vorher werden noch in der Notaufnahme Routinelaborparameter erhoben (➤ Tab. 47.1).

- Im Blutbild sind eine **ausgeprägte neutrophile Leukozytose, Mono- und Lymphozytose** auffällig. Eine Anämie und Thrombozytopenie liegen nicht vor.
- In der klinischen Chemie zeigen sich eine Erhöhung von Blutzucker, CRP und alkalischer Phosphatase. Die übrigen Routineparameter liegen im Normbereich.
- Die Gerinnungsparameter sind normwertig.

Tab. 47.1 Routinelabor in der Notaufnahme

Kenngröße	Maßeinh.	Mat.	Referenzber.	
Klinische Chemie				
Natrium	mmol/l	PS	135–145	**M 140**
Kalium	mmol/l	S	3,5–5,0	**3,6**
Blutzucker	mg/dl	PS	60–99	**134**
Harnstoff-N	mg/dl	PS	7–23	**9**
Kreatinin	mg/dl	PS	0,5–1,0	**0,6**
GFR pro 1,73 qm (M7)	ml/min	PS	≥ 60,0	**> 60,0**
GFR pro 1,73 qm (Mabb)	ml/min	PS	≥ 60,0	**> 60,0**
Calcium	mmol/l	PS	2,10–2,60	**2,26**
Calcium (EW-korr.)	mmol/l	PS	2,10–2,60	**2,29**
Anorg. Phosphat	mg/dl	PS	2,5–4,8	**2,4**
C-reakt. Prot.	mg/dl	PS	≤ 0,50	**14,8**
Procalcitonin	ng/ml	PS	≤ 0,5	**0,4**
Eiweiß, gesamt	g/dl	PS	6,0–8,5	**7,5**
Albumin	g/dl	PS	3,5–5,0	**3,5**
Bilirubin gesamt	mg/dl	PS	≤ 1,1	**0,4**
GOT [AST] (37°)	U/l	PS	≤ 35	**19**
GPT [ALT] (37°)	U/l	PS	≤ 35	**24**
Gamma-GT (37°)	U/l	PS	≤ 40	**29**
Alk. Phosphatase (37°)	U/l	PS	35–105	**214**
Alpha-Amylase (37°)	U/l	PS	≤ 110	**50**
Lipase	U/l	PS	≤ 60	**21**
LDH (37°)	U/l	PS	< 250	**246**

Tab. 47.1 Routinelabor in der Notaufnahme *(Forts.)*

Kenngröße	Maß-einh.	Mat.	Referenz-ber.	
Klinische Chemie				
CK-Gesamt (37°)	U/l	PS	≤ 170	**76**
CK-MB-Aktivität (37°)	U/l	PS	≤ 25	**entf.**
Hämatologie				
Kleines Blutbild		EB		
Leukozyten	G/l	EB	4,0–11,0	**80,9**
Erythrozyten	T/l	EB	4,20–5,10	**4,25**
Hämoglobin	g/dl	EB	12,0–16,0	**12,2**
Hämatokrit		EB	0,360–0,460	**0,373**
MCV	fl	EB	78,0–98,0	**87,8**
MCH	pg	EB	26,0–32,0	**28,6**
MCHC	g/dl	EB	32,0–36,0	**32,6**
Thrombozyten	G/l	EB	150–400	**270**
Differenzial-BB (mikros)		EB		**Morph.**
Stabkernige	%	EB	≤ 4	**2**
Segmentkernige Granulozyten	%	EB	40–70	**91**
Monozyten	%	EB	4–10	**1**
Lymphozyten	%	EB	25–40	**7**
Toxische Granulierung		EB		**+**
Anisozytose		EB		**+**
Polychromasie		EB		**+**
Gerinnung (Spezial)				
Quick-Wert	%	P	70–120	**92**
INR		P	0,8–1,2	**1**
PTT	sec	P	25–42	**25**
Endokrinologie, Spezialanalytik				
TSH	µU/ml	S	0,30–4,00	**3,7**
Freies T4	ng/dl	S	0,80–1,80	**1,15**
Freies T3	pg/ml	S	2,30–4,30	**2,27**
Calcitonin (Roche)	pg/ml	S	≤ 10,0	**< 2,0**

Bei der Patientin liegt eine neutrophile Leukozytose vor. Im nächsten Schritt wird zur weiteren Abklärung zunächst ein peripherer Blutausstrich angefertigt.

Befund Blutausstrich

Metamyelozyten	1 %
Stabkernige	6 %
Segmentkernige	89 %
Eosinophile	1 %
Monozyten	1 %
Lymphozyten, klein	2 %

Zytomorphologisch zeigt sich eine **Granulozytose mit starker toxischer Granulierung sowie Linksverschiebung bis zum Metamyelozyten.** Keine Blasten, keine sicher atypischen Zellen, keine Dysplasien.

Differenzialdiagnosen

Zytomorphologisch kommt neben einer reaktiven auch eine myeloproliferative Erkrankung in Frage, z. B. eine atypische chronische myeloische Leukämie (CML) oder eine chronische Neutrophilenleukämie (CNL).

Definitionen

Bei mehr als 6 000/µl neutrophilen Granulozyten im peripheren Blut spricht man von einer **neutrophilen Leukozytose.** Meist besteht auch eine Linksverschiebung. Eine **leukämoide Reaktion** liegt bei einer reaktiven Leukozytose von > 30 G/l vor.

- **Reaktive Linksverschiebung:** Linksverschiebung bis zu den Myelozyten.
- **Pathologische Linksverschiebung:** Vorhandensein unreifer granulozytärer Zellen bis zum Myeloblasten. Ein Anteil von > 15 % immaturer granulozytärer Zellen charakterisiert die CML.

Bei der Patientin ist im Differenzialblutbild an unreifen Zellen lediglich 1 % Metamyelozyten nachweisbar, somit liegt laut Definition eine **reaktive Linksverschiebung** vor. Da die Leukozytenzahl sehr hoch ist (> 80 G/l), handelt es sich sogar um eine **leukämoide Reaktion.** Dennoch werden eine FISH- und eine Molekulargenetik aus dem peripheren Blut veranlasst, um eine myeloproliferative Neoplasie auszuschließen. Es kann weder ein BCR-ABL-Rearrangement noch eine JAK2-Mutation nachgewiesen werden.

MERKE

Bei fehlendem Nachweis eines BCR-ABL-Fusionsgens kann eine atypische CML vorliegen. Da es sich um eine Ausschlussdiagnose handelt, ist eine weitere Abklärung mittels Knochenmarkpunktion und molekulargenetischer Untersuchungen notwendig.

Atypische CML (WHO-Diagnosekriterien 2016)

- **Peripheres Blut:**
  - Neutrophile Leukozytose > 13 G/l
  - Pathologische Linksverschiebung
  - Dysgranulopoese mit Chromatinverklumpung
  - Blasten < 5 %
  - Neutrophile Vorläuferzellen (Promyelozyten, Myelozyten, Metamyelozyten) ≥ 10 %
  - Basophile Granulozyten < 2 %
  - Monozyten < 10 % (< 1 G/l)
  - Blasten < 20 %
- **Knochenmark:**
  - Hyperzellulär mit granulozytärer Proliferation und granulozytärer Dysplasie ± Dysplasie in der roten oder megakaryozytären Reihe
  - Blasten < 20 %
  - BCR-ABL negativ, kein Rearrangement von PDGFRA/B, FGFR1 oder PCM1-JAK2
  - WHO-Diagnosekriterien für BCR-ABL$^+$-CML, PMF, PV, ET: nicht erfüllt

Die bisher erhobenen Befunde aus dem peripheren Blut erfüllen nicht die morphologischen Kriterien für eine atypische CML. Das Labor veranlasst dennoch zum Ausschluss eines PDGFRA-, PDGFRB-, FGFR1- oder PCM1-JAK2-Rearrangements weitere zytogenetische und molekulargenetische Untersuchungen.

Chronische Neutrophilenleukämie (CNL)

Die CNL ist eine sehr seltene Leukämieform, die bei älteren Menschen vorkommt. Typisch für die CNL sind eine **Anämie** und eine **Splenomegalie.**

Im peripheren Blut findet sich eine neutrophile Granulozytose (> 25 G/l) mit toxischer Granulation und zytoplasmatischer Vakuolisierung. Granulozytäre Vorstufen betragen < 10 % ohne Nachweis von Blasten. Dysplastische Veränderungen kommen nicht vor.

Molekulargenetisch kann eine **CSF3R- und SETBP1-Mutation** nachgewiesen werden.

Bei einer irreversiblen Neutrophilie ohne erkennbare Ursache mit blandem Verlauf bei älteren Menschen sollte an eine CNL gedacht werden.

FALLBERICHT

Bei der Patientin liegt eine beidseitige zervikale Lymphadenopathie vor, jedoch keine Anämie und Splenomegalie. Deshalb ist eine CNL unwahrscheinlich. Dennoch wird zum Ausschluss einer hämatologischen Systemerkrankung (z. B. Knochenmarkinfiltration durch ein Lymphom) am Folgetag eine Knochenmarkpunktion veranlasst.

Befund Zytomorphologie

- In dem deutlich hyperzellulären Knochenmark findet sich eine **massive Vermehrung der Granulopoese mit regulärer Ausreifung und ohne Blastenvermehrung.** Die Megakaryopoese ist ebenfalls vermehrt.
- Es liegen keine signifikanten Dysplasien und keine Blastenvermehrung vor.

Zytomorphologisch besteht der hochgradige Verdacht auf das Vorliegen einer myeloproliferativen Neoplasie. Aufgrund der Morphologie ist der Befund am ehesten mit einer chronischen Neutrophilenleukämie (CNL) zu vereinbaren. Reaktive Veränderungen, z. B. eine paraneoplastische Leukozytose, müssen jedoch sicher ausgeschlossen werden.

Bei BCR-ABL- und JAK2-Negativität werden zusätzlich zur initiierten zytogenetischen Untersuchung auf ein PDFGR-Rearrangement usw. (s. o.) aus dem peripheren Blut noch weitere molekulargenetische Untersuchungen (CSF3R- und CALR-Mutation) angesetzt, um eine CNL auszuschließen.

Befund Knochenmarkhistologie

- Im Vordergrund des Bildes zeigt sich eine extrem linksverschobene, reifungsgestört wirkende, atypische neutrophile Granulozytopoese. Zumeist locker verstreute, teilweise gruppiert gelagerte, pleomorphe Megakaryozyten, quantitativ vermindert. Kleine disseminierte Erythroblastennester.
- In der Berlinerblau-Färbung gibt es keinen zweifelsfreien histologischen Nachweis von Speichereisen.
- Es zeigt sich teils ein zartes, teils ein gering verdichtetes Retikulinfasernetz (maximal Grad 1 der Retikulinfibrose).
- Die Chloracetatesterase-Enzymhistochemie bestätigt den Eindruck einer **extrem linksverschobenen, atypischen neutrophilen Granulozytopoese.**

Vorläufige Begutachtung: Der konventionell-morphologische Befund spricht für eine myeloische Neoplasie, am ehesten für die akzelerierte Phase bzw. den beginnenden Blastenschub einer präexistenten myeloproliferativen Erkrankung. Ein malignes Lymphom kann demnach nicht diagnostiziert werden.

Die ergänzend durchgeführten **immunhistochemischen Spezialfärbungen** stützen den konventionell-morphologischen Befund einer myeloischen Neoplasie, jedoch gelingt eine definitive Subtypisierung auch hier nicht. In Anbetracht der anamnestisch angegebenen Hyperleukozytose erscheint eine paraneoplastische Myelopathie jedoch eher unwahrscheinlich. Anhaltspunkte für eine Karzinose des Knochenmarks ergeben sich nicht. Für eine abschließende Befundinterpretation ist es erforderlich, weitere, ergänzende immunhistochemische Spezialfärbungen durchzuführen.

Da die neutrophile Leukozytose aufgrund der ausstehenden zytogenetischen und molekulargenetischen Befunde noch nicht endgültig einer hämatologischen Entität zugeordnet werden kann, wird zwischenzeitlich bei hochgradigem Verdacht auf eine Lymphomerkrankung bei der Patientin eine **Bildgebung mittels PET-CT** durchgeführt.

Befund PET-CT (➤ Abb. 47.1)

- **Schädel:**
  - **Fokale FDG-Mehrspeicherung im Bereich der Hypophyse mit einem SUVmax von 6,5.**
  - Regelrechte Weite der inneren und äußeren Liquorräume, kein Mittellinienshift.
- **Hals:**
  - **Ausgedehnter Tumorbulk entlang des Halses beidseits, rechtsbetont** (➤ Abb. 47.1a) mit einer Ausdehnung von hochzervikal retropharyngeal bis nach mediastinal. Rechts zervikal wird die Gefäßnervenscheide nach lateral verdrängt mit Kompression der V. jugularis; die Trachea und der Ösophagus werden nach links lateralisiert und zum Teil vollständig ummauert; der rechte M. sternocleidomastoideus und die **Schilddrüse** sind **nicht mehr abgrenzbar.**
  - In der rechten V. subclavia zeigt sich eine Kontrastmittelaussparung, die bis an die Einmündung der V. jugularis interna reicht, Kontakt zur Raumforderung und eine FDG-Speicherung aufweist, mit **Tumorthrombus** vereinbar. Der **maximale Querdurchmesser bestimmt sich zu ca. 9 cm. Es zeigt sich eine massiv gesteigerte Stoffwechselaktivität (SUVmax 52).**
- **Thorax:**
  - Der **zervikale Tumorbulk setzt sich nach mediastinal fort** (➤ Abb. 47.1b), hier zeigen sich auch einzeln abgrenzbare hypermetabole

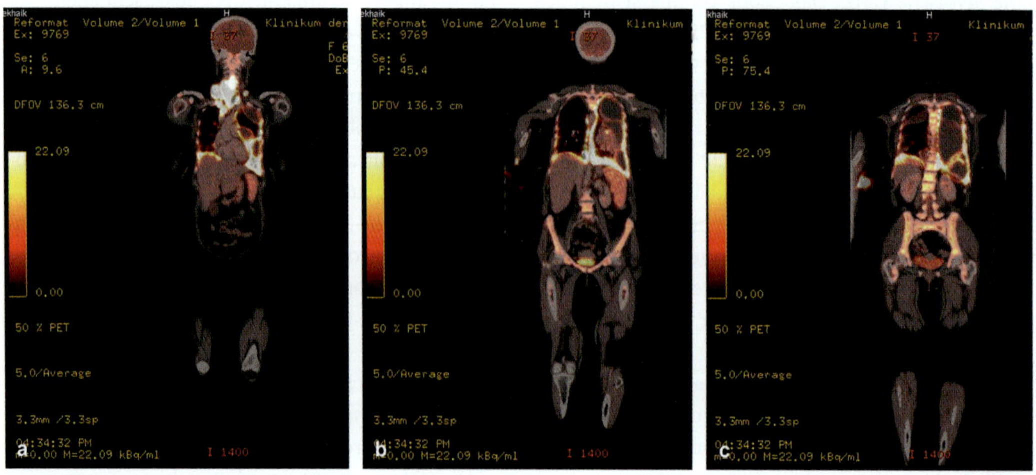

Abb. 47.1 PET-CT, Koronarschnitt.
a) Ausgedehnter Tumorbulk entlang des Halses beidseits, rechtsbetont
b) Massiv gesteigerte Stoffwechselaktivität der Pleura links, sich nach mediastinal fortsetzender Tumorbulk
c) Diffuser Knochenmarkbefall [T987]

Lymphknoten. Keine axilläre Lymphadenopathie.
- **Bipulmonal sind ausgedehnte, zum Teil gekapselte Pleuraergüsse** nachweisbar, wobei insbesondere linksseitig nahezu die gesamte Zirkumferenz betroffen ist, mit ausgeprägter Volumenminderung des belüfteten Lungenparenchyms linksseitig.
- Die Pleura zeigt eine vermehrte Kontrastmittelaufnahme und ist deutlich verdickt, auch hier liegt eine massiv gesteigerte Stoffwechselaktivität vor.
- Darüber hinaus zeigen sich eine **Verdickung und Stoffwechselsteigerung des Perikards** sowie **multiple intrapulmonale Rundherde beidseits mit gesteigerter Stoffwechselaktivität,** exemplarisch im rechten Unterlappen mit einem maximalen Durchmesser von 1,7 cm und einem **SUVmax von 17.**

• **Abdomen:**
  - Kein Nachweis fokaler Leberläsionen, keine suspekten intrahepatischen FDG-Mehrspeicherungen.
  - Keine intrahepatische oder extrahepatische Cholestase. Die Pfortader ist offen und frei durchflossen. Die Gallenblase ist unauffällig.
  - Die **Milz ist vergrößert, mit einem Maximaldurchmesser von ca. 13 cm,** mit diffus gesteigerter Stoffwechselaktivität.
  - Die Nebennieren sind beidseits etwas verplumpt ohne suspekte Stoffwechselaktivität.
  - Die Nieren sind seitengleich kontrastiert, kein Harnstau.
  - Kein Nachweis pathologisch vergrößerter oder vermehrt stoffwechselaktiver Lymphknoten infradiaphragmal.
  - Die Darstellung der Darmschlingen und der Beckenorgane ist unauffällig.
  - Keine freie Flüssigkeit, keine freie Luft.
  - Keine inguinale Lymphadenopathie beidseits.

• **Skelett:**
  - **Diffus gesteigerte Stoffwechselaktivität im Markraum des Stammskeletts bis in die proximalen Röhrenknochen der oberen und unteren Extremität** (➤ Abb. 47.1c), einem **diffusen Knochenmarkbefall** entsprechend.
  - Kein Nachweis osteolytischer oder osteoplastischer Läsionen.
  - Fokale Mehrspeicherung im Bereich der rechten Ellenbeuge bei paravenöser Injektion.

Beurteilung:

• Ausgedehnte, massiv stoffwechselaktive Tumormanifestationen, am ehesten einem Non-Hodgkin-Lymphom entsprechend, mit:
  - ausgedehnten Lymphknotenkonglomeraten zervikal beidseits, rechtsbetont und im oberen Mediastinum,
  - pulmonalem, pleuralem sowie perikardialem Befall mit z. T. abgekapselten Pleuraergüssen insbesondere linksseitig,
  - Milzbeteiligung und
  - ausgedehntem Knochenmarkbefall.

• Kein Nachweis einer infradiaphragmalen Lymphknotenbeteiligung.
• Tumorthrombus in der rechten V. subclavia.
• Relativ erhöhte Stoffwechselaktivität der Hypophyse als möglicher Hinweis auf einen Hypophysenbefall.

FALLBERICHT

Aufgrund des massiven Tumorbefalls von Kopf bis Thorax sowie des Skeletts wird bei Verdacht auf ein Lymphom mit der Patientin eine rechtsseitige Lymphknotenexstirpation zur histologischen Sicherung besprochen. Wegen des ausgeprägten Pleuraergusses links wird präoperativ eine entlastende Pleurapunktion durchgeführt. Laborchemisch handelt es sich um ein Exsudat mit Nachweis von neutrophilen Granulozyten und LDH-Erhöhung (Zellzahl 3 000/µl, Zelldifferenzierung: segmentkernige Granulozyten 61 %, Lymphozyten 3 %, Plasmazellen 1 %, Monozyten 23 %, Makrophagen 10 %, Mesothelzellen 2 %; Glukose 53 mg/dl, Eiweiß 4,32 g/dl, LDH 1 132 U/l).

Nach dem operativen Eingriff verschlechtert sich die Patientin respiratorisch, sodass sie zügig auf die Überwachungsstation verlegt werden muss. Sie ist tachypnoeisch und zeigt in den arteriellen Blutgasen eine respiratorische Globalinsuffizienz. Nach einer kurzen, nicht-invasiven Beatmung und der Gabe von 250 mg SDH i. v. bessert sich der Zustand der Patientin nicht, sodass eine Intubation notwendig wird. Die akute respiratorische Verschlechterung wird – bei einem Anstieg der Leukozytenzahl von 165 G/l präoperativ auf 202 G/l unmittelbar nach der Operation – auf ein Leukostasesyndrom zurückgeführt und die Indikation für eine Leukapherese gestellt.

Tab. 47.2 Blutbildkontrolle vor und nach der Leukapherese

Kenngröße	Maßeinh.	Mat.	Referenzber.		
Hämatologie				Nachher	Vorher
Kleines Blutbild					
Leukozyten	G/l	EB	4,0–11,0	**117**	**202**
Erythrozyten	T/l	EB	4,20–5,10	**3,28**	**4,33**
Hämoglobin	g/dl	EB	12,0–16,0	**9,4**	**12,5**
Hämatokrit		EB	0,360–0,460	**0,307**	**0,391**
MCV	fl	EB	78,0–98,0	**93,6**	**90,3**
MCH	pg	EB	26,0–32,0	**28,7**	**28,8**
MCHC	g/dl	EB	32,0–36,0	**30,6**	**31,8**
Thrombozyten	G/l	EB	150–400	**166**	**243**

Nach einer **einmaligen Leukapherese** halbiert sich die Leukozytenzahl fast (➤ Tab. 47.2).

MERKE

Eine Hyperleukozytose ist definiert als eine Leukozytenvermehrung > 50–100 G/l bei Leukämien oder myeloproliferativen Erkrankungen.

Bei einer Leukostase handelt es sich dagegen um einen onkologischen Notfall, der häufig bei akuten Leukämien und CML in der Blastenkrise beobachtet wird. Durch die extrem hohe Blastenzahl im peripheren Blut kommt es zu Kapillarverschlüssen mit verminderter Gewebeperfusion bis hin zu Infarkten in den betroffenen Organen.

Histologischer Befund der Lymphknotenexstirpation

Der histologische Befund des Lymphknotens zeigt eine Infiltration durch eine hoch maligne Neoplasie. In mehreren Schritten werden daraufhin immunhistochemische Färbungen durchgeführt und nachberichtet.

Mikroskopischer Befund

- Im Schnellschnittpräparat zeigen sich ebenso wie auf den tieferen Schnittstufen des formalinfixierten Gewebes Anteile bzw. Infiltrate einer relativ **großzelligen undifferenzierten Neoplasie.** Die Tumorzellen besitzen große, mäßig pleomorphe Kerne und reichlich, teilweise blass-basophiles Zytoplasma. Die Mitoserate liegt bei ca. 25 pro 10 HPF.
- Vereinzelt sind auch mehrkernige Tumorzellen erkennbar. Ein Teil der Tumorzellen besitzt deutlich prominente Nukleolen.

Es liegen Infiltrate einer hoch malignen Neoplasie vor. Zur Klärung der Histogenese sind ergänzende immunhistochemische Spezialfärbungen notwendig:

- In den ergänzend durchgeführten immunhistochemischen Spezialfärbungen und den zusätzlichen konventionellen Spezialfärbungen zeigen die Tumorzellen keinerlei PAS-Positivität.
- In der Giemsa-Färbung besitzen die Tumorzellen ein basophiles Zytoplasma ohne auffallende perinukleäre Aufhellungen. Herdförmig sind Zytoplasmaeinschlüsse erkennbar. Deutlicher zeigen sich jetzt zumeist mehrere Nukleolen.
- Immunhistochemisch zeigen die Tumorzellen eine kontinuierliche, mäßige bis kräftige Expression von Panzytokeratin (KL1 und LU5). Dagegen keine Expression von CD3, CD20, CD38 und CD79a. Im Randbereich der Tumorinfiltrate zeigen sich offenbar reichlich CD68-positive Histiozyten, scheinbar teilweise auch mit Expression von CD30. Darüber hinaus keine Expression von MUM1, S100-Protein und TTF1. Keine Reaktivität in der EBER-in-situ-Hypridisierung, bei positiver Aufschnittkontrolle.

Auf dem Boden der ergänzend durchgeführten immunhistochemischen Spezialfärbungen handelt es sich um Anteile eines undifferenzierten Karzinoms. In der Zusammenschau mit der Entnahmelokalisation und dem mitgeteilten klinischen Aspekt ist der **Befund vereinbar mit einem anaplastischen Schilddrüsenkarzinom.** Dagegen ergeben sich keine Anhaltspunkte für eine Infiltration durch ein malignes Lymphom und auch keine weiteren Anhaltspunkte für eine extramedulläre Infiltration durch eine akute myeloische Leukämie. Um eine weitere Klärung der Primärtumorlokalisation zu versuchen, werden zusätzliche immunhistochemische Untersuchungen durchgeführt.

In den Ergebnissen der **zusätzlichen immunhistochemischen Spezialfärbungen** (Vimentin, Podoplanin, PLAP, AFP, Gata3, Napsin, CD117, Ki67, CK18, CK5/6) zeigt das Tumorgewebe durchgehend eine deutliche Expression von Vimentin. Vereinzelt zeigt sich eine Expression von Podoplanin, dagegen keine Expression von PLAP, AFP und CD117. Ebenfalls keine Expression von Napsin und Gata3. Ein größerer Teil der Tumorzellen exprimiert Zytokeratin 18, einzelne Tumorzellen auch Zytokeratin 5/6.

Abschließende Begutachtung

Auch nach erschöpfender immunhistochemischer Analyse **gelingt keine abschließende Klärung der Histogenese.** Es bleibt daher bei der Diagnose eines undifferenzierten Karzinoms. In Anbetracht der Entnahmelokalisation kommt als **Ausgangspunkt insbesondere die Schilddrüse, aber auch der Thymus** in Frage.

Histologisch wird ein undifferenziertes Karzinom diagnostiziert. Als Primarius wird die Schilddrüse oder der Thymus diskutiert. In Zusammenschau des PET-CT-Befundes ist am ehesten von einem anaplastischen Schilddrüsenkarzinom auszugehen. Aufgrund der neuen Erkenntnisse wird das Knochenmarktrepanat erneut aufgearbeitet, um auch damit immunhistochemische Spezialfärbungen durchzuführen.

Nachbericht

Die ergänzenden immunhistochemischen Spezialfärbungen des Beckenkammtrepanats zeigen keine Vermehrung von TdT-exprimierenden lymphatischen Progenitorzellen. Auch keine Zunahme von basophilen Granulozyten mit Expression des Antigens 2D7. Die Zahl der CD20-positiven B-Zellen ist auffallend gering. Es gibt keinen Nachweis atypischer epithelialer Zellen bei Anfärbung mit einem Antikörper gegen das Antigen 34ßE1.

Abschließende Begutachtung

Auch unter Berücksichtigung des inzwischen vorliegenden Befunds eines metastasierten undifferenzierten Karzinoms handelt es sich nicht, wie ursprünglich vermutet, um eine myeloische Neoplasie, sondern um **Veränderungen, die einer paraneoplastischen Myelopathie zuzuordnen sind.** Trotz der extremen Leukozytose bzw. neutrophilen Granulozytose ist demnach eine differenzialdiagnostisch zu bedenkende, chronische Neutrophilenleukämie nicht zu diagnostizieren. Es ist zu beachten, dass die paraneoplastischen Veränderungen eine myeloische Neoplasie nahezu perfekt phänokopieren können.

Diagnose

Bei der Patientin wird eine **paraneoplastische leukämoide Reaktion bei metastasiertem anaplastischem Schilddrüsenkarzinom** diagnostiziert.

Paraneoplastische leukämoide Reaktion (PLR)

Patienten mit einer PLR sind anfangs trotz metastasierter Erkrankung mit einer hohen Tumorlast klinisch stabil. Für die neutrophile Leukozytose werden erhöhte Zytokinspiegel, hauptsächlich G-CSF, GM-CSF, Interleukin-1a und Interleukin-6 verantwortlich gemacht. Die Zytokine fördern auch das Tumorwachstum. Die Tumorlast korreliert mit der Leukozytenzahl.

Eine PLR tritt erst sehr spät im Krankheitsverlauf einer soliden Tumorerkrankung, d. h. in den letzten Wochen bis Monaten vor dem Tod, auf.

47.2 Therapie

Trotz akuter Senkung der Leukozytenzahl mit einer einmaligen Leukapherese ist die intubierte und beatmete Patientin weiterhin nicht zu stabilisieren. Auch auf der rechten Seite wird eine entlastende Pleurapunktion durchgeführt. Obwohl 1 100 ml Pleuraflüssigkeit abgelassen werden, bessert sich die respiratorische Situation nicht. Bei steigenden Entzündungswerten unter maximaler antibiotischer Therapie und klinisch septischem Bild wird in Kenntnis des Befunds einer hoch malignen Neoplasie die Situation sowie das Fehlen eines kurativen Therapiekonzepts mit den Angehörigen der Patientin ausführlich diskutiert. Nachdem auch eine palliative Chemotherapie im gegenwärtigen Zustand der Patientin nicht sinnvoll und eine Besserung nicht zu erwarten ist, werden, dem mutmaßlichen Willen der Patientin entsprechend, die intensivmedizinischen Maßnahmen nicht weiter eskaliert. Die Patientin verstirbt elf Tage nach der stationären Aufnahme.

Was wäre wenn ...

- ... statt einer Lymphknotenexstirpation eine sonografisch gesteuerte Lymphknotenbiopsie durchgeführt worden wäre?
  - Da die Patientin durch die Operation einen Zytokinsturm mit Verdopplung der Leukozytenzahl innerhalb von Stunden und respiratorischer Verschlechterung bis hin zur Intubationspflicht entwickelt hat, wäre die sonografisch gesteuerte Lymphknotenbiopsie die bessere Option gewesen.
  - Der Nachteil einer Lymphknotenbiopsie ist, dass weniger Material gewonnen und nicht die komplette Lymphknotenstruktur erfasst wird. Gelegentlich kann es bei komplexen Fällen vorkommen, dass nach mehreren immunhistochemischen Färbungen dem Pathologen das Material ausgeht und eine Repunktion zur endgültigen Diagnosesicherung erforderlich wird.
- ... keine Leukapherese durchgeführt worden wäre?
  - Eine Leukapherese ist bei einem Leukostasesyndrom indiziert, das durch eine sehr hohe Leukozytenzahl mit erhöhtem Blastenanteil charakterisiert ist. Da Blasten um ein Vielfaches größer sind als neutrophile Granulozyten, kommt es im peripheren Blut zur Gefäßokklusion. Bei der Patientin hätte man bei neutrophiler Leukozytose ohne Nachweis von Blasten im peripheren Blut eine Leukapherese nicht durchführen müssen. Der operative Stress hatte zu einem Anstieg der Zytokinspiegel und somit zu einer Leukozytenverdopplung geführt. Trotz Leukapherese mit Erreichen der Ausgangswerte und entlastender Pleurapunktionen hatte sich keine Besserung der respiratorischen Situation gezeigt.
- ... die molekulargenetische Untersuchung beschleunigt worden wäre?
  - Bei genauer Betrachtung der peripheren Blutausstriche kam eine CML oder atypische CML nie in Frage. Auch eine CNL war bei unklarer Tumorerkrankung unwahrscheinlich. Die teuren molekulargenetischen Untersuchungen hätte man sich daher sparen können. Die noch ausstehenden molekulargenetischen Untersuchungen wurden nach dem raschen Ableben der Patientin nicht mehr durchgeführt.
- ... eine palliative Chemotherapie eingeleitet worden wäre?
  - Eine palliative Chemotherapie hätte bei einem metastasierten anaplastischen Schilddrüsenkarzinom kaum ein Ansprechen gezeigt. Von allen Schilddrüsenkarzinomen hat das anaplastische Schilddrüsenkarzinom in der metastasierten Situation die schlechteste Prognose. Es gibt keine wirksame Chemotherapie, sodass die palliativmedizinische Betreuung bei diesen Patienten einen hohen Stellenwert hat.

47

LITERATUR

Arber DA1, Orazi A2, Hasserjian R. The 2016 revision to the World Health Organization classification of myeloid neoplasms and acute leukemia. Blood. 2016;127(20): 2391–2405.

Cvitkovic E, Bachouchi M, Boussen H. Leukemoid reaction, bone marrow invasion, fever of unknown origin, and metastatic pattern in the natural history of advanced undifferentiated carcinoma of nasopharyngeal type: a review of 255 consecutive cases. J Clin Oncol. 1993;11: 2434–2442.

Granger JM, Kontoyiannis DP. Etiology and outcome of extreme leukocytosis in 758 nonhematologic cancer patients: a retrospective, single-institution study. Cancer. 2009;115(17): 3919–3923.

Kitamura H, Kodama F, Odagiri S. Granulocytosis associated with malignant neoplasms:a clinicopathologic study and demonstration of colonystimulating activity in tumor extracts. Hum Pathol. 1989, 20: 878–885.

FALL

48 Alles nur infektbedingt?

FALLBERICHT

Eine 92-jährige Patientin stellt sich mit ihrer Tochter zur Abklärung einer Thrombozytose vor.

Bei der Patientin sei seit eineinhalb Jahren eine **Thrombozytose** bekannt, die vierteljährlich beim Hausarzt kontrolliert werde. Vor zwei Monaten habe sie **am rechten Unterschenkel mehrere Ulzera bei bekannter Varikose** entwickelt. Trotz antibiotischer Therapie sei das Ulkus größenprogredient gewesen, weshalb sie sich in der chirurgischen Ambulanz vorgestellt habe. Dort wird die Antibiose auf Amoxicillin/Clavulansäure und Ciprofloxacin umgestellt und eine Schmerztherapie mit Tramadolol initiiert. Darüber hinaus werden Betaisodona®-Verbände empfohlen. Unter diesen Maßnahmen heilen die Ulzera fast ab. Die Chirurgen stellen die Patientin bei **zufällig im Routinelabor festgestellter Leukozytose und exzessiver Thrombozytose** umgehend in der hämatologischen Ambulanz vor.

Die Patientin ist für ihr Alter ungewöhnlich fit und wirkt biologisch 20 bis 25 Jahre jünger. Sie lebe allein und versorge sich selbst. Mit ihren Freundinnen sei sie bis vor zwei Monaten einmal pro Woche Kegeln gegangen.

Vorerkrankungen: arterielle Hypertonie und Varikose beidseits. Operationen: Z. n. Ovarektomie beidseits. Keine Allergien bekannt. Nie-Raucherin, kein Alkoholkonsum.

Aktuelle Medikation: Olmesartan/HCT 1 × 20/12,5 mg, Tramadolol 2 × 100 mg.

Bei der körperlichen Untersuchung zeigen sich keine Auffälligkeiten, insbesondere keine Splenomegalie. Die Patientin trägt einen Verband am rechten Unterschenkel bis unterhalb des Knies.

48.1 Diagnostik

Befund Labordiagnostik

Bei der Vorstellung in der hämatologischen Ambulanz werden Routinelaborparameter erhoben (➤ Tab. 48.1).

- Im Blutbild sind eine **leichtgradige Leukozytose** und eine **massive Thrombozytose** auffällig. Im Differenzialblutbild zeigen sich eine Neutrophilie, eine **Monozytose** und eine diskrete Eosinophilie.
- In der klinischen Chemie liegen eine Hyperferritinämie, eine diskrete Hypercalcämie und eine leichtgradige Erhöhung von CRP, alkalischer Phosphatase, Haptoglobin und LDH vor. Die Nierenfunktion ist leichtgradig eingeschränkt.
- Die Gerinnungsparameter sind normwertig.

Tab. 48.1 Aufnahmelabor bei Erstvorstellung

Kenngröße	Maßeinh.	Mat.	Referenzber.	
Klinische Chemie				
Natrium	mmol/l	PS	135–145	**140**
Kalium	mmol/l	S	3,5–5,0	**3,7**
Harnstoff	mg/dl	PS	13–49	**31**
Kreatinin	mg/dl	PS	0,5–1,0	**0,8**
GFR (CKD-EPI)	ml/min	PS	≥ 90	**68**
Calcium	mmol/l	PS	2,10–2,55	**2,51**
Calcium (Eiw.-korr.)	mmol/l	PS	2,10–2,55	**2,61**
Ferritin	µg/l	PS	15–160	**540**
C-reakt. Prot.	mg/dl	PS	≤ 0,50	**1,6**
Eiweiß, gesamt	g/dl	PS	6,0–8,5	**7**
Bilirubin gesamt	mg/dl	PS	≤ 1,2	**0,5**
GOT [AST] (37°)	U/l	PS	≤ 35	**30**
GPT [ALT] (37°)	U/l	PS	≤ 35	**17**
Gamma-GT (37°)	U/l	PS	≤ 40	**29**
Alk. Phosphatase (37°)	U/l	PS	35–105	**114**
LDH (37°)	U/l	PS	< 250	**273**

Tab. 48.1 Aufnahmelabor bei Erstvorstellung *(Forts.)*

Kenngröße	Maß-einh.	Mat.	Referenz-ber.	
Hämatologie				
Kleines Blutbild		EB		
Leukozyten	G/l	EB	4,0–10,4	**16,4**
Erythrozyten	T/l	EB	3,96–5,16	**4,6**
Hämoglobin	g/dl	EB	11,5–15,4	**12,4**
Hämatokrit	l/l	EB	0,346–0,453	**0,372**
RDW-CV	%	EB	12,1–14,8	**15,2**
MCV	fl	EB	80,0–95,5	**80,9**
MCH	pg	EB	26,1–32,6	**27**
MCHC	g/dl	EB	31,9–35,5	**33,3**
Thrombozyten	G/l	EB	176–391	**2 208**
Differenzial-BB (maschinell)		EB		**Gerät**
Neutrophile Granulozyten	%	EB	43–74	**72**
Lymphozyten	%	EB	18–46	**15**
Monozyten	%	EB	4–12	**10**
Eosinophile Granulozyten	%	EB	0–5	**3**
Basophile Granulozyten	%	EB	0–1	**< 1**
Neutrophile Granuloz. (abs.)	G/l	EB	1,91–7,37	**11,8**
Lymphozyten (abs.)	G/l	EB	1,22–3,56	**2,41**
Monozyten (abs.)	G/l	EB	0,25–0,85	**1,64**
Eosinophile Granuloz. (abs.)	G/l	EB	0,03–0,44	**0,48**
Gerinnung (Spezial)				
Quick-Wert	%	P	70–120	**73**
INR		P	0,8–1,2	**1,2**
PTT	sec	P	25–42	**33**
Immunologie, Proteinchemie				
Haptoglobin	mg/dl	PS	30,0–200,0	**356**

Da die Patientin eine Leukozytose, eine exzessive Thrombozytose und chronisch infizierte Unterschenkelulzera hat, werden mit ihr die möglichen **Differenzialdiagnosen** durchgesprochen. Bei einem Wert von > 2 Millionen Thrombozyten ist trotz der chronischen Infektion eine reaktive Thrombozytose als alleinige Ursache sehr unwahrscheinlich. Bei einer reaktiven Thrombozytose liegt die Thrombozytenzahl zwischen 500 und 700 G/l, maximal bei 1 000 G/l. Mit der Patientin wird die Indikation zur Durchführung einer Knochenmarkpunktion besprochen. Aufgrund ihres fortgeschrittenen Alters wünscht sie Bedenkzeit. Daher werden zunächst ein **peripherer Blutausstrich** sowie eine **molekulargenetische Untersuchung** des peripheren Bluts veranlasst.

Thrombozytose

Eine Thrombozytose liegt bei Thrombozytenwerten > 450 G/l vor. Es wird eine primäre (autonome) von einer sekundären (reaktiven) Form unterschieden:

- **Autonome Thrombozytose** (auslösender Mechanismus in der Zelle):
  - Die meisten autonomen Thrombozytosen sind klonal (= maligne) und werden durch eine erworbene (somatische) Mutation in den Genen JAK2, MPL und Calreticulin verursacht.
  - Bei folgenden hämatologischen Neoplasien kann eine Thrombozytose vorliegen: essentielle Thrombozythämie (ET), Polycythaemia vera (PV), primäre Myelofibrose (PMF), chronische myeloische Leukämie (CML), myelodysplastisches Syndrom (MDS), akute myeloische Leukämie (AML).
  - Zu den autonomen Thrombozytosen wird außerdem die familiäre Thrombozytose, die vererbt wird, gerechnet. Diese seltene Entität geht nicht mit einer Leukozytose und Erythrozytose einher.
- **Die reaktive Thrombozytose** hat extrinsische Auslöser. Zu den häufigsten Ursachen gehören:
  - Anämie bzw. Blutverlust: Eisenmangel, Hämolyse.
  - Infektionen: Bakterien, Mykobakterien, Viren, Pilze.
  - Chronische Entzündungen: maligne Erkrankungen, Erkrankungen aus dem rheumatischen Formenkreis, Traumata, medikamentös-toxische Genese.
  - Postsplenektomie oder funktionelle Asplenie (bei Sichelzellerkrankung).

Am nächsten Tag liegen der zytomorphologische Befund des peripheren Blutausstrichs und drei Wochen später auch der molekulargenetische Befund vor.

Befund peripherer Blutausstrich

- Im hyperzellulären peripheren Blutausstrich der Patientin findet sich eine massive Thrombozytose mit Thrombozyten-Anisozytose und Riesenformen.
- Weiterhin fallen eine neutrophile Leukozytose (12,0 G/l) ohne wesentliche Linksverschiebung sowie eine absolute Monozytose (1,3 G/l) und Basophilie (0,2 G/l) auf.

Zytomorphologisch ist der Befund mit einer **myeloproliferativen Neoplasie, am ehesten essentieller Thrombozythämie** vereinbar.

Befund Molekulargenetik (peripheres Blut)

- Kein Nachweis eines BCR-ABL1-Fusionstranskripts.
- Kein Nachweis einer JAK2-V617-, JAK2-Exon12-, CALR- und MPL-W515-Mutation.

FALLBERICHT

Die Patientin stellt sich vier Wochen später wieder mit der Tochter zur Befundbesprechung vor. In der aktuellen Blutbilduntersuchung beträgt die Thrombozytenzahl 2 808 G/l, der Leukozytenwert liegt bei 14,8 G/l und der Hb-Wert bei 11,5 g/dl. Im Differenzialblutbild zeigt sich weiterhin eine neutrophile Leukozytose und Monozytose. Der CRP-Wert ist mit 4,15 mg/dl leicht erhöht, die LDH liegt jedoch wieder im Normbereich. Das Ulkus am Unterschenkel habe sich zwischenzeitlich wieder verschlechtert. Mittlerweile habe die Patientin auch ein ausgeprägtes Knöchel- und Unterschenkelödem entwickelt. Die Wunde sei von den Gefäßchirurgen wieder verbunden worden. Eine systemische antibiotische Therapie sei trotz des CRP-Anstiegs nicht notwendig.

Angesichts der unauffälligen Molekulargenetik wird mit der Patientin erneut die Indikation zur Durchführung einer Knochenmarkpunktion besprochen. Die Patientin ist diesmal einverstanden, sodass noch am gleichen Tag eine komplikationslose Punktion am Beckenkamm links durchgeführt wird. Während der Punktion in Seitenlage klagt die Patientin über starke Schmerzen am Unterschenkel, sodass Metamizol 1 g intravenös infundiert wird.

Befund Zytomorphologie

- Altersentsprechend liegt ein deutlich hyperzelluläres Knochenmarkaspirat vor.
- Es zeigt sich eine trilineär ausreifende Hämatopoese ohne Vermehrung von Blasten. G/E Verhältnis 3/1.
- **Deutlich vermehrt und teils in Clustern liegende Megakaryozyten,** teils sehr große Formen.

Zytomorphologisch ist der Befund vereinbar mit einer **myeloproliferativen Neoplasie im Sinne einer essentiellen Thrombozythämie.** Reaktive Ursachen sollten ausgeschlossen werden.

Essentielle Thrombozythämie (WHO-Diagnosekriterien 2016)

Bei Vorliegen von vier Majorkriterien oder der ersten drei Majorkriterien und des Minorkriteriums liegt eine essentielle Thrombozythämie vor.

- **Majorkriterien:**
  1. Thrombozytenzahl > 450 G/l.
  2. Knochenmarkhistologie: Proliferation hauptsächlich der Megakaryopoese mit erhöhter Zahl von vergrößerten, reifen, hyperlobulierten Megakaryozyten. Die Granulopoese und Erythropoese sind unauffällig. Keine, höchstens minimale Retikulinfaservermehrung, Grad 1. Blastenanteil < 5 %.
  3. WHO-Diagnosekriterien für Polycythaemia vera (PV), primäre Myelofibrose (PMF), BCR/ABL-positive chronische myeloische Leukämie (CML), myelodysplastisches Syndrom (MDS) oder andere myeloische Neoplasie nicht erfüllt.
  4. Nachweis von JAK2 oder anderer klonaler Marker wie Calreticulin oder MPL.
- **Minorkriterium:** Vorhandensein eines klonalen Markers oder fehlender Hinweis für eine reaktive Ursache der Thrombozytose.

Befund Knochenmarkhistologie

Eine Woche später liegt der Befund der Knochenmarkhistologie der Patientin vor:

- In den Markräumen zeigt sich ein signifikant reduzierter Gehalt an Fettzellen.
- Im Vordergrund des Bildes ist eine diffuse Vermehrung hochgradig atypischer Megakaryozyten unter Ausbildung disseminierter Gruppen bzw. Cluster.
- Es zeigt sich eine geringe Vermehrung von eosinophilen Granulozyten und blauen Pigmentmakrophagen. Leicht gesteigerte, ausreifende neutrophile Granulozytopoese.

- Disseminierte Nester einer normoblastär wirkenden Erythrozytopoese.
- Zahlreiche Siderophagen als Ausdruck einer zumindest mäßiggradigen Siderose.
- Teils ein zartes, teils ein gering verdichtetes Retikulinfasernetz (max. wie bei Grad 1 der Retikulinfibrose).
- Die Chloracetatesterase-Enzymhistochemie bestätigt den Eindruck einer organoiden Grundstruktur des Knochenmarks, speziell auch hier keine größeren kompakten (Chloresterase-negativen) lymphoidzelligen oder blastären Infiltrate.

Es liegt eine myeloproliferative Neoplasie vom Typ des **zellreichen und faserarmen Frühstadiums** einer **primären Myelofibrose (PMF)** vor.

Die ergänzend durchgeführten **immunhistochemischen Spezialfärbungen** bestätigen die konventionell-morphologische Diagnose einer myeloproliferativen Neoplasie vom Typ des zellreichen, faserarmen Frühstadiums der PMF.

MERKE

Die essentielle Thrombozythämie (ET) unterscheidet sich histologisch von der präfibrotischen primären Myelofibrose (PMF) neben den typischen morphologischen Merkmalen durch das Fehlen von Retikulinfasern. Die primäre Unterscheidung ist prognoserelevant, da die PMF einen schlechteren Verlauf hat als die ET.

Diagnose

Bei der Patientin liegt eine **triple negative primäre Myelofibrose (PMF)** im präfibrotischen Stadium vor (Stadieneinteilung der PMF Kap. 15.1).

Klonale Marker bei der PMF

Bei Patienten mit PMF werden routinemäßig die Marker JAK2, Calreticulin und MPL molekulargenetisch untersucht. Bei 60 bis 65 Prozent der PMF-Patienten findet sich eine JAK2-, bei fünf Prozent eine MPL- und bei bis zu 20 bis 25 Prozent eine Calreticulin-Mutation.

Bei fehlendem Nachweis einer dieser drei Mutationen (8 bis 10 % der Fälle) liegt eine triple negative PMF vor. Es können noch folgende Mutationen zum Nachweis einer Monoklonalität bei hochgradigem Verdacht auf das Vorliegen einer myeloproliferativen Neoplasie bestimmt werden: ASXL1, EZH2, TET2, IDH1/IDH2, SRSF2 oder SR3B1.

48.2 Therapie

Im präfibrotischen Stadium der PMF ist eine zytoreduktive Therapie zur Kontrolle der Hyperproliferation indiziert. Die Standardtherapie ist weiterhin Hydroxyurea. Im fibrotischen Stadium ist dagegen der JAK-Inhibitor Ruxolitinib zur Reduktion der Milzgröße und Linderung der konstitutionellen Symptome zugelassen.

Da bei der Patientin eine exzessive Thrombozytose und ein chronisches Ulkusleiden vorliegen, wird eine **Off-Label-Therapie mit Anagrelid** begonnen. Die weitere Therapieüberwachung erfolgt beim niedergelassenen Hämato-Onkologen.

Was wäre wenn ...

- ... es sich um eine reaktive Leuko- und Thrombozytose gehandelt hätte?
  - Bei einer reaktiven Leuko- und Thrombozytose hätte sich nach Infektsanierung eine Normalisierung des Blutbilds gezeigt. Infektbedingt können selten eine Leukozytose bis 100 G/l und/oder Thrombozytose bis 1 Million/µl beobachtet werden. Eine zytoreduktive Therapie sollte nicht durchgeführt werden. In unklaren Fällen kann der Nachweis eines charakteristischen klonalen Markers zum Ausschluss einer reaktiven Genese hilfreich sein.
- ... keine Knochenmarkpunktion durchgeführt worden wäre?
  - Dann wäre man von einer essentiellen Thrombozythämie ausgegangen und hätte die Diagnose der primären Myelofibrose, präfibrotisches Stadium, übersehen. Letztere Diagnose kann nur histologisch gestellt werden. Daher ist die Durchführung einer Knochenmarkpunktion obligat. Bei einer isolierten exzessiven Thrombozytose können differenzialdiagnostisch eine ET, PMF, aber auch eine CML in Frage kommen.

- … die Patientin eine Panzytopenie und Splenomegalie gehabt hätte?
  - Bei Vorliegen einer Panzytopenie und Splenomegalie hätte das fortgeschrittene fibrotische Stadium einer PMF vorgelegen. Dieses Stadium wird symptomatisch behandelt. Bei jüngeren Patienten sollte eine allogene Stammzelltransplantation diskutiert werden. Ansonsten kann bei einer massiven Splenomegalie zur Symptomkontrolle der Tyrosinkinaseinhibitor Ruxolitinib eingesetzt werden.
- … die molekulargenetische Untersuchung positiv ausgefallen wäre?
  - Der Nachweis eines molekularen Markers ist prognostisch relevant. JAK2-positive PMF gehen oft mit einem ungünstigen Karyotyp einher und haben somit eine schlechtere Prognose. Patienten mit einer Calreticulin-Mutation haben eine bessere Prognose. Triple negative PMF haben die schlechteste Prognose.

LITERATUR

Arber DA, Orazi A, Hasserjian R. The 2016 revision to the World Health Organization classification of myeloid neoplasms and acute leukemia. Blood. 2016. 127 (20): 2391–2405.

Barbui T, Carobbio A, Cervantes F. Thrombosis in primary myelofibrosis: incidence and risk factors. Blood. 2010. 115(4): 778–782.

Guglielmelli P, Barosi G, Specchia G. Identification of patients with poorer survival in primary myelofibrosis based on the burden of JAK2V617F mutated allele. Blood. 2009. 114 (8): 1477–1483.

FALL

49 Kostenfalle Europa

FALLBERICHT

Ein 67-jähriger ägyptischer Geschäftsmann wird aus einer externen Klinik mit einer Leukozytose/Thrombozytose, Anämie und CRP-Erhöhung unklarer Genese zur weiteren diagnostischen Abklärung übernommen.

Während eines Aufenthalts in Saudi-Arabien vor drei Wochen im Hochsommer habe er erstmals **beidseitige Unterschenkelödeme** entwickelt. Im Verlauf fieberte der Patient auf, dies wurde jedoch vor Ort als Sonnenstich interpretiert. Im kurzfristigen Verlauf reduzierte sich der Allgemeinzustand des Patienten stetig. Zurück in Ägypten stellte er sich beim Hausarzt vor. Dieser stellte laborchemisch eine **Leuko- und Thrombozytose** sowie eine **BSG-Beschleunigung** fest. Der Patient wurde daraufhin nach Wien geflogen und dort 14 Tage lang stationär in einer Privatklinik behandelt. In der Klinik wurde sehr viel Diagnostik betrieben, eine Infektionskrankheit oder eine Erkrankung aus dem rheumatologischen Formenkreis konnte nicht nachgewiesen werden. Die Diagnose blieb unklar, der **Allgemeinzustand des Patienten verschlechterte sich weiter.** Der Patient entließ sich schließlich selbst und reiste nach Deutschland.

Bei der Übernahme berichtet er über **Müdigkeit,** anhaltende **subfebrile Temperaturen** bis 38,5 °C täglich, seit einer Woche bestehenden **Nachtschweiß** und progrediente **Schmerzen** von brennendem Charakter **in beiden Oberschenkeln und Füßen** sowie über progrediente **Beinödeme.** Er verneint einen Gewichtsverlust, eine Lymphadenopathie, thorakale oder abdominelle Schmerzen, Dyspnoe, Diarrhö, Dys- oder Algurie und Blutungszeichen. Aufgrund einer Prostatitis bei Prostatahyperplasie nehme der Patient seit acht Monaten kontinuierlich Ciprofloxacin 2 × tgl. 750 mg ein.

Vorerkrankungen: Z. n. Myokardinfarkt vor 22 Jahren, Z. n. ACVB bei KHK vor zehn Jahren, Z. n. Magenoperation bei Zwerchfellhernie, seit 20 Jahren insulinpflichtiger Diabetes mellitus mit Polyneuropathie, Z. n. Bandscheibenprolaps, Z. n. TUR-P bei Prostatahyperplasie vor drei Monaten, Hypothyreose. Kontrastmittelallergie. Kein Nikotin- und Alkoholabusus.

Aktuelle Medikation: Clopidogrel, L-Thyroxin, Bisoprolol, Amiodaron jeden zweiten Tag, Torasemid, NovoRapid® und Lantus®.

Körperliche Untersuchung:

- Patient in reduziertem Allgemein- und adipösem Ernährungszustand. Leichte Haut- und Schleimhautblässe.
- Cor: Herztöne rein und rhythmisch, 3/6 Systolikum mit p. m. über der Aortenklappe und Fortleitung in beide Karotiden, 3/6 Systolikum über Mitralklappe und Fortleitung in die Axilla, 3/6 Systolikum über Trikuspidalklappe. Keine Jugularvenenstauung.
- Pulmo: vesikuläres Atemgeräusch, seitengleich belüftet, feinblasige Rasselgeräusche beidseits basal (links > rechts).
- Abdomen: Hepatosplenomegalie, Darmgeräusche vorhanden.
- Ausgeprägte Unterschenkel- und Knöchelödeme beidseits.
- Lymphknotenstationen unauffällig.

49.1 Diagnostik

Befund Labordiagnostik

Der Patient wird auf die Normalstation übernommen. Es erfolgt eine Blutentnahme (➤ Tab. 49.1).

- Im Blutbild fallen eine **massive neutrophile Leukozytose und Thrombozytose** sowie eine **nor-**

mozytäre, normochrome Anämie auf. Im Differenzialblutbild zeigt sich eine reaktive Linksverschiebung, eine relative Lymphopenie sowie eine absolute **Monozytose von 2 716/µl** und **Eosinophilie von 1 164/µl.** Im peripheren Blutausstrich sind die Erythrozyten morphologisch auffällig.

- In der klinischen Chemie sind die Elektrolyte mit Hyperglykämie, leichtgradiger Hyponatriämie und Hypokaliämie entgleist. Darüber hinaus zeigt sich eine Erhöhung von CRP, Ferritin, Gamma-GT, AP, direktem und indirektem Bilirubin und Lactat sowie eine Verminderung von Ferritin, Transferrin und Transferrinsättigung, Harnsäure und Albumin.
- Die BSG in der ersten Stunde ist beschleunigt.
- Beta2-Mikroglobulin, Haptoglobin und der Vitamin-B_{12}-Spiegel sind erhöht.
- Die Gerinnungsparameter sind mit diskreter Quick-Verminderung und PTT-Verlängerung, Hyperfibrinogenämie, ATIII-Verminderung und D-Dimer-Erhöhung pathologisch.

Tab. 49.1 Aufnahmelabor bei Übernahme aus der externen Klinik

Kenngröße	Maß-einh.	Mat.	Referenz-ber.	
Klinische Chemie				
Natrium	mmol/l	PS	135–145	M 130
Kalium	mmol/l	S	3,5 – 5,0	3,4
Blutzucker	mg/dl	PS	70–115	322
Harnstoff-N	mg/dl	PS	7–23	13
Kreatinin	mg/dl	PS	0,5–1,2	0,6
GFR pro 1,73 qm (M7)	ml/min	PS	≥ 60,0	> 60,0
GFR pro 1,73 qm (Mabb)	ml/min	PS	≥ 60,0	> 60,0
Harnsäure	mg/dl	PS	3,5–7,0	2,9
Calcium	mmol/l	PS	2,15–2,60	2,1
Calcium (EW-korr.)	mmol/l	PS	2,15–2,60	2,3
Magnesium	mmol/l	PS	0,65–1,20	0,75
Eisen	µg/dl	PS	80–180	14
Ferritin	µg/l	PS	30–300	1 111
Transferrin	g/l	PS	2,0–3,6	1
Transferrin-sättigung	%	PS	15,0–45,0	10

Tab. 49.1 Aufnahmelabor bei Übernahme aus der externen Klinik *(Forts.)*

Kenngröße	Maß-einh.	Mat.	Referenz-ber.	
Klinische Chemie				
C-reakt. Prot.	mg/dl	PS	≤ 0,50	27,6
Procalcitonin	ng/ml	PS	≤ 0,5	0,5
BSG 1 Stunde	mm	B	≤ 20	28
BSG 2 Stunden	mm	B		12
Eiweiß, gesamt	g/dl	PS	6,0–8,5	6,1
Albumin	g/dl	PS	3,5–5,0	2,5
Bilirubin gesamt	mg/dl	PS	≤ 1,1	1,6
Bilirubin direkt	mg/dl	PS	≤ 0,3	0,9
GOT [AST] (37°)	U/l	PS	≤ 50	24
GPT [ALT] (37°)	U/l	PS	≤ 50	23
Gamma-GT (37°)	U/l	PS	≤ 55	154
Alk. Phosphatase (37°)	U/l	PS	≤ 135	247
Amylase	U/l	PS	≤ 100	15
Lipase	U/l	PS	≤ 60	28
LDH (37°)	U/l	PS	< 250	194
CK-Gesamt (37°)	U/l	PS	≤ 180	6
CK-MB-Aktivität (37°)	U/l	PS	≤ 15	entf.
Troponin T	ng/ml	PS	≤ 0,010	0,01
Lactat	mmol/l	NP	0,5–2,2	2,7
Hämatologie				
Kleines Blutbild		EB		
Leukozyten	G/l	EB	4,0–11,0	M 38,8
Erythrozyten	T/l	EB	4,50–6,30	3,73
Hämoglobin	g/dl	EB	14,0–18,0	10,5
Hämatokrit		EB	0,380–0,520	0,306
MCV	fl	EB	78,0–98,0	82,1
MCH	pg	EB	26,0–32,0	28,1
MCHC	g/dl	EB	32,0–36,0	34,2
Thrombozyten	G/l	EB	150–400	M 1024
Retikulozyten	/1000 Ery	EB	9–25	36
Differenzial-BB (mikros)		EB		Morph.
Myelozyten	%	EB		1
Stabkernige	%	EB	≤ 4	1
Segmentkernige Granulozyten	%	EB	40–70	83

Tab. 49.1 Aufnahmelabor bei Übernahme aus der externen Klinik *(Forts.)*

Kenngröße	Maß-einh.	Mat.	Referenz-ber.	
Hämatologie				
Eosinophile Granulozyten	%	EB	2–4	**3**
Monozyten	%	EB	4–10	**7**
Lymphozyten	%	EB	25–40	**5**
Fragmentozyten		EB		+
Anisozytose		EB		+
Poikilozytose		EB		+
Targetzellen		EB		+
Polychromasie		EB		+
Cabot-Ringe		EB		+
Malarianachweis		EB		**dgf.**
Gerinnung (Spezial)				
Quick-Wert	%	P	70–120	**67**
INR		P	0,8–1,2	**1,3**
PTT	sec	P	25–42	**46**
Fibrinogen (Clauss)	mg/dl	P	160–400	**> 1000**
Antithrombin	%	CP	75–130	**44**
D-Dimer	µg/ml	CP	≤ 0,50	**4,22**
Immunologie, Proteinchemie				
Beta2-Mikroglobulin	mg/l	PS	≤ 3,0	**3,4**
Haptoglobin	mg/dl	PS	30,0–200,0	**299**
Endokrinologie, Spezialanalytik				
Folsäure	ng/ml	PS	2,0–15,6	**7,5**
Vitamin B_{12}	pg/ml	PS	250–1100	**> 2100**
TSH	µU/ml	S	0,30–4,00	**4,5**

Die auffälligen Laborwerte und die multiplen Vorerkrankungen des Patienten sowie die Sprachbarriere stellen eine internistische Herausforderung dar. Die pathologischen Werte müssen zunächst bei in Frage kommenden Differenzialdiagnosen nach Priorität Schritt für Schritt abgearbeitet werden. Um doppelte Untersuchungen und Bestimmungen zu vermeiden, werden noch am selben Tag die externen Unterlagen aus Wien angefordert.

Aus den externen Unterlagen aus Wien geht hervor, dass sich die dortigen Kollegen auf Infektionen und Autoimmunerkrankungen fokussiert hatten. Da eine infektiologische und rheumatologische Ursache durch bakteriologische, virologische, mykologische, parasitologische und bildgebende Untersuchungen sowie Autoimmundiagnostik ausgeschlossen worden war, wurde daher der Verdacht auf eine hämatologische Genese der angegebenen Beschwerden geäußert. Allerdings war das Blutbild damals deutlich besser. Es bestand zwar eine Anämie zwischen 9 und 10 g/dl, aber die Leukozyten- und Thrombozytenzahlen lagen maximal bei 20 bzw. 600 G/l.

Bei erhöhtem D-Dimer wird trotz erhöhter Infektparameter bei **Verdacht auf Lungenarterienembolie** notfallmäßig bei bekannter Kontrastmittelallergie eine Perfusions-/Ventilationsszintigrafie der Lunge veranlasst. Bei stark erhöhten Entzündungsparametern werden außerdem zur Fokussuche eine transthorakale Echokardiografie, eine Abdomensonografie, eine Röntgen-Thoraxaufnahme und ein EKG durchgeführt.

Befunde apparative Diagnostik

- **Lungenszintigrafie (Perfusion, Ventilation):** unauffälliger Befund ohne Nachweis eines akuten embolischen Geschehens.
- **Röntgen-Thorax in zwei Ebenen:** Bei schlechter Inspiration kann ein infrahiläres Infiltrat beidseits nicht ganz ausgeschlossen werden, zumal sich auch rechts ein unscharfer Hilus darstellt. Basaler Pleuraerguss rechts.
- **Sonografie Abdomen:** Hepatosplenomegalie. Sonografisch keine Zeichen einer Leberzirrhose. Pleuraergüsse beidseits.
- **EKG:** SR, Indifferenztyp, HF 83/min. Regelrechte R-Progression, R/S-Umschlag in V4. Keine frischen Ischämiezeichen, kein Schenkelblock, keine Extrasystolen.
- **Transthorakale Echokardiografie:** keine endokarditistypischen Veränderungen, geringe Aortenstenose, Mitralinsuffizienz und Trikuspidalinsuffizienz. Linksventrikuläre Hypertrophie (v. a. Septum verdickt).

In Zusammenschau der Anamnese, der Klinik und der erhobenen Befunde liegen eine **Blutzuckerentgleisung bei floridem Infekt bisher noch unbekannter Genese,** eine **Hepatosplenomegalie** sowie eine **kardiale Dekompensation unklarer Genese** vor. Eine Lungenarterienembolie, Endokarditis und

Pneumonie sind weniger wahrscheinlich. Die Hyperferritinämie (Akute-Phase-Protein!) und verminderte Transferrinsättigung sprechen bei normozytärer, normochromer Anämie eher für eine **Anämie chronischer Erkrankungen (ACD)** als für eine Eisenmangelanämie.

FALLBERICHT

Nach Entnahme von mehreren Blutkulturpärchen und Untersuchung des Urins mit Anlage einer Urinkultur wird die in der externen Klinik vor drei Tagen begonnene Antibiose mit Clarithromycin auf Amoxicillin/Clavulansäure intravenös umgestellt. Bei kardialer Dekompensation wird eine intravenöse diuretische Therapie begonnen. Die Insulintherapie wird angepasst, sodass nach einigen Tagen normoglykäme Werte vorliegen. Nach fünftägiger intravenöser Antibiose zeigt sich weder eine klinische noch eine laborchemische Besserung, sodass die Antibiose wieder beendet wird. Die Leukozytenzahl und Thrombozytenzahl steigen im Verlauf weiter an und betragen maximal 42 G/l und 1 300 G/l. Bei Hb-Werten unter 8 g/dl werden bei bekannter KHK insgesamt vier Erythrozytenkonzentrate transfundiert.

Trotz dieser Maßnahmen geht es dem Patienten von Tag zu Tag schlechter. Er hat rezidivierende Fieberschübe sowie persistierenden Nachtschweiß. Es werden insgesamt acht Blutkulturpärchen (vor Umstellung der Antibiose, unter neuer Antibiose und drei Tage nach Absetzen der Antibiose) entnommen und für sieben Tage bebrütet. Weder im Blut noch in der Urinkultur können jedoch pathogene Keime angezüchtet werden. Die Malaria-Diagnostik ist dreimal negativ. Daraufhin wird die Fokussuche intensiviert.

Zur Fokussuche mit der Fragestellung Weichteilinfekte, muskuloskelettale Infekte und Knocheninfekte wird eine **FDG-PET-Untersuchung** veranlasst.

Befund PET-CT

Deutlich eingeschränkte Beurteilbarkeit aufgrund einer unzureichenden, nicht weiter zu optimierenden Blutzuckereinstellung. Neben dem physiologischerweise zu erwartenden Glukosemetabolismus wird ein generalisiert erhöhter Glukosestoffwechsel des Knochenmarks nachgewiesen; Knochenmarkexpansion bis in beide distalen Humeri und Femora. Kein Hinweis auf einen eindeutigen Fokus.

Bei eingeschränkter Beurteilbarkeit der Untersuchung gibt es aktuell keinen Nachweis eines Fokus im Sinne der Fragestellung.

Da kein Infektfokus gefunden werden kann, **wird eine hämatologische Systemerkrankung angenommen.** Zunächst wird bei Verdacht auf MPN der ALP-Index im peripheren Blut bestimmt. Dieser ist mit 200 deutlich erhöht. Die durchflusszytometrische Untersuchung des peripheren Bluts ist unauffällig.

ALP-Index

Früher wurde bei Verdacht auf eine myeloproliferative Erkrankung routinemäßig die alkalische Leukozytenphosphatase (ALP) im peripheren Blut bestimmt. Sie kommt hauptsächlich in den stab- und segmentkernigen neutrophilen Granulozyten des peripheren Bluts und Knochenmarks vor. In der Routinediagnostik erfolgt die Bestimmung der ALP-Aktivität jedoch nur im peripheren Blut.

Interpretation

- **Erniedrigter ALP-Index:**
  - Kongenitaler Phosphatasedefekt
  - CML (fehlende oder niedrige Aktivität, Anstieg im Blastenschub)
  - Paroxysmale nächtliche Hämoglobinurie (PNH)
  - Virusinfektionen (z. B. infektiöse Mononukleose)
- **Erhöhter ALP-Index:**
  - Stress
  - Entzündliche Granulozytose
  - Unter Kortikosteroiden und ACTH
  - Unter G-CSF
  - Orale Kontrazeptiva
  - Leukämoide Reaktion
  - **Osteomyelofibrose**
  - **Polycythaemia vera**
  - M. Hodgkin
  - Haarzellleukämie
  - AML (gelegentlich, v. a. bei akuter Monoblastenleukämie)
  - ALL
  - CLL (gelegentlich)
  - Multiples Myelom
  - Aplastische Anämie
  - Leberzirrhose (v. a. bei Dekompensation)

MERKE

Die Bestimmung der ALP-Aktivität wird bei Verdacht auf MPN inzwischen kaum mehr durchgeführt, da sie durch zytogenetische und molekulargenetische Untersuchungen (JAK2-Mutation, BCR-ABL usw.) abgelöst wurde.

Nach Aufklärung und Einverständnis des Patienten wird bei Verdacht auf eine myeloproliferative Neoplasie, DD Hypereosinophilen-Syndrom, eine **Knochenmarkpunktion** durchgeführt.

- **Befund Zytomorphologie:** Megakaryozytenvermehrung und meerblaue Histiozyten im Sinne eines myeloproliferativen Syndroms, speziell einer **essentiellen Thrombozythämie.** Zudem fallen aber auch **dysplastische Veränderungen in allen drei Zellreihen** bei nicht auffällig gesteigerter Zellularität auf. Sofern es in der Vorgeschichte kein MPS, kein MDS und keine Chemotherapie oder Behandlung mit Wachstumsfaktoren gibt und die Zytogenetik unspezifisch ist (kein PCR-ABL, keine 5q-Deletion, keine Translokation t3 oder Inversion 3), handelt es sich nach zytologischen Kriterien am ehesten um ein MDS/MPS, unklassifiziert nach WHO.
- **Befund Chromosomenanalyse:** Karyotyp 46, XY.
- **Befund FISH:** kein Nachweis eines BCR-ABL-Rearrangements.
- **Befund Molekulargenetik:** kein Nachweis eines BCR-ABL-Fusionstranskripts, kein Nachweis einer JAK2-Mutation.

FALLBERICHT

Der zytomorphologische Befund wird mit dem Patienten im Beisein der Angehörigen besprochen. Bei Vorliegen eines myeloproliferativen Syndroms/MDS mit B-Symptomatik und am ehesten Tumor-CRP und Tumorfieber ist die Einleitung einer zytoreduktiven Therapie mit Hydroxyurea geplant. Der Patient wird hierüber aufgeklärt, er wünscht jedoch einige Tage Bedenkzeit. Die nächsten zwei Tage verlässt der Patient das Zimmer nicht. Er liest Verse aus dem Koran und trifft Vorkehrungen mit der Familie, da er davon ausgeht, dass er demnächst sterben wird.

Nach einigen Tagen liegt der Befund der Knochenmarkhistologie vor.

Befund Knochenmarkhistologie

Alle drei Reihen der Hämatopoese sind mittel gesteigert und ausreifend ohne eindeutige Atypie. Der **Befund ist somit besser vereinbar mit einer ausgeprägten leukämoiden, reaktiven Markveränderung als mit einer myeloproliferativen Erkrankung,** für die somit kein ausreichender Anhalt besteht. Es zeigt sich ein auffallend gesteigerter, osteoplastischer Knochenabbau, ohne sicheren Anhalt für Malignität.

MERKE

Bei diskrepanten Befunden sollte der klinisch betreuende Arzt Kontakt mit den jeweiligen befundenden Ärzten (Hämatologen und Pathologen) aufnehmen und in Zusammenschau der Klinik und Laborbefunde die morphologischen Veränderungen gemeinsam interpretieren.

FALLBERICHT

Der Pathologe beschreibt in seinem Bericht lediglich reaktive Veränderungen. Er wird telefonisch kontaktiert und der Fall mit ihm ausführlich besprochen. Der Pathologe bleibt jedoch bei dem Befund. Da bereits im Vorfeld sehr viele Untersuchungen durchgeführt wurden, werden alle internen und externen Befunde noch einmal studiert und Differenzialdiagnosen überlegt.

Der Patient ist über den eingegangenen Histologiebefund mit dem Ergebnis, dass nun wieder von einer reaktiven Genese der Blutbildveränderungen ausgegangen wird und die Hydroxyurea-Therapie nicht durchgeführt werden muss, irritiert und erleichtert zugleich. Unter der Negativbilanzierung hat er einen Gewichtsverlust von 14 Kilo erreicht, seine Beine sind wieder schlank. Nach zweiwöchigem stationärem Aufenthalt, der ihn etwa 15 000 bis 20 000 Euro gekostet hat, packt er plötzlich seinen Koffer und fliegt am nächsten Tag mit seinen Angehörigen auf eigenen Wunsch wieder zurück in die Heimat. Am Entlassungstag kann er noch zu einer Blutentnahme überredet werden. Diese ist erforderlich, weil nach Durchsicht der externen Unterlagen einige serologische Tests bisher noch nicht durchgeführt wurden. Das Serumröhrchen wird zur Untersuchung ins Tropeninstitut verschickt.

Befund Serologie

Einige Tage nach Entlassung des Patienten gehen folgende Befunde aus dem Tropeninstitut ein:

Untersuchung	Ergebnis	Normalwerte
Leishmaniose IFT (prom.)	negativ	neg: < 1:64; gw: 1:64; pos: > 1:64
Leishmanien-AK EIA	7	neg: < 10; gw: 10–14; pos: > 14 AKE
Brucellen-Agg. Widal	negativ	negativ
Schistosomiasis-AK IFT	negativ	neg: < 1:32; gw: 1:32; pos: > 1:32
Schistosomiasis-AK IHA	1:256	neg: < 1:32, gzw: 1:32; pos: > 1:32
Schistosomiasis-AK EIA	13	neg: < 10; gw: 10–14; pos: > 14 AKE

Die serologischen Befunde sind **positiv für Schistosomiasis.** Alle anderen Befunde sind als negativ zu bewerten.

Zum damaligen Zeitpunkt wurden im Tropeninstitut nur diese serologischen Untersuchungen zum Nachweis einer Schistosomiasis angeboten. Seit 2015 gibt es eine Schistosomen-PCR-Untersuchung aus EDTA-Blut. Mit Hilfe der PCR kann freigesetzte DNA aus Würmern und Eiern im Blut nachgewiesen werden. Die PCR sollte insbesondere bei Verdacht auf Katayama-Syndrom eingesetzt werden, da die parasitologischen Stuhl-/Urin-Untersuchungen negativ ausfallen können. Die serologischen Untersuchungen können erst im späteren Krankheitsverlauf positiv werden. Ferner kann die Schistosomen-PCR bei der weiteren Abklärung von Patienten mit positiver Serologie und negativem Einachweis weiterhelfen.

Diagnose

Bei dem Patienten liegt am ehesten ein **Katayama-Syndrom,** eine Extremform einer akuten Schistosomiasis mit reaktiver Leuko- und Thrombozytose vor. Der erhöht festgestellte ALP-Index ist mit einer Leuko- und Thrombozytose vereinbar.

MERKE

Die wesentlichen Endemiegebiete der Schistosomiasis liegen in folgenden Regionen: gesamtes Afrika, östliches Brasilien, Venezuela, Yemen, Oman, Irak, Syrien, China, Laos, Kambodscha, Philippinen, Sulawesi.

Katayama-Syndrom

Das Katayama-Syndrom ist eine frühe klinische Manifestationsform der Schistosomiasis, die einige Wochen nach einer Infektion mit Schistosoma-Spezies auftreten kann. Aufgrund der unspezifischen Syndrome kann diese Erkrankung von Tropenmedizinern und Infektiologen in nicht-endemischen Ländern leicht übersehen werden.

Nach Kontakt mit infiziertem Süßwasser gelangen die Zerkarien durch Penetration in die Haut und lösen ein passageres urtikarielles bis makulopapulöses Exanthem aus.

Nach einer Latenz von zwei Wochen bis zu zwei Monaten nach der Primärinfektion kann sich das Katayama-Syndrom entwickeln, eine durch Schistosomen und Eier ausgelöste Hypersensitivitätsreaktion. Die Erkrankung kann mit Fieber einhergehen (Katayama-Fieber). Die Temperaturerhöhung tritt einige Tage bis Wochen nach der Infektion auf. Typischerweise wird das Fieber begleitet von Husten, Schüttelfrost und Kopfschmerzen. Im Differenzialblutbild ist häufig eine Eosinophilie zu finden. Die meisten Patienten erholen sich nach zwei bis zehn Wochen spontan. Einige Patienten können jedoch eine persistierende und schwere Erkrankung mit Gewichtsverlust, Dyspnoe, Diarrhö, diffusen abdominellen Schmerzen, Hepatomegalie und generalisiertem Hautexanthem entwickeln.

MERKE

Screening bei beschwerdefreien Reiserückkehrern aus Endemiegebieten:

- Alle Personen, die in Schistosomiasis-Gebieten Süßwasserkontakt hatten, oder wenn bei Mitreisenden eine Schistosomiasis nachgewiesen wurde, sollten getestet werden.
- Personen, die sich längere Zeit in Schistosomiasis-Gebieten aufgehalten haben (z. B. bei Arbeitsaufenthalten), sollten auch dann gescreent werden, wenn ein Süßwasserkontakt nicht erinnerlich ist.
- Die Screening-Untersuchung sollte frühestens drei Monate nach der letzten möglichen Exposition erfolgen.

49.2 Therapie

Nach Erhalt des Befunds vom Tropeninstitut wird der Sohn des Patienten in Ägypten kontaktiert. Nach der parasitologischen Untersuchung des Urins und des Stuhls auf Zerkarieneier wird eine Therapie mit Praziquantel 600 mg 3 × 2 Tabletten ± Steroidtherapie empfohlen. Nur anhand der Morphologie der Eier kann bei einer Schistosomiasis eine Speziesdifferenzierung erfolgen. Drei Wochen später meldet sich der Sohn und berichtet, dass es seinem Vater wieder gut gehe. Das Fieber, der Nachtschweiß und die Müdigkeit hätten nachgelassen, sodass er sich wieder um seine Geschäfte kümmern könne. Sowohl in der Stuhl- als auch in der Urinprobe hätte man keine Zerkarieneier nachweisen können. Das Medikament sei gut vertragen worden. Eine Steroidtherapie sei nicht erforderlich gewesen. ➤ Tab. 49.2 zeigt die Blutbildkontrolle nach der antiinfektiven Therapie in Ägypten.

Die Leukozytenzahl hat sich normalisiert. Die Thrombozytenzahl hat sich halbiert und ist nur noch leicht erhöht. Das Differenzialblutbild ist wieder normal, eine Eosinophilie und Monozytose liegen nicht mehr vor. Der Hb-Wert liegt noch bei 10 g/dl, es besteht jedoch kein Transfusionsbedarf mehr.

Retrospektiv kann in Erfahrung gebracht werden, dass der Patient im vergangenen Jahr und zuletzt drei Wochen vor Beginn der Symptome mehrfach geschäftlich und privat in Saudi-Arabien unterwegs war. Er und seine Ärzte vermuten, dass er sich die akute Schistosomiasis dort geholt hat.

Zwei Jahre später meldet sich der Sohn wieder, dem Vater gehe es weiterhin sehr gut. Bei anhaltender Beschwerdefreiheit nach einmaliger Praziquantel-Gabe sei eine erneute Gabe nie notwendig gewesen. Der Patient möchte sich zu einer elektiven Check-Up-Untersuchung in der hiesigen Kardiologie vorstellen.

Tab. 49.2 Blutbildverlaufskontrolle in Ägypten (drei Wochen nach Praziquantel-Einnahme)

Test	Result	Unit	Reference Interval
Haemoglobin (Hb)	**10,0**	g/dL	M: 13,5–17,5 F: 12,0–16,0
Haematocrit (Hct)	32,3	%	M: 41,0–52,0 F: 36,0–46,0
Red Cell Count (RBCs)	3,86	mil/Cumm	M: 4,5–6,0 F: 3,8–5,0
Red Cell Indices			
MCV	83,7	fL	80,0–95,0
MCH	25,9	pg	27,0–32,0
MCHC	31,0	g/dL	30,0–37,0
RDW	16,7	%	11,6–13,7
Leukocyte Count:	**11 000**	/Cumm	4 000–11 000
Segmented	66	% 7700/Cumm	2 500–7 000 (PNLs)
Stab	04		
Lymphocytes	18	% 1980/Cumm	1 500–4 000
Monocytes	12	% 1320/Cumm	200–800
Eosinophils		%/Cumm	40–400
Basophils		%/Cumm	Up to 100
Others		%/Cumm	
Platelet Count	**567 000**	/Cmm	150 000–400 000

Was wäre wenn ...

- ... keine Knochenmarkpunktion durchgeführt worden wäre?
  - Ohne eine Knochenmarkpunktion hätte man eine hämatologische Neoplasie nicht ausschließen können. Obwohl es diskrepante Befunde gab, hat die Knochenmarkpunktion letztlich zur Diagnose der reaktiven leukämoiden Reaktion geführt, sodass eine hämatologische Erkrankung sicher ausgeschlossen und die weitere Fokussuche betrieben werden konnte.
- ... bei verminderter Transferrinsättigung Eisen substituiert worden wäre?
  - Bei dem Patienten lagen eine verminderte Transferrinsättigung, eine Hyperferritinämie und eine Anämie vor. Die Erythrozytenindizes waren normwertig. Die Hyperferritinämie ist durch die Akute-Phase-Reaktion zu erklären. Differenzialdiagnostisch kommt sowohl ein latenter Eisenmangel als auch eine Anämie chronischer Erkrankungen in Frage. Eine Eisensubstitution hätte nur zu einem weiteren Ferritinanstieg und nicht zu einem Hb-Anstieg geführt. Die rasche Anhebung des Hb-Werts bei symptomatischen Patienten ist nur durch eine Transfusion von Erythrozytenkonzentraten möglich. Während eines Infekts sollte außerdem kein Eisen oral und intravenös substituiert werden, da bestimmte Bakterien Eisen zur Vermehrung benötigen.

- … die zytoreduktive Therapie mit Hydroxyurea begonnen worden wäre?
  - Hydroxyurea wirkt unselektiv auf alle drei Blutzellreihen, sodass eine Hämatotoxizität resultieren kann. Bei dem Patienten hätte der Einsatz nur zu einer Laborkosmetik geführt und durch die immunsuppressive Wirkung den Infekt verschlimmert.
- … das Katayama-Syndrom nicht diagnostiziert worden wäre?
  - Die meisten Patienten mit Katayama-Syndrom erholen sich nach zwei bis zehn Wochen spontan. Eine unerkannte Schistosomiasis hätte bei dem Patienten zur einer Chronifizierung führen können. Schistosoma haematobium z. B. kann in Gewebe, das sich in der Nähe der Blasenwand befindet, überleben und durch die durchgehende Eiablage dazu führen, dass sich eine chronische Blasenentzündung entwickelt. Diese chronische Infektion stellt eine Präkanzerose dar, da durch die chronische Inflammation ein Plattenepithelkarzinom der Blase entstehen kann.
- … der Nachweis der Schistosomen-Antikörper nicht positiv ausgefallen wäre?
  - Es darf nicht vergessen werden, dass der Patient aus einem Endemiegebiet stammt. Bei Personen mit Verdacht auf Schistosomiasis, die in Endemiegebieten aufgewachsen sind, ist in jedem Fall ein Direktnachweis mittels Urin- und/oder Stuhluntersuchung zu fordern, da bei diaplazentarer Antigenexposition eventuell keine ausreichende Immunantwort erfolgt. Daher hätte man die Stuhl- und Urinuntersuchung auf Schistosomeneier wiederholt. Bei erneutem negativem Einachweis hätte man nach weiteren Parasiten wie z. B. Strongyloides stercoralis suchen müssen.

LITERATUR

Deutsche Gesellschaft für Tropenmedizin und Internationale Gesundheit (DTG). Leitlinie: Diagnostik und Therapie der Schistosomiasis (Bilharziose) (Version von Oktober 2017). Aus:www.awmf.org/uploads/tx_szleitlinien/042-005l_S1_Schistosomiasis-Bilharziose-Diagnostik-Therapie_2017-12.pdf (letzter Zugriff: 17. Dezember 2018)

Ross AG, Vickers D, Olds GR. Katayama syndrome. Lancet Infect Dis. 2007;7(3): 218–224.

Tukahebwa EM, Magnussen P, Madsen H. A very high Infection intensity of Schistosoma mansoni in a Ugandan Lake Victoria Fishing Community is required for association with highly prevalent organ related morbidity. PLoS Negl Trop Dis. 2013;7(7): e2268.

Anhang Teil VI: Abklärung Leukozytose und Thrombozytose

Definition Leukozytose

Eine Leukozytose ist definiert als Erhöhung der Leukozytenzahl > 10 G/l im peripheren Blut. Die Leukozyten werden in Granulozyten (neutrophile, eosinophile und basophile Granulozyten), Lymphozyten und Monozyten unterteilt (➤ Abb. VI.1). Diese morphologische Einteilung nutzt auch das Differenzialblutbild. Bei einer Leukozytose kann isoliert eine Zellfraktion betroffen sein. Für die Interpretation des Differenzialblutbildes ist immer die Absolutzahl und weniger die Relativzahl der jeweiligen Zellfraktion relevant.

Algorithmus Abklärung neutrophile Leukozytose (➤ Abb. VI.2)

Eine nicht-neoplastische, massive Neutrophilie mit Linksverschiebung bis zum Myeloblasten im peripheren Blut wird als **leukämoide Reaktion** bezeichnet. Eine Leukozytose bis 100 G/l kann vorkommen. Ab einer Leukozytenzahl > 100 G/l ist eine maligne Genese sehr wahrscheinlich.

MERKE

Drei zytomorphologische Kriterien sind für die weitere Abklärung einer neutrophilen Leukozytose erforderlich: Leukozytenzahl, Ausmaß der Linksverschiebung und der Anteil der basophilen Granulozyten (➤ Tab. VI.1 und ➤ Abb. VI.2).

Tab. VI.1 Neutrophile Leukozytose: Formen der Linksverschiebung

Granulozyten im peripheren Blut	Bezeichnung	Vorkommen
Stabkernige und segmentkernige Granulozyten	Normal	Physiologisch
Stabkernige und segmentkernige Granulozyten, Metamyelozyten, (Myelozyten)	„Reaktive Linksverschiebung"	Infektiöse Genese
Stabkernige und segmentkernige Granulozyten, Metamyelozyten, Myelozyten, Promyelozyten, Myeloblasten	Pathologische Linksverschiebung	Neoplastische Genese
Stabkernige und segmentkernige Granulozyten, Metamyelozyten, Myelozyten, Promyelozyten, Myeloblasten **+ Anteil neutrophiler Granulozyten > 15 %** **± Basophile > 2 % (> 100/µl)**	Pathologische Linksverschiebung	CML
Stabkernige und segmentkernige Granulozyten **+ Myeloblasten** *(Fehlen von mittleren Reifungsstadien)*	Hiatus leucaemicus	AML

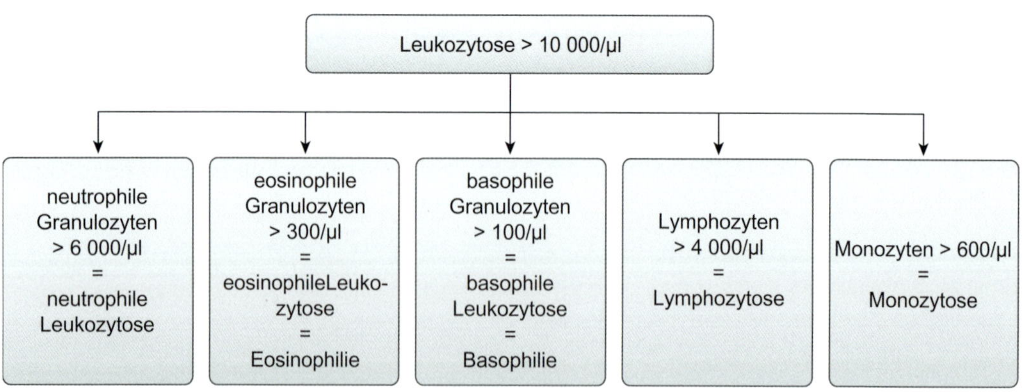

Abb. VI.1 Abklärung Leukozytose [L138; P502]

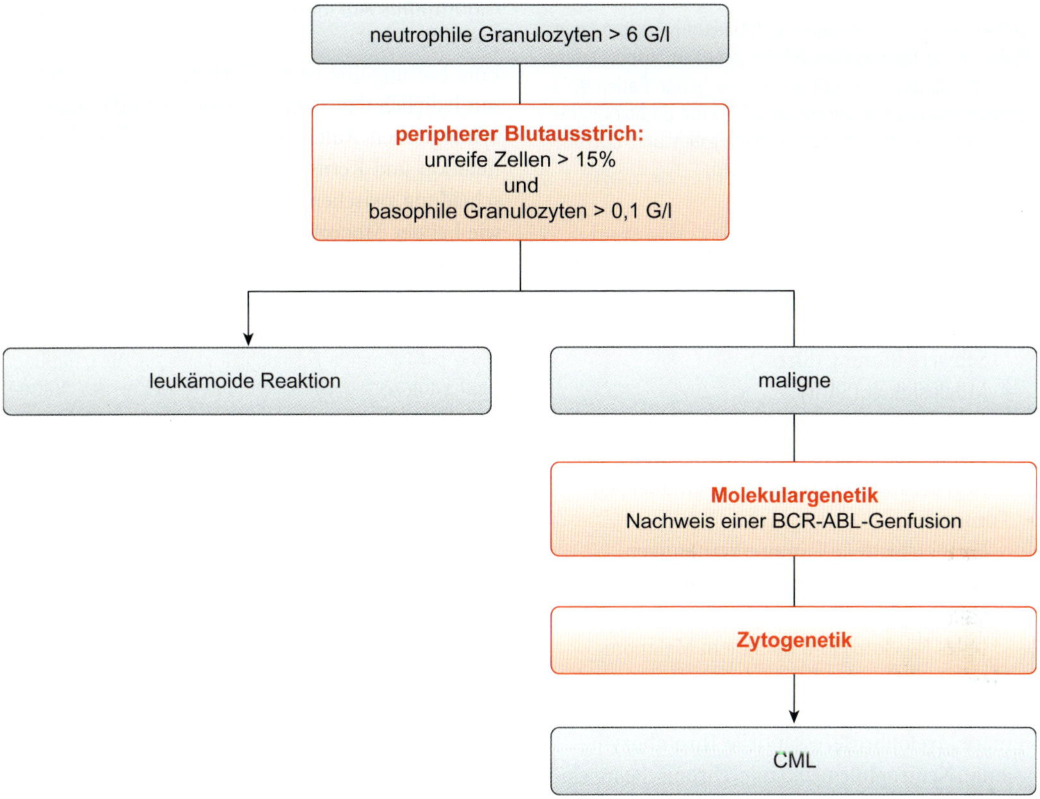

Abb. VI.2 Abklärung neutrophile Leukozytose [L138; P502]

Differenzialdiagnosen der neutrophile Leukozytose

- **Physiologisch:**
  - Körperlicher Stress
  - Stressbedingt durch unterschiedliche Stressfaktoren
  - Schwangerschaft
  - Extreme Kälte, Hitze und Anoxie

MERKE

Im Rahmen einer Stresssituation werden vermehrt Granulozyten ins periphere Blut freigesetzt. Es liegt eine Shift-Leukozytose vor, bei der der ruhende Granulozytenpool zugunsten des zirkulierenden Anteils verschoben wird. Bei Schwangeren kann physiologischerweise eine Leukozytose bis 20 G/l beobachtet werden.

- **Reaktive Ursachen:**
  - **Infektionen:** bei bakteriellen Infektionen, Pilzinvasionen und Parasitosen als Ausdruck der **neutrophilen Kampfphase** nach Schilling; massive Leukozytose bei Sepsis, Peritonitis, bakterieller Cholangitis, Empyem und Abszessen
  - **Metabolisch, endokrin:** vermehrte Synthese von ACTH und Glukokortikoiden, Hyperthyreose, Urämie, diabetische Azidose, Eklampsie
  - **Entzündungen, Gewebsnekrosen, Organinfarkte:** akute entzündliche Reaktionen (rheumatisches Fieber, akuter Schub einer chronischen Polyarthritis, Gichtanfall, Myositis, Vaskulitis, Kolitis), Verbrennungen, elektrischer Schlag, schweres Trauma, Anaphylaxie, Komplementaktivierung, zirkulierende Antigen-Antikörper-Komplexe, Myokard-, Mesenterial- und Lungeninfarkt
  - **Medikamentös bedingt:**
    – Kortikosteroide, Lithium, Adrenalin (max. 20 G/l)
    – Hämatopoetische Wachstumsfaktoren (G-CSF, GM-CSF)

CAVE
Unter einer G-CSF Therapie nach Chemotherapie oder im Rahmen der Stammzellmobilisierung kann, insbesondere bei einer guten Knochenmarkreserve (junge Patienten!), eine exzessive Leukozytose bis 80 G/l mit pathologischer Linksverschiebung bis zum Myeloblasten und LDH-Anstieg (dreistellig!) beobachtet werden.

- **Raucherleukozytose:** Leukozytose bis 10–20 G/l möglich, keine pathologische Linksverschiebung
- **Sonstige Ursachen:**
  - Schwere Blutung (Stress)
  - Milzlosigkeit (Shift)
  - Überschießende Reaktion nach chemotherapiebedingter Knochenmarkschädigung
  - Regenerationsphase einer Agranulozytose
- **Tumoren:**
  - Fortgeschrittene Tumorerkrankungen
  - Sehr selten bei hämatologischen Neoplasien (M. Hodgkin, Non-Hodgkin-Lymphome, Multiples Myelom) und malignem Melanom
- **Myeloproliferative Erkrankungen:** chronische myeloische Leukämie, Polycythaemia vera, primäre Myelofibrose, essentielle Thrombozythämie, Neutrophilenleukämie, chronische myelomonozytäre Leukämie (CMML)

Algorithmus Abklärung eosinophile Granulozytose (➤ Abb. VI.3)

Eine Eosinophilie ist ein Begleitphänomen und somit lediglich das Symptom eines Grundleidens. Bei zytologischen Auffälligkeiten (z. B. Zellgröße, Granulation und Kernsegmentierung) ist keine Unterscheidung zwischen reaktiver und maligner Genese wie bei der Monozytose möglich (s. u. Algorithmus Abklärung Monozytose [➤ Abb. VI.6]).

CAVE
Eine persistierende Eosinophilie kann zur Ausschüttung von zytotoxischen Zytokinen führen, welche das Auftreten einer Endorganschädigung (z. B. neurologische und kardiovaskuläre Symptomatik) begünstigen kann.

Tab. VI.2 Schweregradeinteilung Eosinophilie

Anzahl eosinophile Granulozyten	Schweregrad
< 0,3 G/dl	Normalwert
0,3–0,5 G/l	Leichtgradige Eosinophilie
> 1,5 G/l	Mäßiggadige Eosinophilie
> 5 G/l	Schwere Eosinophilie

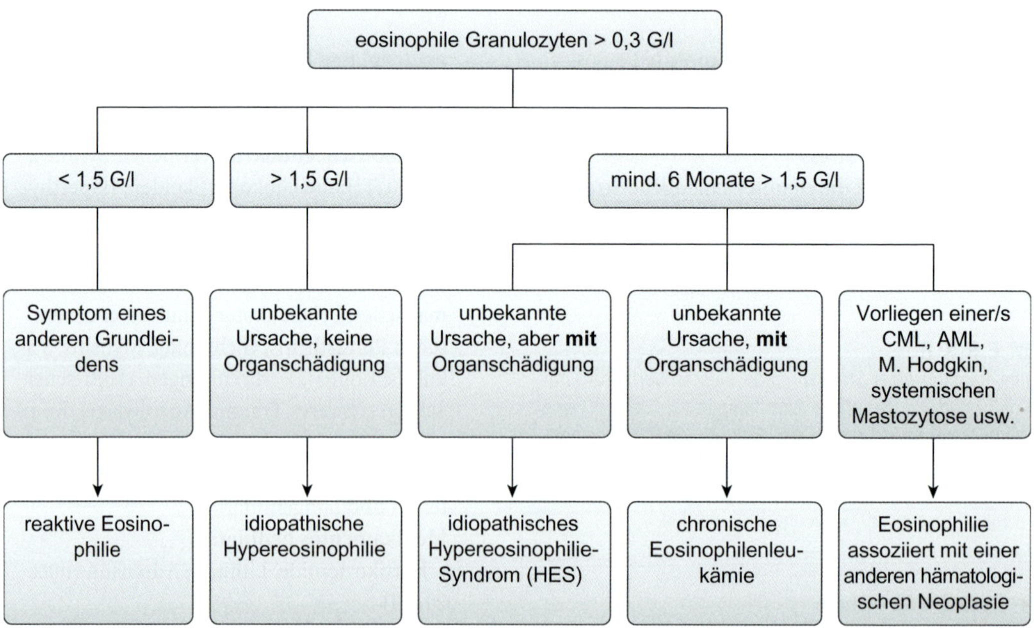

Abb. VI.3 Abklärung eosinophile Granulozytose [L138; P502]

Differenzialdiagnosen der eosinophilen Granulozytose

- **Allergische Erkrankungen, Dermatitiden:** Heuschnupfen, Asthma bronchiale, akute Urtikaria, angioneurotisches Ödem, Medikamentenallergie, Lungenaspergillose, atopische Dermatitis, bullöses Pemphigoid, Psoriasis, Dermatitis herpetiformis
- **Infektionen:**
  - **Bakterien:** in der **Regenerationsphase** nach bakteriellen Infekten
  - **Viren:** CMV, EBV, Katzenkratzkrankheit, infektiöse Lymphozytose, Viruspneumonie in der Postakutphase
  - **Parasiten:** Protozoen (Pneumocystis jirovecii, Amöben, Malaria, Toxoplasmose, Skabies)
  - **Helminthen:** Trichinen, Filarien, Trematoden, Askariden, Toxokarien, Echinokokken, Tänien, Zystizerken, Hakenwürmer
- **Hereditäre Erkrankungen:** familiäre Eosinophilie, hereditäre Eosinophilie
- **Gastrointestinale Erkrankungen:** Colitis ulcerosa, M. Crohn, eosinophile Gastroenteritis, Eiweißverlustenteropathie
- **Immundefekte:** Graft-versus-Host-Reaktion, selektiver IgA-Mangel, Hyper-IgE-Syndrom, Wiskott-Aldrich-Syndrom
- **Kollagenosen, Vaskulitiden:** rheumatoide Arthritis, Lupus erythematodes visceralis, Sklerodermie, Sjögren-Syndrom; systemische nekrotisierende Vaskulitis, besonders allergische Angiitis und granulomatöser Typ des Churg-Strauss-Syndroms; eosinophile Fasziitis.
- **Weitere Ursachen:** chronische Nierenerkrankungen, Goodpasture-Syndrom, Sarkoidose, Nebenniereninsuffizienz, Z. n. Splenektomie; im Verlauf schwerer, fieberhafter, bakterieller Infektionen als eosinophile Überwindungsphase nach Schilling („Morgenröte der Genesung")
- **Solide Neoplasien:** bei metastasierten Neoplasien, insbesondere von schleimbildenden Epithelien ausgehend; malignes Melanom
- **Hämatologische Neoplasien:** M. Hodgkin, Non-Hodgkin-Lymphome, Plasmozytom, Multiples Myelom, chronische myeloische Leukämie, Polycythaemia vera, Eosinophilenleukämie, AML-M4 Eo (selten periphere Eosinophilie), systemische Mastozytose

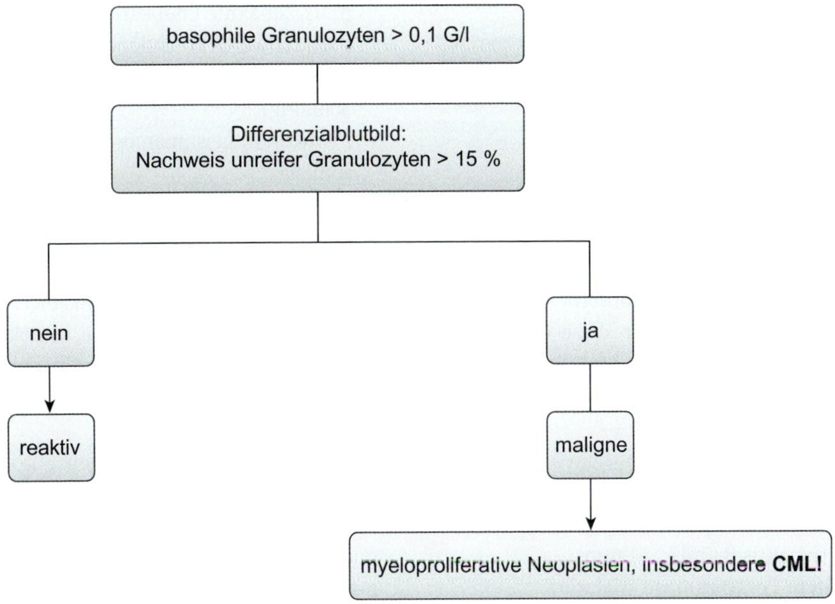

Abb. VI.4 Abklärung basophile Granulozytose [L138; P502]

Algorithmus Abklärung basophile Granulozytose (➤ Abb. VI.4)

MERKE

Die Basophilie spielt bei der Diagnose der CML eine wichtige Rolle. Sowohl die basophilen als auch die neutrophilen Granulozyten tragen das Philadelphia-Chromosom.

Differenzialdiagnosen der basophilen Granulozytose

- **Infektionen, chronische Entzündungen:** Tuberkulose, Influenza, Pocken, Windpocken, Colitis ulcerosa, rheumatisches Fieber
- **Allergische Reaktionen:** Nahrungsmittel- und Medikamentenallergie, IgE-vermittelte Hypersensitivitätsreaktion, allergische Kontaktdermatitis
- **Endokrine Erkrankungen:** Diabetes mellitus, Myxödem, Östrogenbehandlung
- **Weitere Ursachen:** starker Nikotinabusus, Hyperlipidämie, Eisenmangelanämie, Karzinom, Hakenwurmbefall
- **Hämatologische Neoplasien:** CML, in geringem Maße auch alle anderen myeloproliferativen Neoplasien, Basophilenleukämie, systemische Mastozytose

Algorithmus Abklärung Lymphozytose (➤ Abb. VI.5)

MERKE

Ein Lymphozytenanteil > 50 % ist beim Erwachsenen immer pathologisch! Eine absolute Lymphozytose ist bei Erwachsenen meistens maligner und bei Kindern und Jugendlichen dagegen reaktiver Genese.

Bei Nachweis einer monoklonalen Lymphozytose ist in der Regel die Durchführung einer Knochenmarkpunktion zum Nachweis einer Knochenmarkinfiltration durch ein Lymphom erforderlich. Eine Ausnahme stellt jedoch die CLL dar, diese wird durchflusszytometrisch im peripheren Blut diagnostiziert. Eine Knochenmarkpunktion ist nicht notwendig.

Differenzialdiagnosen der Lymphozytose

- **Infektionskrankheiten:**
  - **Viren:** HSV, VZV, EBV, CMV, HIV, Rubellavirus, Hepatitis B und C, Mumps
  - **Parasiten:** Toxoplasmose, Malaria
  - **Bakterien:** Tuberkulose, Brucellose, Rickettsiose, Bordetella pertussis, Lues
- **Medikamente:** Postvakzinationsphase nach einer Impfung, Z. n. Interleukin-2-Therapie, Diphenylhydantoin
- **Endokrine Erkrankungen:** Hyperthyreose, M. Basedow, M. Addison
- **Hyperimmunerkrankungen:** idiopathische Thrombozytopenie, autimmunhämolytische Anämien, Hypersensibilitätsreaktionen
- **Nikotinkonsum:** persistierende polyklonale B-Lymphozytose, insbesondere bei starken Raucherinnen
- **Weitere Ursachen:** Z. n. Splenektomie, Wegener-Granulomatose, Kollagenosen, Colitis ulcerosa, M. Crohn
- **Hämatologische Neoplasien:** chronische lymphatische Leukämie (CLL), leukämisch verlaufende niedrig maligne Non-Hodgkin-Lymphome (NHL), leukämisch verlaufende hoch maligne Non-Hodgkin-Lymphome (NHL), T-NHL mit Ausschwemmung ins periphere Blut, akute lymphatische Leukämie (ALL)

Algorithmus Abklärung Monozytose (➤ Abb. VI.6)

Differenzialdiagnosen der Monozytose

- **Infektionskrankheiten:**
  - **Bakterien:** Tuberkulose, Lues, Brucellose, Typhus, subakute Endokarditis, Erholungsphasen nach schweren Infektionen (sog. **postinfektiöse monozytäre Überwindungsphase** nach Schilling)
  - **Protozoen:** Leishmaniose, Malaria, Trypanosomiasis
- **Chronisch-entzündliche, entzündlich-rheumatische Erkrankungen:** chronische Polyarthritis, Kollagenosen, chronisch-entzündliche Darmerkrankungen (M. Crohn, Colitis ulcerosa)
- **Weitere Ursachen:** Sarkoidose, metastasierte solide Neoplasien, nach Chemotherapie und Stammzelltransplantation, Schwangerschaft, Asplenie
- **Hämatologische Erkrankungen:** chronische Neutropenie, autoimmunhämolytische Anämie, Regenerationsphase einer Agranulozytose, Immunthrombozytopenie, MDS, CMML, akute myelomonozytäre Leukämie (M4), akute Monoblasten- und Monozytenleukämie (M5), atypische CML, M. Hodgkin

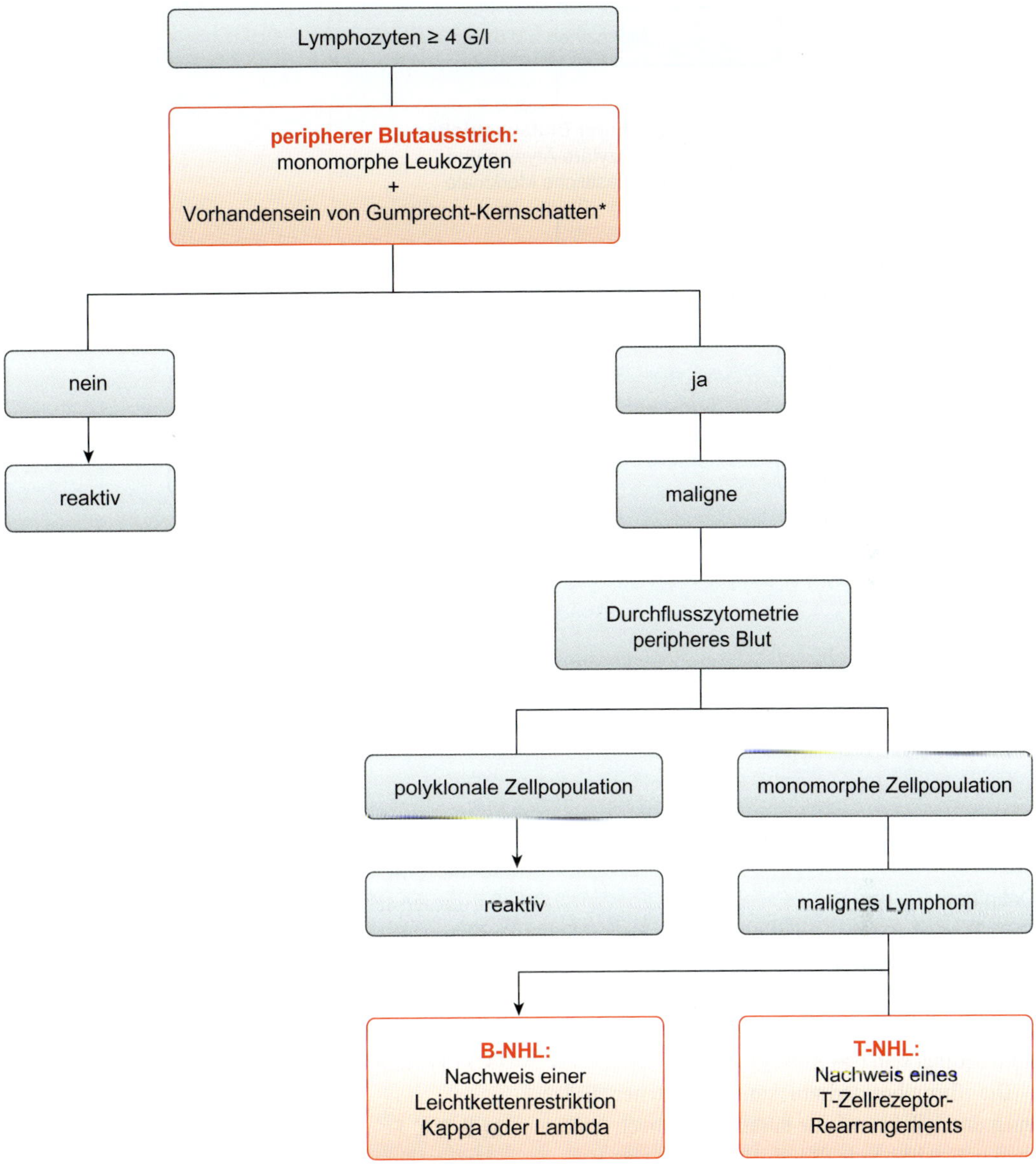

Abb. VI.5 Abklärung Lymphozytose [L138; P502]
****Gumprecht-Kernschatten** sind zerdrückte Kerne lymphatischer Zellen. Diese werden bei der prozentualen Angabe des Differenzialblutbildes als eigene Fraktion miterfasst, um die Anzahl der Granulozyten im peripheren Blut zuverlässiger angeben zu können.

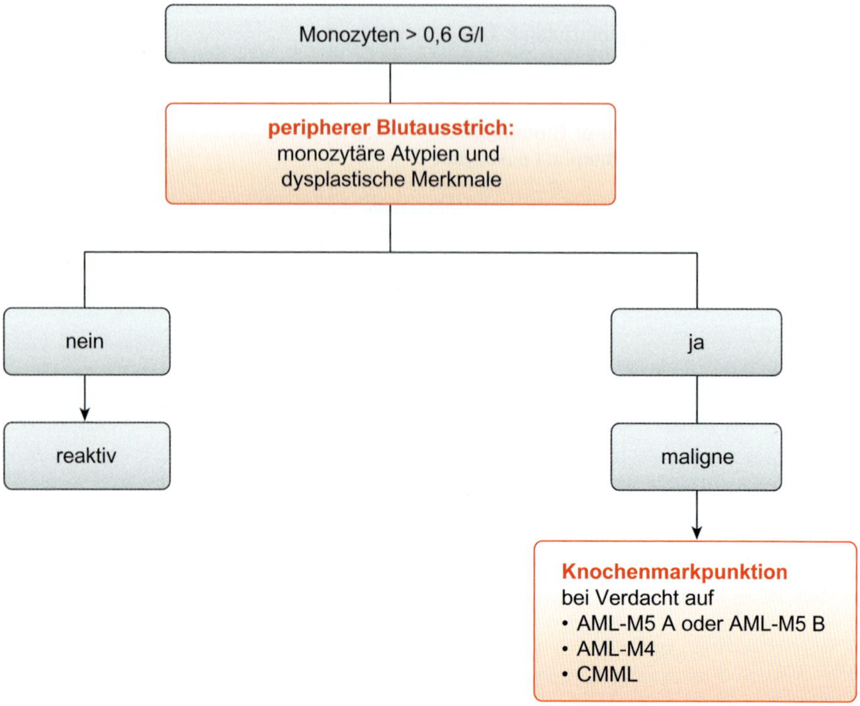

Abb. VI.6 Abklärung Monozytose [L138; P502]

Abklärung Thrombozytose

Definition

Eine Thrombozytose ist definiert durch eine anhaltende Thrombozytenzahl > 450 G/l. Von einer **exzessiven Thrombozytose** spricht man bei Werten > 1 000 G/l. Diese kann sowohl reaktiv als auch autonom bedingt sein (➤ Abb. VI.7).

Die Thrombozytenzahl kann in seltenen Fällen auch durch Zählartefakte falsch positiv hoch sein, in diesem Fall liegt eine **Pseudothrombozytose** vor.

MERKE

Bei einer Thrombozytose kann eine **Pseudohyperkaliämie** auftreten. Hierbei handelt es sich um eine artifizielle Erhöhung des Kaliumwerts durch Aggregation von Thromboyzten in vitro. Dieses Phänomen wird nur im Serum und nicht im Plasma beobachtet. Zur Diagnosesicherung sollte auch der Kaliumwert im Plasma (in einer Lithium-Heparin-Monovette) oder durch Blutgasanalyse (POCT = Point-Of-Care-Testing) bestimmt werden. Eine Pseudohyperkaliämie ist nicht lebensbedrohlich.

Sonderform familiäre Thrombozytose

Bei dieser sehr seltenen autosomal-dominant vererbbaren Erkrankung liegt eine isolierte Thrombozytose vor. Pathogenetisch ist die Thrombozytose durch eine aktivierende Mutation des Thrombopoetin (TPO-)Gens oder Thrombopoetinrezeptorgens (MPL) bedingt.

MERKE

Eine reaktive Thrombozytose sollte nicht, auch bei Thromboyztenwerten > 1 Million/µl, mit ASS, zytoreduktiver Therapie oder Thromboyztenapherese behandelt werden. Eine prophylaktische Antikoagulation mit niedermolekularem Heparin zur Thromboseprophylaxe ist ausreichend.

Dagegen kann eine Thrombozytenzahl > 1 Million/µl bei einer myeloproliferativen Neoplasie zu einer vermehrten Blutungsneigung durch ein erworbenes Von-Willebrand-Syndrom führen. Durch die Bestimmung des Ristocetin-Kofaktors kann der Mangel quantifiziert werden. Bei einer Ristocetin-Kofaktor-Aktivität < 30 % sollte keine Therapie mit ASS begonnen oder fortgeführt werden.

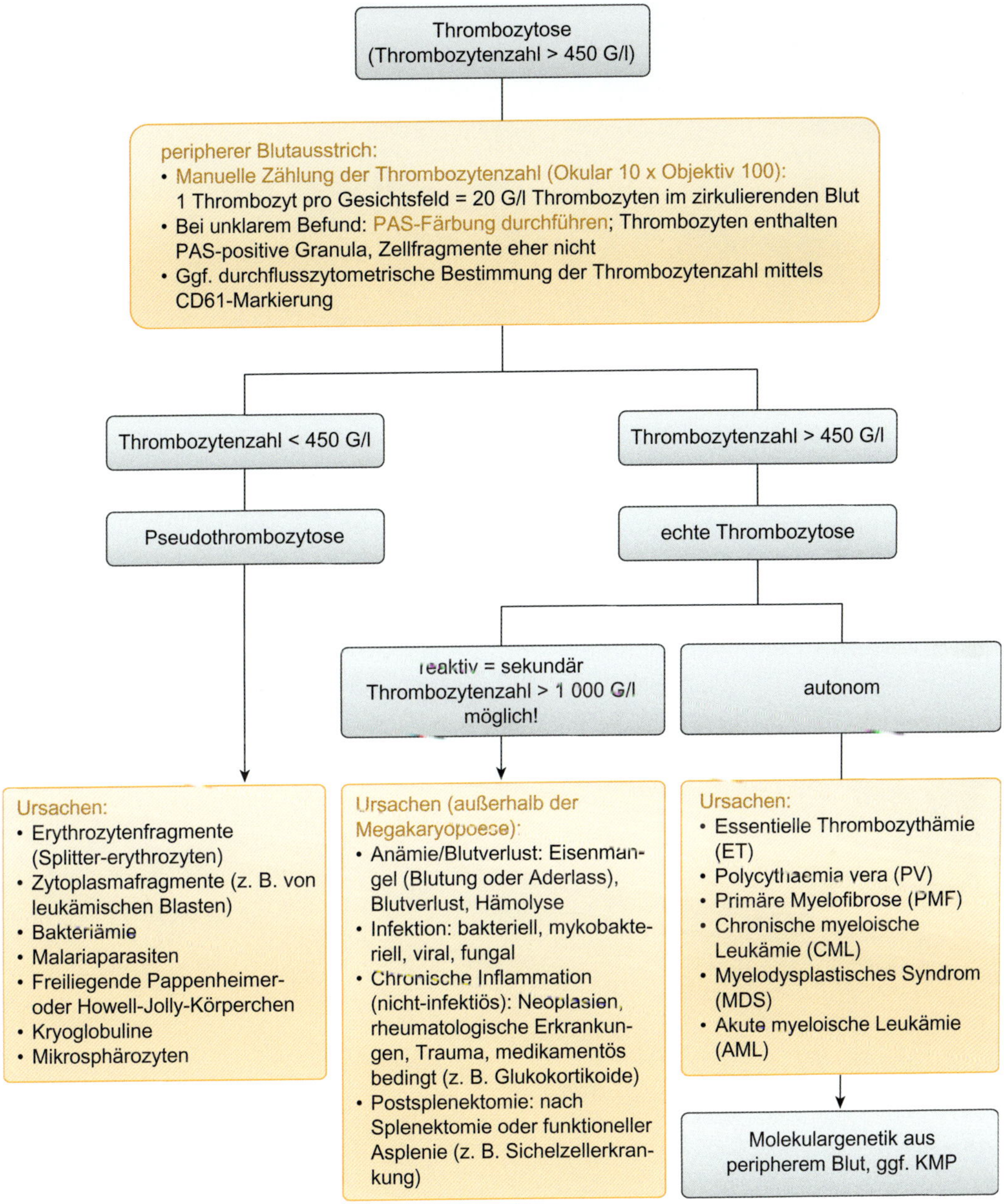

Abb. VI.7 Abklärung Thrombozytose [L138; P502]

LITERATUR

Fuchs R, Staib P, Brümmendorf T. Neutrophile Leukozytose, reaktive Eosinophilie, Monozytose, Lymphozytose. In: Fuchs R, Staib P, Brümmendorf T. Hämatologie 2018. 28. A. Stolberg: Nora, 2018. S. 142–154.

Fuchs R, Staib P, Brümmendorf T. Thrombozytose. In: Fuchs R, Staib P, Brümmendorf T. Hämatologie 2018. 28. A. Stolberg: Nora, 2018. S. 186.

VII

Nurcan Alpay

Lymphadenopathie

50 Radeln ist doch nicht so gesund! 333

51 Der Zahnarzt ist überfragt 340

52 Ein geduldiger Patient 346

53 Da soll ein Lymphknoten sein? 354

54 Die Flucht geht weiter 361

55 Der Befund kann nicht stimmen! 366

56 Gut gemacht, Herr Pathologe! 372

57 Da haben Sie mich missverstanden! 378

58 Klein, aber böse! 384

59 Alle haben sich geirrt! 389

Anhang Teil VII: Abklärung Lymphadenopathie 396

FALL

50 Radeln ist doch nicht so gesund!

FALLBERICHT

Ein 50-jähriger Fahrradkurier wird mit Verdacht auf ein Lymphom bei generalisierter Lymphadenopathie zur weiteren Abklärung stationär aufgenommen.

Der Patient klagt über seit vier Wochen persistierende **Übelkeit mit Erbrechen, Appetitlosigkeit, Schmerzen unter dem linken Rippenbogen** und eine **Abnahme des Leistungsvermögens.** Eine **Lymphknotenvergrößerung** rechts zervikal sei ihm erstmals vor sechs Wochen aufgefallen. Es liege ein **ungewollter Gewichtsverlust** von insgesamt fünf Kilo innerhalb von zwei Monaten vor. Der Patient habe sich mit Verdacht auf Pankreatitis beim niedergelassenen Gastroenterologen vorgestellt. Dieser stellte bereits bei der körperlichen Untersuchung mehrere harte Knoten im Bereich des Abdomens fest. Sonografisch zeigte sich eine **14 × 7 cm große Raumforderung im Unterbauch** mit zentraler Einschmelzung. Die Morphologie würde zu einem Lymphom passen.

An Vorerkrankungen sind rezidivierende Bronchitiden bekannt. Keine Dauermedikation. Keine Allergien. Ex-Raucher. Der Patient arbeitet seit vielen Jahren als Fahrradkurier.

Bei der körperlichen Untersuchung zeigt sich ein **kachektischer Patient** (170 cm, 57 kg). Auffallend ist eine **ausgeprägte Haut- und Schleimhautblässe. Multiple Raumforderungen** beidseits zervikal, axillär, an der Bauchdecke, am Rücken, inguinal beidseits, von unterschiedlicher Größe bis zu 2 cm im Durchmesser, hart, z. T. verschieblich, z. T. verbacken, indolent. **Im Unterbauch kindskopfgroßer Tumor,** ebenfalls von derber Konsistenz, palpabel.

50.1 Diagnostik

Befund Labordiagnostik

Bei der stationären Aufnahme werden Routinelaborparameter erhoben (➤ Tab. 50.1).

- Im Blutbild zeigen sich eine leichtgradige Leuko- und Thrombozytose sowie eine **normozytäre, normochrome Anämie.** Im Differenzialblutbild imponieren eine absolute und relative Neutrophilie, eine relative und absolute Lymphopenie von 1 152/µl und eine absolute Monozytose von 1 008/µl.
- In der klinischen Chemie liegen eine diskrete Hyponatriämie und Hypalbuminämie, eine CRP-, **Beta2-Mikroglobulin- und LDH-Erhöhung** sowie eine Beschleunigung der Blutsenkung vor.
- Der Quick-Wert ist spontan leicht vermindert, es liegt eine Hyperfibrinogenämie vor.
- Die übrigen Werte liegen im Normbereich.

Tab. 50.1 Routinelabor bei Aufnahme

Kenngröße	Maß-einh.	Mat.	Referenz-ber.	
Klinische Chemie				
Natrium	mmol/l	PS	135–145	134
Kalium	mmol/l	S	3,5–5,0	**4,8**
Blutzucker	mg/dl	PS	70–115	**97**
Harnstoff-N	mg/dl	PS	7–23	**20**
Kreatinin	mg/dl	PS	0,5–1,2	**1**
GFR pro 1,73 qm (Mabb)	ml/min	PS	≥ 60,0	**> 60,0**
GFR pro 1,73 qm (M7)	ml/min	PS	≥ 60,0	**> 60,0**
Harnsäure	mg/dl	PS	3,5–7,0	**6,2**
Calcium	mmol/l	PS	2,15–2,60	**2,17**
Calcium (EW-korr.)	mmol/l	PS	2,15–2,60	**2,26**
Magnesium	mmol/l	PS	0,65–1,20	**1,05**

Tab. 50.1 Routinelabor bei Aufnahme *(Forts.)*

Kenngröße	Maß-einh.	Mat.	Referenz-ber.	
Klinische Chemie				
C-reakt. Prot.	mg/dl	PS	≤ 0,50	8,52
BSG 1 Stunde	mm	B	23,0–29,0	46
BSG 2 Stunden	mm	B	≤ 15	**> 120**
Eiweiß, gesamt	g/dl	PS	6,0–8,5	**7**
Albumin	g/dl	PS	3,5–5,0	3,2
Bilirubin gesamt	mg/dl	PS	≤ 1,1	**0,6**
GOT [AST] (37°)	U/l	PS	≤ 50	**33**
GPT [ALT] (37°)	U/l	PS	≤ 50	**10**
Gamma-GT (37°)	U/l	PS	≤ 55	**18**
Alk. Phosphatase (37°)	U/l	PS	≤ 135	**63**
Amylase	U/l	PS	≤ 100	**56**
Lipase	U/l	PS	≤ 60	**49**
LDH (37°)	U/l	PS	< 250	M 1802
Hämatologie				
Kleines Blutbild		EB		
Leukozyten	G/l	EB	4,0–11,0	14,4
Erythrozyten	T/l	EB	4,50–6,30	4,07
Hämoglobin	g/dl	EB	14,0–18,0	11
Hämatokrit		EB	0,380–0,520	0,328
MCV	fl	EB	78,0–98,0	**80,5**
MCH	pg	EB	26,0–32,0	**26,9**
MCHC	g/dl	EB	32,0–36,0	**33,5**
Thrombozyten	G/l	EB	150–400	497
Differenzial-BB (maschinell)		EB		**Gerät**
Segmentierte	%	EB	40–70	85
Lymphozyten	%	EB	25–40	8
Monozyten	%	EB	4–10	**7**
Eosinophile	%	EB	2–4	0
Basophile	%	EB	0–2	**0**
Gerinnung (Spezial)				
Quick-Wert	%	P	70–120	64
INR		P	0,8–1,2	1,3
PTT	sec	P	25–42	**29**
Antithrombin	%	CP	75–130	**91**
Fibrinogen (Clauss)	mg/dl	P	160–400	986
Immunologie, Proteinchemie				
Beta2-Mikro-globulin	mg/l	PS	≤ 3,0	5,6
Endokrinologie, Spezialanalytik				
Folsäure	ng/ml	PS	2,0–15,6	**3**
Vitamin B_{12}	pg/ml	PS	250–1100	**309**
TSH	µU/ml	S	0,30–4,00	**2,85**

MERKE

Die Lactatdehydrogenase (LDH) gibt Auskunft über den Zellumsatz im Körper. Eine LDH-Erhöhung kann ein Hinweis auf eine übermäßige Zellvermehrung bzw. einen Zelluntergang sein. Eine Erhöhung im drei- bis vierstelligen Bereich (Wert des Patienten: 1 802 U/l) ist in der Hämatologie/Onkologie eine Notfallsituation. Die Genese muss rasch geklärt werden.

Nach Anamnese und körperlicher Untersuchung des Patienten wird bei ubiquitär palpablen Raumforderungen eine orientierende **Sonografie des Abdomens** im Patientenzimmer durchgeführt. Sonografisch fallen multiple intraabdominelle Raumforderungen unterschiedlicher Größe auf. Bei der Darstellung des Herzens von subkostal beim kachektischen Patienten zeigen sich drei **blumenkohlartige, große Raumforderungen im rechten Vorhof,** die keine Ähnlichkeit mit Klappenvegetationen haben (➤ Abb. 50.1).

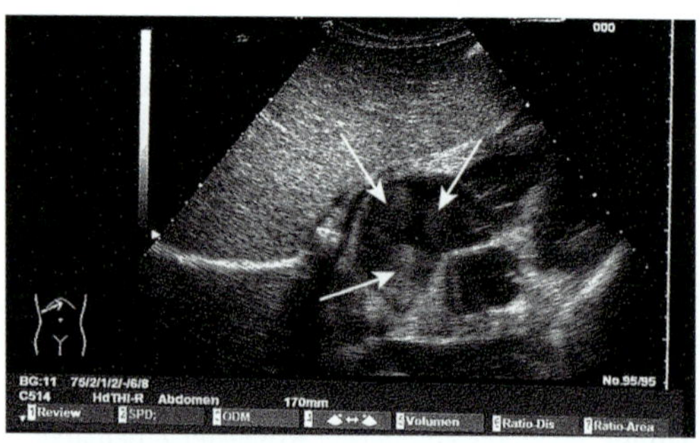

Abb. 50.1 Oberbauchquerschnitt, Darstellung von Leber und Herz mit drei „blumenkohlartigen" Strukturen im rechten Vorhof [T1004]

Anschließend wird die geplante Ultraschalluntersuchung des Abdomens in der Sonografieabteilung durchgeführt.

Befund Sonografie Abdomen

Multiple Lymphknoten viszeral, maximale Größe 100 mm, Medianlinie 38 × 41 mm, 70 × 38 mm, 59 × 57 mm. Paraumbilikal rechts long: 73 × 67 mm, 51 × 31 mm. Supraphysär: 100 × 83 × 85 mm.

Beurteilung: Es zeigen sich multiple, teilweise nekrotische Lymphknoten im gesamten Abdomen.

Aufgrund der sehr hohen LDH, der Anämie und der Beta2-Mikroglobulinerhöhung besteht der **hochgradige Verdacht auf ein Burkitt-Lymphom.** Die Übelkeit und das Erbrechen könnten im Sinne einer Hirndrucksymptomatik sehr gut mit einer Meningeosis lymphomatosa/leucaemica vereinbar sein.

Beta2-Mikroglobulin

Das Beta2-Mikroglobulin ist ein HLA-I-Antigen. Es wird hauptsächlich im lymphatischen System, aber auch in normalen Zellen und mesenchymalen Zellen produziert. Eine Beta2-Mikroglobulinerhöhung wird daher bei Erkrankungen mit einer erhöhten Proliferationsrate lymphozytärer Zellen beobachtet. Die Ausscheidung erfolgt nur renal. Nach glomerulärer Filtration wird es tubulär größtenteils rückresorbiert. Bei einer Niereninsuffizienz ist die Serumkonzentration erhöht. Dagegen erhöht sich die Ausscheidung im Urin bei einer tubulären Funktionsstörung aufgrund einer eingeschränkten tubulären Rückresorption.

Eine Erhöhung des Beta2-Mikroglobulins ist nur bei Nierengesunden als Tumormarker verwertbar.

MERKE

Das Beta2-Mikroglobulin zählt bei Patienten mit eingeschränkter Nierenfunktion, insbesondere wenn eine terminale Niereninsuffizienz mit Dialysepflichtigkeit vorliegt, zu den Urämiegiften. Es fungiert als Vorläuferprotein für die Bildung von Amyloidproteinen und trägt somit zur Entstehung einer Amyloidose bei.
Es ist außerdem bei allen Erkrankungen erhöht, die zu einer Aktivierung des Immunsystems führen.
Außerdem hat es eine wichtige Funktion bei der Steuerung der T-Lymphozytenaktivität bei der HIV-Infektion. Erhöhte Werte korrelieren mit dem Grad des Immundefekts.

Die Bestimmung des Beta2-Mikroglobulins ist bei folgenden Erkrankungen indiziert:

- Maligne Lymphome (Therapie- und Verlaufskontrolle)
- Prognoseparameter bei HIV-Infektion
- Verdacht auf Abstoßungsreaktion nach allogener Knochenmarktransplantation
- Beurteilung der Nierenfunktion nach Nierentransplantation
- Kontrolle bei Dialysepatienten
- Verdacht auf tubuläre Proteinurien (Urin)

MERKE

Das Beta2-Mikroglobulin dient als Risikoparameter für die Entwicklung einer dialysebedingten Amyloidose sowie als Prognoseparameter bei HIV-Patienten. Eine Erhöhung auf Werte > 5,0 mg/l ist mit einem hohen Risiko assoziiert, innerhalb von drei Jahren AIDS zu entwickeln.

Um bei dem Patienten eine chronische Infektionskrankheit auszuschließen, werden eine HIV- und eine Hepatitis-Serologie abgenommen. Serologisch zeigt sich kein Hinweis auf das Vorliegen einer HIV-, Hepatitis-B- oder Hepatitis-C-Infektion.

Am nächsten Tag werden nach einem **CT-Staging von Hals, Thorax und Abdomen** eine **Knochenmarkpunktion** und eine **transthorakale Echokardiografie** durchgeführt.

Befund CT Hals bis Abdomen

- Ausgedehnte, dringend malignitätsverdächtige Tumorerkrankung mit multiplen, disseminierten Lymphknotenherden in Hals, Thorax und Abdomen.
- Kein eindeutiger Befall solider Organe. **Nachweis von Tumorknoten im rechten Herzvorhof** sowie unmittelbar angrenzend an Pankreas, linker Nebenniere und Vorderwand der Harnblase.
- Nachweis von Tumorknoten im subkutanen Fettgewebe sowie in der Skelettmuskulatur.
- Ein eindeutiger Primärherd kann nicht abgegrenzt werden.

Befund Zytomorphologie

- Die Hämatopoese ist im Wesentlichen unauffällig.
- Bei einem hohen Anteil nicht-intakter Zellen ist eine Lymphominfiltration zytomorphologisch nicht auszuschließen.

Befund Durchflusszytometrie

Immunzytologisch zeigt sich eine kleine Population von klonalen B-Zellen mit Leichtkettenrestriktion Kappa, die nicht weiter eingeordnet werden können. Zur näheren Einordnung sollten die Befunde der Histologie und Zytomorphologie berücksichtigt werden (s. u.).

Befund transthorakale Echokardiografie

- Es zeigen sich **drei runde, solide Raumforderungen des rechten Vorhofs,** die fast den gesamten Vorhof einnehmen, wohl von kranial ausgehend und bis fast zur Trikuspidalklappe reichend. Es liegt noch keine Einflussbehinderung vor.
- Keine relevante Trikuspidalklappeninsuffizienz.
- Die V. cava superior und inferior ist frei, ohne Hinweis auf eine Raumforderung.
- Geringgradiger Perikarderguss ohne hämodynamische Relevanz.
- Die systolische Globalfunktion ist regelrecht.

Überraschenderweise gibt es zytomorphologisch keinen Hinweis auf eine Knochenmarkinfiltration durch ein Lymphom, durch eine Leukämie oder andere knochenmarkfremde Zellen. Der Befund der Echokardiografie bestätigt die vermuteten Raumforderungen im rechten Vorhof. Zur histologischen Diagnosesicherung wird eine sonografisch gesteuerte **Biopsie einer pathologischen Raumforderung** paramedian im linken Oberbauch komplikationslos durchgeführt.

Da der Patient unter persistierender Übelkeit mit Erbrechen unter maximaler antiemetischer Therapie leidet, wird eine **CT-Untersuchung des Schädels** durchgeführt, um einen Hirndruck und eine Raumforderung auszuschließen.

Befund cCT

- Es zeigt sich eine **hyperdense Läsion im Kleinhirn links mit einer Größe von 2,8 × 4,3 cm,** teilweise eingeblutet und mit perifokaler Ödemausbildung. Verlegung ca. ⅔ des 4. Ventrikels links betont. Aufstauung des 3. Ventrikels als **Zeichen von beginnendem Hirndruck.**
- Eine zweite hyperdense Läsion zeigt sich links dorsal des Hirnstamms mit einer Größe von 0,8 × 1,1 cm hypervaskularisiert, DD eingeblutete Metastase.
- Eine weitere hyperdense Läsion liegt rechts frontal mit einer Größe von 0,7 × 0,7 cm vor, ohne perifokales Ödem, DD eingeblutete Metastase, DD hypervaskularisierte Metastase.
- Es ist kein umschriebenes ischämisches Areal darstellbar.
- Mittelständiger Interhemisphärenspalt.
- Soweit axial im Knochenfenster beurteilbar, gibt es keinen Hinweis auf eine ossäre Läsion im Bereich der Schädelkalotte.
- Unauffällige Darstellung der im Anschnitt mitabgebildeten Orbitae und Nasennebenhöhlen beidseits. Mastoid seitengleich pneumatisiert.

Es liegen Kleinhirnmetastasen mit Teilkompression des 4. Ventrikels und ausgeprägtem perifokalem Ödem unter Einbeziehung des linken Hirnstamms vor. Die Metastase rechts frontal hat kein perifokales Ödem. Die Metastasen nehmen nach Kontrastmittelgabe deutlich Kontrastmittel auf. Zeichen von Hirndruck.

FALLBERICHT

Aufgrund der Hirndrucksymptomatik wird bei dem Patienten umgehend eine antiödematöse Therapie mit Dexamethason 1 × 12 mg täglich intravenös eingeleitet und Kontakt mit den Strahlentherapeuten aufgenommen.

Zwischenzeitlich sind die ausstehenden Histologiebefunde eingetroffen.

- **Befund Knochenmarkhistologie:** Es gibt keinen ausreichenden Anhalt für eine Knochenmarkinfiltration durch ein malignes Lymphom. Somit liegt auch histologisch keine Knochenmarkinfiltration durch ein Lymphom vor.
- **Befund Histologie (Probeexzision Lymphknoten):**
  - Die vorläufige Begutachtung zeigt Anteile einer malignen Neoplasie, verdächtig auf eine Metastase eines malignen Melanoms.
  - Die zusätzlich durchgeführten immunhistochemischen Untersuchungen (HMB-45, CD45, Plaque Keratin, S100) ergeben selektiv für HMB-45 und S100 eine positive Reaktion in den Tumorzellen. Der Befund entspricht Anteilen eines malignen Melanoms.

MERKE

Da es keine 100-prozentig spezifischen und sensitiven immunhistochemischen Marker für das maligne Melanom gibt, werden bei Verdacht auf ein malignes Melanom mindestens drei Marker untersucht: S100, MART-1 und HMB-45.

Diagnose

Bei dem Patienten liegt keine hämatologische Erkrankung im Sinne eines hoch malignen Lymphoms vor, sondern ein **metastasiertes malignes Melanom**.

FALLBERICHT

Mit dem Patienten wird ein ausführliches Gespräch über seine Erkrankung, das Krankheitsstadium, die Therapieoptionen und die Prognose geführt. Trotz infauster Prognose möchte der Patient eine Therapie versuchen. Zur Symptomkontrolle wird die Steroiddosis erhöht und bei inzwischen eingetretenen abdominellen Schmerzen die bestehende analgetische Therapie von Metamizol auf Dipidolor® intravenös umgestellt. Da die orale Nahrungszufuhr nicht mehr möglich ist, werden eine parenterale Ernährung sowie Kristalloide intravenös appliziert.

Es wird die Indikation zur palliativen Ganzhirnbestrahlung mit einer Zieldosis von 35 Gy gestellt. Parallel wird eine Systemtherapie mit Temodal® 120 mg absolut 1 × täglich begonnen. Nach Beendigung der Bestrahlung ist eine Polychemotherapie nach folgendem Schema geplant: Temozolomid 150 mg/m^2 p. o., d1–5, Cisplatin 50 mg/m^2 i. v., d1 + d8, Vindesin 3 mg i. v. d1 + 8; q3w.

Vor Therapiebeginn werden noch die Tumormarker bestimmt. Der Tumormarker **S100** ist mit 19,7 µg/l (Norm: < 0,1 µg/l) und **MIA** mit 132,80 ng/ml (Norm < 10 ng/ml) deutlich erhöht.

Tumormarker beim malignen Melanom

Es gibt drei Tumormarker beim malignen Melanom, die bestimmt werden können: S100, LDH und MIA (melanoma inhibitory activity). Die Bestimmung von MIA erfolgt jedoch nicht routinemäßig.

Laut S3-Leitlinie zu Diagnostik, Therapie und Nachsorge des Melanoms werden abhängig vom Stadium folgende Bestimmungen empfohlen:

- **Bestimmung der Tumormarker in der initialen Ausbreitungsdiagnostik (bis Stadium IIB):**
  - **S100** kann bei asymptomatischen Patienten bei der Primärdiagnose eines Melanoms bestimmt werden.
  - **LDH** im Serum sollte bei asymptomatischen Patienten nicht bestimmt werden.
  - Aufgrund der unzureichenden Studienlage kann aktuell keine Aussage dazu gemacht werden, ob **MIA** die gleiche prognostische Aussagekraft wie S100B hat.
- **Bestimmung der Tumormarker bei Verdacht auf lokoregionale Metastasierung:**
  - **S100** soll bestimmt werden.
  - Die Bestimmung der **LDH** kann als zusätzlicher prognostischer Tumormarker herangezogen werden.
  - Die Bedeutung von **MIA** speziell in dieser Situation ist unklar.
- **Bestimmung der Tumormarker im fernmetastasierten Stadium:**
  - **S100** soll bestimmt werden.
  - **LDH** soll als Teil der aktuellen AJCC-Klassifikation bestimmt werden.

FALLBERICHT

Unter der begonnenen Radiatio verschlechtert sich der Zustand des Patienten zunehmend. Infolge der klinisch größenprogredienten abdominellen Raumforderungen hat er einen Ileus entwickelt, der maximal supportiv behandelt wird. Nach elf Bestrahlungssitzungen à 2,5 Gy stürzt der Patient abends im Zimmer im Beisein des Vaters bei dem Versuch, zur Toilette zu gehen, und schlägt dabei mit dem Kopf auf. Der hinzugerufene Dienstarzt stellt eine supraorbitale Schürfwunde fest. Aufgrund der bekannten Hirnmetastasierung wird eine cCT-Verlaufskontrolle zum Ausschluss einer Blutung veranlasst.

Befund cCT-Verlaufskontrolle

Zum Vergleich liegt eine Voruntersuchung von vor 14 Tagen vor.

- Nachweis der bekannten Kleinhirnmetastase links mit Einblutung und deutlichem progredientem perifokalem Ödem. Der 4. Ventrikel in der aktuellen Untersuchung ist nicht mehr abgrenzbar, es liegt ein beginnender Kleinhirntonsillentiefstand vor. Deutlich zugenommene Aufstauung des 3. Ventrikels mit progredient erweiterten Seitenventrikeln (Voruntersuchung: 3,7 cm, aktuell 4,6 cm), vereinbar mit deutlich progredienten Hirndruckzeichen. Ansonsten Nachweis der bekannten, im kurzfristigen Verlauf größenkonstanten, am ehesten eingebluteten Metastase links des Hirnstamms.

- Neu gegenüber der Voruntersuchung ist eine umschriebene Hyperdensität links parietal, am ehesten einer kleinen Einblutung entsprechend.
- Die Einblutung, DD eingeblutete Metastase rechts frontal, ist etwas unschärfer abgrenzbar.
- Supratentoriell zeigt sich eine zunehmend verstrichene Gyrierung, vereinbar mit einem beginnenden Ödem.

Der Befund zeigt eine deutliche **Progredienz der Hirndruckzeichen** bei progredientem Perifokalödem der linken Kleinhirnmetastase und Kompression des 4. Ventrikels, aktuell nicht mehr abgrenzbar, und progredientem Aufstau des 3. Ventrikels und der Sinusvenen. Beginnendes supratentorielles Ödem. Am ehesten **neue, umschriebene Einblutung links parietal.** Die Vorstellung des Patienten in der neurochirurgischen Abteilung wird dringend empfohlen.

Ergänzungsbefund: Bei der beschriebenen neuen Einblutung parietal links handelt es sich am ehesten um eine kleine, eingeblutete Metastase. Hervorzuheben sind jedoch besonders die zunehmenden Hirndruckzeichen.

50

Diagnose

Bei dem Patienten wird ein **ubiquitär metastasiertes malignes Melanom (Stadium IV)** mit unklarem Primarius und Hirndrucksymptomatik infolge einer zerebralen Filialisierung diagnostiziert.

50.2 Therapie

Der Zustand des Patienten verschlechtert sich nach dem Sturz rapide. Die Verlegung auf eine Palliativstation oder in ein Hospiz ist nicht mehr möglich. Die Bestrahlung wird vorzeitig eingestellt und eine palliative Sedierung initiiert. Zwei Wochen nach der stationären Aufnahme verstirbt der Patient innerhalb der nächsten zwölf Stunden nach dem Sturz infolge einer Einklemmung. Der Vater ist die ganze Zeit bei ihm.

Während seines stationären Aufenthalts konnte der Primärtumor nicht lokalisiert werden. Es muss jedoch angemerkt werden, dass wegen der infausten Prognose keine Spiegelung des Augenhintergrunds und keine Rektoskopie durchgeführt wurden. Als Ursache wurde die exzessive Sonnenexposition während der langjährigen Tätigkeit des Patienten als Fahrradkurier diskutiert.

Zum damaligen Zeitpunkt waren die Therapiemöglichkeiten stark eingeschränkt. Das erste Immuntherapeutikum Ipilimumab wurde erst drei Jahre später zugelassen. Eine molekularpathologische Analyse war zum damaligen Zeitpunkt nicht etabliert.

Was wäre wenn …

- … keine Knochenmarkpunktion durchgeführt worden wäre?
  - Bei stark erhöhter LDH und Raumforderungen/Lymphadenopathie bestand der hochgradige Verdacht auf ein Burkitt-Lymphom, somit lag eine Notfallsituation vor. Da es fließende Übergänge zwischen dem Burkitt-Lymphom und einer B-ALL gibt, war eine Knochenmarkpunktion absolut indiziert. Bei stabilem Patienten und unauffälligem Blut- und Differenzialblutbild hätte man die Punktion auch nach Erhalt der Lymphknotenhistologie durchführen können. Bei nicht-hämatologischer Neoplasie wäre eine Knochenmarkpunktion nur bei Vorliegen eines leukoerythroblastischen Blutbilds indiziert gewesen, um eine Knochenmarkkarzinose/-infiltration auszuschließen.
- … mit der Vorphasetherapie bei Verdacht auf Burkitt-Lymphom begonnen worden wäre?
  - Im Rahmen der Vorphasetherapie erhalten die Patienten Cyclophosphamid i. v. und Prednisolon p. o., ggf. SDH i. v. Eine Therapie mit Steroiden hätte insbesondere bei vorliegender Hirndrucksymptomatik nicht geschadet. Eine

einmalige Cyclophosphamid-Gabe wäre bei einer metastasierten Erkrankung ebenfalls nicht tragisch gewesen. Dennoch sollte immer das Metastasierungsmuster genauer analysiert werden. Die blumenkohlartigen Raumforderungen im rechten Herzvorhof (➤ Abb. 50.1) und die Kleinhirnraumforderungen machten ein Lymphom sehr unwahrscheinlich. Daher war es richtig, auf den Histologiebefund zu warten.

- … der Patient keinen zerebralen Befall gehabt hätte?
  - Dann hätte man bei persistierender Übelkeit und Erbrechen weitere Differenzialdiagnosen (z. B. Raumforderung im Ösophagus oder Magen, extrathorakale oder extraabdominelle Kompression) in Betracht gezogen. Als Nächstes wäre die Durchführung einer ÖGD indiziert gewesen. Eine Gastroenteritis war bei normaler Stuhlkonsistenz und Nachweis multipler Raumforderungen unwahrscheinlich.
- … der Primärtumor entdeckt worden wäre?
  - Das hätte in der metastasierten Situation keine therapeutische Konsequenz gehabt.

LITERATUR

Blessing K, Sanders DS, Grant JJ. Comparison of immunohistochemical staining of the novel antibody melan-A with S100 protein and HMB-45 in malignant melanoma and melanoma variants. Histopathology. 1998. 32(2): 139–146.

Hein R, Bosserhoff A, Ring J. Tumormarker beim malignen Melanom. Deutsches Ärzteblatt. 2006. 103 (14): 943–948.

Leitlinienprogramm Onkologie der AWMF, Deutsche Krebsgesellschaft, Deutsche Krebshilfe. S3-Leitlinie Diagnostik, Therapie und Nachsorge des Melanoms (Stand Juli 2018). AWMF-Register-Nummer: 032/024OL. Aus: www.awmf.org/uploads/tx_szleitlinien/032-024OL_l_S3_Melanom-Diagnostik-Therapie-Nachsorge_2018-07_01.pdf (letzter Zugriff: 18. Dezember 2018).

Neumeister B, Böhm B O. Klinikleitfaden Labordiagnostik. 5. A. München: Elsevier, 2015.

FALL

51 Der Zahnarzt ist überfragt

FALLBERICHT

Eine 73-jährige Patientin stellt sich mit einer seit drei Wochen progredienten **Raumforderung am rechten Unterkiefer** an einem Freitag in der hämatologischen Ambulanz vor.

Die Raumforderung sei plötzlich entstanden und sehr schnell gewachsen, weshalb sich die Patientin beim Zahnarzt vorgestellt habe. Dieser habe eine antibiotische Therapie mit Amoxicillin/Clavulansäure über zehn Tage verordnet. Bei weiterhin größenprogredientem Lokalbefund und **neu aufgetretener Raumforderung am Oberkiefer** rechts, Schmerzen und eingeschränkter Nahrungsaufnahme wurde eine externe CT-Untersuchung des Halses veranlasst. CT-morphologisch zeigten sich **Raumforderungen in der Regio 17 und 47 mit großem Weichteilanteil sowie Osteolysen der Regio 17.** Pathologische Lymphknoten wurden nicht nachgewiesen. Vier Tage vor der Vorstellung der Patientin in der hämatologischen Ambulanz wurden die auffälligen Raumforderungen biopsiert. Der Biopsiebefund liegt bei der Erstvorstellung noch nicht vor. Die Patientin klagt über einen seit zwei Wochen bestehenden **Nachtschweiß** mit dreimaligem Wäschewechsel. Fieber oder Gewichtsverlust werden verneint.

Vorerkrankungen: bekannte Struma multinodosa, bekannte Migräne, Z. n. Appendektomie, Z. n. Hysterektomie, Z. n. Ovarektomie links bei gutartigem Tumor, Z. n. Resektion des Colon transversum bei Bridenileus.

Aktuelle Medikation: Ibuprofen 2 × 600 mg seit einigen Tagen. Keine Allergien bekannt.

Bei der körperlichen Untersuchung imponieren am Ober- und Unterkiefer hinten ca. 2 cm große Weichteilraumforderungen. Keine palpable Lymphadenopathie, keine Hepatosplenomegalie.

51.1 Diagnostik

Befund Labordiagnostik

Bei der Vorstellung in der hämatologischen Ambulanz wird ein Routinelabor abgenommen (➤ Tab. 51.1).

- Im Blut- und Differenzialblutbild zeigt sich eine **diskrete Leukozytose mit relativer und absoluter Monozytose.**
- In der klinischen Chemie fallen eine Kreatininerhöhung, eine GFR-Verminderung, eine Hyperurikämie und Hyperferritinämie sowie eine CRP- und Transaminasen-Erhöhung auf. **Der LDH-Wert steht noch aus.**
- Das Beta2-Mikroglobulin und das Haptoglobin sind erhöht.
- Die Gerinnungsparameter sind normwertig.
- In der Serumelektrophorese zeigt sich eine Dysproteinämie vom Alpha-Typ.

Tab. 51.1 Routinelabor bei Erstvorstellung

Kenngröße	Maßeinh.	Mat.	Referenzber.	
Klinische Chemie				
Natrium	mmol/l	PS	135–145	**136**
Harnstoff	mg/dl	PS	13–49	**43**
Kreatinin	mg/dl	PS	0,5–1,0	**1,2**
GFR (CKD-EPI)	ml/min	PS	≥ 90	**43**
Harnsäure	mg/dl	PS	2,5–5,7	**9,4**
Calcium	mmol/l	PS	2,10–2,55	**2,35**
Calcium (Eiw.-korr.)	mmol/l	PS	2,10–2,55	**2,43**
Ferritin	µg/l	PS	15–160	**293**
C-reakt. Prot.	mg/dl	PS	≤ 0,50	**1,31**
Eiweiß, gesamt	g/dl	PS	6,0–8,5	**7,1**
BSG 1 Stunde	mm	B	≤ 30	**14**
BSG 2 Stunden	mm	B		**28**

Tab. 51.1 Routinelabor bei Erstvorstellung *(Forts.)*

Kenngröße	Maß-einh.	Mat.	Referenz-ber.	
Klinische Chemie				
Albumin	g/dl	PS	3,5–5,2	**4,1**
% Albumin	%	PS	55,8–66,1	**58,1**
Bilirubin gesamt	mg/dl	PS	≤ 1,2	**0,4**
GOT [AST] (37°)	U/l	PS	≤ 35	**69**
GPT [ALT] (37°)	U/l	PS	≤ 35	**37**
Gamma-GT (37°)	U/l	PS	≤ 40	**30**
Alk. Phosphatase (37°)	U/l	PS	35–105	**77**
LDH (37°)	U/l	PS	< 250	**folgt**
Hämatologie				
Kleines Blutbild		EB		
Leukozyten	G/l	EB	4,00–10,40	**11,2**
Erythrozyten	T/l	EB	3,96–5,16	**4,54**
Hämoglobin	g/dl	EB	11,5–15,4	**13,1**
Hämatokrit	l/l	EB	0,346–0,453	**0,385**
MCV	fl	EB	80,0–95,5	**84,8**
MCH	pg	EB	26,1–32,6	**28,9**
MCHC	g/dl	EB	31,9–35,5	**34**
Thrombozyten	G/l	EB	176–391	**306**
Normoblasten (maschinell)	/100 Leu	EB	≤ 1,0	
RDW-CV	%	EB	12,1–14,8	**13,5**
Differenzial-BB (maschinell)		EB		**Gerät**
Neutrophile Granulozyten	%	EB	43–74	**65**
Lymphozyten	%	EB	18–46	**18**
Monozyten	%	EB	4–12	**15**
Eosinophile Granulozyten	%	EB	0–5	**1**
Basophile Granulozyten	%	EB	0–1	**< 1**
Neutrophile Granuloz. (abs.)	G/l	EB	1,91–7,37	**7,27**
Lymphozyten (abs.)	G/l	EB	1,22–3,56	**2,04**
Monozyten (abs.)	G/l	EB	0,25–0,85	**1,64**
Eosinophile Granuloz. (abs.)	G/l	EB	0,03–0,44	**0,14**

Tab. 51.1 Routinelabor bei Erstvorstellung *(Forts.)*

Kenngröße	Maß-einh.	Mat.	Referenz-ber.	
Gerinnung (Spezial)				
Quick-Wert	%	P	70–120	**97**
INR		P	0,8–1,2	**1**
PTT	sec	P	25–42	**25**
Immunologie, Proteinchemie				
Beta2-Mikro-globulin	mg/l	PS	≤ 3,00	**5,89**
Haptoglobin	mg/dl	PS	30,0–200,0	**260**
Endokrinologie, Spezialanalytik				
TSH	µU/ml	P	0,27–4,20	**1,09**

Nach Blutentnahme, Anamnese und körperlicher Untersuchung wird die externe Pathologie angerufen, die das Biopsat der Raumforderungen erhalten und befundet hat. Der soeben fertiggestellte Befund wird nach kurzer Zeit per Fax geschickt.

Externer Histologiebefund (Material: Biopsie Regio 17 und 47)
Mundschleimhautpartikel jeweils mit Infiltraten/Anteilen eines **hoch malignen Non-Hodgkin-Lymphoms der B-Zell-Reihe** speziell vom Typ eines diffusen großzelligen B-Zell-Lymphoms. Die **Proliferationsaktivität** beträgt immunhistochemisch annähernd **100 %.**

Der Befund wird mit der Patientin im Beisein des Ehemanns ausführlich besprochen. Aufgrund des guten Allgemeinzustands der Patientin und bei potenziell kurativer Therapie der Erkrankung nach vorausgehender Vorphasetherapie mit Prednisolon per os ± Vincristin intravenös wird eine Immun-/Chemotherapie mit z. B. 6 × R-CHOP 14 + 2 × R empfohlen.

FALLBERICHT

Um das Lymphomstadium festzulegen, ist für den kommenden Montag ein CT-Staging von Kopf bis Abdomen sowie eine Knochenmarkpunktion geplant. Aufgrund der schlechten peripheren Venenverhältnisse der Patientin wird für den Folgetag (Dienstag) eine Portkatheterimplantation organisiert. Da die Patientin noch das Wochenende zu Hause verbringen möchte, ist ein elektiver stationärer Aufnahmetermin am Wochenanfang geplant. Zur Harnsäuresenkung bei nachgewiesener Hyperurikämie und zu erwartendem Tumorlyse-Syndrom wird Allopurinol 1 × 300 mg verordnet. Die Patientin ist mit dem Vorgehen einverstanden. Es erfolgt eine Aufklärung über die R-CHOP-Therapie und über die Knochenmarkpunktion. Die Patientin wird zunächst noch in der radiologischen Abteilung vorgestellt, wo sie über die Portkatheterimplantation aufgeklärt wird.

Eine Stunde später ist das Labor komplettiert. Der ausstehende **LDH-Wert ist mit 1801 U/l massiv erhöht** (➤ Tab. 51.2).

Tab. 51.2 Aufnahmelabor LDH-Wert

Kenngröße	Maßeinh.	Mat.	Referenzber.	
LDH (37°)	U/l	PS	< 250	**M 1801**

MERKE

Bei histologischem Nachweis eines hoch malignen Lymphoms mit einem Ki-67-Index von 100 % und einer LDH-Erhöhung im dreistelligen Bereich besteht der hochgradige Verdacht auf ein Burkitt-Lymphom. Das Burkitt-Lymphom ist die aggressivste Lymphomentität unter den hoch malignen Lymphomen, das unbehandelt innerhalb weniger Tage tödlich verläuft. Der Verdacht bzw. die Diagnose eines Burkitt-Lymphoms ist daher ein onkologischer Notfall.

51

Die Patientin wird sofort aus der radiologischen Abteilung zurückgeholt. Es wird besprochen, dass notfallmäßig eine **Knochenmarkpunktion** durchgeführt und die Patientin anschließend stationär aufgenommen werden muss, um eine Vorphasetherapie zu beginnen. Die Patientin ist mit der Situation überfordert, erklärt sich jedoch mit allem einverstanden.

Befund Knochenmarkpunktion

- **Zytomorphologie:**
  - Es liegt ein hyperzelluläres Knochenmark mit einer deutlichen fokalen Infiltration durch POX/EST-negative Blasten (= 37 %) vor, DD akute Leukämie oder Knochenmarkbefall durch ein aggressives Lymphom.
  - Zur näheren Typisierung wird eine Durchflusszytometrie veranlasst.
- **Durchflusszytometrie:**
  - Nachweis einer Infiltration des Knochenmarks durch eine reifzellige B-Zell-Neoplasie.
  - Hinweise auf eine Vorläuferneoplasie ergeben sich bei fehlender Expression von Vorläufermarkern nicht. Eine Unterscheidung zwischen einer Knochenmarkinfiltration durch ein Burkitt-Lymphom und einem diffus-großzelligen B-Zell-Lymphom ist anhand der vorliegenden Messung nicht sicher möglich; die Koexpression von CD71 auf nur einem kleinen Teil der Zellen und die relativ starke CD79b-Expression machen ein Burkitt-Lymphom jedoch unwahrscheinlicher.
- **FISH:** Nachweis eines **atypischen IGH-MYC-Rearrangements,** kein Nachweis eines BCR-ABL1-Rearrangements, kein Nachweis eines KMT2A-Rearrangements.
- **Chromosomenanalyse:** komplex aberranter Karyotyp.
- **Histologie:**
  - Vorläufige Begutachtung: **akute Leukämie** mit diffus-kompakter Infiltration eines extrem texturgestörten, hyperzellulären Knochenmarks **(bezogen auf Fläche und Zellularität jeweils etwa 80–90 %).** Für eine Subtypisierung des neoplastischen Infiltrats müssen ergänzende immunhistochemische Spezialfärbungen durchgeführt werden.
  - **Abschließende Begutachtung:** Es liegt eine aggressive B-Zellen-Neoplasie vor mit diffus-kompakter Infiltration eines extrem texturgestörten, hyperzellulären Knochenmarks, bezogen auf Fläche und Zellularität jeweils etwa 80 bis 90 %.

MERKE

Bei einer Knochenmarkinfiltration > 25 % durch ein Burkitt-Lymphom liegt definitionsgemäß eine B-ALL (akute lymphatische Leukämie vom B-Zell-Typ) vom Burkitt-Typ vor. Diese Unterscheidung ist klinisch nicht relevant, da sie keinen Einfluss auf die Therapie oder Prognose hat.

Vom externen Pathologen (s. o.) werden die Paraffinblöcke angefordert und Schnittpräparate für eine molekularpathologische c-MYC-Translokationsuntersuchung zur Bestätigung der Verdachtsdiagnose B-ALL vom Burkitt-Typ angefertigt.

Befund c-MYC-Translokationsuntersuchung: Es werden Infiltrate durch ein aggressives nicht klassifizierbares B-Zell-Lymphom mit c-MYC-Amplifikation, sehr hoher Ki-67-Proliferationsrate (> 90 %) und starker BCL2-Expression nachgewiesen, mit intermediären Merkmalen zwischen einem diffusen großzelligen B-Zell-Lymphom (DLBCL) und einem Burkitt-Lymphom („Grauzonenlymphom“).

MERKE

Die Unterscheidung zwischen Burkitt-Lymphom und DLBCL kann sich manchmal schwierig gestalten, da beide Lymphome einen hohen Proliferationsindex Ki-67 aufweisen. Es werden folgende Lymphomentitäten mit den typischen immunhistochemischen und molekularpathologischen Markern unterschieden:

- Burkitt-Lymphom: c-MYC positiv, Bcl-6 positiv, Bcl-2 negativ, Ki-67 nahezu 100 %
- DLBCL: Bcl-2 oder BCl-6 positiv, c-MYC negativ oder selten positiv, Ki-67 < 90 %
- Double-Hit-Lymphom: c-MYC, Bcl-2 positiv, Bcl-6 negativ, Ki-67 > 90 %
- Triple-Hit-Lymphom: c-MYC, Bcl-2 und Bcl-6 positiv, Ki-67 > 90 %

Bei C-MYC-positiven DLBCL kommen häufiger therapierefraktäre Verläufe vor.

Zwischenzeitlich wird das geplante (s. o.) **CT-Staging vom Kopf bis zum Abdomen** durchgeführt. Außerdem wird wegen akut aufgetretener Rückenschmerzen eine **MRT-Untersuchung der LWS** veranlasst.

Befund cCT Hals bis Abdomen

Bei bekanntem aggressivem Non-Hodgkin-Lymphom:

- Diffuse Markrauminfiltration des Achsenskeletts.
- Ossäre Destruktion der Maxilla retromolar beidseits und des rechten R. mandibulae mit Infiltration des angrenzenden Weichgewebes und der Kieferhöhlen.
- Infiltration des Spinalkanals auf Höhe LWK 5 bis SWK 2 und der Neuroforamina S1 und S2 rechts.
- Infiltration des M. iliacus rechts und des M. gluteus medius rechts.
- Renale Manifestation mit weichgewebiger Infiltration des Nierenbeckenkelchsystems beidseits (links > rechts).
- Erkankungsassoziierte noduläre Weichgewebsvermehrungen überwiegend retroperitoneal.
- Kein Hirndruck. Zum Ausschluss einer intrazerebralen Lymphommanifestation wird ggf. eine MRT-Untersuchung empfohlen.
- Nebenbefundlich wird eine ausgedehnte bis nach intrathorakal reichende Struma multinodosa festgestellt, für die eine sonografische Abklärung empfohlen wird.

Befund MRT LWS

Die MRT-Untersuchung wird von der Patientin wegen starker Schmerzen vorzeitig beendet, daher können nicht alle Sequenzen akquiriert werden.

- Weichgewebige Raumforderung innerhalb des Spinalkanals, die den Spinalkanal ab LWK 5 abwärts fast vollständig ausfüllt, rechts betont.
- Infiltration des Neuroforamens rechts auf Höhe von LWK 5/SWK 1 sowie SWK 1/SWK 2 durch die Raumforderung.
- Die weichgewebige Raumforderung durchsetzt die Massa lateralis rechts und reicht bis an das Iliosakralgelenk rechts heran.
- Diffuse Infiltration der übrigen mitabgebildeten Wirbelkörper sowie des Os sacrum und des Os ilium beidseits.

Diagnose

In der Zusammenschau der Befunde liegt bei der Patientin ein **aggressives B-NHL, ein sogenanntes Grauzonenlymphom (DLBCL/Burkitt-Lymphom)** mit c-MYC-Translokation und BCL2-Expression und einem Ki-67-Index von > 90 % im Stadium IV vor.

MERKE

Der Proliferationsindex (Ki-67) liegt bei einem Burkitt-Lymphom bei > 99 %, bei einem DLBCL < 90 %.

Vor Therapiebeginn sind serologische Untersuchungen auf Hepatitis B, C und HIV notwendig.

Anti-HIV1/2 + Antigen EIA	negativ
HBs Antigen EIA	negativ
Anti-HBc EIA	negativ
Anti-HCV EIA	negativ

Befund: Aufgrund der genannten Ergebnisse gibt es keinen Hinweis auf eine frische, chronische oder abgelaufene Hepatitis-B-Infektion. Serologisch gibt es keinen Anhaltspunkt für eine HCV-Infektion. Kein Nachweis von HIV-Antikörpern und von HIVp24-Antigen.

MERKE

Das Burkitt-Lymphom kann bei Patienten mit Immunsuppression (z. B. AIDS, angeborener Immundefekt, erworbener Immundefekt nach Stammzell- oder Organtransplantation) vorkommen. Diese Patienten haben häufiger eine Lymphadenopathie, Knochenmark- und ZNS-Beteiligung. Daher ist die Durchführung eines HIV-Tests und einer Serumelektrophorese bei Erstdiagnose eines Burkitt-Lymphoms erforderlich.

51.2 Therapie

Nachdem die Patientin stationär aufgenommen wurde, wird sofort die **Vorphasetherapie analog dem GMALL-Protokoll** begonnen. Unter supportiven Maßnahmen entwickelt sich kein Tumorlyse-Syndrom. Vor Einleitung einer Systemtherapie wird zum Ausschluss einer Meningeosis leucaemica/lymphomatosa eine Liquorpunktion durchgeführt. Laborchemisch und zytologisch kann ein Liquorbefall ausgeschlossen werden.

In den nächsten Monaten werden die Blöcke A1, B1, A2, B2, A3 und B3 über fünf Monate appliziert. Im Zwischenstaging (CT Kopf bis Abdomen) und MRT der LWS nach fünf Monaten zeigt sich ein deutlich regredienter Befund. Zwei Wochen später stellt sich die Patientin mit einer plötzlich aufgetretenen schlaffen Parese des rechten Arms bei neu festgestellter Raumforderung retroklavikulär rechts vor. Im Liquor zeigt sich eine Pleozytose mit blastären Zellen im Sinne eines Progresses unter Therapie. Es wird eine **intrathekale Chemotherapie** und eine **palliative Radiatio** zervikal/retroklavikulär rechts initiiert. Die neurologische Symptomatik stabilisiert sich initial passager. Sechs Wochen nach der Erstdiagnose der Meningeosis wünscht die Patientin eine Beendigung der Therapie und die Entlassung nach Hause, um bei infauster Prognose vom ambulanten palliativmedizinischen Dienst weiterbetreut zu werden.

51

Was wäre wenn …

- … die LDH übersehen oder gar nicht bestimmt worden wäre?
  - Dann wäre die Patientin einige Tage später in einem deutlich schlechteren Allgemeinzustand stationär aufgenommen worden, und die Diagnose eines aggressiven B-NHL (DLBCL/Burkitt-Lymphom = B-ALL) wäre viel zu spät gestellt worden. Die LDH ist ein wichtiger Parameter in der Hämatologie, der einen erhöhten Zellumsatz anzeigt. Daher sollte sie routinemäßig bestimmt werden. Eine erhöhte LDH bei einer aggressiven hämatologischen Neoplasie wie akuten Leukämien oder hoch malignen Lymphomen erfordert immer eine rasche Diagnostik und eine zeitnahe stationäre (!) Therapieeinleitung.
- … der externe Pathologiebericht nicht vorgelegen hätte?
  - Auch ohne histologischen Befund hätte die Patientin aufgrund der hohen LDH stationär aufgenommen und einer Knochenmarkpunktion unterzogen werden müssen. Man sollte immer Kontakt mit dem Pathologen aufnehmen, um die Dringlichkeit und bei der Gelegenheit auch wichtige klinische Daten mitzuteilen. Vorläufige mikroskopische Befunde liegen in der Regel nach zwei Tagen vor, immunhistochemische Spezialfärbungen können weitere zwei bis drei Tage in Anspruch nehmen.
- … die Patientin auf einer elektiven stationären Aufnahme bestanden hätte?
  - Es lag ein onkologischer Notfall mit dringlicher stationärer Aufnahmeindikation vor. Hätte die Patientin die Aufnahme verweigert, hätte sie ausführlich über die Folgen einer verzögerten Diagnostik und Therapie aufgeklärt werden müssen und hätte gegen ärztlichen Rat mit der Maßgabe, sich bei einer akuten Verschlechterung sofort in das nächste Krankenhaus zu begeben, nach Hause geschickt werden dürfen. Hätte die Patientin den Eindruck erweckt, die Tragweite der Er-

krankung und Nichtbehandlung nicht zu verstehen, wäre ein Psychiater hinzugezogen worden.

- … man gar keine Therapie durchgeführt hätte?
  - Dann wäre die Patientin sehr zeitnah gestorben. Da Lymphome chemo- und strahlensensibel sind, sollte unabhängig vom Alter bei Patienten in gutem Allgemeinzustand (ECOG 0–1 [2]), insbesondere bei hoch malignen Lymphomen, eine Systemtherapie in kurativer Intention versucht werden.

LITERATUR

Fuchs R, Staib P, Brümmendorf T. B-ALL, Burkitt-Lymphom. In: Fuchs R, Staib P, Brümmendorf T. Hämatologie. 18. A. Stolberg: Nora, 2018. S. 502–502.

Fuchs R, Staib P, Brümmendorf T. B BCL-2, BCL-6, MYC, Cyclin D1. In: Fuchs R, Staib P, Brümmendorf T. Hämatologie. 18. A. Stolberg: Nora, 2018. S. 545.

Thieblemont C, Brière J. MYC, BCL2, BCL6 in DLBCL: impact for clinics in the future? Blood 2013. 121 (12): 2165–2166.

FALL

52 Ein geduldiger Patient

FALLBERICHT

Ein 32-jähriger Patient stellt sich mit einer seit drei bis vier Wochen bestehenden **schmerzhaften Schwellung in der rechte Leiste** vor. Gehen und Laufen seien dadurch erschwert.

Der Patient berichtet darüber hinaus über seit Wochen **persistierenden Nachtschweiß** mit zwei- bis dreimaligem Wäschewechsel und einmalig Fieber von 39,4 °C. Gewichtsverlust und Pruritus werden verneint. Er sei heterosexuell und praktiziere nur geschützten Geschlechtsverkehr.

Der Patient stammt aus Bulgarien und arbeitet bei einer Gebäudereinigungsfirma. Er ist ledig und hat keine Kinder.

Vorerkrankungen: Z. n. Hernienoperation beidseits vor sieben Jahren.

Keine Dauermedikation. Keine Allergien bekannt. Nikotin: seit zwei Jahren eine Packung Zigaretten pro Tag (2 py). Kein Alkoholkonsum. Kein Drogenabusus.

Bei der körperlichen Untersuchung imponiert eine **ca. 4 cm durchmessende, derbe, indolente, nichtverschiebliche Raumforderung rechts inguinal.** Die übrigen Lymphknotenstationen sind unauffällig. Eine Hepatosplenomegalie liegt nicht vor.

52.1 Diagnostik

Befund Labordiagnostik

Bei der Vorstellung in der hämatologischen Ambulanz wird ein Routinelabor abgenommen (➤ Tab. 52.1).

- Laborchemisch zeigt sich lediglich eine **diskrete CRP-Erhöhung.**
- Die Leukozytenzahl ist normwertig. Die Blutsenkung ist nicht verlängert. Die übrigen Routineparameter liegen im Normbereich.

Tab. 52.1 Routinelabor bei Erstvorstellung

Kenngröße	Maßeinh.	Mat.	Referenzber.	
Klinische Chemie				
Natrium	mmol/l	PS	135–145	**140**
Harnstoff	mg/dl	PS	13–49	**32**
Kreatinin	mg/dl	PS	0,5–1,2	**0,9**
GFR (CKD-EPI)	ml/min	PS	≥ 90	**107**
Calcium	mmol/l	PS	2,10–2,55	**2,38**
Calcium (Eiw.-korr.)	mmol/l	PS	2,10–2,55	**2,34**
Ferritin	µg/l	PS	30–300	**157**
C-reakt. Prot.	mg/dl	PS	≤ 0,50	**0,52**
BSG 1 Stunde	mm	B	≤ 15	**8**
BSG 2 Stunden	mm	B		**22**
Eiweiß, gesamt	g/dl	PS	6,0–8,5	**8,1**
Bilirubin gesamt	mg/dl	PS	≤ 1,2	**0,3**
GOT [AST] (37°)	U/l	PS	≤ 50	**14**
GPT [ALT] (37°)	U/l	PS	≤ 50	**16**
Gamma-GT (37°)	U/l	PS	≤ 60	**25**
Alk. Phosphatase (37°)	U/l	PS	40–130	**69**
LDH (37°)	U/l	PS	< 250	**131**
Kalium	mmol/l	S	3,5–5,0	**3,8**
Hämatologie				
Kleines Blutbild		EB		
Leukozyten	G/l	EB	3,9–9,8	**6,9**
Erythrozyten	T/l	EB	4,54–5,77	**5,2**
Hämoglobin	g/dl	EB	13,5–17,5	**15**
Hämatokrit	l/l	EB	0,396–0,506	**0,43**
MCV	fl	EB	80,0–95,5	**82,7**

Tab. 52.1 Routinelabor bei Erstvorstellung *(Forts.)*

Kenngröße	Maß-einh.	Mat.	Referenz-ber.	
Hämatologie				
MCH	pg	EB	27,6–32,8	**28,8**
MCHC	g/dl	EB	32,8–36,6	**34,9**
Thrombozyten	G/l	EB	146–328	**216**
Retikulozyten	Pro-mille	EB	4–14	**7**
Retikulozyten-Produktionsindex		EB		**0,6**
Differenzial-BB (maschinell)		EB		**Gerät**
Neutrophile Granulozyten	%	EB	41–71	**51**
Lymphozyten	%	EB	19–48	**39**
Monozyten	%	EB	5–15	**7**
Eosinophile Granulozyten	%	EB	1–8	**3**
Basophile Granulozyten	%	EB	0–1	**< 1**
Neutrophile Granuloz. (abs.)	G/l	EB	1,78–6,23	**3,5**
Lymphozyten (abs.)	G/l	EB	1,05–3,24	**2,7**
Monozyten (abs.)	G/l	EB	0,26–0,87	**0,47**
Eosinophile Granuloz. (abs.)	G/l	EB	0,03–0,44	**0,18**
Gerinnung (Spezial)				
Quick-Wert	%	P	70–120	**101**
INR		P	0,8–1,2	**1**
PTT	sec	P	25–42	**27**
Immunologie, Proteinchemie				
Haptoglobin	mg/dl	PS	30,0–200,0	**165**
Endokrinologie, Spezialanalytik				
TSH	µU/ml	S	0,27–4,20	**1,31**

Im Anschluss an die Blutentnahme und die körperliche Untersuchung wird der Patient noch am gleichen Tag bei **hochgradigem Verdacht auf ein Lymphom** zur Planung einer **Lymphknotenexstirpation** in die chirurgische Klinik geschickt. Diese wird am Folgetag in Lokalanästhesie durchgeführt. Eine Woche später liegt das histopathologische Gutachten des entnommenen Lymphknotens vor.

Befund Lymphknotenhistologie

- Im vollständig eingebetteten Material zeigt sich gefäßführendes Fett-Bindegewebe mit zentral gelegenen Entzündungszellen mit Plasmazellen und Lymphozyten, partiell mit Ausbildung von Lymphfollikeln sowie einsprossenden Kapillaren und Fibroblasten und Fibrozyten mit umgebender Fibrose.
- Im Hintergrund auch spärliche eosinophile Granulozyten.
- Keine Atypien. Keine blastären Zellen.

Begutachtung: Es handelt sich um gefäßführendes Fett-Bindegewebe mit chronisch-granulierender Entzündung mit umgebender Fibrose und herdförmiger Lymphfollikelbildung. Der Befund spricht für eine Entnahme aus dem Randgebiet eines Lymphknotens, hier evtl. bei Z. n. Voroperation bzw. Injektion. Im eingesandten Material ist keine Malignität nachweisbar.

Da die Befundinterpretation zu Verwirrung führt, wird Kontakt mit dem zuständigen Pathologen aufgenommen. Dieser gibt an, dass es sich bei dem entnommenen Material nicht um Lymphknotengewebe handelt. Eine weitere immunhistochemische Abklärung ist daher nicht möglich.

Um den Fall weiter aufzuklären, wird der OP-Bericht besorgt, dort findet sich folgende Passage: *[…] Lymphknoten gut tastbar, wirkt verdickt, verhärtet, nicht verschieblich und verbacken mit der Umgebung. Daher Entscheidung zur keilförmigen Entfernung von zwei Lymphknotenteilen als Makrobiopsie, danach akribische Blutstillung […].*

In Zusammenschau der Informationen des Pathologen und des OP-Berichts mit dem histologischen Befund war die Exstirpation des Lymphknotens technisch nicht möglich, sodass vermutlich unbeabsichtigt nur peripheres Bindegewebe entnommen wurde.

FALLBERICHT

Der Patient stellt sich zur Befundbesprechung vor. Postoperativ zeigt sich eine unveränderte Lymphadenopathie inguinal rechts mit anhaltender B-Symptomatik. Da die histologische Untersuchung nicht weitergeführt hat, wird eine CT-Untersuchung des Abdomens veranlasst, um das Ausmaß der Lymphadenopathie zu beurteilen.

Befund CT Abdomen (➤ Abb. 52.1)

- Leichte **Splenomegalie mit einer Größe von axial 12,2 × 5,5 cm.**
- Unauffällige Darstellung des Leberparenchyms, der Nebennieren beidseits, des Pankreas sowie der Nieren beidseits.
- Gallenblase reizlos. Keine Cholestase, kein Harnstau.
- Im Bereich des **Zökums zeigt sich innerhalb der mesenterialen Wand ein hyperdenses Areal von axial 8 × 6 mm Größe,** das mutmaßlich von einem feinen mesenterialen Gefäßast versorgt wird und damit am ehesten einer Gefäßmalformation entspricht. Anderweitig unauffällige Darstellung des Magen-Darm-Trakts.
- Passend zum klinischen Befund zeigen sich **vergrößerte sowie teilweise unscharf mit dem umgebenden subkutanen Fettgewebe verbackene Lymphknoten rechts inguinal mit maximal 2,2 × 1,1 cm Größe.** Darüber hinaus auch **Lymphknotenvergrößerungen rechts parailiakal entlang des Verlaufs der A. iliaca externa mit einer maximalen Größe von axial 1,6 × 1,1 cm.** Diese Lymphknotenveränderungen reichen bis auf Höhe der rechten Iliakalbifurkation.
- Es gibt keinen Nachweis vergrößerter periaortaler, links inguinaler, mesenterialer Lymphknoten.
- Die Darstellung der intraabdominellen Gefäße ist regelrecht.
- Keine suspekten intraossären Läsionen.
- Postoperativ narbige Veränderungen nach Lymphknotenexstirpation rechts inguinal.

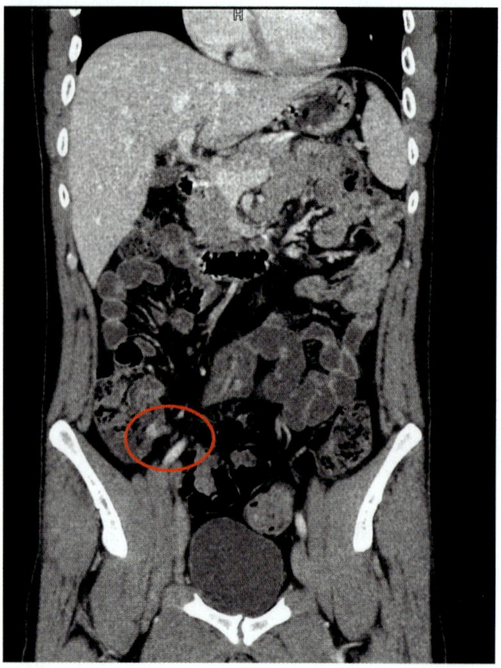

Abb. 52.1 Abdomen-CT (Koronarschnitt): hyperdenses Areal im Bereich des Zökums; vergrößerte, mit dem umgebenden subkutanen Fettgewebe verbackene Lymphknoten rechts inguinal; Lymphknotenvergrößerungen rechts parailiakal entlang des Verlaufs der A. iliaca externa [T985]

Beurteilung: Analog zum klinischen Befund finden sich vergrößerte sowie teilweise mit dem umgebenden Fettgewebe verbackene Lymphknoten rechts inguinal sowie rechts parailiakal entlang des Verlaufs der V. iliaca externa. Anderweitig kein Nachweis vergrößerter intraabdomineller Lymphknoten. Zudem liegt eine leichte Splenomegalie unklarer Dignität vor. Außerdem postoperative Veränderungen nach Lymphknotenexstirpation rechts inguinal.

Da die chirurgische Lymphknotenexstirpation leider frustran war und im Abdomen-CT pathologisch vergrößerte, verbackene Lymphknoten rechts inguinal zu sehen sind sowie weitere Lymphknoten, die bis zur Iliakalbifurkation reichen, eine Splenomegalie sowie eine kontrastmittelaufnehmende Raumforderung im Bereich des Zökums, wird mit dem Patienten bei weiterhin bestehendem hochgradigem Verdacht auf ein Lymphom eine erneute, aber diesmal **sonografisch gesteuerte Lymphknotenbiopsie** besprochen. Da der Leidensdruck sehr hoch ist, stimmt der Patient sofort zu.

Die sonografisch gesteuerte Lymphknotenbiopsie wird ambulant durchgeführt. Die Kollegin in der So-

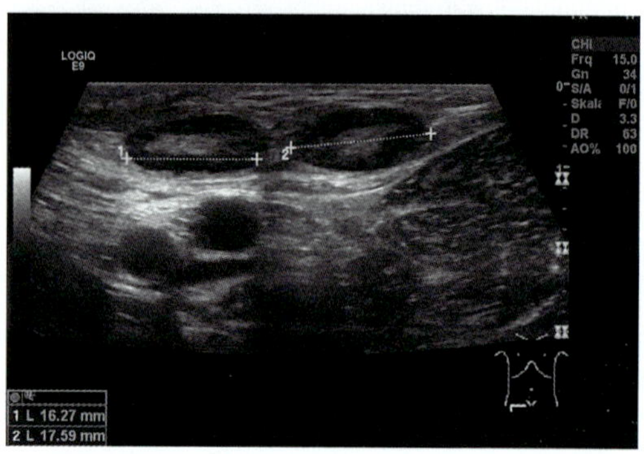

Abb. 52.2 Sonografie Leiste rechts (Querschnitt): unauffälliger Lymphknoten mit einer max. Größe von 18 mm, regelrecht konfiguriert mit Fetthilus [T1004]

nografieabteilung führt zunächst eine Ultraschalluntersuchung durch.

Befund Sonografie Leiste rechts
Inguinal rechts zeigen sich mehrere Lymphknoten, Größe jeweils < 2 cm, max 18 mm. Sonografisch regelrecht konfiguriert mit Fetthilus (➤ Abb. 52.2).

FALLBERICHT

Im Anschluss an die sonografische Untersuchung ruft die Untersucherin an, um mitzuteilen, dass sie angesichts der sonografisch unauffälligen Lymphknoten die Lymphknotenbiopsie nicht durchführen werde. Sie werde den Patienten nach Hause schicken. Nach einem längeren Gespräch, in dem der Kollegin die Leidensgeschichte des Patienten genau geschildert und die Veränderungen im CT-Befund aufgezählt werden, erklärt sie sich schließlich bereit, die Biopsie durchzuführen.

Da das Abdomen-CT eine kontrastmittelaufnehmende Läsion im Zökum gezeigt hatte, wird bei Verdacht auf ein Lymphom mit Darmbeteiligung am Folgetag eine **Koloskopie** durchgeführt.

Befund Koloskopie

- **Distales Rektum/Prokton:** Zirkulär sind hypertrophe Analpapillen zu sehen. Zirkulär sind drei Hämorrhoidalknoten zu sehen, die sich beim Pressen in das Lumen vorwölben.
- **Kolon, Ileum:** Eingesehen wurde bis 25 cm in das terminale Ileum, entsprechend einer begradigten Gerätelänge von 75 cm. Im **Bereich der Appendixgrube zeigt sich eine exophytische, rundlich-ovaläre Raumforderung mit opaleszentem Mukosaaspekt und teleangiektatischer Gefäßzeichnung; die Läsion ist zentral eingesenkt (DD „Krebsnabel")** (➤ Abb. 52.3). Metrik: **ca. 15 mm,** die Tiefe kann aufgrund der Lage in der Appendixgrube nicht abgeschätzt werden. Es werden acht Probebiopsien entnommen.

Diagnose:

- Multiple ausgeprägte hypertrophierte Papillen
- Hämorrhoiden Grad I
- Exophytischer Tumor in der Appendixgrube

Es wird beschlossen, bei DD Karzinoid/Lymphom/Karzinom den histologischen Befund der Lymphknotenbiopsie abzuwarten. Prinzipiell liegt ein Befund vor, der nicht durch endoskopische Abtragung onkologiegerecht therapiert werden kann.

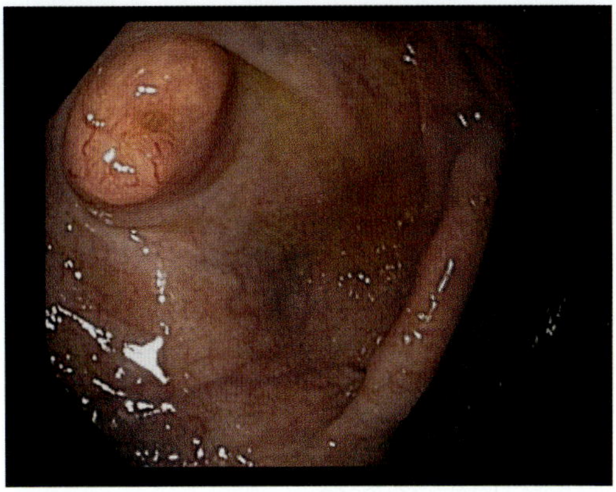

Abb. 52.3 Koloskopischer Befund: exophytische, rundlich-ovaläre Raumforderung im Bereich der Appendixgrube [T1004]

Nach einigen Tagen gehen die Histologiebefunde ein.

Histologischer Befund Lymphknotenbiopsie
Mikroskopischer Befund

- Das komplett eingebettete, mit dem Vorbefund verglichene Material zeigt **Lymphknotengewebe mit überwiegend regelhafter Struktur,** mit kleinherdig abgrenzbaren Lymphfollikeln sowie Keimzentrumsfragmenten, daneben hochgradig fibrosiertes Weichgewebe mit kleineren Hämorrhagien sowie einem kleinen Fragment von Granulationsgewebe.
- Daneben findet sich ein **Lymphknotenpartikel mit einem epitheloidzelligen Granulom ohne zentrale Nekrose.**
- In einer PAS-Reaktion gibt es keinen Nachweis von Pilzstrukturen.
- In einer Ziehl-Neelsen-Färbung gibt es keinen Nachweis von säurefesten Stäbchen.

Begutachtung: Lymphknotenbiopsat (laut klinischer Angabe von inguinal rechts) mit einer **nichtnekrotisierenden granulomatösen Lymphadenitis. Differenzialdiagnostisch** kommen z. B. eine **Sarkoidose** oder eine **Tuberkulose** in Frage, auch wenn sich am vorliegenden Material in einer Ziehl-Neelsen-Färbung keine säurefesten Stäbchen fanden.

Histologischer Befund Biopsie terminales Ileum

Histologisch entspricht das Biopsat aus dem terminalen Ileum unauffälliger Dünndarmschleimhaut. Im Biopsat aus der Appendixgrube entspricht der Befund dagegen einem **gut differenzierten neuroendokrinen Tumors (NET) von der „Appendixgrube" ohne mitotische Aktivität mit einem Ki-67-Index von unter 1 %** und ohne Angioinvasion.

Diagnose: Der Patient hat zwei Erkrankungen, eine **granulomatöse Lymphadenitis unklarer Genese** sowie einen **NET der Appendix.**

Weitere Untersuchungen

Zur Abklärung einer Lymphknotentuberkulose, DD Sarkoidose, werden weitere Untersuchungen veranlasst.

In der **Röntgen-Thoraxuntersuchung in zwei Ebenen** zeigen sich **Pleurakuppenschwielen.** Es gibt keine Anzeichen für eine Kavernenbildung. Kein umschriebenes Infiltrat. Kein Anhalt für eine biliäre Lymphadenopathie.

Pleurakuppenschwielen im Röntgen-Thorax können Zeichen für eine abgelaufene Tuberkulose sein. Deshalb wird ein **Quantiferon®-Test** durchgeführt.

Der Quantiferon®-Test erbringt keinen Nachweis Mycobacterium-tuberculosis-spezifischer T-Zellen. Es gibt keinen Hinweis auf eine aktive oder latente Infektion mit Mycobacterium-tuberculosis-Komplex.

52

Die **laborchemische Bestimmung von ACE und löslichem IL2-Rezeptor ist normwertig.**

Die **serologische Untersuchung auf CMV und EBV** zeigt lediglich **Durchseuchungstiter** ohne Hinweis auf eine frische Infektion. Die **Hepatitis-B-, Hepatitis-C- und HIV-Serologien** sind **negativ.** Serologisch ausgeschlossen werden kann außerdem eine akute Infektion mit Chlamydia trachomatis, Yersinien, Toxoplasmose und Lues.

FALLBERICHT

Bei histologischem Nachweis eines NET der Appendix erfolgte zwischenzeitlich eine **Vorstellung im endokrinologischen Tumorboard.** Dort wurde die Indikation zur Durchführung einer Hemikolektomie rechts bei Verdacht auf lymphogen metastasierten NET der Appendix mit zusätzlicher Entnahme der CT-morphologisch auffälligen iliakalen Lymphknoten und Durchführung einer DOTATATE-PET-CT-Untersuchung gestellt. Nachdem alle Befunde vorliegen, kommt der Patient zur erneuten Befundbesprechung. Der histologische Befund und die Therapieempfehlung werden ihm genau erläutert. Er wird explizit darauf hingewiesen, dass die Splenomegalie und die inguinale und iliakale Lymphadenopathie nicht zum Metastasierungsmuster eines NET der Appendix passen. Es wird noch eine Zweiterkrankung angenommen, ein Lymphom ist weiterhin nicht ausgeschlossen. Der Patient ist auch mit der Operation einverstanden und wird eine Woche später in der Chirurgie stationär aufgenommen.

Präoperativ werden die NET-typischen Tumormarker in Serum und Urin bestimmt (➤ Tab. 52.2). Diese sind alle normwertig.

Laparoskopische Hemikolektomie

Es erfolgt eine laparoskopische Hemikolektomie rechts mit Anastomose. Der postoperative Verlauf gestaltet sich komplikationslos. Die histologische Aufarbeitung des OP-Präparats zeigt einen gut differenzierten neuroendokrinen Tumor der Appendix vermiformis. Der Knoten misst 1,4 × 1,1, × 0,9 cm. Die postoperative Tumorklassifikation lautet:

- pT3, pN0 (0/34 LK), Lx, V0, Pn0
- Graduierung: G1

Tab. 52.2 Tumormarker beim NET

Kenngröße	Maßeinh.	Mat.	Referenzber.	
Endokrinologie, Spezialanalytik				
Chromogranin A (CISbio)	ng/ml	S	≤ 98,0	**66,3**
Serotonin	ng/ml	S	≤ 193	**24**
Sammelmenge	ml	U		**3000**
Sammelzeit	Std	U		**22**
Kreatinin	g/l	U	0,400–2,600	**0,67**
Kreatinin-Ausscheidung	g/22h	U		**2,01**
5-HIES	mg/l	aU		**1,9**
5-HIES-Ausscheidung	mg/22h	aU		**5,7**
Serotonin	ng/ml	aU		**35**
Serotonin/Krea.	nMol/mMol	aU	30,0–100,0	**33**

- UICC-Stadium: II
- R-Klassifikation: R0

FALLBERICHT

Während der Operation wurden leider nicht, wie geplant, die iliakalen Lymphknoten mitentfernt, sodass die Splenomegalie und die Lymphadenopathie iliakal und inguinal weiterhin keiner Erkrankung zugeordnet werden können. Eine B-Symptomatik besteht bei dem Patienten erfreulicherweise nicht mehr, klinisch ist der Lymphknoten inguinal weiter größenregredient.

Da noch die geplante DOTATATE-PET-CT aussteht, die eigentlich als präoperative Staging-Untersuchung geplant war, wird zunächst diese Untersuchung abgewartet. Die Bestellung und Lieferung des benötigten Radiopharmakons dauert mindestens drei Monate, sodass die Untersuchung erst vier Monate nach Hemikolektomie durchgeführt werden kann.

Befund DOTATATE-PET-CT (vier Monate nach Hemikolektomie)

- Bei Z. n. NET der Appendix und Hemikolektomie rechts gibt es keinen Nachweis eines Lokalrezidivs.
- **Keine Splenomegalie.**
- Es finden sich in Anzahl vermehrte und zum Teil vergrößerte, im Vergleich zum letzten CT-Befund (➤ Abb. 52.1) jedoch **größenregrediente Lymphknoten iliakal und inguinal rechts** mit geringer DOTATATE-Speicherung, am ehesten reaktiv.
- Kein Nachweis einer lymphogenen oder hämatogenen Metastasierung.

Postoperativ zeigt sich bildmorphologisch eine Komplettremission. Die auffälligen Lymphknoten iliakal und inguinal sind größenregredient und aufgrund des Speicherverhaltens am ehesten reaktiv. Die bisher erhobenen Befunde machen eine Tuberkulose und Sarkoidose unwahrscheinlich. Die restlichen Serologien sind ebenfalls unauffällig, jedoch wurden weitere Infektionen, die zu einer granulomatösen Lymphadenitis führen können, bislang nicht berücksichtigt (➤ Tab. 52.3).

FALLBERICHT

Der Patient wird erneut befragt. Er gibt wie schon bei der letzten Befundbesprechung (s. o.) an, zwei Monate vor der Erstmanifestation der Lymphadenopathie seine Mutter in Bulgarien besucht zu haben. Die Mutter besitze vier Katzen. Er habe täglich mit den Katzen gespielt, die ihn dabei mehrfach am Rücken und Bauch gekratzt haben. Er selber besitze keine Haustiere. Die Anamnese, der klinische Verlauf und die positive Serologie machen eine Bartonellen-Infektion wahrscheinlich.

Aufgrund der Auskünfte des Patienten wird schließlich sieben Monate nach seiner Erstvorstellung als letzter Diagnoseschritt eine Bartonellen-Serologie veranlasst.

Befund Bartonellen-Serologie

Bartonella IFT IgG	
B. henselae	1:64 positiv
B. quintana	1:64 positiv

Gutachterliche Stellungnahme: signifikanter Antikörpertiter gegen Bartonellen; Durchseuchungstiter oder frische/floride Infektion.

Diagnose

In Zusammenschau der Anamnese, der Klinik und der erhobenen Befunde ist am ehesten von einer **abgelaufenen Katzenkratzkrankheit** (Bartonellen-Infektion ➤ Kap. 53.1) auszugehen. Die ausführliche Diagnostik, die sich aufgrund des klinischen Lym-

Tab. 52.3 Einteilung der granulomatösen Lymphadenitiden (modifiziert nach Zabel et al. 2008)

Verkäsend	Granulomatös	Nekrotisierend granulomatös
• Nicht-tuberkulöse Mykobakterien • Mycobacterium tuberculosis	• Treponema pallidum • Histoplasma capsulatum • Coccidioides capsulatum	• Bartonella henselae • Toxoplasma gondii • Francisella tularensis • Leishmania donovani • Chlamydia trachomatis • Haemophilus ducreyi

52

phomverdachts über längere Zeit hingezogen hatte, förderte zufällig ein NET der Appendix zu Tage.

Neuroendokriner Tumor (NET) der Appendix
Neuroendokrine Tumoren der Appendix werden häufiger bei Patienten ab dem 40. Lebensjahr beobachtet. Frauen sind häufiger betroffen als Männer.

NETs der Appendix können wie alle andere NETs Serotonin und andere vasoaktive Substanzen sezernieren, die wiederum ein Karzinoidsyndrom auslösen können.

Bei einem Karzinoidsyndrom können folgende Symptome und Beschwerden auftreten: Flush-Symptomatik durch Vasodilatation, Bronchospasmus, Asthmaanfälle, wässrige Diarrhöen mit kolikartigen Bauchschmerzen sowie eine kardiale Symptomatik (Trikuspidalklappeninsuffizienz und/oder Pulmonalklappenstenose). Bei mehr als 90 Prozent der Patienten mit einem Karzinoidsyndrom liegt eine Lebermetastasierung vor.

Da die Raumforderungen meistens im distalen Drittel der Appendix vorzufinden sind, ist eine Obstruktion unwahrscheinlich. Bei Patienten mit Manifestation an der Appendixbasis (ca. 10 %) kommt es bei weiterer Größenprogredienz früher oder später zu einer obstruktionsbedingten Appendizitis.

Die Prognose hängt von der Tumorgröße ab. Die Wahrscheinlichkeit einer Metastasierung ist bei einer Tumorgröße von < 2 cm (95 % der Fälle) unwahrscheinlich. Größere Tumoren metastasieren in die lokoregionären Lymphknoten, eine hepatische Metastasierung kommt selten vor.

Die Therapie der Wahl ist die chirurgische Resektion. Eine Appendektomie ist bei Tumoren < 2 cm Tumordurchmesser ausreichend. Bei Raumforderungen mit Infiltration in die Mesoappendix ist eine Hemikolektomie rechts mit Lymphadenektomie indiziert.

52.2 Therapie

Da die B-Symptomatik des Patienten nachgelassen und die inguinalen Lymphknoten kleiner geworden sind, ist eine **Therapie der Bartonellose nicht notwendig. Der NET der Appendix ist kurativ behandelt.** Obwohl bei einer Tumorgröße von < 2 cm eine Nachsorge nicht erforderlich ist, wird der Patient im ersten Jahr aufgrund der initialen Splenomegalie und Lymphadenopathie einmal im Quartal zur Durchführung einer Blutuntersuchung und Abdomensonografie einbestellt. Die Milz ist seit der DOTATA-PET-CT-Untersuchung weiterhin normal groß, die Lymphknoten iliakal und inguinal sind weiter größenregredient. Klinisch sind zuletzt lediglich noch zwei maximal 0,5 cm große Lymphknoten inguinal rechts palpabel. Daneben lässt sich eine kleine harte Resistenz palpieren, die am ehesten Narbengewebe nach frustraner Lymphknotenexstirpation entspricht.

Was wäre wenn …

- … der Lymphknoten komplett exstirpiert worden wäre?
  - Dann wäre die granulomatöse Entzündung schon viel früher entdeckt und weiter abgeklärt worden. Die CT-Untersuchung hätte man jedoch aufgrund des Patientenalters nach histologischem Ausschluss eines Lymphoms nicht durchgeführt und somit den NET der Appendix übersehen. Da der Patient asymptomatisch war, wäre die Durchführung einer Vorsorgekoloskopie erst ab dem Alter von 50 Jahren indiziert gewesen. Bei größenprogredientem Appendixtumor wäre der Patient Jahre später mit lymphogen metastasiertem NET auffällig geworden.
- … der Patient eine anhaltende B-Symptomatik gehabt hätte?
  - Die B-Symptomatik des Patienten ist am ehesten durch die granulomatöse Lymphadenitis zu erklären. Bei anhaltender B-Symptomatik und persistierender Lymphadenopathie wäre eine antibiotische Therapie der Bartonellose z. B. mit Azithromycin indiziert gewesen. In den meisten Fällen handelt es sich bei der Katzenkratzkrankheit um eine selbstlimitierende Erkrankung, die keiner spezifischen Therapie bedarf.

- ... der NET der Appendix nicht erkannt worden wäre?
  - Der Patient hätte sich viele Jahre später mit Schmerzen im rechten Unterbauch wieder vorgestellt. Bei klinischem Verdacht auf eine Appendizitis wäre notfallmäßig eine Appendektomie durchgeführt worden. Erst die histologische Befundung hätte zur richtigen Diagnose geführt. Bei einem Tumordurchmesser von > 2 cm wäre eine Hemikolektomie rechts indiziert gewesen, da ab diesem Durchmesser eine Metastasierung in die lokoregionären Lymphknoten beoachtet werden kann. In seltenen Fällen kann es auch zu einer Lebermetastasierung kommen.
- ... der NET der Appendix metastasiert wäre?
  - Im Falle einer Somatostatin-Rezeptor-positiven Erkrankung und Symptomen eines Karzinoidsyndroms könnte man eine Therapie mit Somatostatin-Analoga durchführen, die das Intervall bis zur Progression verlängern können. Bei einer hepatischen Filialisierung wäre je nach Manifestation eine chirurgische Resektion bzw. bei Irresektabilität eine Embolisation der A. hepatica möglich. Eine systemische Chemotherapie ist bei einem NET der Appendix nicht etabliert.

LITERATUR

Connor SJ, Hanna GB, Frizelle FA. Appendiceal tumors: retrospective clinicopathologic analysis of appendiceal tumors from 7,970 appendectomies. Dis Colon Rectum. 1998, 41(1): 75–80.

McCusker ME, Coté TR, Clegg LX. Primary malignant neoplasms of the appendix: a population-based study from the surveillance, epidemiology and end-results program, 1973–1998. Cancer. 2002,94(12): 3307–3312.

Modlin IM, Lye KD, Kidd M. A 5-decade analysis of 13,715 carcinoid tumors. Cancer. 2003,97(4): 934–959.

Roggo A, Wood WC, Ottinger LW. Carcinoid tumors of the appendix. Ann Surg. 1993,217(4): 385–390.

Rorstad O. Prognostic indicators for carcinoid neuroendocrine tumors of the gastrointestinal tract. J Surg Oncol. 2005, 89(3): 151–160.

Sandor A, Modlin IM. A retrospective analysis of 1570 appendiceal carcinoids. Am J Gastroenterol. 1998;93(3): 422–428.

Zabel LT, Müller E, Wölfel D. Lymphadenitis nach Hasenkontakt. In: Geiss HK, Jacobs E, Mack D (Hrsg.). Der klinisch infektiologische Fall. Berlin: Springer, 2008. S. 133–137.

FALL

53 Da soll ein Lymphknoten sein?

FALLBERICHT

Ein 29-jähriger Patient stellt sich mit ungewolltem Gewichtsverlust in der Notaufnahme vor.

Er habe in den vergangenen neun Monaten **ungewollt 24 Kilo (von 104 auf 80 kg) abgenommen.** Seit einem Monat habe er rezidivierenden **Schüttelfrost mit therapierefraktären Fieberschüben bis 39,5 °C** und täglichen **Nachtschweiß** mit mehrmaligem Wäschewechsel. Vor vier Monaten habe der Patient eine **oberflächliche Raumforderung am linken Unterbauch** bemerkt, die seit einer Woche stark an Größe zugenommen habe.

Der Patient stammt aus Litauen und befindet sich aus beruflichen Gründen seit sechs Monaten in Deutschland. Er hatte im vergangenen Jahr einige Auslandseinsätze, unter anderem in China, Mexiko, Russland und Kanada.

Vorerkrankungen: bekannte Psoriasis, unter topischer Therapie aktuell in Remission; Z. n. Verkehrsunfall vor zwei Jahren mit Schädel-Hirn-Trauma.

Keine Dauermedikation. Keine Allergien bekannt. Nie-Raucher, gelegentlicher Alkoholkonsum.

Bei der körperlichen Untersuchung zeigt sich **oberhalb des Leistenbands eine 3 × 2 cm große, harte, verbackene, nicht-verschiebliche, indolente Raumforderung.** Die übrigen Lymphknotenstationen sind unauffällig. Eine Hepatosplenomegalie liegt nicht vor.

53.1 Diagnostik

Befund Labordiagnostik

In der Notaufnahme wird ein Routinelabor abgenommen (➤ Tab. 53.1).

- Im Blutbild zeigt sich eine **leichtgradige Leukopenie mit isolierter Lymphopenie.**
- Darüber hinaus fällt eine diskret isolierte GOT-Erhöhung auf.
- Die übrigen Routineparameter inklusive Serumelektrophorese sind unauffällig.

Tab. 53.1 Routinelabor in der Notaufnahme

Kenngröße	Maß-einh.	Mat.	Referenz-ber.	
Klinische Chemie				
Natrium	mmol/l	PS	135–145	**144**
Kalium	mmol/l	S	3,5–5,0	**4,8**
Harnstoff	mg/dl	PS	13–49	**24**
Kreatinin	mg/dl	PS	0,5–1,2	**0,8**
GFR (CKD-EPI)	ml/min	PS	≥ 90	**122**
Calcium	mmol/l	PS	2,10–2,55	**2,4**
Calcium (Eiw.-korr.)	mmol/l	PS	2,10–2,55	**2,48**
Ferritin	µg/l	PS	30–300	**39**
C-reakt. Prot.	mg/dl	PS	≤ 0,50	**< 0,10**
BSG 1 Stunde	mm	B	≤ 15	**1**
BSG 2 Stunden	mm	B		**8**
Eiweiß, gesamt	g/dl	PS	6,0–8,5	**7,1**
IgG	g/l	PS	7,00–16,00	**10,4**
IgA	g/l	PS	0,70–4,00	**2,16**
IgM	g/l	PS	0,40–2,30	**0,87**
Bilirubin gesamt	mg/dl	PS	≤ 1,2	**0,4**
GOT [AST] (37°)	U/l	PS	≤ 50	**52**
GPT [ALT] (37°)	U/l	PS	≤ 50	**36**

Tab. 53.1 Routinelabor in der Notaufnahme *(Forts.)*

Kenngröße	Maßeinh.	Mat.	Referenzber.	
Klinische Chemie				
Gamma-GT (37°)	U/l	PS	≤ 60	**13**
Alk. Phosphatase (37°)	U/l	PS	40–130	**64**
LDH (37°)	U/l	PS	< 250	**211**
Hämatologie				
Kleines Blutbild		EB		
Leukozyten	G/l	EB	3,9–9,8	**3,2**
Erythrozyten	T/l	EB	4,54–5,77	**5,41**
Hämoglobin	g/dl	EB	13,5–17,5	**14,8**
Hämatokrit	l/l	EB	0,396–0,506	**0,452**
RDW-CV	%	EB	12,1–14,8	**11,9**
MCV	fl	EB	80,0–95,5	**83,5**
MCH	pg	EB	27,6–32,8	**27,4**
MCHC	g/dl	EB	32,8–36,6	**32,7**
Thrombozyten	G/l	EB	146–328	**233**
Retikulozyten	Promille	EB	4–14	**10**
Retikulozyten-Hb-Äquivalent	pg	EB	32,1–38,8	**31,1**
Retikulozyten-Produktionsindex		EB		**1**
Differenzial-BB (maschinell)		EB		**Gerät**
Neutrophile Granulozyten	%	EB	41–71	**71**
Lymphozyten	%	EB	19–48	**12**
Monozyten	%	EB	5–15	**9**
Eosinophile Granulozyten	%	EB	1–8	**8**
Basophile Granulozyten	%	EB	0–1	**< 1**
Neutrophile Granuloz. (abs.)	G/l	EB	1,78–6,23	**2,27**
Lymphozyten (abs.)	G/l	EB	1,05–3,24	**0,39**
Monozyten (abs.)	G/l	EB	0,26–0,87	**0,28**
Eosinophile Granuloz. (abs.)	G/l	EB	0,03–0,44	**0,25**
Basophile Granuloz. (abs.)	G/l	EB	0,01–0,08	**0,03**
Gerinnung (Spezial)				
Quick-Wert	%	P	70–120	**98**
INR		P	0,8–1,2	**1**
PTT	sec	P	25–42	**31**
Immunologie, Proteinchemie				
Beta2-Mikroglobulin	mg/l	PS	0,80–2,50	**2,03**
Haptoglobin	g/l	PS	0,30–2,00	**0,72**
Endokrinologie, Spezialanalytik				
TSH	µU/ml	S	0,27–4,20	**1,53**

Der Patient hat einen hoch fieberhaften Infekt und wird zur weiteren diagnostischen Abklärung stationär aufgenommen. Zur Fokussuche werden im nächsten Schritt eine **Röntgen-Thoraxaufnahme der Lunge** in zwei Ebenen und eine **Abdomensonografie** veranlasst.

Befund Röntgen-Thorax in zwei Ebenen

- Projektionsradiografisch gibt es keinen Nachweis einer größeren hilären oder mediastinalen Lymphadenopathie.
- Es gibt keinen Hinweis auf ein Infiltrat, keine Pleuraergüsse.
- Es zeigen sich ausgeprägte Anbauten des ersten Sternokostalgelenks, angesichts des Alters des Patienten ist eine entzündliche Genese neben degenerativen Veränderungen denkbar.

Befund Sonografie Abdomen

- Auffällig sind einzelne stark vergrößerte und partiell verkalkte Lymphknoten in der linken Leiste mit einer Größe von bis zu 3 × 1,5 cm. Im übrigen Untersuchungsgebiet gibt es keinen Nachweis von vergrößerten Lymphknoten.
- Keine Splenomegalie. Leberparenchym unauffällig. Regelrechte Darstellung der Nieren beidseits ohne Aufstau der harnableitenden Wege.

Bei pathologisch vergrößertem Lymphknoten inguinal und vorhandener B-Symptomatik besteht der Verdacht auf ein Lymphom. Es wird eine **CT-Untersuchung von Thorax und Abdomen** zum Staging durchgeführt.

53

Befund CT Thorax und Abdomen

- Thorakal und abdominal zeigt sich keine eindeutige Lymphadenopathie.
- In der linken Leiste kommt ein oberflächliches Lymphknotenkonglomerat mit teilweiser Verkalkung und unscharfer Randbegrenzung zur Darstellung.
- Die Darstellung der Milz ist regelrecht, es gibt keinen Nachweis eines Organbefalls.
- Es zeigen sich nicht-altersentsprechende, deutlich degenerative Skelettveränderungen.

Zur weiteren Abklärung wird im nächsten Schritt eine **sonografiegesteuerte Biopsie des inguinalen Lymphknotens links** in Lokalanästhesie durchgeführt. Anschließend wird der Patient entlassen.

Es werden zwei Gewebsproben aus dem Lymphknoten entnommen. Eine Probe wird zur Untersuchung in die Mikrobiologie und die andere in die Pathologie geschickt.

Befund Mikrobiologie (Lymphknotenbiopsat)

- Mikroskopie: keine säurefesten Stäbchen nachgewiesen.
- PCR: Mycobacterium tuberculosis Komplex negativ.
- Kultur: Mykobakterien negativ.
- Eine Lymphknotentuberkulose kann somit ausgeschlossen werden.

Befund Histologie (Lymphknotenbiopsat)

Die histologische Aufarbeitung des entnommenen Biopsats zeigt ausgedehnte Abschnitte von Fettgewebs- und Weichgewebsnekrosen sowie in der Umgebung lymphoide Infiltrate.

Zunächst wird die Läsion als reaktiv eingestuft. Nach **Durchführung einer IgH-Klonalitätsanalyse, einer FISH-Analyse und eines immunhistologischen Tests** lautet der Befund wie folgt:

- Klonalität des IgH-Locus nachweisbar. Keine Klonalität des TCR-gamma-Locus nachweisbar.
- Mittels FISH-Untersuchung sind nur in 8 % Fusionsgene nachweisbar.
- Immunhistologisch zeigen die **lymphoiden Zellen eine Expression für BCL6 und CD23.**

Die endgültige Begutachtung ergibt, dass es sich um Stanzzylinder mit Infiltraten eines Non-Hodgkin-Lymphoms der B-Zell-Reihe mit ausgedehnten Nekrosen handelt.

Der Befund spricht für ein **follikuläres Lymphom,** wobei hier speziell der Sondertyp eines **kutanen follikulären Lymphoms** in Betracht kommt. Diese Tumorentität kann sich in der Kutis und Subkutis manifestieren, wobei die lymphoiden Zellen sowohl in der Immunhistologie für BCL2 als auch in der Translokationsanalyse (t [18;14]) negativ sind.

FALLBERICHT

Der Patient stellt sich zwei Wochen, nachdem der endgültige Befund vorliegt, zur Besprechung und Therapieplanung in der hämatologischen Ambulanz vor. Er berichtet, dass die B-Symptomatik weiterhin bestehe. Die Fieberschübe und der Nachtschweiß würden persistieren. Bei der körperlichen Untersuchung zeigt sich eine progrediente Raumforderung oberhalb des linken Leistenbands mit einem Durchmesser von 9 cm. Bei histologisch nachgewiesenem follikulärem Lymphom wird das Staging mit einer **CT-Untersuchung des Halses, einer Knochenmarkpunktion und Virusserologien** komplettiert.

Befund CT Hals

Die CT-Untersuchung erbringt den Nachweis eines im Seitenvergleich vergrößerten suspekten Lymphknotens im linken Kieferwinkel, DD reaktiv, DD postentzündlich. Der Lymphknoten erscheint nicht sicher malignitätstypisch, aber in Anbetracht der Grunderkrankung kontrollbedürftig.

Befund Knochenmarkzytologie

- Zytomorphologisch gibt es keinen sicheren Hinweis auf eine Knochenmarkinfiltration durch ein Lymphom.
- Bei grenzwertiger reifzelliger Lymphozytose wird eine weiterführende Diagnostik und Histologie empfohlen.

Befund Durchflusszytometrie

- Es zeigt sich ein normaler Lymphozytenanteil im Knochenmark.
- 43,0 % der Zellen im Gate (entsprechend 7,3 % aller gemessenen Events) sind CD19+-B-Zellen. Diese zeigen eine homogene Koexpression von CD10, CD22 und CD43 und eine teilweise Koexpression von CD20 und CD79b bei Negativität für CD5 und IgM. Der Großteil der B-Zellen zeigt keine Leichtkettenexpression. CD20 wird auf

65,6 % der CD19+-Zellen koexprimiert. Daneben gibt es den Nachweis von 42,7 % T-Zellen, die eine deutlich inverse CD4:CD8-Ratio aufweisen. Durchflusszytometrisch gibt es keinen Nachweis einer B-Zell-Population mit dem typischen Phänotyp eines follikulären Lymphoms im Knochenmark. Daneben gibt es den Nachweis unreifer B-Zellen, die phänotypisch am ehesten physiologischen B-Vorläuferzellen (Hämatogonien) entsprechen. Die deutlich inverse CD4:CD8-Ratio erklärt sich am ehesten als reaktiv.

Befund Knochenmarkhistologie

- Es liegt ein normozelluläres Knochenmark mit vollständig intakter, trilineär ausreifender Blutbildung vor.
- Es ergeben sich, auch immunhistochemisch, keine Anhaltspunkte für Infiltrate einer B-Zellen-Neoplasie, speziell liegt keine signifikante Vermehrung von B-Zellen vor. Kompakte lymphoide Infiltrate fehlen vollständig.

MERKE

Eine Knochenmarkpunktion gehört bei fast allen Lymphomen zum Staging. Eine Ausnahme stellen nur die CLL und eine PET-Negativität des Knochenmarks beim Morbus Hodgkin dar, bei denen eine Knochenmarkpunktion nicht erforderlich ist. Eine zytologisch und histologisch nachgewiesene Knochenmarkinfiltration entspricht nach der Ann-Arbor-Klassifikation einem Stadium IV. Bei unauffälligem Blut- und Differenzialblutbild sollte erst nach Erhalt einer positiven Histologie, z. B. aus einem Lymphknoten, eine Knochenmarkpunktion durchgeführt werden.

Befund Virusserologie

Cytomegalie-IgG EIA	positiv 11,0 AE/ml
Cytomegalie-IgM EIA	negativ
EBV-VCA-IgG EIA	positiv > 200 U/ml
EBV-EA-IgG EIA	grenzwertig
Anti-EBNA-IgG EIA	positiv 50 U/ml
EBV-VCA-IgM EIA	negativ
Anti-HIV1/2 + Antigen EIA	negativ

- Serologisch gibt es keinen Hinweis auf eine frische CMV- und EBV-Infektion; Durchseuchungstiter.
- Es gibt keinen Nachweis von HIV-Antikörpern und von HIVp24-Antigen.

FALLBERICHT

Da erfreulicherweise nur eine isolierte, wenn auch symptomatische Lymphadenopathie vorliegt, wird bei follikulärem Lymphom, Stadium I B, die Indikation zur lokalen Radiatio in kurativer Absicht gestellt. Ungewöhnlich sind jedoch die Nekrosen im Biopsiematerial und die oberflächliche Lokalisation des Lymphknotens weit oberhalb des linken Leistenbands. Deshalb wird eine referenzhistologische Begutachtung des Lymphknotens angefordert. In der Zwischenzeit werden die Vorbereitungen für die Strahlentherapie getroffen. Einige Tage vor Therapiebeginn liegt der **referenzhistologische Befund** vor.

MERKE

Vor Einleitung einer Chemotherapie und/oder Bestrahlung sollte bei ungewöhnlichen Befunden eine referenzhistologische Begutachtung angefordert werden.

Referenzhistologische Begutachtung des Lymphknotenbiopsats

Der Konsiliarius möchte sich noch nicht auf das Vorliegen eines Lymphoms festlegen. Bei Verdacht auf ein Lymphom und positivem Ergebnis in der molekularpathologischen Untersuchung der Klonalität des IgH-Locus wird bei persistierenden Auffälligkeiten die Entnahme eines vergrößerten Lymphknotens zur Abklärung angeraten.

53

MERKE

Peripher zugängliche, pathologisch vergrößerte Lymphknoten sollten nach Möglichkeit komplett exzidiert und nicht biopsiert werden.

Daraufhin werden die Termine in der Strahlentherapieabteilung storniert und der Patient in der chirurgischen Klinik zur Planung und Durchführung der **Lymphknotenexstirpation** vorgestellt. Diese wird am Folgetag in Vollnarkose durchgeführt.

Histologischer Befund des komplett entfernten Lymphknotens

Makroskopischer Befund

- Zwei mit jeweils einer Schnittfläche zueinander korrespondierend wirkende, überwiegend grob gelblich lobulierte und im Randbereich gering bräunlich muskuläre Weichgewebsexzidate

(Maße des größeren: 4,5 × 3,2 × 2,7 cm, Gewicht: 16,7 g; Maße des kleineren: 2,9 × 2,4 × 1,2 cm, Gewicht: 3,3 g).
- Auf lamellierenden Schnitten durch beide Exzidate ist das Gewebe überwiegend weißlich/gelblich verdichtet, mit einer zentralständigen kapselartig begrenzt wirkenden und fraglich verkäsenden Läsion (zusammengelegt 2,9 × 1,7 × 0,9 cm).

Mikroskopischer Befund
- In den Schnittstufen zeigt sich ein vergrößerter Lymphknoten mit prominentem Lymphfollikel mit nur noch sehr schmaler erkennbarer Mantelzone. Insgesamt sind die Follikel vergrößert und etwas unregelmäßig.
- Zentral zeigen sich ausgeprägte Fettgewebs- und Weichgewebsnekrosen innerhalb des Lymphknotens.

Es handelt sich um einen vergrößerten Lymphknoten mit prominenten, etwas unregelmäßigen Lymphfollikeln sowie zentraler Fettgewebs- und Weichgewebsnekrose. Das Material wird immunhistologisch weiter aufgearbeitet.

53

Immunhistologische Nachuntersuchung
- Die Keimzentren zeigen eine Koexpression für CD20, BCL6 und CD10. Ebenfalls zeigen sich mit CD23 reichlich dendritische Netzwerke. Die Ki-67-Wachstumsfraktion ist ebenfalls erhöht.
- Keine Expression atypischer Zellen für Cyclin-D1. BCL2 bleibt innerhalb der Keimzentren negativ.
- Die beschriebenen Fettgewebs- und Weichgewebsnekrosen innerhalb des Lymphknotens zeigen im Randbereich eine Demarkation mit Histiozyten und **vereinzelt Riesenzellen vom geordneten Typ,** außerdem auch einige eosinophile Granulozyten.

Ergänzende Begutachtung: Lymphknoten mit einer lymphofollikulären Hyperplasie und zentral Fettgewebs- und Weichgewebsnekrosen mit histiozytärer Demarkation und Nachweis von osteoklastären Riesenzellen. In der molekularpathologischen Zusatzuntersuchung kein Nachweis von Mycobacterium-spezifischen DNA-Produkten.

Der Befund wird erneut mit dem Pathologen besprochen. Da nun genügend Lymphknotenmaterial vorliege, zeige sich histologisch eine nekrotisierende granulomatöse Lymphadenitis. Dieser Befund spreche in erster Linie für eine infektiöse/reaktive Genese. Ein Lymphom liege nicht vor.

FALLBERICHT

Der Patient wird erneut zur Befundbesprechung einbestellt. Er ist erfreut und irritiert zugleich, dass es sich nun bei der Lymphadenopathie doch nicht um ein Lymphom, sondern um eine **granulomatöse Lymphadenitis** handelt. Es werden weitere **serologische Untersuchungen** veranlasst.

Befund Serologie

Lues-Suchreakt. (TPPA)	negativ
Toxoplasmose (IgG-EIA)	negativ
Toxoplasmose (IgM-EIA)	negativ
Yersinien Blot IgG	negativ
Yersinien Blot IgA	negativ
Y. enterocol.03 Widal	< 1:100 negativ
Y. enterocol.09 Widal	< 1:100 negativ
Y. pseudotub.I-Widal	< 1:100 negativ

- Serologisch gibt es keine positiven Anhaltspunkte für Syphilis und Toxoplasmose.
- Es gibt bisher keinen Anhalt für eine Yersiniose.

Da der Patient zwar selbst kein Haustier besitzt, aber Kontakt mit Katzen hatte, wird zusätzlich noch eine **Bartonellen-Serologie** abgenommen. Unter Berücksichtigung weiterer Differenzialdiagnosen der granulomatösen Lymphadenitis werden auch serologische Untersuchungen auf Mycoplasmen und Chlamydien durchgeführt.

Befund Bartonellen-Serologie

Bartonella IFT IgG:	
B. henselae	1:256 positiv
B. quintana	1:64 positiv
Mycopl. pneum. EIA IgG	21,0 U/ml grenzertig
Mycopl. pneum. EIA IgM	5,1 U/ml negativ
C. trachomatis-EIA IgG	0,2 negativ
C. trachomatis-EIA IgA	0,3 negativ

- Es gibt einen signifikanten Antikörpertiter gegen Bartonellen mit Verdacht auf eine frische, floride oder vor Kurzem abgelaufene Infektion.

- Der IgG-Titer für Mycoplasmen ist grenzwertig erhöht; wahrscheinlich Durchseuchungstiter. Bei weiter bestehendem klinischem Verdacht wird eine Kontrolle empfohlen.
- Serologisch gibt es keinen Anhalt für eine Chlamydia-trachomatis-Infektion.

Diagnose

Bei dem Patienten liegt eine nekrotisierende **granulomatöse Lymphadenitis bei Infektion mit Bartonella henselae** (Katzenkratzkrankheit) vor.

Katzenkratzkrankheit

Die Katzenkratzkrankheit wird durch eine Infektion mit dem gramnegativen Bakterium Bartonella henselae verursacht. Es handelt sich um eine selbstlimitierende Infektionskrankheit, die typischerweise zu einer regionalen Lymphadenopathie führt und häufig im Kindes- und Jugendalter auftritt.

Eine Erregerübertragung erfolgt durch Kratz- oder Bissverletzungen von jungen Katzen.

MERKE

Etwa 10 % der Hauskatzen sind Träger des Erregers. Die Tiere selbst sind nicht krank.

Bei Immunkompetenten entsteht nach einer Inkubationszeit von ein bis zwei Wochen an der lokalen Eintrittsstelle eine erythematöse Papel. Nach ein bis sieben Wochen können die Lymphknoten im Bereich des Drainagegebiets befallen werden. Eine Spontanheilung tritt nach zwei bis sechs Monaten ein. Die Lymphadenopathie kann mit einer B-Symptomatik, Müdigkeit und Splenomegalie vergesellschaftet sein. Schwere Verläufe werden selten beobachtet.

Bei immunsupprimierten Patienten können schwere Krankheitsverläufe beobachtet werden. Es kommt häufiger zu einer generalisierten Infektion mit bazillärer Angiomatose, Peliosis hepatis, Bakteriämie, Endokarditis oder ZNS-Beteiligung.

Die histologischen Befunde eines entnommenen Lymphknotens sind stadienabhängig. Zu Beginn der Infektion zeigen sich unspezifisch veränderte Lymphknoten mit lymphoider Hyperplasie. Im weiteren Verlauf entwickelt sich das granulomatöse Stadium. Charakteristischerweise zeigen sich nekrotisierende Granulome mit zentraler Nekrose (= azellulär), umgeben von Lymphozyten, Histiozyten und mehrkernigen Riesenzellen. In späteren Stadien können sich Mikroabszesse entwickeln.

Da häufig Spontanverläufe beobachtet werden, sollten nur schwere Verläufe antibiotisch behandelt werden. Bei einer Lymphadenitis kann eine Therapie z. B. mit Azithromycin durchgeführt werden.

53.2 Therapie

Nach erfolgter Lymphknotenexstirpation entwickelt der Patient ein **Serom, das einmalig entlastet werden muss.** Bei symptomatischer Bartonellen-Infektion wird eine **antibiotische Therapie mit Azithromycin** begonnen. Das Fieber und der Nachtschweiß sistieren im Verlauf. Auch die Gewichtsabnahme kann gestoppt werden.

Was wäre wenn …

- … der Lymphknoten gleich exstirpiert worden wäre?
  - Dann hätte man umgehend die richtige Diagnose stellen und dem Patienten weitere CT-Untersuchungen sowie eine Knochenmarkpunktion ersparen können. Bei gut zugänglichen, peripher vergrößerten Lymphknoten sollte eine Exstirpation angestrebt werden, um den kompletten Lymphknoten histologisch zu begutachten. Dagegen werden bei einer Lymphknotenbiosie nur – je nach Punktionsnadel – unterschiedlich lange und breite Stanzen entnommen. Es besteht immer die Gefahr, ein nekrotisches Areal zu punktieren, wie im vorliegenden Fall.
- … der Patient bestrahlt worden wäre?
  - Sowohl eine Chemotherapie als auch eine Radiatio sollten nicht ohne eindeutigen histologischen Befund durchgeführt werden. Der Patient hätte durch die Bestrahlung eines reaktiv veränderten Lymphknotens nur unnötige Nebenwirkungen bzw. Folgeerscheinungen

53

entwickelt (Vernarbung, Funktionsausfälle, Muskelverkürzung, Knochennekrose, Hüftgelenksnekrose, Infektion, Hautschäden usw.).
- … trotz Lymphknotenexstirpation und antibiotischer Therapie die B-Symptomatik angehalten hätte?
  - Bei einem antibiotikarefraktären, schweren Krankheitsverlauf hätte man zusätzlich eine Steroidtherapie mit Prednisolon über 7 bis 14 Tage per os durchgeführt.
- … kein Erreger gefunden worden wäre?
  - Eine nekrotisierende granulomatöse Lymphadenitis kommt auch bei anderen Erkrankungen wie z. B. einer Infektion mit Toxoplasma gondii, Francisella tularensis, Leishmania donovani, Chlamydia trachomatis und Haemophilus ducreyi vor. Daher wäre bei Beschwerdepersistenz eine weitere serologische Abklärung, falls nicht bereits geschehen, zu überlegen gewesen.

LITERATUR

Anderson BE, Neuman MA. Bartonella spp. as emerging human pathogens. Clin Microbiol Rev 1997;10(2): 203–219.

Chia JKS, Nakata MN, Lami JLM. Azithromycin for the Treatment of Cat-Scratch Disease. CID 1998. 26: 193–194.

Lerdluedeeporn P, Krogstad P, Roberts RL. Oral corticosteroids in cat-scratch disease. Clin Pediatr (Phila). 2003 Jan;42(1): 71–3.

FALL

54 Die Flucht geht weiter

FALLBERICHT

Eine 18-jährige schwangere Patientin (12. SSW) stellt sich über die chirurgische Notaufnahme mit einer Lymphadenopathie rechts supraklavikulär zur weiteren Abklärung in der hämatologischen Ambulanz vor.

Die Patientin stammt aus Somalia und befindet sich seit einem Monat als Asylbewerberin in Deutschland. Die Anamnese ist nur eingeschränkt mit einem Dolmetscher möglich. Die Patientin berichtet über eine seit zwei Monaten **progrediente, zuletzt schmerzhafte Lymphknotenschwellung rechts supraklavikulär.** Eine B-Symptomatik mit Fieber, Gewichtsverlust und Nachtschweiß wird verneint. Weitere Allgemeinsymptome wie Husten, Auswurf und Dysurie werden ebenfalls verneint.

Es sind keine Vorerkrankungen bekannt. Keine Operationen. Keine Dauermedikation. Keine Allergien.

Bei der körperlichen Untersuchung zeigt sich nach Abnahme des Schleiers eine massive, druckdolente Schwellung rechts zervikal (7 × 5 cm). Es ist keine weitere Lymphadenopathie in der Peripherie palpabel. Keine Splenomegalie.

54.1 Diagnostik

Befund Labordiagnostik

Nach Anamnese, körperlicher Untersuchung und Sichtung der Vorbefunde wird bei der Erstvorstellung in der hämatologischen Ambulanz Blut für eine Routinelaboruntersuchung entnommen. Es zeigen sich die in ➤ Tab. 54.1 aufgeführten Laborwerte.

Tab. 54.1 Routinelabor bei Erstvorstellung

Kenngröße	Maß-einh.	Mat.	Referenz-ber.	
Klinische Chemie				
Natrium	mmol/l	P	135–145	**136**
Kalium	mmol/l	S	3,5–5,0	**4,2**
Glukose	mg/dl	P	60–99	**82**
Harnstoff	mg/dl	P	13–49	**14**
Kreatinin	mg/dl	P	0,5–1,0	**0,5**
GFR pro 1,73 qm (Mabb)	ml/min	P	≥ 60,0	**> 60,0**
Calcium	mmol/l	P	2,10–2,55	**2,37**
Calcium (Eiw.-korr.)	mmol/l	P	2,10–2,55	**2,37**
C-reakt. Prot.	mg/dl	P	≤ 0,50	**0,87**
Eiweiß, gesamt	g/dl	P	6,0–8,5	**7,8**
Bilirubin gesamt	mg/dl	P	≤ 1,1	**0,2**
GOT [AST] (37°)	U/l	P	≤ 35	**17**
GPT [ALT] (37°)	U/l	P	≤ 35	**13**
Gamma-GT (37°)	U/l	P	≤ 40	**12**
Alk. Phosphatase (37°)	U/l	P	35–105	**61**
Alpha-Amylase (37°)	U/l	P	≤ 110	**70**
Lipase	U/l	P	13–60	**32**
LDH (37°)	U/l	P	≤ 250	**115**
CK-Gesamt (37°)	U/l	P	≤ 170	**34**
CK-MB-Aktivität (37°)	U/l	P	≤ 25	**entf.**
Lactat	mmol/l	P	0,5–2,2	**1,4**
Hämatologie				
Kleines Blutbild		B		
Leukozyten	G/l	B	4,0–11,0	**6**
Erythrozyten	T/l	B	4,20–5,10	**4,19**
Hämoglobin	g/dl	B	12,0–16,0	**11,8**
Hämatokrit		B	0,360–0,460	**0,33**

Tab. 54.1 Routinelabor bei Erstvorstellung *(Forts.)*

Kenngröße	Maß-einh.	Mat.	Referenz-ber.	
Hämatologie				
MCV	fl	B	78,0–98,0	**78,8**
MCH	pg	B	26,0–32,0	**28,2**
MCHC	g/dl	B	32,0–36,0	**35,8**
Thrombozyten	G/l	B	150–400	**305**
Differenzial-BB (maschinell)		B		**Gerät**
Segmentierte	%	B	40–70	**54**
Lymphozyten	%	B	25–40	**35**
Monozyten	%	B	4–10	**11**
Eosinophile	%	B	2–4	**1**
Basophile	%	B	0–2	**0**
Gerinnung (Spezial)				
Quick-Wert	%	P	70–120	**71**
INR		P	0,8–1,2	**1,2**
PTT	sec	P	25–42	**33**
Endokrinologie, Spezialanalytik				
TSH	µU/ml	S	0,30–4,00	**0,34**

54

Bei der Analyse des Aufnahmelabors zeigen sich folgende pathologische Werte:

- Blutbild: **diskrete normozytäre, normochrome Anämie**
- Klinische Chemie: **minimale CRP-Erhöhung**

In der chirurgischen Ambulanz war bereits eine Sonografie von Hals und Abdomen durchgeführt worden. Die Befunde wurden der Patientin mitgegeben.

Vorbefund Sonografie Hals und Abdomen

- Tumorsuspekte Raumforderung rechts supraklavikulär mit einem Durchmesser von 6,1 × 4,9 × 2,5 cm, DD möglicherweise Lymphknotenbulk. Die Raumforderung bewirkt eine Kompression der V. jugularis und der V. subclavia.
- Abdominell kein Nachweis suspekter Lymphknoten, keine tumorsuspekte Läsion, unauffällige Milzgröße. Bekannte Schwangerschaft.

Zunächst wird eine serologische Diagnostik zum Ausschluss einer infektiösen Lymphadenitis veranlasst.

Befund Serologie

Hepatitis B, C und HIV	negativ
CMV, EBV, Röteln	kein Anhalt für eine frische Infektion, Durchseuchungstiter
Lues, Toxoplasmose	negativ
Bartonellen	negativ

Da sich in der Schwangerschaft, insbesondere im 1. Trimenon, eine radiologische Diagnostik mit Strahlenbelastung im Sinne einer Röntgen- oder CT-Untersuchung verbietet und eine Lymphknotenexstirpation in Vollnarkose zu riskant ist, wird die Indikation zur sonografisch gesteuerten Biopsie bei **hochgradigem Verdacht auf ein Lymphom** gestellt. Dazu wird die Patientin am Folgetag stationär aufgenommen. Vor der Biopsie erfolgt eine Vorstellung in der gynäkologischen Abteilung zur Mitbeurteilung der Schwangerschaft. Dort stellen die Kollegen sonografisch eine intakte Schwangerschaft fest. Das Gestationsalter beträgt 11 Wochen + 3 Tage.

In der Sonografieabteilung wird die Patientin vor Durchführung der Lymphknotenbiopsie erneut von einem erfahrenen Sonografeur geschallt.

Befund Sonografie

- Ein Lymphknoten supraklavikulär rechts, max. Größe 71 × 55 × 45 mm, Volumen 92,01 ml. Polyzyklisch, unregelmäßig begrenzt, scharf abgrenzbar, echoarm-echofrei, hyperperfundiert zirkulär in der Peripherie.
- Die Läsion liegt lateral der Gefäßscheide und weist keinen direkten Bezug zur Schilddrüse auf. Die Gefäße sind frei perfundiert.
- Es liegen keine weiteren vergrößerten oder morphologisch suspekten Lymphknoten vor.
- Die Läsion weist nur ganz peripher zirkumferenziell eine solide Kapsel auf sowie zwei schmale solide Stege, die hindurchziehen; im Übrigen komplett mit flottierenden Binnenechos/Sediment gefüllt. **Starke Druckdolenz und Fluktuation auf Kompression.**
- **Morphologisch besteht der Verdacht auf eine abszedierende Lymphadenitis supraklavikulär rechts.**

Bei der Durchführung der **Lymphknotenpunktion** wird der Bereich steril abgedeckt und eine Hautdesinfektion durchgeführt. **Auf eine Lokalanästhesie mit Lidocain und eine Stichinzision** wird wegen der direkt subkutanen Lage der Läsion verzichtet. Anschließend erfolgt die sonogesteuerte Punktion zur Visualisierung der Aspiration (ca. **8 ml Pus, gelblich, trüb, fötid, zäh**) aus mindestens zwei separaten Abszessanteilen. Das Aspirat wird zur zytologischen Untersuchung sowohl in die Mikrobiologie als auch in die Pathologie eingeschickt.

MERKE

Im **1. Trimenon** wurde bisher nach dem Einsatz von Lidocain im Rahmen einer Lokalanästhesie keine teratogene Wirkung beobachtet. Im **2. bis 3. Trimenon** sowie perinatal werden Lokalanästhetika generell gut vertragen.

Befund Lymphknotenzytologie

- Das Ausstrichbild entspricht einem nicht-malignitätsverdächtigen zytologischen Befund in einem detritushaltigen Feinnadelpunktat.
- Lymphknoten supraklavikulär rechts mit **mittelgradiger frischer granulozytärer Entzündung.**
- Die Untersuchung des vorliegenden Flockenmaterials in einer PAS- und Grokott-Färbung ergibt jeweils **keinen Nachweis von Pilzen.**
- Ergänzend wird am vorliegenden Flockenmaterial eine fluoreszenzmikroskopische Untersuchung mit Auramin-Rhodamin-Färbung zum Nachweis von säurefesten Stäbchen durchgeführt. Das Ergebnis ist negativ.

Mikrobiologische Befunde (Material Lymphknotenpunktat)

Mikroskopie	kein Nachweis säurefester Stäbchen
PCR	Mycobacterium-tuberculosis-Komplex positiv
Kultur	Mycobacterium-tuberculosis-Komplex positiv

Diagnose

Bei der Patientin liegt eine **Lymphknotentuberkulose mit mikrobiologischem Nachweis von Mycobacterium tuberculosis (MTB)** vor. Die zytologische Untersuchung ist dagegen nicht wegweisend.

MERKE

Bei Nachweis einer Lungentuberkulose oder einer extrapulmonalen Tuberkulose sollte bei Patienten aus Risikoländern, Immunsupprimierten und Schwangeren stets eine Koinfektion mit HIV ausgeschlossen werden, da insbesondere bei Schwangeren die maternale Sterblichkeitsrate bei einer Koinfektion bei über 50 Prozent liegt.

Screening auf Tuberkulose bei Patienten mit Migrationshintergrund

Alle Personen, die in Deutschland in einer Gemeinschaftsunterkunft für Flüchtlinge oder Asylbewerber untergebracht werden sollen, müssen gemäß **§ 36 (IfSG)** ein ärztliches Zeugnis vorlegen, das bescheinigt, dass keine Anhaltspunkte für das Vorhandensein einer ansteckungsfähigen Lungentuberkulose bestehen.

Für das Tuberkulose-Screening werden die Asylsuchenden und Flüchtlinge in **drei Kategorien** eingeteilt: Personen, die älter als 15 Jahr sind und bei denen keine Schwangerschaft besteht, schwangere Frauen sowie Kinder und Jugendliche unter 15 Jahren.

Vorgehen beim Screening

- **Personen > 15 Jahre, keine Schwangerschaft:**
  - Röntgen-Thoraxaufnahme zum Ausschluss einer potenziell ansteckenden Infektion mit Mycobacterium tuberculosis.
  - Kein Interferon-Gamma-Release-Assay (IGRA)-Screening (z. B. Quantiferon®-Test).
- **Schwangere:**
  - Screening mittels IGRA.
  - Positives Testergebnis im Tuberkulin-Hauttest sollte mit IGRA-Test bestätigt werden.
  - Bei klinischem Verdacht auf Tuberkulose und positivem IGRA ist eine Röntgen-Thoraxaufnahme zum Ausschluss einer pulmonalen Tuberkulose indiziert.
- **Kinder und Jugendliche < 15 Jahre:** Es sind keine speziellen Untersuchungen vorgesehen, da die Gefahr einer ansteckungsfähigen Lungentuberkulose eher gering ist.

MERKE

Bei begründetem Verdacht (positiver Tuberkulin-Hauttest oder IGRA) auf das Vorliegen einer latenten tuberkulösen Infektion bei einer Schwangeren muss mit dem erhöhten Risiko einer Tuberkuloseentwicklung in der

Schwangerschaft mit möglichen Auswirkungen auf das ungeborene Kind gerechnet werden. Daher kann auch bei Schwangeren die Indikation für eine Röntgen-Thoraxuntersuchung zum Ausschluss einer pulmonalen Tuberkulose bestehen. Es sollten außerdem weiterführende Untersuchungen (z. B. Ultraschall) zum Ausschluss extrapulmonaler Manifestationen durchgeführtwerden. Da der Uterus bei Röntgen-Untersuchungen der Lunge außerhalb des Strahlenfelds liegt, ist die Strahlenexposition sogar bei der Anwendung der Computertomografie minimal.

54.2 Therapie

Der Befund wird mit der Patientin am Folgetag bei der Visite im Beisein eines Dolmetschers besprochen. Da die Lunge bei einer extrapulmonalen Tuberkulose mitbefallen sein kann, sind eine Röntgen-Aufnahme vom Thorax und Sputumuntersuchungen erforderlich. Es ist geplant, noch am gleichen Tag eine **antituberkulöse Therapie** mit Isoniazid (INH) (+ Pyridoxin), Rifampicin (RMP) und Pyrazinamid (PZA) zu beginnen. Die Patientin ist mit der weiteren Diagnostik und Therapie einverstanden.

Als die Krankenschwester ca. eine Stunde später das Patientenzimmer betritt, sind sowohl die Patientin mit ihren Habseligkeiten als auch der Dolmetscher nicht mehr anwesend. Das Gesundheitsamt und die Asylunterkunft werden umgehend über das Verschwinden der Patientin, die Diagnose und die Dringlichkeit einer antituberkulösen Therapie informiert.

Ob bei der Patientin vor der Unterbringung in einer Asylunterkunft ein IGRA-Screening durchgeführt worden war, konnte nicht eruiert werden.

Was wäre wenn …

- … der Lymphknoten bei bestehender Schwangerschaft nur beobachtet worden wäre?
  - Bei nur alleiniger Beobachtung hätte es zu einer weiteren Größenzunahme des Lymphknotens, zu einer Abszedierung oder auch zu einer kompressionsbedingten Thrombose der V. jugularis oder V. subclavia kommen können. Der Lymphknoten war für eine Watch-And-Wait-Strategie mit 7 cm im Längsdurchmesser viel zu groß. Eine infektiöse Lymphadenitis war aufgrund der Größe unwahrscheinlich, somit bestand bis zur Lymphknotenpunktion der hochgradige Verdacht auf ein Lymphom. Außerdem lag bereits eine Kompression der V. jugularis und V. subclavia vor.
  - Nur bei kleineren, bis zu 2 cm großen Lymphknoten ohne B-Symptomatik können sonografische Verlaufskontrollen bis zur Entbindung vertretbar sein. Bei rascher Größenprogredienz und/oder B-Symptomatik sollte jedoch eine bioptische Klärung des Lymphknotens immer und jederzeit angestrebt werden.
- … bei der Patientin ein Lymphom diagnostiziert worden wäre?
  - Bei histologischem Nachweis eines niedrig malignen Lymphoms (z. B. eines follikulären Lymphoms) hätte man unter engmaschigen klinischen und sonografischen Verlaufskontrollen bis zur Entbindung zuwarten können.
  - Bei histologischem Nachweis eines M. Hodgkin bzw. hoch malignen Lymphoms wäre nach abschließender Staging-Untersuchungen mittels Röntgen-Thorax in zwei Ebenen und einer MRT-Untersuchung des Abdomens eine Chemotherapie ab dem 2. Trimester indiziert. Eine Radiatio bei M. Hodgkin ist ab dem 2. Trimester möglich.
- … bei der Patientin eine Lymphknotenmetastase diagnostiziert worden wäre?
  - Aufgrund des Alters der Patientin wäre differenzialdiagnostisch am ehesten eine Lymphknotenmetastase der Schilddrüse in Frage gekommen, deshalb wäre eine weitere sonografische Abklärung der Schilddrüse erforderlich gewesen. Bei einem differenzierten Schilddrüsenkarzinom ist eine Thyreoidektomie und Neck-Dissection notwendig. Aufgrund der guten Prognose kann die Operation nach der Geburt des Kindes erfolgen. Bis zur Entbindung sollten regelmäßig sonografische Verlaufskon-

trollen durchgeführt werden. Bei raschem Tumorwachstum kann eine Operation ab dem 2. Trimester in Betracht gezogen werden. Bei aggressiver Histologie und raschem Tumorwachstum und/oder großer Lymphknotenmetastase und/oder Fernmetastasierung sollte die Operation ab dem 2. Trimenon erfolgen.

- … bei der Patientin die Tuberkulose nicht behandelt wird?
  - Eine unbehandelte aktive Tuberkulose bedeutet eine erhöhte Morbidität und Mortalität für Mutter und Kind. Daher sollten bei Schwangeren mit erhöhtem Risiko Diagnostik und Therapie rechtzeitig erfolgen. Bei positivem Nachweis einer Tuberkulose-Infektion ist eine antituberkulöse Therapie mit INH, RMP und PZA in der Schwangerschaft und Stillzeit möglich. Gestillte Säuglinge benötigen eine Pyridoxin-Substitution, um einen Vitamin-B_6-Mangel unter Isoniazid zu verhindern.

LITERATUR

Deutsches Zentralkomitee zur Bekämpfung der Tuberkulose (DZK). Tuberkulosescreening bei Schwangeren im Kontext von §36 (4) Infektionsschutzgesetz. Pneumologie 2016, 70: 777–780.

Deutsches Zentralkomitee zur Bekämpfung der Tuberkulose (DZK), Deutsche Gesellschaft für Pneumologie und Beatmungsmedizin (DGP). Empfehlungen zur Therapie, Chemoprävention und Chemoprophylaxe der Tuberkulose im Erwachsenen- und Kindesalter. Pneumologie 2012, 66: 133–171.

Diel R, Loddenkemper R. Screening auf Tuberkulose bei Patienten mit Migrationshintergrund. Pneumologe. 2017, 14: 165–169.

Sobhy S, Babiker Z, Zamora J. Maternal and perinatal mortality and morbidity associated with tuberculosis during pregnancy and the postpartum period: a systematic review and meta-analysis. BJOG. 2017;124(5): 727–733.

FALL

55 Der Befund kann nicht stimmen!

FALLBERICHT

Ein 32-jähriger Patient stellt sich mit einer seit vier Monaten persistierenden zervikalen Lymphadenopathie rechts zur Lymphknotenexstirpation in der hämatologischen Ambulanz vor.

Der Patient berichtet, dass er vor etwa vier Monaten eine plötzlich aufgetretene, **rasch größenprogrediente Lymphknotenschwellung rechts zervikal** mit einem Durchmesser von ca. 4 cm und eine **kleine Raumforderung von ca. 0,5 cm Durchmesser am rechten Hoden** bemerkt habe. Eine durch den Hausarzt veranlasste antibiotische Therapie mit Cefuroxim über zwölf Tage habe keine Befundbesserung ergeben, weshalb vor drei Monaten eine Lymphknotenexstirpation in einem externen Krankenhaus unter stationären Bedingungen durchgeführt worden sei. Die Histologie sei nicht wegweisend gewesen. Im Verlauf habe er **rezidivierendes Fieber** entwickelt. Nachtschweiß und ungewollter Gewichtsverlust werden jedoch verneint. Vor einigen Tagen sei erneut eine sonografische Verlaufskontrolle in einer externen radiologischen Praxis durchgeführt worden. Der Patient berichtet, dass er **„komische Flecken" an der Stirn und an den unteren Extremitäten** entwickelt habe. Die Flecken an den Unterschenkeln seien inzwischen abgeblasst, an der Stirn würden sie weiter bestehen. Er nehme seit 14 Tagen wieder ein Antibiotikum ein, das er nicht benennen kann. Ein erst vor einigen Tagen durchgeführter HIV-Test sei negativ ausgefallen.

Keine Vorerkrankungen.

Aktuelle Medikation: seit 14 Tagen ein Antibiotikum 1 × tgl. Keine Allergien bekannt. Kein Alkohol- und Nikotinabusus. Keine chronischen Infektionskrankheiten wie HIV und Hepatitis B oder C bekannt. Heterosexuell, aktuell feste Partnerin, keine Promiskuität.

Bei der körperlichen Untersuchung zeigen sich multiple, im Durchmesser **bis zu 0,5 cm messende Maculae an der Stirn** (➤ Abb. 55.1), abgeblasste Maculae an der Tibia beidseits und eine ca. 3 cm durchmessende, indolente, verschiebliche, derbe Raumforderung rechts zervikal. Darüber hinaus ist eine ca. 0,5 cm große, indolente, verschiebliche Raumforderung am Hoden rechts palpabel.

55.1 Diagnostik

Befund Labordiagnostik

Bei der Vorstellung in der hämatologischen Ambulanz wird ein Routinelabor abgenommen (➤ Tab. 55.1).

- Das Blutbild ist unauffällig, im Differenzialblutbild fällt jedoch eine **leichtgradige Neutropenie** auf.
- In der klinischen Chemie zeigt sich eine diskrete Hyperglykämie, Hyperurikämie, CRP- und **diskrete IgA-Erhöhung.**
- Die Blutsenkung ist nicht beschleunigt, die LDH normal.

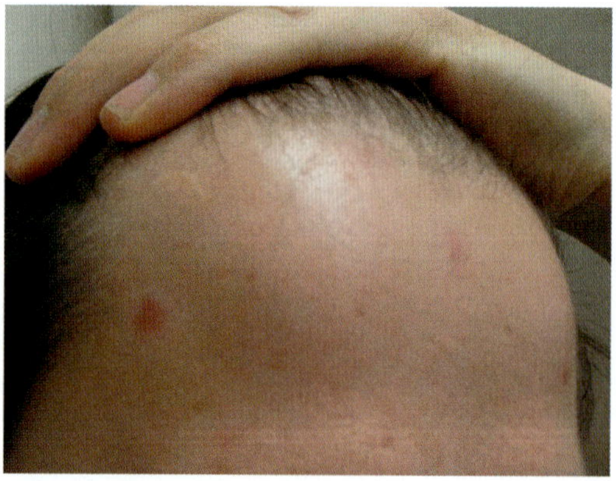

Abb. 55.1 Multiple, isoliert vorkommende Maculae an der Stirn [T1004]

Tab. 55.1 Routinelabor bei Erstvorstellung

Kenngröße	Maß-einh.	Mat.	Referenz-ber.	
Klinische Chemie				
Natrium	mmol/l	PS	135–145	**139**
Kalium	mmol/l	S	3,5–5,0	**4,5**
Glukose	mg/dl	PS	60–99	**106**
Harnstoff	mg/dl	PS	13–49	**30**
Kreatinin	mg/dl	PS	0,5–1,2	**1**
GFR (CKD-EPI)	ml/min	PS	≥ 90	**99**
Harnsäure	mg/dl	PS	3,5–7,0	**7,6**
Calcium	mmol/l	PS	2,10–2,55	**2,43**
Ferritin	µg/l	PS	30–300	**260**
C-reakt. Prot.	mg/dl	PS	≤ 0,50	**0,18**
BSG 1 Stunde	mm	B	≤ 15	**4**
BSG 2 Stunden	mm	B		**12**
Eiweiß, gesamt	g/dl	PS	6,0–8,5	**8,3**
IgG	g/l	PS	7,00–16,00	**14,2**
IgA	g/l	PS	0,70–4,00	**4,39**
IgM	g/l	PS	0,40–2,30	**0,74**
Bilirubin gesamt	mg/dl	PS	≤ 1,2	**0,6**
GOT [AST] (37°)	U/l	PS	≤ 50	**37**
GPT [ALT] (37°)	U/l	PS	≤ 50	**36**
Gamma-GT (37°)	U/l	PS	≤ 60	**19**
Alk. Phosphatase (37°)	U/l	PS	40–130	**68**
LDH (37°)	U/l	PS	< 250	**177**
Kapillar-zonen-Elektroph. Befund		S		**s. Sbef**
Hämatologie				
Kleines Blutbild		EB		
Leukozyten	G/l	EB	3,9–9,8	**4,8**
Erythrozyten	T/l	EB	4,54–5,77	**5,44**
Hämoglobin	g/dl	EB	13,5–17,5	**15,2**
Hämatokrit	l/l	EB	0,396–0,506	**0,437**
RDW-CV	%	EB	12,1–14,8	**13,2**
MCV	fl	EB	80,0–95,5	**80,3**
MCH	pg	EB	27,6–32,8	**27,9**
MCHC	g/dl	EB	32,8–36,6	**34,8**
Thrombozyten	G/l	EB	146–328	**234**

Tab. 55.1 Routinelabor bei Erstvorstellung *(Forts.)*

Kenngröße	Maß-einh.	Mat.	Referenz-ber.	
Hämatologie				
Differenzial-BB (maschinell)		EB		**Gerät**
Neutrophile Granuloz. (abs.)	G/l	EB	1,78–6,23	**1,6**
Lymphozy-ten (abs.)	G/l	EB	1,05–3,24	**2,48**
Monozyten (abs.)	G/l	EB	0,26–0,87	**0,44**
Eosinophile Granuloz. (abs.)	G/l	EB	0,03–0,44	**0,22**
Basophile Granuloz. (abs.)	G/l	EB	0,01–0,08	**0,05**
Gerinnung (Spezial)				
Quick-Wert	%	P	70–120	**92**
INR		P	0,8–1,2	**1,1**
PTT	sec	P	25–42	**31**
Immunologie, Proteinchemie				
Beta2-Mikro-globulin	mg/l	PS	0,80–2,50	**2,01**
Haptoglobin	mg/dl	PS	30,0–200,0	**110**

In der Serumelektrophorese macht sich die IgA-Erhöhung nicht bemerkbar. Es liegt ein Normalbefund vor (➤ Abb. 55.2).

Bevor der Patient nach der körperlichen Untersuchung in der Chirurgie vorgestellt wird, um die Lymphknotenexstirpation bei **Verdacht auf ein hoch malignes Lymphom mit Haut- und Hodeninfiltration** und B-Symptomatik zu planen, werden der letzte externe Sonografiebefund vom Hals und die externe Lymphknotenhistologie angefordert.

Befund externe Sonografie Hals

- Bei unauffälliger sonografischer Darstellung der Schilddrüse findet sich bei ebenfalls unauffälligem zervikalem Gefäßbund eine beidseitige, ausgeprägte Lymphadenopathie.
- Die Lymphknoten haben eine Größe bis 3 cm, sind echoarm und glatt begrenzt. Sie liegen im Bereich der zervikalen Gefäßloge sowie supraklavikulär.

Es besteht weiterhin der dringende Verdacht auf eine Lymphomerkrankung.

55

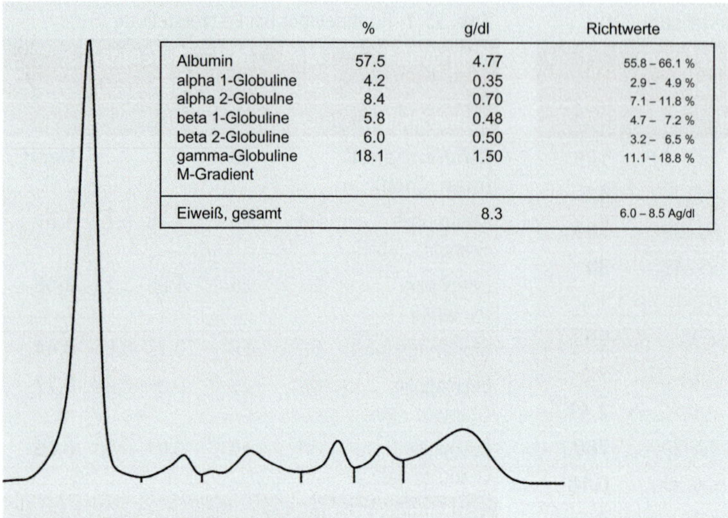

Abb. 55.2 Serumelektrophorese: Normalbefund [T989]

Befund externe Lymphknotenhistologie

Insgesamt handelt es sich um 2 × komplett exstirpierte Lymphknoten mit einer Größe von 2 × 2 × 1,6 cm und 2,6 × 1,6 × 1,5 cm.

- 1. und 2. Lymphknoten Regio 3: max. 2 cm großer Lymphknoten mit einer granulomatösen Lymphadenitis.
- Histologisch und molekuarpathologisch gibt es keinen Nachweis einer typischen oder atypischen Tuberkulose.
- Insgesamt gibt es am vorliegenden Material keinen Anhalt für Malignität.

Da insgesamt zwei relativ große Lymphknoten in toto entfernt und untersucht worden sind, ist ein Lymphom unwahrscheinlich. Es liegt eine **granulomatöse Lymphadenitis** vor. Um eine Sarkoidose auszuschließen, werden noch am selben Tag eine Bestimmung von ACE und löslichem Interleukin-2-Rezeptor sowie verschiedene Serologien veranlasst.

Der ACE-Wert ist mit 89 U/l leicht erhöht (Norm: 20–70 U/l), der lösliche Interleukin-2-Rezeptor liegt mit 584 kU/l (Norm: 158–623 kU/l) im Normbereich. Eine Sarkoidose ist somit unwahrscheinlich.

Befund Hepatitis-Serologie

HBs Antigen EIA	negativ
Anti-HBc EIA	negativ
Anti-HCV EIA	negativ

Serologisch gibt es keinen Hinweis auf eine frische, chronische oder abgelaufene Hepatitis-B-Infektion. Es gibt keinen Anhaltspunkt für eine HCV-Infektion.

Weitere Serologiebefunde

C. pneumoniae-EIA IgG	< 10,0 U/ml negativ
C. pneumoniae-EIA IgA	38,5 U/ml positiv
C. trachomatis-EIA IgG	5,5 positiv
C. trachomatis-EIA IgA	0,6 negativ
Y. enterocol.03 Widal	< 1:100 negativ
Y. enterocol.09 Widal	< 1:100 negativ
Y. pseudotub.I-Widal	< 1:100 negativ
Yersinien Blot IgG	negativ
Yersinien Blot IgA	negativ
Mycopl. pneum. EIA IgG	2,6 U/ml negativ
Mycopl. pneum. EIA IgM	0,7 U/ml negativ
Toxoplasmose (IgG-EIA)	negativ
Toxoplasmose (IgM-EIA)	negativ
Toxopl. (IgA-EIA-Index)	negativ
TPPA quantitativ	1:40 000 positiv
Card. Flockung (RPR)	1:32 positiv
Lues-Bestät. IgG-FTA-Abs.	positiv
Lues 19S-IgM-FTA-Abs	positiv

- **Chlamydophila pneumoniae:** Der serologische Befund fällt wie bei einer bestehenden oder vor kurzer Zeit durchgemachten Chlamydophilapneumoniae-Infektion aus. Es wird eine Kontrolle in zwei Wochen empfohlen.

- **Chlamydia trachomatis:** Der IgG-Titer für C. trachomatis ist signifikant erhöht; Durchseuchungstiter oder frische Infektion. Bei Verdacht auf eine frische Chlamydien-Infektion wird eine Kontrolle in zwei Wochen empfohlen.
- **Toxoplasmose:** keine serologischen Anhaltspunkte für eine Toxoplasmose.
- **Syphilis:** Positive serologische Anhaltspunkte für ein **therapiebedürftiges Infektionsstadium der Syphilis.** Nach der Therapie wird eine Kontrolle empfohlen.
- Für die übrigen aufgeführten Untersuchungen ergeben sich unauffällige serologische Befunde.

FALLBERICHT

Der Patient kommt zur Befundbesprechung. Er kann es nicht fassen, dass er sowohl eine Lues als auch eine Chlamydien-Infektion haben soll. Auf die Frage, wie es denn sein kann, dass er sich in einer monogamen heterosexuellen Beziehung mit sexuell übertragbaren Krankheiten angesteckt habe, antwortet der Patient, dass er bei der Anamnese geschwindelt habe. Tatsächlich sei er homosexuell und sein Partner HIV-positiv. Unter einer antiretroviralen Therapie sei die Viruslast des Partners unter der Nachweisgrenze. Sie hätten immer ungeschützten Geschlechtsverkehr, und der Freund sei untreu, da er gerne auf „Sexpartys" gehe und auch dort ungeschützten Geschlechtsverkehr habe. Der Patient bricht schließlich in Tränen aus, er wisse, dass er sich trennen müsse, aber er könne es nicht, da er seinen Partner so liebe.

Mit dem Patienten wird die Durchführung einer antibiotischen Therapie mit einem Depotpenicillin besprochen. Da er jedoch bereits seit zwei Wochen ein Antibiotikum einnimmt, wird der Hausarzt angerufen, um den Namen des Antibiotikums zu erfragen. Bei dem Gespräch berichtet der Hausarzt, von der Homosexualität des Patienten und dessen HIV-positivem Partner gewusst zu haben. Er würde beim Patienten deshalb regelmäßig einen HIV-Test durchführen. Bei dem großen zervikalen Lymphknoten wäre er jedoch nie auf die Diagnose einer Lues gekommen. Es kann noch in Erfahrung gebracht werden, dass der Patient seit 14 Tagen Doxycyclin 2 × 100 mg täglich einnimmt.

Da der Patient einen promiskuitiven Partner hat, müssen weitere Untersuchungen auf STI (sexually transmitted infections) durchgeführt werden:

- **Urinuntersuchung:**
  - Mycoplasma hominis PCR: negativ.
  - Ureaplasma urealyticum PCR: negativ.
  - Ureaplasma parvum PCR: negativ.
- **Urethralabstrich (Kultur):** Es gibt keinen Nachweis von Neisseria gonorrhoeae.

STI-Screening bei Männern

STI (sexually transmitted infections, auch STD: sexually transmitted diseases) verlaufen häufig inapparent und können zu verschiedenen Komplikationen führen.

Bei **heterosexuellen Männern** wird zunächst ein HIV-Test durchgeführt. Bei negativem Befund erfolgt kein routinemäßiges STI-Screening (Ausnahme: STI in der Vorgeschichte bzw. Verdacht auf STI).

Bei **men who have sex with men (MSM)** sind folgende Screening-Untersuchungen indiziert:

- HIV
- Syphilis
- Genitalinfektion mit C. trachomatis und N. gonorrhoeae
- Rektale Infektion mit C. trachomatis und N. gonorrhoeae bei Analverkehr im vergangenen Jahr
- Oropharyngeale Infektion mit N. gonorrhoeae bei Oralverkehr im vergangenen Jahr

Bei Hochrisiko-MSM wird das STI-Screening alle drei Monate wiederholt.

Tumormarkerbestimmung

Um bei dem Patienten bei palpabler Raumforderung einen Hodentumor auszuschließen, werden die Tumormarker AFP und β-HCG bestimmt (➤ Tab. 55.2).

Bei normwertigen Tumormarkern ist eine weitere urologische Abklärung beider Hoden mittels Sonografie indiziert.

Tab. 55.2 Tumormarker AFP und ß-HCG

Kenngröße	Maß-einh.	Mat.	Referenz-ber.	
Immunologie, Proteinchemie				
AFP (Roche)	ng/ml	PS	≤ 7,0	**2,7**
Endokrinologie, Spezialanalytik				
HCG+ß (ECLIA)	IU/l	PS	≤ 2,0	**< 0,1**

MERKE

Bei Verdacht auf Keimzelltumoren sollten die Tumormarker AFP, β-HCG und LDH bestimmt werden.

Diagnose

Bei dem Patienten liegen eine **Frühsyphilis** und eine **Chlamydien-Infektion** als Folge von ungeschütztem Geschlechtsverkehr mit dem untreuen, HIV-positiven Lebensgefährten vor. Gemäß Infektionsschutzgesetz erfolgt die nicht-namentliche Meldung der Syphilis beim Gesundheitsamt.

Syphilis

Das Bakterium **Treponema pallidum** aus der Familie der Spirochäten löst die Syphilis aus. Bei der Syphilis handelt es sich um eine chronische Infektionskrankheit, die fast ausschließlich sexuell übertragen wird. Die Erkrankung kann alle Organe befallen und unbehandelt tödlich verlaufen. Unterschieden werden die Früh- und die Spätsyphilis.

Frühsyphilis

Die Frühsyphilis entspricht dem Primärstadium mit Primäraffekt sowie dem frühen Sekundärstadium. Die Frühsyphilis kann bis zu zwölf Monate andauern. In diesem Stadium können folgende Manifestationen beobachtet werden:

- Haut- und Schleimhautschwellungen
- **Lymphknotenschwellungen**
- Ggf. mit Beteiligung des Nervensystems

55

Spätsyphilis

Diese liegt vor, wenn Symptome seit über einem Jahr bestehen. Die Spätsyphilis umfasst das späte Sekundär- und das Tertiärstadium. Es können wenig disseminierte, destruierende Hauterscheinungen vorliegen. Im Tertiärstadium dominiert ein Befall des ZNS sowie von Herz und Gefäßen.

Therapie

Die Therapie wird nach Früh- und Spätsyphilis unterschieden (➤ Tab. 55.3).

MERKE

Bei Nachweis einer Syphilis müssen andere sexuell übertragbare Erkrankungen (STI) ausgeschlossen und eine Partneruntersuchung und -therapie veranlasst werden.

Tab. 55.3 Syphilistherapie (Rascher 2013)

Frühsyphilis	Spätsyphilis
Benzathin-Benzypenicillin einmalig 2,4 Mio. IE/Tag i. m.	Benzathin-Benzypenicillin 2,4 Mio. IE/Tag i. m. an den Tagen 0, 8 und 15
Bei Penicillin-Allergie	
Doxycyclin 2 × 100 mg/Tag p. o. für 14 Tage	Doxycyclin 2 × 100 mg/Tag p. o. für 28 Tage
oder:	
Erythromycin 4 × 0,5 g/Tag p. o. für 14 Tage	Erythromycin 4 × 0,5 g/Tag i. v. für 28 Tage

55.2 Therapie

Da der Patient bereits seit 14 Tagen **Doxycyclin** einnimmt, wird vom Kollegen aus der infektiologischen Abteilung bei noch persistierender Lymphknotenvergrößerung die Einnahme für insgesamt 21 Tage empfohlen. Die Gabe eines Penicillin-Präparats i. m. ist nicht notwendig.

Die Therapie der Wahl einer Chlamydia-trachomatis-Infektion besteht in der einmaligen Gabe von Azithromycin 1 000 mg p. o. Alternativ kann eine Therapie mit Doxycyclin 2 × 100 mg über 10 bis 14 Tage erfolgen. Die durch den Hausarzt empirisch begonnene antibiotische Therapie mit Doxycylin wirkt somit bei beiden Infektionen. Aufgrund der tastbaren Raumforderung am rechten Hoden wird dem Patienten eine zeitnahe Vorstellung beim Urologen zur Durchführung einer Hodensonografie empfohlen.

Nach Abschluss der Therapie sind regelmäßige serologische Nachkontrollen nach drei, sechs und zwölf Monaten erforderlich. Außerdem werden ein regelmäßiges STI-Screening und eine Untersuchung und ggf. Therapie des Partners empfohlen.

CAVE

Eine Therapie mit Doxycyclin ist bei Kindern und Schwangeren kontraindiziert.

Was wäre wenn …

- … der histologische Befund des entfernten Lymphknotens bereits damals vom Hausarzt, der von der Homosexualität des Patienten wusste, ernst genommen worden wäre?
  - Obwohl in der Regel gilt, dass Lymphknoten ab einer Größe von 2 cm lymphom- oder metastasenverdächtig sind, können insbesondere bei granulomatösen Lymphadenitiden stark vergrößerte Lymphknoten mit einer Größe von > 2 bis 5 cm (oder größer) vorkommen. Wenn der histologische Befund schon damals unter Berücksichtigung der Sexualanamnese richtig interpretiert worden wäre, hätte man den Patienten und evtl. auch den Partner früher antibiotisch behandeln können.
- … eine erneute Lymphknotenbiopsie/-exstirpation durchgeführt worden wäre?
  - Bei der ersten Lymphknotenexstirpation wurde ausreichend Material entnommen. Der histologische Befund war eindeutig. Eine Rebiopsie sollte nicht durchgeführt werden. Anders wäre es bei einer Lymphknotenbiopsie gewesen. Da ein Lymphknotenbiopsat je nach Stichrichtung nicht den kompletten Lymphknoten repräsentiert, kann eine Lymphominfiltration übersehen werden. Bei weiterhin bestehendem Verdacht auf ein Lymphom wäre die Exstirpation eines Lymphknotens indiziert gewesen.
- … der Patient kein Doxycylin eingenommen hätte?
  - Dann wäre eine einmalige Therapie der Syphilis mit Benzathin-Benzypenicillin 2,4 Mega i. m. indiziert gewesen. Aufgrund des großen Volumens einer Applikationsdosis sollte das Volumen halbiert und jeweils 1,2 ml in die Glutealregion beidseits intramuskulär appliziert werden. Um eine durch freigesetzte Bakterientoxine ausgelöste Jarisch-Herxheimer-Reaktion zu verhindern, ist die Gabe von 50 mg SDH zu Stunde 0 und 6 intravenös zu empfehlen.
- … der Hausarzt und der Patient die Homosexualität des Patienten offen kommuniziert hätten?
  - Das hätte die diagnostische Herangehensweise in Kenntnis der Histologie nicht geändert. Bei der Erstvorstellung in der hämatologischen Ambulanz wäre es relevant gewesen, wenn der Patient die Fragen ehrlich beantwortet hätte. Aufgrund des Lymphknotendurchmessers hätte man zwar auf eine Lymphknotenexstirpation damals in der externen Klinik nicht verzichtet, aber auch parallel serologische Untersuchungen bei differenzialdiagnostisch in Frage kommender STI veranlasst.
- … die Lymphknotenhistologie ein diffus großzelliges B-NHL ergeben hätte?
  - Ein diffus großzelliges B-NHL kann im Rahmen eines Extranodalbefalls Haut und Hoden befallen. Nach erfolgtem CT-Staging von Hals, Thorax und Abdomen wäre eine histologische Sicherung zumindest der Hautläsion notwendig, da ein gesicherter Extranodalbefall therapeutisch und prognostisch relevant ist. Die Hoden müssten, bei CT-morphologisch unauffälligem Befund, noch ergänzend sonografisch untersucht werden. Bei Nachweis einer Raumforderung wäre die zusätzliche Gabe einer hoch dosierten MTX-Therapie vor und nach Beendigung der R-CHOP-Therapie als ZNS-Prophylaxe obligat.

LITERATUR

Haidl G, Hornung T. Syphilis. In: Rascher W (Hrsg.). Therapie-Handbuch Infektionskrankheiten. Sonderedition. München: Elsevier, 2013. S. 200–203.

Workowski KA, Bolan GA, Centers for Disease Control and Prevention. Sexually transmitted diseases treatment guidelines, 2015. MMWR Recomm Rep. 2015;64(RR-03): 1–134.

55

FALL

56 Gut gemacht, Herr Pathologe!

FALLBERICHT

Eine 53-jährige Patientin stellt sich zur Abklärung einer Lymphadenopathie links axillär in der hämatologischen Ambulanz vor.

Die Patientin hatte sich zwei Wochen zuvor mit **akut in Ruhe aufgetretenen linksthorakalen Schmerzen** in der Notaufnahme vorgestellt. Sie sei bei bekannter supraventrikulärer Extrasystolie regelmäßig beim Kardiologen, zuletzt vor sechs Monaten. Laborchemisch und elektrokardiografisch konnte eine akute Myokardischämie ausgeschlossen werden. Bei erhöhtem D-Dimer wurde eine CT-Angiografie der Pulmonalarterien veranlasst. CT-morphologisch zeigte sich zwar keine Lungenarterienembolie, dafür fielen jedoch **suspekt vergrößerte Lymphknoten links axillär/dorsal der linken Pektoralismuskulatur** mit einem maximalen Durchmesser von 18 mm auf. Die Patientin klagt über **Nachtschweiß seit einem Jahr** ohne Wäschewechsel. Gewichtsverlust oder Fieber wird verneint.

Vorerkrankungen: supraventrikuläre Extrasystolie, Refluxerkrankung. Ex-Raucherin. Kein Alkoholkonsum, keine Allergien.

Aktuelle Medikation: Bisprolol 1 × 1,25 mg, Pantoprazol 1 × 40 mg, Ibuprofen 2 × 800 mg.

Bei der körperlichen Untersuchung fällt ein ca. 3 cm durchmessender druckdolenter, verschieblicher Lymphknoten axillär links auf. Die übrigen Lymphknotenstationen sind unauffällig.

56.1 Diagnostik

Befund Labordiagnostik

Bei der Vorstellung in der hämatologischen Ambulanz werden Routinelaborparameter erhoben (➤ Tab. 56.1).

- Laborchemisch zeigt sich eine leicht erhöhte Kreatinkinase (CK).
- Das Blutbild ist unauffällig. Im Differenzialblutbild zeigt sich lediglich eine relative Lymphozytose, die Absolutzahl liegt jedoch mit fast 2,4 G/l im Normbereich.
- Die Entzündungsparameter sind normwertig. Die Blutsenkung ist nicht beschleunigt.

Tab. 56.1 Routinelabor bei Erstvorstellung

Kenngröße	Maßeinh.	Mat.	Referenzber.	
Klinische Chemie				
Natrium	mmol/l	PS	135–145	**139**
Kalium	mmol/l	S	3,5–5,0	**4,2**
Blutzucker	mg/dl	PS	60–99	**90**
Harnstoff-N	mg/dl	PS	7–23	**9**
Kreatinin	mg/dl	PS	0,5–1,0	**0,8**
GFR pro 1,73 qm (Mabb)	ml/min	PS	≥ 60,0	**> 60,0**
Harnsäure	mg/dl	PS	2,5–5,7	**3,2**
Calcium	mmol/l	PS	2,10–2,60	**2,31**
Calcium (EW-korr.)	mmol/l	PS	2,10–2,60	**2,39**
Ferritin	µg/l	PS	15–160	**17**
C-reakt. Prot.	mg/dl	PS	≤ 0,50	**< 0,10**
BSG 1 Stunde	mm	B	≤ 30	**10**
BSG 2 Stunden	mm	B		**26**
Eiweiß, gesamt	g/dl	PS	6,0–8,5	**7,1**
Eiweiß, gesamt	g/dl	S	6,0–8,0	**6,9**

Tab. 56.1 Routinelabor bei Erstvorstellung *(Forts.)*

Kenngröße	Maßeinh.	Mat.	Referenzber.	
Klinische Chemie				
Kapillarzonen-Elektroph. Befund		S		**s. Sbef**
IgG	g/l	S	7,0–16,0	**15,4**
IgA	g/l	S	0,7–4,0	**1,6**
IgM	g/l	S	0,4–2,3	**2,2**
Bilirubin gesamt	mg/dl	PS	≤ 1,1	**0,4**
GOT [AST] (37°)	U/l	PS	≤ 35	**27**
Gamma-GT (37°)	U/l	PS	≤ 40	**18**
Alk. Phosphatase (37°)	U/l	PS	35–105	**49**
LDH (37°)	U/l	PS	< 250	**200**
CK-Gesamt (37°)	U/l	PS	≤ 170	**188**
Hämatologie				
Kleines Blutbild		EB		
Leukozyten	G/l	EB	4,0–11,0	**5,7**
Erythrozyten	T/l	EB	4,20–5,10	**4,37**
Hämoglobin	g/dl	EB	12,0–16,0	**12,5**
Hämatokrit		EB	0,360–0,460	**0,365**
MCV	fl	EB	78,0–98,0	**83,5**
MCH	pg	EB	26,0–32,0	**28,5**
MCHC	g/dl	EB	32,0–36,0	**34,2**
Thrombozyten	G/l	EB	150–400	**241**
Differenzial-BB (maschinell)		EB		**Gerät**
Segmentierte	%	EB	40–70	**46**
Lymphozyten	%	EB	25–40	**42**
Monozyten	%	EB	4–10	**9**
Eosinophile	%	EB	2–4	**3**
Basophile	%	EB	0–2	**1**
Immunologie, Proteinchemie				
Haptoglobin	mg/dl	PS	30,0–200,0	**109**

Zur **Beurteilung der Lymphknotenmorphologie** wird eine Sonografie veranlasst.

Befund Lymphknotensonografie

- Wie im Befund der CT-Untersuchung beschrieben, die vor einigen Tagen in der Notaufnahme veranlasst wurde, finden sich links auf Höhe der vorderen Axillarlinie/lateral des M. pectoralis **mehrere (5 bis 7) Lymphknoten bis max. 30 mm messend.** Einzelne sind rund, homogen echoarm und ohne Hiluszeichen mit damit auch nicht typischer Vaskularisation. Die Lymphknoten haben einen **Solbiati-Index um 1 und sind somit pathologisch.** Die beiden größeren Lymphknoten haben einen fettreichen Hilus, der aber dystop verzogen ist.
- Eine Hypervaskularisation liegt nicht vor.

Bei der Patientin liegt eine **pathologische Lymphadenopathie** vor, die nicht-entzündlich imponiert.

Da die Patientin seit der letzten Mammografie vor eineinhalb Jahren nicht mehr beim Gynäkologen war und die Lymphknoten sich in der vorderen Axillarlinie befinden, kommt als Ursache für die Lymphadenopathie eine maligne Läsion der Mamma in Frage. Daher wird die Patientin konsiliarisch in der gynäkologischen Ambulanz vorgestellt. Dort werden eine digitale Mammografie beidseits in zwei Ebenen sowie eine Mammasonografie durchgeführt.

Befund Mammografie

Es liegt eine Voruntersuchung vor.

- Die aktuell durchgeführte Mammografie zeigt im Vergleich zur Voruntersuchung vor eineinhalb Jahren eine unverändert fortgeschrittene Fettgewebsauflockerung beidseits. Eine glatt begrenzte Verdichtung rechts retromamillär, zentral, zeigt sich im Verlauf unverändert. Kein Hinweis auf neu aufgetretene suspekte Verschattung. Keine suspekten, gruppierten Mikroverkalkungen.
- Im Bereich der Axilla werden multiple, lipomatöse Lymphknoten beidseits dargestellt, linksseitig betont. Diese wurden in der Voruntersuchung nicht dargestellt; möglicherweise wurden sie einstelltechnisch bedingt nicht erfasst.

Befund Mammasonografie

- Sonografisch gibt es beidseits intramammär keinen Nachweis suspekter, solider Herdbefunde. Kein sonografisches Korrelat für die beschriebene Verdichtung rechts zentral.
- Axillär beidseits finden sich multiple, lipomatöse Lymphknoten mit einem Durchmesser bis zu 2,5 cm, die allerdings eine verstärkte periphere Vaskularisation sowie einen bis auf 6 mm deut-

lich verbreiterten, echoarmen Randsaum aufweisen. Dieser Befund ist linksseitig betont.

In allen Untersuchungsmodalitäten wurden pathologische Lymphknoten dargestellt. Da die Genese unklar ist, wird eine **Lymphknotenexstirpation** eines axillären Lymphknotens links durchgeführt. Dabei wird ein 4,6 × 3,5 cm großes Lymphknotenpaket entnommen. Präoperativ werden **serologische Untersuchungen auf CMV, EBV, Borreliose, HIV und Hepatitis** zum Ausschluss einer infektiösen Lymphadenitis veranlasst.

Befund Virusserologie

Cytomegalie-IgG EIA	positiv 6,8 AE/ml
Cytomegalie-IgM EIA	negativ
EBV-VCA-IgG EIA	positiv 119 U/ml
EBV-EA-IgG EIA	negativ
Anti-EBNA-IgG EIA	positiv 11 U/ml
Lyme IgG ELISA	negativ
Lyme IgM ELISA	negativ
Anti-HIV1/2 + Antigen EIA	negativ
HBs Antigen EIA	negativ
Anti-HBc EIA	negativ
Anti-HCV EIA	negativ

- Es gibt keine Anhaltspunkte für eine frische Infektion mit CMV oder EBV; Durchseuchungstiter.
- Es liegen keine serologischen Anhaltspunkte für eine Lyme-Borreliose vor. Bei weiterbestehendem klinischem Verdacht wird eine Kontrolle in zwei Wochen empfohlen.
- Kein Nachweis von HIV-Antikörpern und von HIVp24-Antigen.
- Es gibt keinen Hinweis auf eine frische, chronische oder abgelaufene Hepatitis-B-Infektion; kein Anhaltspunkt für eine HCV-Infektion.

Histologischer Befund Lymphknotenexstirpat

Die histologische Begutachtung des Lymphknotenexstirpats (4,6 × 3,5 cm, axillär links) zeigt folgenden mikroskopischen Befund:

- Schnitte durch das exemplarisch eingebettete Material zeigen inklusive der Immunhistochemie für CD3, CD20, Bcl-2, Bcl-6 und Ki-67 zwei Lymphknoten mit weitgehend erhaltener Architektur und fokal leicht kapselüberschreitender Ausdehnung des lymphatischen Gewebes.
- Es finden sich reichlich lymphatische Sekundärfollikel mit z. T. deutlich vergrößerten, jedoch polarisierten Keimzentren und mit in den Follikelzentren akzentuierter Ki-67-Proliferation. Teilweise auch Keimzentren mit leicht bizarren und unregelmäßigen Konfigurationen. CD3 weitgehend perifollikulär, CD20 überwiegend in den Follikelbereichen positiv. Bcl-6 bleibt auf die Keimzentren beschränkt, diese werden durch Bcl-2 ausgespart. Überwiegend in den Follikeln finden sich immer wieder Ansammlungen von Kerntrümmern. **Interfollikulär** zeigen sich zudem **kleine Aggregate von Epitheloidzellen.** Keine Atypien.

Begutachtung: Es handelt sich um eine **chronische Lymphadenitis mit lympho-follikulärer Hyperplasie und kleinherdiger Epitheloidzellreaktion**. Aufgrund der kleinherdigen Epitheloidzellreaktion erinnert der Befund an eine **Piringer-Lymphadenitis.** Es gibt keinen Anhalt für Malignität.

Piringer-Lymphadenitis

Bei histologischem Nachweis einer sinusoidalen B-Zell-Reaktion und kleinherdiger Epitheloidzellreaktion (d. h. aus 4 bis 6 Histiozyten bestehenden Mikrogranulomen) liegt eine Piringer-Lymphadenitis vor. Eine Verkäsung kommt nie vor, selten können jedoch Nekrosen beobachtet werden. Die Mikrogranulome können auch in Keimzentren vorgefunden werden. Darüber hinaus zeigen sich eine ausgeprägte follikuläre lymphatische Hyperplasie mit prominentem Sternhimmelbild, inkonsistent eine Plasmozytose der Markstränge sowie eine lymphoplasmazelluläre Kapselinfiltration. Eine Abszessbildung wird nicht beobachet.

Als Ursache für eine Piringer-Lymphadenitis kommen eine Toxoplasmose, Lues oder Leishmaniasis in Frage.

Zwischenzeitlich liegt auch die routinemäßig durchgeführte Serumelektrophorese vor. Es findet sich eine polyklonale Gammopathie (➤ Abb. 56.1), die trotz normwertiger Entzündungsparameter eine infektiöse Genese wahrscheinlicher macht.

FALLBERICHT

Die Patientin stellt sich nach einigen Tagen zur Befundbesprechung vor. Seit der Lymphknotenexstir-

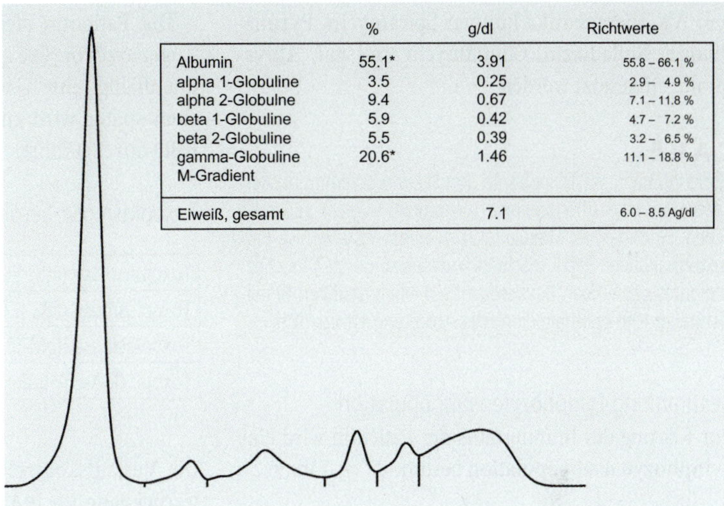

Abb. 56.1 Befund Serumelektrophorese: polyklonale Gammopathie [T989]

pation hätten die linksthorakalen Schmerzen sistiert, da nun mehr Platz in der Axilla ist. Die Wunde sieht unauffällig aus. Der gutartige Befund wird mit der Patientin besprochen. Bei der erweiterten Anamnese stellt sich heraus, dass sie zwei Katzen hält. Ein Kater sei vor zwei Jahren an einem Lymphom verstorben.

Da anamnestisch eine Lues und Leishmaniose unwahrscheinlich ist, wird eine **serologische Toxoplasmose-Diagnostik** durchgeführt.

Befund Toxoplasmose-Serologie

Toxoplasmose (IgG EIA)	140,0 IE/ml positiv
Toxoplasmose (IgM-EIA)	1,265 positiv
Toxoplasmose (IgA-EIA-Index)	16,8 stark erhöht
Toxoplasmose (IgG-IFT)	1:2048 positiv
Toxoplasmose (IgM-IFT)	1:512 positiv

Es besteht der Verdacht auf eine frische oder vor Kurzem abgelaufene Infektion mit Toxoplasmen.

Toxoplasmose

Die Toxoplasmose wird durch die orale Aufnahme von Oozyten des Protozoon Toxoplasma gondii verursacht. Die Oozyten werden von infizierten Katzen mit dem Kot ausgeschieden.

Die akute Toxoplasmose-Infektion läuft bei **immunkompetenten Menschen** klinisch unauffällig ab. Bei einem Teil der Patienten können milde Symptome auftreten. Dazu können ein maximal drei Tage anhaltendes und spontan abklingendes Fieber mit Schüttelfrost, Kopf- und Muskelschmerzen, Pharyngitis, Hepatosplenomegalie und/oder ein makulopapulöses Exanthem gehören.

Eine Lymphadenopathie kann beidseits zervikal auftreten. In 20 bis 30 Prozent der Fälle kann eine generalisierte Lymphadenopathie vorkommen. Der maximale Lymphknotendurchmesser beträgt in der Regel < 3 cm. Die Lymphadenopathie kann für einige Wochen persistieren.

Bei **immunsupprimierten Patienten** kann sich durch die Reaktivierung einer latenten Infektion eine schwere Form der Toxoplasmose entwickeln. Am häufigsten tritt sie in Form einer Enzephalitis auf, seltener als okuläre Manifestation. Infolge einer disseminierten, generalisierten Form werden insbesondere bei AIDS-Patienten noch zahlreiche andere Organbeteiligungen beschrieben. Eine Primärinfektion unter Immunsuppression kann sich dagegen mit einer interstitiellen Pneumonie bemerkbar machen. Bei transplantierten Patienten zählt Toxoplasma gondii zu einem der häufigsten parasitären Infektionserregern.

Bei der akuten Toxoplasmose handelt es sich um eine selbstlimitierende Erkrankung, sodass Immunkompetente und Nicht-Schwangere keine Therapie benötigen. Eine Therapie ist indiziert bei einer pränatalen Toxoplasmose des Neugeborenen, bei einer okulären Toxoplasmose und bei einer aktiven Toxoplasma-Infektion bei immunsupprimierten Patienten. Als Therapeutika können Spiramycin, Pyrimethamin, Sulfadiazin, Clindamycin und ggf. Atovaquone eingesetzt werden.

CAVE

Eine Infektion mit Toxoplasma gondii kann bei Immunkompetenten eine Chorioretinitis (posteriore Uveitis) verursachen. Ein Befall der Makula führt zu einem Visusverlust. Ein extramakulärer Befall macht sich dagegen durch Mouches volantes bemerkbar. Bei Verdacht auf einen okulären Befall ist daher eine ophthalmologische Abklärung erforderlich.

Bestimmung Lymphozytensubpopulation

Zur Klärung des Immunstatus der Patientin wird eine **Lymphozytensubpopulation** bestimmt (➤ Tab. 56.2).

Beurteilung der Lymphozytensubgruppenbestimmung

- Unauffällige Lymphozytenzahl
- T-Zellen im Referenzbereich
- T-Helferzellen im Referenzbereich ohne Nachweis einer verstärkten Aktivierung **(840/µl)**
- T-Suppressor-/zytotoxische T-Zellen im Referenzbereich und verstärkt aktiviert
- Anteil der MHC-nicht restringierten T-Zellen unauffällig
- CD4/CD8-Quotient leicht vermindert
- B-Zellen im Referenzbereich
- NK-Zellen im Referenzbereich

Die **Patientin hat eine unauffällige B- und T-Lymphozytenzahl, Neutrophilenzahl, keine Hypogammaglobulinämie** und ist somit **nicht immunsupprimiert.**

Die Patientin stellt sich beim niedergelassenen Augenarzt vor. Die augenärztliche Untersuchung ist unauffällig, eine Uveitis liegt nicht vor. Zwei Wochen später wird eine **serologische Verlaufskontrolle** durchgeführt.

Toxoplasmose-Serologie (Verlaufskontrolle)

Toxoplasmose (IgM-EIA)	0,435 positiv
Toxoplasmose (IgG-IFT)	1:1 024 positiv
Toxoplasmose (IgM-IFT)	1:256 positiv
Toxopl. (IgA-EIA-Index)	fraglich positiv

Die Verlaufskontrolle zeigt einen signifikanten Titerrückgang im IgA; Durchseuchungstiter mit persistierendem IgM.

Diagnose

Zusammenfassend liegt bei der Patientin eine **akute Toxoplasmose mit axillärer Lymphadenitis** vor.

56.2 Therapie

Bei der immunkompetenten Patientin ohne okulären Befall und Beschwerdefreiheit nach Lymphknotenexstirpation ist keine Therapie indiziert. Die Patientin stellt sich anfangs noch regelmäßig zur Verlaufskontrolle vor. Klinisch und laborchemisch zeigen sich keine Auffälligkeiten.

Tab. 56.2 Bestimmung Lymphozytensubpopulation

Zellart	Markerprofil	Messwert [%]	Messwert [/µl]	Referenzber.
T-Zellen	**CD3+**	**78 % d. Ly**	**1730/µl**	**950–2290 A/µl**
T-Helferzellen (T-H)	CD3+, CD4+	38 % d. Ly	**840/µl**	500–1520 A/µl
Aktivierte T-H	CD25+	38 % d. Ly	320/µl	≤ 44 A % d. T-H
T-Suppressor-/zytotoxische T-Zellen (T-S)	CD3+, CD8+	39 % d. Ly	870/µl	270–880 A/µl
Aktivierte T-S	HLA-DR+	67 % d. Ly	580/µl	≤ 33 A % d. T-S
MHC-nicht restringierte T-Zellen	CD3+, CD16+ o. CD56+	1 % d. Ly	20/µl	≤ 9 A % d. Ly
Quotient T-H/T-S	–	0,97	–	1,00–3,70 A
B-Zellen	**CD19+**	**13 % d. Ly**	**290/µl**	110–380 A/µl
NK-Zellen	**CD3-, CD16+ o. CD56+**	**9 % d. Ly**	**200/µl**	100–560 A/µl

Was wäre wenn ...

- ... die Patientin keine CT-Untersuchung in der Notaufnahme erhalten hätte?
  - Dann hätte man auch die axilläre Lymphadenopathie, die bei der Patientin die linksthorakalen Schmerzen verursacht hat, nicht erkannt. Bei thorakalen Beschwerden werden in der Notaufnahme routinemäßig die Herzenzyme bestimmt und ein 12-Kanal-EKG geschrieben. Die D-Dimer-Bestimmung ist nur bei atemabhängigen thorakalen Schmerzen indiziert, die von Dyspnoe und Sinustachykardie begleitet werden. Hier wurden sie jedoch routinemäßig bestimmt und waren erhöht. Da die Entzündungsparameter normwertig waren, wurde konsequenterweise die CT-Angiografie veranlasst. Ohne die CT-Untersuchung hätte man die extrathorakale Ursache nicht erkannt und die Patientin mit Ausschluss eines akuten Koronarsyndroms und Verdacht auf ein muskuloskelettales Schmerzsyndrom mit Analgetika bei Bedarf nach Hause geschickt. Die D-Dimer-Erhöhung bei der Patientin ist retrospektiv durch die Lymphadenitis zu erklären.
- ... die Mammografie auffällig gewesen wäre?
  - Bei einem auffälligen Herd in der Brust würde man vor einer Lymphknotenbiopsie/-exstirpation eine Biopsie der Läsion anstreben. Je nach Tumorentität, Größe, Hormonrezeptorstatus und HER2/neu-Status ist entweder eine neoadjuvante Chemotherapie oder eine Operation (brusterhaltende Therapie [BET] mit Sentinel-Lymphonodektomie [SLNE] vs. Mastektomie) zu diskutieren.
- ... der Pathologe nicht den entscheidenden Tipp mit der Piringer-Lymphadenitis gegeben hätte?
  - Da die Piringer-Lymphadenitis typischerweise bei drei Infektionskrankheiten vorkommt, konnte die Diagnose mit geringerem diagnostischem Aufwand gestellt werden. Da die Patientin Katzen als Haustiere hielt und keine Risikofaktoren vorlagen, konnten Leishmaniose und Lues als Ursachen ausgeschlossen werden.
  - Ohne den Tipp des Pathologen hätte man vermutlich ungezielt kostspielige serologische Untersuchungen durchgeführt. Der Fall zeigt, wie wichtig es ist, bei der Anamnese auch nach Haustieren zu fragen.

56

LITERATUR

Georgiev VS. Management of toxoplasmosis. Drugs. 1994;48(2): 179–188

Holland GN, Muccioli C. Silveira C. Intraocular inflammatory reactions without focal necrotizing retinochoroiditis in patients with acquired systemic toxoplasmosis. Am J Ophthalmol. 1999, 128(4): 413–420.

O'Connell S, Guy EC, Dawson SJ. Chronic active toxoplasmosis in an immunocompetent patient. J Infect. 1993;27(3): 305–310.

Rüdiger T, Geissinger E. Infektiöse Lymphadenitiden. Pathologe. 2011, 32: 428–435.

FALL

57 Da haben Sie mich missverstanden!

FALLBERICHT

Ein 75-jähriger Patient stellt sich mit einer progredienten Schwellung links zervikal zur weiteren Abklärung in der hämatologischen Ambulanz vor.

Bereits vor einem Jahr sei ihm eine leichte **Schwellung am linken Hals** aufgefallen. Er habe sich damals nichts dabei gedacht und sei deshalb nicht zum Hausarzt gegangen. In den vergangenen Monaten habe die Schwellung deutlich an Größe zugenommen. Der **linke Arm ist massiv geschwollen und schmerzhaft.** Fieber, Nachtschweiß und ungewollter Gewichtsverlust werden verneint.

Vorerkrankungen: keine. Z. n. Nikotinabusus. Keine Dauermedikation.

Bei der körperlichen Untersuchung imponiert eine sehr große, derbe, indolente, nicht-verschiebliche Raumforderung links zervikal/supraklavikulär mit betonter Venenzeichnung links thorakal. Es besteht eine massive Armschwellung und Rötung links. Die übrigen Lymphknotenstationen sind unauffällig.

57.1 Diagnostik

Befund Labordiagnostik

Bei der Vorstellung in der hämatologischen Ambulanz wird ein Routinelabor abgenommen (➤ Tab. 57.1).

- Laborchemisch sind eine **neutrophile Leukozytose mit absoluter Lymphopenie** von 738/µl und eine **CRP-Erhöhung** auffällig.
- Die übrigen Routineparameter liegen im Normbereich.

Tab. 57.1 Routinelabor bei Erstvorstellung

Kenngröße	Maß-einh.	Mat.	Referenz-ber.	
Klinische Chemie				
Natrium	mmol/l	PS	135–145	**136**
Kalium	mmol/l	S	3,5–5,0	**4,2**
Harnstoff	mg/dl	PS	13–49	**29**
Kreatinin	mg/dl	PS	0,5–1,2	**0,9**
GFR pro 1,73 qm (Mabb)	ml/min	PS	≥ 60,0	**> 60,0**
Calcium	mmol/l	PS	2,10–2,55	**2,23**
Calcium (Eiw.-korr.)	mmol/l	PS	2,10–2,55	**2,35**
C-reakt. Prot.	mg/dl	PS	≤ 0,50	**9,96**
Eiweiß, gesamt	g/dl	PS	6,0–8,5	**6,8**
Albumin	g/dl	PS	3,5–5,2	**4,2**
% Albumin	%	PS	55,8–66,1	**62,2**
Bilirubin gesamt	mg/dl	PS	≤ 1,2	**0,3**
GOT [AST] (37°)	U/l	PS	≤ 50	**17**
GPT [ALT] (37°)	U/l	PS	≤ 50	**15**
Gamma-GT (37°)	U/l	PS	≤ 60	**15**
Alk. Phosphatase (37°)	U/l	PS	40–130	**74**
LDH (37°)	U/l	PS	< 250	**150**
Hämatologie				
Kleines Blutbild		EB		
Leukozyten	G/l	EB	3,9–9,8	**12,3**
Erythrozyten	T/l	EB	4,54–5,77	**4,79**
Hämoglobin	g/dl	EB	13,5–17,5	**14,1**
Hämatokrit		EB	0,396–0,506	**0,432**
MCV	fl	EB	80,0–95,5	**90,2**
MCH	pg	EB	27,6–32,8	**29,5**
MCHC	g/dl	EB	32,8–36,6	**32,7**
Thrombozyten	G/l	EB	146–328	**192**
Differenzial-BB (maschinell)		EB		**Gerät**

Tab. 57.1 Routinelabor bei Erstvorstellung *(Forts.)*

Kenngröße	Maß-einh.	Mat.	Referenz-ber.	
Hämatologie				
Neutrophile Granulozyten	%	EB	41–71	84
Lymphozyten	%	EB	19–48	6
Monozyten	%	EB	5–15	9
Eosinophile Granulozyten	%	EB	1–8	0
Basophile Granulozyten	%	EB	0–1	1
Gerinnung (Spezial)				
Quick-Wert	%	P	70–120	94
INR		P	0,8–1,2	1
PTT	sec	P	25–42	30

Aufgrund der erhöhten Entzündungsparameter, der seit einem Jahr größenprogredienten Lymphadenopathie, der Hautrötung und der Armschwellung kommt differenzialdiagnostisch eine chronische Lymphadenitis oder ein indolentes Lymphom in Frage.

Infektiöse Lymphadenopathien (Ursachen)

- **Bakterien:**
  - Lokalisiert: Hautinfektionen, Streptokokkenangina, Tularämie, Pest, Katzenkratzkrankheit
  - Generalisiert: Brucellose, Lymphogranuloma venereum, Leptospirose, Typhus
- **Viren:** HIV, EBV, CMV, HSV
- **Mykobakterien:** Mycobacterium tuberculosis, atypische Mykobakterien
- **Pilze:** Histoplasmose, Kryptokokkose, Kokzidioidomykose
- **Protozoen:** Toxoplasmose, Leishmaniose
- **Spirochäten:** Lues, Borreliose

FALLBERICHT

Der Patient gibt an, keine Haustiere zu halten, auch die Auslandsanamnese ist leer. Deshalb werden **Routineserologien** veranlasst. Um den Lymphknotenbefall zu beurteilen und eine obere Einflussstauung sowie Thrombose bzw. Embolie auszuschließen, wird am Folgetag eine **CT-Untersuchung von Hals und Thorax** durchgeführt.

Befund Serologie

Es gibt keinen Hinweis auf eine HIV-, Hepatitis-B- und Hepatitis-C-Infektion. Für EBV und CMV liegen Durchseuchungstiter vor.

Befund CT Hals und Thorax

- Linksseitig zeigt sich eine ausgeprägte zervikale, supraklavikuläre und subklavikuläre Lymphadenopathie. Der **größte Lymphknotenbulk liegt links zervikal/supraklavikulär** (insgesamt ca. **7,0 × 5,1 cm**). Laterokaudal hiervon zeigt sich ein etwa 2,6 × 1,5 cm durchmessender Lymphknoten. Die V. subclavia ist etwa bis zu diesem Lymphknoten kontrastiert abgrenzbar, anschließend nicht weiter nach zentral verfolgbar. Die linke V. jugularis interna ist nicht sicher abgrenzbar, DD ebenfalls durch Kompression, DD anlagebedingt. Die linke A. carotis communis wird nach medial durch den großen Lymphknoten bald verlagert.
- Links axillär zeigen sich ebenfalls deutlich vergrößerte Lymphknoten bis zu einer Größe von ca. 3,3 × 1,8 cm Durchmesser. Rechts axillär, mediastinal und hilär gibt es keinen Nachweis pathologisch vergrößerter Lymphknoten.
- Intrapulmonal sind keine malignomsuspekten Rundherde abgrenzbar. Links dorsal zeigt sich ein diskreter Pleuraerguss. Es sind keine pneumonischen Infiltrate abgrenzbar.
- Im mitabgebildeten Oberbauch zeigen sich ebenfalls ausgeprägte Lymphknotenpakete paraaortal und parakaval mit einem Durchmesser bis ca. 1,8 × 3,4 cm. Retrokrural präsentiert sich ein Lymphknoten von ca. 2,9 × 2,0 cm Durchmesser.
- Zur Darstellung kommen deutliche degenerative Veränderungen der Wirbelsäule mit multisegmentalen Osteochondrosen im unteren HWS-Bereich. Überbrückende spondylophytäre Anbauten in der oberen und mittleren BWS. Es liegt eine Osteopenie vor. Außerdem eine partielle Fusionierung von HWK 6 und HWK 7.

Bildmorphologisch besteht der Verdacht auf ein Lymphom bei ausgeprägter Lymphadenopathie links zervikal, links axillär und im mitabgebildeten Oberbauch. Die linke V. subclavia wird durch die supra- und subklavikuläre Lymphadenopathie komprimiert. Eine zusätzliche Thrombosierung des Gefäßes kann weder nachgewiesen noch ausgeschlossen werden.

57

Wegen der kompressionsbedingten symptomatischen Armschwellung wird eine **Duplexsonografie der Hals- und Armvenen links** veranlasst. Eine Thrombose kann ausgeschlossen werden.

MERKE

Die LDH kann insbesondere bei indolenten Lymphomen normwertig sein (Wert des Patienten: 150 U/l, Norm < 250 U/l)! Auch müssen keine B-Symptome vorhanden sein.

Bei dem Patienten besteht der hochgradige Verdacht auf ein Lymphom. Deshalb wird nach einigen Tagen eine **Lymphknotenexstirpation links zervikal** in Intubationsnarkose durchgeführt.

Befund Histologie

Makroskopischer Befund: Zur Darstellung kommt ein großer, kapselartig begrenzter, hellbräunlicher Knoten (6 × 3,8 × 2,6 cm), die Schnittfläche ist homogen hellbräunlich ohne erkennbare Nekrosen. Beiliegend zeigt sich weiteres fragmentiertes hellbräunliches Gewebe (zusammen 3 cm).

Zur weiteren Abklärung werden **immunhistochemische Spezialfärbungen** durchgeführt (CK7, Racemase, saure Phosphatase, BCL2, CK14, EMA, Ki-67, PSA, S100, TTF1):

57

- Die Tumorzellen zeigen keine Expression von BCL2, CK14, EMA, S100 oder CK7. Die Ki-67-assoziierte Proliferationsrate liegt bei 20 %.
- Die Tumorzellen zeigen jedoch eine kräftige durchgehende Expression von saurer Phosphatase, PSA und Racemase.

Es handelt sich um eine große Lymphknotenmetastase eines teils soliden, teils kribriform wachsenden Karzinoms. Der Befund spricht in erster Linie für die **Metastase eines Prostatakarzinoms.**

Diagnose

Bei dem Patienten liegt ein **lymphogen metastasiertes Prostatakarzinom** vor.

Im nächsten Schritt wird der **Tumormarker PSA** bestimmt, der mit 601 ng/ml (Norm ≤ 4,40) massiv erhöht ist.

MERKE

Die Bestimmung des Tumormarkers PSA (prostataspezifisches Antigen) kann im Rahmen der Vorsorgeuntersuchung bei Männern durchgeführt werden, die älter als 45 Jahre sind. Darüber hinaus wird PSA bei histologisch gesichertem Prostatakarzinom im Rahmen des Stagings, der Therapie- und Verlaufskontrolle bestimmt. Da es aus den Epithelzellen der Prostata stammt, ist der Wert zwar prostata-, aber nicht karzinomspezifisch! Eine PSA-Wert-Erhöhung kann auch durch benigne Veränderungen wie z. B. eine benigne Prostatahyperplasie (BPH) oder Prostatitis zu erklären sein.

Prostatakarzinom: Früherkennung

- Die aktualisierten Leitlinien empfehlen, Männer > 45 Jahre mit einer mutmaßlichen Lebenserwartung von mehr als zehn Jahren über die Möglichkeit einer Früherkennung zu informieren. Bei Männern mit einem erhöhten Prostatakarzinomrisiko kann bereits ab dem 40. Lebensjahr ein Screening angeboten werden.
- Der Arzt soll über die Vor- und Nachteile des Screenings, insbesondere über die Aussagekraft von positiven und negativen Testergebnissen und im Falle eines positiven Tests über weitere erforderliche Maßnahmen aufklären.
- Männer, die den Wunsch nach einer Früherkennungsuntersuchung mittels PSA in der Hausarztpraxis nicht von sich aus äußern, sollen darauf **nicht aktiv angesprochen** werden.
- Männer, die den Arzt aktiv auf eine Vorsorgeuntersuchung ansprechen, sollen über Nutzen und Risiken (Überdiagnose und Übertherapie) eines Screenings und über die Aussagekraft von positiven und negativen Testergebnissen informiert werden, sowohl mit natürlichen Zahlen als auch in grafischer Darstellung.
- Männern, die nach der Aufklärung eine Früherkennungsuntersuchung wünschen, soll als Untersuchungsmethode die Bestimmung des PSA-Werts angeboten werden. Zusätzlich soll ihnen eine digital-rektale Untersuchung (DRU) empfohlen werden.

MERKE

Bildgebende Verfahren sind im Rahmen des Screenings als primäre Untersuchung nicht geeignet!

PSA-Bestimmung

Für die Nachfolge-PSA-Bestimmungen im Rahmen des Screenings werden Intervalle festgelegt, sofern keine Biopsie indiziert ist (Voraussetzung: > 45 Jahre und Lebenserwartung > 10 Jahre):

- PSA < 1 ng/ml: Intervall alle vier Jahre
- PSA 1–2 ng/ml: Intervall alle zwei Jahre
- PSA > 2 ng/ml: Intervall jedes Jahr

Für Männer, die älter als 70 Jahre sind, mit einem PSA-Wert < 1 ng/ml wird eine weitere PSA-gestützte Früherkennung nicht empfohlen.

Indikation für eine Prostatabiopsie

Für die Indikation einer Prostatabiopsie im Rahmen der Früherkennung muss mindestens eins der folgenden Kriterien vorliegen:

- Kontrollierter PSA-Wert von ≥ 4 ng/ml bei der erstmaligen Früherkennungskonsultation unter Berücksichtigung von Einflussfaktoren
- Karzinomverdächtiges Ergebnis bei der DRU
- Auffälliger PSA-Anstieg (ohne Wechsel des Bestimmungsverfahrens)

MERKE

Da der Nutzen des PSA-Tests inzwischen umstritten ist, gehört er nicht mehr zum Leistungskatalog der gesetzlichen Krankenkassen.

FALLBERICHT

Der Patient wird zur Befundbesprechung einbestellt. Da das Lymphknotenpaket komplett exzidiert werden konnte, besteht postoperativ keine Schwellung mehr. Die Wunde sieht inspektorisch unauffällig aus. In Zusammenschau der Befunde liegt ein lymphogen metastasiertes Prostatakarzinom vor. Die Diagnose, das Erkrankungsstadium und die Therapiemöglichkeiten werden mit dem Patienten ausführlich besprochen. Es wird vereinbart, dass er sich zur Abklärung der Prostata mittels Sonografie und Stanzbiopsie zeitnah bei einem Urologen vorstellt.

Nach sechs Monaten kommt der Patient mit einer als störend empfundenen progredienten, neu aufgetretenen Halslymphknotenschwellung zunächst in die chirurgische Klinik zur erneuten Exstirpation. Er gibt an, dass er sich nach der Lymphknotenexstirpation wohl gefühlt und gedacht habe, er sei dadurch geheilt. Deshalb sei er nicht zum Urologen gegangen und habe daher auch keine Therapie erhalten. Die Chirurgen verweisen den Patienten an die hämatoonkologische Ambulanz.

Bei klinisch progredienter Lymphknotenschwellung links zervikal wird sechs Monate nach der Erstdiagnose eines lymphogen metastasierten Prostatakarzinoms eine **CT-Verlaufskontrolle von Hals bis Abdomen** durchgeführt.

Befund CT Hals bis Abdomen

- Insgesamt zeigt sich im Vergleich zur Voruntersuchung ein Befundprogress bei bekanntem Prostatakarzinom mit in Zahl und Größe zunehmenden zervikalen, supraklavikulären, mediastinalen, axillären, retrokruralen und intraabdominellen Lymphknotenbulks.
- Kein Nachweis einer pulmonalen, hepatischen oder ossären Filialisierung.
- Neu aufgetretener Pleuraerguss links mit angrenzenden Minderbelüftungen.

Um eine Fernmetastasierung sicher auszuschließen, wird eine **Skelettszintigrafie** veranlasst. Szintigrafisch zeigt sich kein Hinweis auf eine metastasentypische ossäre Stoffwechselsteigerung.

Prostatakarzinom: Klinik

Das Prostatakarzinom wächst meist sehr langsam und anfangs nur innerhalb der Prostata. Im Verlauf kommt es durch die Größenprogredienz zu einem Kapseldurchbruch und lokalem Fortschreiten. Ab einer gewissen Tumorgröße sind Metastasen möglich, bevorzugt in Lymphknoten und im Skelett.

Im **Frühstadium** verursacht das Prostatakarzinom keine Symptome. Im fortgeschrittenen Stadium können folgende Symptome auftreten, die jedoch auch für die benigne Prostatahyperplasie (BPH) typisch sind:

- Miktionsstörungen:
  - Verlängerte Miktion mit schwachem Harnstrahl
  - Inkontinenz
  - Pollakisurie
  - Nykturie
  - Dysurie
  - Algurie
- Restharnbildung

Das Auftreten einer Hämaturie und Hämatospermie ist ungewöhnlich und kommt eher bei der BPH vor. Bei älteren Patienten sollte jedoch differenzialdiagnostisch ein Prostatakarzinom in Betracht gezogen und eine weitere Abklärung veranlasst werden.

Bei **fortgeschrittener Erkrankung** können ungewollte Gewichtsabnahme, Leistungsknick, Anämie und paraneoplastische Syndrome (z. B. Thromboseneigung) auftreten.

In der **metastasierten Situation** können neu aufgetretene Knochenschmerzen bei ossärer Filialisierung das einzige beklagte Symptom sein. Komplizierend können pathologische Frakturen oder neurologische Ausfälle auftreten.

Eine lymphogene Metastasierung kann durch ein Lymphödem der Beine oder des Hodensacks auffallen.

MERKE

Trotz lymphogener Metastasierung kann die prostatakrebsspezifische Überlebensrate nach zehn Jahren in Abhängigkeit von den individuellen Risikofaktoren und dem Therapieansprechen bei bis zu 80 Prozent liegen.

Diagnose

Bei dem Patienten liegt ein **Prostatakarzinom mit generalisierter Lymphknotenmetastasierung** vor.

57.2 Therapie

Der Patient versteht nach einem ausführlichen Gespräch endlich, dass für Patienten mit einem diffus lymphogen metastasierten Prostatakarzinom die Therapie der Wahl nicht die chirurgische Resektion von symptomatischen Lymphknotenmetastasen ist.

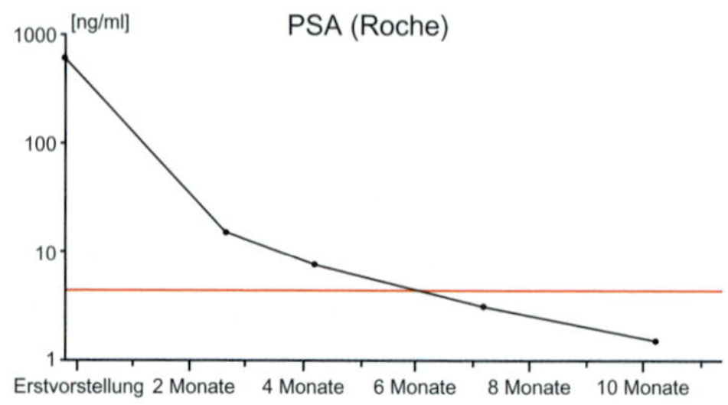

Abb. 57.1 PSA-Verlauf im ersten Jahr nach Beginn der antiandrogenen Therapie [T989; P502]

Er stellt sich schließlich bei einem Urologen vor. Dieser stellt eine Prostataraumforderung mit einer Größe von 1,9 × 1,4 cm fest. Bei progredienter lymphogener Metastasierung – noch ohne viszerale oder ossäre Metastasierung – wird dem Patienten eine antiandrogene Behandlung empfohlen. Der Patient lehnt anfangs ab und holt sich mehrere Meinungen von externen Urologen und Onkologen ein.

Zwei Monate später stellt er sich erneut vor. Er habe sich nun doch für eine antiandrogene Therapie entschieden. Nach Durchführung eines nativen Schädel-CTs und Knochendichtemessung wird eine **antiandrogene Behandlung mit Goserelin** begonnen. Zur Prophylaxe eines „androgen flares" (Anstieg des Androgenspiegels) wird in den ersten zwei Wochen überlappend der **GnRH-Agonist Bicalutamid** verabreicht. Hierunter ist der PSA-Wert rasch rückläufig (➤ Abb. 57.1). Die Lymphknotenmetastasen sind CT-morphologisch deutlich größenregredient. Die Compliance des Patienten hält an.

Was wäre wenn …

- … eine Thrombose an den Armvenen nachgewiesen worden wäre?
  - Bei duplexsonografischem Nachweis einer Armvenenthrombose hätte man zur Schmerzlinderung und Abschwellung einen Kompressionsverband angelegt und aufgrund der aktiven Tumorerkrankung eine Vollantikoagulation mit NMH begonnen. Nach Normalisierung der Schwellung hätte man einen Armkompressionsstrumpf angepasst.
- … der Patient neben der Armschwellung eine Venenzeichnung am Oberkörper und eine Gesichtsschwellung gehabt und über Dyspnoe geklagt hätte?
  - Dies wäre eine onkologische Notfallsituation bei typischen klinischen Zeichen einer oberen Einflussstauung gewesen. Bei Vorliegen eines Lymphoms hätte man notfallmäßig Steroide verabreicht und anschließend zügig mit einer Systemtherapie begonnen. Bei strahlensensiblen soliden Tumoren hätte man zusätzlich zur Steroidtherapie eine notfallmäßige Bestrahlung begonnen.

- ... der Patient im Verlauf eine ossäre Metastasierung entwickelt hätte?
  - Bei Nachweis einer ossären Metastasierung wäre eine zusätzliche knochenspezifische Therapie im Sinne eines Bisphosphonats oder RANKL-Antikörpers nur im kastrationsresistenten Stadium indiziert. Im Hormon-sensitiven Stadium sollten zur Prävention von Komplikationen bei Knochenmetastasen Bisphosphonate nicht eingesetzt werden.
- ... der Patient ein Lymphom gehabt hätte?
  - Bei histologisch nachgewiesenem Lymphom wäre eine von der Histologie abhängige (M. Hodgkin vs. NHL; B-NHL vs. T-NHL; aggressiv vs. indolent) spezifische Systemtherapie indiziert gewesen. Auch im Falle eines indolenten Lymphoms hätte man aufgrund der symptomatischen Armschwellung infolge einer Lymphabflussstörung eine Therapie durchgeführt (Stadium I Radiatio, ab Stadium II Systemtherapie).

LITERATUR

Collin SM, Metcalfe C, Donovan JL. Associations of sexual dysfunction symptoms with PSA-detected localised and advanced prostate cancer: a case-control study nested within the UK population-based ProtecT (Prostate testing for cancer and Treatment) study. Eur J Cancer. 2009;45(18): 3254–3261.

Deutsche Gesellschaft für Angiologie – Gesellschaft für Gefäßmedizin e. V. S2k-Leitlinie zur Diagnostik und Therapie der Venenthrombose und der Lungenembolie (Pocket-Version). Aus: www.awmf.org/uploads/tx_szleitlinien/065-002k_S2k_VTE_Venenthrombose-Lungenembolie_2017-04.pdf (letzter Zugriff: 23. Dezember 2018).

Deutsche Gesellschaft für Hämatologie und Medizinische Onkologie (DHGO). Leitlinie Prostatakarzinom. Aus: www.onkopedia.com/de/onkopedia/guidelines/prostatakarzinom/@@view/pdf/index.pdf (letzter Zugriff: 23. Dezember 2018).

Leitlinienprogramm Onkologie (Deutsche Krebsgesellschaft, Deutsche Krebshilfe, AWMF). Interdisziplinäre Leitlinie der Qualität S3 zur Früherkennung, Diagnose und Therapie der verschiedenen Stadien des Prostatakarzinoms (Stand: April 2018). Aus: www.awmf.org/uploads/tx_szleitlinien/043-022OLl_S3_Prostatakarzinom_2018-04.pdf (letzter Zugriff: 23. Dezember 2018).

FALL

58 Klein, aber böse!

FALLBERICHT

Eine 47-jährige Patientin stellt sich mit einer sichtbaren **Halsschwellung rechts** zur weiteren Abklärung in der hämatologischen Ambulanz vor.

Die Schwellung sei ihr vor vier Tagen im Spiegel zufällig aufgefallen. Eine B-Symptomatik liege nicht vor.

An Vorerkrankungen sind ein Asthma bronchiale und ein Uterusmyom mit Z. n. rezidivierenden Uterusblutungen bekannt. Z. n. zweimaliger Sectio. Vor fünf Jahren seien mehrere Nävi chirurgisch entfernt worden, die Histologie sei jeweils gutartig gewesen. Es ist keine HIV- oder Hepatitis-Infektion bekannt.

Die Patientin sei Chemikerin und habe bis vor zehn Jahren mit Radioaktivität (Tritium und Phosphor) gearbeitet. An relevanten Chemikalien nennt sie Toluol. Sie habe jedoch keinen Benzol-Kontakt gehabt.

Aktuelle Medikation: Symbicort® p. i. 2 × 160/9 µg. Allergien: ASS und Dextrane (anaphylaktischer Schock!).

Bei der körperlichen Untersuchung zeigt sich inspektorisch lediglich eine **diskrete Halsschwellung rechts zervikal.** Im Halsdreieck ist eine ca. 2 cm durchmessende derbe Schwellung tastbar. Die übrigen Lymphknotenstationen sind unauffällig. Darüber hinaus zeigen sich **ubiquitär multiple Hautnävi.**

58.1 Diagnostik

Befund Labordiagnostik

Bei der Vorstellung in der hämatologischen Ambulanz werden Routinelaborparameter erhoben (➤ Tab. 58.1).

- Im Blutbild zeigt sich eine **leichtgradige hypochrome, mikrozytäre Anämie.**
- Der **Ferritinwert** ist mit 4 µg/l **deutlich vermindert.** Der Bilirubinwert ist nur diskret erhöht.
- Die übrigen Routineparameter sind normwertig.

Tab. 58.1 Routinelabor bei Erstvorstellung

Kenngröße	Maß-einh.	Mat.	Referenz-ber.	
Klinische Chemie				
Natrium	mmol/l	PS	135–145	**137**
Kalium	mmol/l	S	3,5–5,0	**4,3**
Blutzucker	mg/dl	PS	60–99	**87**
Harnstoff-N	mg/dl	PS	7–23	**9**
Kreatinin	mg/dl	PS	0,5–1,0	**0,7**
GFR pro 1,73 qm (Mabb)	ml/min	PS	≥ 60,0	**> 60,0**
Calcium	mmol/l	PS	2,10–2,60	**2,39**
Calcium (EW-korr.)	mmol/l	PS	2,10–2,60	**2,36**
Ferritin	µg/l	PS	15–160	**4**
C-reakt. Prot.	mg/dl	PS	≤ 0,50	**< 0,10**
Eiweiß, gesamt	g/dl	PS	6,0–8,5	**8**
Bilirubin gesamt	mg/dl	PS	≤ 1,1	**1,2**
LDH (37°)	U/l	PS	< 250	**167**
Hämatologie				
Kleines Blutbild		EB		
Leukozyten	G/l	EB	4,0–11,0	**6**
Erythrozyten	T/l	EB	4,20–5,10	**4,8**
Hämoglobin	g/dl	EB	12,0–16,0	**11,7**

Tab. 58.1 Routinelabor bei Erstvorstellung *(Forts.)*

Kenngröße	Maßeinh.	Mat.	Referenzber.	
Hämatologie				
Hämatokrit		EB	0,360–0,460	**0,37**
MCV	fl	EB	78,0–98,0	**77,1**
MCH	pg	EB	26,0–32,0	**24,3**
MCHC	g/dl	EB	32,0–36,0	**31,6**
Thrombozyten	G/l	EB	150–400	**331**
Differenzial-BB (maschinell)		EB		**Gerät**
Segmentierte	%	EB	40–70	**62**
Lymphozyten	%	EB	25–40	**26**
Monozyten	%	EB	4–10	**7**
Eosinophile	%	EB	2–4	**4**
Basophile	%	EB	0–2	**1**
Gerinnung (Spezial)				
Quick-Wert	%	P	70–120	**79**
INR		P	0,8–1,2	**1,1**
PTT	sec	P	25–42	**31**
Immunologie, Proteinchemie				
Haptoglobin	mg/dl	PS	30,0–200,0	**122**

Laborchemisch ist die leichtgradige Anämie mit einer Eisenmangelanämie bei bekanntem Uterusmyom mit rezidivierenden Uterusblutungen vereinbar.

Bei unklarer Lymphadenopathie wird eine **Sonografie von Hals und Abdomen** veranlasst.

Befund Sonografie Hals und Abdomen

- **Hals:**
  - Rechtsseitig zeigt sich im Bereich der Gefäßscheide eine der V. jugularis interna und A. carotis communis (diese medial der Raumforderung) **langstreckig anliegende, ovalär-plumpe, inhomogene Raumforderung,** unregelmäßig aber scharf begrenzt. Metrik: max. ca. 62 × 36 mm, bis knapp an die Subklaviagefäße reichend (➤ Abb. 58.1).
  - Die Raumforderung zeigt sonografisch keine erkennbare Infiltration der V. jugularis interna.
  - **FKDS:** stark vaskularisierte Raumforderung, einzelne Areale kaudal, diese echoärmer mit kaum bzw. keiner detektierbaren Perfusion (Verdacht auf Nekrose).
  - Umgebend einige kleinere Lymphknoten, diese in Größe und Morphologie nicht suspekt. **Die Schilddrüse ist klar separierbar von der Raumforderung.**
- **Abdomen:**
  - **Leber:** umschriebene, ca. 13 mm messende, ovaläre, diskret echoärmere Inhomogenität im Segment II (Grenze III), die sich nur im Längsschnitt sicher reproduzieren lässt.
  - **Uterus:** Verdacht auf vergrößerten Uterus mit inhomogenem Aspekt.

Es liegt eine unklare solide und stark vaskularisierte Raumforderung zervikal rechts vor. Morphologisch kann keine Entitätsaussage gemacht werden, ein Lymphom ist nach dem B-Bild wahrscheinlich.

Da die Raumforderung in die Tiefe bis zu den Subklaviagefäßen reicht, wird zur Beurteilung tiefer liegender Lymphknoten ergänzend eine **MRT-Untersuchung vom Hals** durchgeführt.

Befund MRT Hals

- Ovalärer, etwas polyglonaler raumfordernder Prozess, **maximale Ausdehnung ca. 75 × 35 mm** im Bereich der Halsgefäßscheide rechts basal, von Höhe des Sternoklavikulargelenks bis knapp zur Höhe der Karotisbifurkation rechts reichend, mit lokaler raumfordernder Wirkung, insbesondere **leichte Pelottierung und Lateralisation der größtenteils vom Tumor abgrenzbaren Schilddrüse** und anterior Verlagerung der A. carotis communis, anterior Verlagerung und Aussparung der V. jugularis interna mit leichter Kom-

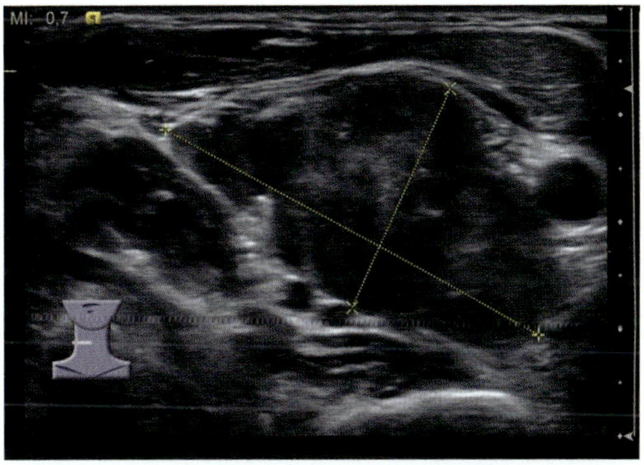

Abb. 58.1 Sonogramm vom Hals rechts (Querschnitt): inhomogene Raumforderung im Bereich der Gefäßscheide [T1004]

58

pression, ohne Zeichen einer Abflusshinderung und Dorsalverlagerung der A. subclavia.
- In den apikalen posteromedialen Abschnitten Eindruck eines kleinen Satellitenherds, der bis an den posterioren apikalen Rand der Schilddrüse heranreicht.

Es liegt ein deutlich vaskularisierter ovalärer, maximal ca. 7,5 cm messender raumfordernder Prozess in der unteren Halsgefäßscheide rechts (wie oben beim Sonografiebefund beschrieben) vor. Differenzialdiagnostisch kommen ein pathologischer Ursprung, ein neurogener Ursprung und ein Glomustumor (allerdings Lokalisation atypisch unterhalb der Karotisbifurkation) in Frage. Es besteht **kein hinreichender Anhalt für eine Infiltration der Nachbarorgane, insbesondere der Schilddrüse** (etwas unklare Situation in den apikalen posteromedialen Abschnitten, hier Verdacht auf kleinen Satellitenherd).

FALLBERICHT

Bei hochgradigem Verdacht auf ein Lymphom wird mit der Patientin zunächst eine Biopsieentnahme bzw. eine Lymphknotenexstirpation und je nach histologischem Befund eine Komplettierung der Staging-Untersuchungen (CT von Thorax und Abdomen und ggf. Knochenmarkpunktion) besprochen. Aufgrund der raschen Verfügbarkeit wird eine ambulante, sonogesteuerte Biopsie anstelle einer Lymphknotenexstirpation der gut zugänglichen zervikalen Raumforderung am nächsten Tag durchgeführt. Das Material wird sofort in die Pathologie gebracht.

Der histologische Befund der Lymphknotenexstirpation liegt bereits am Nachmittag des nächsten Tages vor.

Befund Histologie

- **Mikroskopischer Befund (HE, PAS, Giemsa):**
  - Die 3 bis 1,3 cm messenden Biopsiezylinder von teils weißer, teils hellbrauner Farbe liegen auf den Schnittpräparaten in insgesamt vier Teilen vor. Man sieht durch breite hyaline Trabekel bzw. **trabekuläre Amyloidablagerungen** voneinander separierte Zellproliferate, die teils in soliden Nestern und Strängen, teils polygonal und in kompakten Verbänden angeordnet sind.
  - Neben einem eher kleinen bis mittelgroßen Zelltyp mit ovalären Kernen und einem blass-eosinophilen, leicht granulär wirkenden Zytoplasma dann auch **großleibige Tumorzellen mit exzentrisch gelegenen,** deutlich polymorphen Kernen mit Nukleolen und einem eosinophilen Zytoplasma.
  - **Keine eindeutigen Anteile eines Lymphknotens,** lediglich kleinste Lymphozytenaggregate zwischen Bindegewebssträngen und den Amyloidablagerungen. In den Randbereichen stellenweise noch etwas Bindegewebe mit Fettgewebsinseln.
- **Immunhistochemischer Befund:** Die Reaktionen ergeben für die Tumorinfiltrate folgenden Immunphänotyp:
  - **Positiv:** Calcitonin, CEA, Chromogranin-A, CK18, KL-1, Vimentin, TTF-1 (nukleär, in einem Teil der Tumorzellkerne).
  - **Negativ:** PAX-8, Protein S100, CD31, Desmin.

Laut Befund liegen Infiltrate eines **medullären Schilddrüsenkarzinoms** in einer Probeexzision aus einer Raumforderung zervikal rechts vor.

MERKE

Der histologische Nachweis einer Amyloidablagerung im Stroma ist ein charakteristisches Merkmal medullärer Schilddrüsenkarzinome.

Diagnose

Somit bestätigt sich der Lymphomverdacht nicht. Es liegt ein **medulläres Schilddrüsenkarzinom** vor. Die berufliche Exposition mit Chemikalien ist nicht mit der Entstehung eines Schilddrüsenkarzinoms assoziiert und kann daher nicht als Berufserkrankung geltend gemacht werden.

MERKE

Tumormarker sollten nicht im Rahmen einer Routineuntersuchung bzw. zum Screening bei einer vermuteten Tumorerkrankung bestimmt werden. Eine Bestimmung ist tumorentitätenspezifisch erst *nach* Erhalt der Histologie sinnvoll (Ausnahme: Verdacht auf Schilddrüsen- oder Prostatakarzinom).

Bevor der Fall im endokrinologischen Tumorboard vorgestellt wird, werden die Tumormarker CEA und Calcitonin bestimmt:
- **CEA: 754 ng/ml** (Norm: < 5)
- **Calcitonin: 5 588 pg/ml** (Norm: < 11,5)

58

Beide Tumormarker sind pathologisch erhöht und können postoperativ zur Verlaufskontrolle im Rahmen der Tumornachsorge herangezogen werden. Präoperativ werden auch die Metanephrine im Serum gemessen, die normwertig sind. Außerdem wird eine PET-CT-Untersuchung zum Staging angemeldet.

MERKE

Bei einem medullären Schilddrüsenkarzinom ist neben der Bestimmung der Tumormarker CEA und Calcitonin die Messung der Metanephrine im Serum oder 24-Stunden-Urin zum Ausschluss eines Phäochromozytoms erforderlich, außerdem die Bestimmung der Calcium-Spiegel, um einen Hyperparathyreoidismus auszuschließen.

FALLBERICHT

Der Kasus wird im **endokrinologischen Tumorboard** besprochen. Es wird die Indikation zur Thyreoidektomie und Neck-Dissection gestellt. Die PET-CT-Untersuchung wird storniert. Nach einigen Tagen erfolgen eine **Thyreoidektomie ohne Parathyreoidektomie**, eine **radikale zervikomediale und zervikolaterale Lymphadenektomie** im Kompartiment K IA und K II, eine radikale zervikomediale und zervikolaterale Lymphadenektomie im Kompartiment K IB und K III unter Neuromonitoring des N. laryngeus recurrens beidseits sowie eine **transzervikale Thymusresektion.**

Postoperativ klagt die Patientin über Dyspnoe ohne Stridor. In einer laryngoskopischen Untersuchung zeigt sich postoperativ eine Stimmlippenminderbeweglichkeit rechts. Die Stimmlippenfunktion links ist unauffällig, und es besteht kein Anhalt für ein Ödem.

Befund Histologie des OP-Präparats

- **Zwei Lymphknotenmetastasen** des aus der Vordiagnostik bekannten Karzinoms von 4 LK (2/4), mit angedeutet K IA.
- **Reste** des aus der Vordiagnostik bekannten medullären Schilddrüsenkarzinoms sowie **miterfasstes tumorfreies Schilddrüsengewebe** (rechter Schilddrüsenlappen).
- 16 tumorfreie LK (0/16), nach Angabe K IIA.
- Tumorfreies Thymusgewebe.
- 8 tumorfreie LK (0/8), nach Angabe K IB.
- Tumorfreies Fettbindegewebe.

Postoperative Tumorklassifikation (UICC 7. Aufl. 2010, 3. korr. Nachdruck):

- pT3 (6 cm), pN1a (2/28 LK), L1, V0, Pn0.
- Residualstatus: **R0** (unter Berücksichtigung, dass das Nachresektat an den korrespondierenden Stellen entnommen worden ist).
- **UICC-Stadium: III.**

Medulläres Schilddrüsenkarzinom (medullary thyroid cancer = MTC)

Das medulläre Schilddrüsenkarzinom geht von den Calcitonin-produzierenden, parafollikulären Zellen (C-Zellen) der Schilddrüse aus. In 75 Prozent der Fälle kommt ein **sporadisches medulläres Schilddrüsenkarzinom** ab dem 40. Lebensjahr vor. Bei den meisten Patienten fällt die Erkrankung durch einen isolierten Schilddrüsenknoten auf. Bei Diagnosestellung liegt bei 70 Prozent der Patienten eine lymphogene Metastasierung vor. Eine Fernmetastasierung kann in Leber, Lunge und Knochen vorkommen.

Dagegen liegt in 25 Prozent der Fälle ein hereditäres MTC vor. Hier können zwei Untergruppen – das familiäre MTC (FMTC) und die Gruppe, die als Teil der multiplen endokrinen Neoplasie Typ 2 (MEN2) vorkommt – unterschieden werden.

Die Diagnosestellung erfolgt mittels Feinnadelpunktion einer auffälligen Schilddrüsenläsion. Die Tumormarker CEA und Calcitonin können erhöht sein. Bei jeder Erstdiagnose eines medullären Schilddrüsenkarzinoms sollte eine humangenetische Vorstellung mit Bestimmung des RET-Protoonkogens erfolgen.

Therapie des MTC

- **Kein LK-Befall + Calcitonin < 20 pg/ml**: totale Thyreoidektomie + beidseitige Neck-Dissection der zentralen LK-Kompartimente.
- **LK-Befall**: totale Thyreoidektomie + beidseitige Neck-Dissection der zentralen LK-Kompartimente und laterales Kompartiment auf der betroffenen Seite; bei Calcitonin > 200 pg/ml und fehlender Fernmetastasierung zusätzlich Dissektion der lateralen LK-Kompartimente auf der Gegenseite.
- Im Fall einer **Fernmetastasierung** kann eine palliative Operation bei Kompression der Trachea oder lokalen Schmerzen erforderlich werden.

MERKE

Da die C-Zellen kein Jod speichern, ist eine Radiojodtherapie nicht möglich.

58

Im Fall einer fortgeschrittenen oder metastasierten Erkrankung ist eine Systemtherapie notwendig. In Frage kommen Tyrosinkinaseinhibitoren. Eine Chemotherapie sollte aufgrund der schlechteren Ansprechraten in der zweiten Linie zur Anwendung kommen.

58.2 Therapie

Nach erfolgter **totaler Thyreoidektomie und Neck-Dissection** beidseits entwickelt die Patientin einige Tage später eine **Lymphfistel rechts, die eine Re-Operation erfordert.** Im langfristigen Verlauf manifestiert sich eine Rekurrensparese links und Ptosis rechts. Bei hypothyreoter Stoffwechsellage ist eine **Schilddrüsenhormonsubstitution** notwendig. Darüber hinaus entwickelt sich im Verlauf ein Hypothyreoidismus.

Die Patientin stellt sich seit der Operation regelmäßig zur Nachsorge vor. Bei den in den vergangenen vier Jahren regelmäßig durchgeführten PET-CT-Untersuchungen konnten bisher keine Metastasen festgestellt werden. Die Tumormarker CEA und Calcitonin lagen stets im Normbereich.

Was wäre wenn ...

- ... aufgrund des klinischen Befunds (nur diskret sichtbare Halsschwellung, ca. 2 cm durchmessende, tastbare Resistenz im Halsdreieck rechts) keine Bildgebung bei der Erstvorstellung durchgeführt und eine klinische Verlaufskontrolle in vier Wochen empfohlen worden wäre?
  - Man hätte ohne Bildgebung bei der asymptomatischen Patientin die in die Tiefe reichende große Raumforderung übersehen können und somit einen weiteren Progress der Lymphknotenmetastasierung mit Kompression von Nachbarstrukturen und eine hämatogene Metastasierung bei verzögerter Diagnostik riskiert. Daher sollte bei jeder unklaren Halsschwellung eine sonografische Abklärung erfolgen.
- ... zur histologischen Diagnosesicherung ein Lymphknoten exstirpiert worden wäre?
  - Eine Lymphknotenexstirpation wird standardmäßig bei Lymphomverdacht durchgeführt. Eshandelt sich dabei um keine radikale Operation wie die Neck-Dissection. Da eine histologische Schnellschnittuntersuchung bei einer Exstirpation nicht durchgeführt wird, hätte der histologische Befund erst verzögert vorgelegen. Die Patientin hätte eine zweite Operation zur Durchführung einer Neck-Dissection über sich ergehen lassen müssen.
- ... präoperativ eine Feinnadelpunktion der Schilddrüse durchgeführt worden wäre?
  - Eine Feinnadelpunktion wäre nur dann sinnvoll, wenn eine Raumforderung in der Schilddrüse auch sonografisch darstellbar gewesen wäre. Bei der Patientin war die Schilddrüse sowohl sonografisch als auch kernspintomografisch unauffällig.
- ... eine Fernmetastasierung vorgelegen hätte?
  - Bei einer nur geringgradigen M1-Situation hätte man ebenfalls noch radikal operiert. Nur bei einer ausgedehnten Fernmetastasierung wäre man mit der Radikalität der Operation zurückhaltender. Oder es würde eine palliative Operation bei lokaler Kompression oder Schmerzen erfolgen.

58

LITERATUR

Kloos RT, Eng C, Evans DB. Medullary Thyroid Cancer: Management Guidelines of the American Thyroid Association. Thyroid, 2009, 19 (6): 565–612.

Machens A, Hauptmann S, Dralle H. Medullary thyroid cancer responsiveness to pentagastrin stimulation: an early surrogate parameter of tumor dissemination? J Clin Endocrinol Metab. 2008, 93(6): 2234–2238.

Machens A, Dralle H. Biomarker-based risk stratification for previously untreated medullary thyroid cancer. J Clin Endocrinol Metab. 2010, 95(6): 2655–2663.

Pacini F, Castagna MG, Cipri C et al. Medullary thyroid carcinoma. Clin Oncol. 2010,22(6): 475–485.

FALL 59 Alle haben sich geirrt!

FALLBERICHT

Ein 20-jähriger Patient wird mit einer neu entdeckten mediastinalen Raumforderung zur weiteren Abklärung vom niedergelassenen Kardiologen stationär eingewiesen.

Der Patient habe erstmals vor drei Monaten **plötzlich Rückenschmerzen** verspürt. Der hinzugezogene Notarzt habe ihm bei Verdacht auf Bronchitis ein Antibiotikum verschrieben. Da sich auch nach einer Woche keine Besserung gezeigt habe und zusätzlich **thorakale Schmerzen und Belastungsdyspnoe** aufgetreten seien, habe er sich beim Hausarzt vorgestellt, der daraufhin eine kardiologische Abklärung mittels EKG und transthorakaler Echokardiografie veranlasst habe, die jedoch keinen richtungsweisenden Befund ergeben hätten. Schließlich sei eine Röntgen-Thoraxuntersuchung durchgeführt worden. Röntgenologisch habe sich **das obere Mediastinum mit 7 cm im p. a.-Strahlengang deutlich über die Norm verbreitert** dargestellt.

Bei der stationären Aufnahme klagt der Patient weiterhin über thorakale Schmerzen ohne Ausstrahlung, über Belastungsdyspnoe und **Kopfschmerzen.** Darüber hinaus bestehe eine ausgeprägte **Müdigkeit,** eine B-Symptomatik liege nicht vor.

Der Patient stammt aus Somalia und lebt schon seit vielen Jahren in Deutschland.

Vorerkrankungen sind nicht bekannt. Keine Dauermedikation. Keine Allergien bekannt. Kein Alkohol- und Nikotinabusus.

Bei der körperlichen Untersuchung zeigt sich ein sehr schlanker dunkelhäutiger Patient. Eine Hepatosplenomegalie und Lymphadenopathie finden sich nicht.

59.1 Diagnostik

Befund Labordiagnostik

Bei der stationären Aufnahme des Patienten wird ein Routinelabor abgenommen (➤ Tab. 59.1).

- Im Blutbild zeigt sich eine **hypochrome, mikrozytäre Anämie** mit einem Wert von 11,8 g/dl. Im Differenzialblutbild findet sich eine relative und absolute Monozytose und eine relative Eosinopenie.
- In der klinischen Chemie fallen eine CRP-Erhöhung, eine Hyperproteinämie und eine isolierte Gamma-GT-Erhöhung auf. Bei den Eisenparametern liegt eine **Verminderung von Eisen und Transferrinsättigung** vor. Die BSG ist beschleunigt. Der Ferritinwert liegt im Normbereich.
- Die Akute-Phase-Proteine **Fibrinogen und Haptoglobin sind stark erhöht.**

Tab. 59.1 Routinelabor bei Aufnahme

Kenngröße	Maßeinh.	Mat.	Referenzber.	
Klinische Chemie				
Natrium	mmol/l	PS	135–145	**140**
Kalium	mmol/l	S	3,5–5,0	**4**
Harnstoff-N	mg/dl	PS	7–23	**9**
Kreatinin	mg/dl	PS	0,5–1,2	**0,7**
GFR pro 1,73 qm (Mabb)	ml/min	PS	≥ 60,0	**> 60,0**
Calcium	mmol/l	PS	2,15–2,60	**2,31**
Eisen	µg/dl	PS	80–180	**30**
Ferritin	µg/l	PS	30–300	**46**
Transferrin	g/l	PS	2,0–3,6	**2,3**
Transferrinsättigung	%	PS	15,0–45,0	**9,3**
C-reakt. Prot.	mg/dl	PS	≤ 0,50	**5,09**
BSG 1 Stunde	mm	B	≤ 15	**22**

Tab. 59.1 Routinelabor bei Aufnahme *(Forts.)*

Kenngröße	Maß-einh.	Mat.	Referenz-ber.	
Klinische Chemie				
BSG 2 Stunden	mm	B		**64**
Eiweiß, gesamt	g/dl	PS	6,0–8,5	**8,7**
IgG	mg/dl	PS	800,0–1800,0	**1 577**
IgA	mg/dl	PS	90,0–450,0	**223**
IgM	mg/dl	PS	60,0–250,0	**52,5**
Bilirubin gesamt	mg/dl	PS	≤ 1,1	**0,7**
GOT [AST] (37°)	U/l	PS	≤ 50	**40**
GPT [ALT] (37°)	U/l	PS	≤ 50	**50**
Gamma-GT (37°)	U/l	PS	≤ 55	**62**
Alk. Phosphatase (37°)	U/l	PS	≤ 135	**115**
LDH (37°)	U/l	PS	< 250	**192**
CK-Gesamt (37°)	U/l	PS	≤ 180	**150**
Hämatologie				
Kleines Blutbild		EB		
Leukozyten	G/l	EB	4,0–11,0	**4,9**
Erythrozyten	T/l	EB	4,50–6,30	**4,87**
Hämoglobin	g/dl	EB	14,0–18,0	**11,8**
Hämatokrit		EB	0,380–0,520	**0,369**
MCV	fl	EB	78,0–98,0	**75,8**
MCH	pg	EB	26,0–32,0	**24,2**
MCHC	g/dl	EB	32,0–36,0	**32**
Thrombozyten	G/l	EB	altersabh.	**307**
Differenzial-BB (maschinell)		EB		**Gerät**
Segmentierte	%	EB	40–70	**56**
Lymphozyten	%	EB	25–40	**28**
Monozyten	%	EB	4–10	**15**
Eosinophile	%	EB	2–4	**1**
Basophile	%	EB	0–2	**0**
Gerinnung (Spezial)				
Antithrombin	%	CP	75–130	**100**
Quick-Wert	%	P	70–120	**71**
INR		P	0,8–1,2	**1,2**
PTT	sec	P	25–42	**33**
Fibrinogen (Clauss)	mg/dl	P	160–400	**> 1000**
Immunologie, Proteinchemie				
Haptoglobin	mg/dl	PS	30,0–200,0	**407**
Endokrinologie, Spezialanalytik				
Folsäure	ng/ml	PS	2,0–15,6	**10,4**
Vitamin B_{12}	pg/ml	PS	250–1100	**524**
TSH	µU/ml	S	altersabh.	**1,7**

Aufgrund des erhöhten CRP-Werts sind die Akute-Phase-Proteine Haptoglobin und Fibrinogen erhöht. Ein weiteres Akute-Phase-Protein, das Ferritin, liegt dagegen im unteren Normbereich. Bei verminderter Transferrinsättigung liegt am ehesten ein falsch hoher Ferritinwert vor. Bei der mikrozytären, hypochromen Anämie handelt es sich daher um eine **Eisenmangelanämie.**

MERKE

Eine Eisenmangelanämie bei einem jungen Mann ist ungewöhnlich und muss unbedingt weiter abgeklärt werden. Differenzialdiagnostisch kommen eine unzureichende alimentäre Eisenzufuhr, eine Blutung (NSAR-Einnahme!) oder eine Neoplasie in Frage.

Da sich bei der körperlichen Untersuchung weder eine palpable Lymphknotenschwellung noch eine Hepatosplenomegalie gezeigt hatte, wird bei dem jungen Patienten bei neu diagnostizierter symptomatischer mediastinaler Raumforderung zum Staging eine CT-Untersuchung von Kopf bis Abdomen veranlasst.

Befund CT Kopf bis Abdomen

- **cCT:** kein intrazerebraler Hirndruck. Kein Blutungsareal abgrenzbar. Keine kontrastmittelaufnehmende Läsion. Kein Hinweis auf eine Ischämie.
- **Hals:** keine Lymphadenopathie, keine pathologisch zu wertende Weichgewebsvermehrung.
- **Thorax:** traubenförmig konfigurierte, randständig kontrastmittelaufnehmende und **zentral semiliquide Raumforderung im mittleren Mediastinum (4,1 × 4,1 cm).**
- **Abdomen:** keine Lymphadenopathie. Keine malignomsuspekte Raumforderung. Blande Leberzyste.

59

Differenzialdiagnostisch kommen ein Teratom oder Teratokarzinom, ein Lymphom, ein perikardialer Tumor, ein parasitärer Prozess, ein myxoider Tumor oder ein Thymom in Frage. Auch ein kleinerer Lungensequester kann nicht ausgeschlossen werden.

Die zwischenzeitlich durchgeführte **Hepatitis-B- und Hepatitis-C-Serologie sowie die HIV-Serologie sind ohne richtungsweisenden Befund.** Zusätzlich werden noch bei malignitätsverdächtiger Raumforderung einige Tumormarker bestimmt (➤ Tab. 59.2). Als einziger Tumormarker ist das **ProGRP erhöht.**

ProGRP (Pro Gastrin Releasing Peptide)

Der Tumormarker ProGRP ist die stabile Vorstufe des instabilen Peptidhormons Gastrin Releasing Peptide (GRP). ProGRP wird in geringen Mengen im Nervensystem, Gastrointestinaltrakt und Bronchialsystem gefunden. Das GRP reguliert die Freisetzung von Gastrin und die Vasodilatation im Respirationstrakt.

ProGRP wird in geringen Mengen bei gutartigen Erkrankungen und aus Tumorgeweben epithelialen Ursprungs sezerniert. Beim kleinzelligen Lungenkarzinom (SCLC) wird das ProGRP dagegen stark sezerniert.

Tab. 59.2 Tumormarkerbestimmung

Kenngröße	Maßeinh.	Mat.	Referenzber.	
Immunologie, Proteinchemie				
CEA (Centaur)	ng/ml	PS	≤ 5,0	**0,8**
Alpha-Fetoprotein (Centaur)	ng/ml	PS	≤ 15,0	**1,6**
Beta2-Mikroglobulin	mg/l	PS	≤ 3,0	**1,4**
CEA S (Elecsys, Roche)	ng/ml	S	≤ 3,4	**1,9**
CYFRA 21–1 S (Elecsys, Roche)	ng/ml	S	≤ 3,3	**1,6**
ProGRP S (ALSI)	pg/ml	S	≤ 38,0	**50,5**
NSE S (Elecsys, Roche)	ng/ml	S	0,0–16,3	**16,3**
SCC S (Abbott, IMX)	ng/ml	S	≤ 2,0	**0,1**

MERKE

ProGRP ist ein Tumormarker, der zum Screening, zur Diagnose und zur Verlaufskontrolle sowie bei unklaren pulmonalen Rundherden eingesetzt wird.

FALLBERICHT

Da bei dem Patienten eine isolierte mediastinale Raumforderung, DD Lymphom, DD kleinzelliges Lungenkarzinom, vorliegt, wird nach Rücksprache mit den Pulmologen die Indikation zur **bronchoskopischen Biopsieentnahme** gestellt.

Befund Bronchoskopie

- Zugang nasal rechts problemlos, Trachea im oberen Drittel normal, **unteres Drittel von ventral rechts komprimiert, ca. 80 % Restlumen.**
- Schleimhäute gerötet.
- Lungensegment S6 links als Trifurkation angelegt, sonst unauffällige anatomische Verhältnisse, kein exophytischer Tumor, keine weitere Kompression von außen.

Nach einer bronchoalveolären Lavage (BAL) wird mit einer Wang-Nadel ein Biopsat entnommen.

Befund Mikrobiologie (BAL)

- **Mikroskopie:** Es werden keine säurefesten Stäbchen nachgewiesen.
- **Kultur:** Nachweis von Staphylococcus aureus und Klebsiella pneumoniae.

FALLBERICHT

Bei Auffiebern des Patienten auf 39,2 °C postinterventionell und angestiegenem CRP-Wert wird bei Nachweis von Staphylococcus aureus und Klebsiella pneumoniae in der BAL eine antibiogrammgerechte Therapie mit Moxifloxacin begonnen. Hierunter entfiebert der Patient rasch, und die Entzündungsparameter sind im Verlauf ebenfalls rückläufig.

In der BAL können mikroskopisch keine Mykobakterien nachgewiesen werden. Eine PCR-Untersuchung auf Mykobakterien war zum damaligen Zeitpunkt keine Standarduntersuchung. Erst bei einer negativen Kultur, welche bis zu sechs Wochen bebrütet werden muss, kann eine Tuberkulose sicher ausgeschlossen werden. Aufgrund des Migrationshintergrunds des Patienten wird ein **Tuberkulin-Hauttest** mit einem PPD-Tb-Test (0,1 ml) durchgeführt und 72 Stunden später abgelesen. Es zeigt sich eine Induration von 20 × 15 mm. Ein Interferon-Gamma-Test (IGRA, z. B. Quantiferon®-Test) war zum damaligen Zeitpunkt nicht etabliert.

Tuberkulin-Hauttestung (THT, Mendel-Mantoux-Test)

Bei dieser Untersuchung wird die Immunität vom verzögerten Typ IV getestet. T-Lymphozyten reagieren auf das Antigen und rufen eine lokale Reaktion (Induration) hervor. Dieser Tuberkulintest wurde in den vergangenen Jahren durch die Etablierung von IGRA-Tests weitgehend verdrängt.

Durchführung

Ein Tuberkulinextrakt, hergestellt aus M.-tuberculosis-Kulturen (meist Purified Protein Derivative [PPD]), wird intrakutan appliziert und 48 bis 72 Stunden später abgelesen. Beim Ablesen wird mit einem Lineal der Durchmesser der Induration (!) und nicht des Erythems ausgemessen.

MERKE

Die Tuberkulin-Hauttestung ist bei gesicherter aktiver Tuberkulose nicht kontraindiziert, sofern die Standarddosis eingesetzt wird.

59

Befundinterpretation

Ein Indurationsdurchmesser von ≥ **15 mm** wird bei gesunden Individuen, die älter als vier Jahre sind, als positiv gewertet.

Werte von ≥ **10 mm** werden bei Menschen mit chronischen Erkrankungen (z. B. Silikose, dialysepflichtige Niereninsuffizienz, Diabetes mellitus, Malignome, Kachexie, intravenöser Drogenabusus, jejuno-ilealer Bypass), bei Kindern unter vier Jahren, Migranten mit erhöhter Tbc-Inzidenz im Herkunftsland (> 25/100 000) sowie bei Personen mit hohem Ansteckungsrisiko in bestimmten Einrichtungen (Gefängnis, Gesundheitswesen, Laboratorien sowie Obdachlosenunterkünfte) als positiv interpretiert.

Ein **Wert von ≥ 5 mm** wird bei Individuen mit HIV-Infektion, stattgehabtem engem Kontakt mit Personen mit offener Tbc, Pleurakuppenschwielen, fibrotischen Veränderungen im Röntgen-Thorax im Sinne einer abgelaufenen Lungentuberkulose und Immunsuppression (z. B. TNF-α-Inhibitoren, Chemotherapie, Organtransplantation, Steroidtherapie [Prednisolon ≥ 15 mg/d über > 1 Monat]) als positiv gedeutet.

Ein **Wert < 5 mm** eines HIV-Infizierten, der in engem Kontakt mit einer Person mit offener Tbc stand, muss als positiv gewertet werden.

Bei dem Patienten im vorliegenden Fall liegt somit ein positives Testergebnis vor (Indurationsdurchmesser 20 × 15 mm).

CAVE

Eine THT und ein IGRA-Test können eine Tuberkulose weder diagnostizieren noch ausschließen.

Nach einigen Tagen liegt auch der histologische Befund vor.

Befund Histologie (Biopsie mediastinale Raumforderung)

- Bronchialwandbiopsie mit geringfügiger chronischer Entzündung, mit Fibrose und einem kleinen Fragment unreifen, sogenannten braunen Fettgewebes sowie einem winzigen Partikel von Fettgewebe mit Kernauffälligkeiten, die aber noch im Rahmen degenerativer Veränderungen erklärbar sind.
- Es gibt keinen verwertbaren Anhalt für Malignität. Möglicherweise handelt es sich **um den Randbereich einer bioptisch nicht erfassten Läsion.**

Bei negativem histologischem Biopsiebefund wird zur Beurteilung des Glukose-Uptakes und weiterer Lymphknotenmanifestationen noch eine **PET-CT-Untersuchung** ergänzt.

Befund PET-CT (➤ Abb. 59.1)

- In Projektion auf die CT-morphologisch semiliquide sich darstellenden mediastinalen Tumormassen zeigen sich korrespondierende, polyzyklisch begrenzte und relativ intensive FDG-Anreicherungen im mittleren und oberen Mediastinum (rechts ventrolateral der Trachea bis in Bifurkationshöhe; SUVmax. 7,5).
- Die Lungenhili erscheinen beidseits unauffällig.
- Kein Nachweis weiterer Tumorfoki intrathorakal, abdominell, kraniozervikal oder extremitätenassoziiert.

In Zusammenschau mit den korrespondierenden mediastinalen Tumormassen des CT, freien Lun-

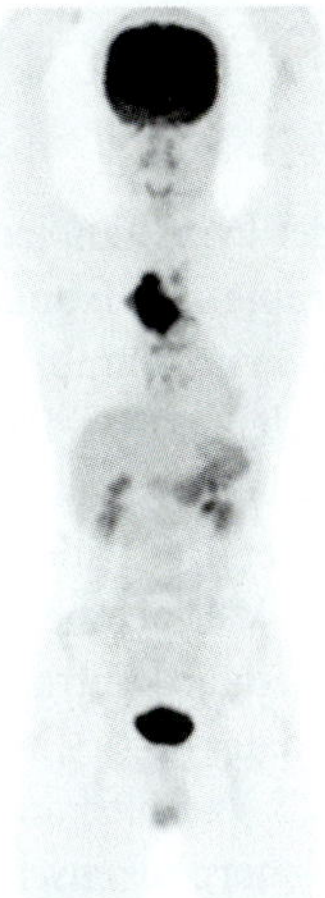

Abb. 59.1 PET-CT (Koronarschnitt): relativ intensive FDG-Anreicherungen im mittleren und oberen Mediastinum; unauffällige Lungenhili; kein Nachweis weiterer Tumorfoki [T987]

genhili/Pulmo erscheint **dieser glukoseutilisierende Tumor differenzialdiagnostisch am ehesten einem Lymphom zu entsprechen. Eine isolierte mediastinale Tbc erscheint differenzialdiagnostisch unwahrscheinlicher.**

FALLBERICHT

Der Fall wird im **thorako-onkologischen Tumorboard** ausführlich diskutiert. Interdisziplinär besteht der hochgradige Verdacht auf ein mediastinales Lymphom. Da der Herd bronchoskopisch nicht gesichert wurde, wird die Indikation zur **mediastinoskopischen Biopsieentnahme mit Schnellschnittuntersuchung** gestellt. Der Patient wird entlassen und einige Tage später in der Thoraxchirurgie aufgenommen. Am Folgetag wird die Mediastinoskopie durchgeführt.

Befund Biopsie (mediastinale Raumforderung)

- Bei der **intraoperativen Schnellschnittuntersuchung** des Biopsiematerials prätracheal zeigt sich eine schwere granulomatöse riesenzell- und epitheloidzellhaltige Entzündung mit Nekrosen.
- Der Befund spricht in erster Linie für eine **mykobakterielle Infektion.** Es gibt keinen Anhalt für Malignität.

Daraufhin werden mehrere mikrobiologische Abstriche und weiteres Biopsiematerial entnommen und eine ausgiebige Spülung des Thorax mit Lavasept® durchgeführt. Der intra-und postoperative Verlauf gestaltet sich komplikationslos. Der Patient kann rasch entlassen werden.

Einige Tage später liegt der histologische Befund der Biopsate aus der mediastinalen Raumforderung vor.

Befund Histologie

Histologisch gibt es den Nachweis einer **ausgedehnten schweren granulomatösen riesenzell- und epitheloidzellhaltigen Entzündung mit herdförmigen Nekrosen,** wohl von einem destruierten Lymphknoten ausgehend. Am vorliegenden Material gibt es keinen Anhalt für Malignität. Der Befund spricht in erster Linie für eine mykobakterielle Entzündung.

Zwischenzeitlich liegt das Ergebnis der **ergänzenden Spezialfärbungen** (Ziehl-Neelsen, Auramin) vor, die **keinen Nachweis säurefester Stäbchen** erbringen. Somit gibt es auch in den ergänzend angefertigten Spezialfärbungen keinen Erregernachweis.

Mittlerweile liegt auch das Ergebnis der **ergänzenden molekularpathologischen Untersuchung** zum Nachweis oder Ausschluss einer mykobakteriellen Infektion vor. Hierin konnte mittels PCR ein **Mycobacterium-tuberculosis-Komplex-spezifisches Amplifikationsprodukt nachgewiesen** werden. Somit gibt es den molekularpathologischen Nachweis eines Mycobacterium-tuberculosis-(Komplex-)spezifischen PCR-Produkts als Ursache für die schwere granulomatöse riesenzell- und epitheloidzellhaltige, teilweise nekrotisierende Entzündung in der mediastinalen Raumforderung. Nach wie vor gibt es keinen Anhalt für Malignität.

Befund Mikrobiologie

Auch die mikrobiologische Aufarbeitung des Abstrichmaterials von prätracheal bestätigen das Vorliegen einer Mykobakterien-Infektion.

- **Mikroskopie:** Es werden keine säurefesten Stäbchen nachgewiesen.
- **Kultur:** positiv auf Mykobakterien.

Inzwischen liegt auch der Kulturbefund aus der BAL vor.

Befund Mikrobiologie (BAL)

Die **Kultur** auf Mykobakterien ist negativ.

Diagnose

In Zusammenschau der Befunde liegt bei dem Patienten eine **Lymphknotentuberkulose** im Sinne einer **lokalen Reaktivierung der im Rahmen einer Primärinfektion hämatogen besiedelten Lymphknoten** vor. Eine Infektiösität besteht nicht.

MERKE

Eine Infektionsgefahr besteht nur bei einer offenen Lungentuberkulose, wenn der Krankheitsherd Anschluss an die Luftwege hat und damit Bakterien an die Umwelt abgegeben werden können. Bei Verdacht auf Lungentuberkulose kann erst nach 3 × negativem Sputumbefund (falls kein Abhusten von Sputum möglich: Sputuminduktion durch Inhalation von 5- bis 10-prozentiger Kochsalzlösung) oder einem negativen BAL-Befund ausgeschlossen werden. Eine hohe Infektiösität besteht bei Patienten mit Lungentuberkulose, bei denen bereits im Sputum säurefeste Stäbchen mikroskopisch nachgewiesen werden.

Bei extrapulmonalen Tuberkulosen, d. h. Manifestatation außerhalb der Lunge (z. B. Lymphknoten, Harnwege, Knochen, Gelenke, Verdauungsorgane) geht in der Regel kein Infektionsrisiko bei sozialen Kontakten aus.

59.2 Therapie

Zur Behandlung der Lymphknotentuberkulose wird eine **Vierfachtherapie mit Isoniazid, Rifampicin, Ethambutol und Pyrazinamid** unter stationären Bedingungen eingeleitet. Der Patient verträgt die Therapie sehr gut, eine Transaminasenerhöhung wird nicht beobachtet. Der Patient wird wieder entlassen. Die initiierte Vierfachtherapie wird unter regelmäßigen Laborverlaufskontrollen ambulant fortgeführt. Zwei Monate nach Therapiebeginn wird eine ambulante CT-Verlaufskontrolle des Thorax durchgeführt. CT-morphologisch zeigt sich eine deutliche Regredienz der mediastinalen Lymhknoten, die teilweise nicht mehr pathologisch vergrößert sind. Die Vierfachtherapie wird daraufhin auf eine **Zweifachtherapie mit INH und Rifampicin** umgestellt und für weitere vier Monate fortgesetzt. **Der wahrscheinlich alimentär bedingte Eisenmangel wird oral substituiert.**

Nach insgesamt sechs Monaten wird die antituberkulostatische Therapie beendet. Auf eine CT-morphologische Abschlussuntersuchung wird bei dem subjektiv beschwerdefreien jungen Patienten bewusst verzichtet.

Was wäre wenn …

- … nach der ersten negativen Histologie mit dem Patienten eine CT-Verlaufskontrolle in drei Monaten vereinbart worden wäre?
  - Das hätte zu einer zunehmenden Verschlechterung des Allgemeinzustands mit Zunahme der thorakalen Schmerzen, obstruktionsbedingter Pneumonie oder Abszedierung usw. geführt. Trotz negativer Histologie darf bei einer so großen PET-positiven, mediastinalen Raumforderung keine Verlaufskontrolle empfohlen werden. Es muss so lange versucht werden, mit unterschiedlichen Biopsiemethoden an Biopsiematerial zu gelangen, bis eine plausible Histologie vorliegt.
- … nach der bronchoskopischen Biopsieentnahme mit einer Steroidtherape im Sinne einer Vorphase (100 mg Prednisolon pro Tag) begonnen worden wäre?
  - Eine Steroidtherapie, insbesondere in dieser Dosierung, würde bei einer Infektion durch die zusätzliche Immunsuppression eine Verschlechterung der Infektion mit erhöhter Mortalitätsrate zur Folge haben. Mit einer Steroidtherapie sollte daher erst nach histologischem Nachweis eines aggressiven Lymphoms begonnen werden. Bei stabilen Patienten ohne B-Symptomatik mit normwertiger LDH kommt es auf eine Wartezeit von drei bis fünf Tagen, bis der histologische Befund vorliegt, nicht an. Lymphome sprechen auf Steroide häufig sehr schnell an, sodass in der nach vorzeitigem Therapiebeginn bei negativem histologischem Befund notwendig gewordenen Rebiopsie eventuell kein Lymphomgewebe mehr nachweisbar ist.

- … neben der BAL auch Biopsiematerial mikrobiologisch auf Mykobakterien untersucht worden wäre?
  - In der BAL konnten mikroskopisch keine säurefesten Stäbchen nachgewiesen werden. Auch war die Kultur negativ auf Mykobakterien. Eine positive BAL hätte man bei einer offenen Tuberkulose erwartet und nicht bei extrapulmonalen Formen – in diesem Fall bei einer mediastinalen Lymphknotentuberkulose ohne pulmonale Beteiligung. Daher wäre die mikrobiologische Untersuchung des ersten bronchoskopisch entnommenen Biopsats aus der mediastinalen Raumforderung sinnvoll gewesen, da man bei positivem mikrobiologischem Nachweis dem Patienten die thorakoskopische Biopsieentnahme hätte ersparen können.
- … der Patient nach zweimonatiger Therapie der Tuberkulose mit der Vierfachkombination CT-morphologisch nicht angesprochen hätte?
  - In diesem Fall wäre eine Rebiopsie mit mikrobiologischer und histologischer Untersuchung notwendig gewesen. Wären weiterhin Mykobakterien nachgewiesen worden, hätte man eine Resistenztestung durchgeführt und die antituberkulostatische Therapie entsprechend angepasst.

LITERATUR

American Thoracic Society. Targeted tuberculin testing and treatment of latent tuberculosis infection. This official statement of the American Thoracic Society was adopted by the ATS Board of Directors, July 1999. This is a Joint Statement of the American Thoracic Society (ATS) and the Centers for Disease Control and Prevention (CDC). This statement was endorsed by the Council of the Infectious Diseases Society of America. (IDSA), September 1999, and the sections of this statement. Am J Respir Crit Care Med. 2000;161(4 Pt 2): S221–247.

Neumeister B, Böhm BO. Klinikleitfaden Labordiagnostik. 5. A. München: Elsevier, 2018.

WHO tuberculosis research office. Further studies of geographic variation in naturally acquired tuberculin sensitivity. Bull World Health Organ. 1955;12(1–2): 63–83.

Anhang Teil VII: Abklärung Lymphadenopathie

Definition

Als Lymphadenopathie wird eine pathologische Schwellung eines Lymphknotens bezeichnet.

Die Ursachen einer Lymphadenopathie sind vielfältig. Es kann eine Einteilung in folgende Formen vorgenommen werden:

- Infektiös
- Neoplastisch
- Metabolisch
- Immunologisch
- Andere

Anamnese

Die Anamnese kann, mit in der Regel wenig invasiven Methoden, wichtige Hinweise zur raschen Abklärung einer Lymphadenopathie liefern. Folgende Fragen und Befunde sollten daher in die differenzialdiagnostischen Überlegungen miteinbezogen werden: Alter des Patienten, Begleitsymptome, Vorerkrankungen, Exposition sowie Größe, Lokalisation und Dauer der Lymphknotenvergrößerung.

- **Alter des Patienten:** rezidivierende Infektionen bei Kindern und Jugendlichen: Verdacht auf primären Immundefekt (erhöhtes Lymphomrisiko!).
- **Begleitsymptome:**
  - Unspezifische, konstitutionelle Symptome (z. B. Krankheitsgefühl, Schwäche oder Müdigkeit): Verdacht auf Tuberkulose, Lymphom, Erkrankung aus dem rheumatischen Formenkreis, Infektionen, Malignome.
  - Zusätzlich Fieber: bakterielle oder virale Infektionen, Lymphom.
  - Zusätzlich Arthralgien, Muskelschwäche und Exantheme: Verdacht auf rheumatoide Arthritis, systemischen Lupus erythematodes, Dermatomyositis.
  - Bei Verdacht auf das Vorliegen eines malignen Lymphoms muss nach einer B-Symptomatik (Fieber, Nachtschweiß und Gewichtsverlust) sowie Juckreiz und Alkoholschmerz (häufig bei M. Hodgkin) gefragt werden.
  - Schmerzen können bei rasch proliferierenden Neoplasien durch Organinfiltration bedingt sein. Knochenschmerzen werden infolge einer Drucksteigerung durch die rasche Expansion von Blasten im Knochenmark bei akuten Leukämien (z. B. AML, ALL) beobachtet. Ein Leberkapselschmerz ist durch rasche Größenzunahme hepatischer Metastasen, z. B. bei einem hepatisch metastasierten kleinzelligen Lungenkarzinom, zu erklären.
- **Vorerkrankungen:**
  - Frühere Infektionen (z. B. Tuberkulose, Syphilis).
  - HIV-Positivität.
  - Silikontransplantate (z. B. Brustaugmentation).
  - Traumen.
  - Transplantationen.
  - Z. n. malignen Erkrankungen.
  - Hereditäre Tumorerkrankungen in der Familie (z. B. Mamma- oder Kolonkarzinom).
- **Exposition:**
  - Alkohol- und/oder Tabakkonsum: Verdacht auf einen metastasierenden Kopf- oder Halstumor oder matastasierendes Lungenkarzinom.
  - Übermäßige Exposition gegenüber UV-Licht: Verdacht auf metastasierendes malignes Melanom.
  - Berufsanamnese: Landwirte (z. B. Brucellose), Jäger (z. B. Hasenpest), Metzger, Fischer (z. B. Erysipeloid).
  - Migranten: je nach ethnischem Hintergrund parasitäre und seltene bakterielle Infektionen.
  - Tuberkulose: Lymphknotentuberkulose.
  - Iatrogene Exposition: Medikamente (z. B. Penicillin, Allopurinol, Captopril, Cephalosporine), Impfungen, Bluttransfusionen (z. B. CMV, HIV).
  - Sexualanamnese: Vorliegen eines erhöhten Risikos auf Infektionen mit HIV, Syphilis, Herpes simplex, Zytomegalievirus, Hepatitisviren.
  - Intravenöser Drogenkonsum: erhöhtes HIV-, Hepatitis- und Endokarditisrisiko.

- Auslandsaufenthalte: Trypanosomiasis, Leishmaniasis, Kokzidioidomykose, Histoplasmose.
- Konsum von rohem Fleisch (z. B. Schaf, Schwein) oder Kontakt mit Katzenkot: Toxoplasmose.
- Kontakt mit oder Verzehr von ungenügend erhitztem Fleisch infizierter Nager und Hasen, Zecken- oder Insektenbiss oder Inhalation von Stäuben: Tularämie.
- Kratzbedingte Hautläsionen durch Katzen: Bartonella henselae (Erreger der Katzenkratzkrankheit).

• **Größe, Lokalisation und Dauer der Lymphknotenvergrößerung:**
  - Größe:
    - Bei Erwachsenen ist eine Lymphknotengröße bis 1 cm, inguinal bis 1,5 cm Durchmesser physiologisch. Eine Abklärung ist bei anhaltend pathologisch vergrößerten Lymphknoten über vier Wochen und/oder rasch größenprogredienten Lymphknoten ggf. auch früher erforderlich.
    - Eine rasche Größenprogredienz kann sowohl bei Infektionen als auch schnell wachsenden Neoplasien (z. B. hoch maligne Lymphome, akute lymphatische Leukämien, kleinzelliges Lungenkarzinom) vorkommen. Eine langsame Größenprogredienz wird dagegen bei niedrig malignen Lymphomen und chronischen Infektionen beobachtet.
  - Lokalisation: supraklavikuläre und axilläre Lymphknoten sind häufig bei malignen Neoplasien befallen.
  - Dauer: Eine rasch progrediente Lymphadenopathie kann bei einem reaktiven Geschehen (z. B. akut-entzündlich bei Epstein-Barr-Virus-Infektion) oder einer malignen Neoplasie mit hoher Proliferationsrate beobachtet werden. Somit können aufgrund der Dauer der Lymphadenopathie keine Rückschlüsse auf die Dignität gezogen werden.

Lymphknotenkonsistenz

Schmerzhafte Lymphknoten kommen typischerweise bei infektiösen Lymphadenopathien vor. Schnell wachsende solide Neoplasien können jedoch auch durch Kapselspannung, Einblutung oder Nerveninfiltration zu lokalen Druckschmerzen führen.

Bei der körperlichen Untersuchung sollte neben der Größe und Lokalisation auch die Lymphknotenkonsistenz beurteilt werden. Letztere kann Hinweise auf die Genese geben (➤ Tab. VII.1).

Pathophysiologie

Der Mensch besitzt ca. 600 bis 700 Lymphknoten. Lymphknoten werden zu den sekundären lymphatischen Organen gerechnet und sind zonenartig aufgebaut (➤ Tab. VII.2).

Je nach Stimuli und Lymphknotenstruktur kommt es zu einer adäquaten Immunantwort. Eine reaktive Lymphadenopathie ist durch eine Hyperplasie der im Lymphknoten vorhandenen Zellen zu erklären (➤ Tab. VII.3).

Weitere, seltenere Erkrankungen mit typischem Proliferationsmuster sind in ➤ Tab. VII.4 zusammengefasst.

Bei malignen Neoplasien wird die Lymphknotenvergrößerung durch unterschiedliche Prozesse hervorgerufen (➤ Tab. VII.5).

Tab. VII.1 Beurteilung der Lymphknotenkonsistenz

Lymphknotenkonsistenz	Weich, verschieblich	Gummiartig, z. T. verschieblich	(Stein-)hart, nicht verschieblich
Diagnose	Infektionen oder Entzündungen	Lymphom	Metastase eines soliden Tumors

Tab. VII.2 Lymphknotenzonen

Zone	Zelltyp
Kortex (= B-Zone)	In der Rinde kommen Lymphfollikel mit sessilen B-Lymphozyten vor.
Parakortex (= T-Zone)	Parakortikale Areale mit migrierenden T-Zellen. Diese Zone ist nicht scharf begrenzt.
Mark	In den Marksträngen befinden sich Plasmazellen, Makrophagen und antigenpräsentierende dendritische Zellen.

Tab. VII.3 Reaktive Lymphknotenhyperplasie

Stimulation von …	B-Zellen	T-Zellen
Stimuli	Bakterien, Pilze, autoimmune Stimuli (z. B. rheumatoide Arthritis)	Allergische (Dermatopathie, Medikamente), autoimmune (SLE), virale Stimuli (EBV, CMV, Masern, Röteln)
Proliferationsmuster	Follikuläre Hyperplasie	Parakortikale bzw. interfollikuläre Hyperplasie

Tab. VII.4 Erkrankungen mit typischem Proliferationsmuster

Erkrankung	Proliferationsmuster
Sarkoidose, verschiedene mykotische und bakterielle Infektionen (v. a. Tuberkulose)	Granulomatöse Veränderungen
Toxoplasmose	Gemischte Hyperplasie (Zeichen einer follikulären Hyperplasie und einer epitheloidzelligen Reaktion)
Bubonenpest (Erreger: Yersinia pestis)	Rapide fortschreitende abszedierende bzw. nekrotisierende eitrige Lymphadenitis
Speichererkrankungen (z. B. M. Gaucher, M. Niemann-Pick)	Deponiertes Material in phagozytierenden Makrophagen
Amyloidosen	Interstitielle Ablagerung von Kongorot-positivem Material

Tab. VII.5 Lymphadenopathie bei malignen Neoplasien

Neoplasieform	Solider Tumor	Morbus Hodgkin	Non-Hodgkin-Lymphom
Proliferationsmuster	Sinusoidale Hyperplasie, granulomatöse Veränderungen	Nachweis weniger, vereinzelt liegender maligner Hodgkin- und Sternberg-Reed-Zellen in einer nichteoplastischen, entzündlich veränderten Matrix	Vergrößerung des Lymphknotens

Algorithmus Abklärung Lymphadenopathie

Lymphknotenvergrößerungen werden gemäß ihrem Verteilungsmuster in lokaliserte und generalisierte Formen eingeteilt.

Lokalisierte Lymphknotenschwellungen

Zu den lokalisierten Formen gehören zervikale, supraklavikuläre, axilläre, kubitale, inguinale, hiläre und mediastinale sowie abdominelle Lymphknotenschwellungen.

Zervikale Lymphknotenschwellungen (➤ Abb. VII.1) sind bei Kindern häufiger zu palpieren, bei Erwachsenen hingegen seltener anzutreffen. Im Erwachsenenalter sollten lediglich submandibuläre Lymphknoten tastbar sein.

MERKE

Die Lymphknotentuberkulose ist die häufigste Form der extrapulmonalen Tuberkulose und manifestiert sich hauptsächlich zervikal und ggf. supraklavikulär. Die Infektion wird bei Erwachsenen durch Mycobacterium tuberculosis und bei Kindern durch atypische Mykobakterien verursacht. Letztere Form kann durch chirurgische Resektion geheilt werden.

Eine **supraklavikuläre Lymphadenopathie** (➤ Abb. VII.2) ist fast immer pathologisch und muss daher histologisch abgeklärt werden.

MERKE

Selten können Pilzinfektionen oder Mykobakteriosen zu einer supraklavikulären Lymphadenopathie führen.

Die Abklärung einer **axillären Lymphadenopathie** ist in ➤ Abb. VII.3 dargestellt.

MERKE

Reaktive axilläre Lymphadenopathien persistieren selten.

Die Abklärung **kubitaler Lymphknotenschwellungen** ist in ➤ Abb. VII.4 dargestellt.

➤ Abb. VII.5 zeigt die Abklärung einer **inguinalen Lymphadenopathie.** Bei Gesunden können inguinale Lymphknoten bis zu zwei Zentimeter groß sein.

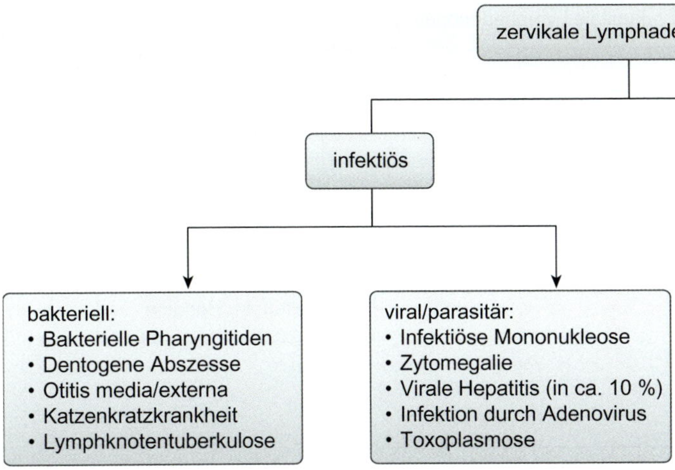

Abb. VII.1 Abklärung zervikale Lymphadenopathie [L138; P502]

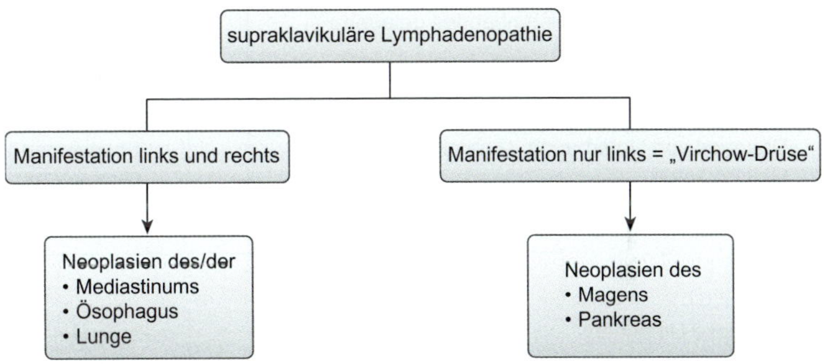

Abb. VII.2 Abklärung supraklavikuläre Lymphadenopathie [L138; P502]

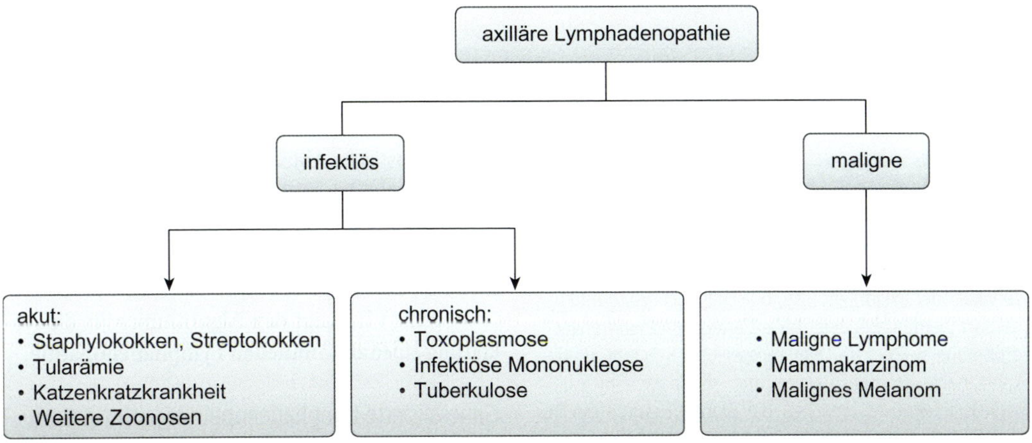

Abb. VII.3 Abklärung axilläre Lymphadenopathie [L138; P502]

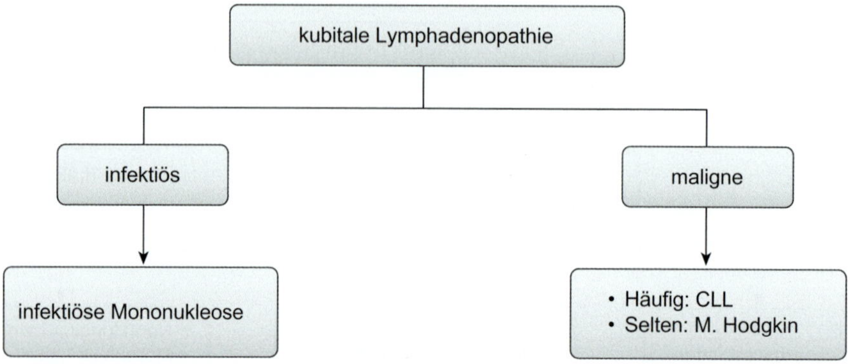

Abb. VII.4 Abklärung kubitale Lymphadenopathie [L138; P502]

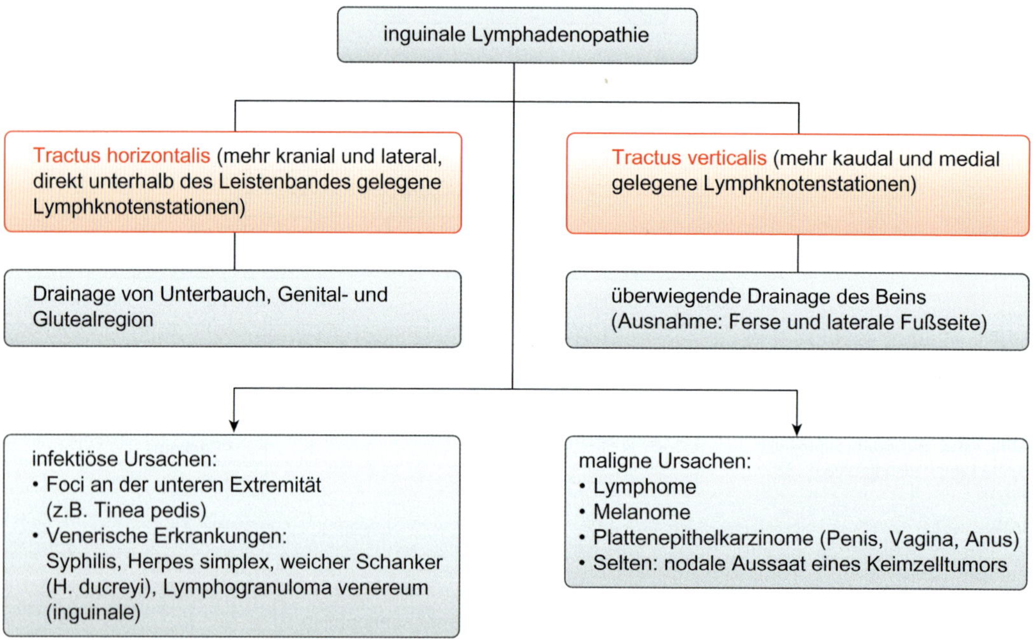

Abb. VII.5 Abklärung inguinale Lymphadenopathie [L138; P502]

MERKE

Bei geringer diagnostischer Aussagekraft einer inguinalen Lymphknotenexstirpation oder -biopsie sollte bei generalisierter Lymphadenopathie eine Lymphknotenentnahme aus einer anderen Lymphknotenregion (z. B. zervikal oder axillär) zur histologischen Sicherung durchgeführt werden. Bei einer lokalisierten Lymphknotenvergrößerung > 2 cm im Durchmesser und B-Symptomatik kann nach anamnestischem und serologischem Ausschluss infektiöser Ursachen die Biopsie/Exstirpation in dieser einfach zugänglichen Region durchaus sinnvoll sein.

Die diagnostische Abklärung **hilärer bzw. mediastinaler Lymphadenopathien** ist in ➤ Abb. VII.6 dargestellt. **Seltene Ursachen** einer hilären Lymphadenopathie können Histoplasmose, Tularämie, Kokzidioidomykose, Q-Fieber und Keuchhusten sein.

➤ Abb. VII.7zeigt den Algorithmus für die Abklärung einer **abdominellen Lymphadenopathie.**

Generalisierte Lymphadenopathie

Bei Erwachsenen ist eine generalisierte Lymphadenopathie mit zunehmendem Alter häufig durch eine

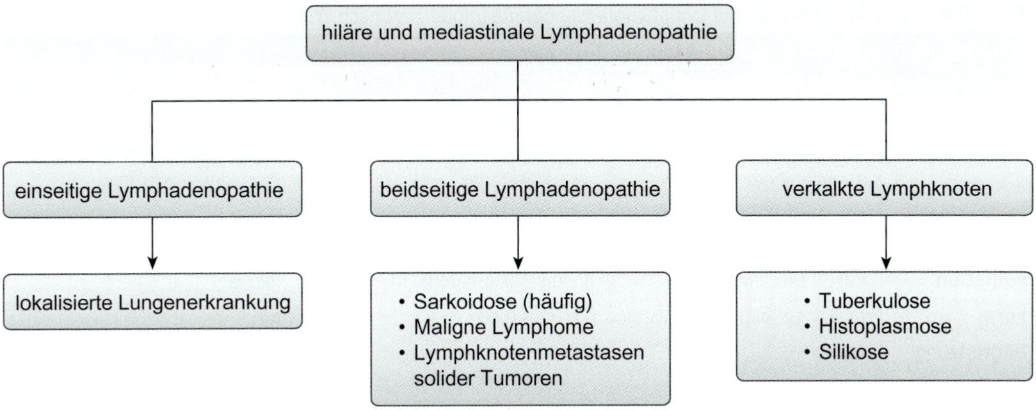

Abb. VII.6 Abklärung hiläre und mediastinale Lymphadenopathie [L138; P502]

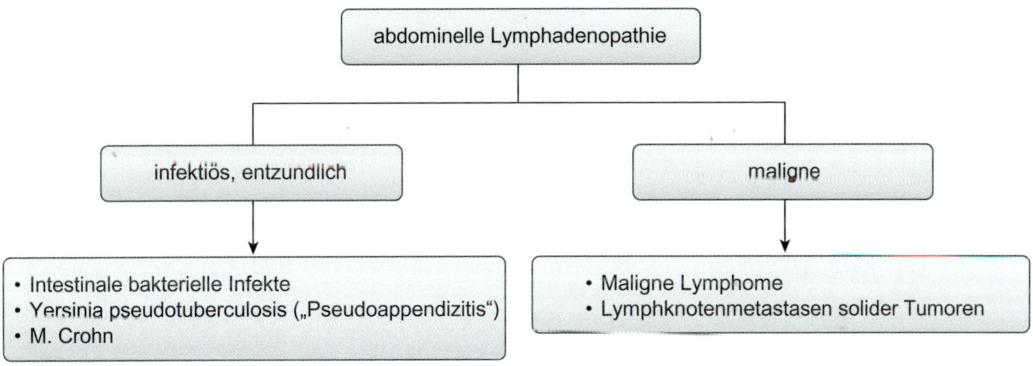

Abb. VII.7 Abklärung abdominelle Lymphadenopathie [L138; P502]

hämatologische Systemerkrankung bedingt. Die meisten soliden Tumoren dagegen fallen durch eine lokalisierte Lymphadenopathie auf, da die Ausbreitung von Tumorzellen entlang der physiologischen Lymphbahnen stattfindet.

Eine generalisierte Lymphadenopathie kann auch bei folgenden **infektiösen Erkrankungen vorkommen:**

- EBV-Infektion (infektiöse Mononukleose)
- CMV-Infektion (mononukleoseartige Infektion)
- HIV-Infektion
- Masern und Röteln (akute Infektion oder nach Impfung)
- Typische oder atypische Mykobakteriosen
- Lues im Sekundärstadium
- Yersiniose
- Brucellose
- Histoplasmose
- Toxoplasmose

Bei **HIV-Infizierten** können die Leishmaniose, das Kaposi-Sarkom, Lymphome oder andere Malignome eine generalisierte Lymphadenopathie bedingen.

Bei den **Autoimmunerkrankungen** müssen eine chronische Polyarthritis, insbesondere der M. Still oder der Lupus erythematodes, differenzialdiagnostisch in Betracht gezogen werden.

Seltenere Ursachen sind Serumkrankheit, Arzneimittelreaktion, M. Crohn, M. Whipple oder Amyloidose.

MERKE

Eine generalisierte Lymphadenopathie kann in weniger als zehn Prozent der Fälle mit einer **Splenomegalie** vergesellschaftet sein. Ursächlich kommen die infektiöse Mononukleose (EBV-Infektion), Hodgkin- und Non-Hodgkin-Lymphome, chronische lymphatische und akute Leukämien in Frage.

Tab. VII.6 Beurteilungskriterien der Lymphknotensonografie (modifiziert nach Weskott 2012)

Kriterium	B-Bild-Kriterien der Lymphknoten		
	Entzündlicher Lymphknoten	**Lymphom**	**Lymphknotenmetastase**
Anzahl und Anordnung	Einzeln, mäßig vermehrt; nach Größe und Zahl zum Infektfokus hin zunehmend	Wenige bis massiv vermehrt; unsystematisch oder „kettenartig" bis „paketartig"	Einzelne bis mehrere Lymphknoten; dem Abflussgebiet des Primarius zuzuordnen
LK-Stationen	Meist einer LK-Station zuzuordnen	Selten nur eine, meistens mehrere oder alle LK-Stationen betroffen	Eine oder mehrere, jedoch nie alle LK-Stationen befallen
Palpation	Lokal druckschmerzhaft	Indolent (Ausnahme: M. Hodgkin)	Indolent
Form	Oval (Länge: Breite > 2)	Oval bis rund	rund
Begrenzung	Scharf	Scharf	Scharf; unscharf mit umgebendem Ödem
Echogenität	Echoarme Rinde	Echoarm bis zystisch wirkend	Meist mäßig echoarm
Rindenmarkarchitektur	Erhalten	Erhalten	Aufgehoben
Rindendicke/ -struktur	Verdickt, konzentrisch oder exzentrisch	Verbreitert, oft aufgehoben	Komprimiert, fehlt meist
Hilusregion	Echogen	Verbreitert, konzentrisch oder exzentrisch	Komprimiert, fehlt meist
Verfahren	**Kriterien zur Charakterisierung der Gefäßversorgung**		
FKDS/B-flow	Gefäßarm bis gefäßreich		Meist gefäßarm
	Geordnete Gefäßarchitektur; büschelartig feinverzweigte Hypervaskularisation bis zur Kapsel reichend als Hinweis auf ein Lymphom		Chaotisches Gefäßbild
	Zentrale Hilusgefäße		Oft periphere Randgefäße
	Arterieller und venöser Fluss		Meist nur arterieller oder kein detektierbarer Fluss
CEUS	Zentrifugal		Zentripetal
	Vollständig vaskularisiert		Intranodale Nekrose(n) möglich
	Enhancement ausschließlich intranodal		Enhancement kann Grenzen des Lymphknotens überschreiten

Lymphknotensonografie (➤ Tab. VII.6)

Wird zufällig ein vergrößerter Lymphknoten entdeckt, sollte nach Anamnese, körperlicher Untersuchung des Patienten und Durchführung eines hämatologischen Standardlabors bei jedem Patienten eine sonografische Untersuchung des Lymphknotens durchgeführt werden, um Größe und Form, Morphologie (Echomuster und -struktur, Außenkontur, Begrenzung), Lokalisation und Verteilungsmuster, Gefäßversorgung und die umgebenden Strukturen zu beurteilen. Bei malignitätsverdächtigen Lymphknoten kann ggf. eine CT- bzw. MRT-Untersuchung zur Beurteilung der restlichen, der Sonografie nicht zugänglichen Lymphknotenstationen notwendig werden.

Lymphknotenexstirpation versus Feinnadelaspiration versus Lymphknotenbiopsie

Bei persistierender Lymphadenopathie unklarer Genese ist eine histologische Untersuchung des befallenen Lymphknotens nach spätestens vier Wochen indiziert. Es gibt drei Möglichkeiten, um Lymphknotengewebe zu gewinnen: Exstirpation, Feinnadelaspiration und Biopsie.

MERKE

Ein malignitätsverdächtiger Lymphknoten sollte bei Fehlen von Kontraindikationen exstirpiert werden. Bei multiplen pathologisch vergrößerten Lymphknoten sollte ein Lymphknoten zervikal, supraklavikulär oder axillär einem inguinalen vorgezogen werden. Falls eine Exstirpation technisch nicht möglich ist, sollte eine sonografie- oder CT-gesteuerte Biopsie durchgeführt werden. Bei mediastinalen, hilären Lymphknoten kann die Biopsie EBUS (endobronchialer Ultraschall-)gesteuert und bei peripankreatischen Lymphknoten mittels Endosonografie erfolgen.

Lymphknotenexstirpation

Die Exstirpation wird offen chirurgisch durchgeführt. Dabei wird der komplette Lymphknoten bzw. das Lymphknotenkonglomerat entnommen und histologisch untersucht.

- **Vorteile:**
  - Beurteilung der gesamten Lymphknotenstruktur mit befallenen und intakten Arealen möglich.
  - Ausreichend Material für weitere immunhistologische und molekularpathologische Untersuchungen vorhanden.
- **Nachteile:**
  - Stationärer Aufenthalt.
  - Intubationsnarkose v. a. bei Eingriffen in Kopf-/Halsregion.
  - Gefäß- und Nervenverletzung.
  - Narbe, Wundheilungsstörung.
  - Falsch negative Befunde bei Entnahme eines nicht-befallenen Lymphknotens möglich.

Feinnadelaspiration

Die Feinnadelaspiration kann ambulant durchgeführt werden. Nach Desinfektion der Hautoberfläche wird der oberflächlich liegende Lymphknoten mit der Hand fixiert. Nach dem Einstechen in das Lymphknotenzentrum wird ein Sog durch Ziehen am Spritzenkonus hergestellt und unter Beibehaltung des Sogs lymphatisches Material fächerförmig aus dem Lymphknoten aspiriert. Bei tiefer gelegenen Lymphknoten wird unter Ultraschallsicht das Lymphknotenzentrum punktiert. Eine Lokalanästhesie ist in der Regel nicht erforderlich.

- **Vorteile:**
  - Schnelle und unkomplizierte Durchführbarkeit im ambulanten Rahmen.
  - Rasche Aussage zu Ätiologie und Dignität möglich.
  - Keine Lokalanästhesie erforderlich.
- **Nachteile:**
  - Kein histologisches Material.
  - Hohe Rate an falsch negativen Befunden.
  - Gefäßverletzung.

MERKE

Bei Verdacht auf Lymphknotentuberkulose kann die Diagnose einer Mykobakteriose in über 90 Prozent der Fälle durch Feinnadelbiopsie mit Mikroskopie und mikrobiologischer Anzucht gestellt werden. Eine Lymphknotenbiopsie oder -exstirpation ist erst im Verlauf bei falsch negativem Befund und negativer Kultur erforderlich.

Lymphknotenbiopsie

Eine sonografie- oder CT-gesteuerte Stanzbiopsie ist eine alternative Methode zur Gewinnung von Lymphknotenmaterial bei malignitätsverdächtigen Läsionen. Bei der Punktion kann ausreichend Material aus verschiedenen Lymphknotenarealen zur histologischen Untersuchung entnommen werden. Vor einer sonografisch gesteuerten Punktion sollte eine FKDS-Untersuchung des Lymphknotens durchgeführt werden, um nekrotische Areale, die nicht biopsiert werden sollten, besser abzugrenzen.

- **Vorteile:**
  - Kostengünstige, komplikationsarme Methode.
  - Keine Intubationsnarkose notwendig.
  - Punktion oberflächlicher und inguinaler Lymphknoten ist ambulant möglich.
- **Nachteile:**
  - Keine komplette Beurteilung der Lymphknotenstruktur möglich.
  - Erhöhte Blutungsgefahr bei Punktion abdomineller Lymphknoten.
  - Falsch negative Befunde bzw. keine diagnostische Aussagekraft bei Biopsie eines nekrotischen Areals.
  - Material kann bei komplexen Fragestellungen für weitere immunhistochemische und molekularpathologische Untersuchungen evtl. nicht ausreichen.
  - Bei CT-gesteuerter Biopsie: Strahlenbelastung.

LITERATUR

Jung W, Trümper L. Differenzialdiagnose und -abklärung von Lymphknotenvergrößerungen. Internist. 2008; 49: 305–320.

Robert Koch Institut (RKI). Tuberkulose. RKI-Ratgeber (Stand: 21.2.2013). Aus: www.rki.de/DE/Content/Infekt/EpidBull/Merkblaetter/Ratgeber_Tuberkulose.html (letzter Zugriff: 18. Dezember 2018).

Weskott H P. Ultraschall in der Diagnostik maligner Lymphome. Radiologe. 2012; 52: 247–359.

VIII

Nurcan Alpay

Gerinnungsstörungen

60 Was hat das eine mit dem anderen zu tun? 407

Anhang Teil VIII: Abklärung Gerinnungsstörungen 413

VIII

FALL

60 Was hat das eine mit dem anderen zu tun?

FALLBERICHT

Ein 86-jähriger Patient stellt sich über die dermatologische Abteilung zur Abklärung von spontanen Hauteinblutungen an beiden Unterarmen vor.

Der Patient berichtet, dass die **Ekchymosen rezidivierend seit zwei bis drei Jahren nur an den Unterarmen** auftreten würden. In letzter Zeit hätten sich die Intervalle deutlich verkürzt. Die Hämatome persistierten nun seit geraumer Zeit, weshalb sich der Patient beim Dermatologen vorgestellt habe. Dieser habe nur einen „kurzen Blick draufgeworfen" und eine hämatologische Abklärung empfohlen. Weitere Blutungszeichen wie Epistaxis, Zahnfleischbluten, Hämoptoe, Meläna, Hämatochezie und Hämaturie werden verneint. Keine NSAR- und ASS-Einnahme.

Trotz fortgeschrittenen Alters ist der Patient in einem sehr guten Allgemeinzustand. Er fahre täglich 30 bis 40 Kilometer mit dem Fahrrad. Bis auf eine arterielle Hypertonie, eine Hypothyreose und Z.n. Cholezystektomie seien keine relevanten Vorerkrankungen bekannt.

Aktuelle Medikation: Euthyrox® 1 × 150 µg, Nebivolol 1 × 2,5 mg, Ramipril 1 × 2,5 mg. Keine Allergien bekannt. Ex-Raucher, kein Alkoholabusus.

Bei der körperlichen Untersuchung fallen lediglich großflächige Hämatome an beiden Unterarmen auf. (➤ Abb. 60.1).

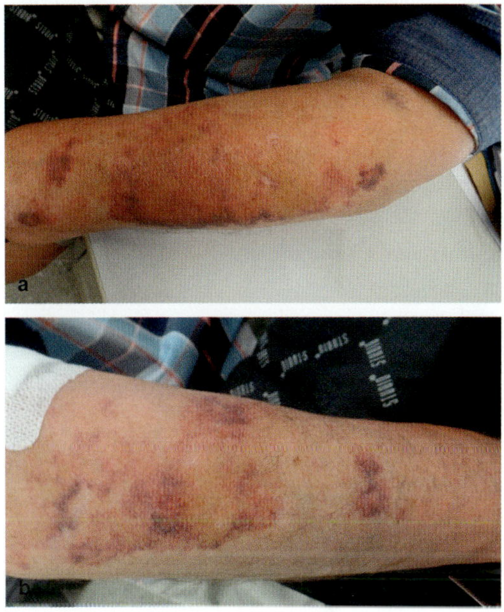

Abb. 60.1 Großflächige Ekchymosen.
a) Am linken Unterarm
b) Am rechten Unterarm [T1004]

60.1 Diagnostik

Befund Labordiagnostik

Bei der Vorstellung in der hämatologischen Ambulanz werden Routinelaborparameter erhoben (➤ Tab. 60.1).

- Im Blutbild und im Differenzialblutbild zeigen sich eine **diskrete Anämie und eine Lymphopenie.**
- In der klinischen Chemie fallen lediglich eine Hyperferritinämie, eine diskrete Haptoglobinerhöhung und eine diskrete GFR-Minderung auf.
- Die übrigen Routineparameter inklusive Gerinnungsparameter liegen im Normbereich.

Tab. 60.1 Routinelabor bei Erstvorstellung

Kenngröße	Maß-einh.	Mat.	Referenz-ber.	
Klinische Chemie				
Natrium	mmol/l	PS	135–145	**138**
Glukose	mg/dl	PS	60–99	**109**
Harnstoff	mg/dl	PS	13–49	**38**
Kreatinin	mg/dl	PS	0,5–1,2	**0,7**
GFR (CKD-EPI)	ml/min	PS	≥ 90	**86**
Harnsäure	mg/dl	PS	3,5–7,0	**3,9**
Calcium	mmol/l	PS	2,10–2,55	**2,24**
Calcium (Eiw.-korr.)	mmol/l	PS	2,10–2,55	**2,41**
Ferritin	ng/ml	PS	30–300	**427**
C-reakt. Prot.	mg/dl	PS	≤ 0,50	**0,43**
BSG 1 Stunde	mm	B	≤ 20	**10**
BSG 2 Stunden	mm	B		**28**
Eiweiß, gesamt	g/dl	PS	6,0–8,5	**6,4**
IgG	g/l	PS	7,00–16,00	**7,04**
IgA	g/l	PS	0,70–4,00	**1,54**
IgM	g/l	PS	0,40–2,30	**0,41**
Bilirubin gesamt	mg/dl	PS	≤ 1,2	**0,5**
GOT [AST] (37°)	U/l	PS	≤ 50	**38**
GPT [ALT] (37°)	U/l	PS	≤ 50	**15**
Gamma-GT (37°)	U/l	PS	≤ 60	**39**
Alk. Phosphatase (37°)	U/l	PS	40–130	**93**
LDH (37°)	U/l	PS	< 250	**204**
Kalium	mmol/l	S	3,5–5,0	**4,2**
Eiweiß, gesamt	g/dl	S	6,0–8,0	**6,6**
Kapillarzonen-Elektroph. Befund		S		**s.Sbef**
IgG	g/l	S	7,00–16,00	**7,63**
IgA	g/l	S	0,70–4,00	**1,72**
IgM	g/l	S	0,40–2,30	**0,45**
Hämatologie				
Kleines Blutbild		EB		
Leukozyten	G/l	EB	3,9–9,8	**5,9**
Erythrozyten	T/l	EB	4,54–5,77	**4,16**
Hämoglobin	g/dl	EB	13,5–17,5	**13,2**
Hämatokrit	l/l	EB	0,396–0,506	**0,388**
RDW-CV	%	EB	12,1–14,8	**12,9**
Hämatologie				
MCV	fl	EB	80,0–95,5	**93,3**
MCH	pg	EB	27,6–32,8	**31,7**
MCHC	g/dl	EB	32,8–36,6	**34**
Thrombozyten	G/l	EB	146–328	**176**
Retikulozyten	Promille	EB	4–14	**17**
Retikulozyten-Hb-Äquivalent	pg	EB	32,1–38,8	**35,1**
Retikulozyten-Produktionsindex		EB		**1,1**
Normoblasten (maschinell)	/100 Leuk	EB	≤ 1,0	**< 0,1**
Differenzial-BB (maschinell)		EB		**Gerät**
Neutrophile Granulozyten	%	EB	41–71	**72**
Lymphozyten	%	EB	19–48	**18**
Monozyten	%	EB	5–15	**9**
Eosinophile Granulozyten	%	EB	≤ 8	**< 1**
Basophile Granulozyten	%	EB	≤ 1	**< 1**
Neutrophile Granuloz. (abs.)	G/l	EB	1,78–6,23	**4,23**
Lymphozyten (abs.)	G/l	EB	1,05–3,24	**1,03**
Monozyten (abs.)	G/l	EB	0,26–0,87	**0,51**
Eosinophile Granuloz. (abs.)	G/l	EB	0,03–0,44	**0,05**
Basophile Granuloz. (abs.)	G/l	EB	0,01–0,08	**0,03**
Gerinnung (Spezial)				
Quick-Wert	%	P	70–120	**94**
INR		P	0,8–1,2	**1**
PTT	sec	P	25–42	**29**
Immunologie, Proteinchemie				
Haptoglobin	g/l	PS	0,30–2,00	**2,07**
Endokrinologie, Spezialanalytik				
Folsäure	ng/ml	PS	3,9–26,8	**15**
Vitamin B_{12}	pg/ml	PS	197–771	**245**
TSH	µU/ml	S	0,27–4,20	**1,9**

MERKE

Schleimhautblutungen und Petechien werden bei **quantitativen und qualitativen Thrombozytenfunktionsstörungen** (Thrombozytopenie, Thrombozytopathie) beobachtet. Ekchymosen können auftreten, sind jedoch kleinflächig und oberflächlich. Gelenk- und Muskelblutungen sind ungewöhnlich.
Ein **Mangel an Gerinnungsfaktoren** (z. B. Faktor-XIII- oder Faktor-IX-Mangel) führt dagegen zu spontanen, tiefen Gewebsblutungen und Blutungen in Gelenken und Muskulatur, die eine schwere Behinderung auslösen können. Schleimhautblutungen und Petechien kommen nicht vor. Ekchymosen sind großflächig und können zu Weichteilhämatomen führen.

Da bei dem Patienten eine diskrete normozytäre und normochrome Anämie sowie Ekchymosen unklarer Genese vorliegen, werden weitere Laboruntersuchungen veranlasst (➤ Tab. 60.2), um eine hämorrhagische Diathese bei Amyloidose, DD Multiples Myelom, DD Kryoglobulinämie, abzuklären.

MERKE

Ein erworbener Faktor-X-Mangel, eine erhöhte t-PA-Aktivität und ein Mangel an Alpha2-Antiplasmin können zu einer vermehrten fibrinolytischen Aktivität bei Patienten mit Amyloidose führen.

Befund erweiterte Labordiagnostik

- Der Tumormarker Beta2-Mikroglobulin, die Leichtketten im Serum und das Serum-Amyloid A sind normwertig.
- Die Immunfixation im Serum ist negativ.

Tab. 60.2 Laborchemische Zusatzuntersuchungen (Verdacht auf Amyloidose, Multiples Myelom, Kryoglobulinämie)

Kenngröße	Maßeinh.	Mat.	Referenzber.	
Immunologie, Proteinchemie				
Beta2-Mikroglobulin	mg/l	PS	≤ 3,00	**1,75**
Immun-Fixation Zusatz Ak		S		**dgf.**
Monokl. Ig (IFIX)		S		**n.nwb.**
Freie Kappa Leichtketten	mg/l	S	3,30–19,40	**17,9**
Freie Lambda Leichtketten	mg/l	S	5,7–26,3	**10,7**
Freie Leichtketten K/L-Ratio		S	0,26–1,65	**1,67**
Kryoglobuline visuell		S	n.nwb.	**n.nwb.**
Serum-Amyloid A (SAA)	mg/l	S	≤ 6,4	**3,4**

In der Serumelektrophorese (➤ Abb. 60.2) zeigt sich eine Dysproteinämie vom Alpha-Typ. Diese kann durch einen akut entzündlichen oder destruktiven Prozess zu erklären sein. Da auch die Blutsenkung normal ist und keine Thrombopenie vorliegt, ist eine hämatologische Erkrankung unwahrscheinlich. Auf eine Knochenmarkpunktion wird daher verzichtet.

60

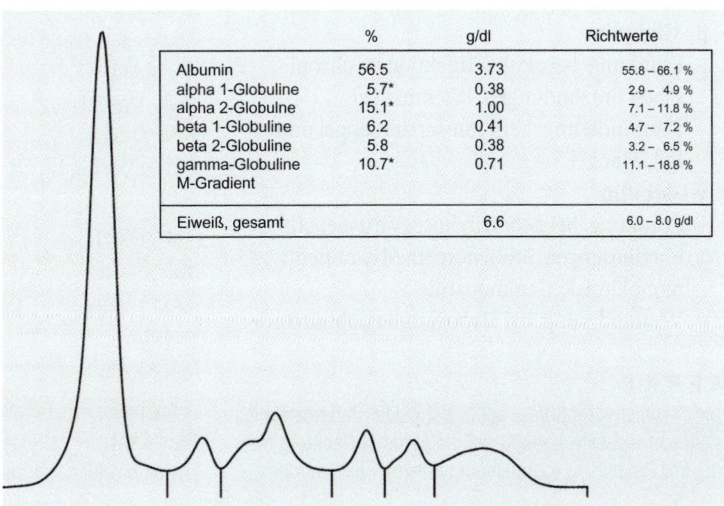

Abb. 60.2 Befund Serumelektrophorese: Dysproteinämie vom Typ Alpha [T989]

Kapillarzonenelektrophorese (Syn. Serumelektrophorese)

Bei dieser Untersuchung werden Serumeiweiße in einem elektrischen Feld nach Ladung, isoelektrischem Punkt und Molekulargewicht aufgetrennt. Mit Hilfe der Elektrophorese können Dysproteinämien bei folgenden Erkrankungen detektiert werden:

- Monoklonale Gammopathien
- Eiweißmangel
- Proteinverlustsyndrome
- Diagnostik und Verlaufskontrolle akuter und chronischer Entzündungen
- Hepatopathien
- Antikörpermangel (z. B. CVID, Hypogammoglobulinämie)
- Abklärung bei beschleunigter Blutsenkung, bei Hyperproteinämien und Proteinurien

Bei der Durchführung der Serumelektrophorese werden fünf Fraktionen unterschieden: Albumin, α_1- und α_2-Globuline, β-Globulin, und γ-Globulin (Immunglobuline).

Interpretation pathologischer Befunde

- **Albumin:** Verminderung bei Eiweißmangel oder -verlust, bei malignen und entzündlichen Erkrankungen
- **α_1- und α_2-Globuline:**
  - Erhöhung: bei akuten Entzündungen, Malignomen, Gewebsnekrosen, Verschlussikterus, nephrotischem Syndrom (durch Erhöhung des α_2-Makroglobulins), Lebererkrankungen
  - Verminderung: bei α_1-Antitrypsinmangel
- **β_2-Globulin:**
  - Erhöhung: bei akuten Infektionen, chronischen Entzündungen, Eisenmangel
  - Verminderung: bei Transferrinmangel und IgA-Mangel
- **γ-Globulin:**
  - Erhöhung: bei Leberzirrhose, Virushepatitis, Entzündungen, Malignomen; M-Gradient: monoklonale Gammopathie
  - Verminderung: bei Hypogammaglobulinämie

60

MERKE

Die Serumelektrophorese sollte bei jedem Patienten mit Verdacht auf eine hämato-onkologische Erkrankung bei der Erstvorstellung routinemäßig durchgeführt werden.

Angsichts der normwertigen Globaltests der Gerinnung und unauffälliger Thrombozytenzahl wird eine erweiterte Gerinnungsdiagnostik veranlasst, um eine hämorrhagische Diathese auszuschließen (➤ Tab. 60.3).

Die erweiterte Gerinnungsdiagnostik zeigt eine Erhöhung des Fibrinogens, des Willebrand-Faktors sowie des Faktors VIII ggf. im Rahmen der Akute-Phase-Reaktion.

Gerinnungsstörungen bei Lebererkrankungen

Sowohl akute als auch chronische Lebererkrankungen können je nach Schweregrad des Leberzellschadens zu einer Hämostasestörung führen. Da die prokoagulatorischen Substanzen stärker vermindert sind als die Gerinnungsinhibitoren, wird eine Blutungsneigung beobachtet. Eine Thromboseneigung kommt dagegen selten vor.

MERKE

Die Leber ist das einzige Organ, das bei fortgeschrittener Erkrankung mit komplexen Störungen der Hämostase einhergehen kann.

Tab. 60.3 Erweiterte Gerinnungsdiagnostik

Kenngröße	Maß-einh.	Mat.	Referenz-ber.	
Gerinnung (Spezial)				
Faktor XIII	%	CP	70–130	**102**
Blutungsneigung		CP		**s.Sbef**
Willebrand-Faktor (Aktivit.)	%	CP		**M 220**
Willebrand-Faktor (Antigen)	%	CP	50–160	**M 260**
Ratio vWF Akitiv./ vWF Antig.		CP	≥ 0,7	**0,8**
Faktor VIII (Aktivit.)	%	CP	70–130	**M 264**
Quick-Wert	%	P	70–130	**98**
INR		P	0,8–1,2	**1**
aPTT Lupus-sensitiv	sec	P	22–34	**26**
aPTT-Ratio		P	0,8–1,2	**0,9**
Fibrinogen (Clauss)	mg/dl	P	210–400	**414**
Thrombinzeit	sec	P	15–25	**17**

Durch die anfängliche Einschränkung der Proteinsynthese kommt es zunächst zu einer Konzentrationsabnahme des Prothrombinkomplexes, die sich in einem Faktor-VII-Mangel und somit isoliert in einem verminderten Quick-Wert widerspiegelt.

Mit progredienter Schädigung der Hepatozyten nehmen auch die Konzentrationen der anderen Gerinnungsfaktoren und -inhibitoren ab. Eine weitere Einschränkung der Leberfunktion hat eine Umsatzerhöhung bestimmter Faktoren und Inhibitoren zur Folge. Eine Verkürzung der Halbwertszeiten führt zu einem Konzentrationsabfall. Die Konzentrationen des **Faktors VIII und des Von-Willebrand-Faktors (vWF)** sind dagegen nicht beeinträchtigt. Im Gegenteil, diese werden **meist stark erhöht gemessen.**

Kommen Proteinfehlbildungen vor, z. B. beim Fibrinogen, ist die fibrinolytische Aktivität des Bluts gesteigert. Dies beeinträchtigt zunehmend die Klärfunktion der Leber für aktivierte Gerinnungsfaktoren, Aktivierungsprodukte und Faktoren-Inhibitoren-Komplexe. Die Thrombozytenzahl im peripheren Blut ist vermindert. Die Thrombozytenfunktion ist stärker beeinträchtigt als die Thrombozytenzahl vermuten lässt.

FALLBERICHT

Der Patient stellt sich eine Woche später zur Befundbesprechung vor, bei der ihm mitgeteilt wird, dass es aktuell keinen Anhalt für eine hämatologische Neoplasie gibt. In Anbetracht der Tatsache, dass jedoch zwei pathologische Laboruntersuchungen (Serumelektrophorese [➤ Abb. 60.2] und Erhöhung von Fibrinogen, vWF und Faktor VIII [➤ Tab. 60.3]) eine Erkrankung der Leber vermuten lassen, wird ein neuer Vorstellungstermin zur Durchführung einer Abdomensonografie vereinbart.

Befund Sonografie Abdomen

- **Leber:** eingeschränkt beurteilbar. **Große inhomogene Raumforderung im linken Leberlappen und eine weitere im Übergang von linkem zum rechten Leberlappen.** Pfortader orthograd perfundiert.
- **Gallenblase:** kaum beurteilbar, soweit erkennbar unauffällig.
- **Gallenwege:** DHC nicht erweitert darstellbar. Keine intra- oder extrahepatische Cholestase.
- **Pankreas:** nicht darstellbar, luftüberlagert.
- **Milz:** eingeschränkt beurteilbar, soweit erkennbar unauffällig.
- **Nieren:** beide Nieren gut beurteilbar und orthotop gelegen, normale Organgröße, Parenchymsaum altersentsprechend, glatte Organkontur, kein Harnstau, keine Konkremente.
- **Freie Flüssigkeit:** geringe Menge echoarme freie Flüssigkeit perihepatisch, perisplenisch und im Douglas-Raum.

Sonografisch imponieren zwei große Raumforderungen in beiden Leberlappen. Es zeigt sich eine geringgradige, nicht-punktionswürdig Menge Aszites. Daraufhin wird eine externe CT-Untersuchung des Abdomens veranlasst.

Befund CT Abdomen

- Im Lebersegment VIII zeigt sich ein großer, teils solider, teils wohl mit fettigen Anteilen und inhomogen kontrastmittelaufnehmender Tumor mit einer Größenausdehnung von ca. 11 × 10 cm (kraniokaudale Ausdehnung: 14 cm). In beiden Leberlappen zeigen sich mehrere hypervaskularisierte Herde mit einer maximalen Größenausdehnung in Segment IV von 2,1 × 2 cm. Eine ähnliche inhomogene kontrastmittelaufnehmende Raumforderung ist im linken Leberlappen sichtbar, mit einer maximalen Größenausdehnung von 4,5 × 4,2 cm.
- Die Milz ist homogen kontrastiert.
- Das Pankreasorgan ist lipomatös verändert, wahrscheinlich infolge der Cholezystektomie in der Vorgeschichte.
- Es gibt keinen Nachweis einer intra- oder extrahepatischen Cholestase.
- Nebennieren zart.
- Nieren in orthotoper Lage mit seitengleicher und zeitgerechter Parenchymkontrastierung. Etwas verschmälerter Nierenparenchymsaum beidseits.
- Dilatatative Angiopathie der Beckenetage, Gefäßsklerose. Keine freie Flüssigkeit.
- Leistenhernie beidseits mit prolabierten Fettanteilen. Kalzifikationen der Prostata. LWS-Degeneration mit multisegmentalen Spondylarthrosen sowie Spondylosis deformans.
- Intraabdominell zeigen sich keine suspekten Lymphknoten.

Der CT-Befund ist gut vereinbar mit einem multifokalen hepatozellulären Karzinom (HCC). Es wird eine histologische Abklärung empfohlen.

FALLBERICHT

Zur weiteren Abklärung der unklaren Leberraumforderung stellt sich der Patient auf eigenen Wunsch in einer externen Klinik vor. Dort wird zunächst eine Leberbiopsie durchgeführt. Die histologische Begutachtung ergibt ein HCC. Es liegt ein BCLC-Stadium C vor. Eine Leberzirrhose wird bildmorphologisch und histologisch ausgeschlossen. Die Hepatitis-Serologie ist negativ. Da ein Alkoholabusus vehement verneint wird, bleibt die Genese des HCC letztlich unklar.

Diagnose

In Zusammenschau der erhobenen Befunde liegt bei dem Patienten ein **multifokales HCC** vor. Die Blutungsneigung ist vermutlich durch eine verminderte Produktion von Gerinnungsfaktoren zu erklären. Eine weitere hämostaseologische Abklärung sei extern nicht erfolgt. Differenzialdiagnostisch kann es sich um ein paraneoplastisches Phänomen handeln.

60.2 Therapie

Einige Wochen nach der Erstdiagnose wird die erste Sitzung **TACE (transarterielle Chemoembolisation)** durchgeführt, die der Patient gut verträgt. Vier Wochen später erfolgt die zweite Sitzung. Postinterventionell entwickelt der Patient zu Hause Schmerzen und hohes Fieber, weshalb er wieder stationär aufgenommen wird. Im weiteren Verlauf zeigt sich eine progrediente Anämie mit Hb-Werten zwischen 8 und 9 g/dl. Außerdem verschlechtert sich die plasmatische Gerinnung infolge einer Lebersynthesestörung, sodass sich der Patient gegen eine weitere Fortführung der Chemoembolisation ausspricht. Bei progredientem Aszites und zunehmender Verschlechterung des Allgemeinzustands ist eine ambulante Versorgung durch das SAPV-Team geplant. Der Patient berichtet vier Monate nach Erstdiagnose bei einem Telefongespräch, dass die Hauteinblutungen an den Unterarmen weiterhin bestehen. Er verstehe immer noch nicht, was das eine mit dem anderen zu tun habe.

Was wäre wenn ...

- ... der Patient erhöhte Transaminasen und eine Quick-Verminderung gehabt hätte?
  - Eine Transaminasenerhöhung und eine Quick-Verminderung hätten eher eine chronische Lebererkrankung, z. B. eine Leberzirrhose, vermuten lassen. Bei fortschreitender Lebererkrankung kann es infolge einer Synthesestörung zu einem Mangel an Gerinnungsfaktoren mit Blutungsneigung kommen.
- ... keine Serumelektrophorese und keine weiterführende Gerinnungsabklärung durchgeführt worden wären?
  - Dann hätte man bei normwertigen Transaminasen und Cholestaseparametern nicht an eine Lebererkrankung gedacht und keine Ultraschalluntersuchung vom Abdomen veranlasst.
- ... eine Knochenmarkpunktion durchgeführt worden wäre?
  - Bis auf eine diskrete normozytäre und normochrome Anämie, Lymphopenie und Hyperferritinämie zeigten sich im Labor keine weiteren Auffälligkeiten. Eine Knochenmarkpunktion wäre nur bei positiver Immunfixation indiziert gewesen, um ein Multiples Myelom und ein NHL auszuschließen. Die Knochenmarkpunktion hat bei der Abklärung einer hämorrhagishen Diathese in der Primärdiagnostik keinen Stellenwert.

60

LITERATUR

Barthels M, von Depka M. Das Gerinnungskompendium. 2. A. Stuttgart: Thieme, 2012.

Neumann HA. Das Gerinnungssytem. 2. A. Berlin: ABW Wissenschaftsverlag, 2014.

Neumeister B, Böhm BO. Klinikleitfaden Labordiagnostik. 6. A. München: Elsevier, 2018.

Anhang Teil VIII: Abklärung Gerinnungsstörungen

Definition

Bei einer Gerinnungsstörung liegt ein gestörter Ablauf der Blutgerinnung vor. Es werden zwei Formen unterschieden:

- Hämorrhagische Diathesen (Minuskoagulopathien) → erhöhte Blutungsneigung
- Thrombophilie (Pluskoagulopathien) → erhöhte Thromboseneigung

Bei Verdacht auf das Vorliegen einer Gerinnungsstörung sollten folgende Parameter untersucht werden:

- Blutbild
- Peripherer Blutausstrich
- Gerinnungsparameter: Quick-Wert (Prothrombinzeit) und partielle Thromboplastinzeit (PTT) = Globaltests
- Ggf. Thrombozytenfunktions-Screening und Bestimmung der Thrombinzeit (letztere wird kaum routinemäßig durchgeführt)

MERKE

Der Quick-Wert und die PTT erfassen alle drei Phasen des biochemischen Gerinnungsprozesses: Faktor-X-Aktivierung, Umwandlung von Prothrombin zu Thrombin und Fibrinbildung.

Algorithmus Abklärung Gerinnungsstörungen

Befundkonstellation 1: Quick-Wert normal, PTT normal, Thrombozytenzahl normal (➤ Abb. VIII.1).

CAVE

Bei Vorhandensein von Blutungszeichen und positiver Familienanamnese kann trotz unauffälliger Werte für Quick, PTT und Thrombozytenzahl ein von-Willebrand-Syndrom vorliegen. Daher ist noch eine weitere Abklärung durch Bestimmung folgender Parameter erforderlich: Von-Willebrand-Faktor (vWF-)Antigen, Ristocoetin-Cofaktor-Aktivität, vWF-Multimermuster und Faktor-VIII-Spiegel.

➤ Abb. VIII.2 zeigt **Befundkonstellation 2:** Quick-Wert normal, PTT verlängert, Thrombozytenzahl normal.

In ➤ Abb. VIII.3 ist **Befundkonstellation 3** dargestellt: Quick-Wert vermindert, PTT normal, Thrombozytenzahl normal.

MERKE

Faktor VII wird als einziger Faktor nicht von der PTT erfasst.

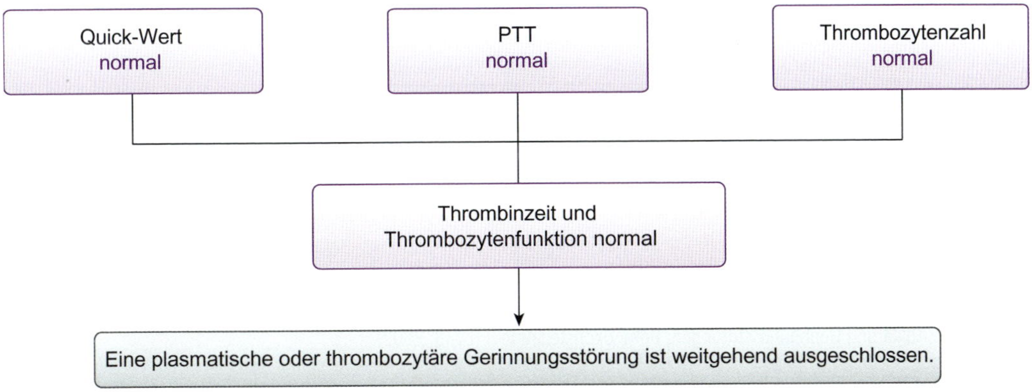

Abb. VIII.1 Abklärung Gerinnungsstörungen: Befundkonstellation 1 [L138; P502]

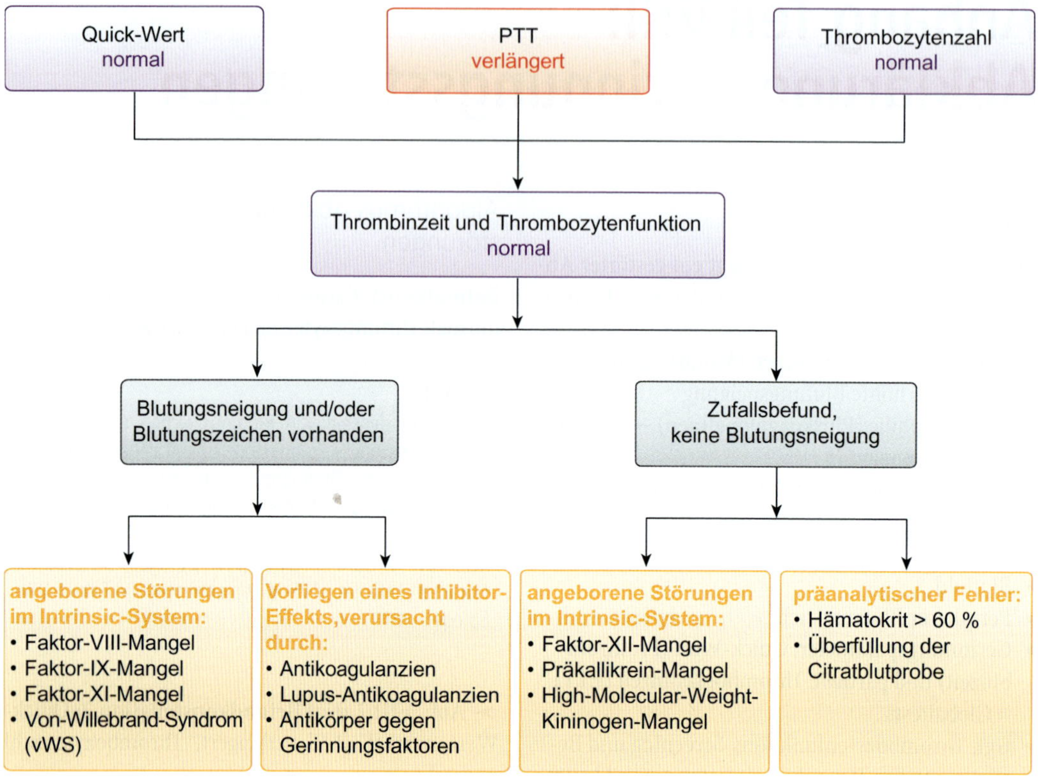

Abb. VIII.2 Abklärung Gerinnungsstörungen: Befundkonstellation 2 [L138; P502]

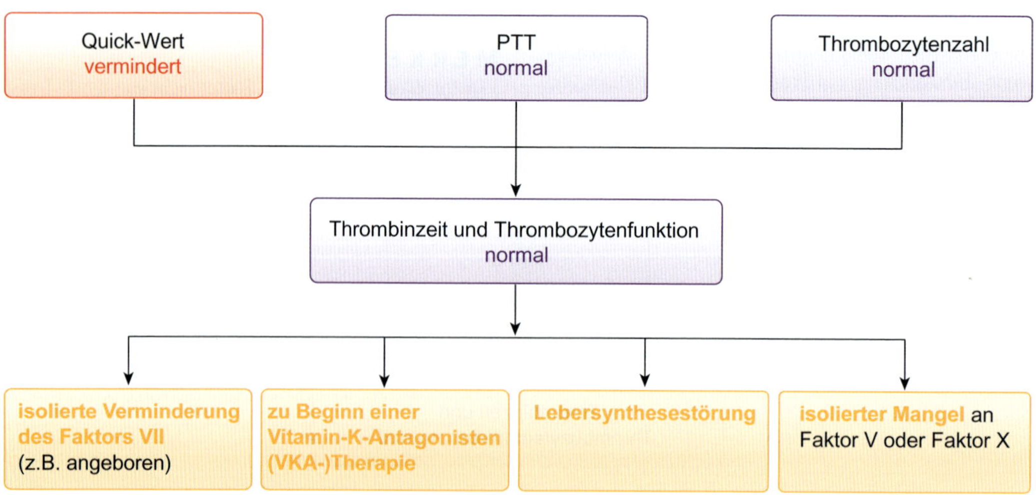

Abb. VIII.3 Abklärung Gerinnungsstörungen: Befundkonstellation 3 [L138; P502]

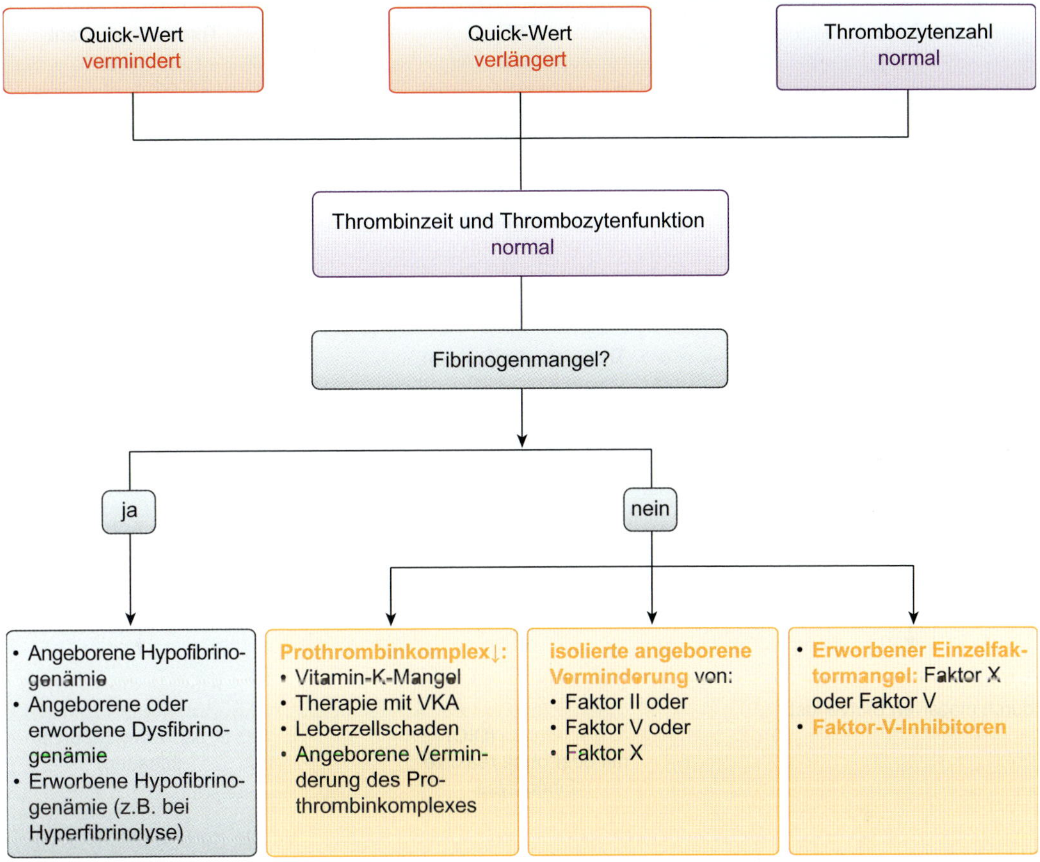

Abb. VIII.4 Abklärung Gerinnungsstörungen: Befundkonstellation 4 [L138; P502]

Befundkonstellation 4: Quick-Wert vermindert, PTT verlängert, Thrombozytenzahl normal (➤ Abb. VIII.4).

MERKE

Der Quick-Wert und die PTT erfassen gemeinsam die Faktoren des Prothrombinkomplexes (Faktor II, VII, X und IX), Faktor V und Fibrinogen.

Befundkonstellation 5: Quick-Wert vermindert, PTT verlängert, Thrombozytenzahl vermindert (➤ Abb. VIII.5).

➤ Abb. VIII.6 zeigt **Befundkonstellation 6:** Quick-Wert normal, PTT verlängert, Thrombozytenzahl normal bis vermindert.

MERKE

Die PTT ist bei einer heparininduzierten Thrombozytopenie (HIT) nur unter fortgeführter therapeutischer Vollantikoagulation mit unfraktioniertem Heparin verlängert.

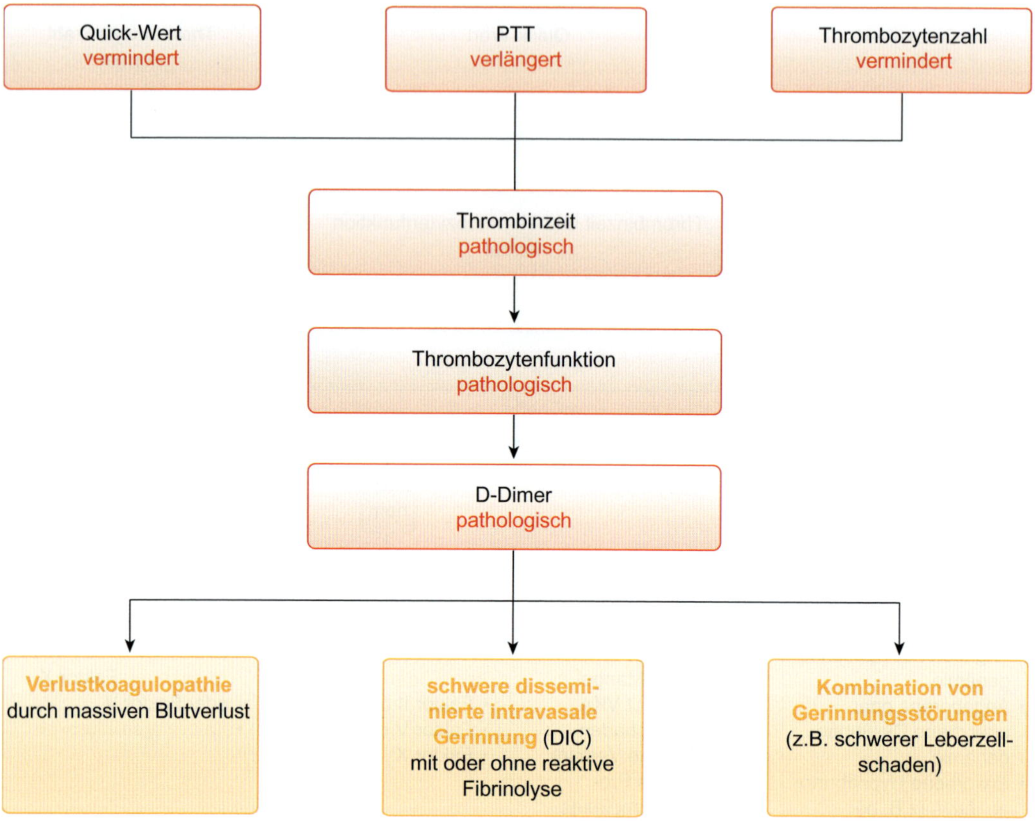

Abb. VIII.5 Abklärung Gerinnungsstörungen: Befundkonstellation 5 [L138; P502]

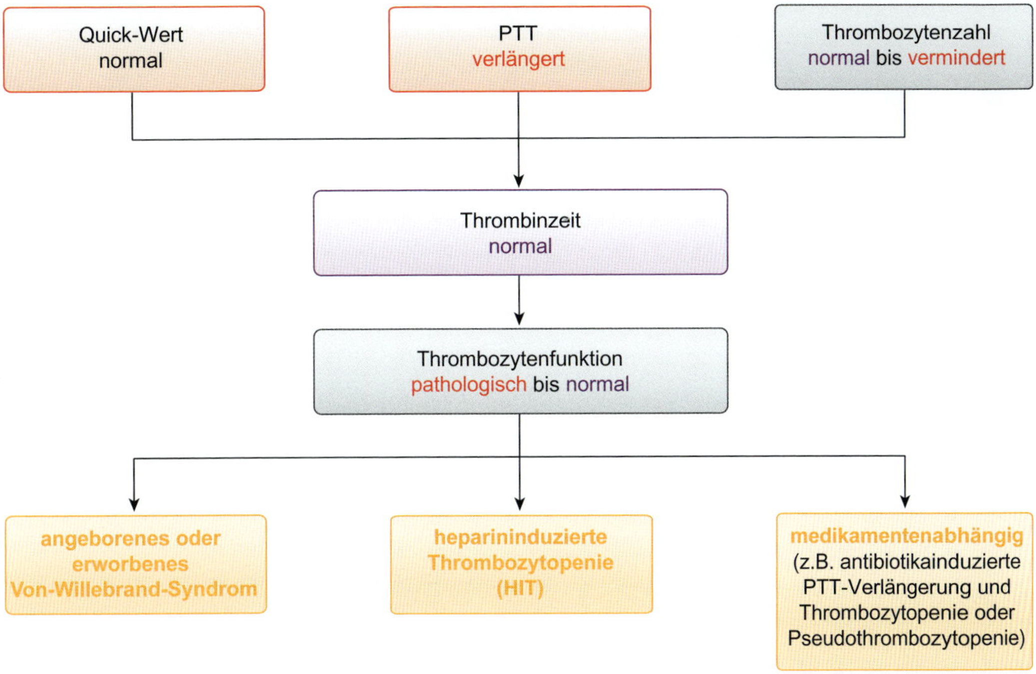

Abb. VIII.6 Abklärung Gerinnungsstörungen: Befundkonstellation 6 [L138; P502]

LITERATUR

Barthels M, Tiede A, Ziemer S: Befundkombinationen – Schnellorientierung. In: Barthels M, von Depka M. Das Gerinnungskompendium. 2. A. Stuttgart: Thieme, 2012. S.2–20.

Fuat Oduncu

IX Außergewöhnliche hämatologische und onkologische Fallverläufe

61 Schock: Krebs in der Schwangerschaft 421

62 Aufgegeben und doch überlebt 429

63 Chamäleon der Medizin 434

64 Die Hoffnung stirbt zuletzt 442

65 Metastasenleber – Glück im Unglück 453

FALL

61 Schock: Krebs in der Schwangerschaft

FALLBERICHT

Eine 33-jährige Patientin kommt über ihre Gynäkologin zur Abklärung von Husten und Luftnot sowie einem auffälligen Röntgen-Thoraxbefund in die onkologische Ambulanz.

Sie berichtet, dass sie seit einigen Wochen **zunehmende Luftnot bei körperlicher Anstrengung** (Treppensteigen), trockenen Husten und ein **leichtes Druckgefühl in der Brust** festgestellt habe. Die Patientin befindet sich zu dieser Zeit in der **28. Schwangerschaftswoche,** weshalb sie ihre Beschwerden zunächst auf ihre bisher normal verlaufende Schwangerschaft zurückgeführt habe. Sie habe keine B-Symptome. Bei zunehmender Symptomatik habe sie sich bei ihrer Gynäkologin/Hausärztin vorgestellt, die schließlich eine Röntgen-Thoraxuntersuchung veranlasst habe.

Vorerkrankungen: ausgeheilte Lungentuberkulose, die vor acht Jahren medikamentös behandelt und operiert wurde (Segmentresektion S1 und S2 rechts). Außer Z. n. Pleuritis vor einem Jahr und einer Retinopathie des rechten Auges sind keine weiteren Vorerkrankungen bekannt.

Medikation: Magnesium, Folsäure.

61.1 Vorbefunde

Befund Röntgen-Thorax (➤ Abb. 61.1)

Der auswärtige Röntgen-Thoraxbefund zeigt eine **mediastinale Raumforderung,** die zur stationären Abklärung in die Pneumologie führt. In der Klinik werden konsiliarisch die Kollegen der Onkologie und Gynäkologie hinzugezogen.

Differenzialdiagnosen der mediastinalen Raumforderung

- Retrosternale Struma
- Malignes Lymphom
- Liposarkom
- Thymom
- Teratom
- Aortenaneurysma
- Bronchialkarzinom
- Ösophaguskarzinom
- Mesotheliom
- Metastasen (Mammakarzinom, malignes Melanom)
- Sarkoidose

61.2 Diagnostik nach Übernahme

Bevor weitere diagnostische Maßnahmen durchgeführt werden, wird die Patientin den Kollegen der Gynäkologie zur Beurteilung der Schwangerschaft und weiteren Mitbetreuung vorgestellt.

Befund vorgeburtliche CTG- und Ultraschalluntersuchung

- Gestationsalter 27 Wochen + 1 Tag. Normale Dopplerwerte, rege Kindsbewegungen, HA positiv. FWI in der Norm, Plazenta soweit einsehbar ohne pathologischen Befund.
- CTG ohne pathologischen Befund entsprechend dem Gestationsalter. CX-stabil > 4 cm. Keine Anzeichen für vorzeitige Wehentätigkeit oder vorzeitigen Fruchtwasserabgang.

Bei Übernahme wird die Patientin körperlich untersucht und ein Routinelabor abgenommen.

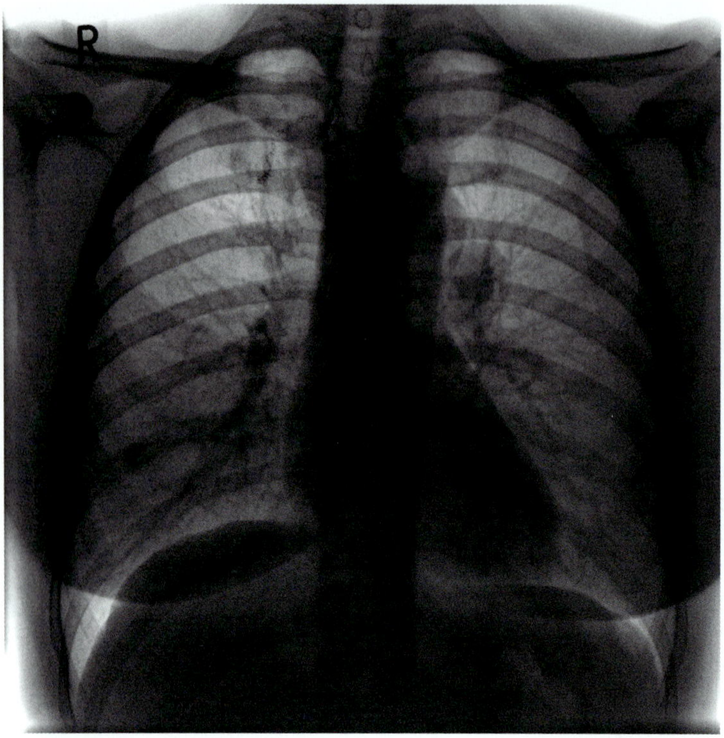

Abb. 61.1 Befund Röntgen-Thorax: mediastinale Raumforderung [T988]

Befund körperliche Untersuchung

- Junge, allseits orientierte Patientin in gutem Allgemeinzustand (Größe 163 cm, Gewicht 70 kg), RR 120/80 mmHg, Puls 80/min regelmäßig, Atemfrequenz 15/min, Temperatur 37 °C, unauffälliger Untersuchungsbefund von Herz, Lunge und Abdomen.
- **Links zervikal ist ein vergrößerter Lymphknoten palpabel,** der nicht druckschmerzhaft ist.

Befund Labordiagnostik (➤ Tab. 61.1)

- Es liegt eine hyporegenerative, hypochrome mikrozytäre Anämie vor, DD Anämie bei chronischer Erkrankung (ACD).
- Die Werte für LDH, BSG und CRP sind erhöht.

Zur weiteren Charakterisierung der thorakalen Raumforderung und Planung einer Biopsie erfolgt eine HRCT-Untersuchung des Thorax (➤ Abb. 61.2).

Befund HRCT Thorax

- Nachweis von **Raumforderungen supraklavikulär links, im vorderen Mediastinum sowie im mittleren Mediastinum** auf Höhe des Aortenbogens links und hilär beidseits, links mehr als

Tab. 61.1 Befund Labordiagnostik nach Übernahme

Kenngröße	Maßeinh.	Referenzber.	
Hämatologie			
Kleines Blutbild			
Leukozyten	G/l	4,0–10,4	**10,7**
Erythrozyten	T/l	3,96–5,16	**4,45**
Hämoglobin	g/dl	11,5–15,4	**11**
Hämatokrit	l/l	0,346–0,453	**0,347**
RDW-CV	%	12,1–14,8	**14,8**
MCV	fl	80,0–95,5	**78**
MCH	pg	26,1–32,6	**24,7**
MCHC	g/dl	31,9–35,5	**31,7**
Thrombozyten	G/l	176–391	**427**
Retikulozyten	Promille	4–14	**24**
Retikulozyten-Hb-Äquivalent	pg	32,1–38,8	**26,1**
Retikulozyten-Produktionsindex			**1,2**
Normoblasten (maschinell)	/100 Leuk	≤ 1,0	**< 0,1**

Tab. 61.1 Befund Labordiagnostik nach Übernahme *(Forts.)*

Kenngröße	Maß-einh.	Referenz-ber.	
Klinische Chemie			
BSG 1 Stunde	mm	≤ 20	**28**
BSG 2 Stunden	mm		**84**
Natrium	mmol/l	135–145	**142**
Kalium	mmol/l	3,5–5,0	**3,8**
Kreatinin	mg/dl	0,5–1,0	**0,5**
GFR (CKD-EPI)	ml/min	≥ 90	**124**
Harnsäure	mg/dl	2,5–5,7	**3,8**
Calcium	mmol/l	2,10–2,55	**2,23**
Calcium (Eiw.-korr.)	mmol/l	2,10–2,55	**2,33**
Eisen	µg/dl	80–180	**195**
Ferritin	ng/ml	15–160	**28**
Transferrin	g/l	2,0–3,6	**4,4**
Transferrinsättigung	%	15,0–45,0	**31,5**
C-reakt. Prot.	mg/dl	≤ 0,50	**0,8**
Eiweiß, gesamt	g/dl	6,0–8,5	**6,9**
Albumin	g/dl	3,5–5,2	**4**
% Albumin	%	55,8–66,1	**57,7**
GOT [AST] (37°)	U/l	≤ 35	**17**
GPT [ALT] (37°)	U/l	≤ 35	**20**
Gamma-GT (37°)	U/l	≤ 40	**17**
Alk. Phosphatase (37°)	U/l	35–105	**112**
LDH (37°)	U/l	< 250	**260**
Gerinnung (Spezial)			
Quick-Wert	%	70–120	**127**
INR		0,8–1,2	**0,9**
PTT	sec	25–42	**25**
Endokrinologie, Spezialanalytik			
Folsäure	ng/ml	3,9–26,8	**5**
Vitamin B_{12}	pg/ml	197–771	**480**
TSH	µU/ml	0,27–4,20	**2,5**

rechts (Raumforderung mit größtem Durchmesser 2,4 × 3,6 cm).

- **Differenzialdiagnostisch** handelt es sich am ehesten um ein Lymphom, die Differenzialdiagnose eines malignen Thymoms ist weniger wahrscheinlich.
- In Zusammenschau mit Röntgen-Voraufnahmen lagen vorher die mediastinalen Raumforderungen nicht vor, während sie in der aktuellen Röntgen-Aufnahme nachweisbar sind.

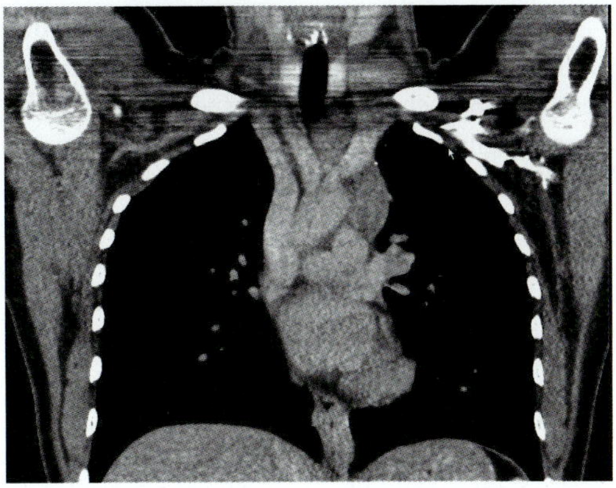

Abb. 61.2 Befund HRCT Thorax: Raumforderungen supraklavikulär links sowie im vorderen und mittleren Mediastinum [T988]

- **Zustand nach Lungenteilresektion rechts:** wohl Zustand nach **Lungentuberkulose** mit postspezifischen Veränderungen und Lungendistorsion, rechts mehr als links. Kein Nachweis von Raumforderungen der Lunge.

Die Diagnostik durch bildgebende Verfahren ist aufgrund der Schwangerschaft nur eingeschränkt möglich. Bei schwangeren Patientinnen gilt es, Strahlenbelastung einzusparen, v. a. im ersten und zweiten Trimenon. Daher wird bei der Patientin zunächst auf eine Tumorausdehnungsuntersuchung mittels Ganzkörper-PET/-CT verzichtet. ➤ Tab. 61.2 gibt einen Überblick über die Strahlenbelastung der Gebärmutter durch die verschiedenen Untersuchungen.

Tab. 61.2 Strahlenbelastung der Gebärmutter bei Röntgen-Untersuchungen (Quelle: Bundesamt für Strahlenschutz)

Röntgen-Untersuchung	Gebärmutterdosis in mSv
CT Schädel	< 0,1
CT Thorax	< 0,3
CT Oberbauch	3–12
CT Becken	15–40
Brustkorb in 2 Ebenen	< 0,01
LWS in 2 Ebenen	1,2–6
Becken	1,5–4
Vergleich: Flug Frankfurt – San Francisco	*0,045–0,110*

61

Die Fallvorstellung der Patienten in der **interdisziplinären Tumorkonferenz** führt zu folgendem Beschluss: Bronchoskopie zur Inspektion der Atemwege, diagnostische Lymphknotenexstirpation am Hals links.

Befund Bronchoskopie

Kein Hinweis auf Atemwegsstenose, Zeichen einer akuten Bronchitis.

Befund Histologie/Immunhistochemie (Lymphknotenexstirpation)

Es liegt eine Lymphknoteninfiltration durch ein **klassisches Hodgkin-Lymphom** vor, hier Mischtyp der Erkrankung (EBV-negativ).

Probleme bei der Tumordiagnostik in der Schwangerschaft

Die Tumordiagnostik in der Schwangerschaft wird durch verschiedene Faktoren erschwert, die oft zu einer Verzögerung der Diagnosestellung und dadurch zu einer Gefährdung von Patientin und Nasciturus führen.

Häufige Probleme sind:

- Oft unspezifische Symptome.
- Körperliche Veränderungen der Schwangeren.
- Veränderte Laborparameter.
- Unsicherheit der Mutter, welche Beschwerden zur Schwangerschaft gehören.
- Unsicherheit der Ärzte, welche Beschwerden zur Schwangerschaft gehören.
- Eingeschränkte diagnostische Möglichkeiten.
- Ablehnung von Diagnostik durch die Schwangere.
- Emotionale Hemmungen bezüglich Diagnose von ärztlicher und mütterlicher Seite.

MERKE

Die Inzidenz von Krebserkrankungen in gravididate nimmt aufgrund des zunehmenden Alters schwangerer Frauen und veränderter Lebensumstände zu und liegt bei ca. **1 Krebserkrankung pro 1 000 Schwangerschaften.** Die Diagnose „Krebs in der Schwangerschaft" stellt Arzt und Patientin vor eine große Herausforderung, da das Leben der Mutter und des Ungeborenen bedroht ist. In diesem **medizinethischen Dilemma** sind begründete Entscheidungen nur beschränkt möglich, weil sich bisherige Kenntnisse über die Folgen der Krebsbehandlung nur auf Einzelfallberichte und kleine Serien beziehen, und weil die Tumortherapie **mütterliche und kindliche Prognosen diametral** zueinander setzt (➤ Abb. 61.3). Das führt zu einem **feto-maternalen Konflikt,** der eine therapeutische Gleichbehandlung des Wohls von Patientin und Kind kaum zulässt.

Daher erfordert jeder Einzelfall einen **intensiven interdisziplinären Dialog** zwischen Gynäkologen, Onkologen, Chirurgen, Strahlentherapeuten, Neonatologen und Psychologen und ggf. anderen professionellen Disziplinen, um das bestmögliche Ergebnis für Mutter und Kind zu erzielen.

Der **feto-maternale Konflikt** wird durch das in ➤ Abb. 61.3 gezeigte diametrische Modell der mütterlichen und kindlichen Prognose veranschaulicht. Die maternale und die fetale Prognose hängen vom Gestationsalter ab. Im ersten Trimenon würde eine Krebstherapie die Entwicklung des Kindes beeinträchtigen und ggf. sein Leben frühzeitig beenden. Wartet man mit der Einleitung einer Tumortherapie mindestens bis zur 24. bis 30. Schwangerschaftswoche (SSW) ab, verbessern sich auch die Überlebenschancen des Kindes. Deshalb ist ab der 30. SSW eine

61

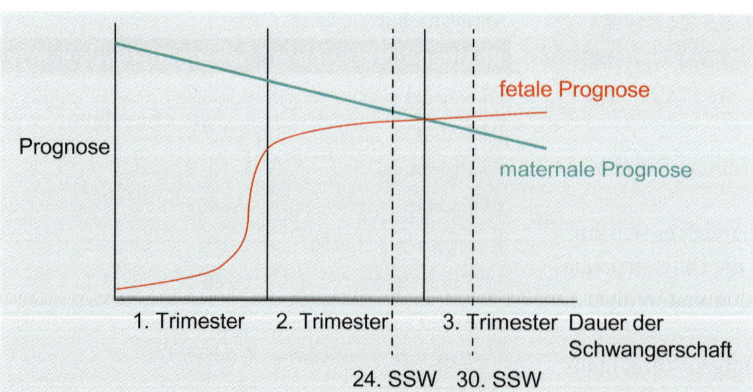

Abb. 61.3 Tumortherapie in der Schwangerschaft: diametrisches Modell der mütterlichen und kindlichen Prognose [P503]

Sectio anzustreben, bei hohem maternalem Therapiedruck ggf. schon ab der 24. SSW.

FALLBERICHT

Die Patientin stellt sich zusammen mit ihrem Ehemann zur Diagnoseaufklärung in der onkologischen Ambulanz vor. Auf die Diagnose „Krebs in der Schwangerschaft" reagieren beide geschockt, sie haben große Ängste vor der bedrohlichen Krebsdiagnose und befürchten, dass sie ihr Kind verlieren (müssen). Es ist bereits die zweite Schwangerschaft nach einer vorausgegangenen Fehlgeburt. Für die Patientin steht das Wohl des ungeborenen Kindes im Vordergrund. Der Onkologe informiert das Paar ausführlich und einfühlsam über die Diagnose und die Behandlungsmöglichkeiten bei M. Hodgkin in dieser speziellen Konstellation der Schwangerschaft.

Die Patientin ist mit der Situation sichtlich überfordert und wünscht eine Bedenkzeit. Sie will die gebuchte zweiwöchige Reise in die Türkei zu ihrer Familie antreten, sich mit ihrem Mann und ihrer Familie beraten und sich danach wieder vorstellen.

61.3 Therapie

Die Therapie von Tumorerkrankungen in der Schwangerschaft unterscheidet sich grundsätzlich nicht von der außerhalb einer Schwangerschaft. Allerdings können bestimmte Substanzen aufgrund ihres teratogenen und abortiven Potenzials nicht bedenkenlos verabreicht werden. Besonders während des ersten (und ggf. zweiten) Trimenons sind z. B. Antimetabolite kontraindiziert. Insgesamt liegen jedoch nur sehr begrenzte Erfahrungen und Kenntnisse über die Nebenwirkungen der Standardzytostatika für den Nasciturus vor, da hier die sonst gebotene Durchführung von Studien ethisch unzulässig ist.

Jeder Fall von Krebs in der Schwangerschaft ist daher ganz individuell zu betrachten. Die für den Tumor übliche Standardtherapie muss jeweils auf ihr teratogenes Potenzial geprüft und ggf. an den Einzelfall angepasst und modifiziert werden. Grundsätzlich aber gilt:

- Die Schwangerschaft hat keinen negativen Einfluss auf die Prognose der Krebserkrankung.
- Bei der Therapieentscheidung müssen sowohl das Wohl der Mutter als auch das des ungeborenen Kindes gleichermaßen adressiert und abgewogen werden (➤ Abb. 61.4).
- Für die Behandlung gilt: So viel wie nötig und so wenig wie möglich, um Mutter und Kind gerecht zu werden.

Erstmals wurden im Jahr 2016 **Leitlinien** von einer internationalen, interdisziplinär zusammengesetzten Expertengruppe zur **Diagnostik und Therapie hämatologischer Neoplasien in gravididate** auf der Grundlage der vorhandenen Evidenz erstellt und veröffentlicht (Lishner et al. 2016).

Therapiestruktur bei Krebs in der Schwangerschaft

Das Flussdiagramm in ➤ Abb. 61.5 zeigt einen Algorithmus für mögliche Therapieoptionen in den verschiedenen Stadien der Schwangerschaft. Der Einsatz potenziell teratogener Zytostatika unterscheidet das Vorgehen im ersten Trimenon von den Therapiemöglichkeiten im zweiten und dritten Trimenon. Dabei beziehen sich „absolute" und „relative" Therapieindikation auf die mütterliche Therapiedringlichkeit.

61

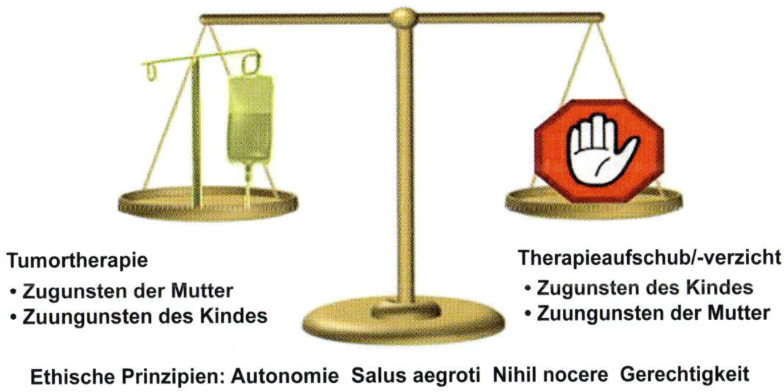

Abb. 61.4 Tumortherapie in der Schwangerschaft: Güterabwägung zwischen dem Wohl der Patientin und dem des Kindes [P503]

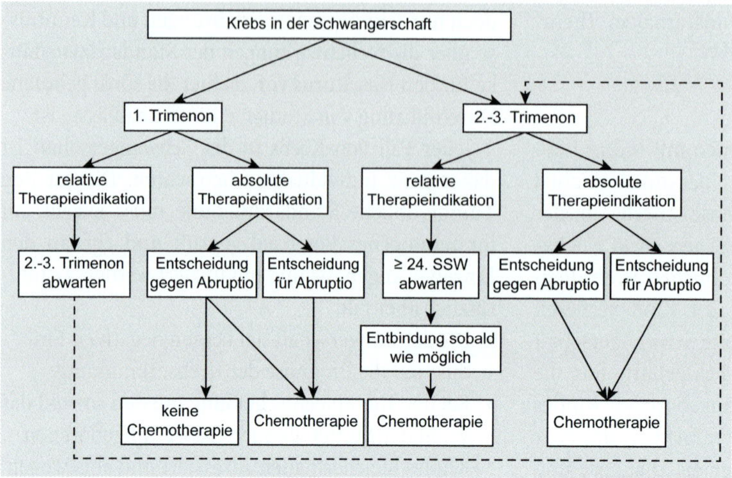

Abb. 61.5 Therapiestruktur bei Krebs in der Schwangerschaft [P503]

Die individuelle Behandlung hängt
- von der Art und Risikokonstellation des Tumors,
- vom Schwangerschaftsfortgang und
- von den Präferenzen der Patientin und ihrem Kinderwunsch ab.

Die schwierige Frage nach einem Schwangerschaftsabbruch (Abruptio) (➤ Abb. 61.5) ist eingehend und ergebnisoffen mit der Patientin und ihren Angehörigen zu besprechen.

Therapie bei Hodgkin-Lymphom (allgemein)

Die Behandlung des Hodgkin-Lymphoms in gravididate hängt von der Schwangerschaftsphase und dem Tumorstadium bzw. der Therapiedringlichkeit ab (➤ Tab. 61.3).

Therapie im vorliegenden Fall

Die erneute Fallvorstellung der Patientin mit den vorliegenden Befunden in der **interdisziplinären Tumorkonferenz** führt zu folgender Empfehlung:

Tab. 61.3 Vorgehen bei Hodgkin-Lymphom in der Schwangerschaft

1. Trimenon: niedriges Risiko	Watch And Wait, ggfs. Monotherapie bis 2. Trimenon
1. Trimenon: hohes Risiko	Abruptio und Einleitung einer Standardtherapie; falls keine Abruptio gewünscht/möglich Therapie mit ABVD
2./3. Trimenon	Entbindung und Einleitung einer Standardtherapie; falls keine Entbindung gewünscht/möglich Therapie mit ABVD

- Verschiebung der Tumortherapie auf nach der Entbindung des Kindes per Kaiserschnitt in der 32. SSW, sofern es die Krankheitsdynamik und das Wohlbefinden der Patientin zulassen.
- Nach der Entbindung Vervollständigung der Staging-Untersuchungen mittels PET-CT und Knochenmarkpunktion.
- Standardtherapie bei Hodgkin-Lymphom gemäß dem ermittelten Tumorstadium.

FALLBERICHT

Nach ihrer Rückkehr aus der Türkei stellt sich die Patientin zusammen mit ihrem Mann wieder vor. Der behandelnde Onkologe erklärt dem Ehepaar die Therapieempfehlung, die mit den Wünschen und Vorstellungen des Paars im Einklang steht.

Die Patientin wird in der Folgezeit in der onkologischen Abteilung (Dynamik und Symptome der Tumorerkrankung) und in der gynäkologischen Abteilung (Fortgang der Schwangerschaft) verlaufskontrolliert. Es wird ein Termin zur Entbindung in der 32. SSW vereinbart. Bis dahin verläuft die Schwangerschaft regelrecht. Die Patientin entwickelt keine tumorbedingten Beschwerden, sodass ein vorzeitiges Eingreifen nicht erforderlich ist.

In der 32. SSW + 0 wird die geplante primäre sectio caesarea komplikationslos durchgeführt und ein Mädchen (1 940 g schwer, Länge: 43 cm, Apgar 6/8/10) entbunden. Dem Kind geht es trotz Frühgeburtlichkeit sehr gut, und es kann bald von der Intensivstation auf die Normalstation verlegt werden. Der Mutter geht es ebenfalls gut. Mit Blick auf die geplante Chemotherapie wird eine primäre Laktationshemmung durchgeführt.

Eine Woche nach der Entbindung stellt sich die Patientin in der onkologischen Abteilung zur Vervollständigung der Diagnostik und Stadieneinteilung mittels **Knochenmarkpunktion** und **PET-CT-Untersuchung** vor.

Die Knochenmarkpunktion liefert ein normozelluläres Knochenmark mit intakter, vollständig trilineär ausreifender Blutbildung ohne Anhaltspunkte für einen Befall durch das Hodgkin-Lymphom.

Befund PET-CT

- Beurteilung: am ehesten **Stadium IV bei M. Hodgkin.**
- Nodale Manifestationen zervikal, an der oberen Thoraxapertur und perihilär (allseits links betont).
- Diffus fleckige Trübungen des Lungenparenchyms links subpleural mit diskreter FDG-Anreicherung, DD im Rahmen einer pulmonalen Manifestation, DD entzündlich.
- Diffuse FDG-Anreicherungen nahezu im gesamten abgebildeten Skelettsystem mit fokaler Akzentuierung, insbesondere im Bereich des Os sacrum linksseitig, DD ossäre Manifestation.
- Befund (v. a. die nodalen Manifestationen) insgesamt progredient zur Voruntersuchung (➤ Kap. 61.2 präpartale HRCT-Untersuchung des Thorax).

Finale Diagnose und Tumorstadium

Bei der Patientin wird ein **klassisches Hodgkin-Lymphom vom Mischtyp, Stadium IV A,** diagnostiziert.

Standardtherapieschema

6 × BEACOPP-14 esk. + RTx (30 Gy-IF) bei PET-positivem Restbefund > 2,5 cm.

Die Patientin erhält die ersten beiden Zyklen, die sie unter supportiven Maßnahmen gut verträgt. Die weiteren Zyklen werden auf Wunsch der Patientin heimatnah verabreicht. Bereits nach dem dritten Zyklus BEACOPP zeigt das CT eine Vollremission aller Lymphknotenmanifestationen, die auch nach dem fünften Zyklus anhält. Allerdings bricht die Patientin die Behandlung vorzeitig nach fünf Zyklen BEACOPP aus familiären Gründen ab, sie möchte so bald wie möglich ein zweites Kind. Auch fast ein Jahr nach Ende der Chemotherapie geht es der Patientin sehr gut. Es gibt keinen Hinweis auf ein Rezidiv. Die frühgeborene Tochter entwickelt sich ausgezeichnet und ist mittlerweile 13 Monate alt.

Was wäre wenn …

- … die Patientin und ihre betreuende Gynäkologin die anfänglichen Symptome auf die Schwangerschaft zurückgeführt hätten?
  - Dann wäre keine weiterführende Diagnostik zur Abklärung der Beschwerden erfolgt und der Tumor nicht frühzeitig erkannt worden. Die Dynamik der Erkrankung zeigt sich auch daran, das die Lymphknotenmanifestationen im Vergleich zum Vorbefund (HRCT Thorax) innerhalb von zwei Monaten deutlich progredient (PET-CT) waren.
  - Ein nicht erkannter, progredienter Lymphomverlauf hätte das gesamte Management in dieser komplexen Situation deutlich erschwert und das Wohl und Leben von Mutter und Kind ernsthaft gefährdet.
- … die Patienten die reguläre Behandlung mit sechs Zyklen BEACOPP (statt nur mit fünf) abgeschlossen hätte?
  - Die Therapie beim Hodgkin-Lymphom Stadium IV mit 6 × BEACOPP gilt als Standard und hat das größte kurative Potenzial. Inwieweit nur fünf Zyklen BEACOPP zum gleichen Ergebnis im Hinblick auf einen möglichen Rückfall der Erkrankung haben, kann man nicht abschließend beurteilen. Daher ist es in jedem Fall geboten, die volle Zyklenzahl zu applizieren, zumal die Patientin die Therapie insgesamt sehr gut und ohne Komplikationen vertragen hat.
- … die Tumorerkrankung unerwartet schnell vorangeschritten und der Zustand der Patientin sich verschlechtert hätte?
  - In diesem Fall hätte man zu einer sofortigen Entbindung per Kaiserschnitt und anschließender Chemotherapie geraten.

- … die Tumorerkrankung bei stabilem Verlauf oder nur geringem Progress symptomatisch geworden wäre?
  - In diesem Fall hätte man zunächst eine Therapie mit Kortikosteroiden einleiten und die Entbindung per Kaiserschnitt in der 32. SSW durchführen können. Danach hätte man die Chemotherapie eingeleitet.

LITERATUR

Adam C, Oduncu FS. Hämatologische Neoplasien in der Schwangerschaft. Onkologe 2012;18(4): 344–350.

de Haan J, Verheecke M, Van Calsteren K, et al. International Network on Cancer and Infertility Pregnancy (INCIP). Oncological management and obstetric and neonatal outcomes for women diagnosed with cancer during pregnancy: a 20-year international cohort study of 1170 patients. Lancet Oncol. 2018;19(3): 337–346.

Lishner M, Avivi I, Apperley JF et al. Hematologic malignancies in pregnancy: management guidelines from an international consensus meeting. J Clin Oncol 2016;34(5): 501–508.

Oduncu FS, Kimmig R, Hepp H et al. Cancer in Pregnancy: Maternal-fetal Conflict. J Cancer Res Clin Oncol 2003;129(3): 133–146.

Oduncu FS: Krebs in der Schwangerschaft. In: Kirchner T, Nüssler V (Hrsg.). Tumorzentrum München – Jahrbuch 2019. München: Lukon. S. 25–46.

FALL

62 Aufgegeben und doch überlebt

FALLBERICHT

Ein 63-jähriger ausländischer Patient stellt sich in seiner Heimat mit **zunehmenden Schmerzen im rechten Oberbauch** bei seinem Hausarzt vor. Die Schmerzen treten unabhängig von den Mahlzeiten auf, sind nicht kolikartig, sondern dauerhaft. Fieber oder andere Infektzeichen bestehen nicht. Der Patient war bis dahin gesund und gibt keine relevanten Komorbiditäten an.

Differenzialdiagnosen des rechtsseitigen Oberbauchschmerzes

- Hepatitis
- Cholezystitis, Cholelithiasis, Cholangitis
- Pankreatitis
- Gastritis, Ulcus ventriculi/duodeni
- Refluxösophagitis
- Leberkapselspannungsschmerz (bei Herzinsuffizienz, Lebermetastasen)
- Karzinom (Leber, Darm, Niere, Ureter, Gallenblase, Pankreas, Magen, Ösophagus)
- Hämolytische Krise
- Divertikulitis
- Appendizitis
- Peritonitis
- Urolithiasis
- Pneumonie, Pleuritis
- Myokardinfarkt
- Aortendissektion
- Ureterkolik
- (Sub-)Ileus
- Porphyrie

FALLBERICHT

Eine klinische und orientierende Sonografie des Abdomens sowie eine Blutabnahme zeigen laut Patient keine Auffälligkeiten. In den folgenden Monaten verschlechtert sich der Zustand des Patienten mit starken Schmerzen und Gewichtsverlust von sechs Kilo. Der Patient wird zunehmend schwächer und bettlägerig und wird schließlich in das Heimatkrankenhaus eingeliefert, wo eine weiterführende Diagnostik mittels MRT von Schädel, Thorax und Abdomen durchgeführt wird.

62.1 Vorbefunde

Die in der Heimat des Patienten durchgeführte MRT-Untersuchung von Schädel und Thorax zeigt keine Auffälligkeiten. Dagegen liefert das Abdomen-MRT die Ursache für die Beschwerden des Patienten.

Befund MRT Abdomen (➤ Abb. 62.1)

Der MRT-Befund zeigt multiple bis 4 cm große Leberrundherde mit Verdacht auf diffuse Metastasenleber.

Zur weiteren Abklärung wird eine **Koloskopie** durchgeführt, die eine ca. 8 cm lange Raumforderung zeigt, am rektosigmoidalen Übergang in das

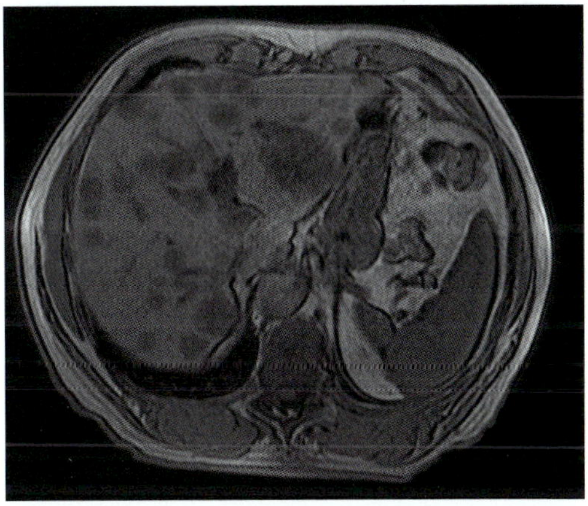

Abb. 62.1 Befund MRT Abdomen: multiple Leberrundherde mit Verdacht auf diffuse Metastasenleber [T988]

Rektum reichend, ca. ¾ der Zirkumferenz ausfüllend. Histologisch wird die Diagnose eines Adenokarzinoms bestätigt.

Beurteilung und Beschluss der behandelnden Ärzte im Ausland

Aufgrund der weit fortgeschrittenen, metastasierten Tumorerkrankung bei deutlich reduziertem Performance Status und kachektischem Ernährungszustand des Patienten (ECOG 3–4) werden die Prognose als infaust und der Patient als nicht therapiefähig eingestuft. Die Ärzte klären den Patienten und seine Angehörigen darüber auf und entlassen den Patienten zum Sterben nach Hause.

FALLBERICHT

Weil der Patient einen starken Therapie- und Lebenswunsch hat, nehmen die Angehörigen Kontakt mit einem Krankenhaus in Deutschland auf und liefern ihn dort ein. Nachdem sich die Kollegen ein Bild vom Patienten und von der Gesamtsituation gemacht haben, empfehlen sie mit Verweis auf die Leitlinien und unter Berücksichtigung der Tumorausdehnung und des ECOG-Status des Patienten eine bestmögliche unterstützende Behandlung (BSC = Best Supportive Care) oder allenfalls eine vorsichtige Behandlung mit Capecitabin mono.

Enttäuscht wenden sich der Patient und seine Angehörigen ab und suchen auf Vermittlung ein anderes Krankenhaus in der Nähe auf.

MERKE

Ein Patient mit metastasiertem Kolorektalkarzinom (Stadium IV) mit ausgeprägter Tumorlast und -symptomatik, kachektischem Zustand sowie einem ECOG-Status von 3 bis 4 mag auf den ersten Blick als nicht therapiefähig erscheinen und eine infauste Prognose haben. Insofern können die Entscheidungen der bis dahin involvierten Kollegen nachvollziehbar sein. Allerdings gilt es für jeden Einzelfall zu prüfen, **ob der vorliegende Performance Status (ECOG, Karnofsky-Index) primär durch den Tumor verursacht wird** oder das Resultat aus Tumorkrankheit, Komorbiditäten, Konstitution, Alter und anderen Faktoren darstellt. Im ersten Fall lässt sich durchaus die Indikation einer grundsätzlich wirksamen, wenn auch aggressiven Tumortherapie rechtfertigen, sofern eine solche zur Verfügung steht.

62.2 Diagnostik nach Übernahme

Bei der Vorstellung des Patienten und seiner Angehörigen in der onkologischen Ambulanz werden die Unterlagen gesichtet, ein Patientenstatus erhoben und Routinelaborparameter erhoben.

Befund Labordiagnostik (➤ Tab. 62.1)

- Laborchemisch zeigen sich eine **manifeste Eisenmangelanämie** sowie eine **deutliche Hepatopathie.**
- Ferner fallen exzessiv erhöhte Werte der **Tumormarker CEA (19 484 ng/ml) und CA19-9 (> 10 000 U/ml)** auf.

Tab. 62.1 Routinelabor bei Erstvorstellung

Kenngröße	Maßeinh.	Referenzber.	
Hämatologie			
Kleines Blutbild			
Leukozyten	G/l	3,9–9,8	**8,6**
Erythrozyten	T/l	4,54–5,77	**4,99**
Hämoglobin	g/dl	13,5–17,5	**12,9**
Hämatokrit	l/l	0,396–0,506	**0,401**
MCV	fl	80,0–95,5	**80,4**
MCH	pg	27,6–32,8	**25,9**
MCHC	g/dl	32,8–36,6	**32,2**
Thrombozyten	G/l	146–328	**363**
Retikulozyten	Promille	4–14	**9**
Retikulozyten-Hb-Äquivalent	pg	32,1–38,8	**26,6**
Retikulozyten-Produktionsindex			**0,6**
Klinische Chemie			
Natrium	mmol/l	135–145	**136**
Kalium	mmol/l	3,5–5,0	**4,5**
Harnstoff	mg/dl	13–49	**36**
Kreatinin	mg/dl	0,5–1,2	**1,2**
GFR (CKD-EPI)	ml/min	≥ 90	**65**
Harnsäure	mg/dl	3,5–7,0	**7**
Calcium	mmol/l	2,10–2,55	**2,43**
Calcium (Eiw.-korr.)	mmol/l	2,10–2,55	**2,49**

Tab. 62.1 Routinelabor bei Erstvorstellung *(Forts.)*

Kenngröße	Maß-einh.	Referenz-ber.	
Klinische Chemie			
Eisen	µg/dl	80–180	**30**
Ferritin	ng/ml	30–300	**746**
Transferrin	g/l	2,0–3,6	**2,3**
Transferrin-sättigung	%	15,0–45,0	**9,3**
C-reakt. Prot.	mg/dl	≤ 0,50	**4,42**
Eiweiß, gesamt	g/dl	6,0–8,5	**7,3**
Albumin	g/dl	3,5–5,2	**3,9**
% Albumin	%	55,8–66,1	**53,4**
Bilirubin gesamt	mg/dl	≤ 1,2	**0,8**
GOT [AST] (37°)	U/l	≤ 50	**71**
GPT [ALT] (37°)	U/l	≤ 50	**43**
Gamma-GT (37°)	U/l	≤ 60	**620**
Alk. Phosphatase (37°)	U/l	40–130	**703**
LDH (37°)	U/l	< 250	**634**
Gerinnung (Spezial)			
Quick-Wert	%	70–120	**77**
INR		0,8–1,2	**1,1**
PTT	sec	25–42	**29**
Immunologie, Proteinchemie			
CEA (Roche)	ng/ml		**19484**
CA 19–9 (Roche)	U/ml	≤ 37,0	**> 10000**

Bei klinisch und laborchemisch manifester Eisenmangelanämie erhält der Patient Eisentransfusionen mit **Ferinject**® (insgesamt 1000 mg).

FALLBERICHT

Die Infusionsbehandlung und andere supportive Maßnahmen führen zu einer leichten Stabilisierung des Patienten. Schmerztherapeutisch kann er rasch mit Metamizol und Dexamethason gegen seine rechtsseitigen Oberbauchschmerzen, die als **Leberkapselspannungsschmerzen** interpretiert werden, eingestellt werden. Da der schlechte Performance Status primär tumorbedingt zu sein scheint, der Patient keinerlei Komorbiditäten aufweist und bis zum Eintritt der Erkrankung voll belastbar und fit war, wird entschieden, eine **Koloskopie mit Biopsie** zur histologischen Diagnosesicherung des Primarius und zur molekulargenetischen Untersuchung in Hinblick auf eine zielgerichtete Therapie durchzuführen. Die aktuelle Anamnese mit Angabe von blutigen Stühlen in der letzten Zeit zusammen mit den laborchemisch exzessiv erhöhten Werten für CA 19-9 und CEA sprechen am ehesten für das Vorliegen eines Kolorektalkarzinoms als Primarius.

Befund Koloskopie

Es zeigt sich ein teilstenosierendes, passierbares Karzinom am rektosigmoidalen Übergang.

Befund Histologie, Molekulargenetik

- Anteile des mäßiggradig differenzierten (G2) Adenokarzinoms des Dickdarms.
- Kein Nachweis von Mutationen in den Exonen 2, 3 und 4 des KRAS- und des NRAS-Gens; kein Nachweis von Mutationen im Exon 15 des BRAF-Gens (jeweils Wildtyp).

Entsprechend den Zulassungsvoraussetzungen der EMA für Cetuximab und Panitumumab kommt der Patient für eine anti-EGF-Rezeptor-zielgerichtete Therapie mit diesen beiden Substanzen in Betracht.

Therapiestruktur des metastasierten kolorektalen Karzinoms (mCRC)

Das pragmatisch-therapeutische Vorgehen beim mCRC orientiert sich an unterschiedlichen Faktoren wie **Performance Status** (patientenbezogene Charakteristika), **Therapieziel, Resektabilität** des Tumors, **molekularem Status** (KRAS, NRAS, BRAF, MSS) und **Tumorlokalisation** (Sidedness). Dabei wird die frühere Einteilung nach Gruppen (Gruppen 1 bis 3 gemäß S3-Leitlinie, Gruppen 1 bis 4 gemäß ESMO-Leitlinie) zunehmend zugunsten eines Therapiealgorithmus verlassen, der die genannten Faktoren auf verschiedenen Hierarchieebenen berücksichtigt (➤ Abb. 62.2).

62.3 Therapie

Therapiestruktur beim mCRC (allgemein)

In den vergangenen Jahren hat man den „therapeutischen Nihilismus" beim mCRC zunehmend verlassen. Mit Hilfe multimodaler Therapiekonzepte (lokalablative Verfahren inkl. Resektion, Zytostatika,

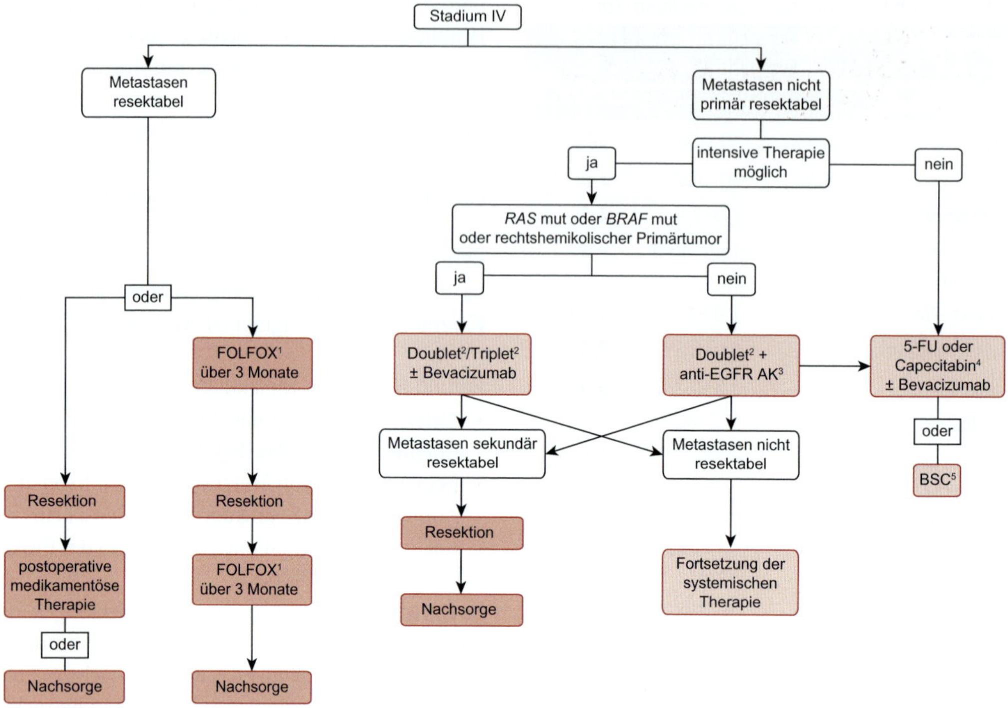

Abb. 62.2 Therapiestruktur des metastasierten kolorektalen Karzinoms (mCRC) [W318]
[1] Doublet (Kombination von Fluoropyrimidin plus entweder Oxaliplatin oder Irinotecan), [2] Triplet (Kombination von Fluoropyrimidin plus Oxaliplatin und Irinotecan), [3] anti-EGFR AK (Antikörper gegen den EGF Rezeptor), [4] auch bei Patienten mit RAS WT und BRAF WT besteht die Option einer Monotherapie, wird aber wegen der geringeren Wirksamkeit nicht als Erstlinientherapie empfohlen, [5] BSC = Best Supportive Care.

monoklonale Antikörper, SIRT, künftig auch Immuntherapie), die präferenziell in interdisziplinären Tumorkonferenzen für jeden Patienten eine individuelle Therapie identifizieren, konnte die Lebenserwartung dieser Patienten signifikant verbessert werden. Für die meisten Patienten kann eine gute Symptomkontrolle und Lebensverlängerung erreicht werden. Darüber hinaus ist für einen kleinen Teil dieser Patienten auch eine Heilung möglich. Durch die Fortschritte in Diagnostik und Therapie konnte eine kontinuierliche Abnahme der Sterblichkeit beim mCRC erzielt werden.

62

Therapie im vorliegenden Fall

Die Fallvorstellung des Patienten in der **interdisziplinären Tumorkonferenz** führt zu folgendem Beschluss:

- **Indikation zur systemischen Tumortherapie** bei hepatisch metastasiertem CRC mit ausgeprägter Tumorlast, Beschwerdesymptomatik und deutlich reduziertem Performance Status, der allerdings primär tumorbedingt ist.
- Bei RAS- und BRAF-Wildtyp sowie linkshemikolischer Tumorlokalisation wird eine Behandlung mit einem **Anti-EGFR-Antikörper (Cetuximab) plus FOLFIRI** empfohlen.

Bisheriger Therapieverlauf

- Gleich nach dem **ersten Zyklus Cetuximab/ FOLFIRI** geht es dem Patienten deutlich besser. Nach weiteren zwei Zyklen verbessert sich sein Performance Status von **ECOG 3–4 zu ECOG 0–1,** und der Patient kommt vollständig ohne Schmerztherapie aus. Trotz primärprophylaktischer Gabe von Doxycyclin entwickelt er ein charakteristisches **papulopustulöses Exanthem („acneiform rash")** und wird dermatologisch mitbehandelt.

- Nach 14 Behandlungszyklen sind die initial exzessiv erhöhten Tumormarker **CEA (19 484) und CA19-9 (> 10 000) normwertig (!),** ebenso sämtliche initial erhöhten Leberwerte. Ein Verlaufs-MRT von Leber und Abdomen und eine Verlaufskoloskopie zeigen nur noch einen geringgradigen Befall. Der Patient befindet sich in einem exzellenten Zustand und geht wieder seiner Arbeit in der Heimat nach. Mittlerweile bekommt der Patient die Behandlung in seiner Heimat.
- Die **Empfehlung einer Tumorresektion (Darm) und SIRT der Leber** bei noch bestehenden multiplen, deutlich regredienten Leberfiliae möchte der Patient erst im Fall eines Nichtmehransprechens auf die Systemtherapie bzw. bei ersten Anzeichen eines Tumorprogresses in Anspruch nehmen. In den dreimonatigen Verlaufskontrollen mit MRT und Koloskopie, die der Patient in seiner Heimat durchführt, zeigt sich bisher ein stetiges Therapieansprechen bzw. Stable Disease ohne Hinweis auf eine Progredienz.

Was wäre wenn ...

- ... Patient und Angehörige dem Rat der Ärzte in der Heimat und in der ersten Klinik in Deutschland gefolgt wären?
  - Da aufgrund des schlechten Performance Status und der weit fortgeschrittenen Tumorerkrankung lediglich BSC statt einer Tumortherapie empfohlen wurde, wäre die aggressive Tumorerkrankung rasant weiter vorangeschritten und hätte innerhalb kurzer Zeit (weniger Wochen) zum Tod des Patienten geführt.
- ... eine vorsichtige Therapie mit Capecitabin mono eingeleitet worden wäre?
  - Grundsätzlich könnte man eine solche Monotherapie in der vorliegenden Situation rechtfertigen, die wahrscheinlich auch bis zu einem gewissen Grad wirksam wäre. Allerdings hätte dieser Effekt nur temporär angehalten, und die Krankheit würde ihren tödlichen Verlauf schon bald wieder aufnehmen.
- ... es sich um einen rechtshemikolischen Darmtumor bei ansonsten gleichem Mutationsstatus (RAS, BRAF) handeln würde?
  - In diesem Fall würde man trotz RAS-Wildtyp präferenziell zu einer VEGF-Antikörpertherapie mit Bevacizumab plus CTX raten, da hier die Datenlage signifikant besser ist als für eine Behandlung mit EGFR-Antikörpern plus CTX.

LITERATUR

Arbeitsgemeinschaft der Wissenschaftlichen Medizinischen Fachgesellschaften (AWMF). S3-Leitlinie Kolorektales Karzinom, Vers. 2 2017. Aus: www.awmf.org/leitlinien/detail/ll/021-007OL.html (letzter Zugriff: 9. Januar 2019).

Hofheinz RD, Arnold D, Borner M et al. Kolonkarzinom. Onkopedia-Leitlinie (Stand August 2017). Aus: https://www.onkopedia.com/de/onkopedia/guidelines/kolonkarzinom/@@view/html/index.html?searchterm=Kolonkarzinom (letzter Zugriff: 9. Januar 2019).

Van Cutsem E, Cervantes A, Adam R et al. ESMO consensus guidelines for the management of patients with metastatic colorectal cancer. Ann Oncol 27: 1386–1422, 2016. DOI:10.1093/annonc/mdw235.

FALL

63 Chamäleon der Medizin

FALLBERICHT

Ein 53-jähriger Patient klagt über gehäufte Kopfschmerzattacken bei seit Jahren bekannter Migräne. Seine bedarfsgesteuerte Selbstmedikation mit NSAR reicht nicht mehr aus, ein früherer Therapieversuch mit Triptanen wurde wegen schlechter Verträglichkeit beendet. Seit einer Woche bestehen **zunehmende Dauerkopfschmerzen mit mehrfachen Migräneattacken,** die mit **visuellen Auren,** einer neu aufgetretenen **Koordinationsstörung beim Greifen** sowie einem **Ohrgeräusch links** einhergehen. Bei zunehmender Symptomatik verständigt der Patient den Rettungsdienst, der ihn in die Notaufnahme einliefert. Dort werden eine körperliche Untersuchung, eine Blutentnahme, eine cCT-Untersuchung und ein neurologisches Konsil durchgeführt.

Bereits einen Monat zuvor hatte der Patient seinen niedergelassenen Neurologen wegen der Häufung und Intensität der Kopfschmerzen aufgesucht, der ein CMRT und MRT der Halswirbelsäule veranlasste, bei dem sich aber laut Patient kein wegweisender Befund gezeigt hätte. Der Neurologe habe lediglich eine symptomatische Behandlung mit Paracetamol und Ibuprofen verordnet.

Der Patient gibt an, dass er seit einiger Zeit auch eine **erektile Dysfunktion** bemerkt habe, die urologisch ohne wegweisenden Befund geblieben sei. Genauso seien **intermittierende Bauch- und Brustschmerzen** sowie eine verstärkte **Erschöpfung v. a. bei körperlicher Belastung** (z. B. beim Tennisspielen) in der hausärztlichen, gastroenterologischen und kardiologischen Abklärung ohne diagnostisch fassbare morphologische Zuordnung geblieben.

Differenzialdiagnosen für Kopfschmerzen (Evers et al. 2006)

- Migräne (mit Aura 6 %, ohne Aura 9 %)
- Kopfschmerzen vom Spannungstyp (episodisch 66 %, chronisch 3 %)
- Clusterkopfschmerz (0,1 %),
- Andere idiopathische Kopfschmerzen (5 %)
- Kopfschmerzen durch Schädel-Hirn-Trauma (4 %)
- Kopfschmerzen durch Gefäßstörungen (1 %)
- Kopfschmerzen durch nicht-vaskuläre intrakranielle Störungen (z. B. Tumoren) (0,5 %)
- Kopfschmerzen bei Medikamentenübergebrauch (3 %)
- Kopfschmerzen bei Infektionen oder Fieber (63 %)
- Kopfschmerzen bei metabolischen Erkrankungen (22 %)
- Kopfschmerzen bei Erkrankungen von Hals (1 %), Augen (3 %), Ohren (0,5 %), Nase/Sinus (15 %), Gesicht (0,5 %)

63.1 Vorbefunde (Notaufnahme)

Befund körperliche Untersuchung

Bis auf eine Feinmotorikstörung beider Hände mit Dysdiadochokinese, breitbasigem Stand sowie leichter Unsicherheit ohne gerichtete Fallneigung ist die körperliche Untersuchung unauffällig

Befund Labordiagnostik (➤ Tab. 63.1)

- Hämolytische Anämie
- Thrombopenie
- Erhöhter Wert für D-Dimere

Befund natives CT Schädel

- Altersentsprechende Weite der inneren sowie äußeren Liquorräume, keine Hirndruckzeichen, kein Ischämienachweis, kein Nachweis einer intrakraniellen Blutung.
- Etwas unruhige Darstellung des Sinus sagittalis superior im dorsalen Aspekt mit prominenter rechtsseitiger oberflächlicher Sammelvene. Es

Tab. 63.1 Befund Labordiagnostik (Notaufnahme)

Kenngröße	Maß-einh.	Referenz-ber.	
Hämatologie			
Kleines Blutbild			
Leukozyten	G/l	3,9–9,8	**4,4**
Erythrozyten	T/l	4,54–5,77	**3,3**
Hämoglobin	g/dl	13,5–17,5	**11,4**
Hämatokrit		0,396–0,506	**0,322**
MCV	fl	80,0–95,5	**97,6**
MCH	pg	27,6–32,8	**34,5**
MCHC	g/dl	32,8–36,6	**35,4**
Thrombozyten	G/l	146–328	**70**
Klinische Chemie			
Natrium	mmol/l	135–145	**140**
Kalium	mmol/l	3,5–5,0	**3,7**
Osmolalität	mosm/kg	280–295	**292**
Glukose	mg/dl	60–99	**124**
Harnstoff	mg/dl	9–50	**18**
Kreatinin	mg/dl	0,5–1,2	**1,1**
Magnesium	mmol/l	0,65–1,20	**0,95**
C-reakt. Prot. (hs)	mg/dl	≤ 0,5	**0,9**
Bilirubin gesamt	mg/dl	≤ 1,0	**0,7**
GOT [AST] (37°)	U/l	≤ 50	**53**
GPT [ALT] (37°)	U/l	≤ 50	**74**
Cholinesterase (37°)	kU/l	4,62–11,50	**7,89**
Gamma-GT (37°)	U/l	≤ 60	**26**
Alpha-Amylase (37°)	U/l	≤ 110	**54**
Lipase	U/l	≤ 67	**27**
LDH (37°)	U/l	< 250	**396**
CK-Gesamt (37°)	U/l	≤ 190	**434**
CK-MB-Aktivität (37°)	U/l	≤ 25	**23,9**
Myoglobin	ng/ml	≤ 70	**339**
CK-MB-Massen-konzentration	ng/ml	≤ 5,0	**2,3**
Troponin I (TnI Ultra)	ng/ml	≤ 0,05	**< 0,05**
Cholesterin	mg/dl	120–240	**151**
Triglyzeride	mg/dl	50–200	**63**
Quick-Wert	%	70–130	**80**
aPTT Lupus-sensitiv	sec	22–34	**40**
aPTT-Ratio		0,8–1,2	**1,4**
Fibrinogen (Clauss)	mg/dl	210–400	**350**
D-Dimer	µg/ml	≤ 0,5	**9,8**

Tab. 63.1 Befund Labordiagnostik (Notaufnahme) *(Forts.)*

Kenngröße	Maß-einh.	Referenz-ber.	
Klinische Chemie			
Quick-Wert	%	70–120	**97**
INR		0,8–1,2	**1,1**
PTT	sec	25–42	**28**
Antithrombin	%	83–118	**108**
Haptoglobin	mg/dl	30,0–200,0	**< 10**
Endokrinologie, Spezialanalytik			
TSH	µU/ml	0,30–4,00	**0,92**

wird eine weiterführende MRT-Abklärung empfohlen.

Befund CTA Hirngefäße (➤ Abb. 63.1)

- **Kompletter thrombotischer Verschluss des Sinus sagittalis superior bis in den Konfluenzbereich.** Aufgrund der Morphologie und des Ausmaßes des Verschlusses sowie der sehr guten Kompensation über Kollateralen ist am ehesten von einem subakuten bis chronischen thrombotischen Geschehen auszugehen.
- Eine etwaige frischere Komponente ist in Ermangelung einer aktuellen Vorbildgebung nicht auszuschließen.

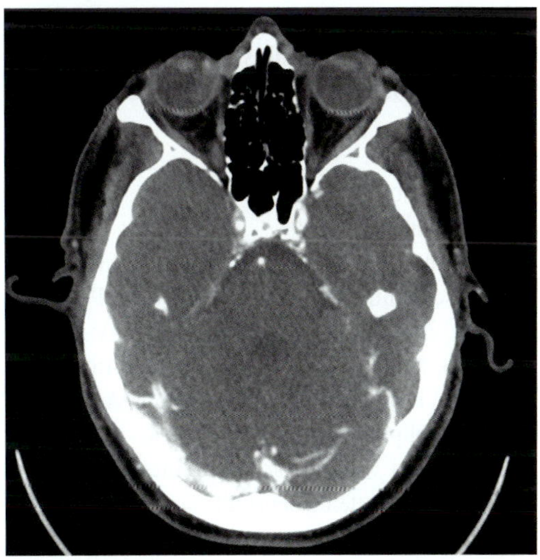

Abb. 63.1 Befund CTA Hirngefäße: kompletter thrombotischer Verschluss des Sinus sagittalis superior bis in den Konfluenzbereich [T988]

63

Neurologisches Konsil

In Zusammenschau mit dem CTA-Befund der Hirngefäße (s. o.) und angesichts der seit einer Woche neu aufgetretenen neurologischen Symptomatik (Dauerkopfschmerzen mit Migräneattacken) besteht der **Verdacht auf eine akute Sinusvenenthrombose.** Der Patient wird zur weiteren Abklärung in die Stroke Unit verlegt.

Stroke Unit/Neurologie

Unmittelbar nach der Aufnahme auf die Stroke Unit kommt es zu einem **generalisiert tonisch-klonischen Anfall mit Enuresis,** der mit Benzodiazepinen, Levetiracetam und Phenytoin durchbrochen werden kann. Der Patient wird unter Vollheparinisierung monitoriert und nach der Stabilisierung auf die Schlaganfallstation übernommen.

Seit dem epileptischen Status beschreibt der Patient eine **neu aufgetretene Hemihypästhesie links.** Zur morphologischen Korrelation wird ein CMRT durchgeführt.

Befund MRT-Angiografie, MRT-Schädel (Neurologie)

- In der T2*-Sequenz zeigt sich eine Sinusthrombose entlang des Sinus sagittalis superior bis auf Höhe des rechten Sinus transversus.
- Darüber hinaus Nachweis einer **kortikalen Venenthrombose links frontal und rechts parietal bis zur Einmündung in den Sinus sagittalis superior. Links am Lobulus paracentralis venöse Stauungsblutung mit begleitender Diffusionsstörung.**

63

Hämostaseologisches Konsil zur Thrombophiliediagnostik

Es wird ein hämostaseologisches Konsil mit Thrombophiliescreening angefordert für: Quick, PTT, Fibrinogen, AT III, APC-Resistenz/Faktor-V-Leiden-Mutation, MTHFR-C677T-Mutation, Prothrombin-Mutation, Protein C, Protein S, Lupus-Antikoagulans, Cardiolipin-/β_2-Glykoprotein-AK.

Der Befund wird hinsichtlich einer Thromboseneigung als unauffällig beurteilt.

Hämatologisches Konsil zur Anämiediagnostik

Aufgrund der auffälligen Laborkonstellation einer **hämolytischen Anämie mit Thrombopenie** (➤ Tab. 63.1) wird ein hämatologisches Konsil angefordert. Eine weiterführende Diagnostik wird angeordnet. Nach neurologischer Stabilisierung und medikamentöser antiepileptischer Einstellung des Patienten sowie Fortführung der Vollheparinisierung ohne weitere thrombembolische oder Blutungsereignisse wird der Patient zur weiteren Therapie in die Abteilung Hämatologie und Onkologie übernommen.

Nebenbefundlich wurde bei steigenden Entzündungsparametern und **Verdacht auf (post-)iktale Aspirationspneumonie** eine antibiotische Therapie mit Piperacillin/Tazobactam eingeleitet.

63.2 Diagnostik nach Konsil und Übernahme

Befund körperliche Untersuchung

- Bei der Verlegung auf die hämato-onkologische Abteilung ist der Patient bis auf leichte Kopfschmerzen, eine Feinmotorikstörung (rechts > links) und eine diskrete Hemihypästhesie links fokalneurologisch unauffällig.
- Auch die übrige Untersuchung von Herz, Lunge, Abdomen und Lymphknoten ist unauffällig.

Befund Labordiagnostik

In der Laboruntersuchung zeigt sich weiterhin führend der auffällige Befund einer **hämolytischen Anämie mit Thrombopenie.**

Differenzialdiagnosen der hämolytischen Anämie

- **Korpuskuläre Ursachen (hereditär):**
  - Membrandefekte (Sphärozytose, Elliptozytose)
  - Enzymdefekte (Glc-6-P-DH-Mangel, Pyruvatkinasemangel)
  - Hämoglobinopathien (Sichelzellanämie, Thalassämien)
- **Korpuskuläre Ursachen (erworben):** paroxysmale nächtliche Hämoglobinurie
- **Extrakorpuskuläre Ursachen:**
  - Immunologisch (isoimmun, autoimmun: idiopathisch, medikamentös, paraneoplastisch v. a. bei lymphoproliferativen Neoplasien)

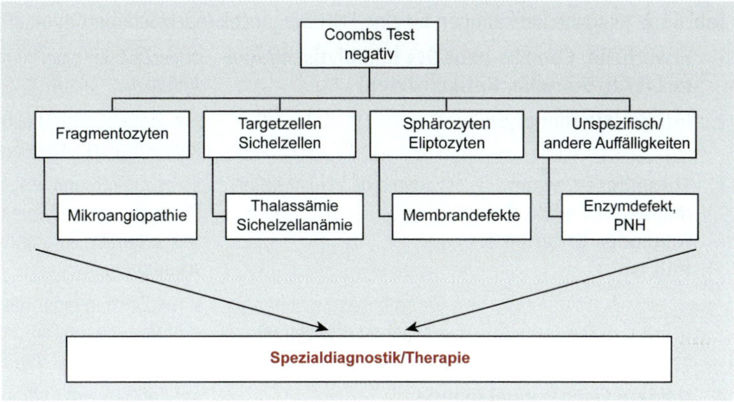

Abb. 63.2 Differenzialdiagnosen der Coombs-negativen hämolytischen Anämien [P503]

- Traumatisch (makroangiopathisch: mechanische Herzklappen, Gefäßprothesen; mikroangiopathisch: HUS, TTP, DIC)
- Infektionen (z. B. Malaria)

Differenzialdiagnosen der Coombs-negativen hämolytischen Anämie

Im ersten Schritt zur Differenzierung der hämolytischen Anämie des Patienten wird ein Coombs-Test veranlasst, der den Befund einer Coombs-negativen hämolytischen Anämie liefert. ➤ Abb. 63.2 gibt einen Überblick über Coombs-negative hämolytische Anämien, die mittels Spezialdiagnostik abgeklärt werden.

MERKE

Leitbefund paroxysmale nächtliche Hämoglobinurie (PNH)

Die Trias aus
- **Coombs-negativer hämolytischer Anämie,**
- **Thrombozytopenie** und
- **Sinusvenenthrombose**

ist wegweisend für das Vorliegen einer PNH.

Große klinische Variabilität der PNH

Die PNH zeigt eine vielschichtige Organsymptomatik (siehe Kasten) und kann daher als **„Chamäleon der inneren Medizin“** (Oduncu 2017) bezeichnet werden. Der für die historische Namensgebung verantwortliche dunkelbraune Morgenurin findet sich nur bei einem Viertel der Patienten. Thrombembolische Komplikationen sind hauptverantwortlich für Mortalität und Morbidität der PNH. Sie treten bevorzugt an atypischen Lokalisationen (zerebral, abdominell) auf und sind überwiegend venös.

Symptomatik der PNH („Chamäleon der Medizin“) (nach Oduncu 2017)

- 97 % Fatigue
- 88 % Anämie
- 66 % Dyspnoe
- 64 % Chronische Nierenerkrankungen
- 59 % Abdominelle Schmerzen
- 47 % Pulmonale Hypertonie
- 47 % Dysphagie
- 47 % Erektile Dysfunktion
- 40 % Thrombosen
- 26 % Hämoglobinurie

Indikation zur Diagnostik bei Verdacht auf PNH (➤ Tab. 63.2)

Aufgrund der hohen Variabilität im klinischen Beschwerdebild bleibt die **PNH unterdiagnostiziert.** Die klassische Trias (Coombs-negative hämolytische Anämie, Thrombozytopenie und Sinusvenenthrombose) und weitere klinische Indikationen führen zur Diagnostik der PNH mit Hilfe der Durchflusszytometrie, dem Goldstandard der PNH-Diagnostik (Schubert et al. 2017). Die durchflusszytometrische Untersuchung der Granulozyten und mindestens einer weiteren Zellreihe (Erythrozyten, Monozyten) erfordert peripheres Blut im EDTA-Röhrchen.

MERKE

Die PNH ist eine seltene, aber schwerwiegende und lebensbedrohliche Erkrankung (hohe Morbidität und Mortalität). Ohne spezifische Behandlung führt die PNH in ca. 35 % der Fälle innerhalb von fünf Jahren zum Tod. Haupttodesursache sind (atypische) Thrombosen. Pathogenetisch liegt ein erworbener Stammzelldefekt (Muta-

Tab. 63.2 Klinische Indikationen für eine PNH-Diagnostik (nach Schubert et al. 2017)

1.	**Erworbene, Coombs-negative hämolytische Anämie (LDH, Bilirubin, Retikulozyten)**		ohne Zeichen einer mikroangiopathischen hämolytischen Anämie
2.	**Intravasale Hämolyse**		Haptoglobin nicht nachweisbar, Hämoglobinurie, erhöhtes freies Plasmahämoglobin
3.	**Thrombosen, wenn mindestens eines der folgenden Kriterien erfüllt ist**	„Atypische" Lokalisation	Sinusvenenthrombose, Budd-Chiari-Syndrom, Mesenterial-, Pfortader- oder Milzvenenthrombose, dermale Thrombosen, arterielle Thrombosen ohne vorherige Gefäßwandschädigung
		Thrombosen (unabhängig von ihrer Lokalisation)	• mit Zeichen einer hämolytischen Anämie • in Verbindung mit unklarer Zytopenie • in Abwesenheit von Risikofaktoren
4.	**Unklare Eisenmangelanämie**		mit Zeichen einer hämolytischen Anämie
5.	**Diagnose oder dringender Verdacht auf aplastische Anämie**		
6.	**Diagnose oder dringender Verdacht auf myelodysplastisches Syndrom**		
7.	**Rezidivierend auftretende abdominelle Schmerzkrisen unklarer Genese oder Dysphagie**		bei gleichzeitigen Zeichen einer Hämolyse

tion im GIP-A-Gen) im Knochenmark vor, der zu einer defizienten und fehlenden Ausbildung der GIP-Ankerproteine auf der Oberfläche der hämatopoetischen Zellen und dadurch zu einer komplementvermittelten Hämolyse führt.
Wegen der hohen Variabilität an Symptomen („Chamäleon der Medizin") bleibt die PNH unterdiagnostiziert. Wegweisend ist die klassische Trias aus Coombs-negativer hämolytischer Anämie (ohne Fragmentozyten), einer weiteren Zytopenie und Thrombophilie (v. a. atypische Thrombosen oder Thrombosen ohne Risikofaktoren).

Die Trias des Patienten führt zur Diagnose einer PNH mit einer durchflusszytometrischen Untersuchung: Insgesamt weisen zwei Zelllinien jeweils den Verlust von mindestens zwei GIP-verankerten Antigenen auf, wie dies für die Diagnose einer PNH gefordert ist. Die Klongröße (bemessen anhand der Granulozyten) beträgt 70 %.

FALLBERICHT

Die Diagnose der PNH wird bei dem Patienten noch in der Neurologie mittels hämatologischem Konsil gestellt. Die Behandlung erfolgt notfallmäßig nach Übernahme des Patienten in die hämatologische Abteilung.

63.3 Therapie

Therapiealgorithmus bei PNH (nach Schubert et al. 2017)

Der therapeutische Algorithmus der PNH (➤ Abb. 63.3) unterscheidet einen **asymptomatischen und einen symptomatischen, d. h. behandlungsbedürftigen Krankheitsverlauf.** Eine Indikation zur spezifischen Therapie der PNH mit dem **monoklonalen Anti-C5-Komplementinhibitor Eculizumab** ist aufgrund der hohen Morbidität und Mortalität gegeben, wenn mindestens ein oder mehrere Symptome zusammen mit einer erhöhten LDH (≥ 1,5-fach des oberen Normwerts) vorliegen (➤ Abb. 63.3, ➤ Tab. 63.3). Eine zielgerichtete Therapie mit Eculizumab kann die Prognose von PNH-Patienten deutlich verbessern: Das Überleben von PNH-Patienten ist vergleichbar mit dem Überleben der Allgemeinbevölkerung.

Durch Hemmung der terminalen Komplementstrecke (C5) besteht ein erhöhtes Risiko für eine Infektion mit kapselbildenden Bakterien, insbesondere mit Meningokokken. Daher muss mindestens zwei Wochen vor Behandlungsbeginn mit Eculizumab eine **Schutzimpfung gegen Meningokokken** mit einem tetravalenten Konjugatimpfstoff erfolgen (Wiederholung alle drei Jahre).

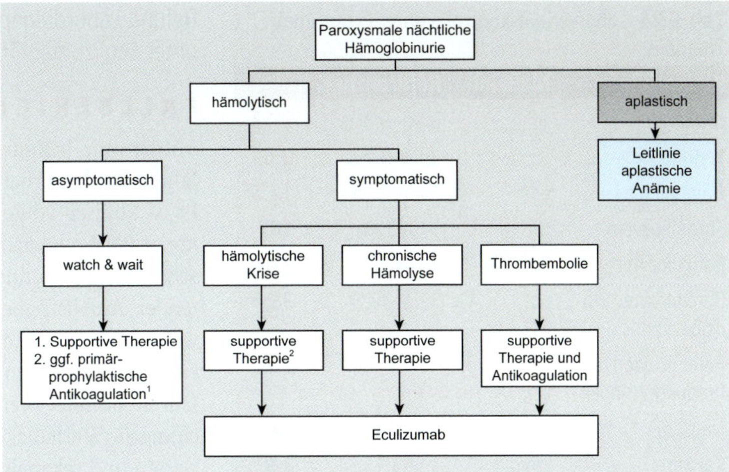

Abb. 63.3 Therapiealgorithmus bei PNH [W318]
[1] Z. B. bei Größe des PNH-Klons > 50 % oder thrombophilen Risikofaktoren; [2] bei einmaliger hämolytischer Krise können Steroide kurzfristig eingesetzt werden; die Dosis sollte jedoch rasch reduziert und ausgeschlichen werden.

Bei fehlenden PNH-Symptomen ist ein abwartendes Vorgehen gerechtfertigt. Der Einsatz von supportiven Maßnahmen und ggf. prophylaktischer Antikoagulation ist individuell zu prüfen. Von zentraler Bedeutung ist die Abklärung, ob **auftretende Beschwerden aufgrund der hohen Variabilität der PNH-Symptomatik** (➤ Kap. 63.2) **tatsächlich PNH-assoziiert sind.** So können beispielsweise unklare abdominelle Schmerzen durch eine Splanchnikusvenenthrombose bedingt sein.

Therapie im vorliegenden Fall

Die Behandlung des Patienten wird noch am Tag der Übernahme in die hämatologische Abteilung begonnen.

Aufgrund der Notfallsituation kann der in der Fachinformation vorgegebene Zeitraum von 14 Tagen zwischen der **Meningokokken-Schutzimpfung unter Eculizumab-Gabe** nicht eingehalten werden. Daher bekommt der Patient die Schutzimfpung und gleich im Anschluss eine antibiotische Prophylaxe mit Ceftriaxon über einen Zeitraum von 14 Tagen, bis die Schutzimpfung greifen kann.

Nach der Impfung bekommt der Patient noch am gleichen Tag die erste Infusion mit Eculizumab, die er gut verträgt. Nach der zweiten Infusion eine Woche später kann der Patient in stabilem Zustand in die ambulante Weiterbehandlung in der hämatologischen Abteilung entlassen werden.

Nach einer **Eculizumab-Induktionsphase (Aufsättigung)** mit wöchentlichen Gaben von Eculizumab 600 mg über einen Zeitraum von vier Wochen folgt die **Erhaltungsphase** mit 14-tägigen Gaben von Eculizumab in einer Dosis von 900 mg. Nur sieben Tage nach der Erstgabe von Eculizumab kommt es bei dem Patienten zu einer vollständigen und anhaltenden Normalisierung der LDH-Werte als Verlaufshämolyseparameter sowie zu einer Stabilisierung der übrigen Hämolyseparameter (➤ Abb. 63.4).

Tab. 63.3 Therapie mit Eculizumab bei hoher Krankheitsaktivität (Fachinformation Soliris)

1.	**Hämolyse: LDH (≥1,5 × ONW)**	
	+	
2.	**Ein oder mehrere klinische Symptome**	
	• Fatigue • Hämoglobinurie • Abdominelle Schmerzen • Dyspnoe	• Anämie (Hb < 10 g/dl) • Schwere vaskuläre Ereignisse, inkl. Thrombosen • Dysphagie • Erektile Dysfunktion

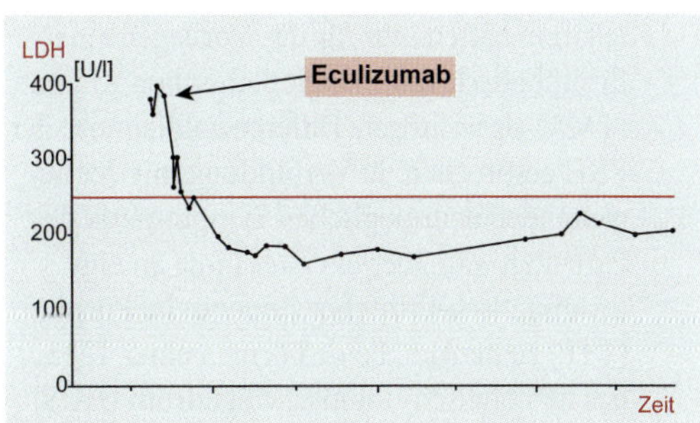

Abb. 63.4 LDH-Verlauf des Patienten unter Eculizumab-Therapie [P503]

Tab. 63.4 Laborverlaufskontrolle unter Eculizumab-Therapie

Kenngröße	Maßeinh.	Referenzber.	
Leukozyten	G/l	3,90–9,80	**3,13**
Erythrozyten	T/l	4,54–5,77	**3,61**
Hämoglobin	g/dl	13,5–17,5	**12,5**
Thrombozyten	G/l	146–328	**187**
Retikulozyten	Promille	4–14	**23**
Retikulozyten-Hb-Äquivalent	pg	32,1–38,8	**38,1**
Retikulozyten-Produktionsindex			**1,2**
Natrium	mmol/l	135–145	**143**
Kalium	mmol/l	3,5–5,1	**3,9**
Kreatinin (Jaffé)	mg/dl	0,5–1,2	**1,2**
GFR (CKD-EPI)	ml/min	≥ 90	**67**
CRP	mg/dl	≤ 0,5	**0,1**
LDH (37°)	U/l	≤ 249	**244**
Haptoglobin	g/l	0,30–2,00	**0,81**

Nach mehrtägiger adäquater Therapie mit unfraktioniertem Heparin wird die **Antikoagulation** auf niedermolekulares Heparin in therapeutischer Dosis umgestellt.

Begleitend wird die **antiepileptische Therapie** mit Phenytoin und Levetiracetam spiegelkontrolliert fortgeführt.

Befund Labordiagnostik (Hämolyseparameter unter Eculizumab-Therapie) (➤ Tab. 63.4)

FALLBERICHT

Mittlerweile befindet sich der Patient seit ca. drei Jahren in der Erhaltungstherapie mit Eculizumab. Er ist klinisch völlig beschwerdefrei und bietet keinerlei PNH-assoziierte Anzeichen. Die antiepileptische Therapie konnte bei vollständiger und anhaltender Anfallsfreiheit nach zwei Jahren abgesetzt werden. Die Antikoagulation konnte ebenso nach einer ereignisfreien Behandlungsdauer von zwei Jahren beendet werden. Die letzte CTA-Untersuchung zur Verlaufskontrolle zeigte einen kollateralisierten und rekanalisierten Sinus sagittalis superior nach stattgehabter Sinusthrombose.

Der Patient geht wieder in vollem Umfang seiner selbstständigen Berufstätigkeit und Sportaktivitäten (Tennis) nach. Nur seine Hobbyreisen muss er auf eine Dauer von maximal 14 Tagen beschränken, damit er rechtzeitig seine nächste Eculizumab-Infusion erhalten kann. Wenn voraussichtlich Mitte 2019 das Nachfolgepräparat für Eculizumab mit deutlich längerer Halbwertszeit von acht Wochen (Sheridan et al. 2018) auf den Markt kommt, kann der Patient dann auch wieder länger als zwei Wochen am Stück verreisen. Darauf freut sich der Patient nach dem Informationsgespräch.

Was wäre wenn ...

- ... bei dem Patienten mit Coombs-negativer hämolytischer Anämie und Thrombopenie noch zusätzlich Fragmentozyten im Blutausstrich nachweisbar gewesen wären?
  - Fragmentozyten in der beschriebenen Konstellation hätten sehr für das Vorliegen einer thrombotisch-mikroangiopathischen Anämie (TMA) als wichtigste Differenzialdiagnose der PNH gesprochen. In Verbindung mit der begleitenden neurologischen Symptomatik des Patienten wäre hier in erster Linie an eine thrombotisch-thrombozytopenische Purpura (TTP) zu denken. Beide Formen einer TMA, das hämolytisch-urämische Syndrom (HUS) ebenso wie die TTP, sind lebensbedrohliche Akutzustände und bedürfen der sofortigen diagnostischen Zuordnung und umgehenden Therapieeinleitung (Notfallplasmapherese etc.). Bei der Sonderform eines atypischen HUS (aHUS) wäre auch Eculizumab indiziert.
- ... der Patient nach der Möglichkeit einer Heilung seiner PNH fragen würde?
  - Die Behandlung mit dem Komplementinhibitor Eculizumab ist eine hochwirksame, spezifische, aber lebenslange Dauertherapie ohne kuratives Potenzial. Als einzige kurative Therapieoption kommt eine allogene Stammzelltransplantation (SCT) in Betracht. Gemäß den Leitlinien ergibt sich eine Indikation zur allogenen SCT nur im Fall einer therapierefraktären PNH (rezidivierende thrombembolische Komplikationen trotz Eculizumab und Anti-

koagulation) oder bei sekundärem Knochenmarkversagen wie bei schwerer aplastischer Anämie, MDS oder Übergang in eine akute Leukämie. Die Langzeitüberlebensraten bei erheblicher transplantationsassoziierter Mortalität und Morbidität sind bescheiden (50–60 %). Ferner ergibt sich eine Indikation zur allogenen SCT im Zusammenhang mit einer schweren aplastischen Anämie oder MDS, wenn letztere bereits allein eine Transplantationsindikation darstellen (Schubert et al. 2017).

LITERATUR

Evers S, Frese A, Marziniak M. Differentialdiagnose von Kopfschmerzen. Dtsch Ärztebl 2006;103(45): A3040–A3048.

Fachinformation Soliris zu Eculizumab (Stand 9/2015). Aus: https://ec.europa.eu/health/documents/community-register/2017/20170814138449/anx_138449_de.pdf (letzter Zugriff: 9. Januar 2019).

Oduncu FS. Paroxysmale Nächtliche Hämoglobinurie. PNH Report 1/2017.

Schubert J, Bettelheim P, Brümmendorf TH et al. Paroxysmale nächtliche Hämoglobinurie (PNH) (Stand 11/2017). Aus: https://www.onkopedia.com/de/onkopedia/guidelines/paroxysmale-naechtliche-haemoglobinurie-pnh/@@view/html/index.html (letzter Zugriff: 9. Januar 2019).

Sheridan D, Yu ZX, Zhang Y et al. Design and preclinical characterization of ALXN1210: A novel anti-C5 antibody with extended duration of action. Aus: PLos One http://journals.plos.org/plosone/article?id=10.1371/journal.pone.0195909 (Stand 04/2018) (letzter Zugriff: 9. Januar 2019).

FALL

64 Die Hoffnung stirbt zuletzt

FALLBERICHT

Ein 54-jähriger Patient berichtet über **zunehmende Müdigkeit, Leistungsminderung und Konzentrationsschwierigkeiten** seit etwa zehn Monaten. In letzter Zeit sei **verstärkter Schwindel v. a. beim Aufstehen** aufgetreten, außerdem **Nachtschweiß** und ein **ungewollter Gewichtsverlust von vier Kilo** in den vergangenen drei Monaten.

Der Patient ist Geschäftsführer eines international agierenden Sicherheitsunternehmens, verheiratet und hat zwei Kinder. Die Beschwerden habe er auf den Stress in der Arbeit zurückgeführt. Bei zunehmender Erschöpfung und Müdigkeit, die das Arbeiten kaum noch möglich gemacht hätten, habe er schließlich seinen Hausarzt aufgesucht.

Der Patient gibt keine relevanten Begleit- oder Vorerkrankungen an, auch keine gehäufte Infektanfälligkeit. Keine Medikamenteneinnahme, kein Alkohol- oder Nikotinkonsum.

64.1 Vorbefunde

Laut Patient habe der Hausarzt bei der Blutuntersuchung **„schlechte Blutwerte"** festgestellt und den Patienten zur weiteren Abklärung in die hämatologisch-onkologische Abteilung der Uniklinik überwiesen. Weitere Informationen zum Blutergebnis habe der Patient nicht bekommen, weiterführende Untersuchungen seien nicht durchgeführt worden.

64.2 Diagnostik (1) nach Übernahme

Bei der Vorstellung des Patienten in der hämatologischen Ambulanz werden ein Patientenstatus und Routinelaborparameter erhoben.

Befund körperliche Untersuchung

Der Patient ist in einem altersentsprechenden Allgemein- und Ernähungszustand. Cor, Pulmo und Abdomen sind physikalisch unauffällig. Der Lymphknotenstatus ist ohne pathologischen Befund.

Befund Labordiagnostik (➤ Tab. 64.1)

- Laborchemisch zeigt sich eine **geringgradige Anämie** bei sonst unauffälligen Erythrozytenindizes und unauffälligem Differenzialblutbild.
- Ferner fallen erhöhte Werte für **IgM (2 035 mg/dl)** mit pathologischer Kapillarzonenelektrophorese auf (➤ Abb. 64.1).
- Die Serumimmunfixation liefert eine geringgradige **monoklonale IgM-Kappa-Gammopathie** sowie eine geringgradige **Kappa-Bence-Jones-Proteinämie.**

Tab. 64.1 Routinelabor bei Erstvorstellung

Kenngröße	Maßeinh.	Referenzber.	
Hämatologie			
Kleines Blutbild			
Leukozyten	G/l	4,0–11,0	**7,7**
Erythrozyten	T/l	4,50–6,30	**3,89**
Hämoglobin	g/dl	14,0–18,0	**11,9**
Hämatokrit		0,380–0,520	**0,342**
MCV	fl	78,0–98,0	**87,9**
MCH	pg	26,0–32,0	**30,6**
MCHC	g/dl	32,0–36,0	**34,8**
Thrombozyten	G/l	150–400	**219**

Tab. 64.1 Routinelabor bei Erstvorstellung *(Forts.)*

Kenngröße	Maß-einh.	Referenz-ber.	
Hämatologie			
Differenzial-BB (mikros)			
Retikulozyten	/1000 Ery	9–25	**14**
Stabkernige	%	≤ 4	**1**
Segmentkernige Granulozyten	%	40–70	**50**
Monozyten	%	4–10	**11**
Lymphozyten	%	25–40	**38**
Anisozytose			**+**
Klinische Chemie			
Natrium	mmol/l	135–145	**135**
Kalium	mmol/l	3,5–5,0	**3,9**
Blutzucker	mg/dl	60–99	**89**
Harnstoff-N	mg/dl	7–23	**17**
Kreatinin	mg/dl	0,5–1,2	**0,9**
Harnsäure	mg/dl	3,5–7,0	**6,5**
Calcium	mmol/l	2,10–2,60	**2,38**
Calcium (EW-korr.)	mmol/l	2,10–2,60	**2,32**
Ferritin	µg/l	30–300	**263**
Transferrin	g/l	2,0–3,6	**2,9**
C-reakt. Prot.	mg/dl	≤ 0,50	**< 0,10**
Eiweiß, gesamt	g/dl	6,0–8,5	**8,3**
Albumin	g/dl	3,5–5,0	**4,2**
% Albumin	%	55,8–66,1	**50,8**

Tab. 64.1 Routinelabor bei Erstvorstellung *(Forts.)*

Kenngröße	Maß-einh.	Referenz-ber.	
Klinische Chemie			
IgG	mg/dl	800,0–1800,0	**1148**
IgA	mg/dl	90,0–450,0	**194**
IgM	mg/dl	60,0–250,0	**2035**
GOT [AST] (37°)	U/l	≤ 50	**39**
GPT [ALT] (37°)	U/l	≤ 50	**41**
Gamma-GT (37°)	U/l	≤ 60	**47**
Alk. Phosphatase (37°)	U/l	40–130	**58**
LDH (37°)	U/l	< 250	**194**
Immunologie, Proteinchemie			
monokl. Ig (Immunfixation) S			**pos.**
Freie Kappa Leichtketten	mg/l	3,30–19,40	**315**
Freie Lambda Leichtketten	mg/l	5,7–26,3	**7,8**
Freie Leichtketten K/L-Ratio		0,26–1,65	**40,4**
Thymidinkinase	U/l	≤ 8,5	**34,2**
Endokrinologie, Spezialanalytik			
Folsäure	ng/ml	2,0–15,6	**15,4**
Vitamin B_{12}	pg/ml	250–1100	**457**
TSH	µU/ml	0,30–4,00	**1,1**
freies T4	ng/dl	0,80–1,80	**1,09**
freies T3	pg/ml	2,30–4,30	**3,14**

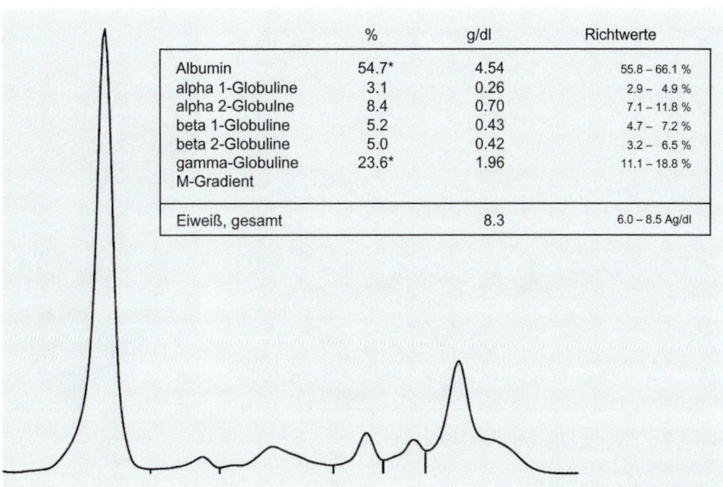

Abb. 64.1 Kapillarzonenelektrophorese: monoklonale IgM-Kappa-Gammopathie [T989]

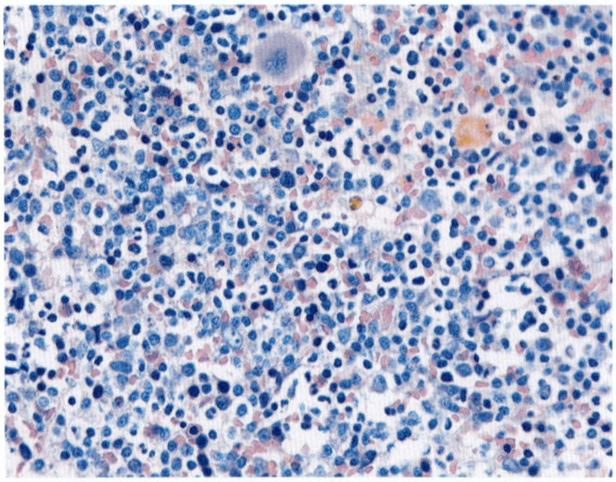

Abb. 64.2 Befund Histopathologie: Giemsa 400-fach [T990]

Bei klinisch und laborchemisch naheliegendem Verdacht auf eine zugrunde liegende hämatologische Systemerkrankung im Sinne einer malignen lymphoproliferativen Erkrankung erfolgt eine Knochenmarkpunktion zur Beurteilung der Hämatopoese.

Befund Knochenmarkpunktion (➤ Abb. 64.2, ➤ Abb. 64.3):

- Die ergänzend durchgeführten immunhistochemischen Spezialfärbungen bestätigen ein malignes Lymphom vom Typ einer CD20+-, CD79a+-B-Zell-Neoplasie mit auffallend peritrabekulär betonter **Infiltration des Knochenmarks (50–60 %).**
- Darüber hinaus zeigt sich eine diffuse Vermehrung pleomorpher CD38+-Plasmazellen mit immunhistochemischem Hinweis auf eine Leichtkettenrestriktion vom Typ Kappa (➤ Abb. 64.3).

Bei Nachweis einer IgM-Paraproteinämie kann der Fall im Sinne eines **lymphoplasmozytischen Lymphoms** (M. Waldenström) interpretiert werden.

Zur weiteren Abklärung wird eine CT-Untersuchung von Hals bis Abdomen durchgeführt.

Befund CT Hals bis Abdomen

- Zur Darstellung kommt ein Hämangiom der Leber. Blande Leberzysten (sonografisch bestätigt), blandes Nierenzystchen links.
- Darüber hinaus unauffälliges CT von Hals, Thorax und Abdomen, insbesondere **keine Lymphadenopathie** abgrenzbar.

Diagnose und Stadium

- **Lymphoplasmozytisches Lymphom (LPL, M. Waldenström)**, Stadium IV (Knochenmarkbefall 50–60 %) mit monoklonaler IgM-Kappa-Gammopathie.
- Risikogruppe nach ISSWM: 0 (niedrig).
- Symptomatische Erkrankung: Anämie, Fatigue, Nachtschweiß, Gewichtsverlust.

64.3 Therapie (1)

FALLBERICHT

Der Patient wird in Beisein seiner Ehefrau über die Diagnose und die Behandlungsmöglichkeiten aufgeklärt. Der Hämatologe führt aus, dass bei dieser

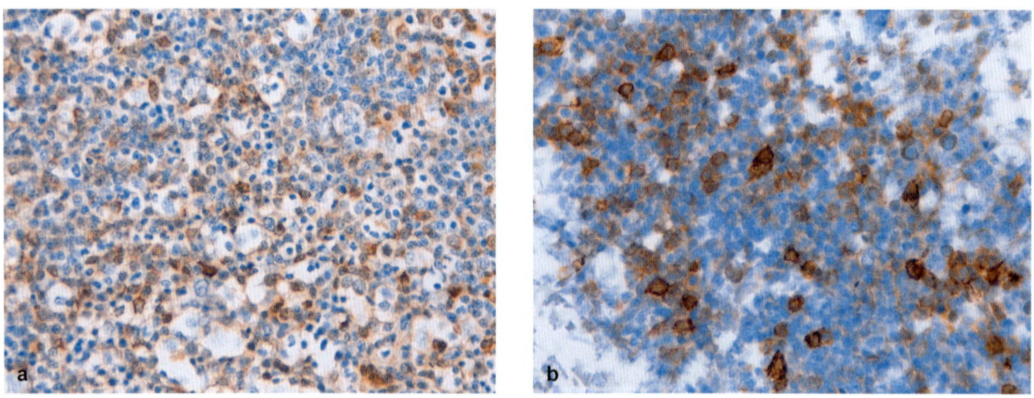

Abb. 64.3 Befund Knochenmarkhistologie.
a) Kappa 400-fach
b) CD38 400-fach [T990]

niedrigen Risikokonstellation zwar keine grundsätzliche Therapienotwendigkeit besteht, jedoch aufgrund der ausgeprägten Beschwerden und Symptome eine Behandlung sinnvoll und geboten erscheint.

Trotz niedrigem Risiko (ISSWM 0) hat der Patient eine rechtfertigende Behandlungsindikation aufgrund der ausgeprägten tumorbedingten Beschwerden. Nach Aufklärung des Patienten wird die Indikation zur Standardbehandlung mit **Rituximab/ Bendamustin (RB)** gestellt. Der Patient erhält insgesamt sechs Zyklen RB ohne nennenswerte Komplikationen.

Therapieerfolg: Es wird eine **anhaltende komplette Remission** (Immunfixation negativ) mit vollständiger hämatologischer Rekonstitution und Normalisierung aller Laborparameter sowie vollständigem Sistieren der lymphombedingten Beschwerdesymptomatik erreicht.

FALLBERICHT

Der Patient hat sich körperlich und psychisch vollständig erholt und geht seiner beruflichen Tätigkeit wieder in vollem Umfang nach. Die regelmäßigen Verlaufskontrollen im Rahmen der Tumornachsorge zeigen über einen Zeitraum von über 30 Monaten eine anhaltende Vollremission.

Eines Tages erscheint der Patient notfallmäßig mit **ausgeprägter Erschöpfung, anhaltendem Fieber über 39 °C und massivem Nachtschweiß,** insgesamt mit der gleichen Symptomatik wie zu Beginn der Erkrankung, nur diesmal viel stärker.

64.4 Diagnostik (2)

Die Symptome, die der Patient angibt, sind sehr suggestiv für ein Rezidiv der Lymphomerkrankung, das mittels Labor- und Knochenmarkdiagnostik abgeklärt wird.

Befund Labordiagnostik (➤ Tab. 64.2)

Die Befunde der Labordiagnostik sind wegweisend für ein **Rezidiv** des vorbekannten LPL.

Tab. 64.2 Befund Labordiagnostik

Hb	10,1 g/dl
CRP	5,4 mg/dl
IgM	3495 mg/dl
Eiweiß	10,1 g/dl
Immunfixation	Positiv, IgM-Kappa-Gammopathie

Befund Knochenmarkpunktion

- MyD88-L265P-positive B-Zell-Neoplasie mit ungewöhnlichem immunphänotypischem Erscheinungsbild. Die nachgewiesene aktivierende Punktmutation ist charakteristisch für das anamnestisch bekannte **lymphoplasmozytische Lymphom** (Knochenmarkinfiltration 50 %).
- Der Knochenmarkbefund bestätigt das **erste Rezidiv.** Neu ist jetzt der Nachweis einer **neu aufgetretenen, aktivierenden Treibermutation MYD88-L265P,** die vorher nicht nachweisbar war.

64.5 Therapie (2) im ersten Rezidiv

Aufgrund des Rezidivs mit aggressiver Tumorbiologie wird dem Patienten eine Hochdosistherapie (HD) mit autologer Blutstammzelltransplantation (ABSCT) empfohlen. Der Patient lehnt diese jedoch ab und wünscht eine weniger aggressive Therapie.

Um eine schnelle Symptomkontrolle zu erreichen, bekommt der Patient zunächst einen **Dexablock** mit 40 mg über vier Tage. Damit gelingt zügig eine gute Symptomkontrolle (Nachtschweiß, Fieber).

Nach Aufklärung und Abwägung verschiedener Therapieoptionen entscheidet sich der Patient für eine **Rezidivtherapie mit R-CHOP.** Nach 6 × R-CHOP, die der Patient komplikationslos verträgt, kann ein sehr gutes Teilansprechen (very good partial response = VGPR) (Immunfixation positiv) erreicht werden. Darunter ist der Patient völlig beschwerdefrei, die Laborparameter normalisieren sich.

FALLBERICHT

Der Patient stellt sich weiterhin regelmäßig zur Nachsorge vor. Klinisch und laborchemisch zeigt sich der stabile Zustand einer VGPR.

Sechs Monate später wird der Patient akut in der Notaufnahme eines anderen Krankenhauses wegen **plötzlich aufgetretener Sprachstörungen, rechtshalbseitiger Gesichtslähmung und starken Kopfschmerzen** aufgenommen. Der Patient wird dort neurologisch und kardiologisch abgeklärt und betreut, allerdings ohne nennenswerte Besserung des klinischen Befunds. Der externe Neurologe stellt schließlich die Diagnose einer **Migräneattacke mit visueller, aphasischer und sensibler Aura.**

Nach Tagen kontaktiert die Ehefrau des Patienten aus Verzweiflung den betreuenden Hämatologen, der gegen den Willen des externen Neurologen die Verlegung des Patienten in die hämato-onkologische Abteilung der Uniklinik veranlasst. Leider wurde der betreuende Hämatologe trotz auffälliger Laborwerte und Vorliegen des letzten Arztberichts nicht zuvor von den Ärzten der anderen Klinik kontaktiert. Auch die dringende Empfehlung einer Liquorpunktion zum Ausschluss eines zerebralen Rezidivs bei vorbekanntem Lymphom wird vom Neurologen zurückgewiesen.

64.6 Diagnostik (3)

64

Gleich am Verlegungstag in die Uniklinik werden bei auffälligen Blutwerten und anhaltender neurologischer Symptomatik ein neurologisches Konsil veranlasst und eine Liquorpunktion zur Abklärung eines zerebralen Rezidivs durchgeführt. Zudem erfolgt eine Knochenmarkpunktion.

Befund neurologisches Konsil

Der neurologische Befund ist vereinbar mit einer **peripheren Fazialisparese rechts.**

Befund Labordiagnostik (Liquor)

- Die Liquorpunktion liefert ein **trübes, eiweiß- und zellreiches Punktat (Zellzahl 1 033/μl)** und ist damit hochverdächtig auf ein zerebrales Rezidiv (➤ Tab. 64.3).

Tab. 64.3 Befund Labordiagnostik (Diagnostik 3)

Kenngröße	Maß-einh.	Mat.	Referenz-ber.	
Liquorproteine				
Albumin	g/l	L	0,100–0,300	**2,62**
IgG	g/l	L	0,020–0,040	**0,251**
IgA	mg/l	L		**17,5**
IgM	mg/l	L		**2040**
Oligokl. Banden (IEF)		L		**pos.**
Zellzahl	/μl	L	≤ 6	**1033**
Erythrozyten	/μl	L		**9**
Xantochrom		L		**xantho**
Trüb		L		**trüb**
Segmentkernige Granulozyten	%	L		**1**
Lymphozyten	%	L		**90**
Atypische Lymphozyten	%	L		**6**
Monozyten	%	L		**3**
Eiweiß	mg/dl	L	≤ 50,0	**470**
Albumin	mg/dl	L	≤ 35,0	**194**
Glukose	mg/dl	L	55,0–110,0	**17,7**
IgG	mg/dl	L	2,0–4,0	**29,1**
IgG-Quotient*I		LS		**28,9**
Albumin-Quotient*A		LS	≤ 7,87	**60,1**

- Die immunhistochemische Aufarbeitung des Liquorpunktats bestätigt schließlich einen massiven Befall durch Zellen des vorbekannten lymphoplasmozytischen Lymphoms im Sinne einer **Meningeosis lymphomatosa** und damit ein **zweites Rezidiv (zerebral)** (➤ Abb. 64.4).

Befund Knochenmarkpunktion

MYD88-L265P-positive B-Zell-Neoplasie vom Typ eines lymphoplasmozytischen Lymphoms mit Infiltration des Knochenmarks (bezogen auf die Fläche ca. 30 bis 40 %).

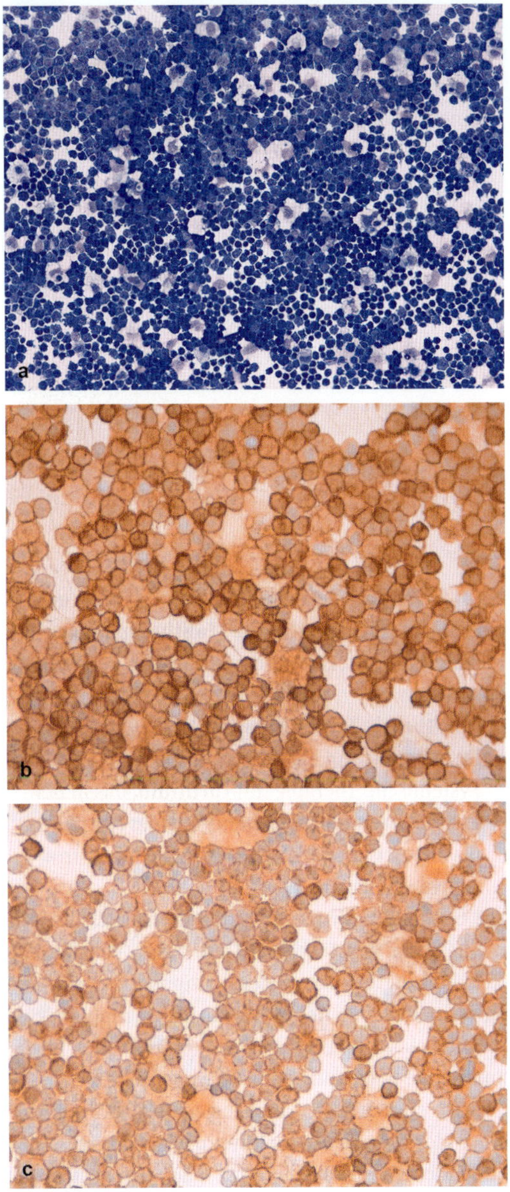

Abb. 64.4 Befund Liquor (Meningeosis lymphomatosa).
a) Giemsa 200-fach
b) IgM 400-fach
c) Kappa 400-fach [T990]

64.7 Therapie (3) im zweiten Rezidiv

Es wird umgehend eine Therapie mit Dexamethason systemisch und intrathekal eingeleitet. Die Option der HD/ASCT wird dem Patienten erneut nahegelegt und mit ihm diskutiert. Aber der Patient kann sich nicht dazu durchringen. Er bekommt noch während des stationären Aufenthalts folgende Therapie, die nach Stabilisierung des Allgemein- und neurologischen Zustands ambulant in der Tagesklinik der Abteilung fortgeführt wird:

- Intrathekale Chemotherapie mit **DepoCyte®** (langwirksames liposomales Cytarabin) alle 14 Tage, später mit klassischer Tripeltherapie (MTX, Cytarabin, Dexamethason).
- Systemische Therapie mit **Rituximab/Bortezomib/Dexamethason,** insgesamt sechs Zyklen.

Der Patient verträgt die Therapie sehr gut, und die Fazialisparese bildet sich vollständig zurück. Die Kontrolluntersuchung des Liquorbefalls nach 14 Tagen (im Rahmen der 14-tägigen DepoCyte®-Applikation) zeigt einen **Rückgang der Lymphomzellen von inital 1 033 auf 1/µl.**

FALLBERICHT

Der Patient stellt sich ambulant zur Fortführung der intrathekalen Chemotherapie und zu klinischen Verlaufskontrollen vor. Die Laborwerte erholen sich in der Folgezeit vollständig, lediglich die Immunfixation bleibt positiv (VGPR).

Nach sechs Monaten entwickelt der Patient erneut dieselben Symptome wie bei den vorausgegangenen Rezidiven wie Fieber, Nachtschweiß, Anämie, Fatigue und Schüttelfrost. Im weiteren Verlauf tritt erneut eine halbseitige Gesichtslähmung auf. Der Patient stellt sich notfallmäßig in der hämatologischen Ambulanz vor.

64.8 Diagnostik (4)

Befund körperliche Untersuchung

- Neurologisches Konsil: **inkomplette Fazialisparese links.**
- Lymphknotenstatus: **Lymphknoten rechts zervikal submandibulär ca. 5 cm,** druckdolent, hart, nicht verschieblich. Reduzierter Allgemein- und Ernährungszustand, anämisch.
- Die restliche körperliche Untersuchung ist unauffällig.

Befund Labordiagnostik

Meningeosis lymphomatosa bei Nachweis einer erneuten Lymphominfiltration im Liquor.

Da erstmalig die klinische Manifestation einer Lymphadenopathie im Rahmen der zugrunde liegenden Lymphomerkrankung vorliegt, wird eine PET-CT-Untersuchung veranlasst, um die Tumorausdehnung zu ermitteln.

Befund PET-CT (➤ Abb. 64.5)

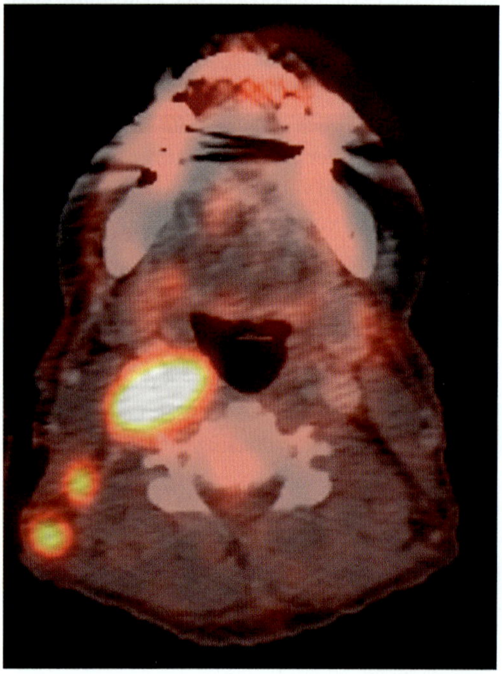

Abb. 64.5 Befund PET-CT: deutlich stoffwechselaktive Lymphknoten submandibulär (3,6 × 1,7 cm), im lateralen Halsdreieck (max. 1,3 × 1,0 cm), lateral des kranialen M. sternocleidomastoideus (max. 1,6 × 0,8 cm) [T992]

- Zervikal rechts zeigen sich **mehrere deutlich stoffwechselaktive Lymphknoten,** der größte submandibulär dorsal der Gefäßnervenscheide mit einer Größe von 3,6 × 1,7 cm mit deutlich erhöhtem Glukosestoffwechsel; weitere Lymphknoten zeigen sich exemplarisch im lateralen Halsdreieck mit maximal 1,3 × 1,0 cm bzw. mit maximal 1,6 × 0,8 cm lateral des kranialen M. sternocleidomastoideus mit deutlich erhöhtem Glukosestoffwechsel.
- Ansonsten zeigen sich keine weiteren Lymphommanifestationen.

64.9 Therapie (4) im dritten Rezidiv

Nach Sicherung des dritten Rezidivs werden unverzüglich eine **Dexamethason-Stoßtherapie** sowie die folgende intrathekale und systemische Behandlung eingeleitet:

- Intrathekale **Tripeltherapie** (MTX, Cytarabin, Dexamethason).
- Systemische Therapie mit **Ibrutinib,** das in der Zwischenzeit für die Behandlung des lymphoplasmozytischen Lymphoms (M. Waldenström) zugelassen wurde.

Die Behandlung wird gut vertragen, und der Patient kann nach vollständiger Genesung (vollständige Rückbildung der zervikalen Lymphknoten und der Fazialisparese, Sistieren sämtlicher Lymphomsymptome, rückläufige IgM-Werte) bald wieder in die ambulante Betreuung entlassen werden.

Nach etwa drei Monaten zeigen die Laborkontrollen wider Erwarten **zunehmende IgM-Werte** unter laufender Ibrutinib-Therapie, nachdem unter der anfänglichen Ibrutinib-Behandlung kontinuierlich eine Abnahme der IgM-Werte zu verzeichnen war.

64.10 Diagnostik (5)

In der Folgezeit treten wieder die typischen Beschwerden mit Nachtschweiß und Fieber auf. Bei Verdacht auf ein erneutes Rezidiv werden eine körperliche Untersuchung, eine Labordiagnostik und eine Knochenmarkpunktion durchgeführt. Die neuerliche Knochenmarkpunktion soll klären, ob es sich womöglich um eine **Transformation oder neue Mutagenese** handelt, da der Effekt der Ibrutinib-Therapie nur von so kurzer Dauer war.

Befund körperliche Untersuchung

Auffällig ist eine erneute Lymphknotenschwellung zervial rechts. Ansonsten ist der Befund unauffällig.

Befund Labordiagnostik

Labordiagnostisch zeigen sich erhöhte und kontinuierlich zunehmende Werte für IgM und CRP sowie ein **sprunghafter Anstieg der Thymidinkinase** (➤ Abb. 64.6) nach anfänglichem Abfall unter der Ibrutinib-Therapie.

Befund Knochenmarkpunktion

- **Befund Histopathologie/Immunhistochemie:**
  - B-Zell-Neoplasie vom Typ eines lymphozytischen Non-Hodgkin-Lymphoms mit diffus-kompakter Infiltration des extrem texturgestörten Knochenmarks (bezogen auf Fläche und Zellularität jeweils **weit mehr als 90 %**). Erwartungsgemäß zeigen mehr als 90 % der lymphatischen Zellen eine Koexpression der B-Zellen-assoziierten Antigene CD20 und CD79a. Die Zahl der CD38+-Plasmazellen ist dagegen nicht signifikant erhöht.
  - Die Befundkonstellation entspricht einem aus der Anamnese bekannten **lymphoplasmozytischen Lmyphom mit hoher proliferativer Aktivität (ca. 60–70 %),** gleichwohl lässt sich eine blastäre Transformation auf morphologischer Ebene nicht belegen. Es fällt eine relativ geringe Zahl CD38-exprimierender Plasmazellen auf. Insgesamt signifikante Progression zum Vorbefund.

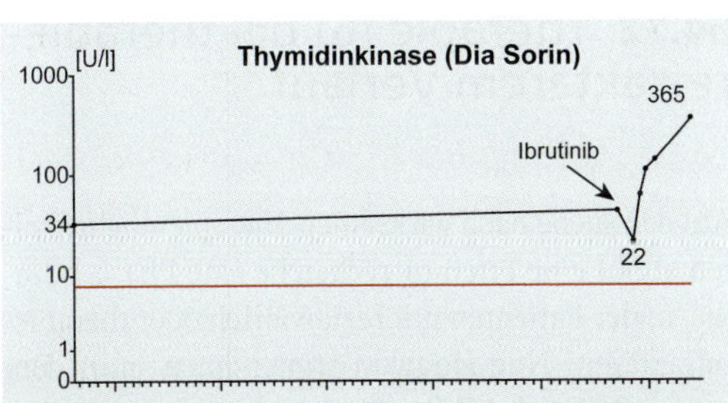

Abb. 64.6 Sprunghafter Anstieg der Thymidinkinase [P503]

- **Befund Immunzytologie:**
  - 73 % der Zellen sind CD19+-B-Zellen. Diese zeigen einen auffälligen Immunphänotyp mit Expression von CD5, CD79b, CD20 sowie IgM mit Nachweis einer Leichtkettenrestriktion für Kappa. Immunphänotyp gut vereinbar mit dem **bekannten lymphoplasmozytischen Lymphom.**
  - Im Vergleich zur Vormessung zeigt sich ein deutlicher Anstieg des relativen Anteils der monoklonalen Zellen auf aktuell 61 % (Vormessung 10 %).
- **Befund Molekulargenetik:**
  - **L265P-Mutation im MYD88-Gen** nachweisbar. (Etwa 90 bis 95 % der Patienten mit M. Waldenström tragen eine L265P-Mutation im MYD88-Gen [Treon et al. 2015].)
  - **Mutation im CXCR4-Gen** nachweisbar. (Bei etwa 30 % der Patienten mit M. Waldenström findet man Mutationen im C-Terminus des CXCR4-Gens [Treon et al. 2015].)

MERKE

Aktuelle Daten zeigen, dass das Ansprechen auf Ibrutinib durch den MYD88- und CXCR4-Mutationsstatus beeinflusst wird. Die Ansprechrate ist bei Patienten mit MYD88-L265P-Mutation und unmutiertem CXCR4-Gen am besten, gefolgt von Patienten mit MYD88-L265P-Mutation und CXCR4-Mutation (Treon et al. 2015).

Bisheriger Verlauf der Erkrankung, Rezidive und Mutagenese

Im vorliegenden Fall muss davon ausgegangen werden, dass die initiale Wirksamkeit von Ibrutinib offensichtlich durch das Aufreten der zweiten Mutation im CXCR4-Gen aufgehoben wurde. Die CXCR4-Mutation ist erst im späteren Verlauf und letzten Rezidiv aufgetreten, da vorherige Knochenmarkuntersuchungen diese bisher nicht aufwiesen. Die Treibermutation CXCR4 erklärt den aggressiven und therapierefraktären Verlauf unter Ibrutinib.

Verlauf der Lymphomerkrankung

- Bei **Erstdiagnose** der Lymphomerkrankung lagen bei dem Patienten noch keine Mutationen vor. Die Standardbehandlung mit **6 × Rituximab/**

Bendamustin erzielte eine tiefe und lang anhaltende Remission (CR, Immunfixation negativ).

- Das **erste Rezidiv** ging mit einer neuen Mutation **MYD88-L265P** einher, die erst im Verlauf nach einer Remissionsdauer von über 30 Monaten auftrat und das Rezidiv verursachte. Die Behandlung mit **6 × R-CHOP** war erfolgreich, aber mit geringerer Remissionsdauer und -tiefe (VGPR).
- Das **zweite Rezidiv** trat bei weiterhin nachweisbarer MYD88-L265P-Mutation auf und bestätigte die aggressive Tumorbiologie bei dieser Mutation. Es wurde eine Behandlung mit **Rituximab/Bortezomib/Dexamethason plus intrathekaler Chemotherapie** (DepoCyte®, später Tripeltherapie) eingeleitet. Die Remissionsdauer und -tiefe waren noch geringer als bei der Vortherapie.
- Das **dritte Rezidiv** trat erstmalig mit einer Lymphknotenmanifestation auf. Die Wirksamkeit der Rezidivtherapie mit **Ibrutinib** hielt aber nur passager an, obwohl gerade bei der MYD88-L265P-Mutation gute Wirksamkeitsdaten für Ibrutinib vorliegen.
- Als Ursache für das **vierte Rezidiv** konnte in der Knochenmarkuntersuchung zusätzlich zur vorhandenen MYD88-L265P-Mutation noch eine **neu aufgetretene CXCR4-Mutation** nachgewiesen werden, die den günstigen Therapieeffekt von Ibrutinib zunichte machte.

FALLBERICHT

Die Befunde werden mit dem Patienten und seiner Ehefrau eingehend besprochen. Auch das Konzept der HD/ASCT wird erneut diskuiert, als einzige, noch als sinnvoll einzustufende Therapieoption in der gegebenen Gesamtkonstellation. Schließlich entscheidet sich der Patient für das Konzept der HD/ABSCT, auch wenn er große Angst vor Nebenwirkungen und Komplikationen hat.

64

64.11 Therapie (5) im vierten Rezidiv

Der Patient bekommt nach entsprechender Vorbereitung einen Zyklus **R-DHAP** als Induktion im Rahmen des Hochdosistherapiekonzepts, den er gut verträgt. Leider kommt es zu einer **komplizierenden Influenza-Infektion in der Neutropenie mit Multiorganversagen,** das eine mehrwöchige stationäre Behandlung mit Intensivpflichtigkeit erforderlich macht.

Erschwerend kommt hinzu, dass die **Lymphomerkrankung klinisch und laborchemisch therapierefraktär** ist und rasant voranschreitet. Der Allgemeinzustand des Patienten verschlechtert sich zunehmend und ist gekennzeichnet durch eine massive B-Symptomatik und Kachexie. Eine andere Form der Induktion mit z. B. DexaBEAM kommt aufgrund des reduzierten Allgemein- und Ernährungszustands des Patienten nicht in Frage.

Immer wieder treten aufgrund der Tumoraktivität Komplikationen auf (z. B. therapiepflichtige Hypercalcämie) und machen häufige stationäre Krankenhausaufenthalte erforderlich. Es gelingt, die Organkomplikationen mit supportiven Maßnahmen und mit Dexablöcken, Rituximab und Bortezomib wenigstens zeitweise einigermaßen zu rekompensieren und die Organfunktionen aufrechtzuerhalten.

FALLBERICHT

Während der lebensbedrohlichen Zustandsverschlechterungen des Patienten führen die behandelnden Ärzte immer wieder ausführliche Gespräche mit dem Patienten und seiner Ehefrau über den schwierigen Verlauf und die Prognose. Dabei wird auch die alternative Option einer ganzheitlich orientierten palliativmedizinischen Behandlung thematisiert. Aber der Patient hat nach wie vor einen ungebrochenen Lebenswillen und starken Therapiewunsch. Er möchte leben und bittet seine Ärzte um eine weitere Tumortherapie.

64.12 Therapie (6) bei therapierefraktärem Verlauf

Auf der Suche nach wirksamen Therapiemöglichkeiten ergibt eine Literaturrecherche eine Phase-I-Studie, in der Patienten mit rezidivierten oder therapierefraktären Non-Hodgkin-Lymphomen mit dem **oralen BCL-2-Inhibitor Venetoclax** behandelt wurden (Davids et al. 2017). In dieser Studie wurden auch vier Patienten mit M. Waldenström behandelt, die allesamt eine partielle Remission erreichten.

Um zu klären, ob der Patient überhaupt für eine Behandlung mit Venetoclax in Frage kommt, wird seine letzte Knochenmarkprobe auf das Vorliegen des Antiapoptoseproteins BCL-2 getestet.

Befund Knochenmarknachuntersuchung

Die durchgeführten immunhistochemischen Spezialfärbungen der letzten Knochenmarkprobe (➤ Kap. 64.10) zeigen die beschriebene B-Zell-Neoplasie vom Typ des lymphozytischen Lymphoms mit **starker Expression des Antigens BCL-2.**

Therapieeinleitung mit Venetoclax

Bei der zugehörigen Krankenkasse des Patienten wird ein Antrag auf Genehmigung und Vergütung der Behandlung gestellt, da es sich um einen Off-Label-Use ohne zugelassene Indikation handelt. Der Antrag wird erfreulicherweise zügig genehmigt und die Behandlung mit Venetoclax gestartet.

- Die **Venetoclax-Anfangsdosis** beträgt 50 mg täglich und wird bei guter Verträglichkeit vorsichtig sukzessive alle drei bis fünf Tage um jeweils 50 mg gesteigert. Als Zieldosis ist laut Studie eine therapeutische Dosis von 900–1 200 mg anzustreben.
- Die **Dosiseskalation** bis 600 mg geht ohne größere Nebenwirkungen vonstatten, allerdings auch ohne erkennbare Wirkung. Der Patient benötigt wöchentliche Transfusionen von Erythrozyten- und Thrombozytenkonzentraten. Die lymphombedingten klinischen Symptome (Nachtschweiß, Fieber) und pathologischen Laborwerte (LDH, CRP, Calcium, IgM, Eiweiß) nehmen weiterhin zu.
- Unter supportiven Maßnahmen wird **Venetoclax aktuell auf 800 mg täglich** (8 Tbl. à 100 mg) gesteigert und zunächst dabei belassen (zum Vergleich: die Tagesdosis bei CLL beträgt 400 mg). Die Substitutionspflichtigkeit für Blutprodukte nimmt zu. Erfreulicherweise treten nach ca. drei Wochen der Behandlung mit Venetoclax 800 mg Tagesdosis endlich die **ersten Zeichen der Wirkung** ein:
  - **Rückgang des quälenden Nachtschweißes** von vier- bis fünfmal pro Nacht auf höchstens einmal pro Nacht (und nur leicht).
  - **Normalisierung** der Laborwerte für Calcium, LDH, CRP und Eiweiß.
  - **Erstmals Rückgang der Werte für IgM** von max 5 700 mg/dl auf 1 120 mg/dl (➤ Abb. 64.7).

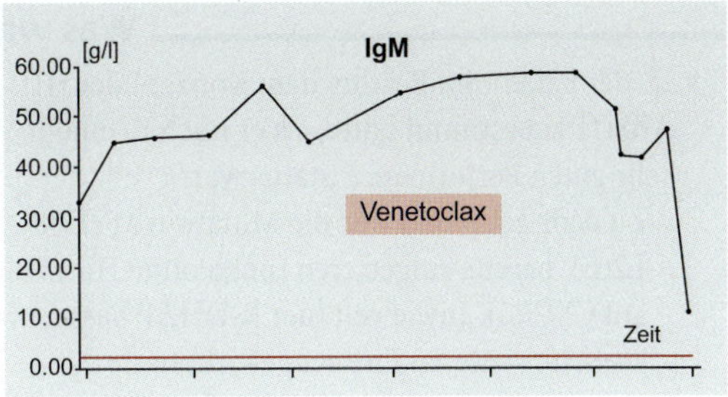

Abb. 64.7 IgM-Verlauf unter Dosiseskalation von Venetoclax [P503]

Beurteilung des Fallverlaufs

Die Lymphomerkrankung des Patienten hat einen sehr wechselhaften Verlauf genommen. Initial konnte ein exzellentes Ansprechen mit kompletter Remission unter der Standardtherapie erzielt werden. Ab dem ersten Rezidiv wurden die Tiefe und Dauer der jeweils erreichten Remissionen immer geringer, weil im weiteren Verlauf neue Mutationen (anfangs MYD88-L265P, später CXCR4) hinzutraten. Der Patient und sein Behandlungsteam mussten immer wieder Rückschläge hinnehmen. Aber sie haben die Hoffnung nie aufgegeben, nach neuen Therapien zu suchen und diese einzusetzen. Im Verlauf der Erkrankung kam es zu mehrfachen stationären Aufenthalten mit z. T. kritischen Phasen. Der starke Lebenswille des Patienten hat am Ende gesiegt – bisher. Die aktuelle Therapie mit Venetoclax hat nach einiger Verzögerung angesprochen, und das Lymphom ist derzeit sehr gut kontrolliert. Die Hoffnung stirbt zuletzt.

Was wäre wenn …

- … der Patient im Rezidiv dem Konzept der HD/ABSCT zugestimmt hätte, als er noch in einem sehr guten Performance Status war?
  - Zu dem Zeitpunkt war die Mutation MYD88-L265P bereits aufgetreten (noch ohne Hinweis auf CXCR4). Inwieweit hier R-DHAP besser als beim späteren Einsatz gewirkt hätte, lässt sich retrospektiv nicht abschließend klären. Dennoch kann man davon ausgehen, dass der Patient mit hoher Wahrscheinlichkeit von der HD/ABSCT profitiert hätte und eine längere und tiefere Remission erzielbar gewesen wäre.
- … keine begleitenden Knochenmarkpunktionen durchgeführ worden wären?
  - Die Knochenmarkpunktionen haben zu den unterschiedlichen Zeitpunkten unterschiedliche Informationen zum Krankheitsverlauf geliefert. Dadurch konnte der komplizierte und schwierige (therapierefraktäre) Verlauf der Tumorerkrankung besser nachvollzogen werden. Das war auch die Grundlage für die rechtzeitige Umstellung der Behandlung zuletzt auf Venetoclax, das laut Literatur bis dahin erst bei vier Patienten im Rahmen einer Phase-I-Dosisfindungsstudie eingesetzt worden war.
- … man die Behandlung mit Venetoclax vorzeitig beendet hätte, da in den ersten acht bis zehn Wochen keine erkennbare Wirkung eingetreten war, sondern nur zunehmende Nebenwirkungen?
  - Hier war es richtig und notwendig, geduldig zu bleiben, da für Kinaseinhibitoren allgemein bekannt ist, dass die therapeutische Wirkung mit einer gewissen zeitlichen Verzögerung eintritt. Der Wirkeintritt kam allerdings gerade noch rechtzeitig, als es dem Patienten zunehmend schlechter ging und er zuletzt (wieder einmal) notfallmäßig stationär aufgenommen werden musste.

LITERATUR

Davids MS, Roberts AW, Seymour JF et al. Phase I first-in-human study of venetoclax in patients with relapsed or refractory non-Hodgkin lymphoma. J Clin Oncol 2017;35(8): 826–833.

Dimopoulos MA, Trotman J, Tedeschi A et al. Ibrutinib for patients with rituximab-refractory Waldenström's macroglobulinaemia (iNNOVATE): an open-label substudy of an international, multicentre, phase 3 trial. iNNOVATE Study Group and the European Consortium for Waldenström's Macroglobulinemia. Lancet Oncol. 2017;18(2): 241–250.

Treon SP, Tripsas CK, Meid K, et al. Ibrutinib in previously treated Waldenström's macroglobulinemia. N Engl J Med. 2015;372(15): 1430–1440.

Treon SP, Cao Y, Xu L et al. Somatic mutations in MYD88 and CXCR4 are determinants of clinical presentation and overall survival in Waldenstrom macroglobulinemia. Blood. 2014;123(18): 2791–2796.

FALL

65 Metastasenleber – Glück im Unglück

FALLBERICHT

Ein 87-jähriger, körperlich und geistig sehr fitter, in Italien lebender deutscher Patient klagt seit drei Wochen über **rechtsseitige Oberbauchschmerzen, Müdigkeit, Appetitlosigkeit und Gewichtsverlust** (zwei Kilo in drei Wochen). Der Hausarzt verschreibt ihm Schmerztabletten, die aber zu keiner Besserung der Beschwerden führen.

Der Patient gibt keine relevanten Komorbiditäten an. Ebenso keinen Nachtschweiß, kein Fieber, keine Medikamenteneinnahme.

Differenzialdiagnosen des rechtsseitigen Oberbauchschmerzes
- Hepatitis
- Cholezystitis, Cholelithiasis, Cholangitis
- Pankreatitis
- Gastritis, Ulcus ventriculi/duodeni
- Refluxösophagitis
- Leberkapselspannungsschmerz (bei Herzinsuffizienz, Lebermetastasen)
- Karzinom (Leber, Darm, Niere, Ureter, Gallenblase, Pankreas, Magen, Ösophagus)
- Hämolytische Krise
- Divertikulitis
- Appendizitis
- Peritonitis
- Urolithiasis
- Pneumonie, Pleuritis
- Myokardinfarkt
- Aortendissektion
- Ureterkolik
- (Sub-)Ileus
- Porphyrie

FALLBERICHT

Der Hausarzt veranlasst schließlich eine CT-Untersuchung von Thorax und Abdomen und empfiehlt dem Patienten, sich bei einem Spezialisten vorzustellen, da auf der Leber Flecken zu sehen seien. Im Anschluss an die CT-Untersuchung verspürt der Patient einen starken, einschießenden Schmerz im rechten Oberbauch. Auf dringliche Empfehlung und Vermittlung eines Freundes, der in Deutschland lebt, wird der sehr widerwillige Patient in der onkologischen Ambulanz einer deutschen Uniklinik vorstellig.

Vorerkrankungen: Sigmadivertikulose, Glaukom beidseits mit Anisokorie (links > rechts), Z. n. beidseitiger Leistenhernienoperation. Der Patient ist begeisterter Skifahrer und hat sich vor drei Jahren (im Alter von 84 Jahren!) eine Rippenserienfraktur beim Skifahren zugezogen.

65.1 Vorbefunde

Der Patient legt eine CD mit auswärtigen CT-Aufnahmen vor.

Befund CT Thorax und Abdomen (➤ Abb. 65.1)
- **Thorax:**
  - **Suspekte Lymphknoten, exemplarisch im kardiophrenischen Winkel 1,1 × 0,5 cm, paraösophageal 0,9 × 0,4 cm.**
  - Im **rechten Unterlappen** parakardial Nachweis eines **soliden Rundherdes mit 1,2 cm.** Ältere Rippenfrakturen, vorbestehend.
- **Abdomen:**
  - Mehrere hypodense **Leberläsionen in beiden Leberlappen, exemplarisch im Segment II (3,9 × 3,3 cm) oder im Segment V (3,8 × 3,2 cm) bzw. im Segment IVa (2,6 × 2,5 cm).** Ausgedehnte gedeckte **Ruptur der Leberfilia mit ca. 6,5 × 6,5 cm in Segment VI/VII mit subkapsulärer Einblutung** und Hämatomaus-

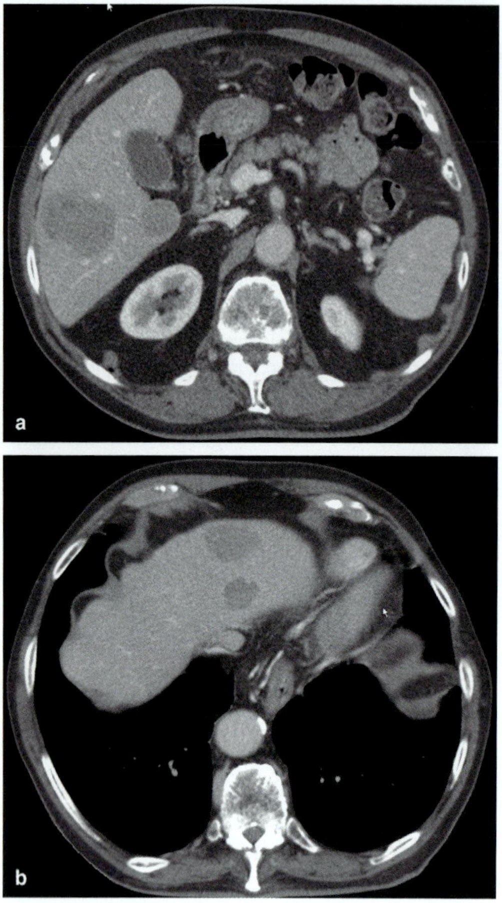

Abb. 65.1 CT-Befund.
a) Thorax: suspekte Lymphknoten im kardiophrenischen Winkel und paraösophageal, solider Rundherd im rechten Unterlappen parakardial
b) Abdomen: Leberläsionen in beiden Leberlappen, Ruptur der Leberfilia in Segment VI/VII mit subkapsulärer Einblutung, Raumforderung an der rechten Nebenniere [T988]

bildung. Die Lebermetastasen sind insgesamt heterogen, mutmaßlich mit eingeschmolzenen Anteilen.
- Pfortader offen. Keine intra- oder extrahepatische Gallengangserweiterung. Gallenblase reizlos. Regelrechte Darstellung der Milz. Kleine Nebenmilz. Fettig atrophiertes Pankreas.
- **Raumforderung an der rechten Nebenniere (2,5 × 1,8 cm).**
- Mehrere vergrößerte Lymphknoten an der Leberpforte.

• **Skelettsystem:** keine suspekten ossären Läsionen.

MERKE

Die häufigsten malignen Tumoren in der Leber sind Metastasen. Daher ist die Kenntnis über die Häufigkeitsverteilung der Lebermetastasen für die finale Tumordiagnose wichtig. In mehr als der Hälfte der Fälle stellt die Lebermetastase die Erstmanifestation einer metastasierten Krebserkrankung dar. Gemessen an der Häufigkeit der Lebermetastasen treten folgende histologische Tumorentitäten auf (nach Drebber et al. 2005):
• Kolorektales Karzinom
• Pankreaskarzinom
• Mammakarzinom
• Magenkarzinom
• Bronchialkarzinom
• Ösophaguskarzinom
• Neuroendokrine Karzinome
• Lymphome
• Übrige Karzinome

65.2 Diagnostik (1) nach Übernahme

Bei der Vorstellung des Patienten und seiner Ehefrau in der onkologischen Ambulanz werden die Unterlagen gesichtet sowie ein Patientenstatus und ein Routinelabor erhoben.

Befund Labordiagnostik (➤ Tab. 65.1)
• **Anämie**
• **Hepatopathie**
• **Erhöhte Werte für CRP, PSA**

Tab. 65.1 Routinelabor bei Erstvorstellung

Kenngröße	Maßeinh.	Referenzber.	
Hämatologie			
Kleines Blutbild			
Leukozyten	G/l	3,9–9,8	**8,1**
Erythrozyten	T/l	4,54–5,77	**3,58**
Hämoglobin	g/dl	13,5–17,5	**11**
Hämatokrit		0,396–0,506	**0,323**
MCV	fl	80,0–95,5	**90,2**
MCH	pg	27,6–32,8	**30,7**
MCHC	g/dl	32,8–36,6	**34,1**
Thrombozyten	G/l	146–328	**331**
Retikulozyten	Promille	4–14	**18**

Tab. 65.1 Routinelabor bei Erstvorstellung *(Forts.)*

Kenngröße	Maßeinh.	Referenzber.	
Hämatologie			
Retikulozyten-Produktionsindex			**0,8**
Klinische Chemie			
Natrium	mmol/l	135–145	**143**
Kalium	mmol/l	3,5–5,0	**4,7**
Glukose	mg/dl	60–99	**98**
Harnstoff	mg/dl	13–49	**43**
Kreatinin	mg/dl	0,5–1,2	**1**
Harnsäure	mg/dl	3,5–7,0	**5,6**
Calcium	mmol/l	2,10–2,55	**2,23**
Calcium (Eiw.-korr.)	mmol/l	2,10–2,55	**2,33**
Eisen	µg/dl	80–180	**28**
Ferritin	µg/l	30–300	**313**
Transferrin	g/l	2,0–3,6	**2,2**
Transferrin-sättigung	%	15,0–45,0	**8,9**
C-reakt. Prot.	mg/dl	≤ 0,50	**9,77**
Procalcitonin	ng/ml	≤ 0,5	**0,1**
Eiweiß, gesamt	g/dl	6,0–8,5	**6,9**
Albumin	g/dl	3,5–5,2	**3,7**
% Albumin	%	55,8–66,1	**53,5**
IgG	mg/dl	800,0–1800,0	**943**
Bilirubin gesamt	mg/dl	≤ 1,2	**0,5**
GOT [AST] (37°)	U/l	≤ 50	**62**
GPT [ALT] (37°)	U/l	≤ 50	**149**
Gamma-GT (37°)	U/l	≤ 60	**177**
Alk. Phosphatase (37°)	U/l	40–130	**199**
LDH (37°)	U/l	< 250	**378**
Cholesterin	mg/dl	120–240	**136**
Triglyzeride	mg/dl	50–200	**63**
LDL-Cholesterin	mg/dl		**68**
HDL-Cholesterin	mg/dl	35–75	**58**
Gerinnung (Spezial)			
Quick-Wert	%	70–120	**87**
INR		0,8–1,2	**1,1**
PTT	sec	25–42	**34**
Immunologie, Proteinchemie			
PSA (Roche)	ng/ml	≤ 4,40	**10,6**
CEA (Roche)	ng/ml		**1,4**
CA 19–9 (Roche)	U/ml	≤ 37,0	
AFP (Roche)	ng/ml	≤ 7,0	**4,8**
Endokrinologie, Spezialanalytik			
TSH	µU/ml	0,27–4,20	**1,01**
freies T4	ng/dl	0,9–1,7	**1,4**
freies T3	pg/ml	2,0–4,4	**2,4**
Folsäure	ng/ml	4,6–18,7	**6**
Vitamin B_{12}	pg/ml	197–771	**528**

Aufgrund der laborchemischen Konstellation und des Alters des Patienten könnten die Leberfiliae im Abdomen-CT (➤ Abb. 65.1) Fernmetastasen bei Prostatakarzinom (erhöhter PSA-Wert) oder eines Primärtumors (z. B. aus dem Gastrointestinaltrakt) sein.

Eine **urologische Abklärung** ergibt eine benigne Prostatahyperplasie. Eine **gastrointestinale Abklärung** (trotz negativer Tumormarker) mittels ÖGD und Koloskopie ergibt keinen Hinweis auf ein Tumorgeschehen im Gastrointestinaltrakt.

Aufgrund der zahlreichen und großen Leberfiliae in der CT-Darstellung wird eine sonografische Untersuchung des Abdomens veranlasst, insbesondere zur Klärung einer Punktionsmöglichkeit im Hinblick auf die Genese des Primarius der Metastasenleber.

Befund Sonografie Leber

- Metastasenleber.
- Rechter Leberlappen mit unterbrochener Kontinuität an der rechtsseitigen Konvexität und Pelottierung durch ein **großes, multipel septiertes echoarm-echofreies Hämatom ohne aktive Blutung** (➤ Abb. 65.2). Der Befund passt am ehesten zu einer spontanen stattgehabten Blutung aus einer rupturierten Metastase.

Es werden Hb-Kontrollen (trotz aktuell nicht aktiver Blutung) empfohlen; ggf. soll der Befund in der Chirurgie demonstriert werden.

Punktabilität: Eine Punktion ist im linken Leberlappen nach Klärung der Hämatomsituation bzw. dokumentierter Stabilität möglich.

Zur Abklärung einer möglichen Blutungsquelle wird eine selektive DSA durchgeführt.

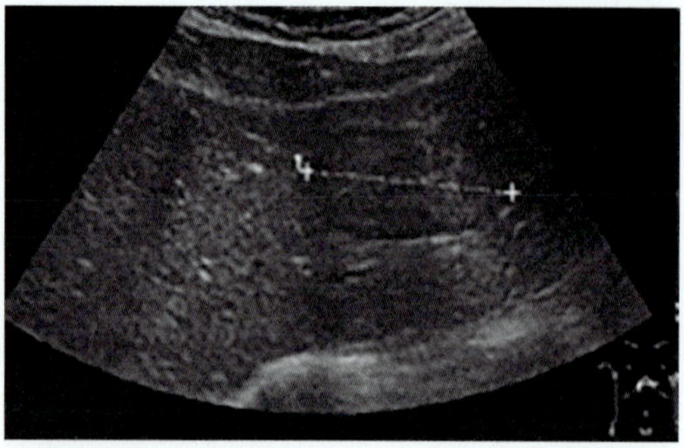

Abb. 65.2 Befund Sonografie (Leber): großes, multipel septiertes echoarm-echofreies Hämatom ohne aktive Blutung [T991]

Befund selektive DSA

Die selektive und superselektive DSA des Truncus coeliacus und der A. mesenterica sowie aller Leberarterienäste zeigt **keine Blutungsquelle.** Der Eingriff wird komplikationslos beendet.

Nachdem eine Blutung ausgeschlossen wurde, erfolgt die **sonografisch gesteuerte Punktion** einer Metastase im linken Leberlappen (Segment II) durch Stanzzylinder. Die Punktion verläuft ohne Komplikationen und ohne Blutung.

Befund Histopathologie (Leberbiopsie)

Es handelt sich um Infiltrate eines **malignen Melanoms.** Der Befund passt zu einer Metastase.

Ergänzende Begutachtung auf nachträgliche Anforderung

- Kein Anhalt für Mutationen im BRAF- oder NRAS-Gen (jeweils Wildtyp).
- Kein Anhalt für Mutationen in den Exonen 9 und 11 des cKIT-Gens sowie im Exon 18 des PDGFR-alpha-Gens (jeweils Wildtyp).

Der Fall wird in der **Tumorkonferenz** vorgestellt. In Anbetracht des, trotz des hohen Alters (87 Jahre!), verhältnismäßig guten Performance Status des Patienten ohne relevante Komorbiditäten und des molekularen Tumorstatus wird die **Empfehlung zu einer systemischen Therapie mit Nivolumab** ausgesprochen.

FALLBERICHT

Der Patient wird im Beisein seiner Ehefrau über die gesicherte Diagnose eines malignen Melanoms und die verschiedenen Therapiemöglichkeiten aufgeklärt. Die Diagnose überrascht Patient und Arzt gleichermaßen. Der Patient stellt die Frage, ob die aktuelle Diagnose in Verbindung mit einer älteren Operation eines „Hauttumors" am Rücken vor vielen Jahren stehe. Damals sei der Hauttumor nicht bösartig gewesen.

Der Patient steht einer wie auch immer gearteten Krebstherapie, in diesem Fall einer Immuntherapie, nicht sehr offen gegenüber. Er habe lange genug und gut gelebt und sei bereit, sich vom Leben und von seiner Ehefrau zu verabschieden. Er möchte unbedingt Nebenwirkungen der Therapie und eine Verschlechterung seiner Lebensqualität vermeiden.

Der betreuende Onkologe rät dem Patienten, keine voreilige Entscheidung zu treffen und noch einmal in Ruhe zusammen mit seiner Ehefrau über das ausführliche Aufklärungsgespräch nachzudenken. Es wird ein Folgetermin vereinbart. Beim Folgetermin kann der Onkologe seinen Patienten von der Therapienotwendigkeit und Sinnhaftigkeit der empfohlenen Nivolumab-Therapie überzeugen, weil dadurch der zentrale Wunsch des Patienten nach guter Lebensqualität realisierbar ist, sofern die Tumorerkrankung anspricht und nicht weiter voranschreitet.

65.3 Therapie (1)

Nach Aufklärung über die Therapie erhält der Patient einen **ersten Zyklus Nivolumab in der Standarddosis von 3 mg/kg KG,** den er gut verträgt. Das motiviert den Patienten, die Therapie fortzuführen. Die Motivation wird noch dadurch gesteigert, dass in den darauffolgenden Tagen die Schmerzen im rechten Oberbauch wie weggewischt und darüber hinaus auch die initial erhöhten Transaminasen deutlich rückläufig sind.

Nach 14 Tagen stellt sich der Patient wie vereinbart für den **zweiten Zyklus Nivolumab** vor. Hierbei erleidet er gegen Ende der Nivolumab-Infusion eine **massive allergische Reaktion** mit stärksten Bauch- und Muskelkrämpfen in beiden Oberschenkeln, Blutdruckabfall, Tachykardie und akutem Abfall der Sauerstoffsättigung. Unter sofortiger Einleitung einer Notfallversorgung mittels Volumen- und Sauerstoffgabe, SDH, Fenistil®, Novalgin®, Buscopan® und Dipidolor® gelingt es, die allergische (Schock-)Reaktion zu durchbrechen und den Zustand des Patienten zu stabilisieren.

Nach diesem Vorfall bricht der Patient die weitere Behandlung mit Nivolumab rigoros ab und wünscht auch keine alternative Behandlung. Der Onkologe akzeptiert die Entscheidung seines Patienten und bittet diesen, sich wenigstens regelmäßig zur Tumornachsorge vorzustellen.

FALLBERICHT

Anders als vereinbart, erscheint der Patient nicht zur Tumornachsorge. In einem Telefonat teilt der Patient später mit, dass er keine Tumornachsorge wünsche, weil er sich nach dem Vorfall nicht mehr weiter behandeln lassen wolle. Der Onkologe gibt sich geschlagen und bestärkt den Patienten, sich jederzeit wieder vorzustellen, sollte sich etwas akut verschlechtern.

Genau eineinhalb Jahre später wird der Patient wegen einer **Pneumonie** über die Notaufnahme der Klinik stationär aufgenommen und antibiotisch behandelt. Der behandelnde Stationsarzt stolpert über die im Brief erwähnte Diagnose eines malignen Melanoms und kontaktiert den behandelnden Onkologen in der Klinik. Dieser ist sehr (positiv!) überrascht, als er seinen Patienten nach so langer Zeit wieder (lebendig!) sieht. In einem guten Gespräch willigt der Patient ein, während des stationären Aufenthalts ein Staging zur Beurteilung der Tumorerkrankung durchführen zu lassen.

65.4 Diagnostik (2)

Es werden ein Laborstatus und eine CT-Verlaufsuntersuchung veranlasst, um den Remissionsstatus bei vorbekanntem metastasiertem malignem Melanom zu evaluieren.

Befund Labordiagnostik

- **Stark erhöhte Werte für LDH (1 162 U/l [< 250]).**
- **Erhöhte Werte für Protein S100 (0,319 ng/ml [< 10]).**

Befund CT Thorax und Abdomen (➤ Abb. 65.3)

- **Bekannte Leberfiliae,** teils regredient, teils progredient im Verlauf. Insgesamt überwiegen die größer werdenden Metastasen (exemplarisch 4,2 × 6,8 cm), **vereinbar mit einem Progress.**

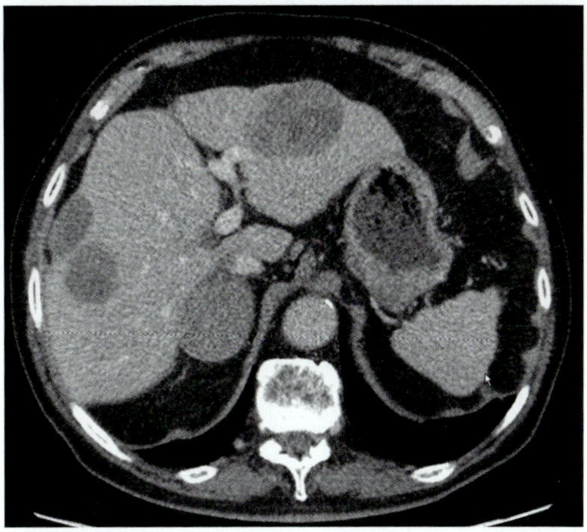

Abb. 65.3 Befund CT Abdomen: größenprogrediente Leberfiliae, neu aufgetretene Lymphadenopathie, größenprogrediente Nebennierenmetastase [T988]

  Keine neu aufgetretenen intrahepatischen Läsionen.
- **Neu aufgetretene Lymphadenopathie** im Bereich der Leberpforte sowie progrediente Lymphknoten im kardiophrenischen Winkel bzw. paraösophageal, **vereinbar mit neuen Lymphknotenmetastasen.**
- **Nebennierenmetastase** rechts signifikant größenprogredient (aktuell ca. 7,1 × 5,4 cm). Konsekutive Komprimierung und mutmaßlich auch Infiltration der V. cava inferior; Verdacht auf Infiltration der V. renalis dextra.
- **Bekannte pulmonale Metastase im rechten Unterlappen** im längerfristigen Verlauf regredient (aktuell ca. 0,8 cm).

Beurteilung: insgesamt Befundprogress des metastasierten malignen Melanoms.

65.5 Therapie (2)

Es ist erstaunlich, dass eine derart weit fortgeschrittene Tumorerkrankung wie im vorliegenden Fall des metastasierten Melanoms so lange (> 1,5 Jahre) durch nur zwei Zyklen einer Nivolumab-Therapie kontrolliert werden konnte.

Das starke Argument der Wirksamkeit der Immuntherapie und der aktuelle Befundprogress

Tab. 65.2 Laborverlaufskontrolle unter Pembrolizumab

	Vor Pembrolizumab	Unter Pembrolizumab
LDH (< 250 U/l)	1 162	181
S100 (≤ 0,10 ng/ml)	0,319	0,10

rechtfertigen eine Fortführung der Immuntherapie, aber mit einem **anderen PD1-Inhibitor, z. B. Pembrolizumab.** Der Onkologe klärt den Patienten in Beisein seiner Ehefrau über die Befunde auf, und schließlich gelingt es ihm, den Patienten von einem Versuch mit Pembrolizumab zu überzeugen.

Verlauf unter Therapie

In der Zwischenzeit hat der Patient insgesamt **17 Zyklen Pembrolizumab (2 mg/kg KG, Wdh. Tag 22)** über einen Zeitraum von mehr als einem Jahr erhalten, die er allesamt exzellent vertragen hat.

Verlauf Labordiagnostik (➤ Tab. 65.2)

Die pathologischen Laborwerte haben sich unter der Pembrolizumab-Therapie vollständig normalisiert.

Verlauf CT-Staging

Das aktuelle CT-Staging zeigt im Verlauf:

- **Therapieansprechen mit deutlicher Größenregredienz der diffusen hepatischen Metastasen** (exemplarisch aktuell 3,3 × 4,6 cm, vorher 4,2 × 6,8 cm) sowie der **Nebennierenmetastase** rechts (aktuell 4,0 × 6,3 cm, vorher 5,4 × 6,7 cm).
- **Größenkonstanz der kleinen pulmonalen Metastase** lateroventral im Unterlappen sowie weitere multiple, am ehesten postentzündliche Veränderungen (vorwiegend lappenspaltständig).
- Die vorbeschriebene Lymphadenopathie im Bereich des Oberbauchs bzw. der Leberpforte ist aktuell nicht mehr abgrenzbar. Keine neue Lymphadenopathie. Kein Nachweis neu aufgetretener hämatogener oder lymphogener Metastasen im abgebildeten Untersuchungsgebiet. Die Prostatahyperplasie mit Blasenbodenanhebung ist unverändert.

Beurteilung des Fallverlaufs

Der Patient hat Glück im Unglück, dass seine sehr ausgedehnte Tumorerkrankung auf die Immuntherapie in diesem Ausmaß anspricht. Die diffuse Tumormetastasierung ist unter der regelmäßigen Pembrolizumab-Therapie stetig regredient und bereitet ihm keinerlei Beschwerden. Darüber hinaus verträgt er die Immuntherapie ausgezeichnet. Der Patient freut sich über seine gewonnene Lebenszeit bei hervorragender Lebensqualität. Aktuell lebt er seit über drei Jahren (!) mit der Diagnose des metastasierten malignen Melanoms, und es geht weiter. Ein Zustand, der nur mit der Immuntherapie möglich geworden ist.

Was wäre wenn …

- … der Patient die letzten Staging-Untersuchungen abgelehnt hätte?
  - Das CT-Staging hat den ausgeprägten Progress der diffusen Tumormetastasierung ans Licht gebracht. Zu diesem Zeitpunkt lag die letzte Nivolumab-Therapie mehr als eineinhalb Jahre zurück, sodass die Wirkung der Immuntherapie nicht mehr vorhanden war, wie der festgestellte Tumorprogress in der CT-Untersuchung gezeigt hat. Erstaunlich ist dennoch, dass so wenig Therapie (zwei Zyklen Nivolumab) so viel erreicht hat (Lebenserwartung 1,5 Jahre). Allerdings wäre die Tumorerkrankung trotzdem unaufhaltsam vorangeschritten und hätte den baldigen Tod des Patienten herbeigeführt. Deshalb war es in diesem Fall richtig, dass der Onkologe auf die Staging-Untersuchung und die anschließende Therapieeinleitung mit Pembrolizumab gedrängt hat. Dadurch ist die Tumorerkrankung bis heute sehr gut kontrolliert, asymptomatisch, und der Patient führt (wieder) ein sehr aktives Leben bei hoher Lebensqualität.

65

LITERATUR

Drebber U, Dries V, Dienes HP et al. Lebermetastasen. Inzidenz und Verteilung. Eine Untersuchung aus dem Leber-Register der Universität zu Köln. Z Gastroenterol 2005; 43: – P377.

Arbeitsgemeinschaft der Wissenschaftlichen Medizinischen Fachgesellschaften (AWMF). S3-Leitlinie Diagnostik, Therapie und Nachsorge des Melanoms. Vers. 3.0 (Juli 2018). Aus: https://www.awmf.org/uploads/tx_szleitlinien/032-024OL_l_S3_Melanom-Diagnostik-Therapie-Nachsorge_2018-07_01.pdf (letzter Zugriff: 9. Januar 2019)

Register

A
ACD *siehe* Anämie chronischer Erkrankungen
Adeno-CUP-Syndrom 148
Agranulozytose 179
Akanthozyten 151
Algorithmus
- Abklärung Anämie 115
- Abklärung Bi-/Panzytopenie 286
- Abklärung Gerinnungsstörung 413
- Abklärung Lymphadenopathie 398
- Abklärung Thrombozytopenie 163
- Therapie bei PNH 438
- Therapiestruktur bei Krebs in der Schangerschaft 425
Alkoholabusus, chronischer 89
ALL *siehe* Leukämie, akute lymphatische
Allopurinol, Wechselwirkungen 272
ALP-Index 317
AML *siehe* Leukämie, akute myeloische
AML-M3 (Promyelozyten-Leukämie) 179, 248, **249**
AML-M7 (akute Megakaryoblastenleukämie) 32
AML mit NPM1-Mutation 112
AML, NOS **223**
Amyloidose 59
Anämie **45**, **115**
- aplastische 80
- hämolytische 84, 103, 215, 240, 436
- immunhämolytische 161
- isolierte aplastische 207
- megaloblastäre 253, 254
- mikroangiopathische hämolytische 153
- perniziöse 198
- schwere aplastische 242
- sideroblastische 65
Anämie chronischer Erkrankungen 52
Anorexia nervosa **172**
Antikoagulation, Knochenmarkpunktion 35
Appendix, NET 350, **352**
Arthritis, rheumatoide 223
Asplenie, Blutbildveränderung 229
Autoimmungastritis **198**
Azathioprin, Wechselwirkungen 272

B
Bartonellen-Infektion *siehe* Katzenkratzkrankheit
Basopenie 180
Basophilie **326**
BEN *siehe* Neutropenie, benigne ethnische
Beta2-Mikroglobulin **335**
Bizytopenie 6, **188**, 286
Blutalkoholgehalt, Berechnung 128
Blutsenkung 50
Blutungen, WHO-Einteilung 138
Blutvolumen, Berechnung 160
B-Lymphozytose, monoklonale (MBL) 80
B-NHL 343
Bröckeltest, Knochenmarkpunktion 38
Burkitt-Lymphom 342, 344
B-Zell-Lymphom, diffus großzelliges (DLBCL) 343

C
Chloromen 278
CLL *siehe* Leukämie, chronische lymphatische
CML *siehe* Leukämie, chronische myeloische
CNL *siehe* Neutrophilenleukämie, chronische

D
Definition
- AML 280
- Anämie 115
- Bi-/Panzytopenie 286
- Granulozytose 302
- Ikterus, schmerzloser 84
- Knochenmark-Blut-Schranke 6
- Knochenmarkinfiltration 13
- Leukozytopenie 178
- Leukozytose 322
- Lymphadenopathie 396
- Lymphopenie 266
- Monozytopenie 266
- Neutropenie 178
- Thrombozythämie, essentielle 311
- Thrombozytopenie 163
- Thrombozytose 310, 328
Differenzialdiagnose
- Anämie 62, 116
- Anämie, Coombs-negative hämolytische 215, 437
- Anämie, hämolytische 436
- Basopenie 180
- blastäre Zellen im Knochenmark 24
- Eisenmangelanämie 46
- Eosinopenie 180
- Fieber/Splenomegalie/Panzytopenie 218
- Granulozytose, basophile 326
- Granulozytose, eosinophile 325
- Hautveränderungen 277
- Ikterus, schmerzloser 84
- Kopfschmerzen 434
- Leukozytose, neutrophile 323
- Lymphom, splenisches 216
- Lymphopenie 180
- Lymphozytose 326
- Monozytopenie 180
- Monozytose 297, 326
- Neutropenie 170, 179
- Oberbauchschmerz, rechtsseitiger 429
- Thrombozytopenie 160
- Übelkeit und Erbrechen 5
DITP (drug induced thrombocytopenia) 260
DLBCL *siehe* B-Zell-Lymphom, diffus großzelliges

E
EBV-Infektion 192
Echinozyten 151
Eculizumab, PNH 439
Eisenmangel 46, 62
Eisenmangelanämie **46**, 115, 390
- Alkoholabusus 91
- sekundäre 107
Eosinopenie 180
Eosinophilie **324**
Erbrechen, Differenzialdiagnosen 5
Erythropoetin, Nebenwirkungen 276
Erythrozytenvolumen, Berechnung 160
Erythrozytose 294
Evans-Syndrom **212**

F
Faggot-Zellen 248
Feinnadelaspiration, Lymphknoten 403

Folsäuremangel, Ursachen **253**
Fragmentozyten 151

G
Gamma-GT 94
Gammopathie, polyklonale 133, 299
Gastrektomie, Vitamin-B_{12}-Mangel 253
Gastritis Typ A *siehe* Autoimmungastritis
Gerinnungsstörung **407**
Granulozytose 302
- basophile **326**
- eosinophile **324**
Grauzonenlymphom 343

H
Haarzellleukämie 235, **236**
Hämatotoxizität, alkoholinduzierte 129
Hämoglobin, freies 102
Hämoglobinurie, paroxysmale nächtliche (PNH) **437**
Hämolyse 102, 240
- Alkoholabusus 90
- extravasale 119, 215
- Haptoglobin 161
- intravasale 102, 103, 119
Haptoglobin 102, 161
Hautveränderungen, Differenzialdiagnosen 277
HCC *siehe* Karzinom, hepatozelluläres
Hepatitis B 204
- Impfung 203
Herzklappen, mechanische 103
HIT *siehe* Thrombozytopenie, heparininduzierte
HIV-Infektion 134, 267, 268
HIV-Test 267
Hodgkin-Lymphom 426
- Therapieschema 427
Hyperleukozytose 306
Hypersplenismus 284
Hypogammaglobulinämie 57, 58

I
Ibrutinib, Mutationsstatus 449
Ikterus, schmerzloser 84
Immuntherapie, Melanom 456, 458
Immunthrombozytopenie (ITP) **138**, 142, 143
Impfung
- Hepatitis B **203**
- Masern 186
ITP *siehe* Immunthrombozytopenie

J
JAK2-Mutation 96, 294, 312

K
Kala Azar *siehe* Leishmaniose
Kapillarzonenelektrophorese **410**
Karzinom, hepatozelluläres (HCC) 412
Katayama-Syndrom 319
Katzenkratzkrankheit 351, 359
Knochenmarkaspiration **38**
Knochenmarkbiopsie **39**
Knochenmark-Blut-Schranke 6
Knochenmarkinfiltration **3**, 13
Knochenmarkkarzinose **3**, 13
Knochenmarkpunktion **34**
- Anämie, hyporegenerative 112
- Lymphom 357
- Neuroblastom 25
- Punctio sicca 7
Knochenmarksarkomatose 13
Knochenmetastasen **17**
Koagulopathie, AML-M3 249
Kolorektalkarzinom, metastasiertes 430, 431
Komplikationen
- AML-M3 249
- Anorexie 172
- Masern 186
Kopfschmerzen, Differenzialdiagnosen 434

L
Lebererkrankung, Gerinnungsstörungen 410
Lebermetastasen 8, 454
Leberzirrhose, alkoholtoxische 89, 284
Leflunomid, Wechselwirkungen 222
Leishmaniose, viszerale 218
Leukämie, akute lymphatische (ALL) 342
Leukämie, akute myeloische (AML) 280, 299
Leukämie, chronische lymphatische (CLL) 235
Leukämie, chronische myeloische (CML)
- atypische 303
Leukämie, kutane (Leukemia cutis) 278
Leukämie, primäre extramedulläre 278
Leukostase 306
Leukozytopenie **169**, **178**
Leukozytose **291**, **322**
LGL-Zellen 132
Linksverschiebung, Leukozytose 322
Lokalanästhesie, Knochenmarkpunktion 37
Lymphadenitis 374
- granulomatöse 350, 351, 358
Lymphadenopathie **333**, **396**
- generalisierte 400
Lymphknotenbiopsie 403
Lymphknotenexstirpation 403
Lymphknotenhyperplasie, reaktive 398
Lymphknotenkonsistenz 397
Lymphknotensonografie **402**
Lymphknotentuberkulose 363, 394, 398, 403
Lymphom
- Knochenmarkpunktion 357
- lymphoplasmozytisches 444, 446
- splenisches **216**
Lymphozytopenie 69, 180, 266
Lymphozytose 191, **326**

M
MAHA *siehe* Anämie, mikroangiopathische hämolytische
Mammakarzinom, metastasiertes 8, 20
Mantelzelllymphom 235
Marginalzonenlymphom
- noduläres 81
- splenisches **229**, 230
Mark-Blut-Schranke 6
Maserninfektion 185, **186**
MBL *siehe* B-Lymphozytose, monoklonale
mCRC *siehe* Kolorektalkarzinom, metastasiertes
MDS (myelodysplastisches Syndrom) 64
MDS-RS-MLD 262
Megakaryoblastenleukämie, akute 32
Melanom, malignes 13, 337, 338, 456, 457
- Tumormarker 337
Mendel-Mantoux-Test, Tbc 392
Meningeosis
- Liquorbefund 27
- lymphomatosa 446, 448
Metastasenleber 454
Metastasierung, ossäre **17**
MGUS (monoklonale Gammopathie unklarer Signifikanz) 20, 27
Mikroangiopathie, thrombotische (TMA) 152, **153**
Monoblasten-Leukämie, akute 113

Mononukleose, infektiöse 191, 192, 193
Monoyzten-Leukämie, akute 113
Monozytopenie 180, 266
Monozytose 297, **326**
Morbus Hodgkin 71
Morbus Waldenström 444
MPS (myeloproliferatives Syndrom) 96
MTC *siehe* Schilddrüsenkarzinom, medulläres
Multiples Myelom 17, 58
Myelofibrose
- primäre 96, 312
- sekundäre 96
Myelosarkom 278

N
Nebenmilz 227
Neoplasie, therapieassoziierte 262
NET *siehe* Tumor, neuroendokriner
Neuroblastom 25, 27
Neutropenie 178
- benigne ethnische 175
- Differenzialdiagnosen 170
Neutrophilenleukämie, chronische (CNL) 303
Neutrophilie **322**
Nivolumab, Melanom 456

O
Oberbauchschmerz, rechtsseitiger
- Differenzialdiagnosen 429
Osteomyelosklerose 96

P
Panzytopenie **188**, 286
- Leflunomid 222
- medikamenteninduzierte 272
Parvovirus-B19-Infektion 207, **208**
Piringer-Lymphadenitis 374
PNH *siehe* Hämoglobinurie, paroxysmale nächtliche
Polyglobulie 292, 294
PRCA *siehe* Anämie, isolierte aplastische
ProGRP (Pro Gastrin Releasing Peptide) 391
Promyelozyten-Leukämie *siehe* AML-M3
Prostatakarzinom **380**, 381
- metastasiertes 380, 382
PSA-Bestimmung 380
Pseudohyperkaliämie 328
Pseudoikterus 84
Pseudothrombozytopenie 125
- EDTA-induzierte 124
Pseudothrombozytose 328
Punctio sicca 7, **39**
Pure White Cell Aplasia 179

R
Reaktion, leukämoide 302, 307, 322
Restless-Legs-Syndrom, Eisenmangel 47
Retikulozyten-Produktionsindex (RPI) 115
Retikulozytose 260
Riesenzellarteriitis 53
Ringsideroblast 65
Röntgen-Untersuchung, Strahlenbelastung Gebärmutter 423
RPI *siehe* Retikulozyten-Produktionsindex

S
SAA *siehe* Anämie, schwere aplastische
Sarkom
- granulozytäres 278
- monoblastisches 278
Schilddrüsenkarzinom, medulläres (MTC) 386, 387
Schistosomiasis 319
Schistozyten *siehe* Fragmentozyten
Schwangerschaft
- Eisen-/Folatbedarf 76
- Hodgkin-Lymphom 426
- Tuberkulose 364
- Tumordiagnostik 424
- Tumortherapie 425
Sedierung, Knochenmarkpunktion 36
Serumelektrophorese **410**
Sideroblast 65
Splenektomie
- Blutbildveränderung 229
- Nebenmilz 227
Splenomegalie 229, 230
- Lymphadenopathie, generalisierte 401
- Schweregrade 95
STI (sexually transmitted infections) 369
Syndrom
aplastisches 212, **213**
- atypisches hämolytisch-urämisches 153
- Evans 212
- Katayama 319
- myeloproliferatives (MPS) 96
- Tumorlyse 280
- Willebrand Jürgens 107
Syphilis 370

T
Thalassaemia minor 75, 76
Therapiestruktur
- Krebs in der Schwangerschaft 425
- mCRC 431
- PNH 438
Thrombozytenaggregationshemmer **34**
Thrombozyten-Antikörper 258
Thrombozythämie, essentielle 311
Thrombozytopenie **123**, **163**
- alkoholinduzierte 129
- Blutungsrisiko 124
- heparininduzierte (HIT) 159, 161
- HIV-assoziierte **134**
Thrombozytose **291**, **310**, **328**
T-Lymphozyten, LGL-Zellen 132
TMA *siehe* Mikroangiopathie, thrombotische
Toxoplasmose **375**, 376
Tuberkulin-Hauttest 392
Tuberkulose 394
- Screening **363**
Tumordiagnostik, Schwangerschaft 424
Tumorlyse-Syndrom 280
Tumormarker
- AFP 148
- Melanom 337
- ProGRP 391
- PSA 380
Tumor, neuroendokriner 352
Tumortherapie, Schwangerschaft 425

U
Übelkeit, Differenzialdiagnosen 5

V
Venetoclax, M. Waldenström 450, **451**
Vitamin-B_{12}-Mangel, Ursachen **253**
Vitamin-K-Antagonisten 35
Von-Willebrand-Syndrom 413

W
Willebrand-Jürgens-Syndrom 107